Diccionario Pschyrembel de Ginecología y Obstetricia

Diccionario Pschyrembel
de Ginecología y Obstetricia

elaborado por la redacción
del Pschyrembel Klinisches Wörterbuch
(Diccionario Clínico Pschyrembel)
bajo la dirección de Christoph Zink

W DE G

Walter de Gruyter · Berlín · Nueva York 1988

Verlag Walter de Gruyter & Co.
Pschyrembel-Redaktion
Genthiner Straße 13
D-1000 Berlin 30

Edición original:
Pschyrembel Wörterbuch Gynäkologie und Geburtshilfe.
Walter de Gruyter & Co., Berlin, New York, 1987

CIP-Titelaufnahme der Deutschen Bibliothek

Diccionario Pschyrembel de ginecología y obstetricia / elaborado por la red. del Pschyrembel Klinisches Wörterbuch (Diccionario Clínico Pschyrembel) bajo la dirección de Christoph Zink. - Berlin ; New York : de Gruyter, 1988
Dt. Ausg. u.d.T.: Pschyrembel Wörterbuch Gynäkologie und Geburtshilfe. - Engl. Ausg. u.d.T.: Dictionary of obstetrics and gynecology
ISBN 3-11-011876-9
NE: Zink, Christoph [Hrsg.]

Banco de datos desarrollado por: GSD mbH Berlin, Helmuth Schneider, Jörg Apitzsch
Composición: SRZ, Satz-Rechenzentrum Hartmann + Heenemann KG, Berlín
Fotolitos: Terra-Klischee, Berlín
Ilustraciones: Heiner Welz, Helmut Holtermann, Berlín
Diseño: Markus Strieder, Lutz-Olaf Walter, Berlín
Impresión y encuadernación: Parzeller, Fulda
Cubierta: Lutz-Olaf Walter, Rudolf Hübler, Berlín
Impreso en Alemania. Printed in Germany.

Prólogo

El presente diccionario ginecológico está dedicado temáticamente a un campo de la medicina clínica, cuyo desarrollo se caracteriza por la importancia creciente de la incorporación de disciplinas colaterales en la práctica cotidiana: La ginecología abarca, en un radio cada vez mayor, aspectos preventivos y de educación sanitaria integrando también aspectos de las medicinas psicosomática y sexual, de la medicina de la reproducción y sus fundamentos teóricos, así como de los campos básicos clínico-diagnósticos y terapéuticos. Obstetricia significa hoy en día la incorporación de las medicinas prenatal y perinatal, así como de la neonatología. Ante estas nuevas perspectivas, a las que la presente obra quiere supeditarse, incluimos una amplia selección de términos, con la esperanza de contribuir así a la cooperación y entendimiento interdisciplinares.

Dada la complejidad del contexto y el progreso constante al que, en la actualidad, están sujetos los conocimientos clínicos, una tarea así es sólo concebible como resultado de la cooperación entre científicos de las más variadas disciplinas. La elaboración final fue llevada a cabo por la redacción del Diccionario Clínico Pschyrembel, que trató de considerar, en cada caso, el estado actual de la discusión científica, asumiendo, por ello, toda responsabilidad sobre la redacción del contenido.

La edición alemana original de este diccionario, nació como ampliación y complemento del Diccionario Clínico Pschyrembel, obra de consulta clínica que, desde hace casi un siglo y en numerosas ediciones, adquirió una proyección cada vez mayor en el ámbito germanoparlante. Desde 1932 hasta 1982 fue editado por el Doctor Willibald Pschyrembel, Catedrático de Medicina, cuyo nombre sigue llevando.

La presente edición castellana, lejos de ser una obra perfilada y completa, está abierta a la participación activa de los lectores científicos, para la ampliación y complemento de su contenido. No olvidemos que se trata de la traducción de una obra procedente de la más pura tradición científica alemana, y cualquier intento de adaptarla a los giros y conceptos del idioma castellano siempre será una tarea incompleta.

Esta participación activa de los lectores es la que asegura a los diccionarios de la redacción del Pschyrembel su íntima relación con la práctica y la permanente puesta al día de sus diferentes materias. Con el fin de facilitar su comunicación con nosotros, y a tal efecto, se encuentra al final del tomo un «buzón de sugerencias», con los formularios correspondientes que esperamos no duden en utilizar, por muy nimias que les parezcan sus observaciones.

Berlín, Julio de 1988 La Editorial

Colaboradores de esta edición

Los siguientes científicos participaron en la elaboración de textos para la presente edición, en colaboración con los traductores y los miembros de la redacción.

Dra. Leonore Ballowitz
Profesora de Pediatría
Havelmatensteig 12
D-1000 Berlín 22

Dr. Hans-Jürgen Christen
Clínica Pediátrica de la Universidad
Georg-August
Robert-Koch-Str. 1
D-3400 Gotinga

Dra. Gisela Dallenbach-Hellweg
Profesora de Patología
Instituto de Patología
A 2,2
D-6800 Mannheim

Dr. Gerhard Döring
Profesor de Ginecología
Seeleite 9
D-8031 Seefeld 2

Stefan Exner
Médico
Schildhornstr. 72
D-1000 Berlín 41

Dra. Ingeborg Falck
Profesora de Medicina
Hospital Max Bürger de
Berlín-Charlottenburg
Sophie-Charlotten-Str. 115
D-1000 Berlín 19

Dr. Volker Faust
Profesor de Psiquiatría
Hospital Psiquiátrico Estatal Weissenau
Departamento de Psiquiatría I
de la Universidad de Ulm
D-7980 Ravensburg-Weissenau

Dr. Dr. Erwin J. Haeberle
Profesor de Sexología
Instituto de Estudios Avanzados de
Sexualidad Humana y Universidad Estatal de
San Francisco
1100 Gough St.
San Francisco, CA 94109, U.S.A.

Dr. Nikolaus Herden
Médico jefe del Departamento de Anestesiología del Hospital General de Altona
Paul-Ehrlich-Str. 1
D-2000 Hamburgo 50

Dr. Joachim Hüter
Profesor de Ginecología
Médico jefe de la Clínica Ginecológica
del Hospital Municipal
Weinberg 1
D-3200 Hildesheim

Dr. Jürgen Kunze
Profesor de Pediatría
Clínica Pediátrica de la Universidad Libre
de Berlín
Instituto de Genética Humana
Kaiserin-Auguste-Viktoria-Haus
Heubnerweg 6
D-1000 Berlín 19

Dr. Martin Lang
Instituto de Medicamentos de la
Dirección General Federal de Salud Pública
Bundesgesundheitsamt
Seestr. 10
D-1000 Berlín 65

Dr. Rolf Meermann
Médico y Psicólogo, Director Clínico
del Hospital Psicosomático
Bombergallee 10
D-3280 Bad Pyrmont

Dr. Heinzpeter Moecke
Departamento de Anestesiología
del Hospital General de Altona
Paul-Ehrlich-Str. 1
D-2000 Hamburgo 50

Dr. Konrad Morgenroth
Profesor de Patología
Instituto de Patología
de la Universidad de Bochum
Universitätsstr. 15, Gebäude MA
D-4630 Bochum-Querenburg

Dr. Diether Neubert
Profesor de Farmacología
Instituto de Toxicología y Embriofarmacología
de la Universidad Libre de Berlín
Garystr. 5
D-1000 Berlín 33

Dr. Detlef Petzoldt
Profesor de Dermatología
Hospital Dermatológico de la Universidad
Vosstr. 2
D-6900 Heidelberg

Dr. Eckhardt Petri
Profesor de Ginecología
Hospital Municipal, Hospital de Formación Académica de la Universidad de Maguncia
D-6580 Idar-Oberstein

Dr. Hans Peter Rosemeier
Profesor de Psicología
Instituto de Psicología Médica de la Universidad Libre de Berlín
Habelschwerdter Allee 45
D-1000 Berlín 33

Dra. Hiltrudis Schütte
Hospital Albert Schweitzer
D-3410 Northeim

Dr. Jürgen Spona
Profesor de Endocrinología
1ª Clínica Ginecológica de la Universidad
Spitalgasse 23
A-1090 Viena

Dr. Manfred Stauber
Profesor de Ginecología
Hospital Ginecológico de la Universidad Libre de Berlín (Charlottenburg)
Pulsstr. 4-14
D-1000 Berlín 19

Dr. Johannes Staudt
Profesor de Anatomía
Instituto de Anatomía de la Universidad Humboldt (Charité)
Philippstr. 12
DDR-1040 Berlín

Dr. Peter Voeltz
Departamento de Anestesiología del Hospital General de Altona
Paul-Ehrlich-Str. 1
D-2000 Hamburgo 50

Dr. Dr. Helmut Weyers †
D-2160 Stade

Dr. Dr. Reinhard Wille
Profesor de Medicina Legal
Instituto de Investigación y Asesoramiento Médico-Sexual de la Universidad
Hospitalstr. 17-19
D-2300 Kiel

Dra. Angela Zink
Socióloga, Directora del Departamento de Epidemiología y Medicina Social
GSD mbH
Stauffenbergstr. 13-14
D-1000 Berlín 30

Traductores de la edición castellana

Enrique Alemán
Arndtstr. 28
D-1000 Berlín 61

Dr. Christof Burger
Médico
Frangenberg 19
D-5253 Lindlar

Dr. Santos Martín
Médico
Mühlenbachweg 10
D-7840 Niederweiler

Juan Luis Neumann
Traductor, BDÜ
Ludwig-Kirch-Platz 9
D-1000 Berlín 15

Eduardo Pardo Montero
Médico forense
E-38800 San Sebastián de la Gomera

Alfredo Muñoz Giner
Director Médico Científico
Schering España S.A.
Mendez Alvaro 55
E-28045 Madrid 7

Dr. Juan Francisco Sarti
Médico
Eisenbahnstr. 14
D-8034 Germering

Stefan Schwarz
Waldstr. 57
D-1000 Berlín 21

Redactores

Regina Engst, Bibliotecaria
Helmut Hildebrandt, M.A.
Karin Schick, Médica
Helmut Schwäbl †
Thomas Spitzer
Andreas Weimann, Médico
Dr. Christoph Zink, Médico

Instrucciones para el uso

1º Ordenamiento alfabético

Los términos se hallan ordenados alfabéticamente. Este orden se ciñe estrictamente al de la secuencia de letras, también en conceptos que constan de varias palabras, por ejemplo:

- placenta, localización de la
- placental site tumor
- placenta marginal

Siguiendo las tendencias más actuales de la lexicografía castellana, las letras 4ª y 14ª («Ch» y «Ll») no constan como tales en la presente obra, sino que están incluidas dentro de las letras «C» y «L», respectivamente, en su correspondiente lugar alfabético.

2º Referencias etimológicas

A los términos de origen griego o latino, se añade, entre paréntesis y directamente detrás de la entrada, una explicación etimológica. Esta se compone por lo general de tres elementos: idioma originario, voz originaria (las griegas, transcritas) y significado en castellano. No se coloca la voz de origen cuando coincide con la del diccionario; el significado castellano no se enuncia cuando coincide con la definición del diccionario.

3º Datos biográficos

En aquellos casos en los que nombres propios constituyan parte integrante de una voz, se añaden, entre paréntesis, los datos biográficos, de acuerdo con la muestra siguiente: nombre, letra inicial del apellido, especialidad, lugar de actividad principal, año de nacimiento y, si nos es conocido, de defunción.

4º Abreviaturas

Las abreviaturas específicas de la ginecología y obstetricia han sido incluidas dentro de los términos y se encuentran en su respectiva posición alfabética. Las abreviaturas generales se relacionan en el índice de abreviaturas (página XI).

5º Referencias

Una gran cantidad de referencias contribuye a la orientación dentro del diccionario. Están indicadas por «ver» o «ver también» y se sitúan junto a las partes del texto a cuyo contenido correspondan, o bien al final del artículo, en casos más generales. Aquellas palabras, dentro del texto, que puedan tener especial relevancia para la comprensión del término correspondiente y que tienen su propia entrada alfabética, llevan a continuación un asterisco (*).

6º Tablas e ilustraciones

Los datos sobre el origen de las tablas e ilustraciones se encuentran en un índice especial al final del tomo, ordenado de acuerdo con los términos respectivos.

7º Señales especiales

En las voces derivadas de «arteria», «ligamento», «músculo», «nervio» y «vena», se han utilizado signos determinados, para denotar la relación anatómica. Se indica:
en arterias, nervios y venas:
* origen
---> dirección
--> ramificación
en ligamentos y músculos:
<---> entre origen e inserción.

Abreviaturas

Aquellas abreviaturas de uso común en ginecología y obstetricia, no relacionadas en el presente índice, se encuentran reseñadas, como términos, en el lugar alfabético correspondiente.
Por otra parte, en la página X (Instrucciones para el uso) viene una relación de los diferentes signos especiales utilizados, con su significado respectivo.

a.	arteria
aa.	arterias
abrev.	abreviatura, abreviado
alem	alemán
anat.	anatomía, anatómico
anest.	anestesiología, anestesiológico
ant.	anterior
aprox.	aproximado
bact.	bacteriología, bacteriológico
CAS-No.	número en el Chemical Abstracts Registry
cir.	cirugía, cirujano
cm	centímetro
dd	diagnóstico diferencial
den.	denominación, denominado
der.	derecho
dermatol.	dermatología, dermatológico
diagn.	diagnóstico, diagnosis
embriol.	embriología, embriológico
enf.	enfermedad
etc.	etcétera
ext.	externo, exterior
farm.	farmacéutico
farmacol.	farmacología, farmacológico
fig.	figura
fisiol.	fisiología, fisiológico
fran	francés
frec.	frecuente
gen.	general
gin.	ginecología, ginecológico
gr	griego
g	gramo
Hb	hemoglobina
hemat.	hematología, hematológico
hist.	histología, histológico
i.m.	intramuscular
inf.	inferior
ingl	inglès
INN(-E/-L)	International Nonproprietary Names (inglés/latín)
int.	interno, interior
IUPAC	International Union of Pure and Applied Chemistry
i.v.	intravenoso
izq.	izquierdo
kg	kilogramo
lat	latín
lat.	lateral
lig.	ligamento
ligg.	ligamentos
m	metro
m.	músculo
mg	miligramo
µg	microgramo
ml	mililitro
mm	milímetro
µm	micrómetro
mm.	músculos
mrem	milirem
mSv	milisievert
n.	nervio
neurol.	neurología, neurológico
nm	nanómetro
nn.	nervios
ob. cit.	obra citada
obst.	obstetricia, obstétrico
OMS	Organización Mundial de la Salud (WHO)
pág.	página
pat.	patología, patológico
ped.	pediatría, pediátrico
p.ej.	por ejemplo
PM	peso molecular
PNA	Nómina Anatómica de París
post.	posterior
prof.	profundo
quir.	quirúrgico
r.	rama, ramo
radiol.	radiología, radiológico
rr.	ramas, ramos
sin.	sinónimo
sínt.	síntoma, síntomas
SNC	sistema nervioso central
sup.	superior
superf.	superficial
tab.	tabla

tamb.	también	v.	vena
		vol.%	volumen por ciento
UI	unidad internacional	vv.	venas

A

abdomen agudo: designación clínica habitual, no exacta desde el punto de vista lingüístico (no es un diagnóstico específico), de dolencias de la cavidad abdominal, en su mayoría de presentación aguda y con frecuencia de riesgo mortal. El así denominado abdomen agudo, requiere decisiones diagnósticas (diferenciales) rápidas y en la mayor parte de los casos una terapéutica quirúrgica. **Síntomas principales típicos:** dolores de aparición repentina, modificaciones del peristaltismo, vómitos, estreñimiento, empeoramiento del estado general, signos de hemorragia, eventualmente fiebre. **Causas:** (ginecológicas) torsiones en la región de los anexos (por ejemplo, torsión del pedículo de un tumor ovárico), ruptura de un absceso tuboovárico, pelviperitonitis graves (también yatrógenas tras intervenciones intrauterinas); (obstétricas) embarazo extrauterino, ruptura del útero. **Diagnóstico: 1.** En caso de probable causa ginecológica, eventual punción del fondo de saco de Douglas* para excluir un embarazo* extrauterino; pelviscopia* para aclarar la causa; **2.** En caso de que la etiología sea confusa: radiografía del abdomen, laparoscopia o laparotomía. **Dd:** enfermedades abdominales (por ejemplo, oclusión intestinal, perforación de órganos) y extraabdominales (por ejemplo, infarto de miocardio, neumonía). **Atención:** en caso de abdomen agudo, traslado urgente a un hospital; ¡no administrar opiáceo alguno sin un diagnóstico y una eventual indicación quirúrgica, ni tampoco ningún alimento por vía oral! Ver peritonitis.

abdomen, molestias funcionales del: diferenciadas en: **1.** molestias funcionales epigástricas (presión, sensación de plenitud, aerofagia); **2.** molestias funcionales hipogástricas (dolores, diarrea, estreñimiento tenaz, deposiciones con moco). La teoría psicoanalítica, dominante en la psicosomática alemana, adscribe respectivamente a estas molestias, distintas tipificaciones de la personalidad (molestias epigástricas: rasgos depresivos o neuróticos, con fobias y represiones de la dependencia oral de la primera infancia; molestias hipogástricas: el así denominado cuadro de meticulosidad hipernormal, o bien conflictos entre las tendencias de egoismo y generosidad).

aberraciones cromosómicas: desviaciones del número normal de cromosomas (44 autosomas* y 2 cromosomas* sexuales) o de la estructura de algunos de ellos; probablemente con frecuencia condicionadas por una alteración de la meiosis*, pudiendo también aparecer tras alteraciones en las primeras divisiones mitóticas del cigoto.

Aberraciones cromosómicas
Frecuencia de aberración cromosómica según la edad de los progenitores

Madre	Padre	Riesgo
35−40 años	35−40 años	1−2%
35−40 años	>41 años	2−3%
41−43 años	<41 años	4%
41−43 años	>41 años	>5%
>43 años	>43 años	hasta 9%

Si durante la división meiótica no acontece la separación y reparto de un par cromosómico (non*-disjunction), ambos cromosomas acceden a una célula germinal, y ninguno a la otra. La fecundación origina un germen cuyas células son bien hiperdiploides (trisomía) o bien hipodiploides (monosomía). Estas células aberrantes no son viables en su mayoría (ver factor letal), pero pueden, con todo, madurar. En este caso, el patrón cromosómico, aumentado o disminuido en un cromosoma, se transmite a todas las células del nuevo organismo.

Aberraciones cromosómicas de los cromosomas sexuales se encuentran, por ejemplo, en el síndrome de Klinefelter* y en la disgenesia* gonadal; en el síndrome de Down* la aberración es autosómica. El riesgo de aberraciones cromosómicas se incrementa con la edad de los progenitores (ver tabla). Ver isocromosomas.

aberraciones cromosómicas por radiación: modificaciones de los cromosomas* (mutaciones cromosómicas, en su mayoría rupturas cromosómicas) inducidas por radiaciones ionizantes en las células somáticas o en las germinales; demostradas también inequívocamente en las células sanguíneas periféricas humanas (ver figura, página siguiente) tras elevadas dosis radiactivas (dosis altas de irradiación terapéutica, víctimas de la bomba atómica). Las mutaciones cromosómicas de origen exógeno son raramente hereditarias, puesto que en su mayoría tienen un efecto letal durante el período* prenatal. Ver radiación, daños genéticos por.

aberratio lactis: denominación general para el tejido glandular mamario localizado fuera de la línea* láctea, lejos del cuerpo glandular mamario normal, en ocasiones sin pezón ni aréola, es decir, sin posibilidades de excreción; en su mayoría en la región de la axila izquierda. Ver mama accesoria; mamorrenales, síndromes.

ablación placentaria: desprendimiento prematuro de la placenta de asiento normal:

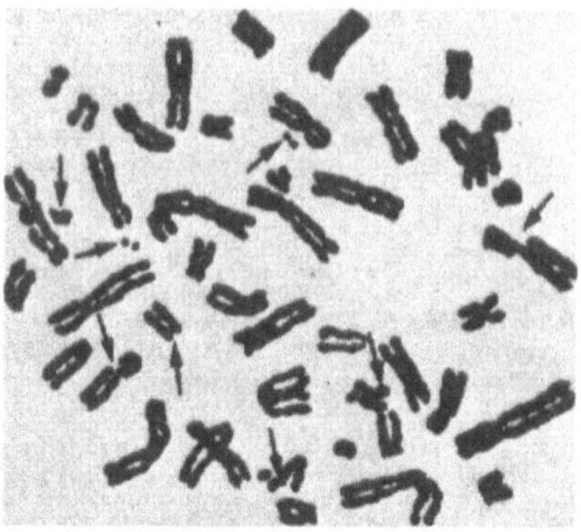

Aberraciones cromosómicas por radiación: Mapa cromosómico diploide de un linfocito, con diferentes modificaciones estructurales de los cromosomas (flechas)

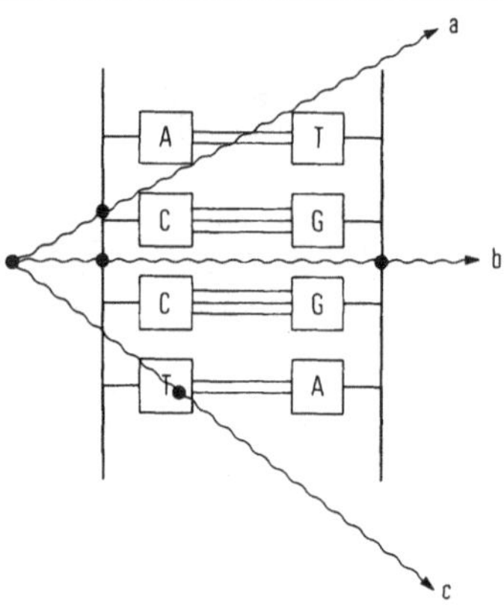

Aberraciones cromosómicas por radiación: Efectos de radiación ionizante sobre el ADN; a: ruptura de una cadena; b: ruptura de dos cadenas; c: lesiones de las bases; A, T, C, G: bases púricas y pirimidínicas correspondientes a la doble hélice del ADN

ver desprendimiento placentario prematuro.

AB0 eritroblastosis: ver enfermedad hemolítica del neonato.

AB0 incompatibilidad: incompatibilidad en el sistema AB0; por ejemplo donante del grupo sanguíneo B, receptor 0; niño A, madre 0 en la enfermedad* hemolítica del neonato. Afectados son casi exclusivamente los recién nacidos maduros, puesto que los receptores A (o los B) de los eritrocitos, maduran en una etapa tardía de la gestación (e incluso en las primeras semanas de vida extrauterina). Cierto que a la sangre del recién nacido pueden pasar también inmunoanticuerpos maternos A (o B), pero éstos apenas alteran los eritrocitos infantiles, aún poco caracterizados como A (o B).

abortivos: sustancias estimulantes de las contracciones uterinas para inducir un aborto*, entre otras ergotamina, quinina (¡dañan, sin excepción, tanto al feto como a la madre!) y prostaglandinas*; ver sulprostona.

aborto: ver aborto espontáneo; en la República Federal de Alemania: terminación prematura del embarazo por expulsión de un feto

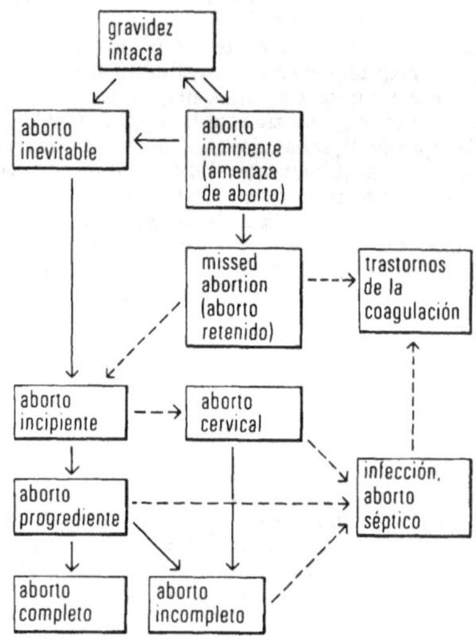

Aborto:
Sinopsis de las formas de evolución clínica

de una longitud corporal menor de 35 cm, al que le faltan todos los signos de vida determinantes de un nacido* vivo; para los abortos espontáneos no existe ninguna obligación de declaración (ninguna inscripción en los libros de registro personal; ver nacido muerto). Internacionalmente se fija un límite temporal (antes del fin de la 28ª semana del embarazo). Ver muerte fetal intrauterina.

aborto artificial: sin. abruptio, interruptio; interrupción artificial del embarazo*; aborto terapéutico cuando éste está basado en una indicación fundada, reconocida.

aborto cervical: la expulsión del contenido uterino es impedida por el cuello uterino rígido (p. ej. a consecuencia de modificaciones cicatrizales); raro. Ver distocia cervical.

aborto completo: también aborto en un tiempo; por regla general aborto prematuro (hasta la 16ª semana del embarazo) con expulsión de feto y placenta in toto; si es demostrado se procede, a pesar de todo, al legrado uterino hasta la 20ª semana del embarazo (ver raspado postparto). Ver tamb. aborto incompleto.

aborto complicado: aborto* con inflamación de la matriz o de los anexos.

aborto con jabón: aborto* para el que se emplea jabón como abortivo; puede provocar manifestaciones muy graves de enfermedad general, conducentes a la muerte. Antes más frecuente, se ha hecho muy raro en Alemania.

aborto criminal: interrupción ilegal del embarazo*.

aborto diferido: entre la muerte del feto y la expulsión existe un lapso de tiempo.

aborto embrionario: aborto* hasta la 16ª semana de embarazo; la mayoría de las veces transcurre como aborto* completo.

aborto espontáneo: aborto* sin intervención exógena, aborto involuntario. **Causas: 1. ovular** (también ovulógeno, es decir, las causas radican en el huevo; ver tamb. mola verdadera); **2. materna** (alteraciones ginecológicas, endocrinológicas, enfermedades generales graves, traumas psíquicos, predisposición individual; ver tamb. aborto habitual); **3. inmunológica** (por ejemplo, como consecuencia de una incompatibilidad de grupo sanguíneo). **Formas:** ver aborto (figura).

aborto febril: formas: 1. aborto febril no complicado (infección local del endometrio); **2.** aborto febril complicado (implicación de los anexos); **3.** aborto séptico: aborto con infección general y riesgo de shock endotóxico; evolución como en la sepsis.

aborto habitual: aborto* espontáneo recurrente en 3 o más embarazos sucesivos; se piensa que son debidos a factores endocrinológicos o a defectos anatómicos del útero; ver tamb. aborto espontáneo.

aborto incipiente: aborto inevitable en fase inicial; hemorragia y/o contracciones uterinas con apertura incipiente del cuello uterino; ver tamb. aborto progrediente.

aborto incompleto: también aborto* en dos tiempos; por lo general aborto tardío (tras la 16ª semana de embarazo); después de una expulsión del feto (ruptura de la bolsa amniótica, dolores semejantes a los del parto) y de un alumbramiento de la placenta, como en un parto, de la que con frecuencia permanecen partes en el útero; es necesaria una limpieza instrumental del útero (raspado* postparto). Ver aborto completo.

aborto inducido: sin. aborto terapéutico; terminación prematura, intencional del embarazo por medios mecánicos o medicinales, p. ej., con prostaglandinas*.

aborto inminente: amenaza de aborto. **Sínt.:** hemorragias o contracciones uterinas leves, o ambas, con canal cervical cerrado. Ver tocolíticos.

aborto no complicado: aborto* sin inflamación de los órganos circundantes.

aborto progrediente: la expulsión del fruto es inminente, estando abierto el canal cervical; evolución como aborto* completo o aborto* incompleto.

aborto protraído: ver aborto diferido.

aborto pútrido: aborto* con procesos de putrefacción en partes desprendidas del huevo y reabsorción de las toxinas de putrefacción; la fiebre aparece tardíamente.

aborto retenido: missed* abortion.

aborto séptico: forma evolutiva más grave del aborto* febril.

aborto tardío: aborto* después de la 16ª semana de embarazo; transcurre frecuentemente como aborto* incompleto; si el feto vive, se trata de un parto* prematuro.

aborto tubárico: ver embarazo tubárico.

abrasión: raspado; especialmente de la matriz (ver curetaje), en caso de aborto o con fines diagnósticos.

abrasión exploratoria: raspado exploratorio de la matriz con fines diagnósticos, especialmente para la investigación histológica de material tisular, casi siempre en forma de curetaje* fraccionado.

abrasión regional: sin. biopsia endometrial, raspado lineal, curetaje regional; con cureta especial regional o cervical, se puede obtener, en la mayoría de los casos sin dilatación y sin narcosis, una lámina mucosa de las paredes anterior y posterior del cavum uteri para la investigación histológica y el enjuiciamiento del efecto de estrógenos y gestágenos sobre el endometrio*. **Indicaciones:** sospecha de alteración de la estructura endometrial (esterilidad* funcional), curvas de temperatura basal no valorables, sospecha de amenorrea* uterina y comprobación de la respuesta del endometrio al aporte hormonal exógeno.

abrupción placentaria: ver desprendimiento placentario.

absceso bartolínico: ver bartolinitis.

absceso ovárico: degeneración purulenta del tejido ovárico por infección hematógena o directa (entre otras, ascendente o «transmitida»), por ejemplo en caso de salpingitis, pelviperitonitis, apendicitis.

absceso retromamario: absceso localizado detrás de la glándula mamaria, entre las fascias superficial y profunda; ver mastitis.

absceso tuboovárico: (gin.) absceso combinado de ovario y trompa de Falopio, partiendo de un absceso* ovárico o de un piosalpinx*; se origina a consecuencia de una supuración infiltrativa de las paredes de separación o por infección de un folículo roto a consecuencia de fusiones entre piosalpinx y ovario.

abstinencia periódica: sin. método del ritmo, (ingl) safe period; ver contracepción natural.

aceleración: 1. aceleración de la velocidad de desarrollo corporal con incremento del tamaño final en ambos sexos. **La aceleración del crecimiento**, con un aumento promedio de la talla corporal de 5 a 10 cm, casi siempre unida con una aparición temprana de la pubertad* en aproximadamente 1-2 años **(aceleración del desarrollo)**, es observada desde finales del siglo pasado en los países industrializados y en los agrarios. Como causa de la aceleración se postula, entre otras teorías, un así denominado trauma de urbanización, según el cual los influjos de la vida urbana actúan sobre los niños de diversos estratos sociales urbanos y rurales en forma de una capacidad de reacción vegetativa, endocrina y cerebral, aumentadas. **2.** (obstetricia) concepto de la cardiotocografía*; aumento del ritmo cardíaco fetal dependiente de las contracciones uterinas **(aceleración periódica)** o de los movimientos del niño. Significado clínico inseguro.

AChE, test de: determinación colorimétrica de acetilcolinesterasa en líquido amniótico obtenido por amniocentesis* (casi siempre entre las semanas 14ª y 18ª de embarazo). **Indicaciones:** sospecha de anencefalia infantil o de espina bífida (ver disrafia, síndrome de). Este test es más sensible que la determinación, más habitual, de la alfafetoproteína*, puesto que no es influido por las mínimas cantidades de sangre materna que pasan al líquido amniótico (resultados falsos positivos). **Actividad media** en un embarazo normal: 3 nmol · min · ml^{-1}.

aciclovir (INN): aciclovirum (INN-L), aciclovir (INN-E) 9-([2-hidroxietoxi]metil)guanina (IUPAC); CAS-Nº 59277-89-3; $C_8H_{11}N_5O_3$ (ver figura); PM 225,21; empleo: virustático en infecciones, entre otras por virus herpes.

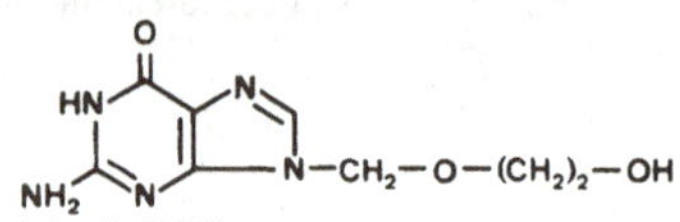

Aciclovir (INN)

acidosis metabólica intrauterina primaria: cuadro morboso fetal, descubierto por Saling mediante microanálisis* sanguíneos. **Definición:** predominantemente acidosis metabólica, incluso tras equilibrar un valor de pH constantemente bajo. **Causa:** disminución del aporte de O_2 antes y durante el parto (in utero), por ejemplo a consecuencia de una insuficiencia de la placenta*, complicaciones debidas al cordón* umbilical, administración irregular de oxitócicos, síndrome de la vena* cava inferior, parto prolongado.

acné (de gr akme punta, o gr akhne arista): acné* vulgar; denominación, en sentido amplio, para diversas afecciones de los folículos sebáceos, caracterizadas por alteraciones secretorias y de la queratinización, con inflamación y cicatrización consecuentes.

acné artificial: sin. (fr) acné excoriée des jeunes filles; erosiones recubiertas de costras y cicatrices pigmentadas, ocasionadas por la compresión repetida y compulsiva con las uñas de pequeñas eflorescencias de acné.

acné común: ver acné vulgar.

acné conglobada: forma más grave de acné, con comedones gigantes (con masas de células córneas llenas de quistes epidermoides), comedones fistulosos (comedones unidos por fístulas con varias aberturas) y abscesos, cicatrices queloides de unión. **Localización:** cara, tronco, nalgas, región genital, extremidades. Afección más frecuente en varones que en mujeres; la acné conglobada se observa en mujeres, entre otros casos, en relación con tumores productores de andrógenos.

acné del neonato: comedones y papulopústulas durante los dos primeros meses de vida; curación espontánea en pocos meses. **Causa:** sensibilidad especial de las glándulas sebáceas a los andrógenos maternos.

acné por cosméticos: acné de pequeños comedones próximos unos a otros, entre otras localizaciones en el rostro, originada sobre el terreno de una seborrea, por el empleo prolongado de cosméticos grasos (entre ellos cremas nocturnas) en mujeres que han superado el pico de edad para la acné vulgar.

acné vulgar: sobre el terreno de una seborrea, en las regiones cutáneas ricas en glándulas sebáceas (rostro, nuca, pecho, espalda) desde la pubertad hasta aproximadamente el 25º año de vida y debido a una queratinización incrementada, se produce una obturación de los folículos con formación de comedones, las eflorescencias típicas de acné vulgar. En la mayoría de los casos la curación es espontánea en los adultos jóvenes. **Etiología:** cuadro morboso polietiológico, en cuya aparición influyen una disposición heredada (presumiblemente autosómica dominante, con expresividad variable), seborrea, determinadas bacterias (Propionibacterium acnes, granulosum y parvum) así como influjos hormonales, trastornos de la queratinización, disposición reactiva folicular incrementada frente a noxas químicas (vaselina, productos del alquitrán; también glucocorticoides) y una reacción inmune modificada. Los andrógenos estimulan la secreción sebácea, favoreciendo así, en caso de predisposición, la aparición de acné vulgar. **Terapia:** limpieza de la piel, con lociones limpiadoras de pieles grasas, eventualmente estrógenos o antiandrógenos en el marco de una contracep-

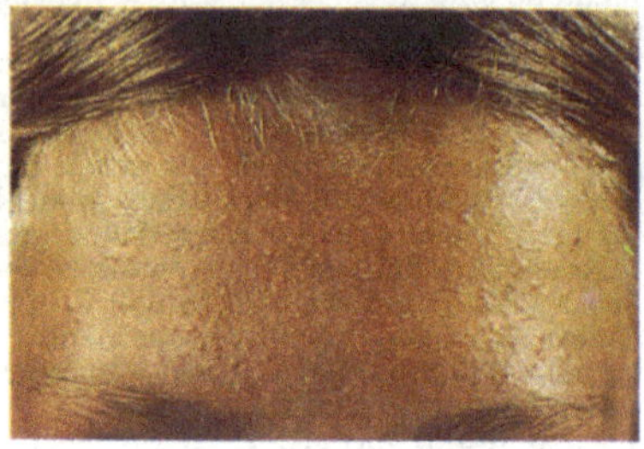

Acné vulgar

En el acné vulgar tienen un papel **etiológico:**
1. hormonas: predominantemente los andrógenos; también tras el tratamiento con testosterona, anabolizantes hormonales glucocorticoides. **2.** infección bacterial secundaria. **3.** alteraciones del SNC. **4.** trastornos gastrointestinales. **5.** alimentación incorrecta. **6.** bromo, yodo, cloro, alquitrán, aceites, vitamina D, isoniazida. **7.** carácter hereditario demonstrado. **8.** focos.

ción* hormonal, queratolíticos y, en determinadas circunstancias, antibióticos (tetraciclina) y antiinflamatorios.

actitud de flexión: actitud del niño con flexión de la cabeza sobre el pecho; presentación* normal; ver postura intrauterina del feto; ver tamb. actitudes de deflexión.

actitud del feto: se den. así la relación espacial de la cabeza y extremidades del niño con el tronco durante el parto; ver postura intrauterina del feto.

actitud del feto, anomalías de: se consideran anómalas las actitudes* de deflexión y la actitud indiferente (presentación* en vértice); ver postura intrauterina del feto.

actitudes de deflexión: actitudes intrauterinas anómalas que se producen por alejamiento del mentón fetal del pecho por cualquier causa (actitud de deflexión o extensión); **1.** presentación* bregmática; **2.** presentación* de frente; **3.** presentación* de cara. Den. según la parte cefálica fetal presentada; ver tamb. postura intrauterina del feto.

actividad cardíaca fetal: ver latido fetal.

adaptación materna al embarazo: procesos de adaptación fisiológica del organismo materno durante el embarazo. **1. modificaciones orgánicas** (esencialmente provocadas hormonalmente): **genitales:** aumento de la altura del fondo del útero* y consiguientemente del diámetro del cuerpo. Otras modificaciones hacen suponer un probable embarazo (ver tamb. embarazo, signos del); **mamas:** aumento del tamaño; **agua/electrólitos:** retención de agua y sodio, posible aparición de edemas (dd gestosis), en parte responsables del aumento de peso; **sangre:** incremento del volumen plasmático y eritrocitario (escaso; ver tamb. embarazo, anemia del), leucocitosis, hipercoagulabilidad; **corazón/circulación:** aumento del volumen minuto cardíaco, presión sanguínea relativamente constante, impedimento del reflujo venoso (ver también vena cava inferior, síndrome de) con incremento de la tendencia trombótica (ver tamb. varicosis gravídica); **pulmón:** aumento del volumen minuto respiratorio, disnea del embarazo; **estómago/intestino:** formación incrementada de saliva, pirosis, obstipación atónica (pérdida del tono condicionada por la progesterona); **riñón/tracto urinario:** aumento de la tasa de filtración glomerular, predisposición aumentada para las infecciones urinarias (ver tamb. bacteriuria gravídica) capacidad vesical reducida; **endocrino:** aumento del metabolismo basal (hiperplasia reversible del tiroides), incremento de la formación de cortisol y aldosterona; **piel:** estrías* gravídicas, cloasma* gravídico; **esqueleto:** relajacíon de la sínfisis* púbica, estática modificada (lordosis). **2. modificaciones psíquicas:** oscilaciones del estado de ánimo (especialmente en el primer trimestre y en las primíparas), acomodación a la nueva situación familiar (dado el caso, conflictos en mujeres profesionalmente activas); ver psicosis gravídica.

adaptación postparto del niño: acomodación del niño de la vida intrauterina a la extrauterina, encontrándose en primer plano la adaptación de la circulación* sanguínea (ver figura) y respiratoria, inmediatamente después del parto (ver tamb. maduración pulmonar fetal). Valoración de estas funciones de importancia inmediata para la vida: ver diagnóstico del estado del neonato. En el período neonatal subsiguiente acontece la adaptación progresiva de funciones todavía parcialmente inmaduras (por ejemplo, hepática, digestiva, termorregulación, sistema inmunitario).

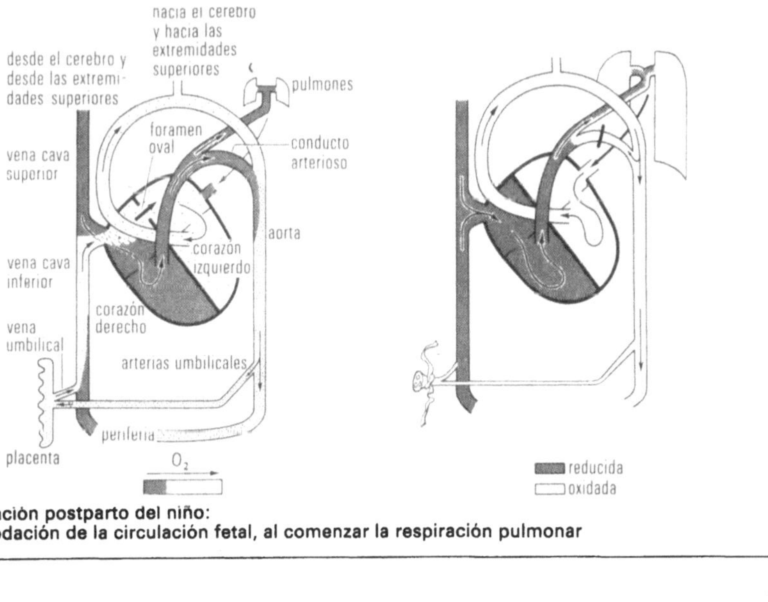

Adaptación postparto del niño:
Acomodación de la circulación fetal, al comenzar la respiración pulmonar

A

adenocancroide: sin. adenoacantoma; adenocarcinoma del endometrio* con islotes de epitelio plano, consecuente a la potencialidad de diferenciación polivalente del epitelio glandular; la delimitación histológica de un carcinoma adenoescamoso del mismo origen

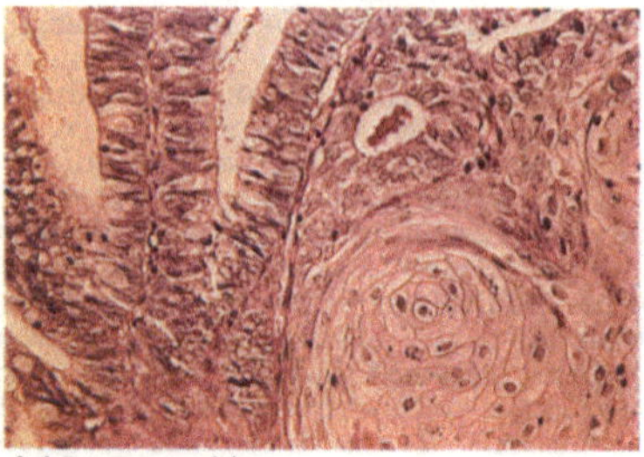

Adenocancroide:
Endometrio del cuerpo uterino, hallazgo histológico

con metaplasia inmadura del epitelio plano, es de importancia clínica debido al pronóstico esencialmente más favorable del adenocancroide.

adenocarcinoma quístico: forma más frecuente del adenocarcinoma ovárico (ver tumores ováricos); se origina, por incremento extremo del crecimiento epitelial, a partir de un adenoma* quístico cuya diferenciación epitelial se conserva, por lo menos inicialmente, permaneciendo total o parcialmente llenos de tejido tumoral los quistes que se habían formado originalmente. Este tejido puede sangrar secundariamente y sufrir una degradación necrótica. **Formas histológicas más frecuentes:** carcinoma seroso-papilar (forma más frecuen-

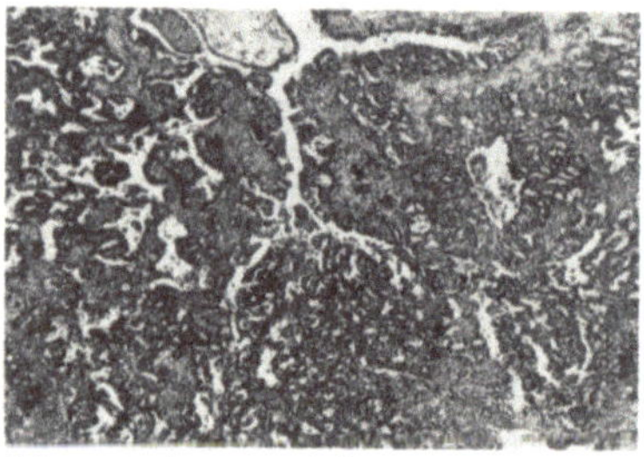

Adenocarcinoma quístico:
Carcinoma ovárico seroso-papilar

te y maligna), mucinoso, endometrial y de células claras. Invasión, tras ruptura de la cápsula, primero hacia el peritoneo (carcinosis peritoneal), frecuentemente con formación de ascitis; la forma mucinosa puede ocasionar un pseudomixoma*peritoneal.

adenocistoma: ver adenoma quístico.

adenofibroma: tumor mixto benigno consistente en un componente epitelial (glandular) y otro mesenquimatoso (fibromatoso), ambos muy entremezclados. El epitelio glandular puede presentar diversos grados de diferenciación y producir una secreción serosa o mucosa con dilatación quística de las glándulas (adenofibroma quístico). **Localización:** predominantemente en el ovario (adenofibroma seroso, mucinoso o de células claras), más rara vez en el útero, partiendo aquí de la mucosa cervical o del endometrio del cuerpo uterino, con superficie papilar digitiforme (adenofibroma quístico papilar); ver fibroma ovárico, tumores ováricos.

adenoma del cuerpo uterino: denominación antigua del pólipo* uterino.

adenoma mamario: en su mayoría fibroadenomas*.

adenoma quístico: sin. cistoadenoma, adenocistoma, cistoma; tumor proliferante glandular (quístico) del ovario (ver tumores ováricos), con dilatación progresiva de las luces glandulares. Desde el punto de vista **anatomopatológico** se distingue entre adenoma quístico mono y multilocular (con una o múltiples cámaras), así como entre adenoma quístico simple (de paredes lisas) y papilar. Desde el punto de vista **histológico**, según el tipo de revestimiento epitelial, entre adenoma quístico sero-

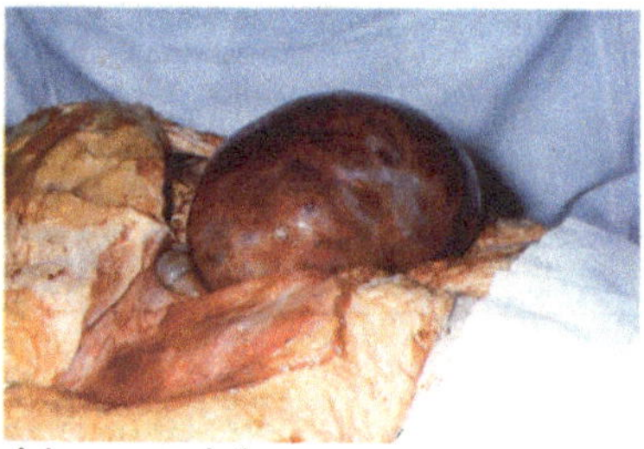

Adenoma quístico:
Cistoma ovárico lleno de sangre con infarto hemorrágico inicial, a consecuencia de rotación del pedículo

so (seroso-papilar) y mucinoso. En caso de atipias epiteliales sin crecimiento invasivo se habla de un tumor* borderline. El adenoma quístico seroso-papilar tiende, con más frecuencia que el mucinoso, a la degeneración carcinomatosa (adenocarcinoma* quístico); partiendo de un adenoma quístico mucinoso reventado se desarrolla frecuentemente un pseudomixoma* peritoneal.

adenomatosis del pezón: enrojecimiento, infiltración y erosión de un pezón consecuente a un adenoma benigno. **Dd:** cáncer de Paget, eccema mamilar, psoriasis.

adenomatosis hiperplásica: ver hiperplasia adenomatosa.

adenomioma: tumoración mixta benigna compuesta de tejido muscular liso y glandular, por ejemplo como variante del mioma uterino, frecuentemente localizada en el miometrio, protruyendo también en forma poliposa en el cavum uterino.

adenomiosis: sin. adenomiosis uteri, antiguamente denominada como endometriosis interna, idéntica a ésta, pero hoy separada conceptualmente de la endometriosis* (cúspide de edad más elevada, entre la 4ª y 5ª décadas, distinta reacción frente a las hormonas): hacinamiento difuso o circunscrito de glándulas endometriales rodeadas de estroma citógeno en un miometrio miomatoso-hiperplásico, pudiendo esto condicionar un gran aumento del tamaño uterino. **Presentación:** frecuente en combinación con miomas uterinos, endometriosis genital o extragenital; con frecuencia hallazgo concomitante después de la extirpación de un carcinoma del cuerpo uterino. **Sínt.:** clínicamente pueden darse dismenorreas* intensas. **Terapia:** predominantemente quirúrgica (histerectomía), puesto que, en la mayor parte de los casos, no hay respuesta al tratamiento hormonal.

adenomiosis del estroma: ver estroma, adenomiosis del.

adenomiosis tubárica: ver endosalpingiosis.

adenosis: sin. adenopatía; **1.** (gin.) denominación poco habitual de la endometriosis*; **2.** enfermedad glandular, por ejemplo enfermedad de Whipple; **3.** linfadenosis en gen., linfadenosis benigna de la piel.

adenosis Schimmelbusch (Curt S., cirujano, Berlín, 1860-1895)**:** la así denominada adenosis esclerosante; ver mastopatía.

adiponecrosis subcutánea del neonato: necrosis del tejido adiposo subcutáneo de recién nacidos maduros y sanos en lugares del cuerpo sometidos a una determinada presión durante el parto; infiltrados subcutáneos en placa, fusionados con la piel enrojecida suprayacente y con tendencia a la regresión espontánea. **Histología:** tejido adiposo subcutáneo modificado atróficamente, con depósitos de cristales de ácidos grasos y reacción tisular inflamatoria.

adiposis puberal: obesidad, casi siempre condicionada exógenamente, en jóvenes de ambos sexos, poco antes y durante la pubertad; probablemente juegan también papel factores constitucionales (gigantismo adiposo). Son raras, como causa, las enfermedades endocrinas.

adolescencia: etapa de la vida sin definición unitaria, entre la pubertad* (comienzo o final de ella) y la edad adulta.

adopción: hacerse cargo de un niño; en la RFA, los adoptados disfrutan de idéntica situación jurídica que un hijo propio (carnal) o matrimonial. Las condiciones para una adopción y el transcurso formal de la misma están determinados legalmente.

adrenarquía (lat ad cerca, ren riñón, gr arche principio)**:** comienzo de una producción incrementada de andrógenos en la corteza suprarrenal durante la pubertad, con aumento de la excreción de 17-corticosteroides y estimulación del crecimiento del pelo axilar y pubiano; en niñas condicionada, casi exclusivamente, por una relativamente débil producción de andrógenos suprarrenales (en los varones predominantemente por los andrógenos testiculares).

adrenogenital, síndrome: abrev. SAG; denominación genérica de diversas enfermedades originadas por una producción incrementada de andrógenos* en la corteza suprarrenal. **1. SAG congénito:** frecuencia aproximada 1:5000; enzimopatía hereditaria recesiva, con producción disminuida de cortisol en caso de defecto de 21-β-hidroxilasa, más rara vez por defecto de 11-β-hidroxilasa, incremento de la secreción de ACTH con la consecuente hiperplasia suprarrenal y producción aumentada de precursores del cortisol y andrógenos, en la zona reticular. **Sintomatología:** en mujeres, pseudohermafroditismo* femenino (ver figura), en varones pseudopubertad* precoz; primero mayor estatura de la normal, después talla pequeña debido a la aceleración de la maduración ósea, y gran desarrollo muscular; de no ser tratado, inhibe el crecimiento de las glándulas genitales a causa de una formación disminuida de gonadotropinas consecuente al elevado nivel de andrógenos, induciendo una amenorrea primaria o una atrofia testicular con azoospermia; valores elevados de 17-cetosteroides en orina, y disminuidos de 17-hidroxicorticosteroides. En caso de síndrome adrenogenital poco acusado o adquirido postpuberalmente, se dan en las mujeres distintos grados de hirsutismo y trastornos del ciclo (amenorrea, ciclos anovulatorios), y en los varones oligospermia hasta azoospermia. **Terapia:** prednisona o análogos para normalizar la secreción de ACTH, reduciendo así la hiperproducción androgénica de la corteza suprarrenal. **2. SAG adquirido:** casi siempre tumor productor de andrógenos en la corteza suprarrenal; rápida instauración de los síntomas, ningún incremento de ACTH, ninguna o escasa disminución de 17-cetosteroides por los corticoides. **Terapia:** quirúrgica. **3. SAG de pérdida de sal:** síndrome adrenogenital congénito con transtorno de la biosíntesis de mineralocorticoides. **Sintomatología:** crisis similares a las addisonianas en neonatos o lactantes jóvenes, con pérdidas renales de sodio. **4. síndrome de hipertensión adrenogenital:** defecto de 17-hidroxilasa con hipogonadismo hipogonadotropo, hipertensión y pérdida de potasio.

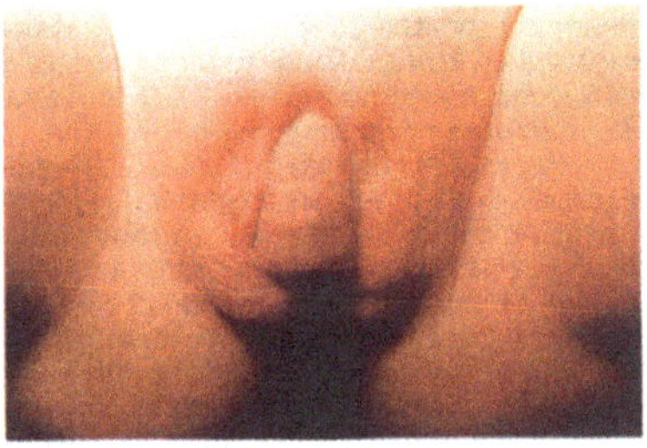

Síndrome adrenogenital:
SAG congénito, en una niña de 4 años

A

adventicias pelvianas: el tejido conectivo que rellena el espacio pélvico subperitoneal entre el peritoneo y la fascia* pélvica parietal, parcialmente laxo, contiene pilares de tejido conectivo tenso, que van desde la pared lateral de la pelvis hasta los órganos pélvicos, incluyendo vasos sanguíneos y nervios: paracistio (hasta la vejiga urinaria), paracolpio (hasta la vagina), parametrio* (hasta el útero), paraproctio (hasta el intestino grueso). Ver retinacula uteri.

afección primaria: abrev. AP; chancro duro en la sífilis*.

afibrinogenemia: 1. afibrinogenemia congénita: coagulopatía hereditaria muy rara, autosómica recesiva, consecuente a la ausencia o escasa síntesis de fibrinógeno en el hígado, correspondiendo clínicamente a una hemofilia leve a moderada. **Sintomatología:** prolongada hemorragia postparto del cordón umbilical, hemorragias traumáticas y menstruales intensificadas, así como hemorragias cutáneas y de las mucosas e intracerebrales espontáneas; las hemorragias intraarticulares son raras. **Diagnóstico:** pruebas de coagulación (tiempo de protrombina, tiempo de tromboplastina, tiempo parcial de tromboplastina), ausencia o vestigios de fibrinógeno plasmático. **Terapia:** sustitutiva con concentrado de fibrinógeno i.v. **2. afibrinogenemia adquirida:** en caso de fibrinólisis* incrementada, hiperfibrinólisis primaria, coagulopatía* de consumo, lesiones graves del parénquima hepático.

AFP: abrev. de alfafetoproteína*.

aftas, colpitis por: ver vulvovaginitis candidomicótica.

aftas, vulvitis por: ver vulvovaginitis candidomicótica.

afterloading, procedimiento de: la así denominada técnica de carga subsiguiente, forma de terapia por radiación* intracavitaria, en la que primeramente se coloca un aplicador vacío en la cavidad corporal que ha de ser irradiada (entre otras, en el cavum uterino), introduciéndose después automáticamente el radionucleido. El procedimiento de afterloading disminuye considerablemente la exposición radiactiva del personal implicado.

agalactia (gr gala leche): sin. agalactosis, alactia, agalorrea; falta o disminución de la secreción de leche durante el período de lactancia*. Muy rara (trastornos de la disposición y del desarrollo de la mama, alteraciones del sistema hipotálamo-hipofisario); casi siempre solamente agalactia aparente (hipogalactia*).

agenesia (gr genesis producción): falta completa de un primordio tisular u orgánico como forma más temprana y grave de una inhibición del desarrollo; ver tamb. aplasia.

agenesia gonadal: falta del primordio gonadal; ver disgenesia gonadal.

aguas previas: parte del líquido amniótico* que es presionado en el polo inferior del saco amniótico durante las contracciones del parto* y que fluye al romperse la bolsa* de las aguas, mientras que la mayor parte del líquido amniótico restante encuentra bloqueada la salida por el contacto estrecho de la cabeza del niño con la pared del útero.

AHG, test de: abrev. para test de la globulina antihumana; ver antiglobulina, test de.

Ahlfeld, signos de (Friedrich A., ginecólogo, Marburg, 1843-1929): ver cordón umbilical, signos del.

Ahumada, síndrome de: ver Argonz-del Castillo, síndrome de.

alantoides: (embriol.) invaginación del saco* vitelino que aparece hacia el 16° día en el extremo caudal del embrión, evolucionando parcialmente a cloaca embrional.

albugínea: denominación abreviada de la túnica* albugínea.

albúmina láctea: ver lactoalbúmina.

Alcock, canal de (Thomas A., cirujano, Londres, 1784-1833): sin. canalis pudendalis; duplicador de la fascia obturadora en la pared lateral de la fosa* isquiorrectal; contiene los vasos pudendos internos y el nervio pudendo. Ver fascia pélvica.

Alexander-Adams, operación de (William A., cirujano, Edimburgo, 1815-1902): operación para corregir la posición del útero sin apertura de la cavidad abdominal (hoy rara vez indicada); ver antefijación uterina.

alfafetoproteína: abrev. AFP; glicoproteido de una cadena polipeptídica; PM 70.000; biosíntesis en la vida embrionaria temprana por el saco vitelino, por el hígado embrionario y fetal y por las células del tracto digestivo; su significado fisiológico es desconocido. Tiempo de vida media biológica 4-5 días. La AFP es demostrable en el suero fetal a partir de la 4ª semana de embarazo, en las semanas 12ª a 15ª con 4,3 μmol/l (3.000 μg/ml) y en el momento del parto con aprox. 0,07-0,2 μmol/l (50-150 μg/ml). La AFP pasa con la orina del feto al líquido amniótico, reflejando allí su nivel en el suero fetal, si bien en concentración menor: 6ª semana de embarazo 0,002 μmol/l (50 μg/ml), 37ª semana de embarazo 0,0002 μmol/l (0,2 μg/ml). Nivel aumentado de AFP en el líquido amniótico (en las semanas 14ª a 16ª de embarazo, 0,3-0,9 μmol/l ó 200-650 μg/ml) en caso de **disrafias neurales abiertas** (ver disrafia, síndrome de), alcanzando posiblemente el líquido amniótico, desde el líquido cefalorraquídeo, a través de las meninges abiertas (teoría del escape de líquido). Altos valores de AFP serían muy seguros diagnósticamente. **Indicación para la determinación de AFP:** demostración o exclusión de anencefalia* o espina bífida (entre otros casos en embarazadas con anamnesis indicativa) por medio de amniocentesis. La AFP aparece en adultos a elevadas concentraciones séricas como marcador* tumoral.

algopareunia (gr algos dolor, pareunos compañero de lecho): coito doloroso de la mujer; condicionado psicosexual o funcionalmente, por ejemplo, por contracción defensiva de la musculatura pélvica, falta de lubricación* a consecuencia de estimulación o excitabilidad sexual insuficientes, entre otras causas; también por causas orgánicas, por ejemplo cicatrices o deformidades quirúrgicas o tocológicas, inflamaciones, anexitis recidivantes, endometriosis y en caso de alteraciones tróficas en la región vulvovaginal (déficit de estrógenos, craurosis, tras terapia radiactiva).

alibidinia (lat libido deseo): falta crónica de interés, necesidades y deseos sexuales; déficit duradero de excitabilidad sexual. Relativamente rara, se da no obstante en ambos sexos. En el varón se manifiesta por lo general en forma de trastornos eréctiles, en la mujer, dado el caso, en vaginismo* y en ambos sexos en anorgasmia*. Se torna un factor nocivo para las relaciones sexuales de la pareja. La ayuda médica o psicoterapéutica requerida (terapia de comportamiento) resulta difícil y no siempre es eficaz; ver libido, trastornos de la.

alimentación, trastornos psicógenos de la: los trastornos de la ingestión de alimentos (disorexia) o del peso corporal (disponderosis) sin causa orgánica, pueden ser descritos como: **1.** delgadez extrema por ayuno (anorexia* nerviosa); **2.** caquexia con vómitos y abuso de laxantes/diuréticos (caquexia bulímica) **3.** bulimia* nerviosa con peso corporal normal; **4.** adiposis latente; **5.** obesidad psicosomática.

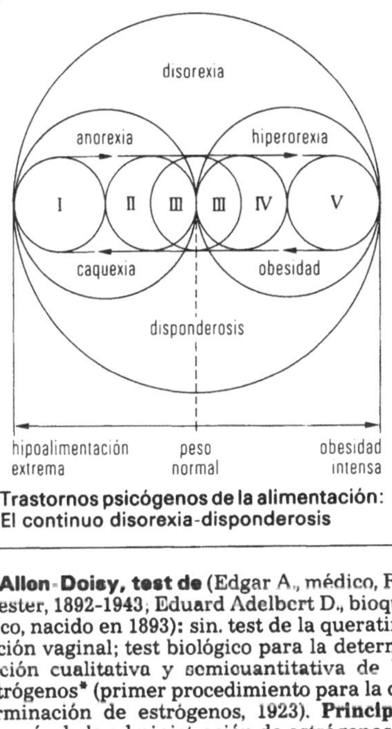

Trastornos psicógenos de la alimentación: El continuo disorexia-disponderosis

Allen-Doisy, test de (Edgar A., médico, Rochester, 1892-1943; Eduard Adelbert D., bioquímico, nacido en 1893): sin. test de la queratinización vaginal; test biológico para la determinación cualitativa y semicuantitativa de los estrógenos* (primer procedimiento para la determinación de estrógenos, 1923). **Principio:** después de la administración de estrógenos se da una queratinización del epitelio vaginal en roedores hembras castrados (rata, ratón). El frotis es **positivo** cuando se encuentran escamas de células epiteliales superficiales queratinizadas sin núcleo, y sin ningún leucocito.

Allen-Masters, síndrome de (William M.A., ginecólogo, St. Louis, nacido en 1904; William H.M., ginecólogo): denominación de trastornos ginecológicos consecutivos al desgarro del ligamento mayor del útero a consecuencia de parto patológico o abrasión. **Sínt.:** dolores ortostáticos abdominales, en su mayoría ya durante el puerperio; trastornos de la menstruación (dismenorrea, menorragia), dolores en la cohabitación. Hallazgo ginecológico típico: retroversión del útero, dolores de movilización del útero, movilidad anormal del cuello uterino.

alopecia: calvicie consecuente a un incremento de la caída del cabello (efluvio). Morfológicamente se distingue entre alopecia focal, difusa y total; con respecto al pronóstico se diferencia en: **1. alopecia irreversible:** aquí falta la implantación capilar (alopecia congénita difusa) o está destruida (alopecia cicatrizal, por ejemplo en la esclerodermia circunscrita, alopecia atrófica), o los cabellos terminales han regresado al status de lanugo (formación de calva, por ejemplo por presión y tracción o en el marco de una alopecia* androgénica; **2. alopecia reversible:** por ejemplo, alopecia areata, alopecia sintomática difusa. Para objetivar un efluvio se emplea el tricograma.

alopecia androgénica: 1. tipo masculino, calva (calvicie); caída del cabello que, en ocasiones, comienza entre los 20-25 años en las entradas y en la coronilla (alopecia prematura), progresando rápidamente hasta los 30 años, y después con más lentitud. Incluso en caso de alopecia androgénica completamente desarrollada, siempre se encuentran cabellos en el occipucio y en la región temporal. La alopecia androgénica debe ser entendida como una característica sexual secundaria del varón, no siendo una enfermedad. **Causas:** los presupuestos para la formación de calva son: 1. predisposición étnica y familiar; 2. suficiente nivel de andrógenos; 3. edad correspondiente. Seborrea (alopecia seborreica), caspa (alopecia pitiroides) y prurito parecen favorecer la caída del cabello. **2. tipo femenino,** formación de calva en la mujer; sustancialemente más rara que en el varón; no obstante, el 95% de alopecias femeninas son androgénicas. Dos formas: **a)** pérdida difusa del pelo, entre otras regiones en el cráneo, comenzando detrás de la implantación frontal y alcanzando hasta detrás de la coronilla. Seborrea concomitante; **b)** formación de calva de tipo viril en las mujeres; casi siempre menos acusada. **Causas:** producción incrementada de andrógenos (síndrome adrenogenital, tumores productores de andrógenos), sensibilidad aumentada a los andrógenos, de los folículos pilosos afectados; predisposición familiar. **Terapia:** en hombres, hasta ahora, apenas posible; en mujeres: antiandrógenos*, lociones para el cabello conteniendo estrógenos, antiseborreicos.

alopecia climatérica: caída del cabello en mujeres climatéricas, consecuente a modificaciones hormonales; ver alopecia androgénica.

alopecia postparto: caída del cabello, 2-4 meses depués del parto, como consecuencia de un cambio del cabello disminuido durante el embarazo (efecto gestagénico); por regla general curación espontánea en algunos meses; si existe la predisposición para ello, transición hacia una alopecia* androgénica.

alumbramiento, período de: ver período postparto.

A

Alvarez, ondas de: ver contracciones del embarazo (fig.).
amadurez: ver distrofia intrauterina.
amamantar: alimentación con leche* materna; ver lactancia, lactación.
amastia (gr mastos pecho, seno): sin. aplasia de la mama; congénita, falta uni (hipomastia*) o bilateral del pecho en mujeres (con ciclo menstrual normal, fértiles), en casos aislados, observada de madres a hijas como secuencia hereditaria dominante durante varias generaciones. La amastia puede ser provocada experimentalmente en animales, p. ej. empleando dehidroepiandrosterona en la 6ª-7ª semana de desarrollo embrionario. Ver HHP, síndrome de.
amaurosis eclámptica (gr amauros oscuro): desaparición de la capacidad visual y pérdida de todas las funciones ópticas; complicación rara de un ataque eclámptico, originada en el sistema nervioso central, en el marco del vasoespasmo generalizado típico de la eclampsia*.
amenorrea (gr men mes; rhoe flujo): falta o desaparición de la hemorragia periódica mensual (menstruación*); una **amenorrea primaria** es presumible cuando la menarquía* no acontece una vez transcurrido el 15° año de vida, estando, entre otras causas, condicionada por anomalías cromosómicas (por ejemplo síndrome de Turner*, síndrome de Swyer*, síndrome de triple*-X), disgenesia* gonadal, hipoplasia* ovárica, malformaciones genitales (ginatresia*) e intersexualidad*. Se habla de una **amenorrea secundaria** cuando la menstruación desaparece durante un período de, por lo menos, 3 meses, habiendo sido normales los ciclos* menstruales previos. Una **amenorrea fisiológica** se da antes de la pubertad, en el embarazo, en el período de lactancia (la así denominada amenorrea* de la lactancia) y postmenopausia; todas las formas restantes de

Amenorrea
Etiología y características diagnósticas de las distintas formas de amenorrea, según la OMS

Formas	Etiología	Test de gestágeno	Test de estrógeno-gestágeno	FSH	LH	Prolactina	Grupo OMS
Amenorrea hipogonadotropa	Insuficiencia hipotálamo-hipofisaria	negativo	negativo	baja a normal	baja a normal	normal	I
	Insuficiencia hipotálamo-hipofisaria por tumor	negativo	positivo	baja a normal	baja a normal	normal	VII
Amenorrea normogonadotropa	Defecto endometrial (malformaciones uterinas, síndrome de Asherman-Fritsch)	negativo	negativo	normal	normal	normal	VI
Amenorrea hipergonadotropa	Insuficiencia ovárica	negativo	positivo	muy alta	moderadamente alta	normal	III
Amenorrea hiperprolactinémica	Prolactinoma hipofisario	negativo	positivo	baja a normal	baja a normal	elevada	V
	desconocida	negativo	positivo	baja a normal	baja a normal	elevada	IV
Amenorrea, entre otras alteraciones consecuentes a disregulación hipotálamo-hipofisaria	Defecto en el feedback	positivo	positivo	normal	normal	normal	II
	Ovario poliquístico	positivo	positivo	normal	elevada	normal	II

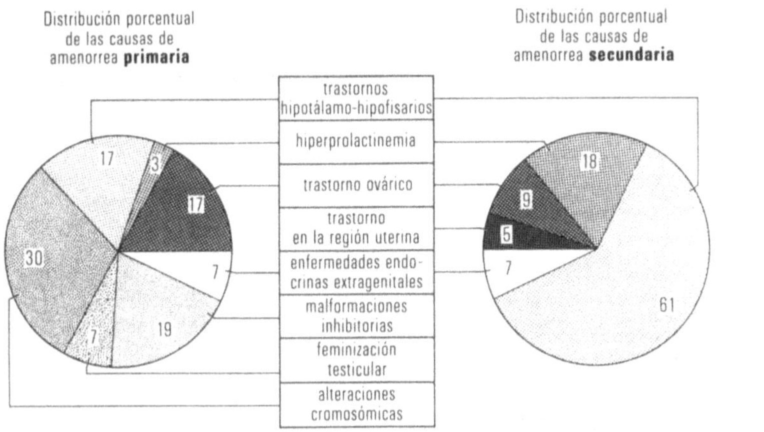

Amenorrea:
Distribución de las causas en 100 amenorreas primarias (izquierda) y 500 secundarias (derecha)

amenorrea son patológicas y valorables, como síntoma serio, de los más variados trastornos funcionales o enfermedades orgánicas. Puede establecerse una subdivisión con arreglo a diferentes puntos de vista; **subdivisión orientada etiológicamente** de distintas formas de amenorreas, según la OMS: ver tabla.

Subdivisión según el lugar (órgano) de la alteración subyacente: **1. amenorrea central: a) amenorrea hipotalámica:** con mayor frecuencia psicógena-psicorreactiva, a consecuencia de trastornos funcionales psicosomáticos o de enfermedades con inhibición de la liberación de gonadotropinas (p. ej. amenorrea* psicógena o de estado de urgencia, anorexia* nerviosa, seudoembarazo*), también condicionada funcionalmente (por ejemplo, amenorrea postparto, síndrome de oversuppression*, síndrome de Chiari*-Frommel). Más rara vez por causas orgánicas (p. ej., tumores cerebrales, inflamaciones, traumas, síndrome génito*-olfatorio); **b) amenorrea hipofisaria:** por regla general de causa orgánica (por ejemplo, prolactinoma*, entre otros tumores hipofisarios, síndrome de Sheehan*). **2. amenorrea ovárica:** de causa funcional (por ejemplo, insuficiencia* ovárica) u orgánica (por ejemplo, hipoplasia* ovárica, tumores* ováricos, ovario* poliquístico). **3. amenorrea uterina:** de causa orgánica (por ejemplo, consecuente a malformaciones del útero*, síndrome de Asherman*-Fritsch). **4. amenorrea por enfermedad de otros órganos endocrinos,** especialmente de la corteza suprarrenal (entre otras, enfermedad de Addison, síndrome adrenogenital*, tumores de la corteza suprarrenal), glándula tiroides (hipo e hipertiroidismo) y en diabetes* mellitus. También en el marco de enfermedades generales consuntivas graves, puede acontecer una amenorrea, y como efecto colateral (a veces deseado), de un tratamiento medicamentoso (p. ej., con preparados hormonales, fenotiazinas, reserpina, sulpirida). **Diagnóstico:** junto a una detallada exploración ginecológica (que de ser necesario conducirá a otras ulteriores), un diagnóstico hormonal para aclarar la causa endocrina, mediante tests de gestágeno* y de estrógenos*, test de estrógeno*-gestágeno, test de clomifeno*, entre otros tests estimuladores; determinación de las gonadotropinas* en la orina, dado el caso de las hormonas* sexuales y de la prolactina sérica. **Terapia:** dependiendo del diagnóstico, dado el caso: sustitución estrógeno-gestágena, inducción de la ovulación*, tratamiento estimulante con gonadotropinas, seudogravidez* inducida, psicoterapia o tratamiento de la afección subyacente.

amenorrea central: ver amenorrea.

amenorrea de la lactancia: desaparición de la menstruación* durante la lactancia*, probablemente debida a una inhibición del efecto del LH-RH sobre la hipófisis y/o de las gonadotropinas LH y FSH sobre los ovarios, mediante elevadas concentraciones de prolactina; forma fisiológica de la amenorrea*.

amenorrea-galactorrea, síndrome de: ver galactorrea-amenorrea, síndromes de.

amenorrea postparto: desaparición de la menstruación* después de la 10ª semana postparto o 6 semanas después del destete; ver también Chiari-Frommel, síndrome de.

amenorrea psicógena: tamb. amenorrea de estado de urgencia; desaparición de la menstruación* debido a acontecimientos agudos de sobrecarga psíquica; forma mas frecuente de la amenorrea* central.

amenorrea traumática: ver Asherman-Fritsch, síndrome de.

amniocentesis: sin. punción del amnios; punción de la cavidad amniótica; **1. casi siempre transabdominal** (a través de la pared abdominal de la madre, ver figura); **2. transcervical** (al comienzo del parto a través del ca-

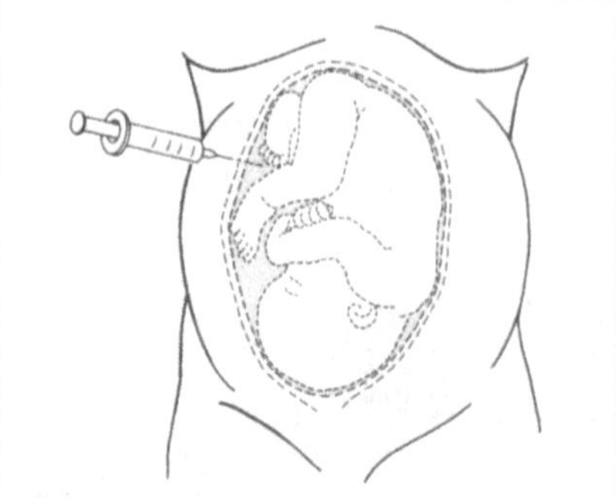

Amniocentesis:
Amniocentesis transabdominal en la región de las pequeñas partes del feto

nal cervical, p. ej., con ayuda del amnioscopio); **3.** a través de la **bóveda vaginal posterior.** Los **peligros** (lesión del feto, de los vasos del cordón umbilical o de la placenta, transfusión fetomaterna) pueden ser reducidos al mínimo, si antes de cada amniocentesis transabdominal se determinan el asiento placentario (ver placenta, localización de la), el borde de la placenta y la posición del niño. **Indicaciones: 1.** obtención de líquido amniótico para determinar su concentración de bilirrubina como medida de gravedad de una enfermedad* hemolítica del neonato (ver figura). La concentración de bilirrubina puede ser determinada en función de la curva de absorción espectrofotométrica (ver líquido amniótico, espectrofotometría del). **2.** diagnóstico (óptico) del líquido* amniótico (coloración verdosa, contenido de la vérnix). **3.** diagnóstico clínico-químico del liquido amniótico (diagnóstico* prenatal de la madurez pulmonar, determinación de creatinina, determinación de estriol). **4.** diagnóstico* prenatal de defectos genéticos (aberraciones* cromosómicas, determinación del sexo); ver biopsia coriónica.

amnionitis: modificación inflamatoria del amnios, en caso de síndrome de infección* amniótica.

amnios (gr amnos cordero)**:** (embriol.) la así denominada piel de cordero; en el estado de disco* germinativo de dos estratos, la capa celular que se origina entre trofoblasto* y ectodermo y que, junto con el ectodermo embrionario, formará la **cavidad amniótica.** En el transcurso de la embriogénesis ulterior, el amnios protruye de dorsal a ventral sobre el embrión, formando así las membranas* ovulares más internas. Las células amnióticas segregan el líquido* amniótico.

amnioscopia: visualización del líquido amniótico; procedimiento de ejecución ambulatoria para el control de fetos con riesgo aumentado en el embarazo tardío y al comienzo del parto, siempre que la bolsa de las aguas esté aún íntegra. **Principio:** visualización del líquido amniótico en el polo inferior del huevo a través de sus cubiertas íntegras con un endoscopio introducido por la vagina y el cérvix (**amnioscopio**, ver figura). Líquido amniótico claro, o bien lechoso por emulsión de la vérnix, hablan en favor de una situación normal, mientras que la coloración del líquido amniótico indica un riesgo para el niño.

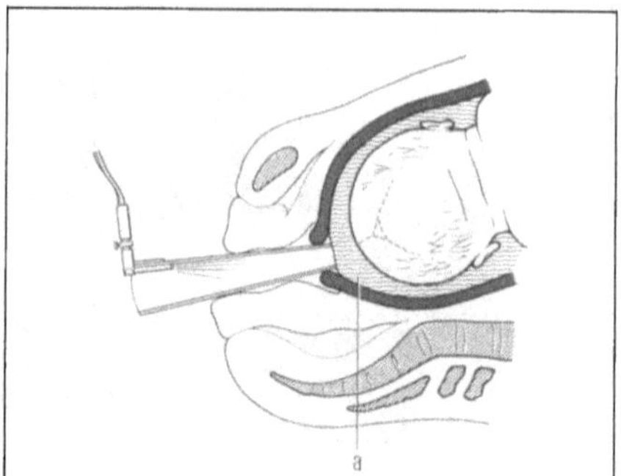

Amnioscopia:
a: parte precedente de la bolsa de las aguas, con sus cubiertas intactas

Coloración verdosa por mezcla con meconio. El líquido amniótico conteniendo meconio es un signo de leves crisis hipóxicas del feto. La deposición de meconio se explica por las así denominadas conexiones de ahorro de oxígeno de la circulación fetal (¡síntoma precoz de alarma!). La **coloración amarillenta** es producida por los productos de degradación de la hemoglobina. La amnioscopia no permite ningún diagnóstico seguro sobre el estado momentáneo del feto, pero posibilita una selección segura de casos con riesgo hipóxico, claramente incrementado para el feto, especialmente en las últimas 4-6 semanas del embarazo. **Indicaciones:** gestosis materna tardía y sospecha de postmadurez* gravídica, y otros casos con sospecha de insuficiencia de la placenta*. Prácticamente ningún peligro para la madre, buenos resultados para la disminución de la mortalidad prenatal; ver líquido amniótico, diagnóstico por el.

amnios umbilical: ver ombligo, anomalías del.

amniotomía: incisión de las membranas fetales en la inducción del parto o para acelerarlo. Ver embarazo de riesgo; parto, inducción del.

amputación supravaginal: mejor, amputación supracervical, puesto que el cuerpo del útero es resecado a la altura del orificio cervical interno, por encima del cuello uterino; antiguamente operación frecuente, fue sustituida por la, técnicamente apenas más difícil, histerectomía*, debido al riesgo de aparición de modificaciones (pre)malignas en el muñón residual del cérvix.

anabolizantes: hormonas estimulantes del metabolismo en sentido constructivo, especialmente de producción proteica (músculo esquelético). Posiblemente inhiben también la degradación metabólica (catabolismo), entre otras, de **hormonas esteroides** (andrógenos*, esteroides sintéticos, como por ejemplo la metandrostendiona) y **hormonas proteicas** (STH, insulina).

anal, complejo sintomático: concepto que asume diferentes afecciones de la región anal, como prurito* anal, eccema* anal, prolapso* anal, fisura* anal, trombosis espontánea circumanal, absceso periproctítico, siendo frecuente la transición de una manifestación a otra o la combinación de las mismas; casi siempre, predisposición familiar. **Causa:** en la mayoría de los casos, hemorroides. **Atención:** ¡carcinoma del recto!

Siempre
1. exploración digital del recto
2. rectoscopia
3. exploración radiológica con doble contraste, o bien colonoscopia.

analgesia por inhalación: casi siempre hipoalgesia por inhalación; especialmente en los procedimientos obstétricos para disminuir el dolor, empleando narcóticos de inhalación, como gas* hilarante o tricloroetileno*. Ver parto, preparación al.

anamnesis ginecológica (gr anamnesis recuerdo): registro de la historia* menstrual con indicación de la edad de la menarquia, duración de los ciclos y de las hemorragias, intensidad de las mismas, alteraciones, en el tiempo, de la regla (ver ciclo*, trastornos del) o hemorragias* intermenstruales, así como molestias infraabdominales; también son de importancia los datos sobre embarazos precedentes y su término, sobre operaciones y enfermedades ginecológicas (entre otras, anexitis*, o bien colpitis*), sobre deseo de hijos o de contracepción*, así como sobre el transfondo familiar y social.

anamnesis obstétrica: los datos esenciales son: edad, historia menstrual para la determinación de la fecha probable del parto*, anamnesis del embarazo actual, de embarazos y partos precedentes, anamnesis patológica general, anamnesis familiar y social.

androblastoma (gr aner, andros hombre, varón; blastos germen, brote): sin. tumor de las células de Sertoli-Leydig, arrenoblastoma; sex-cord tumor del ovario (ver tumores* ováricos), productor de andrógenos (y de estrógenos), de aparición casi exclusivamente unilateral, originado a partir de epitelio germinal inmaduro restante o bien de disposición masculina; rareza. **Histología:** distintos grados de diferenciación; las formas bien diferenciadas consisten en células de Sertoli en disposición tubular con grupos intercalados de células similares a las intersticiales de Leydig. Una diferenciación maligna, es posible (especialmente de las formas indiferenciadas). **Aparición:** predominantemente entre los 20 y 30 años de vida; consecuente a la producción de andrógenos acontece una androgenización* y desfeminización*. **Pronóstico** relativamente favorable; casi siempre puede ser extirpado quirúrgicamente manteniendo el útero y el ovario contralateral. **Dd:** síndrome adrenogenital.

androgenización: concepto genérico para las consecuencias de un efecto androgénico incrementado, de causas diversas: aumento de la transformación periférica de los precursores de los andrógenos, unión disminuida de los mismos a las proteínas sanguíneas, respuesta incrementada de los órganos diana, producción exacerbada de andrógenos en el ovario y en la corteza suprarrenal, influjos yatrógenos. **Clínica:** ver virilización. **Diagnóstico:** determinación de testosterona y del sulfato de dehidroepiandrosterona (DHEAS) en el suero, para excluir tumores productores de andrógenos. **Terapia:** sintomática con antiandrógenos, en mujeres en combinación con estrógenos.

andrógenos: denominación genérica para las hormonas* sexuales maculinas (hormonas esteroides C19). **Biosíntesis:** ver figura, pág. 14; los andrógenos son producidos, entre otros lugares, en las células intersticiales de Leydig

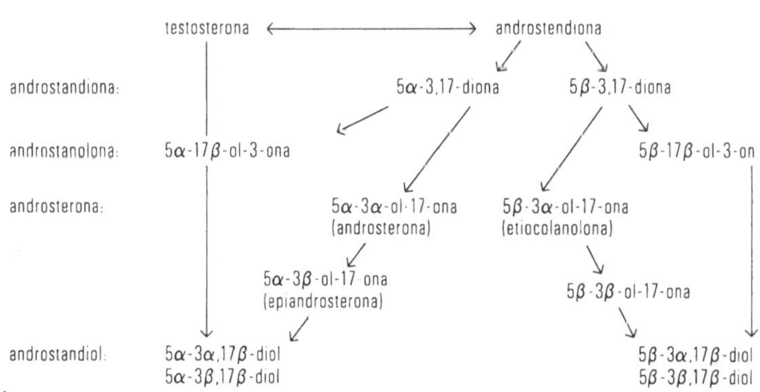

Andrógenos:
Principales metabolitos androgénicos

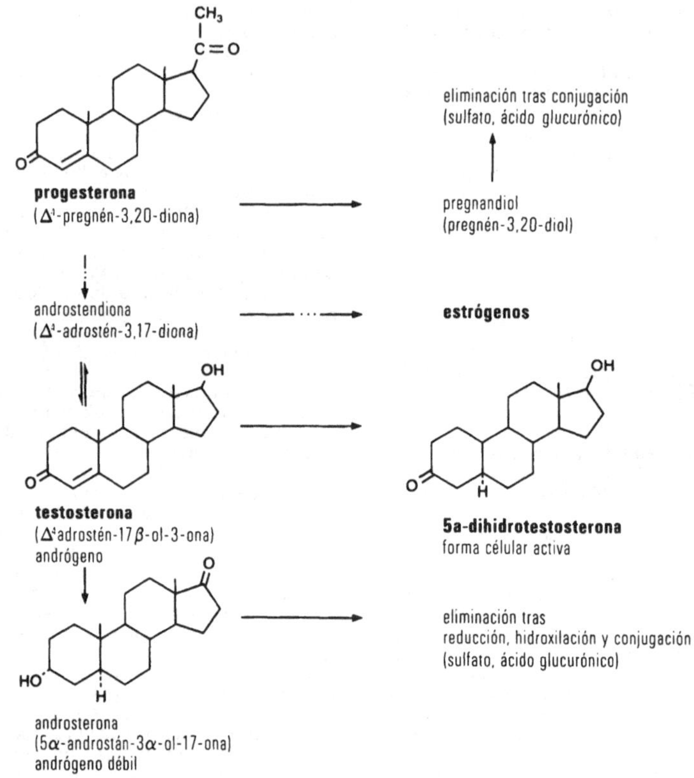

Andrógenos, biosíntesis

del testículo. Pequeñas cantidades de andrógenos son sintetizadas en el ovario y en la corteza suprarrenal. La producción es regulada por la LH* hipofisaria (ver receptores hormonales, sistema hipotálamo-hipofisario). **Metabolismo:** ver figura, pág. 13; la degradación acontece en un 80% en el hígado, y el resto en la piel y en la próstata. La eliminación es renal, en forma de androsterona* o etiocolanolona*, o bien tras glucuronidoconjugación; en los niños se da una formación de sulfoconjugados. Tiempo de vida media fisiológica, aproximadamente, 12 minutos. El andrógeno más importante es la testosterona* (la más concentrada en el suero) y sus metabolitos androstendiona* y androsterona*; en la sangre existe una unión de, aprox., el 98% a una proteína de transporte (SHBG*). **Efectos:** ver tabla. **Empleo:** hipogonadismo, climaterio viril, pubertad tardía, crecimiento en longitud desmesurado, para la castración hormonal de la mujer; oligozoospermia. **Contraindicación:** embarazo, tumores prostáticos. Ver Hershberger, test de; hormonas esteroides (fig.).

andrógino (gr gyne mujer): forma masculina del seudohermafroditismo*.

andropausia: ver climaterio.

androstendiona: 4-androstén-3,17-diona: $C_{19}H_{26}O_2$; PM 286,40; hormona esteroide androgénica débil, producida en pequeñas cantidades en la corteza suprarrenal y en el ovario, originándose por reducción de la dehidroepiandrosterona. La androstendiona puede ser metabolizada a estrona* en el tejido adiposo periférico, especialmente en caso de poliquistosis ovárica primaria, durante el climaterio* y en algunos tejidos carcinomatosos.

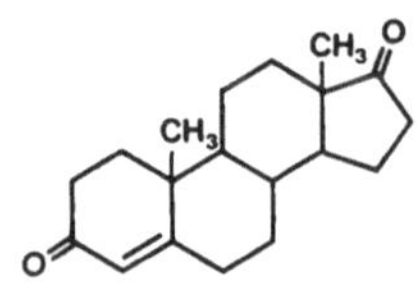

Androstendiona

androsterona: androstán-3α-ol-17-ona; $C_{19}H_{30}O_2$; PM 290,43; primera hormona esteroide aislada por Butenandt (1931) en la orina

A

Andrógenos
Sinopsis de efectos fisiológicos

Función, órgano	Efecto
Metabolismo	General: efecto anabólico por aumento de la síntesis de ácidos nucleicos y de proteínas En los órganos diana: estimulación de acciones metabólicas específicas
Genitales masculinos	Influjo sobre la formación del pene, conductos espermáticos, vesícula seminal y próstata, estimulación de determinados estadios de la espermiogénesis testicular
Piel, pelo	Desarrollo viril del pelo (en mujeres, eventualmente hirsutismo); influencia sobre la acné vulgar, entre otras enfermedades cutáneas
Esqueleto	En dosis bajas: proliferación de los cartílagos epifisarios, estimulación del crecimiento longitudinal En dosis elevadas: cierre de las epífisis y calcificación
Sistema nervioso central	Retroefecto sobre la producción gonadotropa hipofisaria (posiblemente tras su transformación en estrógenos)
Enzimas	Expresión de patrones enzimáticos específicos sexuales en los distintos órganos y estimulación de la diferenciación del centro sexual en el período embrionario y postnatal

masculina. Metabolito de la androstendiona*; no medicamentosa. Ver andrógenos.

anemia (gr haima sangre): disminución de los eritrocitos, de la concentración de hemoglobina y/o del hematócrito por debajo de los valores normales correspondientes a la edad y al sexo; puesto que estos tres parámetros no siempre se modifican en el mismo sentido, en caso de sospecha de anemia se recomienda su determinación simultánea. Esto posibilita el cálculo de los índices eritrocitarios (VCM, HCM, CHCM), lo que permite una clasificación de la anemia según la morfología y el contenido hemoglobínico de los eritrocitos (hipo, normo o hipercrómica, micro, normo o macrocitaria); junto a ello las anemias son clasificadas según su etiología o, sobre todo, según su patogenia. Las anemias, debido a la capacidad disminuida de transporte de oxígeno de la sangre, ocasionan, entre otras alteraciones, trastornos de funciones metabólicas y orgánicas dependientes del oxígeno. **Sintomatología** general: en caso de evolución aguda (p. ej., pérdida sanguínea) síntomas de shock; en caso de evolución crónica las anemias son frecuentemente bien toleradas, siendo típicos la disminución de la presión sanguínea, la disnea de reposo y de esfuerzo, taquicardia, gran amplitud del pulso y soplos cardíacos sistólicos funcionales, rara vez angina de pecho, claudicación intermitente y signos de insuficiencia cardíaca. Ver embarazo, anemia del; anemia ferropénica; anemia hemolítica inmunológica.

anemia del neonato: ver enfermedad hemolítica del neonato.

anemia ferropénica: forma más frecuente de la anemia*, en la que, entre otras manifestaciones, está disminuida la síntesis del heme y con ello también la de hemoglobina debido a la carencia de hierro; consecuencias: contenido disminuido de hemoglobina en eritrocitos microcitarios, resultantes de una eritropoyesis adicionalmente alterada **(anemia hipocromo-microcitaria). Causas:** especialmente **1.** fisiológicas (menstruación*) y pérdidas (agudas o crónicas) patológicas de sangre, y con ello de hierro (con mayor frecuencia por pérdidas gastrointestinales), también medicamentosas (anticoagulantes, antiflogísticos, antirreumáticos, etc.) y en donantes de sangre; **2.** insuficiente ingesta alimenticia, rara; **3.** necesidades de hierro incrementadas (crecimiento, embarazo y lactancia); **4.** trastornos de la absorción del hierro (en afecciones gástricas, síndrome de malabsorción, diarrea, después de resección gástrica y/o intestinal, etc.); además **(dd)** trastornos de la distribución del hierro, del transporte y utilización del mismo, talasemia. **Terapia:** administración de hierro.

En toda paciente con anemia ferropénica hay que constatar y, en la medida de lo posible, eliminar la **causa.**

anemia gestacional: ver embarazo, anemia del.

anemia hemolítica inmunológica: sin. anemia hemolítica adquirida por suero; anemia* a consecuencia de una degradación prematura de los eritrocitos, que se instaura por influjo de distintos anticuerpos dirigidos contra los mismos; se trata o bien de anticuerpos naturales (isoanticuerpos) o de anticuerpos antieritrocitarios adquiridos (autoanticuerpos con diferentes reacciones térmicas óptimas: anticuerpos bitérmicos, anticuerpos fríos, anticuerpos calientes). En caso de sensibilización de una embarazada frente a los eritrocitos del feto puede instaurarse una enfermedad* hemolítica fetal o una enfermedad* hemolítica del neonato.

anencefalia (gr enkephalon cerebro): la así denominada cabeza de rana, cabeza de sapo; malformación más grave, relativamente fre-

A

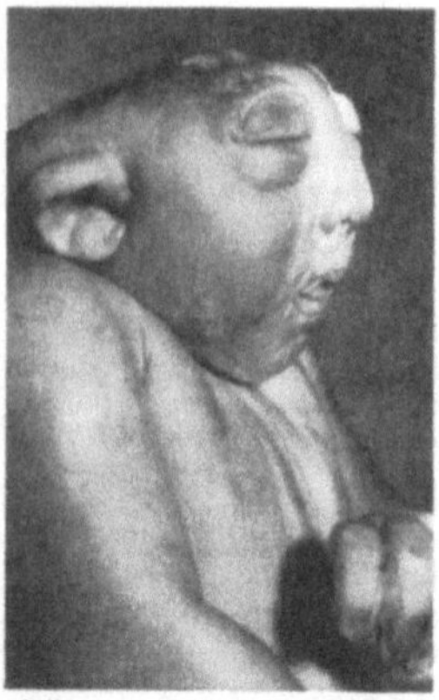

Anencefalia

cuente (aprox. 1:1000 nacidos vivos, ginecotropía) con falta de la calota craneal (acrania) y falta o degeneración de partes esenciales del cerebro, a consecuencia de la ausencia de cierre del tubo neural en la región cerebral (ver la figura); el defecto se prolonga, casi siempre, con la formación de una hendidura en la región cervical. Dado que faltan los mecanismos reflejos de la deglución, en la mayoría de los casos se presenta un hidramnios* en los dos últimos meses del embarazo.

anestesia caudal (gr aisthesis sensación; lat cauda cola): también anestesia sacra; forma de anestesia epidural. **Formas: 1. anestesia caudal baja:** inyección de un anestésico local en el canal sacro (hiato del canal sacro, unos 2 cm por encima de la crena ani), anestesia de los segmentos S3-S5 y de los nervios coxígeos (afecta los genitales externos, periné, ano y alrededores). **2. anestesia caudal alta:** como arriba, pero por elevación de la pelvis, la anestesia caudal se extiende también a los segmentos lumbares. Ventaja: ninguna punción dural, ninguna caída de la presión sanguínea, ningún bloqueo sensitivo ni motor de abdomen y piernas; desventaja: técnica de punción difícil (elevada cuota de fracasos), la extensión de la anestesia hasta el segmento torácico 10, solamente es asequible con seguridad empleando cantidades de anestésico local mayores que las requeridas para la anestesia* peridural lumbar.

anestesia espinal: inyección de un anestésico local en el espacio subaracnoideo espinal para la interrupción temporal de la transmisión nerviosa; se distingue entre **anestesia espinal alta** y **baja** (anestesia lumbar, bloqueo en silla de montar). Ventajas: empleo técnicamente fácil, extensión de la anestesia previsible y controlable mediante escasas cantidades de anestésico local, con notable efecto sensitivo y motor; desventajas: extensión no exactamente controlable (peligro de anestesia espinal alta con bloqueo del simpático y caída de la presión sanguínea), subsiguientemente dolores de cabeza; en obstetricia, prolongación de la fase de expulsión en caso de una extensión muy elevada (**Atención:** reducir la dosificación en embarazadas en un 30-40%). Ver anestesia peridural.

anestesia local: sin. anestesia regional; narcosis, inhibición local del dolor mediante interrupción reversible de la transmisión nerviosa. **Formas: 1. anestesia de conducción:** narcosis local de una región tisular mediante un bloqueo de la conducción, por inyección alrededor del nervio correspondiente (anestesia perineural de conducción), con un anestésico local; métodos habituales en ginecología y obstetricia para la preparación al parto*: anestesia* peridural lumbar, anestesia* espinal, anestesia* sacra y anestesia del pudendo*, bloqueo* paracervical. **2. anestesia por infiltración:** inyección alrededor del campo operatorio con el fin de bloquear las terminaciones nerviosas sensitivas, p. ej., en la atención de las heridas) con soluciones al 0,05-1%. **3. anestesia superficial:** narcosis de las mucosas en la región de la nariz, fauces (garganta, faringe) y boca (p. ej., con tetracaína al 2%; lidocaína al 4%) para inhibir los reflejos traqueales y faríngeos antes de la intubación. **Complicaciones** de la anestesia local: son expresión de niveles plasmáticos tóxicos de los anestésicos locales empleados (dependiente de la cantidad aplicada, distribución tisular, absorción y eliminación); excitación central hasta convulsiones epilépticas, efectos inhibidores sobre el corazón hasta el paro cardíaco, inhibición del centro respiratorio bulbar hasta la parálisis respiratoria. **Terapia:** la excitación central es tratada con tiopental o anticonvulsivos de la serie de las benzodiazepinas, los efectos cardiodepresores son combatidos con adrenalina, la parálisis respiratoria, con respiración artificial (no con analépticos).

anestesia peridural: abrev. APD; forma de la anestesia epidural con punción del espacio epidural en la región torácica o lumbar. Empleo, entre otros, en numerosas intervenciones quirúrgicas, en la preparación al parto* (también en la evolución retardada del parto, intervenciones vaginales y cesárea) así como para el tratamiento de estados dolorosos agudos y crónicos. Empleo: **1. técnica de inyección única** (el así denominado single shot): inyecciones aisladas de un anestésico local en el espacio peridural; **2. técnica de cateterismo:** inyección fraccionada o administración continua de un anestésico local o de un opiáceo (la así denominada anestesia peridural lumbar continua) a través de un catéter en el espacio peridural; método actual de preferencia en obstetricia, debido a su controlabilidad. **Atención:** ¡la dosis requerida en embarazadas es, aproximadamente, un tercio menor que en no embarazadas! Efectos colaterales: dilatación vascular con caída de la presión sanguínea en la región anestesiada. **Contraindicaciones:** entre otras, enfermedades del SNC, modificaciones anatómicas y neurológicas, infecciones en el lugar de la punción, alteraciones de la coagulación, hipotensión grave, alergia frente a los anestésicos locales; ver anestesia local.

anestesia, riesgos de la: en obstetricia son de importancia: **1. riesgos de la anestesia en el feto:** dependientes del paso, a través de la placenta, de los fármacos empleados para la premedicación y la narcosis, cuando el parto es terminado quirúrgicamente; frecuente depresión respiratoria del recién nacido por los opiáceos (ver depresivo del neonato, estado); también los anestésicos locales pueden inducir estados de intoxicación en el neonato. Ver mortalidad infantil. **2. riesgos de la anestesia para la madre:** especialmente dependientes de la existencia previa de enfermedadas anémicas, cardiovasculares y broncopulmonares; considerablemente aumentado en caso de cesárea* por el peligro de aspiración* y por compresiones de la vena cava inferior, condicionadas por la posición (síndrome de la vena* cava inferior). Ver mortalidad materna.

anestesia sacra: 1. (neurol.) insensibilidad en la región de los nervios sacros (síndrome de

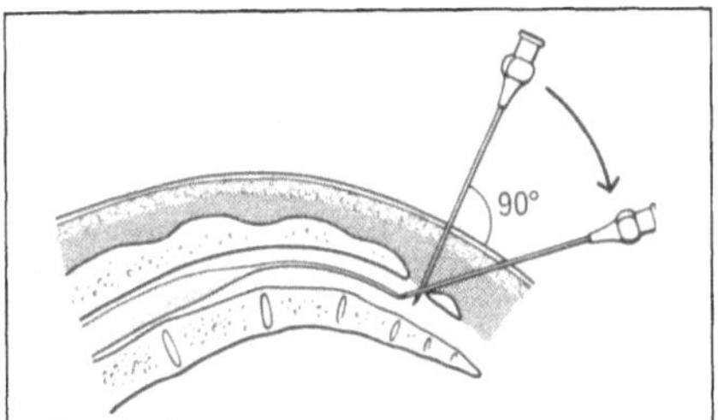

Anestesia sacra

la cauda equina); **2.** (anest.) sin. anestesia* caudal; forma de la anestesia* peridural.

anexitis: inflamación de los anexos (salpingitis* y ooforitis*).

anexitis tuberculosa: afección tuberculosa de los oviductos (frecuente) y ovarios (rara); ver tuberculosis genital (en la mujer).

anexos (lat annectere, annexum, unir, ligar, anudar): apéndice, añadido; ver anexos femeninos.

anexos femeninos: anexos del útero: oviductos (trompas de Falopio) y ovarios.

anexos, tumores de los: denominación para una tumefacción inflamatoria o genuina de los oviductos y/o de los ovarios; ver salpingitis, tumores ováricos.

angiomatosis placentaria: ver placentación, trastornos de la.

anidamiento: ver nidación.

anilingus: también anilinctus; relación* sexual con estimulación oral del ano.

anillo umbilical: ver ombligo.

ano, carcinoma del: carcinoma localizado en el borde del ano o en el canal anal (casi siempre carcinoma de epitelio plano, más rara vez adenocarcinoma); relativamente raro (aprox. 4% de los carcinomas del recto). Los carcinomas anales son en principio palpables mediante tacto rectal. La exploración de la región inguinal es obligada (¡metástasis de los nódulos linfáticos!). **Terapia:** excisión amplia con terapia subsiguiente por radiación, eventualmente amputación del recto (tras irradiación previa), extirpación de nódulos linfáticos en bloque. Tasa de supervivencia a los 5 años: 50-85%.

anorexia (gr anorektein no tener apetito): sin. aposicia; falta de apetito, disminución del impulso de ingestión de alimento; en enfermedades infecciosas de la boca o del tracto gastrointestinal, embarazo. Hay niños y adultos con escasa necesidad de alimentos; por regla general se trata de personas delicadas, hipermotrices y delgadas, que jamás alcanzan el peso promedio correspondiente a su altura, pero que a pesar de ello no deben ser tomados por asténicos. La anorexia tiene gran importancia en la infancia. Una auténtica anorexia puede estar orgánica o funcionalmente condicionada, en el niño. Una **anorexia orgánicamente condicionada** se encuentra en neonatos con hemorragias intracraneales u otros trastornos cerebrales, así como en malformaciones* cardíacas congénitas; en niños más mayores, la causa de la anorexia condicionada orgánicamente puede ser buscada en enfermedades infecciosas agudas o crónicas, especialmente cuando se empleen medicamentos nocivos para el estómago (sulfonamidas, antibióticos*, ácido paraaminosalicílico, isoniazida), en amígdalas crónicamente inflamadas, o en un déficit vitamínico latente (C, complejo B). Ver caquexia.

anorexia mental: sin. anorexia* nerviosa.

anorexia nerviosa: sin. anorexia mental, caquexia puberal, caquexia; trastorno psicógeno de la alimentación, con una actitud distorsionada frente a la ingesta de alimentos, miedo al sobrepeso, esquema corporal alterado y negación de la enfermedad. Afecta casi siempre a mujeres jóvenes alrededor del 20° año de vida; conduce a una intensa pérdida de peso hasta la caquexia, acompañada de una amenorrea* primaria o secundaria. Hay que excluir psicosis o causas orgánicas de la pérdida de peso. Cúspide de edad entre los 10 y los 25 años (la prevalencia calculada para este grupo de edad, con riesgo incrementado, es del 1% de los pacientes femeninos y 0,08% de los masculinos). Letalidad aproximada: 10%. En casos crónicos el síndrome puede transformarse en una bulimia* nerviosa. **Terapia:** recuperación del peso (en el estadio agudo, casi siempre estacionaria) y psicoterapia. Ver alimentación, trastornos psicógenos de la; caquexia.

anorgasmia: trastorno* sexual funcional con falta del orgasmo* en la relación* sexual o en la masturbación*; denominación empleada, entre otras, para designar los trastornos del orgasmo en la mujer. Dos formas: **1. anorgasmia primaria:** desde siempre. **2. anorgasmia secundaria (situacional):** anorgasmia de aparición tardía en la historia sexual o de aparición solamente en determinadas situaciones o con determinada persona. En muchos casos puede ser subsanada con terapia* sexual. Los resultados con la anorgasmia secundaria son, por regla general, mejores.

anovulatorio, depot: ver contracepción hormonal.

antefijación uterina: método quirúrgico

A

(rara vez indicado) que se realiza para corregir una retroflexión* uterina. Ver tamb. ventrofijación uterina.

anteflexión del útero: situación del útero en la que los ejes del cuello y del cuerpo forman recíprocamente un ángulo obtuso, abierto hacia delante. Ver útero, situaciones del.

anteposición del útero: ver posición uterina.

anteversión-anteflexión del útero: tendencia a la anteversión en caso de anteflexión del útero. Ver útero, situaciones del.

anteversión del útero: inclinación del útero, en el espacio pelviano, hacia adelante, faltando el supuesto alargamiento del cuello uterino respecto al eje longitudinal del cuerpo humano; corresponde a la posición uterina normal; ver versión uterina (figura). Ver útero, situaciones del.

anti-A: correspondientemente **anti-B, (anti-A + anti-B)**; según la regla de Landsteiner se encuentran en el suero las isoaglutininas (según la nueva nomenclatura aloaglutininas) anti-A y/o anti-B, compatibles con las características eritrocitarias respectivamente, correspondientes. Son producidas a partir del 2° trimestre en cantidad creciente; demostración solamente excepcional en el recién nacido, con los tests habituales. Solamente hacia el final del período de lactancia se encuentran regularmente presentes, provocadas por antígenos de la microflora del cuerpo, con carácter A y B (entre otros lugares, del intestino) así como de la alimentación y del medio ambiente (p. ej., polvo de la casa). Anticuerpos **normales** (sin. anticuerpos naturales, espontáneos). No está demostrada la utilidad biológica de las isoaglutininas.

De importancia en la **determinación de los grupos sanguíneos** para la confirmación del carácter eritrocitario encontrado. Si **falta** la isoaglutinina esperada, hay que pensar en la presencia de un carácter A o B débil o en un déficit de gammaglobulina. Inmunoanticuerpos (anticuerpos homólogos): se originan por el efecto sensibilizante de sustancias humanas (y algunas animales) A y B, por ejemplo a consecuencia de una transfusión de sangre o plasma AB0 incompatible, o del embarazo. El aumento del título es un signo de concentración creciente de anticuerpos. Al principio producción preferente de anticuerpos IgM, lo que aumenta la capacidad hemolítica del suero (ver isohemolisinas); más tarde predominan los anticuerpos IgG, los únicos que atraviesan la placenta; la inmunidad anti A e inmunidad anti B de madres 0, ocasionan la enfermedad* hemolítica del neonato en niños A1 y B.

antiandrógenos: sustancias que inhiben el efecto de los andrógenos* sobre los órganos diana; esto acontece porque los antiandrógenos se unen a receptores* hormonales citoplasmáticos, lo que impide la unión de los andrógenos a estos últimos (inhibición competitiva). Los antiandrógenos disminuyen la producción endógena de andrógenos, lo que en el varón provoca atrofia testicular y esterilidad*. **Empleo terapéutico:** (sistémico) en caso de manifestaciones de androgenización de la mujer: hirsutismo, alopecia, acné y seborrea condicionadas por andrógenos; junto con el empleo de gestágenos, efecto parcial del acetato de ciproterona (antiandrógeno) en combinación con el etinilestradiol*, para la contracepción hormonal en pacientes con manifestaciones de androgenización tributarias de tratamiento; en el mismo sentido actúa una combinación de acetato de clormadinona* (gestágeno con efecto antiandrogénico parcial) y mestranol ; en el varón: en caso de pubertad precoz, carcinoma de próstata, para la inhibición del impulso sexual. Ver receptores hormonales.

anticonceptivos: ver contracepción.

anti-D, profilaxis: administración i.m. o i.v. de inmunoglobulina anti-D (IgG) a la madre Rh negativa en las 72 horas siguientes al parto de un niño Rh positivo, después de un embarazo extrauterino, tras un aborto o tras una interrupción del embarazo (curetaje), así como tras una amniocentesis, para prevenir una sensibilización Rh. Mecanismo de acción supuesto: los eritrocitos que pasan a la circulación materna, durante el parto, son recubiertos por los anticuerpos alotípicos anti-D, manteniéndolos así protegidos frente a presuntos clones celulares formadores de anti-D (teoría de la distracción clonal). Impedimento de una sensibilización básica, que en un embarazo subsiguiente, con distinto Rh, conduciría a una intensa formación de anticuerpos anti-D (a causa del efecto booster [de rebote], partiendo de los eritrocitos infantiles que acceden a la circulación materna en las últimas fases del embarazo) y con ello a una afección de un fruto Rh positivo en sentido de una enfermedad* hemolítica del neonato. Dosis recomendada: 200-300 μg de anti-D en caso de sospecha de (macro)transfusión* fetomaterna (aviso: anemia del niño); calcular la cantidad de sangre del niño que ha pasado a la madre mediante la demostración de hemoglobina fetal (método de Kleihauer-Betke) y, dado el caso, inyectar después anti-D (unos 300 μg/50 ml de sangre transfundida). También en caso de transfusión sanguínea con distinto Rh (por error, sangre Rh positiva a un receptor Rh negativo) se da anti-D. Desde la introducción de la profilaxis anti-D y su empleo general, se ha dado una clara regresión de la enfermedad* hemolítica del neonato (o fetal) condicionada por el factor Rh; ver tamb. microtransfusión.

antiestrógenos: sustancias no esteroides que inhiben competitivamente el efecto de los estrógenos* sobre los órganos diana; en los receptores hormonales citoplasmáticos se da una modificación conformacional, y subsiguientemente una inhibición de las ADN y ARN polimerasas. **Sustancias empleadas y campos de aplicación:** tamoxifeno* en caso de carcinoma de mama (metastatizante) sensible a las hormonas, clomifeno* y ciclofenilo* para la inducción de ovulación*, danazol en caso de endometriosis, esterilidad, mastopatías, etc. Ver receptores hormonales.

antifibrinolíticos: ver fibrinólisis, inhibidores de la.

antigestágenos: sustancias que inhiben

competitivamente los receptores de la progesterona y de los glucocorticoides. Proceden de los 19-noresteroides; la mayoría de las investigaciones han sido llevadas a cabo, hasta ahora, con mifepristona* (RU 486).

antiglobulina, test de: sin. test (prueba) de Coombs, Mourant y Race; test de Coombs; test de antiglobulina humana; test de la AGH (AHT): corpúsculos (eritrocitos, bacterias, etc.) ocupados por anticuerpos, que en el test de aglutinación habitual no muestran, al principio, ninguna aglutinación, aglutinan (floculan) al añadirles antiglobulina dirigida contra los anticuerpos involucrados. Esto ocurre porque la globulina se sitúa entre los anticuerpos ligados a corpúsculos adyacentes, uniendo éstos entre sí. Utilización práctica, entre otros campos, en la serología de los grupos sanguíneos como test de Coombs directo e indirecto. Con el **test directo de Coombs** se demuestran he-

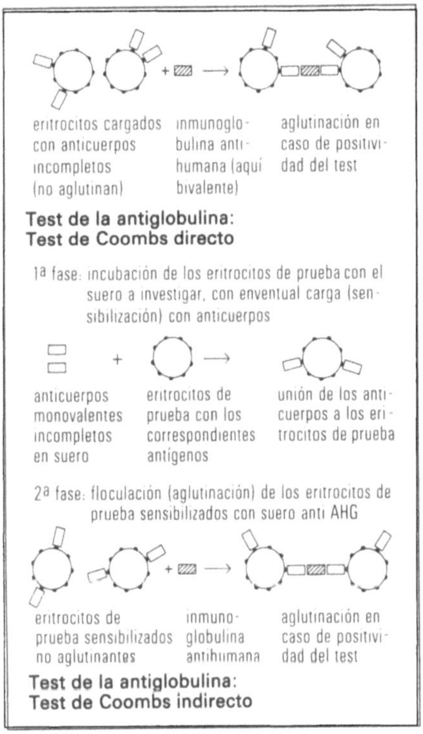

Test de la antiglobulina: Test de Coombs directo

Test de la antiglobulina: Test de Coombs indirecto

maglutininas incompletas en los eritrocitos del paciente (entre otros casos, en el de anemia hemolítica) o en eritrocitos infantiles en caso de enfermedad* hemolítica del neonato. Con el **test indirecto de Coombs** se demuestran hemaglutininas incompletas en el suero, p. ej. en el de una madre Rh sensibilizada (ver figura).

antigrama: cuadro reaccional de un suero conteniendo hemaglutininas con una selección de eritrocitos de prueba con distintos patrones antigénicos, a partir del cual, normalmente, se averigua la especificidad del anticuerpo encontrado; son necesarias una clasificación de los anticuerpos irregulares (dado el caso también de los así denominados antígenos familiares, investigando los eritrocitos paternos) y una determinación del título a intervalos regulares (en caso de incremento, peligro aumentado para el niño), para, en caso necesario, poder escoger donantes de sangre adecuados para una exsanguinotransfusión* de urgencia, eventualmente necesaria; junto al conocimiento de la incompatibilidad AB0* y la incompatibilidad Rhesus (ver enfermedad hemolítica fetal), es importante para la exploración serológica, en el marco de la prevención, durante el embarazo.

anti-Rh, suero: ver anti-D, profilaxis.

anuria: sin. anuresis; excreción urinaria inf. a 100 ml/24 horas (frecuentemente precedida por oliguria, es decir, excreción urinaria menor de 500 ml/24 horas). **Fisiopatología: 1.** causas prerrenales, como p. ej. a consecuencia de una hipovolemia (shock), síndrome de aplastamiento, obstrucción de los vasos renales por trombosis, embolia, tumores; **2.** trastornos renales (anuria verdadera), como, p. ej., por lesiones parenquimatosas renales inflamatorias o tóxico-alérgicas, pielonefritis aguda, gestosis, intoxicación (mercurio, sublimados y muchas otras); **3.** causas postrenales, como obstrucción ureteral bilateral, impedimento subvesical del flujo urinario, estenosis uretrales. **Síntomas principales:** falta de excreción urinaria y, en caso de anuria persistente, retención de sustancias de excreción urinaria obligada (uremia), trastornos del metabolismo electrolítico y ácido-básico (¡Atención!: hiperpotasemia con trastornos del ritmo cardíaco), alteraciones del metabolismo hídrico (¡Atención!: hiperhidratación con edema pulmonar), otros síntomas subjetivos: cansancio, somnolencia, sed, dolor de cabeza, meteorismo, náuseas, vómitos, lengua seca parduzca, fetor urinoso. **Diagnóstico:** medición de la orina, cateterismo vesical, exploración ultrasónica (reconocimiento de una retención urinaria así como forma y modificaciones del tamaño renal). Para el pronóstico es de importancia el **dd** con una insuficiencia renal aguda (potencialmente reversible). La normalización de la excreción urinaria va normalmente acompañada de una poliuria. La anuria fisiológica presente en el recién nacido el primer día de vida, se encuentra en dependencia con la adaptación postparto (ver tamb. adaptación postparto del niño), no necesitando terapia alguna.

AP: abrev. **1.** afección primaria de la sífilis*; **2.** anemia perniciosa; **3.** anestesia* peridural.

aparadero: sin. incubadora*.

apendicitis en el embarazo: apendicitis gravídica; peligrosa por la localización atípica, que dificulta el diagnóstico, especialmente si es retrouterina. La inflamación flemonosa y la perforación conducen fácilmente a la muerte, debido a la disminución de las defensas orgánicas durante el embarazo. **Diagnóstico:** comienzo repentino con vómitos, aceleración del pulso sin aumento de la temperatura correspondiente, leucocitosis. **Dd:** pielonefritis. Dolores distensivos peritoneales (sin leucocitosis). ¡En caso de sospecha de apendicitis en el embarazo, hay que operar inmediatamente!

Apgar, índice de (Virginia Apgar, anestesista, 1909-1974): esquema de puntos (ver tabla) para el diagnóstico* del estado del neonato inmediatamente después del parto; el así denominado índice de Apgar es determinado a 1, 5 y 10 minutos tras el parto; óptimo, 9-10 puntos en el momento de la recogida de datos; inferior de 7 puntos: estado depresivo* del neonato.

aplasia (gr plassein formar): presencia de un dispositivo tisular u orgánico, pero ausencia de desarrollo del mismo; ver agenesia, atresia.

aplasia gonadal: falta o desarrollo incompleto (existiendo el dispositivo) de las gónadas; ver agenesia gonadal, disgenesia gonadal.

aplasia uterina: falta del dispositivo uterino (agenesia del útero) o bien, malformación por inhibición de los conductos de Müller; siempre combinada con aplasia vaginal y con ovarios en su mayor parte normales. Ver Rokitansky-Küster, síndrome de.

aplasia vaginal: ver Rokitansky-Küster, síndrome de.

apogalactia: ver destete.

apoplejía uteroplacentaria: sin. síndrome de Couvelaire*; forma grave de desprendimiento prematuro de la placenta*.

Aranzio, conducto venoso de (Giulio Cesare Aranzio, anatómico, Bolonia, 1530-1589): ver conducto venoso de Aranzio.

arañas vasculares: ver nevus arácneo.

arborización, fenómeno de: formación muy característica de cristales, similares a un helecho, en el moco* cervical resecado que aparece como efecto estrogénico y que es especialmente visible poco antes de la ovulación (test del helecho, ver figura); desaparece en presencia de progesterona; empleado en el diagnóstico de la esterilidad, para comprobar el pico estrogénico preovulatorio.

arcada pubiana, tamaño de la: amplitud de la arcada pubiana (normalmente, el ángulo de las ramas inferiores de la arcada pubiana es de aprox. 90°); de importancia en el diagnóstico pélvico obstétrico. Un ángulo agudo de la arca-

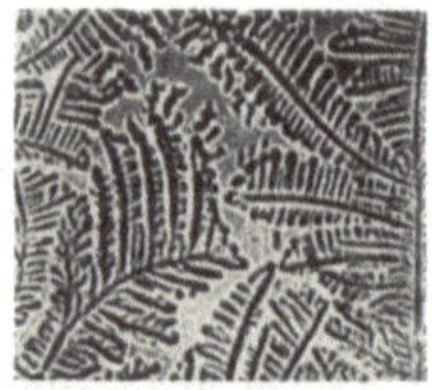

Fenómeno de arborización
(frotis sobre portaobjetos)

da pubiana (en pelvis estrecha en general) habla en favor de un estrechamiento de la salida pélvica. Ver pelvis estrecha.

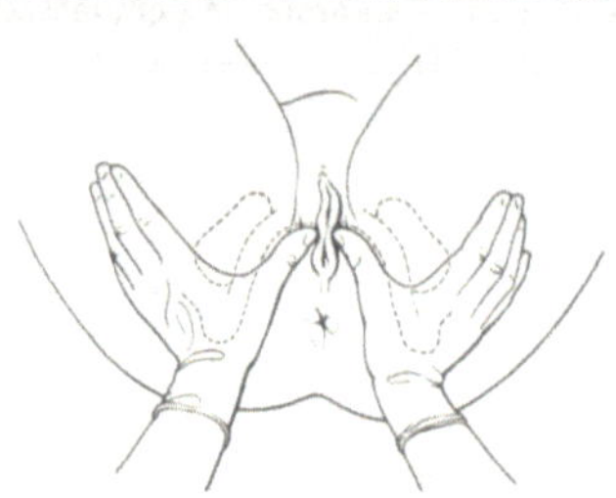

Tamaño de la arcada pubiana:
Moldeado del ángulo del arco púbico

arco púbico: el ángulo obtuso (100°) formado por las ramas conjuntas del isquion y pubis de la pelvis femenina.

arco tendinoso de la fascia pelviana: fascículo de refuerzo de la fascia* pélvica.

arco tendinoso del músculo elevador del ano: fascículo tendinoso desde la sínfisis púbica hasta la espina isquiática; sirve de origen a algunas partes del músculo elevador del ano.

aréola mamaria: (anat.) la zona arrugada y pigmentada que rodea el pezón*. Las glándulas areolares (glándulas apocrinas, ecrinas y sebáceas) protruyen en forma de 10-15 elevaciones

Índice de Apgar

Criterios	Valoración 0 puntos	1 punto	2 puntos
Movimientos respiratorios	ninguno	superficiales, irregulares	buenos, llanto
Pulso	imperceptible	lento (< 100)	> 100
Tono basal (tono muscular)	bajo	flexiones escasas de las extremidades	movimientos activos
Aspecto (color)	azul, pálido	cuerpo rosa, extremidades azules	completamente rosa
Estimulación de los reflejos	ninguna reacción	llanto	llanto intenso

dispuestas circularmente (tubérculos de Montgomery). Estas glándulas humedecen y engrasan la piel durante la lactación*, para posibilitar un cierre hermético entre la boca del lactante y la piel durante la succión de la leche.

areolitis: inflamación de la aréola del pezón mamario, casi siempre en el puerperio, a veces en caso de sarna. **Dd:** montgomeritis, carcinoma de Paget, eccema, psoriasis.

Argonz-del Castillo, síndrome de: sin. síndrome de galactorrea*-amenorrea, síndrome de Forbes-Albright; variante del síndrome de Chiari*-Frommel (sin embarazo precedente) con amenorrea* primaria o secundaria y galactorrea*. **Etiopatogenia:** al contrario que el síndrome de Chiari-Frommel, trastornos orgánicos diencefálicos; una parte de los casos se debe, demostrablemente, a un adenoma hipofisario cromófobo. El síndrome de Argonz-del Castillo ha sido también ocasionalmente observado en caso de ingesta prolongada de psicosedantes y en adictos a la heroína. **Diagnóstico:** excreción urinaria disminuida de FSH; (radiológico) tomografía del cráneo. El hallazgo de la exploración ginecológica de los genitales internos es anodino (en la mayoría, útero relativamente pequeño).

Arias-Stella, fenómeno de (Javier A.-S., patólogo, Lima, nacido en 1920): modificaciones atípicas de los núcleos celulares en un epitelio glandular, hipersecretor, del endometrio, consecuente a una estimulación gonadotropa incrementada. **Presentación:** en caso de muerte fetal intrauterina sin cese de la proliferación trofoblástica, embarazo extrauterino, tumores de células trofoblásticas o tras terapia gonadotrópica. Las modificaciones celulares atípicas inducían a veces, antes de su des-

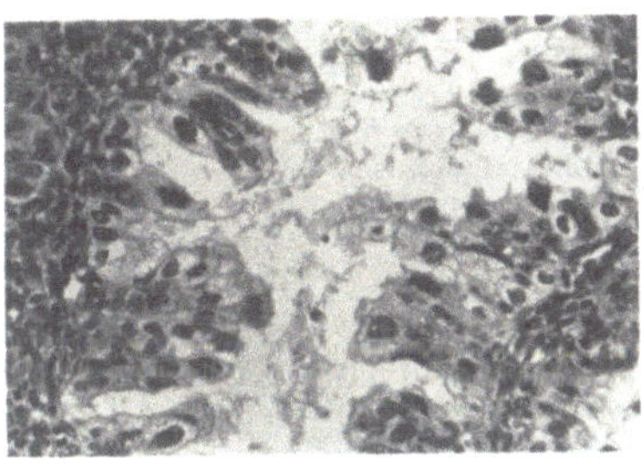

Fenómeno de Arias-Stella:
Núcleos celulares hipercromáticos, no redondeados

cripción por Arias-Stella (1954), a confusión con células carcinomatosas.

arrenoblastoma (gr arrhen viril): denominación anticuada del androblastoma*.

arrugas vaginales: pliegues transversales de la mucosa, en las paredes anterior y posterior de la vagina; se engrosan en sus partes medias respectivas hasta formar dos franjas que, aproximadamente, en la línea media ascienden en sentido craneal: las columnas rugosas anterior y posterior. La primera es reforzada en su parte caudal por la uretra, formando la protuberancia uretral (carina urethralis vaginae). Las arrugas se aplanan tras los partos.

arteria ovárica: arteria del ovario, *aorta abdominal; ---→ desciende oblicuamente sobre el músculo psoas, cruzando por encima el uréter hacia la arteria ilíaca externa; en el ligamento suspensorio del ovario hasta el ovario; anastomosis con las ramificaciones tubárica y ovárica de las ramas del mismo nombre (arcada ovárica) que parten de la arteria* uterina; área de distribución: ovario, trompa.

arteria pudenda externa: *arteria femoral; ---→ desde el hiato safeno hasta los genitales externos; → ramificaciones escrotales (labiales) anteriores, ramificaciones inguinales; área de distribución: piel de los genitales externos y sobre la sínfisis.

arterias espirales: los vasos endometriales intensamente dilatados y repletos de sangre durante la fase secretora; ver ciclo menstrual.

arteria uterina: arteria de la matriz; *arteria ilíaca interna; ---→ en la base del denominado ligamento cardinal del útero; del ligamento

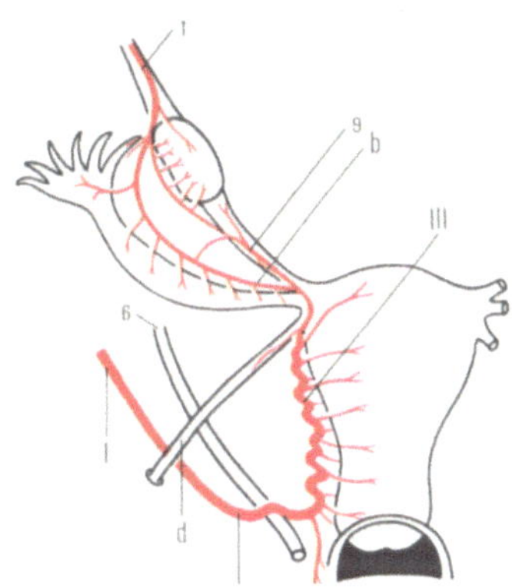

Arteria uterina:
Recorrido (primero sobre el músculo obturador interno, luego en el ligamento ancho del útero, abajo, en el borde uterino, ascendiendo hacia el fondo uterino) y anastomosis con la arteria ovárica, formando la así denominada arcada ovárica.
I: arteria uterina, 1er segmento; II: arteria uterina, 2º segmento; III: arteria uterina, 3er segmento; a: uréter; b: ligamento redondo del útero; c: arteria vaginal; d: rama tubárica; e: rama ovárica; f: arteria ovárica en el ligamento suspensorio del ovario

mayor del útero hacia el cuello uterino, siendo cruzada por debajo por el uréter a unos 2 cm de distancia del borde lateral del útero; → arteria* vaginal coma rama descendente; la rama principal, que asciende muy contorneadamente junto al útero, se divide a la altura del ángulo útero-tubárico en dos ramificaciones terminales: rama tubárica, ⟶ en el mesosalpinx, anastomosis con una rama de la arteria* ovárica (aorta* abdominal); rama ovárica, ⟶ en el mesovario, anastomosis con una rama de la arteria ovárica (arcada ovárica). Área de distribución: útero, ovario, trompa uterina, vagina.

arteria vaginal: *arteria uterina: ⟶ junto al cuello uterino hacia abajo; → anastomosis contralateral; área de distribución: región superior de la vagina.

artritis gonorreica: manifestación extragenital de una gonorrea* (p. ej. en forma de monoartritis gonorreica).

artropatía ovaripriva: artropatía, probablemente por causa hormonal, de la articulación sacroilíaca (casi siempre en el climaterio o tras castración); anquilosis después de la curación.

ascendencia, dictamen de: basado sobre un dictamen del tiempo* de embarazo, dictamen de fertilidad*, de grupo* sanguíneo, HLA* y dictamen* antropológico; efectuado, casi siempre, en casos de paternidad discutida, pero también en los de maternidad discutida, paterno-maternidad o fraternidad.

Aschheim-Zondek, prueba de gravidez de (Selmar A., ginecólogo, Berlín, 1878-1965): método más antiguo para asegurar el diagnóstico temprano de un embarazo. Descansa en la demostración del efecto de la gonadotropina coriónica (HCG*), excretada con la orina en caso positivo, sobre los ratones infantiles hembras, hoy sustituída por reacciones del embarazo* (inmunológicas).

ascitis (gr ascos bolsa): colección de líquido seroso en la cavidad abdominal libre. **Causas:** **1.** retención, general en enfermedades cardiopulmonares y renales, o local en caso de compresión de la vena porta (cirrosis hepática, tumores) o trombosis portal. Además en íleo. **2.** disminución de la presión coloidosmótica, consecuente a hipoalbuminemia. **3.** retención de sodio, y por tanto de agua, en caso de aldosteronismo secundario. **4.** enfermedades del peritoneo, casi siempre inflamatorias: tuberculosis, carcinoma (p. ej. carcinoma ovárico), irritación tóxica, poliserositis. Con frecuencia actúan conjuntamente varios de los factores antedichos. Ver Meigs, síndrome de.

ASF: abrev. de análisis de sangre fetal; ver microanálisis sanguíneos.

asfixia (gr sphyxein palpitar): sin. apnea, sofocación; paro respiratorio consecuente a parálisis respiratoria o a bloqueo de la respiración; déficit de oxígeno y tensión incrementada de CO_2 en la sangre, inducen cianosis y pérdida de conciencia. ¡Caso de urgencia!, medidas inmediatas tales como respiración artificial y masaje cardíaco. Como forma especial del (amenazante) estado de asfixia del feto o del neonato a consecuencia de la disminución del contenido de O_2 o del aumento de CO_2 en la sangre fetal. El concepto de asfixia fetal está hoy sustituido por el de **acidosis* metabólica intrauterina primaria**, y la así den. asfixia del neonato es designada hoy como estado depresivo* del neonato. Ver fetal distress.

Asherman-Fritsch, síndrome de (Joseph G.A., ginecólogo, Tel-Aviv): devastación parcial o total del cavum uterino (estenosis o sinequia) consecuente a la adhesión y formación de estrías cicatrizales de tejido conectivo, entre las paredes anterior y posterior de la cavidad uterina. **Causa:** sobre todo, tras abrasión* incorrecta.

asimilación, pelvis por: anomalía pélvica originada por la inclusión de la última vértebra lumbar o de la primera sacra; base de la pelvis en embudo; ver pelvis, formas de la.

asinclitismo (gr klitys inclinación): (obst.) flexión lateral del cráneo infantil, presentación parietal de la cabeza en el parto; proceso de acomodación en caso de pelvis* estrecha (mecanismo del ojal). Se distingue entre: **1.** asinclitismo delantero verdadero: oblicuidad de Naegele*; **2.** oblicuidad de Naegele intensificada: asinclitismo anterior, presentación frontoparietal; **3.** asinclitismo posterior verdadero: oblicuidad de Litzmann*; **4.** oblicuidad de Litzmann intensificada: asinclitismo* posterior. Ver tamb. sinclitismo.

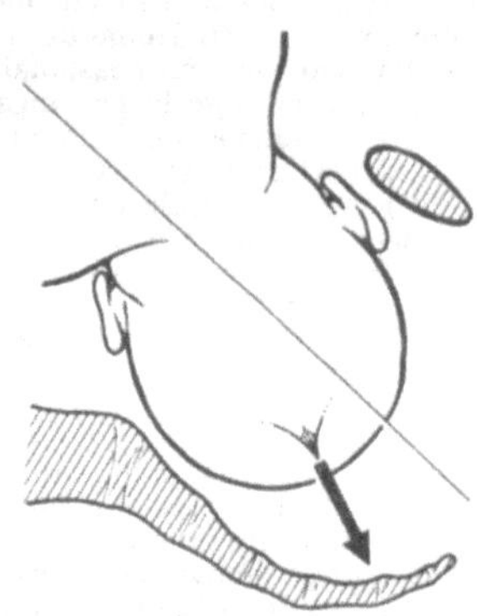

Asinclitismo:
Asinclitismo fisiológico anterior; flecha: eje de la cabeza; recta: línea conductora de la pelvis

asinclitismo anterior: ver asinclitismo.

asinclitismo posterior: (obst.) sin. oblicuidad de Litzmann intensificada, forma del asinclitismo*; en caso de pelvis muy estrecha, entre otras adaptaciones, el occipucio actúa como parte conductora; la sutura sagital se aleja de la línea conductora del promontorio; imposibilidad condicionada de parto, puesto que el occipucio, hombros, etc. pueden enclavarse detrás de la sínfisis (ver figura).

aspiración: inhalación de líquidos o sustancias sólidas (jugo gástrico, sangre, cuerpos extraños) durante la inspiración, con penetración de éstas en las vías respiratorias; conduce a neumonía por aspiración o síndrome de Mendelson. **Causa:** reflejos protectores del tracto respiratorio superior, defectuosos o ausentes (cierre epiglótico). La aspiración de contenido gástrico es la complicación evolutiva

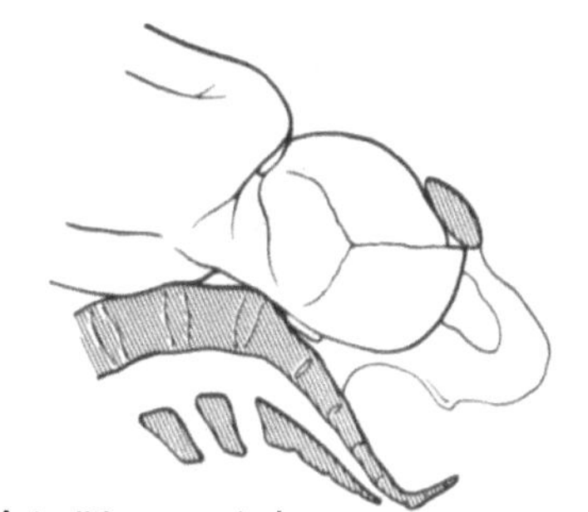

Asinclitismo posterior:
Detención del parto

letal más frecuente de la anestesia, en pacientes no conscientes; ver tamb. aspiración, profilaxis de.

aspiración, citología por: ver punción, citología por.

aspiración, profilaxis de: (anest.) medidas preoperatorias para evitar la aspiración* en la inducción de la anestesia o bien para aliviar sus consecuencias; entre éstas se cuentan la abstinencia preoperatoria de líquidos y alimentos (por lo menos 6-8 horas), aspiración del contenido gástrico mediante tubo o sonda nasogástrica y la así denominada inducción de un íleo: preoxigenación, posición alta de la parte superior del cuerpo y presión del cricoides, según Sellik, durante la inducción de la narcosis, renuncia a la respiración artificial con máscara, narcóticos inductores de la anestesia con acción rápida. Finalmente sirven como profilaxis de aspiración la administración parenteral, entre otros medicamentos, de atropina, bromuro de glucopirronio, y el suministro oral de antiácidos (estos últimos pueden tamb. provocar una neumonía por aspiración). Ninguna de las medidas citadas ofrece, con todo, una protección absolutamente segura frente a una aspiración.

atonía ureteral: peristaltismo ureteral disminuido y dilatación de una parte o de todo el uréter. **Causas: 1. infecciosas:** casi siempre bilateral con participación del sistema pielocalicial; **2. neurógenas:** p. ej. megauréter primario en caso de defecto congénito de la pared ureteral (¿depósito de colágeno?); **3. hormonal:** durante el embarazo, por influjo de la progesterona; ver pielonefritis gravídica; **4. mecánica:** obstrucción crónica intravesical o (congénita) prevesical, estado consecuente a una obstrucción ureteral crónica (p. ej. tras terapia por radiación).

atonía uterina: contracción defectuosa del útero en y tras el parto, con la hemorragia* atónica por ella condicionada.

atresia (gr tresis agujero)**:** cierre de órganos vacíos o de orificios naturales del cuerpo, p. ej. atresia de la vagina (ver malformaciones vaginales), atresia del cérvix (ver útero, malformaciones del), himen imperforado, atresia* anal, atresia coanal*.

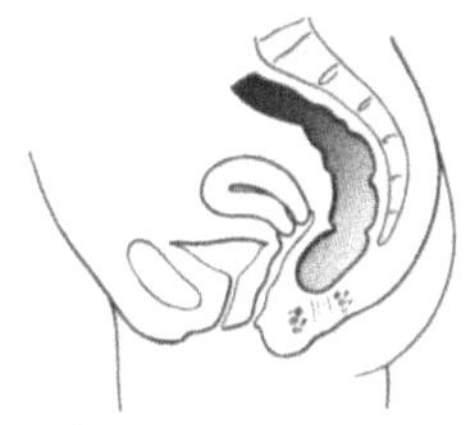

Atresia anal

atresia anal: falta del orificio anal; ver malformaciones anorrectales.

atresia esofágica: cierre congénito del esófago; generalmente a la altura de la bifurcación de la tráquea, existiendo, casi siempre, una fístula esófago-traqueal concomitante. Diagnóstico: por regla general, sondaje postnatal rutinario, o, en caso de sospecha, representación radiológica contrastada: la operación temprana, antes de la primera toma de leche, para evitar una aspiración, salva la vida del niño.

atrofia fetal (gr trophe alimentación)**:** ver distrofia intrauterina.

atrofia por lactancia: ver Chiari-Frommel, síndrome de.

autoexploración: ver mama, carcinoma de (figura).

autosomas (gr soma cuerpo)**:** todos los cromosomas que no son cromosomas* sexuales (heterocromosomas); el ser humano tiene 22

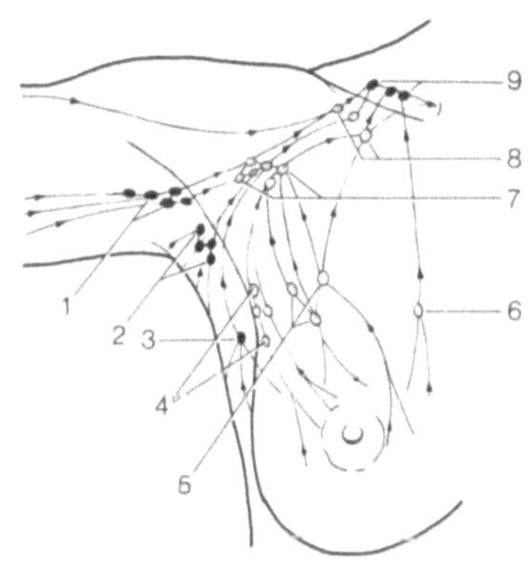

Ganglios linfáticos de la axila:
1: NII. (= nódulos linfáticos) axilares laterales; 2: NII. axilares subescapulares; 3: NI. (nodo linfático) toracoepigástrico; 4 y 5: NII. axilares pectorales (4: grupo de Sorgius); 6: NI. paraesternal; 7: NII. axilares centrales; 8: NII. axilares apicales; 9: NII. supraclaviculares. Ganglios linfáticos superficiales, en negro; profundos, punteados. Las flechas indican el sentido de la corriente.

pares de autosomas y dos cromosomas sexuales (XX o XY).

axila, ganglios linfáticos de la: nódulos linfáticos axilares; región de recogida y desagüe: ver figura, página 23. De especial importancia ginecológica en el **carcinoma de mama***. Ver linfedema.

ayuda manual: media extracción; maniobra obstétrica para la terminación del parto de niños en presentación podálica (ver presentaciones podálicas) que han salido hasta el ángulo inferior de la escápula. **Procedimiento:** en un tiempo, por liberación del brazo y extracción de la cabeza, según Bracht (ver Bracht, maniobra de); si no tiene éxito, intentar la evolución en dos tiempos: **1.** del hombro y brazos (maniobra de Müller* o liberación del brazo de Lövset* o forma clásica de liberación del brazo*); **2.** de la cabeza, a continuación (maniobra de Veit*-Smellie). Ver extracción manual.

B

bacterias vaginales: ver lactobacilo acidófilo, flora vaginal.

bacteriuria: presencia de bacterias en la orina; la orina espontánea está frecuentemente contaminada con bacterias en sujetos sanos. Estas bacterias proceden normalmente de la uretra, colonizada por gérmenes, o de los genitales externos. Por ello es necesario obtener la orina de la parte media del chorro, después del inicio de la excreción tras la limpieza del meato uretral, o bien la punción suprapúbica o el cateterismo único, y en lactantes y niños pequeños, mediante bolsas de plástico adheridas al pubis. El diagnóstico bacteriano es facilitado por los medios de cultivo comerciales, que permiten un cálculo aproximado del número de gérmenes. Con cifras de gérmenes superiores a 10^5/ml se habla de una bacteriuria **significativa**, pudiendo distinguirse entre una bacteriuria asintomática (sin molestias), y una sintomática (con manifestaciones clínicas). Una bacteriuria asintomática no es normalmente tributaria de tratamiento, a excepción de ser durante el embarazo, y debería ser tratada solamente favoreciendo la diuresis (aumentar la ingesta de líquidos); a causa de la elevada tasa de infecciones (hasta el 30%) que se tornan sintomáticas en el embarazo, hay que tratarlas con antibióticos (ver bacteriuria gravídica).

bacteriuria gravídica: bacteriuria* que aparece en, aprox., el 10% de las embarazadas. Mediante exploraciones rutinarias se detectan también las bacteriurias asintomáticas; a causa de la predisposición aumentada para las infecciones urinarias ascendentes (ver cistitis gravídica; pielonefritis gravídica), en el embarazo está indicada una terapia antibiótica durante 7 a 10 días después de la investigación bacteriológica (el agente etiológico más frecuente es E. coli), atendiendo a las contraindicaciones existentes.

Baer, maniobra de (J.L.B., ginecológo, Chicago): maniobra para exprimir la placenta desprendida, por disminución del espacio abdominal, cogiendo las paredes abdominales en amplios pliegues longitudinales y estirando hacia arriba.

bajo vientre, inflamación del: den. popular sumaria para diversas formas de infecciones ginecológicas, como anexitis*, salpingitis*, ooforitis*, endometritis*, parametritis*.

Baldy-Franke, operación de (John B., ginecólogo, Filadelfia, 1860-1934): método para la antefijación del útero; ver antefijación uterina, ventrofijación uterina.

Ballantyne-Runge, síndrome de (John W.B., ginecólogo, Edimburgo, 1861-1923; Hans R., ginecólogo, Heidelberg, 1892-1964): ver Clifford, síndrome de.

Bamberger, fórceps de: fórceps para el parto, el así den. fórceps de divergencia; característica: limitación automática de la fuerza presora y fijación de la amplitud de las cucharas del fórceps, con lo que se evitan depresiones en la cabeza del niño y alteraciones involuntarias de la posición de la amplitud de las cucharas. Ver extracción con fórceps.

banco de embriones: laboratorio en el que se conservan en frío embriones. Ver fertilización in vitro.

banco de semen: laboratorio en el que se conservan en frío eyaculados; ver inseminación.

Bandl, anillo de (Ludwig B., ginecólogo, Viena, 1842-1892): intensa tracción hacia dentro de la musculatra uterina hasta el límite entre el músculo de la cavidad y el segmento uterino inferior; se hace especialmente ostensible en caso de hiperdistensión intensa del segmento uterino inferior (p. ej. en caso de posición transversa mantenida); al aumentar la tracción hacia fuera del segmento uterino inferior, el anillo de contracción asciende en forma de surco, casi siempre oblicuo hacia arriba; signo de amenaza de rotura* uterina.

Bardenheuer, incisión en arco de (Bernhard B., cirujano, Colonia, 1839-1913): incisión semicircular algo por encima de los pliegues submamarios para levantar la mama en caso

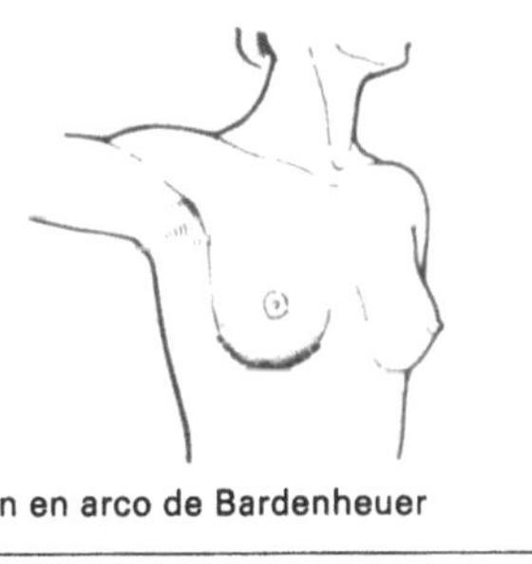

Incisión en arco de Bardenheuer

de mastitis (ver fig.) y especialmente en caso de absceso* retromamario.

Barr, corpúsculo de (Murray B., anatómico, Ontario, nacido en 1908): cromatina* sexual.

barrera placentaria: ver placenta, barrera de la.

barriga en pico: hacia el final del embarazo, signo de pelvis* estrecha, especialmente en primíparas*.

Bartholin, absceso de (Caspar B., anatómico, Copenhague, 1655-1738): sin. absceso bartolínico; ver bartolinitis.

Bartholin, glándulas de: sin. glándulas bartolínicas, glándulas vestibulares mayores; dos pequeñas glándulas tubulares mucosas, en el tercio inferior de los labios mayores. Son las glándulas de secreción para el vestíbulo vaginal. Los conductos excretores desembocan en el límite entre el tercio inferior y medio de los labios menores. Las glándulas de Bartholin corresponden a las glándulas de Cowper en el varón (glándulas bulbouretrales). Ver genitales.

bartolinitis: inflamación de las glándulas de Bartholin*, especialmente de sus conductos excretores (casi siempre unilateral); **causa** frecuente es la gonorrea*. Si el conducto excretor se tapa, se da, por la retención de pus, un **absceso bartolínico** (fig.), un seudoabsceso o un empiema en la región del conducto excretor, que se presenta aparatosamente como una tumefacción de tamaño hasta el de un huevo de gallina, en la parte inferior del labio menor. **Sintomatología:** inflamación, enrojecimiento, dolor tensional y a la presión. Si tras el drenaje

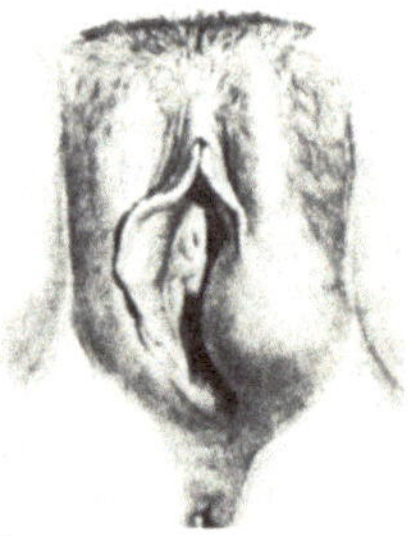

Bartolinitis:
Quiste por retención de la glándula de Bartholin

del pus no se extirpa la glándula, se instaura, con frecuencia, una forma crónica-recidivante

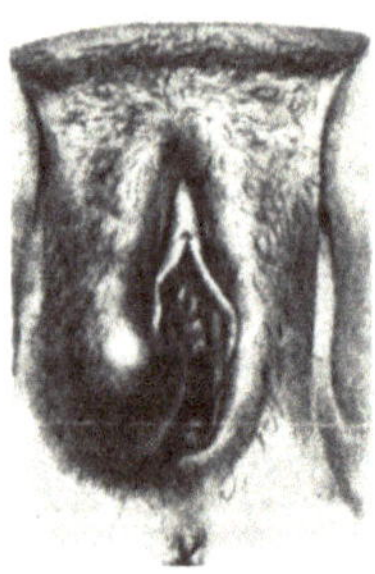

Bartolinitis:
Absceso de la glándula de Bartholin

de la bartolinitis, un **quiste bartolínico por retención** de contenido acuoso (fig.); ver Bartholin, quiste de.

Bartholin, quiste de: sin. quiste bartolínico; colección de secreciones en los conductos excretores de las glándulas de Bartholin (seudo-

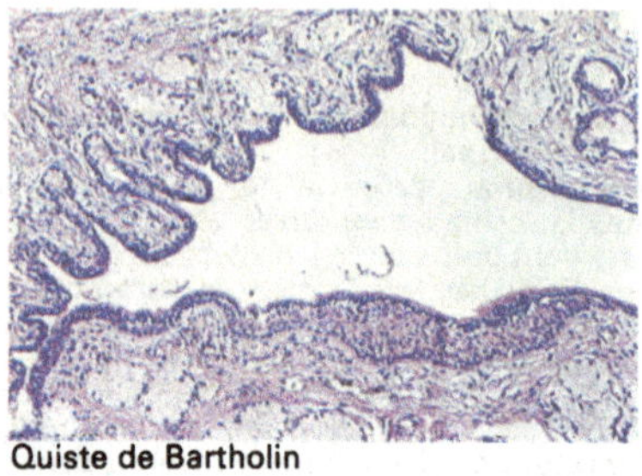

Quiste de Bartholin

quistes); estadio terminal de una bartolinitis*. **Sintomatología:** tumefacción móvil, casi siempre unilateral, localizada en el tercio inferior de los labios mayores, redonda, tamaño hasta como un huevo de gallina, tensa y elástica y no dolorosa a la presión. **Terapia:** en caso de quistes grandes, marsupialización*; mejor es la extirpación completa de las glándulas.

baseline (ingl): sin. frecuencia* basal.

Baudelocque, perímetro de (Jean-Louis B., ginecólogo, París, 1745-1810): conjugada externa; ver pelvis, medidas de la.

Baumm, maniobra de (Paul B., ginecólogo, Breslau, 1860-1921): maniobra para calcular las medidas obstétricas de la pelvis, en función de la distancia entre los dedos índices tras abarcar con ambas manos las palas ilíacas.

Berardinelli, síndrome de (W.B., endocrinólogo, Río de Janeiro): sin. síndrome diencefálico, síndrome endocrino-metabólico; enfermedad hormonal-metabólica congénita con hiperfunción hipofisaria, rara. **Etiología:** desconocida, se presenta en varios miembros de la misma familia. **Sínt.:** gigantismo infantil con constitución atlética, hipergenitalismo, ningún desarrollo de los caracteres sexuales secundarios, lipodistrofia, organomegalia (corazón, hígado, bazo), crecimiento óseo acelerado, manifestación en infancia temprana. **Diagnóstico:** excreción aumentada de 17-cetosteroides en la orina, hiperlipemia, hiperproteinemia, trastorno del aprovechamiento de la glucosa. Ver leprechaunismo, síndrome de.

bilirrubina: producto de degradación del heme, de color amarillo-parduzco-rojizo. La **bilirrubina libre** es insoluble en agua, estando unida a la albúmina plasmática (normal, 0.1-0.2 mg/100 ml de suero) lo que corresponde a la **bilirrubina indirecta** de la determinación de la bilirrubina, o tamb. bilirrubina no conjugada (es decir, no unida al ácido glucurónico). Como sustancia lipófila, puede pasar la barrera epitelial, pero la hematoencefálica, solamente en los recién nacidos (posibilidad de ictericia* nuclear). En el hígado la bilirrubina se une al ácido glucurónico (**bilirrubina** conjugada, **directa**), lo que la torna hidrosoluble. Excreción biliar, en pequeña cantidad, tamb. renal (incrementada en caso de trastornos del flujo biliar). **En la orina** se encuentra solamente bilirrubina conjugada. Ver hiperbilirrubinemia del neonato; líquido amniótico, espectrofotometría del.

Billings, método de: sin. método del moco cervical; autoobservación de las secreciones intermenstruales de moco cervical, para la determinación de los días fértiles e infértiles dentro del ciclo* menstrual, entre otros, para la contracepción*. La renuncia a la cohabitación es solamente necesaria en los días en los que la mujer observa la salida de moco* cervical líquido por la vagina. Según Billings hay que evitar toda relación sexual, sin protección, desde el comienzo de la secreción de moco hasta la tarde del cuarto día, tras el máximo de secreción. **Ventaja:** como todos los métodos de contracepción* natural, carencia de efectos colaterales somáticos; **desventaja:** escasa fiabilidad (índice de Pearl: 15-25).

biopsia coriónica (gr bios vida; opsis vista): tamb. biopsia de las vellosidades coriónicas; obtención de células trofoblásticas del corion frondoso de la placenta, mediante un catéter especial bajo control ultrasónico o endoscópico entre las 7ª y 12ª semanas de embarazo, es decir, esencialmente más pronto que con la amniocentesis, aunque con mayor riesgo que ésta (de importancia cuando se considera una interrupción del embarazo* por embriopatía). La biopsia coriónica es transcervical o (más rara vez) transabdominal; las células obtenidas son investigadas bioquímica y gentecnológicamente, con vistas a un diagnóstico* prenatal de anomalías cromosómicas, entre otras.

biopsia en cono: ver conización.

biopsia endometrial: ver abrasión regional.

biopsia mamaria: ver punción, citología por.

biopsia ovárica: excisión de prueba del ovario* (entre otras formas, como biopsia de punción bajo control laparoscópico o como excisión en cuña mediante laparotomía), p. ej. para la aclaración histológica en caso de sospecha de hipoplasia ovárica.

biopsia rápida, diagnóstico por: investigación histológica de muestras tisulares inmediatamente después de ser recogidas, todavía durante una operación; el proceder quirúrgico se hace dependiente del hallazgo histológico y no del juicio macroscópico, inseguro.

biparietal, diámetro: ver diámetro biparietal, ver tamb. cefalometría intrauterina.

bisexualidad: tamb. ambisexualidad; denominación para la actividad, excitabilidad y orientación sexual frente a mujeres y hombres sin preferencia clara por uno de ambos sexos. Hasta el final de la pubertad la bisexualidad es muy frecuente (el psicoanálisis acepta incluso una bisexualidad principial del ser humano). En los adultos la bisexualidad constituye una excepción, en comparación con el comportamiento predominantemente heterosexual u homosexual.

blastema (gr blastema germen): materia germinal, tejido germinal indiferenciado.

blastocisto: (embriol.) colección celular que se desarrolla a partir de la mórula* aproximadamente el cuarto día después de la fertilización, formando una cavidad blastocística (vesícula germinal). En él pueden distinguirse un estrato celular externo (trofoblasto*) y una masa celular interna (embrioblasto*) (fig.).

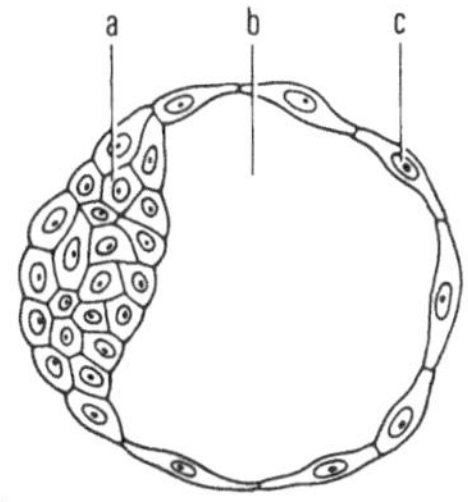

Blastocisto:
Estructura del embrión humano, cerca del cuarto día de desarrollo; a: embrioblasto; b: cavidad blastocística; c: trofoblasto

blastogénesis: (embrio.) desarrollo germinal; primeros pasos del desarrollo a partir del cigoto* hasta el comienzo de la embriogénesis* en sentido estricto (aprox. el 15° día); en sentido amplio desarrollo del cigoto hasta el primer latido cardíaco del embrión (aprox. el 23° día); ver mórula, blastocisto, embrioblasto.

blastómera (gr meros parte): (embriol.) células originadas por la segmentación* del cigoto*; se dividen sin crecimiento, tornándose así, con cada división, cada vez más pequeñas. La proporción citoplasma/núcleo se desplaza a favor de este último.

blastopatía: enfermedad prenatal con la consecuencia de un trastorno intrauterino del desarrollo del embrión en las primeras dos semanas tras la concepción; consiste por regla general en malformaciones de considerable entidad consecuentes a la modificación de la organización del germen (p. ej. ciclopia).

blástula: cavidad del blastocisto* (vesícula germinal).

blenorrea del neonato (gr blennos moco; rhoe flujo): ver gonoblenorrea.

bloqueo en silla de montar: forma especial de la anestesia* espinal, en la que mediante la aplicación espinal de un anestésico local diluido en condiciones hiperbáricas, se bloquean tan sólo los nervios espinales (segmentos S2-S5), en posición sedente. La zona de extensión tiene la forma de una silla de montar, por lo que es adecuada para las intervenciones en la región pélvica. Un bloqueo de los nervios espinales sacros, correspondiente al bloqueo en silla de montar, solamente es posible de otro modo mediante la anestesia* sacra.

bloqueo paracervical: abrev. BPC; exclusión del plexo pélvico por inyección o infusión permanente (**BPC continuo**) de un anestésico local en el tejido paracervical. **Indicaciones:**

B

disminución del dolor durante el período de dilatación, junto con la anestesia del pudendo* tamb. durante el período de expulsión del feto. **Complicaciones: 1.** bradicardia y acidosis del feto; **2.** reacciones alérgicas y tóxicas de la madre; **3.** inhibición de la actividad contráctil uterina.

blue baby (ingl niño azul): ver malformaciones cardíacas congénitas.

bocado, biopsia de: obtención de tejido del hocico de tenca, con pinzas de biopsia correspondientes, de áreas macroscópicas o colposcópicas sospechosas, para proceder al aclaramiento histológico de hallazgos macroscópicos con sospecha carcinomatosa; indicada, entre otros casos, donde los controles citológicos no son posibles.

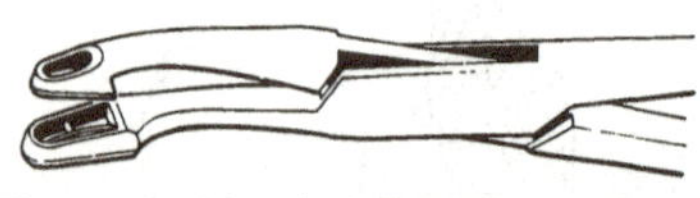

Pinzas para biopsia de bocado

Bochdalek, hernia de (Vincent B., anatomista, Praga, 1801-1883): forma especial de la hernia diafragmática. Es la hernia prolapsada a través de la abertura posterolateral (izquierda) del hiato pleuroperitoneal (foramen de Bochdalek). Forma más frecuente de las hernias del recién nacido. A través del foramen de Bochdalek pueden penetrar en la cavidad torácica, todavía en fase intrauterina, intestino delgado y grueso, bazo y partes del hígado. **Consecuencia:** desplazamiento contralateral del corazón y del mediastino, atelectasia por compresión. **¡Atención!:** sofocación del niño en plazo de minutos a horas.

bocio del recién nacido: ver estruma del neonato.

bolsa de las aguas: ver saco amniótico.

bolsa de las aguas, rotura de la: desgarro de las cubiertas fetales con subsiguiente salida del líquido amniótico (ver tamb. aguas previas). Según el momento de la ruptura de la bolsa de las aguas se distingue entre: **1. rotura a tiempo de la bolsa de las aguas:** (regular, correcta) al final del período de dilatación*, es decir, con dilatación completa del orificio uterino; **2. ruptura prematura de la bolsa de las aguas:** antes del comienzo de las contracciones uterinas, encerrando el peligro de una infección ascendente (ver infección amniótica, síndrome de); **3. rotura temprana de la bolsa de las aguas:** durante el período de dilatación; **4. rotura tardía de la bolsa de las aguas:** tras la conclusión del período de dilatación. Otras modalidades de la rotura de la bolsa de las aguas son: **5. rotura alta de la bolsa de las aguas:** por encima del polo inferior del huevo; **6. rotura doble de la bolsa de las aguas:** rotura en dos tiempos de la bolsa de las aguas, desgarro en el polo inferior después de una rotura alta de la bolsa de las aguas; **7. rotura falsa de la bolsa de las aguas:** vaciamiento de pequeña cantidad de líquido que se difunde entre las cubiertas del feto rasgándolas una a una.

Bonney, prueba de (William Francis Victor B., ginecólogo, Londres, 1872-1953): elevación de la región del cuello vesical con los dedos extendidos y separados, introducidos en el fórnix vaginal, o por medio de torundas o pinzas; una incontinencia urinaria durante la elevación habla en favor de la existencia de una incontinencia por stress (incompetencia del esfínter). Aun efectuando correctamente la prueba, se da, casi siempre, una compresión de la uretra, por lo que esta exploración tiene solamente un valor limitado para la diferenciación entre una incontinencia* urinaria por stress y otras formas de incontinencia* urinaria.

botalismo: formas de embriocardia*; condiciones circulatorias fetales persistentes tras el parto, con foramen oval y conducto arterioso de Botal, abiertos; ver tamb. circulación sanguínea.

botón mamario: ver Tanner, estadios de.

bóveda vaginal: ver fórnix vaginal.

Bowen, carcinoma de (John B., dermatólogo, Boston, 1857-1941): carcinoma procedente de la enfermedad de Bowen*, con crecimiento infiltrante, destructor, metástasis linfógenas y pronóstico dudoso. **Terapia:** excisión, irradiación.

Bowen, disqueratosis cutánea de: denominación hoy poco usual de la forma extramamaria de la enfermedad de Paget* (sobre todo anogenital); ver Paget, enfermedad de (figura).

Bowen, enfermedad de: sin. morbus Bowen; carcinoma intraepidérmico (carcinoma* in situ) con potencial invasivo; muy delimitado,

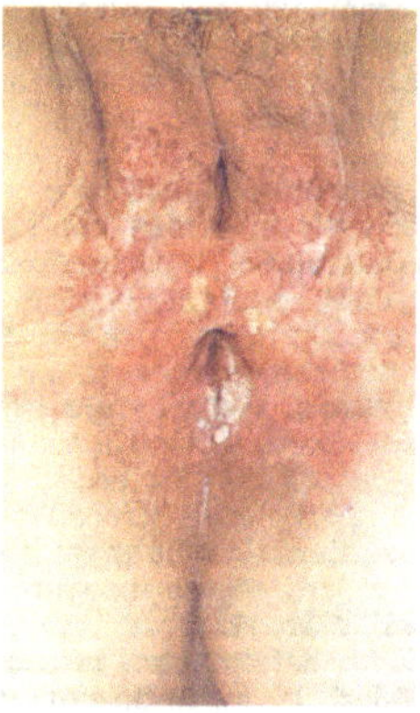

Enfermedad de Bowen, localización perianal

del tamaño desde el una lenteja hasta el de la palma de la mano, frecuentemente solitario, cursa con inflamación, rubor y con costras escamosas psoriasiformes (ver fig.). Crecimiento periférico muy lento. La ulceración indica la transición hacia el carcinoma de Bowen*. Tras existencia prolongada, posible irrupción en el corion y metastatización. El arsénico, antes frecuentemente prescrito, estimulaba su aparición. **Localización:** especialmente en la cara, torso, dedos, pero tamb. en la mucosa bucal, vulvar o del glande. **Terapia:** excisión, crioterapia, terapia local con citostáticos, terapia con rayos X blandos.

Bozeman-Fritsch, catéter uterino de (Nathan B., ginecólogo, Nueva York, 1825-1905;

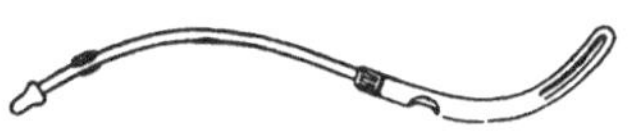

Catéter uterino de Bozeman-Fritsch

Heinrich F., ginecólogo, Bonn, 1844-1915): catéter de doble luz para el lavado uterino (ver fig.).

Bracht, maniobra de (Erich B., ginecólogo, Berlín, nacido en 1882): (obst.) en la evolución de las presentaciones* podálicas (ver figura):

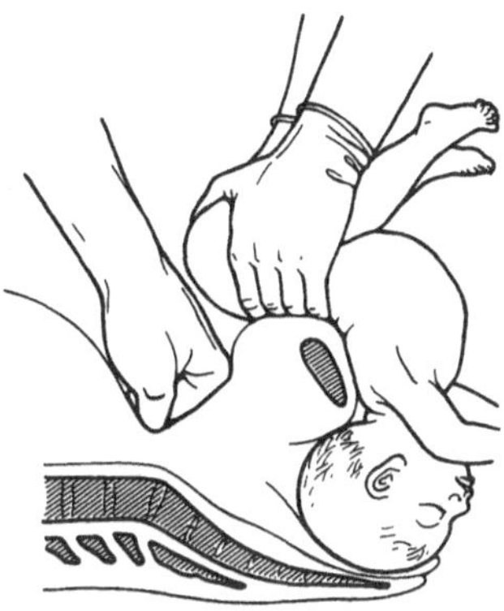

Maniobra de Bracht

abarcamiento, sujeción y elevación de la parte ya nacida del cuerpo del niño con la espalda hacia adelante, teniendo que apretar simultánea y fuertemente desde arriba y a la vez rotando el cuerpo del niño alrededor de la sínfisis. Así pueden en muchos casos ser liberados brazos y cabeza, sin otra ayuda* manual.

braquimenorrea (gr brachys breve, corto): hemorragia menstrual abreviada y frecuentemente débil, escasa (hipomenorrea), de varias horas a un día y medio de duración; en caso de hipofunción ovárica o uterina, p. ej., después de terapia por irradiación, endomiometritis, pero tamb. por toma prolongada de inhibidores de ovulación.

braquioplejía natal: ver plexo braquial, parálisis del.

Braxton-Hicks, contracciones de (John B.-H. ginecólogo, Londres, 1823-1897): ver embarazo, contracciones del (fig.).

Braxton-Hicks, versión de: versión manual, con orificio uterino aún no completamente dilatado, versión prematura (ver fig.); forma de versión* obstétrica. Versión combinada sobre el pie en las presentaciones cefálica y transversa con leve tracción del pie subsiguiente mientras el orificio uterino aún no está completamente dilatado. Siempre hay que esperar la expulsión espontánea del niño. Condiciones previas: el orificio uterino debe permitir el paso de, por lo menos, dos dedos.

brazo, forma clásica de liberación del: operación obstétrica para la extracción de hombros y brazos, en caso de presentación podálica (ver fig.); el niño nacido ya hasta los

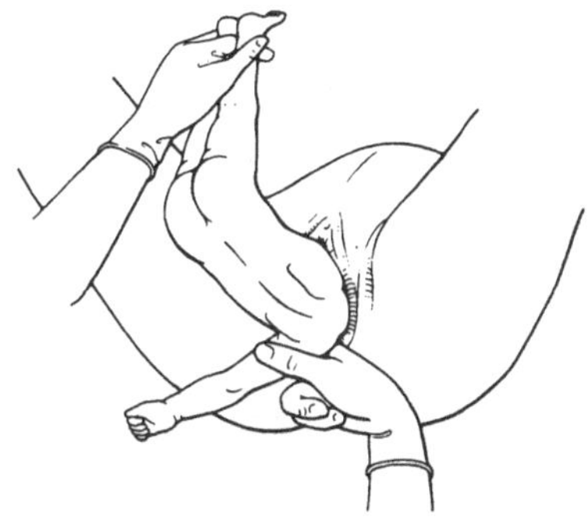

Forma clásica de liberación del brazo

hombros, espontáneamente o por extracción manual, es estirado por los tobillos sujetados desde atrás, primero hacia abajo (escuela de Stoeckel) y luego pronunciadamente hacia arriba, sacando un brazo del niño de la cavidad sacra. Luego se rota al niño 180° mediante movimientos rellenantes, sacando el segundo brazo del mismo modo. Hoy utilizada, por regla general, solamente en extracciones completas (ver extracción manual); ver tamb. ayuda manual.

brazo, liberación del: maniobra obstétrica, en caso de presentación podálica, para sacar uno o dos brazos extendidos hacia arriba; **formas:** maniobra de Müller*, maniobra de Bracht*, método de liberación del brazo de Lövset*, forma clásica de liberación del brazo*.

brazo, prolapso del: prolapso de un brazo durante el parto con bolsa de las aguas rota; frecuente en situación* transversa, raro en la cefálica. Ver postura intrauterina del feto.

Brenner, tumor de (Fritz B., patólogo, Frankfurt, nacido en 1877): tumor ovárico casi siempre benigno y unilateral, tamaño hasta como el de la cabeza, proveniente del epitelio del celoma (determinación heterotopa a urotelio); histológicamente, estroma rico en fibras y nidos epiteliales redondos, en determinadas circunstancias formadores de moco. Algunos tumores de Brenner son endocrinamente activos (formación de estrógenos); en los muy raros tumores de Brenner malignos, el compo-

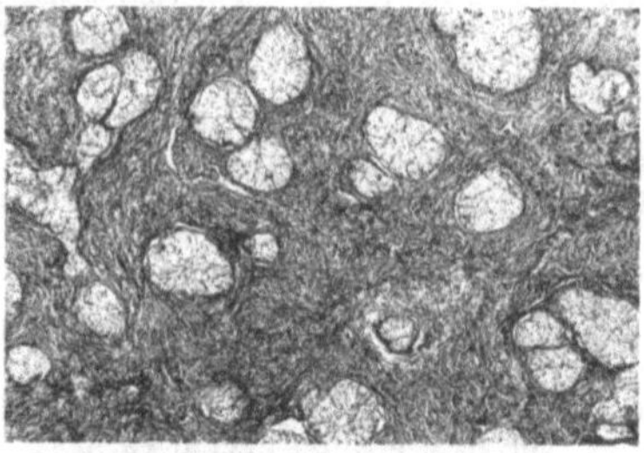

Tumor de Brenner, del ovario

nente epitelial degenera carcinomatosamente. Ver tumores ováricos.

Breus, mola de (Karl B., ginecólogo, Viena, 1852-1914): tamb. hematomola de Breus, hematoma subcorial; formación parcial de un hematoma entre el corion* y la decidua*, abovedándose hacia dentro la cavidad amniótica.

bridas amnióticas: sin. lig. de Simonart; fusiones del amnios* con la piel del feto, que es estirada en bridas o hilos, originándose con

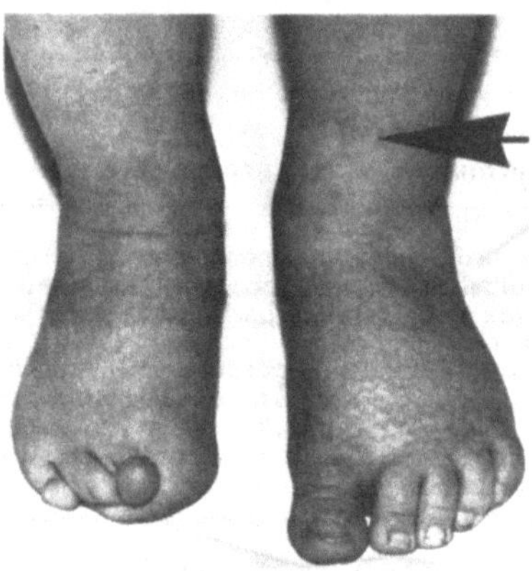

Bridas amnióticas:
Típicos surcos en cordón, en la pierna izquierda

ello el riesgo de formación de muñones en las extremidades, similares a amputaciones, a consecuencia de separaciones por estrangulación (surcos en cordón, autoamputación intrauterina) o adherencias (sindactilia; ver fig.).

bromocriptina (INN): bromocriptinum (INN-L), bromocriptine (INN-E), 2-bromo-α-ergocriptina (IUPAC); CAS-N° 25614-03-3; $C_{32}H_{40}BrN_5O_5$; PM 546,51; antagonista de la dopamina, inhibidor de la prolactina*, pertenece al grupo de los péptidos cíclicos de los derivados del ácido lisérgico; debido a su afinidad por los receptores de la dopamina del lóbulo anterior de la hipófisis, 1000 veces superior a la de ésta, inhibe la liberación de prolactina*. **Empleo terapéutico:** para el destete, en caso de galactorrea, retención láctea, mastitis, molestias premenstruales condicionadas por la pro-

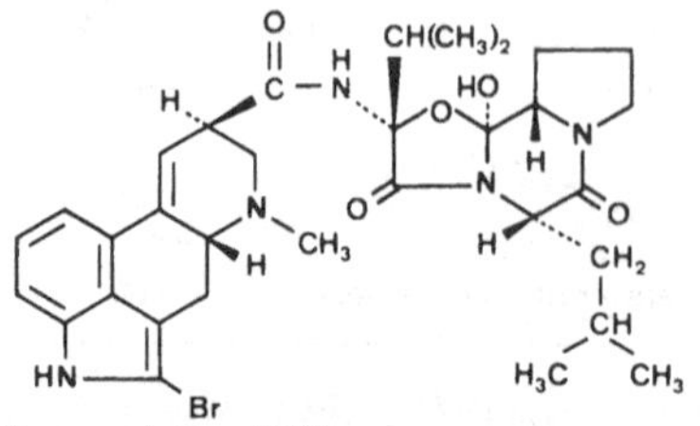

Bromocriptina (INN)

lactina, trastornos del ciclo, amenorrea, esterilidad; además en caso de acromegalia, síndrome de Parkinson, prolactinoma*. Ver lisurida.

Brunschwig, operación de (Alexander B., cirujano, Nueva York, 1901-1969): operación suprarradical, en caso de carcinoma genital muy avanzado, con evisceración de la pelvis menor, implantación ureteral en el intestino e instauración de un ano preternatural.

bulbo vestibular (lat bulbus cebolla, hinchazón): cuerpos eréctiles pares, correspondientes al cuerpo esponjoso impar del pene, en la base de los labios menores, cubierto cada uno por un m. bulboesponjoso.

bulimia (gr boulimia hambre feroz): sin. hiperorexia, cinorexia, polifagia; síntoma de significación variada con causa orgánica (p. ej. hipoglucemia) o psíquica (p. ej. en el marco de una anorexia nerviosa). También síntoma principal de la bulimia* nerviosa, si al mismo tiempo el paciente toma medidas concomitantes para controlar su peso. Ver alimentación, trastornos psicógenos de la.

bulimia nerviosa: sin. bulimarexia; trastorno psicógeno de la alimentación en el que se ingieren cantidades excesivas de alimento, casi siempre de gran valor calórico, en poco tiempo, y a continuación se toman medidas para mantener el peso corporal dentro de márgenes (sub)normales (p. ej. alternando con ayunos periódicos o ingesta seguida de vómitos autoinducidos o abuso de laxantes o diuréticos). Prevalencia aproximada: 2-4% de todas las mujeres entre 18 y 35 años. Con frecuencia preceden a la instauración de este síndrome, un sobrepeso extremo o una anorexia* nerviosa. **Complicaciones:** hipokaliemia, alteraciones del ritmo cardíaco, lesiones renales, tumefacción de las parótidas, modificaciones dentarias, reflujo gastrointestinal, dilatación gástrica aguda, afonía crónica, ataques epilépticos. **Terapia:** psicoterapia (p. ej. terapia de comportamiento). Ver alimentación, trastornos psicógenos de la.

C

cabeza fetal, medidas de la: ver medidas de la cabeza.

caduca: ver decidua.

caídas de alarma: concepto de la cardiotocografía*; denominación genérica para las caídas tardías y variables en la valoración de los tipos de reacciones* contráctiles.

calcificación carcinomatosa: ver microcalcificaciones.

calendario menstrual: ver Kaltenbach, esquema de.

calendario, método del: ver contracepción natural; ritmo, método del.

Call-Exner, corpúsculos de (Friedrich von C., médico, 1844-1917; Sigmund E., fisiólogo, Viena, 1846-1926): pequeñas cavidades redondeadas, rodeadas de células granulosas dispuestas radialmente, en la membrana granulosa de los folículos maduros del ovario*. Contienen líquido folicular; se dan tamb. en el tumor de células de la granulosa* del ovario, aquí dispuestas azarosamente, teniendo importancia diagnóstica para este tipo tumoral.

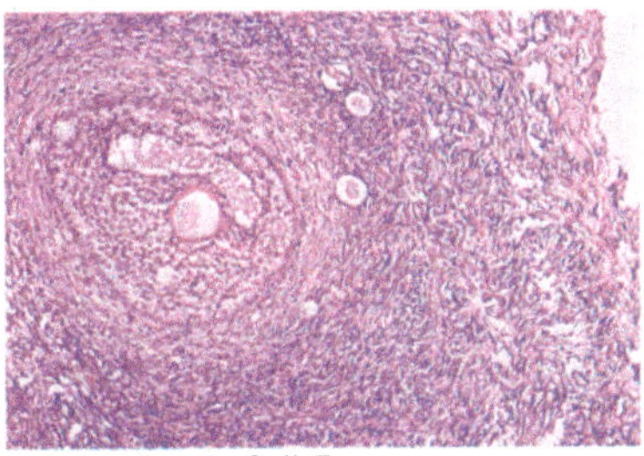

Corpúsculos de Call-Exner: Hallazgo en la membrana granulosa, de un folículo ovárico en proceso de maduración

calostro: sin. leche calostral; la secreción producida por las glándulas mamarias femeninas ya durante el embarazo (a partir de la 6ª semana del mismo), y con más abundancia en los primeros días después del parto (3° al 5°). Se distingue de la leche* materna madura, entre otras cosas, por un contenido más elevado en proteínas, sales y vitaminas A y C, con aprox. la misma cantidad de hidratos de carbono y un contenido algo menor en grasas; además contiene los así denominados corpúsculos calostrales (corpúsculos de Donné: leucocitos cargados con grasa). El color amarillento del calostro se debe a su contenido en carotinoides. Composición: ver tabla.

Calostro
Composición promedio y valor nutritivo (por 100 ml)

Valor nutritivo	281 kJ (67 kcal)
Proteínas	2,3 g (1,5–9,0)
Caseína	1,0 g
Lactoalbúmina	0,8 g
Lactoglobulina	0,5 g
Grasas	3,0 g
Hidratos de carbono	4,0 g
Cenizas (sales)	0,3 g
Vitamina A	aprox. 0,16 g
Vitamina C	aprox. 0,007 g

campo oscuro, microscopia de: exploración microscópica, bien con cierre completo del diafragma para el cono de luz que incide desde abajo (solamente posible en caso de aumentos mínimos), o bien con cierre del diafragma sólo central e intensa iluminación lateral mediante un condensador de espejo; especialmente para la demostración del Treponema* pallidum.

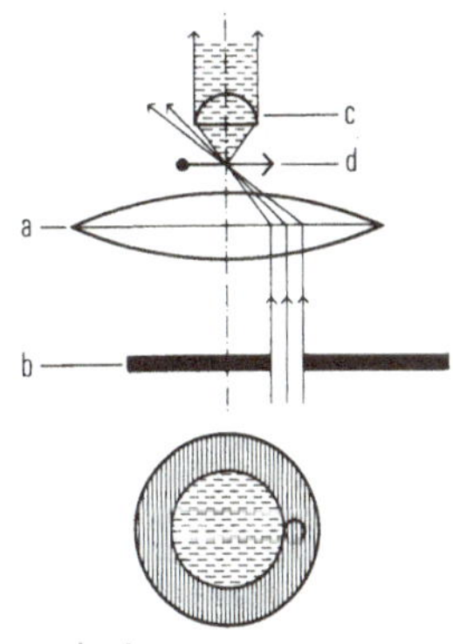

Microscopia de campo oscuro: a: condensador; b: diafragma; c: objetivo; d: objeto

canal cervical: canal del cérvix* uterino.

canal cérvico-vaginal: canal del cuello del útero. Ver cérvix uterino.

canal obturador: laterosuperior en el foramen obturador del coxis; contiene arteria, vena y nervio obturadores.

canal pudendo: ver Alcock, canal de.

C

cáncer de pecho: ver mama, carcinoma de.

cáncer en coraza: (fran) cancer en cuirasse; estadio terminal de un carcinoma de mama* sin tratamiento, hoy raro; la parte del pecho afectada queda cercada por una coraza ulcerosa, a consecuencia de la extensión regional linfógena intracutánea carcinomatosa, con formación de una piel rígida en el tórax, frecuentemente de color rojo oscuro.

cáncer, exploraciones preventivas del: exploraciones de reconocimiento preventivo, para mujeres y varones con vistas a descubrir

Exploraciones preventivas del cáncer
Exploraciones a efectuar anualmente, según el sexo y la edad (recomendadas en RFA)

Mujeres	
a partir de los 20 años	genitales
a partir de los 30 años	genitales, mama, piel
a partir de los 45 años	genitales, mama, piel intestino grueso investigación de sangre en heces citología
Hombres	
a partir de los 45 años	genitales, próstata piel, intestino grueso investigación de sangre en heces

determinadas enfermedades cancerosas, p. ej. carcinoma de cérvix*, carcinoma prostático, carcinoma de mama*.

cáncer, formas precursoras: ver precancerosis, carcinoma in situ.

Candida albicans (lat candidus resplandeciente, blanco): hongos patógenos de pared delgada, grampositivos, sin cápsula, de forma oval a redondeada, que se reproducen por botones germinales (blastosporas, células germinales); como saprofitos en los pliegues cutáneos, cavidad bucal, intestino y vagina. En caso de disminución de las resistencias orgánicas (local o general), la Candida albicans desarrolla una fase de crecimiento parasitario y se presenta en forma de células filiformes (ver fig.), originándose un pseudomicelio, e induciendo enfermedades de la piel, mucosas y órganos internos.

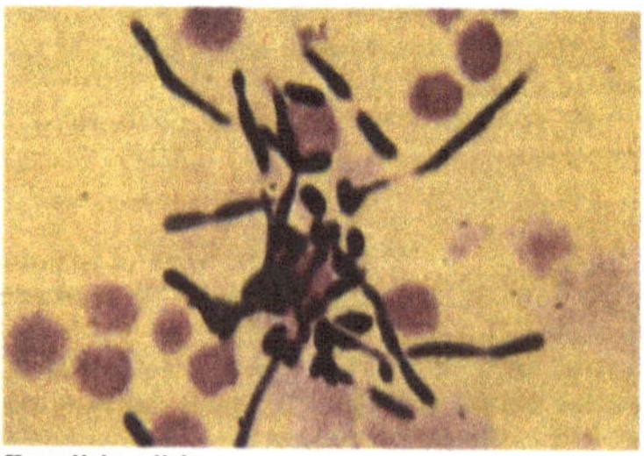

Candida albicans:
Seudomicelios y formas germinativas ovales

candidiasis vaginal: ver vulvovaginitis candidomicótica.

candidiasis vulvar: ver vulvovaginitis candidomicótica.

candidiasis vulvovaginal: ver vulvovaginitis candidomicótica.

capa basal: ver endometrio.

capacitación: fusión del plasma y la membrana acrosómica de los espermatozoides, con liberación de enzimas que posibilitan una penetración de los espermatozoides en el óvulo. Parte de una reacción por la que los espermatozoides se tornan capaces de fertilizar.

caput galeatum: denominación común (en Alemania) «cofia de la suerte»; partes de las cubiertas fetales que, en el parto, cubren la cabeza del niño como una cofia.

caput succedaneum: impregnación serohemática de la piel y del tejido subcutáneo de la parte con la que se presenta el niño en el parto, es decir, casi siempre en el cráneo en la región de la parte* conductora (fontanela menor) entre el cuero cabelludo y el periostio (tumefacción de la cabeza); se origina después de la rotura de la bolsa* de las aguas, mientras que el cráneo está atravesando el suelo de la pelvis.

caquexia (gr kachexia mal estado): desaparición del tejido adiposo con peso por debajo de lo normal. Las causas son muy variadas. Los factores **exógenos** (hipoalimentación, trastornos de la absorción, falta de apetito; ver anorexia) se delimitan de los factores **endógenos**; aquí entran en consideración, junto a los factores **constitucionales** (astenia) y neuropáticos o **psicógenos** (anorexia* nerviosa, caquexia puberal), especialmente las enfermedades **endocrinas** (insuficiencia diencéfalo-hipofisaria de Simmonds; trastornos psicógenos de la alimentación*; insuficiencia del lóbulo anterior de la hipófisis; insuficiencia de la corteza suprarrenal, enfermedad de Addison, hipertiroidismo).

cara: ver facies.

características sexuales: rasgos característicos que distinguen (somáticamente) el sexo* masculino y femenino; **1. características sexuales primarias:** sirven directamente para la reproducción, presentes desde el nacimiento (genitales): testículos con anexos, conductos seminales, pene; ovarios, trompas, útero, vagina, vulva; **2. características sexuales secundarias:** las que se desarrollan en la pubertad (en el varón: barba, pilificación corporal, voz grave; en la mujer: mamas, tipo de pilificación, voz aguda); **3. características sexuales terciarias:** tamaño corporal, constitución esquelética, etc.

cara, presentación de: ver presentación de cara.

carcinogénesis transplacentaria: iniciación prenatal de la aparición de neoplasmas que, frecuentemente, son diagnosticados tardíamente en el período postnatal, debido a sustancias químicas (p. ej. alquilantes de acción directa) o factores físicos (p. ej. radiación ionizante). **1. inducción por sustancias químicas:** por experimentación animal se conocen más de 100 sustancias con un potencial correspondiente; todas esas sustancias son tamb. carcinogenéticas para el animal adulto. Frecuentemente se logra producir tumores con dosis que en el animal madre todavía no ocasionan ningún incremento reconocible de la incidencia tumoral; en el ser humano, una exposición intrauterina al dietilestilbestrol* ha inducido la aparición de un carcinoma de células claras de la vagina (tiempo de latencia unos 18 años). **2. inducción por radiación ionizante:** la literatura, hasta el momento, es muy controvertida. Tras la exposición intrauterina a radiación ionizante (p. ej. utilización médica de la radiación, víctimas de la bomba atómica) se ha referido en varios estudios una frecuencia incrementada de neoplasmas en niños, especialmente de enfermedades leucémicas; con dosis radiactivas de unos 10 mGy (1 rd) podría darse una duplicación de la tasa espontánea (dosis de duplicación). La cuestión, aún abierta, sobre la posible dependencia causal sólo podrá ser aclarada con estudios ulteriores.

carcinoma (gr karkinos cáncer): abrev. ca.; tumor epitelial maligno. **Subdivisión según origen y grado de diferenciación** (tipo celular): **1.** carcinoma de epitelio plano (cornificante, no cornificante); **2.** adenocarcinoma (tubular, alveolar, papilar, mucoso, carcinoma de células en anillo de sello, adenocarcinoma sólido; forma especial: adenocancroide*); **3.** carcinoma no diferenciado (no son posibles declaraciones histológicas sobre el tejido originario). **Subdivisión según el contenido en tejido conectivo** (proporción de volumen entre el tejido epitelial y el conjuntivo): **1.** carcinoma medular (proporción de tejido epitelial por encima del 50%, consistencia blanda); **2.** carcinoma simple (carcinoma simplex; proporción aprox. de 1: 1, consistencia semisólida); **3.** carcinoma escirroso (proporción de tejido conectivo por encima del 50%, consistencia sólida). La **extensión** de un carcinoma acontece por crecimiento local invasivo, destructor, con afección de los tejidos, órganos y sistemas de órganos circundantes, o bien en forma de linfangiosis* carcinomatosa (por continuidad) así como al metastatizar (formación de las tumoraciones hijas, metástasis*); ver carcinoma in situ, precancerosis.

carcinoma embrionario: tumor extraordinariamente raro, de células germinales del ovario que afecta preferentemente a niñas y mujeres jóvenes; sólido macroscópicamente, microscópicamente está constituido por células indiferenciadas embrionarias, a veces tamb. extraembrionarias. Pronóstico extremadamente severo; ver tumores ováricos.

carcinoma endometrial: ver carcinoma uterino.

carcinoma in situ: carcinoma preinvasivo (del grupo 0), carcinoma de superficies; carcinoma* que todavía no ha traspasado la membrana basal (neoformación intraepitelial con atipias celulares y epiteliales de grado elevado,

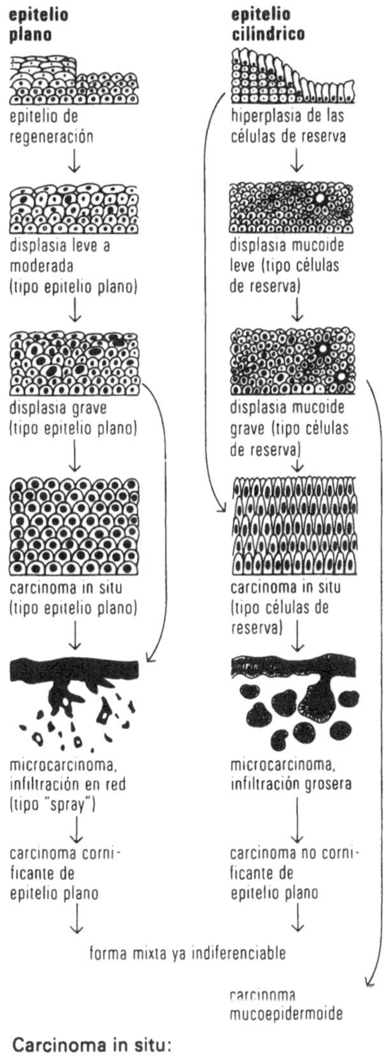

Carcinoma in situ:
Carcinogénesis en el hocico de tenca, partiendo del estrato de regeneración del epitelio plano estratificado y del estrato de células de reserva, del epitelio cilíndrico cervical

no diferenciable histológicamente, según la disposición ni la estructura de un epitelio degenerado, en sentido carcinomatoso). No es predecible, en cada caso, cuándo un carcinoma in situ pasará a ser un carcinoma invasivo (con frecuencia latencia prolongada). El carcinoma in situ es considerado como estadio inicial obligado de un carcinoma, y ha de ser delimitado

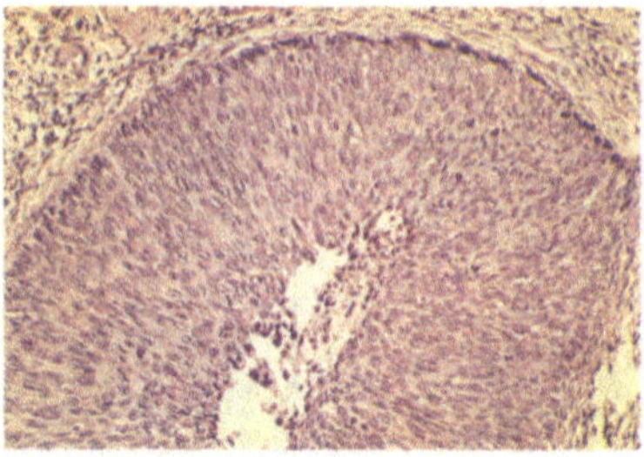

Carcinoma in situ:
Hallazgo del hocico de tenca, dentro de una glándula cervical

histológicamente del microcarcinoma, tamb. den. carcinoma temprano (membrana basal ya traspasada). Ver precancerosis.

carcinoma intracanalicular: ver comedocarcinoma.

carcinoma mamario: ver mama, carcinoma de.

carcinoma ovárico: ver tumores ováricos.

carcinomas múltiples primarios: aparición simultánea de distintos tumores (primarios) malignos; p. ej., carcinomas de ovario o de mama en pacientes con carcinoma de útero (descritos en, aprox., un 10% de los casos).

carcinoma uterino: sin. carcinoma endometrial; carcinoma del cuerpo uterino de aparición predominante en mujeres postmenopáusicas. En mujeres jóvenes relacionado con frecuencia con poliquistosis ovárica. Su **frecuencia** ha aumentado fuertemente en los últimos años, siendo hoy tan frecuente como el carcinoma de cérvix*. **Histología:** casi siempre adenocarcinoma de tipo endometrial (más del 80%); los carcinomas restantes (mucinosos, de células claras, carcinoma seroso-papilar, rara vez adenocancroide*), se originan frecuentemente a partir de metaplasias heterotopas del epitelio pluripotente de Müller, casi siempre

Carcinoma uterino
Clasificación TNM y estadios FIGO (abreviados)

UICC		FIGO
Tis	carcinoma in situ	0
T1	limitado al cuerpo uterino	I
T1a	cavidad uterina <6 = 8 cm	Ia
T1b	cavidad uterina >8 cm	Ib
T2	extensión al cérvix	II
T3	extensión más allá del útero pero dentro de la pelvis menor	III
T4	extensión a la vejiga/recto, más allá de la pelvis menor	IVa
M1	afección de órganos distantes	IVb

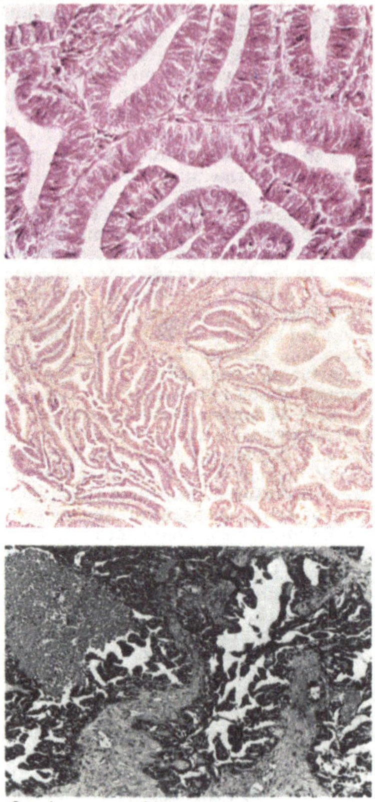

Carcinoma uterino:
Adenocarcinoma bien diferenciado (arriba), adenocarcinoma de disposición papilar bien diferenciado (centro) y carcinoma papilar poco diferenciado (abajo); preparados histológicos del endometrio del cuerpo uterino

en la menopausia tardía y tienen un pronóstico claramente peor. En la **patogénesis** del adenocarcinoma juega un papel esencial una sobreestimulación estrogénica, sin actividad gestágena compensadora, que conduce a modificaciones premalignas del endometrio (entre otras, hiperplasia* adenomatosa, displasia). **Clasificación TNM y estadios FIGO:** ver tabla. La metastatización linfógena acontece, en dependencia con la localización y dirección del crecimiento, en los nódulos linfáticos paraaórticos y pélvicos, y en, aproximadamente, el 10% de los casos, en los ovarios; metastatización hematógena entre otros al pulmón (por la vena cava inferior), hígado, sistema esquelético y cerebro. **Sintomatología:** hemorragias uterinas intermitentes (de escasa cuantía), menorragia*, metrorragia*, ocasionalmente dolores similares a los del parto. **Complicaciones:**

entre otras, piómetra*. **Diagnóstico:** legrado* por aspiración, curetaje* fraccionado, con investigación histológica, tomografía computarizada. **Terapia:** quirúrgica (histerectomía* y ovariectomía*, dado el caso, con extirpación de una parte de la vagina, operación de Wertheim*-Meigs), terapia por irradiación (tamb. combinada), gestágenos*. Ver Jet-wash, técnica de; ictiosis uterina; cáncer, exploraciones preventivas del.

75–80% de las mujeres con carcinoma uterino se encuentran en el climaterio tras la última regla.

carcinoma vaginal: carcinoma raro de aparición predominante en mujeres de edad avanzada, partiendo de la vagina (aprox. 0,6-2,0% de todos los carcinomas genitales femeninos) y casi siempre localizado en el tercio superior de la pared post. y con metastatización linfógena temprana en los ganglios linfáticos pélvicos y/o inguinales. En el **carcinoma vaginal primario**, histológicamente se trata casi siempre de un carcinoma de epitelio plano, rara vez de un adenocarcinoma. La terapia quirúrgica es solamente posible en caso de carcinomas vaginales pequeños. Casi siempre se emplea una terapéutica por irradiación; los resultados del tratamiento son relativamente malos (curación a los cinco años, aproximadamente, el 35%). Como **carcinoma vaginal secundario** se designan a aquellos carcinomas que por invasión se localizan en la vagina, al extenderse otros carcinomas genitales (entre otros, carcinoma de cérvix o vulvar) o por metástasis de carcinomas extragenitales, como p. ej. hipernefroma, carcinoma de mama; ver tumores vaginales.

En el caso del carcinoma vaginal (especialmente el localizado en el tercio inferior de la vagina), los ganglios linfáticos inguinales están considerablemente engrosados en un estadio temprano.

carcinosis peritoneal: siembra de metástasis carcinomatosas en toda la región peritoneal.

cardiopatías congénitas: ver malformaciones cardíacas congénitas.

cardiotocografía: registro continuo con aparatos **(cardiotocograma, CTG)** de la frecuencia cardíaca fetal y simultáneamente de la actividad contráctil en las fases tardías del embarazo (cardiotocografía anteparto) y durante el parto (cardiotocografía intraparto). **Finalidad principal:** vigilancia del feto y diagnóstico precoz de la hipoxia intrauterina. La cardiotocografía anteparto puede ser repetida en caso de hallazgos poco claros o sospechosos (corporales o por la sobrecarga ocasionada por las contracciones; ver oxitocina, test de sobrecarga). **Tres métodos: 1.** electrocardiografía fetal directa: derivación de los potenciales ECG de una parte del niño (p. ej., de la cabeza fetal, tras la rotura de la bolsa de las aguas); electrocardiografía fetal indirecta: registro del ECG fetal con electrodos fijados al abdomen materno. **2.** fonocardiografía: recepción del sonido cardíaco fetal, para el registro de la frecuencia cardíaca con la ayuda de un micrófono. **3.** sonografía Doppler: empleo del diagnóstico ultrasónico para la demostración de los movimientos de la pared cardíaca fetal. **Formas de registro** de la actividad contráctil (tocografía*): **1.** técnicas de derivación abdominal; las contracciones* son medidas mediante un sistema de registro abdominal de valores de medida, que indica las modificaciones de presión bajo el mismo; **2.** técnica de derivación intrauterina. La presión intrauterina y sus modificaciones son medidas con la ayuda de una caja de medición de presión. Esta está unida a un catéter lleno de líquido, introducido transcervicalmente en la cavidad amniótica. **Valoraciones posibles** del registro continuo de los latidos cardíacos: **1.** frecuencia* basal; **2.** tipos de reacciones* contráctiles; **3.** oscilaciones*. No existe acuerdo general sobre el significado clínico de cada uno de esos parámetros. Se pretende un análisis computarizado; hoy en día es posible un enjuiciamiento semicuantitativo (p. ej., con ayuda del **CTG*-score**). Mediante la cardiotocografía, empleada combinadamente, durante el parto, con el análisis de sangre fetal (ver microanálisis sanguíneos), se ha hecho posible una vigilancia intensiva de la circulación fetal. El registro continuo con aparatos, de la actividad cardíaca y contráctil, proporciona signos precoces de sospecha de peligro intrauterino del feto.

cariograma (gr karyon nuez, hueso del fruto): sin. cariotipo, idiograma; dotación cromosómica de una célula, de un tejido o de un individuo, definida por el tamaño, forma y número de los cromosomas. **Método:** recuento de los cromosomas* en 30 o más metafases, fotografía con aumento de algunas mitosis, recorte de los cromosomas y ordenar los mismos según su tamaño y la localización del centrómero, esto es, la preparación de las así denominadas muestras en banda mediante diversos métodos de coloración (bandas G, bandas Q, bandas C, etc.); según la nomenclatura de París de 1971, el cariotipo humano está caracterizado por un sistema internacional de símbolos convenidos.

cariopicnótico, índice: ver índice cariopicnótico.

cariotipo: ver cariograma.

carúnculas mirtiformes himenales (diminutivo latino de caro carne): tubérculo carnoso con forma de hoja de mirto, que representa los restos del himen destruido, por lo general, después de los partos.

carúncula uretral: ver pólipo uretral.

Castillo, síndrome de: ver Argonz-del Castillo, síndrome de.

castración: extirpación quirúrgica de las glándulas* germinativas (testículos u ovarios) o exclusión de las mismas mediante radiación ionizante (castración por irradiación). **Conse-**

C

cuencias: 1. en la infancia, voz de castrado, falta de las características sexuales secundarias, cierre tardío de las epífisis óseas, con el consiguiente alargamiento de las extremidades. Inhibición de la maduración psicosexual; 2. en la edad adulta, supresión de la capacidad de fecundación o de concepción; junto con las manifestaciones de carencia corporal, considerable alteración psíquica, frecuentemente cuadros de estado depresivo. La libido está disminuida, permaneciendo inalterado el objeto sexual de elección (importante en relación con la castración de criminales sexuales).

castración farmacológica: ver terapia contrahormonal.

castración por radiación ionizante: (radiol.) anulación de la función de las gónadas* por irradiación con rayos ionizantes (rayos X, Röntgen). ¡Hoy **obsoleta**! Ver menolipsis.

castración quirúrgica: ver ovariectomía.

catarro descamativo: ver Halban, reacción de.

cateterización: introducción de un catéter; p. ej., catéter vesical.

cava inferior, síndrome de la: abrev. para síndrome de la vena* cava inferior.

cavidad amniótica: (embriol.) cavidad que se forma en el estadio de blastocisto* entre el ectodermo* del disco* germinativo bilaminar y el citotrofoblasto; ver amnios.

cefalohematoma (gr kephale cabeza): tumefacción sanguínea de la cabeza: acumulación de sangre entre periostio y hueso, hematoma subperióstico; tumefacción patológica en el cráneo del neonato, claramente fluctuante, del tamaño de un huevo de paloma al de un huevo de gallina, semiesférica. La tumefacción, al contrario que el caput sucedaneum, no puede sobrepasar las suturas óseas. **Causa:** desgarro vascular entre periostio y hueso durante el paso de la cabeza en el parto; se da con considerable desplazamiento de las partes blandas sobre los huesos planos del cráneo. El hematoma separa (al contrario que el caput sucedaneum) al periostio, del hueso.

cefalometría intrauterina: medición del tamaño de la cabeza del niño en el útero, mediante la medición de un diámetro definido o del perímetro de la misma: casi siempre del diámetro biparietal. El valor medido es un índice del peso fetal y de la edad del embarazo. Hoy en día se emplea, sobre todo, el diagnóstico por ultrasonidos* para la cefalometría intrauterina. El crecimiento del diámetro biparietal en dependencia con la edad del embarazo, presenta una evolución casi sin escalonamiento. Por regla general, un diámetro biparietal mayor de 9,2 cm indica un peso fetal de 2500 g y más, y una edad del embarazo de 35 semanas y más. Por lo demás, la relación entre el diámetro biparietal y el peso infantil no es fiable, especialmente en embarazos complicados. Por ello, para el reconocimiento de los trastornos del crecimiento del feto, son necesarias medidas corporales complementarias, como p. ej. la toracometría: ver tamb. tamaño fetal (figura).

celiotomía vaginal: ver colpoceliotomía.

células de reserva, hiperplasia de: hiperplasia biestratificada a pluriestratificada, originada a partir de las células de reserva del epitelio cilíndrico glandular y del epitelio superficial. **Presentación:** principalmente en la región de la mucosa cervical, apareciendo aquí especialmente por la estimulación de gestágenos. La hiperplasia de las células de reserva es benigna, pero ocasionalmente puede evolucionar a un carcinoma* in situ, del tipo de células de reserva.

células germinales: ver gametos, óvulo, espermatozoides.

células germinales, tumor de: ver tumores ováricos.

células tecales: ver teca folicular.

células tecales, tumor de: sin. tecoma; tumor del ovario, productor de estrógenos, relativamente raro (sex-cord-tumor; ver tumores ováricos), consistente en células tecales proliferadas, frecuentemente ricas en lípidos, y en fibroblastos (si predominan éstos, tecofibroma; en combinación con proliferación de las células de la granulosa, tumor de células tecales de la granulosa). **Presentación:** predominantemente en el período postmenopáusico, nunca antes de la pubertad. Los síntomas clínicos corresponden a los del tumor de células de la granulosa*. Dd: hipertecosis* ovárica.

células totipotenciales: ver gametogénesis.

celulitis: den., terminológicamente poco afortunada, de una adiposidad no inflamatoria, circunscrita, condicionada constitucionalmente, con leve retención de linfa y escasa edematización (mucoide) del tejido conectivo (la así den. adiposidad circunscrita edematosa), especialmente en mujeres jóvenes en los muslos y región glútea; casi siempre son demostrables el fenómeno del colchón (superficie retraída en forma de red a causa de los septos de tejido conectivo) y el fenómeno cutáneo de la piel de naranja (retracción dolorosa en forma de embudo de los folículos, a consecuencia del pellizcamiento), pero sin significado patológico. La terapia no es posible, profilácticamente se recomiendan reducción de peso y ejercicio corporal.

centro de la ovulación: localizado en el hipotálamo anterior, sería responsable del ritmo cíclico de la función gonadal, mediante la liberación rítmica de picos de LH en el momento de la ovulación*.

centro sexual: región del tuber cinereum situada en el hipotálamo*, cerca de la hipófisis, de gran importancia en el control de las funciones sexuales; sus terminaciones nerviosas tienen contacto con el sistema porta hipofisario, conteniendo señales de control, procedentes, entre otros, del sistema límbico, al que está supeditado; lugar de producción de releasing* hormones controladoras de las gonadotropinas. Ver tamb. centros genitales.

centros genitales: se originan bajo el influjo del cerebro; la destrucción de estos centros conduce a la impotencia coeundi, la destrucción de centros superiores, frecuentemente, a priapismo; ver tamb. centro sexual.

cerclaje: tamb. (fr) cerclage, cerclado; sutura circular; (obst.) empleada para el cierre quirúrgico del canal cervical en el embarazo, en caso de insuficiencia* cervical. **Formas:** **1.** cierre por abrazamiento del cérvix, sin colpotomía (McDonald), con material de sutura

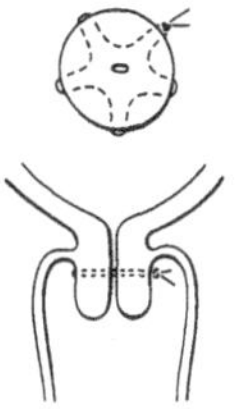

Cerclaje:
Cierre del cuello uterino por abrazamiento, según McDonald

no reabsorbible o cinta de mersileno; **2.** abrazamiento del cérvix con colpotomía (Shirodkar), llevando la vejiga hasta la altura del orificio uterino interno y aplicando, como en la modificación según McDonald, una sutura circular; **3.** cierre cervical (Wurm-Hefner) colocando dos suturas en U dispuestas recíprocamente en 90° con material de sutura no reabsorbible; **4.** cierre total del orificio uterino (Szendi) mediante suturas aisladas de disposición sagital, separadas una de otra aprox. 1 cm. Si se emplea material no reabsorbible, hay que retirarlo en la 38ª-39ª semana, al comienzo de las contracciones, o en caso de rotura de la bolsa de las aguas o de hemorragias.

cervicitis (lat cervix, cervicis nuca, cuello): inflamación del canal cervical de la matriz; endometritis del cuello uterino, tamb. den. catarro cervical; inflamación de la mucosa del canal cervical. Modificaciones primarias o secundarias de la mucosa acompañadas de flujo* genital, que también pueden abarcar estratos más profundos, hasta el parametrio; ocasionada p. ej. en caso de gonorrea*, colpitis*, después del parto, aborto, o por dispositivo intrauterino. Una cervicitis puede ser el punto de partida de una infección* ascendente; ver endometritis.

cérvix: ver cérvix uterino.

cérvix, carcinoma de: sin. carcinoma del cuello, tamb. cáncer del cuello del útero; carcinoma del cérvix* uterino. **División clínica** en carcinoma del hocico de tenca (de la portio, del ectocérvix) y carcinoma de la cavidad del cérvix (del endocérvix), frecuentemente con extensión en forma de tonel (carcinoma en tonel). **Presentación:** el carcinoma de cérvix era el carcinoma genital femenino más frecuente, presentándose hoy con la misma frecuencia que el carcinoma* uterino (entre otras cosas a consecuencia del diagnostico precoz de estadios previos precancerosos, aumento de los carcinomas uterinos); se presenta predominantemente en el 5° y 6° decenio de vida, siendo probablemente favorecido por factores mecánicos e inflamatorios, así como por una higiene genital deficiente (tamb. del partenaire sexual). **Histología:** casi siempre carcinoma de células del epitelio plano (aprox. 90%), rara vez adenocarcinoma (aprox. 5%), formas mixtas y carcinoma originado en el conducto de Gartner (aprox. 5%). Todo carcinoma de cérvix es precedido por un estadio previo asintomático (displasia epitelial precancerosa); ¡el carcinoma* in situ y el carcinoma cervical en estadio invasivo inicial, tampoco dan sínto-

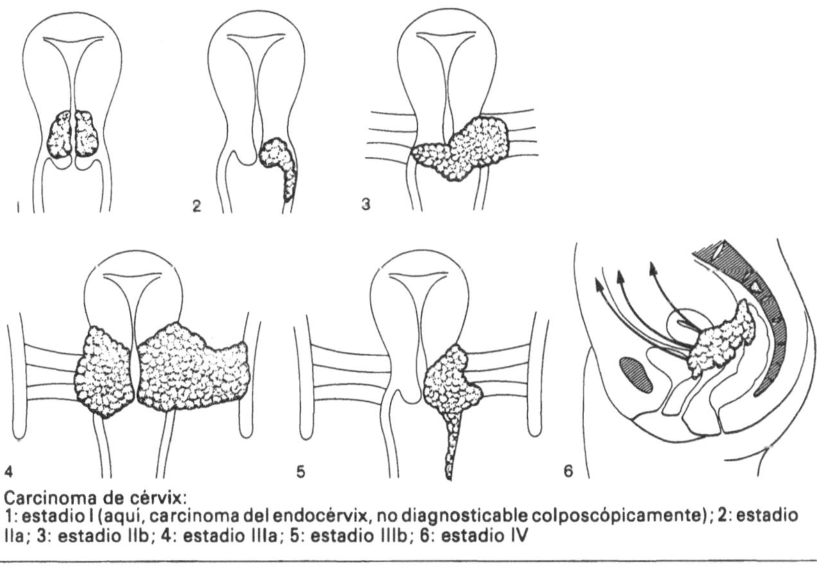

Carcinoma de cérvix:
1: estadio I (aquí, carcinoma del endocérvix, no diagnosticable colposcópicamente); 2: estadio IIa; 3: estadio IIb; 4: estadio IIIa; 5: estadio IIIb; 6: estadio IV

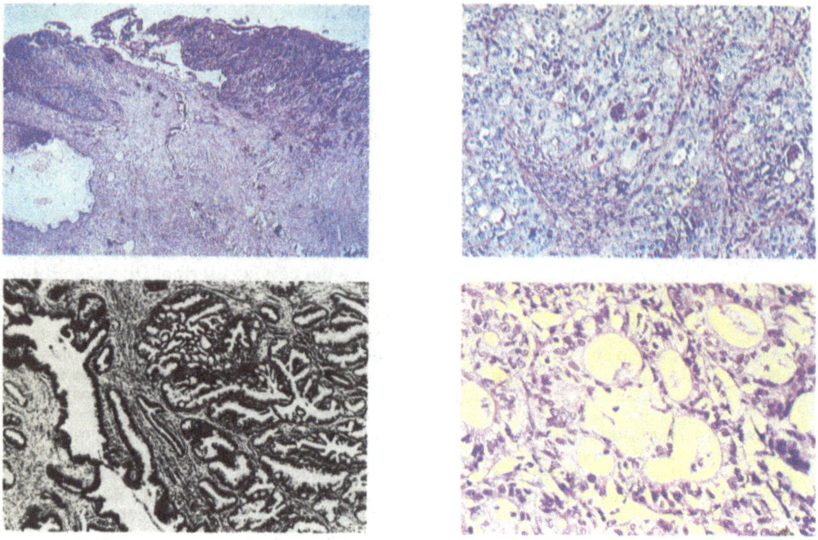

Carcinoma de cérvix:
Arriba: carcinoma inicial, todavía microinvasivo (izq.), y carcinoma invasivo de grandes células de epitelio plano de la portio (der.). Abajo: adenocarcinoma papilar maduro (izq.), y adenocarcinoma de pequeños alvéolos poco diferenciado, de la mucosa cervical (der.)

¡Toda mujer mayor de 25 años debería someterse a una exploración ginecológica, incluida la colpocitología, cada 9–12 meses!

mas precoces reconocibles por la paciente! **Síntomas:** aparecen a partir de un determinado tamaño y, entre otras, en caso de ulceración del tumor primario: hemorragias irregulares, flujo* genital de color sanguinolento o de agua de lavado de carne, hemorragias por contacto; los dolores se presentan, por regla general, solamente cuando los límites del órgano han sido rebasados y se ha producido una invasión de los órganos vecinos (vejiga, recto, uréteres, vasos y nervios pélvicos). Debido a la riqueza de vasos linfáticos en el cérvix, se da en fases relativamente tempranas una **metastatización** linfógena (parametrio, ganglios linfáticos pélvicos), frecuentemente con circundamiento y estenosis de los uréteres, hidronefrosis, insuficiencia renal crónica y uremia (causa más frecuente de muerte); las metástasis hematógenas aparecen bastante tarde (hígado, pulmones, pelvis, columna vertebral). **División de los estadios:** ver la tabla. **Atención:** ¡el diagnóstico precoz es solamente posible mediante exploraciones preventivas! **Diag.:** exploración vaginal*, colposcopia*, citología*, eventualmente biopsia de bocado*, conización* diagnóstica. En caso de sospecha de carcinoma del endocérvix, curetaje* fraccionado y valoración histológica, tomografía computarizada. **Terapia:** quirúrgica (entre otras, operación de Wertheim*-Meigs), terapia por irradiación local y percutánea; ver tamb. exenteración.

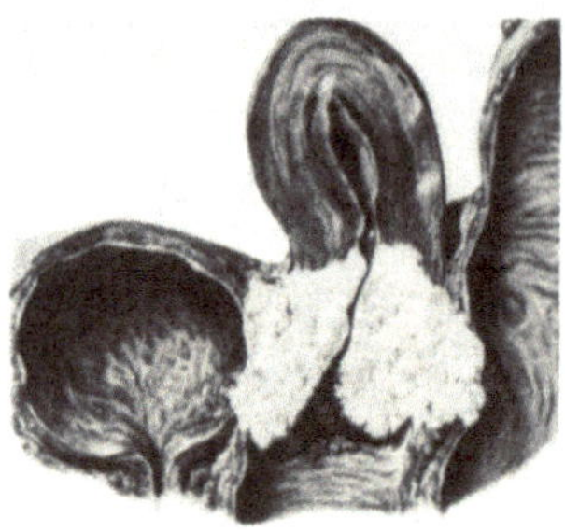

Carcinoma de cérvix:
Hallazgo extenso que, además de interesar la pared vaginal, afecta también las paredes de la vejiga y del intestino grueso

cérvix, desgarro de: desgarro del cuello de la matriz; casi siempre en el parto, p. ej. en la extracción del niño, cuando el orificio uterino todavía no está completamente dilatado, o en caso de dilatación demasiado rápida del canal cervical mediante dilatadores; ver Emmet, desgarro de.

cérvix, sarcoma de: tumor mesenquimatoso maligno de la edad adulta, muy raro (leio-

Carcinoma de cérvix
Clasificación TNM y estadios FIGO (abreviados)

UICC		FIGO
Tis	carcinoma in situ	0
T1	restringido al cérvix	I
T1a	microinvasivo	Ia
T1b	clínicamente invasivo	Ib
T2	extensión a la vagina (no en el tercio inf.), parametrio (no en la pared pélvica)	II
T2a	vagina (no en tercio inf.)	IIa
T2b	parametrio	IIb
T3	extensión al tercio inf. de la vagina, parametrio, pared pélvica	III
T3a	vagina (tercio inf.)	IIIa
T3b	parametrio/pared pélvica	IIIb
T4	extensión a la vejiga urinaria/recto (más allá de la pelvis propiamente dicha)	IVa
M1	afección de órganos distantes	IVb

miosarcoma, sarcoma del estroma endocervical, tumor mixto mesodérmico maligno, correspondiendo ampliamente al de igual nombre sarcoma* uterino); una variante que se da en la infancia es el sarcoma* botrioideo.

cérvix score: **1.** (gin.) exploración orientada al factor* cervical, para la detección indirecta del momento de la ovulación. El índice cervical según Insler valora cuatro criterios: cantidad de moco cervical, su elasticidad (ductibilidad) (ver moco cervical, test de elasticidad del), el fenómeno de arborización* y la amplitud del orificio de la matriz con una división gradual de 0 a 3; método de determinación semicuantitativa para la estrogenización, como expresión de la maduración folicular (ver tamb. moco cervical; concepción máxima, tiempo de); **2.** (obstr.) valoración de la transición a la fase activa del parto (ver madurez del parto) mediante subdivisión del estado, longitud, consistencia y amplitud del cuello uterino.

cérvix, secreción de: ver moco cervical.

cérvix uterino: (lat) cervix uteri; cuello uterino, cuello de la matriz; de unos 3 cm de longitud, subdividido en portio supravaginalis (porción supravaginal que comienza en el istmo uterino) y la portio vaginalis cervicis (porción vaginal del cuello), que protruye en la vagina en forma de cono (portio en sentido estricto, hocico de tenca), recubierta de epitelio plano estratificado sin cornificar (ectocérvix), análogo al de la vagina*. La mucosa que reviste el canal cervical (endocérvix) está formada por un epitelio monoestratificado (simple) prismático alto, que posee pliegues (plicae palmatae) y glándulas ramificadas que, dependiendo del ciclo, producen diferentes mocos* cervicales. Ver frontera epitelial.

cesárea: tamb. corte cesáreo, operación cesárea; terminación quirúrgica del embarazo o del parto mediante apertura operatoria del útero, en caso de peligro para la madre o el niño. **Formas: cesárea primaria:** antes del comienzo del parto. **Indicaciones:** entre otras, desproporción* absoluta, placenta* previa, desprendimiento* placentario prematuro, embarazo* de riesgo, estado posthisterotomía (cesárea anterior), situación* transversa. **Cesárea secundaria:** aquella que se hace necesaria durante el parto, p. ej. en caso de fetal* distress, desproporción relativa, transcurso prolongado del parto, amenaza de ruptura uterina. La cesárea se lleva a cabo bajo anestesia por inhalación o mediante anestesia peridural, en posición levemente inclinada hacia la izquierda (para evitar un síndrome de la vena* cava inferior). **Procedimientos quirúrgicos:** **1.** cesárea intraperitoneal supracervical, casi siempre con apertura del útero mediante corte transversal arqueado en el segmento uterino inferior o (cesárea clásica como tal), mediante corte longitudinal (riesgo incrementado de ruptura en caso de nuevo embarazo); **2.** cesárea extraperitoneal (abdominal) apertura del segmento uterino inferior, tras liberarlo del peritoneo; **3.** cesárea según Porro: apertura del útero mediante sección longitudinal, extracción del niño y amputación supravaginal del útero, dejando la placenta (p. ej., en caso de rotura uterina).

La cesárea puede ser repetida en caso de nuevo embarazo, y en determinadas circunstancias ser combinada con una esterilización*; rara vez se practican hoy interrupciones* del embarazo empleando el procedimiento de la cesárea abdominal. Un niño extraído mediante cesárea es considerado como neonato* con factores de riesgo. Ver cesárea, síndrome de; anestesia, riesgos de la.

cesárea extraperitoneal: ver cesárea.

cesárea, síndrome de: características peculiares y alteraciones de recién nacidos, asociadas causal y temporalmente con una cesárea; p. ej., incidencia mayor de succión* débil, síndrome disneico* del neonato, etc.

17-cetosteroides: abrev. 17-CS; metabolitos de las hormonas* esteroides excretados con la orina, con un grupo cetónico en el átomo de carbono 17; los 17-CS proceden en su mayor parte de los andrógenos de la corteza de la glándula suprarrenal y, en pequeña proporción, de la degradación del cortisol; en el varón, además, en aprox. 1/3 proceden de los andrógenos* formados en los testículos, y en la mujer, en mucho menor cuantía, de los andrógenos ováricos. **Demostración:** colorimétricamente según Zimmermann o método modificado; el fraccionamiento proporciona una información algo más exacta sobre el origen de los 17-CS que la determinación de los 17-CS totales. La determinación en la orina de los 17-CS está obsoleta y sustituida por las investigaciones de hormonas en suero (especialmente de la testosterona).

chancro: ulceración en las enfermedades venéreas. Chancro duro: ver sífilis. Chancro blando: ver úlcera blanda.

C

chancro duro: afección primaria de la sífilis*.

Chiari-Frommel, síndrome de (Johann Ch., ginecólogo, Viena, 1817-1854; Richard F., ginecólogo, Erlangen, 1854-1912): sin. atrofia por lactación de los genitales; atrofia uterina y amenorrea secundaria debidas a una lactación* postparto prolongada (a veces durante meses o años) o persistente. **Sínt.:** dolores subjetivos abdominales, de espalda y de cabeza, desequilibrios psíquicos. **Etiología/patogenia:** como causa de la inhibición de la función vegetativa y germinativa del ovario se presume un trastorno de la regulación en el sistema diencéfalo-hipofisario, eventualmente también una alteración de la función de la corteza de la glándula suprarrenal o de la glándula tiroidea. **Diagnóstico:** excreción incrementada de prolactina y decrecida de FSH en la orina; la temperatura basal tiene un curso monofásico. **Pronóstico:** la restitución íntegra es posible, pero con frecuencia persiste la amenorrea.

Una variante especial del síndrome de Chiari-Frommel, sin embarazo precedente, como base de procesos orgánicos (tumorales), se den. síndrome de Argonz*-del Castillo.

Chlamydia trachomatis (gr chlamys, chlamydos manto, clámide): especie de clamidias* con varias subespecies, de patogenicidad claramente diferente (serovars): **los serovars A-C** ocasionan el tracoma; **los serovars D-K** son los agentes etiológicos más frecuentes de las uretritis y de las cervicitis* no gonorreicas; además, ocasionan salpingitis*, perihepatitis, epididimitis, conjuntivitis* de inclusión y neumonía del neonato; **los serovars L_1-L_3** son los causantes del linfogranuloma* inguinal. **Morfología:** apenas reconocibles con el microscopio de luz. Dos formas: los así den. corpúsculos elementales, que miden 0,2-0,4 µm (infecciosos, predominantemente extracelulares), se transforman en los den. corpúsculos particulados o iniciales (intracelulares). Los últimos forman inclusiones intracitoplasmáticas en las células huésped. **Cultivo:** no crecen en medios de cultivo artificiales, efectuándose el aislamiento mediante cultivo celular (p. ej., células de McCoy); las inclusiones se demuestran con anticuerpos monoclonales o mediante métodos químicos de coloración (p. ej., con solución de Lugol o con Giemsa). Mantenible a 4 °C 1-2 días en medio de transporte de fosfato de sefardosa; entre otros condicionamientos, considerable disminución del poder infectivo. Es posible la demostración directa inmune en preparado por frotis mediante inmunofluorescencia o inmunoensayo. **Serología:** reacción de fijación del complemento positiva, solamente en caso de linfogranuloma inguinal. En estos casos, así como en los de infecciones crónicas y graves con serovars D-K, pueden demostrarse muchos anticuerpos en el suero, mediante la prueba de inmunofluorescencia. **Epidemiología:** el reservorio de agentes etiológicos es el hombre, y la transmisión acontece por infección de contacto.

choque: sin. (ingl) shock; ver shock bacteriano; shock séptico-tóxico; shock tóxico, síndrome del.

Chrobak, síntoma de (Rudolf Ch., ginecólogo, Viena, 1840-1910): hundimiento profundo de una sonda en tejido necrótico; especialmente en el carcinoma de cérvix*.

ciclo anovulatorio: tamb. ciclo monofásico, ya que, al contrario que en el ciclo* menstrual bifásico, falta la segunda fase (luteínica o de secreción) a consecuencia de una persistencia* folicular. Aparición periódica de hemorragias por deprivación de estrógenos, sin ovulación precedente y sin formación de cuerpo lúteo, en caso de persistencia folicular de breve duración. La hemorragia procede de una mucosa uterina que corresponde a la de la primera mitad del ciclo, en la que falta la transformación secretoria y las arterias espirales. **Diagnóstico:** la demostración más fácil de la falta del efecto de la progesterona se da, entre otras, por el transcurso monofásico de la curva de temperatura basal, más la ausencia de excreción de pregnandiol en la orina. **Presentación:** en caso de esterilidad, en muchachas jóvenes en los primeros años después de la menarquía, en el primer ciclo postparto y en las últimas hemorragias menstruales del climaterio. Los ciclos anovulatorios de breve duración conducen a una polimenorrea*.

ciclo bifásico: ciclo* menstrual ovulatorio; ciclo con una fase de proliferación y otra de secreción. Ver ciclo anovulatorio.

ciclofenilo (INN): cyclofenilum (INN-L), cyclofenil (INN-E), diacetato de 4,4'-(ciclohexilidenmetilén)-difenol (IUPAC); CAS-N° 2624-43-3; $C_{23}H_{24}O_4$; PM 634,44; antiestrógeno; estimula la producción diencefálica de LH*-RH. El ciclofenilo presumiblemente suprime el efecto inhibitorio continuo de los estrógenos* sobre el diencéfalo, lo que induce una secreción incrementada de gonadotropinas*. **Empleo terapéutico:** para estimular la maduración del óvulo, la ovulación y la formación del cuerpo lúteo en el ovario.

ciclo menstrual: tiempo desde el primer día de la menstruación* hasta el último día antes de la última hemorragia menstrual y de las modificaciones regulares que entonces acontecen; la duración aprox. del ciclo menstrual es

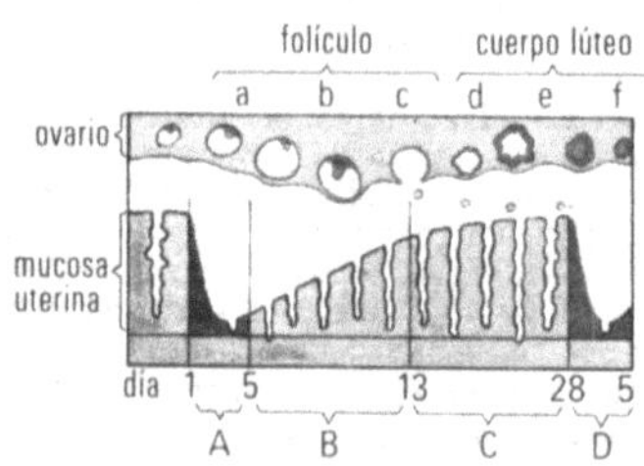

Ciclo menstrual:
Modificaciones de la mucosa uterina y del ovario: a: proliferante; b: maduro para la ruptura; c: roto; d: formación; e: estadio florido; f: regresión
A: descamación; B: proliferación; C: secreción; D: descamación

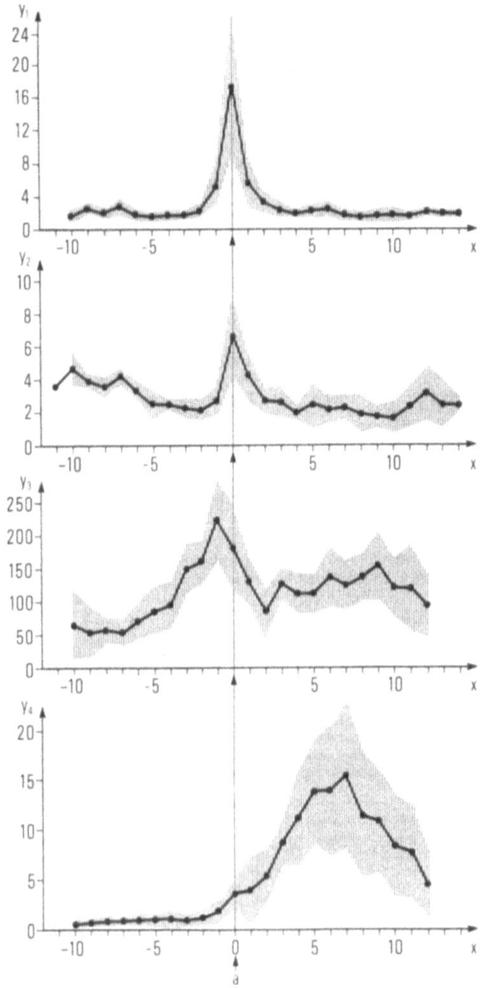

Ciclo menstrual:
Valores séricos normales de LH, FSH, estradiol y progesterona durante el transcurso de un ciclo ovulatorio (procedimiento de determinación radioinmunológica; valores medios y desviación estándar)
y_1: LH (ng/ml); y_2: FSH (ng/ml); y_3: estradiol (pg/ml); y_4: progesterona (ng/ml); x: días del ciclo; a: pico (de LH)

de 29,5 días, con grandes oscilaciones dentro de los márgenes normales, con cierta constancia individual. **División: 1.** menstruación (1° al 4° día); **2.** postmenstruación (5° al 12° día); **3.** intervalo o intermenstruación (12° al 17° día); **4.** premenstruación (17° al 28° día).

Las modificaciones cíclicas características en todo el organismo, en todo el tracto genital y especialmente en el endometrio, vienen condicionadas, en el ciclo bifásico normal, por las hormonas ováricas, que a su vez están en relación recíproca con el sistema* hipotálamo-hipofisario. En la primera fase del ciclo, la producción de estrógenos inducida por la FSH* y la LH* en el folículo ovárico maduro **(fase de maduración folicular)**, estimula la proliferación de la mucosa uterina; la **rotura del folículo (ovulación)** acontece al aumentar la FSH y la LH en una proporción determinada, aprox. el 12° día del ciclo, pero puede acon-

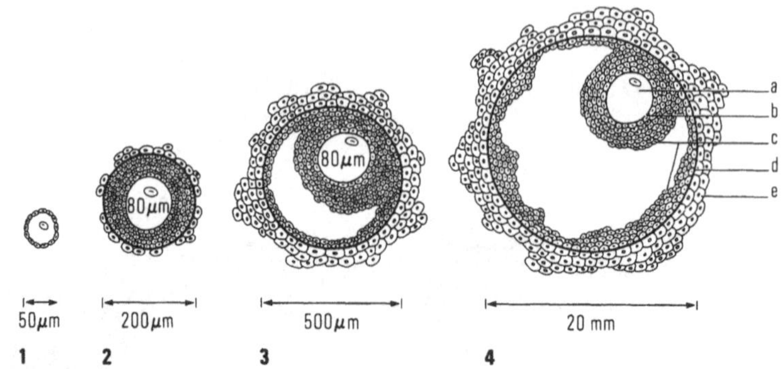

Ciclo menstrual:
Evolución del folículo en el ovario, a lo largo del ciclo: 1: folículo primario; 2: folículo secundario; 3: folículo terciario; 4: folículo de Graaf, maduro para la ruptura; a: oocito; b: capa pelúcida; c: células de la granulosa; d: membrana basal; e: teca folicular

tecer considerablemente antes o después; la duración del ciclo (ver más arriba) viene determinada, además, por la duración de la fase de proliferación; la progesterona secretada por el cuerpo* lúteo bajo la influencia de la LH, y más tarde de la LTH* **(fase del cuerpo lúteo o fase luteínica)**, se transforma la mucosa del útero en el estadio secretorio pregravídico; la duración de la fase de secreción o transformación, de 14 días, es bastante constante. Si no acontece ninguna fecundación ni nidación, disminuye la producción de hormonas ováricas del cuerpo lúteo, en degeneración, así que faltan las condiciones para el mantenimiento de la mucosa uterina, por lo que el endometrio se desprende (**fase de descamación:** menstruación). Otras modificaciones cíclicas: ver temperatura basal, citología vaginal, moco cervical. Ver tamb. síndrome premenstrual; ciclo, trastornos del; ciclo anovulatorio; fase preovulatoria.

ciclo monofásico: sin. ciclo anovulatorio*.

ciclo ovárico: proceso de maduración folicular (producción de estrógenos), ovulación* y formación del cuerpo* lúteo (producción de progesterona) que acontece en el ovario, sobre todo, bajo la influencia de las gonadotropinas* sobre el mismo; ver tamb. ciclo menstrual.

ciclo, trastornos del: anomalías de la menstruación*. **Formas: 1.** anomalías temporales (anomalías del ritmo de las hemorragias): oligomenorrea*, polimenorrea*, casi siempre condicionadas hormonalmente; **2.** anomalías del tipo (anomalías de la intensidad de la hemorragia): hipomenorrea*, hipermenorrea*; casi siempre condicionadas orgánicamente; **3.** anomalías de la duración de la hemorragia: menorragia*, braquimenorrea*; **4.** hemorragias* adicionales en el ciclo bifásico: hemorragia* premenstrual, hemorragia* postmenstrual, hemorragias* intermedias (forma especial: hemorragia* ovulatoria); causa en parte hormonal y en parte orgánica; **5.** persistencia* folicular (forma especial de las hemorragias* disfuncionales); **6.** amenorrea*.

CID: abrev. para coagulación intravascular diseminada (ingl DIC: **d**isseminated **i**ntravasal **c**oagulation); ver coagulopatía de consumo.

ciema (gr kyema el fruto, yema en el seno materno): germen, desde la concepción hasta el parto; concepto genérico para huevo fecundado, embrión y feto.

ciematopatía: también ciemopatía; den. hoy en desuso para las enfermedades o lesiones prenatales (estados patológicos del producto de la concepción y de sus anexos). **División** desde el punto de vista del germen: 1. blastopatía*; 2. embriopatía*; 3. fetopatía*. Desde el punto de vista de la placenta*: 1. coriopatía* (hasta el estadio de las vellosidades secundarias); 2. placopatía (a partir del estadio de las vellosidades terciarias). Ver embriotoxicidad; fetotoxicidad; placentación, trastornos de la.

cigoto (gr zygota de dos tiros): germen; óvulo* fecundado, después de la penetración de un espermatozoide, con dotación cromosómica diploide, que se desarrolla mediante segmentación*; ver blastogénesis, embriogénesis.

cinorexia (gr kyon, kynos perro; orexia apetito): ver bulimia.

ciproterona (INN): cyproteronum (INN-L), cyproterone (INN-E) 6-cloro-17α-hidroxi-1α,2α-metilén-pregna-4,6-dién-3,20-diona (IUPAC); CAS-N° 2098-66-0; $C_{22}H_{27}ClO_3$; PM 374,92; antiandrógeno: inhibe completamente el efecto de la hormona sexual masculina en sus órganos diana; es empleado terapéuticamente en forma de acetato de ciproterona*; ver gestágenos, antiandrógenos.

ciproterona, acetato de: 17-acetato de 6-cloro-17α-hidroxi-1α,2α-metilén-4,6-pregnandién-3,20-diona; $C_{24}H_{29}Cl_4$; PM 416,93; la ciproterona es un derivado de la 17α-hidroxiprogesterona*, con intenso efecto antiandrogénico y gestagénico, que inhibe la secreción de gonadotropinas y ocasiona una inhibición competitiva de los receptores androgénicos en los órganos diana. **Empleo terapéutico:** en manifestaciones de androgenización de la mujer;

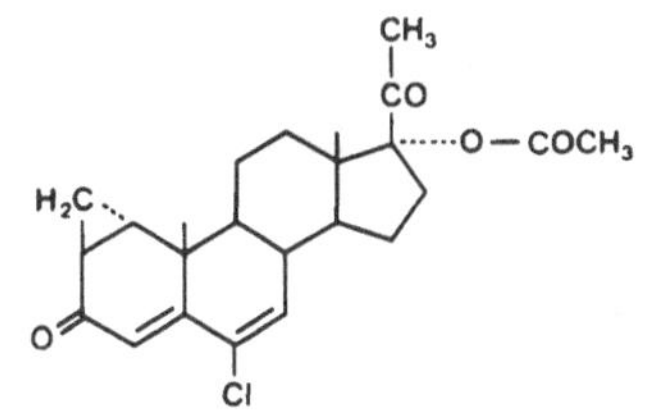

Acetato de ciproterona

en el hombre en caso de carcinoma de próstata, pubertad precoz.

circuito reglado: proceso en el que se constata el valor previo y el medido de una magnitud y, con ello, las eventuales desviaciones recíprocas de ambos, manteniendo mediante acciones compensatorias la constancia del valor previo. Principio de regulación autónoma mediante un circuito reglado: cada valor (valor real) de una magnitud que ha de ser mantenida constante (magnitud a regular), es registrado mediante un aparato de medición (sensor) y transmitido a un centro regulador (regulador). Si éste constata alguna diferencia (desviación de la regla) entre el valor debido y el real, de la magnitud a regular, responde a ello enviando señales reguladoras (magnitudes de ajuste) a un mecanismo de corrección (miembro regulador). La magnitud a regular ostenta casi siempre, funcionalmente, un signo contrario al de la desviación de la regla (feedback* negativo). La regulación mediante circuito reglado es un principio originario de los procesos vitales, como p. ej., del mantenimiento de la presión sanguínea media, del nivel medio de azúcar en sangre, de la temperatura central del cuerpo, de la regulación respiratoria y de la regulación hormonal.

circulación fetal: ver circulación sanguínea.

circulación sanguínea: 1. en el adulto: la aurícula der. recibe la sangre de las venas cavas y la deja pasar al ventrículo der. Desde allí pasa a los pulmones por las arterias pulmonares, donde la presión es relativamente baja. En los pulmones toma oxígeno y desprende CO_2, retornando después a la aurícula izq. y de allí al ventrículo izq. Desde aquí pasa a la arteria aorta, donde la presión es elevada, irriga los tejidos y retorna a las venas cavas.

2. circulación sanguínea fetal: en el feto maduro, la sangre arterializada en la placenta* llega a la vena umbilical, desde aquí va una parte por el conducto venoso (de Aranzio) y otra, a través de la circulación hepática, a la vena cava inferior, y de ésta a la aurícula cardíaca der. Aquí se cruza esta corriente, en parte sin obstáculos, con la procedente de la vena cava sup., que recoge la sangre venosa de la región de la cabeza del feto y la lleva al ventrículo der. La sangre procedente de la vena cava inf. fluye en su mayor parte a través del agujero oval (foramen oval) hasta la aurícula izq. y luego hasta la aorta, para repartirse en dos territorios vasculares: a) a través de las carótidas hasta la cabeza; b) por la aorta hasta la mitad inferior del feto, para retornar a la placenta a través de las arterias umbilicales. La sangre de la vena cava sup. fluye, desde el ventrículo der., hasta el origen de las arterias pulmonares, y desde allí en pequeña proporción hasta los pulmones, pero la mayor parte pasa por el conducto arterioso de Botal a la aorta, mezclándose allí con la sangre arterial. El conducto arterioso y los vasos umbilicales se obliteran en las primeras 6 semanas de vida extrauterina (postnatal), y el foramen oval casi siempre se cierra (en caso contrario, aparición de embriocardia*), con lo que se instauran las circulaciones pulmonar y sistémica propiamente dichas.

Conexión de ahorro de O_2 de la circulación fetal: adaptación de la circulación fetal, en ca-

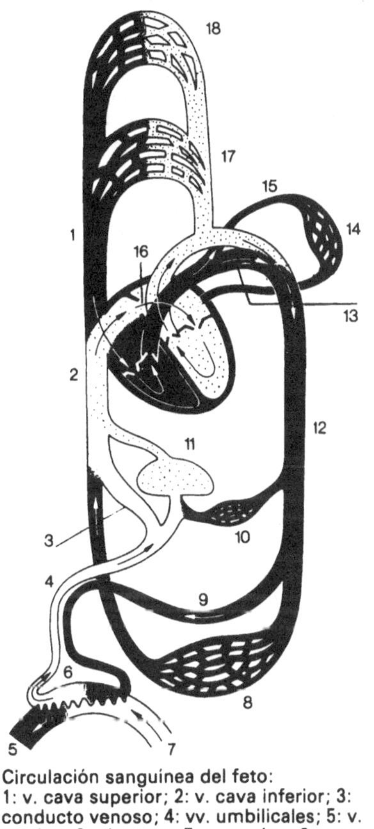

Circulación sanguínea del feto:
1: v. cava superior; 2: v. cava inferior; 3: conducto venoso; 4: vv. umbilicales; 5: v. uterina; 6: placenta; 7: a. uterina; 8: extremidades inferiores; 9: aa. umbilicales; 10: intestino; 11: hígado; 12: aorta; 13: conducto arterioso; 14: pulmones; 15: aa. pulmonares; 16: foramen ovale (agujero oval); 17: extremidades superiores; 18: circulación craneal

sos de carencia intrauterina de O_2, casi siempre de transcurso crónico (p. ej., gestosis*, postmadurez* gravídica). Se da una disminución de la perfusión sanguínea de órganos no vitales del feto, como son las extremidades, pulmones, intestino; con ello decrece el consumo total de oxígeno, estando mejor provistos del mismo, el corazón, el cerebro y la placenta. Inconvenientes: hiperproducción de ácido láctico en los órganos menos perfundidos, y con ello, una acidosis* metabólica primaria.

circuncisión: ver clitoridectomía.

circunferencia: p. ej., circunferencia articular, área cubierta de cartílago, de una superficie articular; tamb., den. especial para los perímetros de la cabeza infantil; ver medidas de la cabeza.

cirugía plástica aumentadora de la mama: ver mamoplastia.

cirugía plástica mamilar: procedimiento quirúrgico para mantener o reponer aréola mamaria y mamila, p. ej. después de mastectomía*. Junto a los procedimientos quirúrgicos conservadores de la mamila (en determinadas circunstancias, con autotrasplante transitorio de mamila y aréola mamaria en la región inguinal y reimplantación ulterior), se emplean: **1.** injerto de partes del pezón contralateral (eventualmente también de partes de la aréola mamaria); **2.** injerto de piel intensamente pigmentada de otras partes del cuerpo: tomada de la cara interna del muslo, de los párpados o de los labios mayores para la aréola mamaria; transplante de parte de los labios menores o del lóbulo de la oreja para la reconstrucción de la mamila (ver fig.). Las diferencias de pigmen-

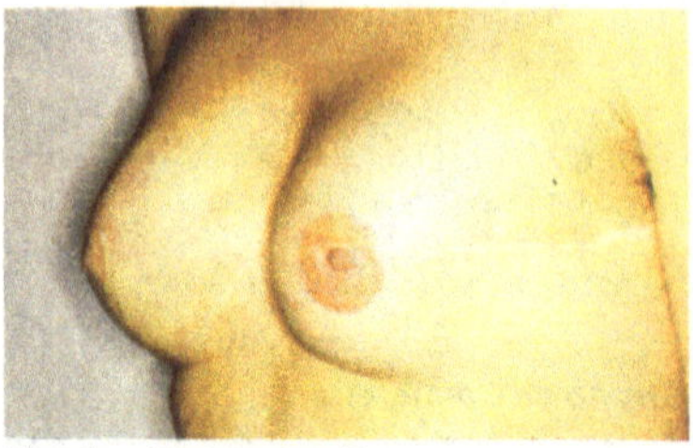

Cirugía plástica mamilar:
Resultado de la reconstrucción de la aréola mamaria y de la mamila

Citología
Subdivisión y valoración de la citología ginecológica según Papanicolau, y medidas diagnóstico-terapéuticas recomendadas en el ejemplo de la citología de cérvix

Grupo	Cuadro celular	Valoración clínica y medidas recomendadas respecto al cérvix
Pap I	cuadro celular normal	**negativo:** no es necesaria medida alguna
Pap II	cuadro celular normal con modificaciones degenerativas o regenerativas, inflamatorias (agregaciones leucocitarias y de microorganismos) y metaplásicas	**negativo:** control tras la terapia (tratamiento del flujo, hormonal)
Pap III	cuadro celular poco claro, condicionado por graves modificaciones inflamatorias, atróficas o degenerativas, o por células intensamente modificadas en sentido regresivo	**sospechoso:** frotis de control en los 3 meses siguientes a la terapia (tratamiento del flujo, hormonas, eventualmente electrocoagulación o conización). En caso de células endometriales tras la menopausia, abrasión
III D	Displasia leve a moderada	
Pap IV a	células patológicas (displasia grave, atipia celular); sospecha de carcinoma (carcinoma in situ)	**positivo:** histología (¡biopsia!), conización diagóstica o terapéutica, abrasión o, dado el caso, histerectomía
IV b	sospecha de microcarcinoma; invasión incipiente, cuestionable	
Pap V	células tumorales, en masa, claramente malignas; sospecha elevada de carcinoma invasivo	**positivo:** ¡urgente el diagnóstico histológico! Si se confirma el carcinoma, aplicación de la terapia quirúrgica, de medicina nuclear o quimioterapia oportunas
	Preparado técnicamente inutilizable	repetición del frotis en 14 días

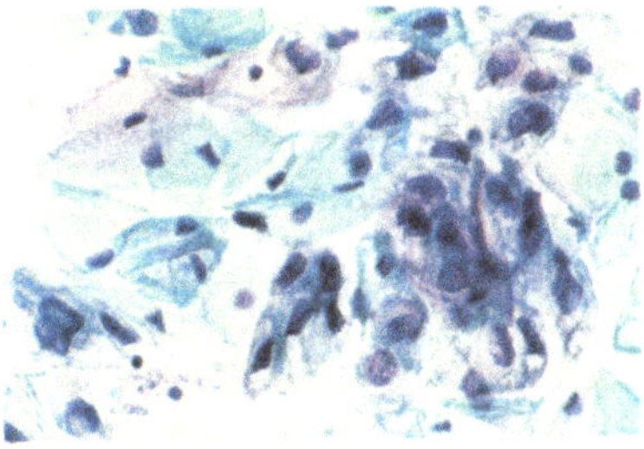

Citología:
Frotis celular del tracto genital femenino, con displasia leve a moderada del epitelio (Pap III D): modificaciones nucleares en forma de anisocariosis, hipercromatismo, engrosamiento de la cromatina; el citoplasma está todavía claramente diferenciado como epitelio plano.

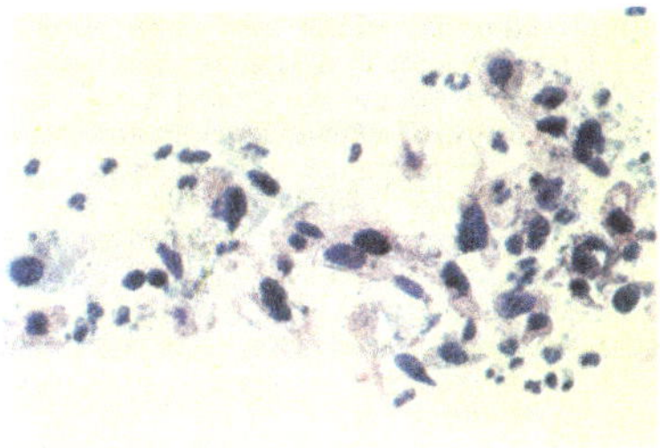

Frotis celular del tracto genital femenino, con displasia grave del epitelio (Pap IVa): cuadro celular polimorfo consistente en células atípicas desdiferenciadas con acentuada anisocariosis e hipercromatismo.

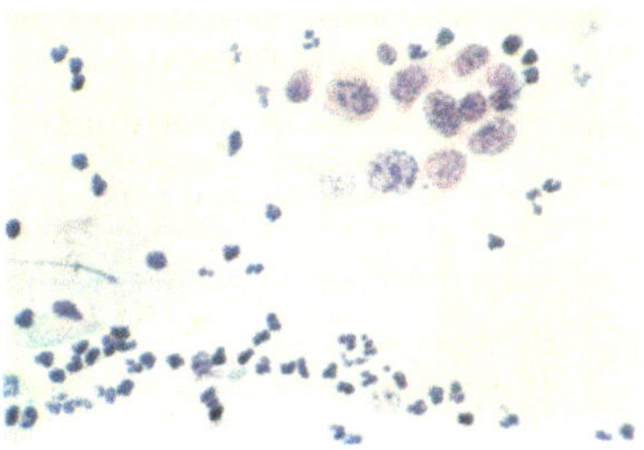

Frotis celular del tracto genital femenino, con hallazgo citológico de carcinoma in situ (Pap IVa): células atípicas desdiferenciadas con anisocariosis e hipercromatismo; cuadro celular monomorfo.

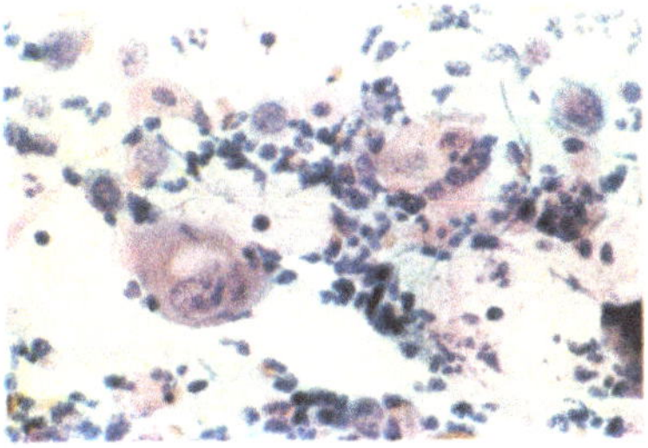

Frotis celular del tracto genital femenino, con hallazgo citológico de carcinoma invasivo (Pap V): nucléolos atípicos, intensa aglo meración de la cromatina, el así den. «tumor background», con células inflamatorias, bacterias y detrito de células tumorales; histológicamente, se trata de un carcinoma invasivo de epitelio plano.

tación respecto al lado contrario, pueden ser equilibradas mediante tatuaje; hay que contar con una considerable disminución de la sensibilidad.

L-cistina amino peptidasa: sin. oxitocinasa*.

cistitis (gr kystis vesícula): catarro de la vejiga, inflamación vesical; inflamación de la mucosa de la vejiga urinaria, en casos graves, incluso de la pared vesical. **Origen: 1.** casi siempre infección ascendente desde la uretra, debida, entre otros agentes, a E. coli, enterococos, proteus, estafilococo aureus y gérmenes gramnegativos problemáticos, tamb. virus, o por irritación química o mecánica (catéter vesical, coito). Frecuente en mujeres (uretra* corta); formas especiales: cistitis* gravídica, cistitis postcoital (cistitis de la luna de miel, en vírgenes); **2.** descendentes desde el riñón y vías excretorias urinarias superiores (p. ej., en caso de pielonefritis). **Síntomas típicos:** polaquiuria, escozor miccional, tenesmo urinario, incontinencia urinaria.

cistitis gravídica: inflamación de la vejiga de la orina (cistitis*), en el embarazo, de frecuente aparición a causa de la atonía vesical existente y de las posibilidades por ello condicionadas de retención leve e infección; ver también bacteriuria.

cisto-: ver también quisto-.

cistocele: descenso del suelo vesical; ver prolapso uterino y vaginal.

cistoma ovárico: ver adenoma quístico.

cistosarcoma filoides: forma especial, rara, del sarcoma mamario procedente de un fibroadenoma* intracanalicular, de evolución lenta y pronóstico relativamente bueno; puede alcanzar un tamaño considerable y degenerar tanto en sentido sarcomatoso como carcinomatoso. Histológicamente son típicas las proliferaciones en forma de maza del estroma tumoral.

cisura interlabial: surco entre los labios mayores y menores.

citología (gr kytos célula): preparación de frotis coloreados (ver Papanicolau, coloración de) y exploración microscópica de células individualizadas obtenidas, mediante biopsia de aguja fina, del estroma tisular **(citología por punción*)** o de células desprendidas de la superficie **(citología* exfoliativa)** en secreciones excretadas espontáneamente (esputo, orina, secreción de las glándulas salivares, etc.), líquidos de las cavidades corporales (p. ej., líquido cefalorraquídeo, líquido sinovial), líquidos procedentes de lavados (bronquios, tracto gastrointestinal) o tras obtener, directamente, el frotis de superficies mucosas (cérvix, portio, vagina, vías respiratorias superiores, estómago, etc.), en caso necesario, después de proceder al enriquecimiento celular (centrifugación, microfiltración).

Finalidad: diagnóstico precoz de enfermedades, especialmente tumores, inflamaciones y tesaurismosis. Con ayuda de la citología es posible entre otras cosas, reconocer las displasias celulares que aparecen en el estadio previo a la instauración del carcinoma. **La valoración de frotis ginecológicos** del tracto genital femenino (ver fig., pág. 45), acontece según la escala indicada por Papanicolau (ver tabla, pág. 44), posibilitando p. ej. el diagnóstico precoz del carcinoma del cérvix; técnica de la obtención del frotis (frotis de Papanicolau): ver fig. Ver tamb. citología vaginal.

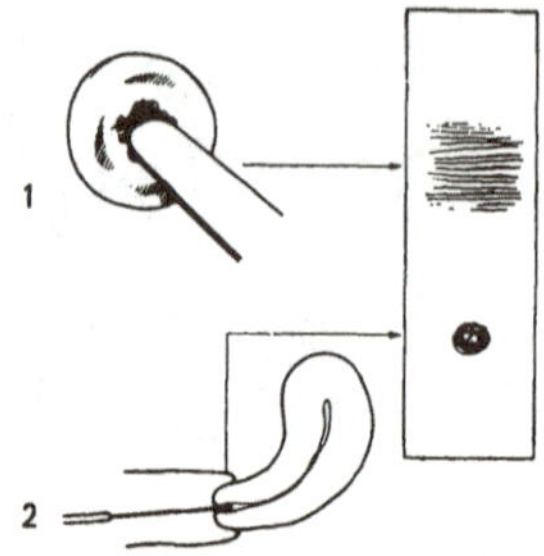

Citología diagnóstica del cuello uterino: El material celular debe ser obtenido de dos lugares, en la secuencia siguiente: 1: de la superficie del hocico de tenca; 2: del canal cervical.

citología exfoliativa: citología* de células descamadas; método de búsqueda diagnóstica, especialmente de casos precoces de carcinoma, investigando células individualizadas, expulsadas o desprendidas (superficie del hocico de tenca o del canal cervical, esputo, orina, etc.).

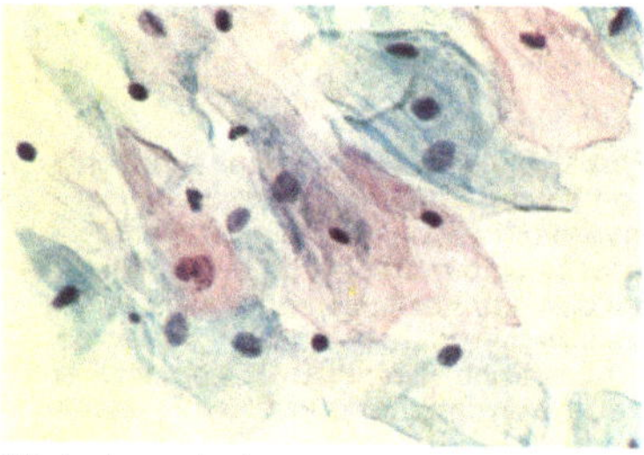

Citología vaginal:
Epitelio normal de células planas del hocico de tenca (Pap I, II); células intermediarias (plasma basófilo, núcleos vesiculares) y células superficiales (plasma eosinófilo, núcleos picnóticos)

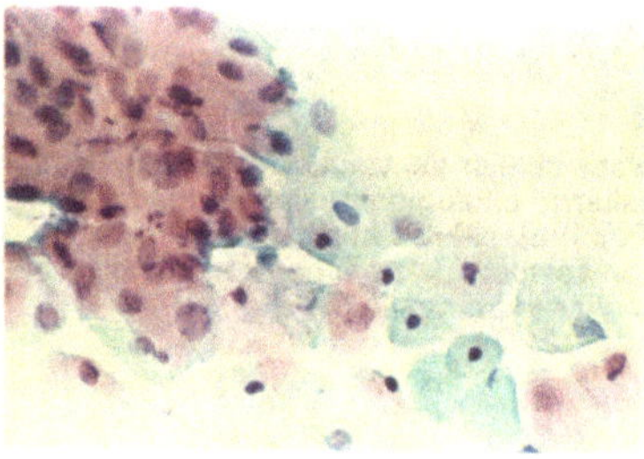

Atrofia del epitelio vaginal (Pap. II); escaso crecimiento epitelial con células parabasales y pequeñas células intermediarias como consecuencia del déficit estrogénico tras la menopausia

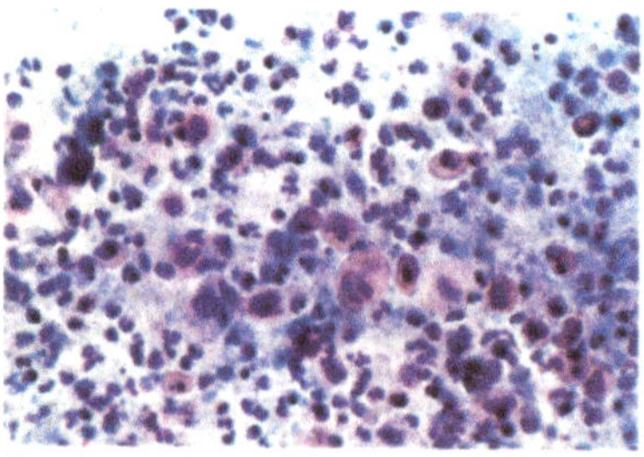

Cuadro celular atrófico, grave, inflamatorio, después de la menopausia (Pap. III); valoración definitiva, tras el tratamiento estrogénico

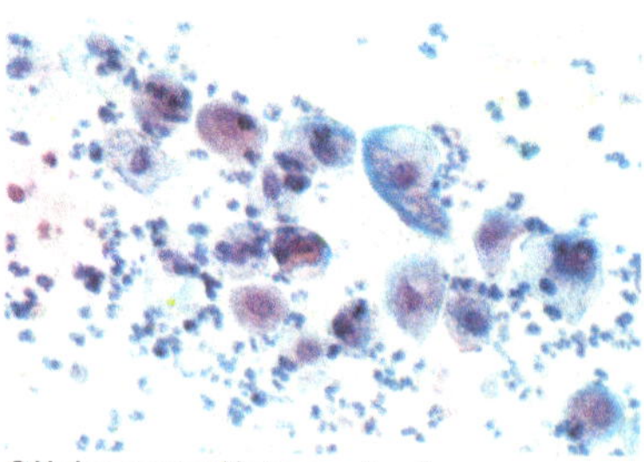

Células metaplásicas; citoplasma espumoso, con prolongaciones puntiagudas (Pap. II)

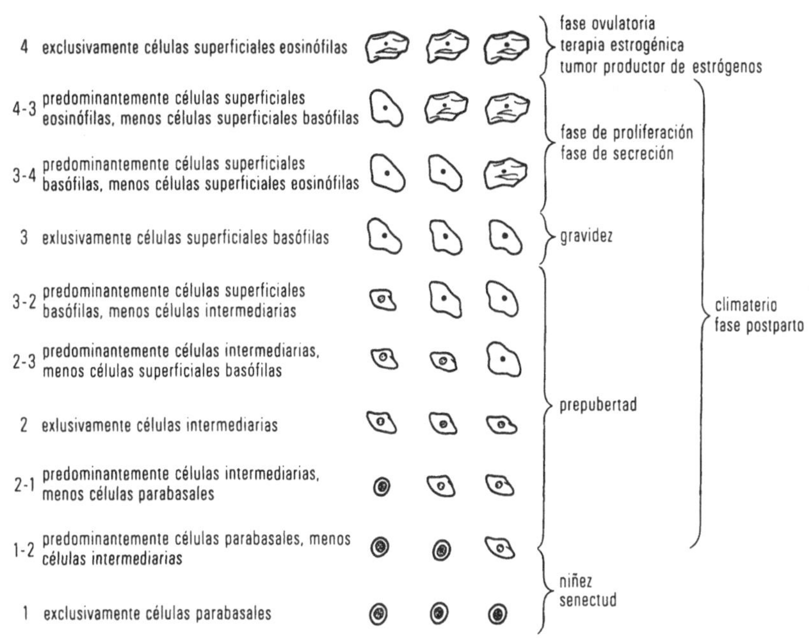

Citología vaginal:
«Grados hormonales» de citología funcional, según Schmidt

citología por lavado: método mediante el cual se investiga, especialmente en lo que concierne a células tumorales, material celular preparado, obtenido por lavado con solución salina fisiológica de cavidades u órganos huecos: p. ej. del saco de Douglas o de la vejiga urinaria. Ver citología.

citología vaginal: valoración de los epitelios obtenidos mediante frotis de las paredes laterales vaginales; el crecimiento y la descamación de las células epiteliales vaginales están regulados por las hormonas ováricas estrógenos y progesterona. En el transcurso de un ciclo* menstrual, las células epiteliales cambian de estructura y de afinidad por los colorantes. **Fase folicular:** grandes células aisladas con núcleo, en un principio de forma vesicular, más tarde picnótico y pequeño; los epitelios se colorean predominantemente con colorantes ácidos, es decir, son acidófilos. **Fase luteínica:** descamados masivos de células epiteliales características, aumentando la formación de pliegues y enroscamientos. Predominantemente células intermediarias con núcleo vesicular y citoplasma basófilo. **Valoración:** sobre todo para frotis ginecológicos sospechosos (ver fig., pág. 46); ver citología, índice cariopicnótico, colposcopia, frotis vaginal.

citomegalia: sin. enfermedad de los corpúsculos de inclusión, infección por citomegalovirus*; infección* prenatal más frecuente. **Clínica:** en caso de organismo inmunocompetente, evoluciona generalmente sin manifestaciones clínicas; las raras veces que éstas existen, se trata de una sintomatología local; en los recién nacidos y en las personas con las defensas disminuidas, pueden sin embargo instaurarse evoluciones patológicas generalizadas graves (en parte letales; ver tabla, pág. 48). Las infecciones primarias (tiempo de incubación de 2 a 10 semanas) tienen una evolución clínica más grave que las infecciones reactivadas (ver citomegalovirus). **Recién nacidos:** 0,5-2% de todos los neonatos resultan infectados **prenatalmente** dentro de los 6 primeros meses del embarazo. De ellos, aprox., un 10% presenta síntomas graves (ver tabla). 10% de los neonatos infectados no llaman la atención en el parto, desarrollando años más tarde, sordera del oído interno, trastornos del lenguaje y signos neurológicos de una lesión* cerebral en la primera infancia con retraso mental. Aun en casos de sintomatología grave, sólo son demostrables anticuerpos IgM en 50% de los casos. En aprox. 10 a 20% de todos los neonatos se da una infección **perinatal**, entre otras cosas por la leche materna y por la saliva. Muy rara vez las infecciones peri o **postnatales** presentan una sintomatología; de ser así, ésta es casi siempre localizada; la delimitación frente a las infecciones prenatales es difícil cuando la primera exploración acontece después de la 4ª semana de vida extrauterina.

Evoluciones inaparentes, leves, pero tam-

Citomegalia
Sintomatología de diversas formas

Infección localizada Infección peri y postnatal	Infección generalizada Infección prenatal	Infección en caso de inmunodeficiencia
Síntomas similares a los de la mononucleosis, fiebre	defecto congénito, inmadurez, hipotonía muscular	fiebre, mialgia, artralgia, síntomas generales
Neumonía	neumonía	neumonía
Hepatitis	hepatitis, ictericia esplenomegalia	hepatitis rara vez pancreatitis
Retinitis	coriorretinitis, retinitis	coriorretinitis, retinitis
Síndrome de Guillain-Barré	microcefalia hidrocefalia encefalitis con calcificaciones laberintitis (sordera) lesión permanente del SNC sin defectos estructurales retraso mental	encefalitis síntomas neurológicos
		complejo inmune-glomerulonefritis
Predisposición para infecciones ¿Enfermedad de Alzheimer? ¿Corea de Huntington?	predisposición para infecciones ¿diabetes juvenil?	predisposición para infecciones rechazo de transplante

bién graves (entre otras cosas, con participación hepática, pulmonar y del SNC) pueden presentarse en personas con el **sistema inmunitario debilitado** (ver tabla); esto afecta, entre otros, a pacientes con tumores malignos, inmunodeficiencia (p. ej., SIDA*), pacientes sometidos a terapia inmunosupresora y receptores de transfusiones y transplantes. En los receptores de órganos infectados por citomegalovirus, tras 2-3 meses, puede darse una sintomatología generalizada frecuentemente letal (rechazo del transplante, neumonía). **Diagnóstico:** citología (orina, en lactantes también saliva: corpúsculos de inclusión en las células epiteliales); inmunofluorescencia; cultivo del virus en cultivos de tejidos; hibridación; demostración serológica de anticuerpos. **Dd:** en caso de embriopatía: toxoplasmosis*, rubéola*, listeriosis*, enfermedad* hemolítica del neonato, sífilis*; en casos de infecciones peri y postnatal: mononucleosis infecciosa; síndrome postransfusional, hepatitis aguda. **Profilaxis y tratamiento:** los pacientes seronegativos deben recibir sangre y órganos solamente de pacientes seronegativos; mitigación de la evolución clínica y reducción de la mortalidad mediante gammaglobulina específica a dosis elevadas; atenuación de la viremia, retardo de la excreción viral e incremento de la formación de anticuerpos, mediante interferón leucocitario.

citomegalovirus: abrev. CMV; virus ADN de 150-200 nm de tamaño, perteneciente a la subfamilia beta de los virus herpéticos. Los citomegalovirus patológicos para el hombre y los animales, están extendidos por todo el mundo y son muy específicos para el huésped; en el hombre se demuestran tres serotipos; en los países industrializados, la demostración de anticuerpos es del 10 al 50%, en los países del tercer mundo, de hasta el 100% de todos los adultos. **Transmisión:** infección por contacto con líquidos corporales y por gotas (entre otras situaciones, peri y postnatalmente); diaplacentaria; yatrógena (transplante, transfusión); ver citomegalia*. **Patogénesis:** la multiplicación del virus ocasiona, en casi todos los órganos, una inflamación intersticial de plasmocitos y linfocitos, con formación de células con núcleos y citoplasmas gigantes; activación de la resistencia humoral con formación de anticuerpos y depresión simultánea de la inmunidad celular que se restituye durante la convalecencia. El virus persiste en las células del sistema reticuloendotelial, pudiendo reactivarse en caso de disminución de las defensas. **Diagnóstico:** demostración del virus en las secreciones corporales mediante cultivo celular; citología; demostración serológica de anticuerpos. **Vacunación protectora:** todavía en fase experimental; las vacunas con gérmenes vivos, disponibles hasta el momento, inducen ciertamente la formación de anticuerpos, pero todavía no ha sido excluído, con seguridad, el efecto cancerígeno del virus de vacunación.

citostáticos (gr statikos que hace detenerse): grupo químicamente heterogéneo de sustancias farmacológicas citotóxicas que impiden o retardan considerablemente la división de células funcionalmente activas, mediante diferentes mecanismos de influjo sobre su metabolismo. Los citostáticos son sólo eficaces sobre células proliferantes, es decir, que se encuentran en una fase del ciclo celular distinta de la denominada fase G_0 (reposo). El empleo terapéutico de los citostáticos en la **terapia tumoral**, se basa en que las células tumorales se distinguen, entre otras cosas, de las células corporales normales por su tasa aumentada de división celular, sustraída al control (fisiológico) del crecimiento. A pesar de ello, las diferencias entre las células tumorales y normales no bastan para un punto de ataque selectivo tumor-específico. Mediante empleo combinado y/o secuencial de citostáticos, especialmente de efectividad diferente, en las distintas fases del ciclo celular (poliquimioterapia), se alcanzan, en comparación con la **monoterapia**, no solamente mejores resultados, sino que además son restringidos los efectos colaterales gracias a una dosificación adecuada. Según el **mecanismo de acción**, se distinguen los siguientes grupos de citostáticos: **1.** compuestos alquilantes (cisplatino, dacarbazina, compuestos de urea nitrogenada, tiotepa, entre otros alquilantes); **2.** antimetabolitos, como los antagonistas del ácido fólico (p. ej., la aminopterina) análogos de las pirimidinas (fluorouracilo), análogos de las purinas (azatioprina, mercaptopurina, etc.); **3.** sustancias inhibidoras de la mitosis (mitopodozida, alcaloides de la vinca rosa, entre otras sustancias naturales); **4.** antibióticos con efecto inhibidor sobre la ARN-polimerasa ADN-dependiente (bleomicina, daunomicina, daunorubicina, doxorubicina, mitramicina, mitomicina C, etc.); **5.** enzimas (L-asparaginasa).

Indicaciones: para el tratamiento (primario), especialmente de enfermedades malignas generalizadas (hemoblastosis); coadyuvante en caso de malignomas sólidos, sin metástasis, sometidos a cirugía radical, así como paliativamente en caso de metástasis demostrables, tumor inoperable o recidiva tumoral. Debido a su efecto inmunosupresor (inhibición de la síntesis de proteínas y de inmunoglobulinas), algunos citostáticos son empleados tamb. para la inmunosupresión en determinadas enfermedades no malignas de evolución crónica (¡indicación estricta!) y para reprimir reacciones de rechazo tras el transplante de órganos.

Efectos colaterales: los efectos colaterales pueden interferir considerablemente con el estado general psíquico y orgánico del paciente. Las numerosas y en parte peligrosas manifestaciones acompañantes, se explican en primer lugar por la inhibición general de la regeneración de tejidos rápidamente proliferantes, afectando especialmente al sistema hematopoyético (mielosupresión, dependiente de la duración de la vida de las células correspondientes, primero en forma de leucopenia, después trombopenia, y transcurridas algunas semanas, anemia, rara vez grave), a los epitelios de las mucosas (trastornos gastrointestinales, etc.) y de las gónadas (en determinadas circunstancias, alteración irreversible de la espermiogénesis, anovulación, efectos mutágenos, teratógenos y cancerígenos), así como a la piel y sus anexos (frecuentemente caída reversible del pelo); junto a ello, con frecuencia, una hiperuricemia de intensidad variable (en determinadas circunstancias, insuficiencia renal aguda), y lesiones directas de órganos, tóxicamente condicionadas (relativamente específicas de la sustancia), como son las del corazón, pulmones, hígado, sistema nervioso, etc. Son raras las reacciones de hipersensibilidad. Las infecciones se encuentran, en primer lugar, entre las complicaciones vitales de una terapia con citostáticos, seguidas de las hemorragias. **Atención:** ¡es imprescindible un minucioso control de la terapia! (exploración corporal, función de órganos, cuadro sanguíneo). Ver tamb. receptores hormonales.

citotrofoblasto (gr trophe alimento; blastos germen): estrato celular activo en la división del trofoblasto* que forma, en el 9° día después de la fecundación, una capa interna de células planas (membrana de Heuser), que se unen al ectodermo del disco* germinativo bilaminar; forma el revestimiento del saco vitelino primario.

clamidias: clase de microbios cocoides, similares a las bacterias, pertenecientes a la familia de las clamidiáceas; parásitos celulares obligados; tras su ingesta por fagocitosis, acontece su multiplicación intracelular por bipartición. Se distinguen dos tipos: Chlamydia trachomatis, con varias subespecies (serovars) y Chlamydia psittaci. Las clamidias son observadas, en la actualidad, frecuentemente en infecciones genitales (ver Chlamydia trachomatis).

Clements, test de: método físico (test de espuma, test de agitación) para el diagnóstico prenatal de la madurez* pulmonar.

Clifford, síndrome de (Stewart C., pediatra, Brooklin, nacido en 1900): sin. síndrome de Ballantyne-Runge, síndrome de postmadurez gravídica, síndrome de insuficiencia placentaria, síndrome de distrofia prenatal; cuadro morboso del neonato, consecuente a la postmadurez* gravídica, con disfunción placentaria compleja (disminución progresiva de las funciones respiratoria y trófica). Normalmente las madres son primíparas mayores de 26 años. Debido a causas anatómicas o a alteraciones endocrinas, el parto no se presenta regularmente; la duración del embarazo es casi siempre de 280 días, frec. de 300. **Sintomatología:** cantidad decrecida de líquido amniótico, frec. conteniendo meconio y de un color parduzco; falta casi completa de la vérnix caseosa en el neonato; piel seca, agrietada, descamada en láminas y frec. amarillenta, de consistencia apergaminada; falta del lanugo. Los recién nacidos son, a menudo, demasiado largos y atróficos (pérdida intrauterina de peso, probablemente a consecuencia del consumo de grasa de depósito), no presentando, por lo general, malformación alguna; entre otras alteraciones, se dan trastornos nerviosos centrales postnatales (especialmente convulsiones, hiperexcitabilidad). No es rara una aspiración intrauterina o prenatal de líquido amniótico; consecuencia: formación de membranas* hialinas, ver síndrome de las membranas* hialinas. Con frecuencia relativamente elevada acontece la muerte* fetal intrauterina. **Pronóstico:** relativamente bueno, si el recién nacido sobrevive el período neonatal.

climaterio (gr klimakter escalón): años de transformación de la mujer; la fase de transición de la madurez sexual completa, a la senilidad de la mujer, condicionada por la extinción de la función ovárica cíclica; la última regla (menopausia*) ocurre dentro de este período (ver fig.). Por lo general la menopausia se da entre los 48 y los 52 años, por término medio a los 49. **Molestias climatéricas:** de uno a dos tercios de todas las mujeres padecen, en el climaterio, de molestias tributarias de tratamiento. Hoy se considera como causa de las molestias la producción fisiológicamente disminuida de estrógenos (ver fig.), desencadenante di-

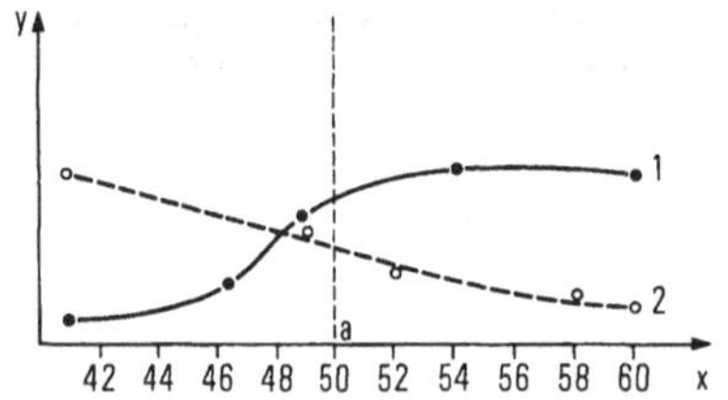

Climaterio:
x: edad (años); y: nivel de hormonas;
a: menopausia; 1: gonadotropinas; 2: estrógenos

recta o indirectamente, vía diencéfalo, de trastornos vegetativos (regulaciones incorrectas). 1. trastornos climatéricos en la premenopausia (unos 6 años antes de la menopausia): alteraciones del ciclo, hemorragias irregulares, siendo especialmente características las así den. hemorragias climatéricas: hemorragias duraderas ocasionadas por persistencia* folicular. Estas hemorragias disfuncionales se dan tamb., en cuantía más moderada, en la postmenopausia. Los trastornos vegetativo-psíquicos son raros en la premenopausia. 2. trastornos climatéricos en la postmenopausia (unos 6 años después de la menopausia): entre otros, trastornos vegetativos y psíquicos (manifestaciones carenciales), sofocaciones, escalofríos, irrupciones sudorales profusas, vértigos, palpitaciones cardíacas y molestias de angina de pecho, insomnio, sensaciones de miedo, disminución del rendimiento, falta de memoria, falta de iniciativa, labilidad anímica, depresiones, irritabilidad. En esta fase acontecen también hemorragias duraderas, pero son más raras que en la premenopausia. Ver menopáusico, síndrome.

climaterio precoz: climaterio* prematuro, a consecuencia de un agotamiento temprano de los ovarios, antes del 43° año de vida.

climaterio tardío: climaterio* muy retrasado, con comienzo después de los 50 años.

clímax: 1. climaterio*; 2. orgasmo*; 3. momento culminante de una enfermedad.

clips: pinzas, p. ej. para interrumpir la permeabilidad de una trompa de Falopio; ver esterilización tubárica.

clitoridauxa: ver clítoris, hipertrofia del.

clitoridectomía: 1. extirpación quirúrgica de un clítoris* afectado por un tumor (p. ej., un fibroma); 2. la así den. circuncisión femenina; en algunas culturas extirpación quirúrgica tradicional del clítoris para eliminar la capacidad de sensaciones sexuales de la mujer.

clítoris (gr kleitoris pequeña colina): órgano eréctil femenino, correspondiente a los cuerpos cavernosos del pene. Se compone de ambos crura clitoridis, que se fusionan formando (con el glande clitorídeo) el cuerpo del clítoris. Localización en el extremo anterior de los labios menores.

clítoris, desgarro del: lesión de partes blandas en el parto que puede ocasionar una hemorragia por desgarro, intensa.

clítoris, hipertrofia del: sin. clitorismo; engrosamiento en forma de pene del clítoris, p. ej., en el síndrome adrenogenital*

cloasma (gr chloazein germinar, reverdecer): sin. melasma; manchas de la cara de presentación, casi siempre simétrica, bien delimitadas, de forma irregular y color pardo-amarillento, especialmente en la frente, mejillas y mentón; se han descrito diferentes factores desencadenantes: **cloasma hormonal**: hormona estimulante de los melanocitos (MSH), estrógenos, gestágenos; ver cloasma gravídico. **Cloasma medicamentoso:** hidantoína, mesantoína, clorpromazina, contraceptivos hormonales. **Cloasma cosmético:** fotosensibilización por furocumarina (psoralén, bergaptén).

cloasma gravídico: sin. cloasma uterino; hiperpigmentación fisiológica de la piel del rostro (ver cloasma) que aparece, aprox., en dos tercios de las embarazadas (casi siempre en el segundo mes) y que, habitualmente, regresa espontáneamente después del parto; a veces persiste largo tiempo (cloasma gravídico persistente). Corresponde a un cloasma hormonal, por lo que también puede presentarse fuera del embarazo, a consecuencia de tumores ováricos, contracepción hormonal y disregulaciones hormonales.

clomifeno: clomifenum (INN-L), clomifene (INN-E), dietil-(2-(p-(β-cloro-α-fenil-estiril)-

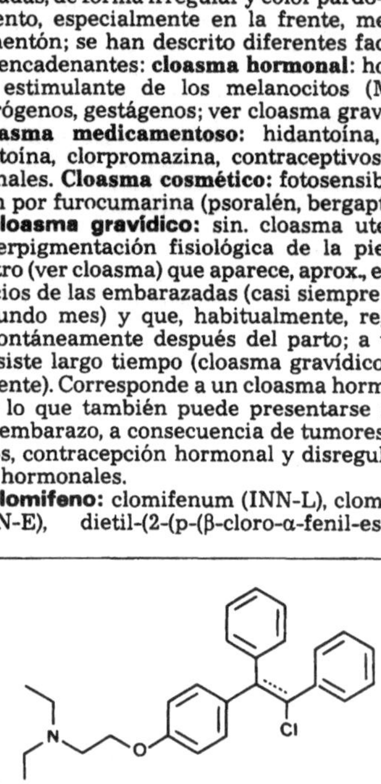

Clomifeno

fenoxi)-etil)amina (IUPAC); CAS-N° 91145-5; $C_{26}H_{28}ClNO$; PM 405,98; derivado sintético del estilbeno, de acción levemente antiestrogénica.

Mecanismo de acción: inhibición competitiva de los receptores de estrógenos en el hipotálamo y en la hipófisis, lo que conduce a una ovulación*, debido a una liberación incrementada de gonadotropinas*. **Empleo terapéutico:** para la inducción* de la ovulación en ciclos anovulatorios*; estimula la espermiogénesis, en caso de oligospermia masculina. Ver estilbenos; clomifeno, test de.

clomifeno, test de: procedimiento para diferenciar una amenorrea* central (comprobación de la función), y también para la inducción* de la ovulación en ciclos anovulatorios*. **Principio:** tras administrar 100 mg de clomifeno* durante 5 días, son bloqueados los receptores estrogénicos diencefálicos, lo que (normalmente) incrementa compensatoriamente la liberación de LH* y FSH* y estimula la función ovárica vegetativa (producción de estrógenos y progesterona*) y generativa (ovulación*). **Valoración:** un resultado positivo (desencadenamiento de una ovulación*) habla en favor de una situación intacta del sistema* hipotálamo-hipofisario. En caso de test de clomifeno negativo, la función parcialmente gonadotropa del lóbulo anterior hipofisario (liberación de LH y FSH), puede ser comprobada mediante estimulación con LH-RH; ver gonadotropina, test de.

clono uterino (gr klonos movimiento brusco involuntario)**:** matriz en estado de contracciones convulsivas consecutivas, casi sin pausa; ver contracciones.

clormadinona, acetato de: acetato de 6-cloro-17-hidroxi-pregna-4,6-dien-3,20-diona; $C_3H_{29}ClO_4$; gestágeno activo por vía oral con efecto antiandrogénico, derivado de la 17α-hidroxiprogesterona. **Utilización:** en caso de manifestaciones de androgenización para el tratamiento de los trastornos del ciclo, y en

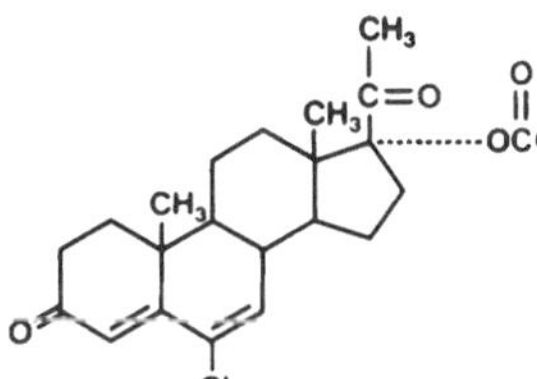

Acetato de clormadinona

combinación con estrógenos, para la contracepcion* hormonal; ver gestágenos, antiandrógenos.

clorodoncia (gr odous, odontos diente)**:** coloración verdosoamarillenta de los dientes de leche por depósitos de bilirrubina, tras la enfermedad* hemolítica del neonato; combinada, en parte, con hipoplasias y defectos del esmalte. Los dientes permanentes no son afectados.

coagulador: aparato para la termoterapia de la eritroplasia benigna de la portio vaginal del útero (a 90 °C); extirpación indolora de los huevos de Naboth, terapia de la cervicitis crónica, profilaxis del carcinoma de cérvix.

coagulopatía de consumo: sin. coagulación intravascular diseminada, (ingl) disseminated intravascular coagulation (CID; DIC); aumento adquirido de la coagulación, caracte-

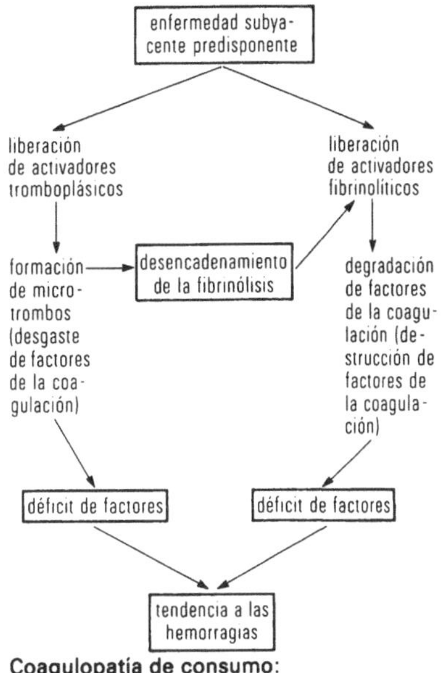

Coagulopatía de consumo:
Desarrollo de la coagulopatía de consumo y de la hiperfibrinólisis reactiva

rizado por un aumento intravascular del recambio trombocítico y de los factores plasmáticos de la coagulación. En la fase inicial de una coagulopatía de consumo se encuentra, en primer plano, la formación de trombina con una disposición incrementada para la coagulación **(hipercoagulabilidad),** en caso de persistencia de la coagulopatía de consumo, se encuentra en primer plano la desproporción entre la utilización y la neoformación de los factores de coagulación, con una tendencia a las hemorragias (**hipocoagulabilidad**; así den. síndrome de desfibrinación). La cuantía de la trombosis en los vasos terminales **(microtrombosis)** es ampliamente dependiente del estado funcional del sistema retículo-endotelial. En obstetricia, junto con la pérdida sanguínea durante el parto, tiene también importancia patógena la penetración de sustancias placentarias estimulantes de la coagulación, en el torrente sanguíneo materno. Ver desprendimiento placentario prematuro; dead fetus, síndrome del; líquido amniótico, embolia por. Ver tabla, página siguiente.

coanal, atresia (gr choanos embudo)**:** cierre congénito, cartilaginoso o membranoso, de los orificios nasales internos (post.), mono o bilateral: condiciona una dificultad respiratoria muy grave del neonato, si el cierre es bilateral (respiración nasal imposible), puesto que toda-

Coagulopatía de consumo
Coagulación intravascular diseminada, como síntoma

Lesión endotelial de grandes territorios vasculares:
- sepsis (endotoxinas)
- infecciones virales
- intoxicaciones
- vasos anormales en tumores malignos
- aneurismas arteriales y hemangiomas

Liberación de substancias tromboplásticas en caso de destrucción celular:
- hemólisis
- tumores necrotizantes, necrosis placentaria
- crush, inflamación abscedente

Trastorno funcional del SRE:
- insuficiencia hepática
- „shunts" intra y extrahepáticos
- hipoxia, acidosis
- tratamiento con corticosteroides

Hipocirculación:
- shock (hemorrágico, cardiogénico)

Inmunorreacción:
- inmunocomplejos circulantes

vía no está capacitado para respirar espontáneamente por la boca (al principio, tubo faríngeo; más tarde, corrección quirúrgica).

cóccix: sección proximal del esqueleto atrofiado del rabo; formado generalmente por tres a cinco rudimentos vertebrales casi siempre soldados entre sí, el superior de los cuales todavía presenta dos pequeñas apófisis transversas y restos de las apófisis articulares superiores (cuernos coccígeos); casi siempre presenta un leve arqueamiento ventral, similar a un pico de cucú. En la superficie posterior de la segunda vértebra se fija el filum terminale de la médula espinal.

cohabitación: sin. coito*.

cohabitación, lesiones por: lesiones de los genitales femeninos durante el coito* (voluntario o no). Distinciones: **1.** lesiones de la desfloración (entre otras, apertura himenal ampliada); **2.** lesiones en mujeres con experiencia coital (entre otras, desgarros transversales de la bóveda vaginal posterior; ver desgarro vaginal). Casi siempre se encuentran factores predisponentes, como desproporción de genitales, empleo de fuerza, puerperio*, postmenopausia* con manifestaciones involutivas.

cohabitarquía: momento de la primera relación genital heterosexual (coito); ver desfloración.

coito: sin. cohabitación; relación* genital heterosexual con introducción del pene en la vagina.

coito anal: relación* sexual anogenital con introducción del pene en el ano.

coitus condomatus: coito* empleando un preservativo*.

coitus interruptus: método más antiguo de contracepción; durante el coito*, el pene es sacado de la vagina antes de la eyaculación, continuando la relación* sexual de otra manera. **Desventaja:** poco exigible de ambos oponentes sexuales; escasa fiabilidad (índice de Pearl: alrededor de 25).

coitus per os: den. incorrecta para la fellatio*.

cold injury, síndrome de (ingl): sin. síndrome por frío; ver hipotermia del neonato.

coleocele: ver colpocele.

coleoptosis: descenso vaginal; ver descenso uterino y vaginal.

Collin, espéculo de (Anatole C., fabricante de instrumentos, París, 1831-1923): **1.** espéculo vaginal autofijativo; **2.** pinzas entéricas y tenazas de agarre para la portio.

coloración en arlequín, cambio de: fenómeno raro, inofensivo y transitorio, en neonatos (inmaduros); coloración rojo oscura de la piel de la mitad yacente del cuerpo en la presentación transversa. **Causa:** no aclarada (¿disregulación circulatoria vegetativa?).

colpitis: sin. vaginitis; inflamación aguda o crónica de la vagina*, clínicamente con frecuencia (en la evolución ulterior) vulvovaginitis*. **Patogenia:** casi siempre colonización vaginal exógena a consecuencia de falta de estimulación estrogénica del epitelio vaginal, atrofia (fisiológica en la niñez hasta la pubertad y en el climaterio o en la postmenopausia). Modificación del medio vaginal ácido en sentido de un pH alcalino o daño directo de la flora* vaginal (entre otras causas, por antibióticos, sulfonamidas). **Agentes etiológicos:** Trichomonas urogenitalis (ver tricomoniasis), Candida albicans (ver vulvovaginitis candidomicótica), rara vez estafilococos, Escherichia

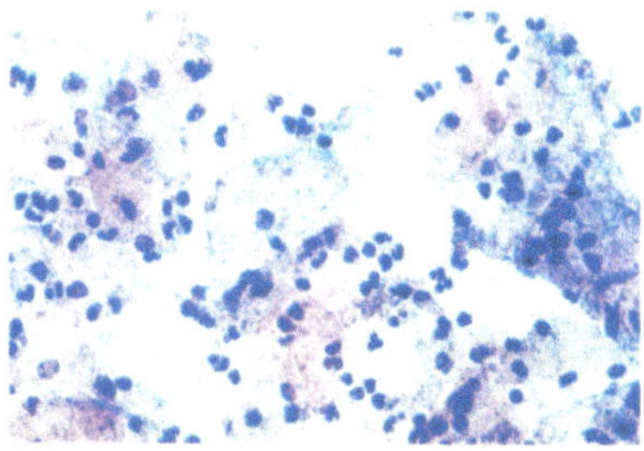

Colpitis:
Hallazgo colpocitológico, con cuadro celular inflamatorio: abundantes bacterias, especialmente sobre las células de epitelio plano, y células inflamatorias

coli, Gardnerella vaginalis, Neisseria gonorrhoeae (como vulvovaginitis gonorreica infantil o senil); en las colpitis inespecíficas se encuentra una flora bacteriana mixta en el frotis. **Sintomatología:** flujo* genital, frecuentemente prurito (prurito vulvar), escozor doloroso, eventualmente molestias miccionales. **Formas: 1. colpitis simple:** enrojecimiento difuso y tumefacción lisa de la pared vaginal; **2. colpitis granular:** enrojecimiento difuso o focal, con nódulos planos en cuantía variable y del tamaño de una cabeza de alfiler al de una lenteja (infiltrados leucocitarios), tras de cuya ruptura se originan pequeñas úlceras y, tras la curación de éstas, manchas parduzcas. Forma especial: **colpitis senilis sive vetularum** (colpitis senil o de las ancianas): colpitis de evolución, no rara vez, aguda en la senilidad, en el ámbito de una atrofia del epitelio vaginal debida a la edad (déficit de estrógenos), con pérdida de la protección ácida, casi siempre causada por el ascenso de gérmenes de la piel; la inflamación abacteriana es rara. Ver vaginosis bacteriana.

¡En **toda colpitis** de mujeres ancianas hay que pensar en un cáncer!

colpitis amínica: den. habitual, aunque equívoca, para la liberación de aminas de la secreción vaginal (olor desagradable; ver trimetilamina), condicionada por una flora vaginal atípica; ver vaginosis bacteriana.

colpo- (gr kolpos seno, referido a la vagina): forma prefija; ver también vaginal.

colpocele: la así den. hernia vaginal; protrusión de la vagina con descenso* uterino y vaginal.

colpoceliotomía: celiotomía vaginal; apertura de la cavidad abdominal desde la vagina.

colpocleisis: oclusión quirúrgica de la vagina.

colpografía: expresión habitual en radiología (correspondiendo a la colposcopia en ginecología) para la representación radiográfica de la vagina, mediante instilación de medio de contraste.

colpoperineorrafia: también colpoperineoplastia; estrechamiento quirúrgico del suelo de la pelvis, a nivel de la circunferencia vaginal posterior, plastia del periné vaginal en caso de descenso* uterino y vaginal.

colpoplastia: sin. colpopoyesis; elaboración de una vagina, p. ej. en caso de ginatresia* o como medida dentro de la transformación* sexual. **1.** colpoplastia empleando intestino, p. ej. como vagina de sigma; **2.** colpoplastia con revestimiento de la vagina, mediante colgajos de epidermis o de peritoneo (en el caso de transformación sexual, casi siempre piel del pene).

colpoptosis: colpocele; ver descenso uterino y vaginal.

colporrafia: elaboración plástica de un rafe y sustento para la pared vaginal anterior o posterior, en caso de descenso vaginal y de prolapso vaginal. Ver prolapso uterino y vaginal.

colporrexis: desprendimiento completo o parcial de la vagina, del útero, a nivel de la bóveda vaginal, p. ej. en el parto y (raro) como lesión del coito; ver también desgarro vaginal.

colposcopia: observación con lupa de la superficie del hocico de tenca (y del epitelio vaginal), con un aumento de 10 a 30 veces, empleando un **colposcopio**, para la valoración del epitelio visible, especialmente en la región de la frontera* epitelial de la portio vaginalis. Observación casi siempre rutinaria en la exploración* vaginal. El epitelio plano normal, liso, pluriestratificado (positivo al yodo), se den. epitelio originario. Una eversión* cervical y una zona* de transformación abierta o cerrada, son fisiológicas; hallazgos poco claros, tributarios de un diagnóstico diferencial, son la erosión de la portio* y la eritroplasia* cervical. Hallazgos sospechosos (los así den. territorios matrices para un carcinoma, negativos al yodo) son la leucoplasia* del hocico de tenca, imágenes en mosaico* o en punteado*, y una zona* de transformación atípica; estos últimos hallazgos son considerados como precancerosis* facultativas para un carcinoma de cérvix, y requieren una excisión* exploratoria (conización* diagnóstica, eventualmente biopsia de bocado*) con aclaramiento histológico (¿carcinoma* in situ?), así como controles periódicos y, en determinadas circunstancias, una terapia quirúrgica. Un procedimiento complementario es la prueba de yodo de Schiller*. Ver citología.

En más del 90% de los casos, el carcinoma de cérvix comienza en la región del epitelio plano sobre las glándulas más inferiores de la mucosa cervical.

colposuspensión: procedimientos quirúrgicos abdominales para el tratamiento de la incontinencia* urinaria por stress donde, por medio de una elevación craneoventral de la vagina, se obtiene indirectamente un desplazamiento de la región del, funcionalmente importante, cuello vesical hacia la parte posterior del espacio abdominal; la pared vaginal o el paracolpio pueden ser fijados bien al periostio y al cartílago de la sínfisis (operación de Marshall*-Marchetti-Krantz), o bien al lig. iliopectíneo o al lig. pubiano sup. (operación de Burch-Cowan). Los procedimientos de colposuspensión ostentan los mejores resultados, a largo plazo, dentro del tratamiento quirúrgico de la incontinencia urinaria femenina.

colpotomía: la así den. sección vaginal; separación de la pared vaginal, en forma de corte quirúrgico; como colpotomía parcial en el marco de intervenciones de cirugía plástica, en caso de descenso uterino y vaginal (colporrafia*) o completa, en las intervenciones en la cavidad abdominal desde la vagina (colpoceliotomía anterior o posterior) o en la histerectomía vaginal.

Columbia, esquema de: ver mama, carcinoma de.

comedocarcinoma: forma rara del carcinoma* de mama que se extiende, exclusiva o predominantemente, en los canalículos lácteos de la glándula mamaria. La den. indica la posibilidad de exprimir por presión, como en los comedones, en la superficie de los preparados macroscópicos de glándula mamaria, masas tumorales amarillas, necróticas, de los canalículos lácteos frecuentemente dilatados; en la mayoría de los casos se trata de carcinomas, no infiltrantes (los así denominados carcinomas intracanaliculares de los conductos lácteos), que casi siempre están localizados en el centro de la glándula mamaria. Los **signos clínicos** del carcinoma faltan. Por regla general ningún hallazgo a la palpación, dado el caso, secreción mamilar serosa blanquecina, rara vez sanguinolenta. El carcinoma es descubierto frecuentemente durante la mamografía* debido a sus microcalcificaciones*. El **pronóstico** es más favorable que el del carcinoma infiltrante de mama, por lo que es posible proceder a una mastectomía* de radicalidad limitada o a operaciones conservadoras de mama*.

complicaciones obstétricas: todo estado, antes y durante el parto, que puede terminar con un riesgo para la salud de la madre y/o del niño, si no se aplican los medios adecuados para combatirlo, representa una complicación obstétrica (p. ej. en caso de distocia, anomalías de presentación, posición, situación, complicaciones del cordón umbilical, insuficiencia placentaria). Ver embarazo de riesgo; parto de riesgo; fetal distress.

comportamiento sexual: concepto para la descripción de la actividad sexual humana, según distintos criterios (antiguamente con frecuencia valorativos; hoy cada vez más solamente descriptivos): **1.** según la polarización hacia el objeto de interés sexual (p. ej. como heterosexualidad*, homosexualidad*, fetichismo*); **2.** según el tipo de actividad elegida (ver relación sexual, masturbación, exhibicionismo, voyeurismo); **3.** según el proceso de cada acción sexual (ver reacción sexual, ciclo de; trastornos sexuales funcionales); **4.** según la aparición de actividades sexuales (frecuencia; aparición acumulativa en la biografía sexual; ver promiscuidad); **5.** según la amplitud de variación individual, de posibilidades sexuales (ver perversión); **6.** según la intensidad de las necesidades sexuales (impulso sexual, alibidinia, hipersexualidad). **7.** según el grado de satisfacción sexual alcanzada (ver trastornos sexuales funcionales).

Partiendo de una norma estadísticamente definida del comportamiento sexual, determinadas desviaciones de esa norma son contempladas como psicopatológicamente relevantes (ver comportamiento sexual, desviaciones del).

comportamiento sexual, desviaciones del: mientras que antes, en la medicina y en las ciencias sexuales, un comportamiento sexual desviado de la norma, era frecuentemente contemplado como psicopatológicamente relevante y por tanto tributario de tratamiento, o bien era definido con conceptos valorativos y moralizantes (ver perversión), hoy en día se entiende como una sexualidad practicada, en la que la satisfacción es (exclusivamente) lograda con medios altamente especializados, donde las señales sexuales habituales pierden ampliamente su significado excitante. Esto vale p. ej. para la preferencia de la relación sexual con animales o la satisfacción sexual exclusiva solamente cuando va acompañada de dolor, sufrimiento o humillación (masoquismo). Frente a ello y por esta razón, la homosexualidad*, o atracción sexual hacia individuos del mismo sexo, ya no se sigue considerando como desviación del comportamiento sexual, puesto que no necesita tratamiento. El comportamiento sexual desviado, a diferencia del trastorno sexual funcional, representa una forma de ejercicio de la sexualidad solamente restringida en lo que concierne al objeto del impulso. Ver trastornos sexuales funcionales.

compresa: ver menstruación, higiene de.

concepción: coito* conducente a la fecundación*.

concepción máxima, tiempo de: momento más favorable para la fecundación de la mujer; dado que el óvulo solamente es fecundable durante unas horas y que los espermatozoides solamente son fecundantes durante 2-3 días, este momento se encuentra dentro de un período limitado alrededor de la ovulación* (ver fig.). Las mujeres que desean hijos deben ser expresamente aconsejadas respecto al tiempo de concepción máxima. **Determinación:** no existe todavía un método directo utilizable en la práctica. Los métodos de demostración empleados son indirectos, puesto que lo que se demuestra no es la ovulación, sino el comienzo del efecto de la progesterona. **Demostración: 1.** método de la temperatura* basal, medición de la temperatura* basal. La ovulación tiene lugar, por término medio, 1-2 días antes del incremento intermenstrual de la temperatura basal (márgenes de variación, 1-2 días). Dado que la fecha de ovulación en mujeres con ciclos estables, presenta solamente variaciones escasas, las mediciones de la temperatura basal durante algunos meses bastan en la práctica para constatar con exactitud suficiente el tiempo de concepción máxima. **2.** determinación del tiempo de concepción máxima mediante el diagnóstico funcional del cérvix (ver cervix score), eventualmente con una valora-

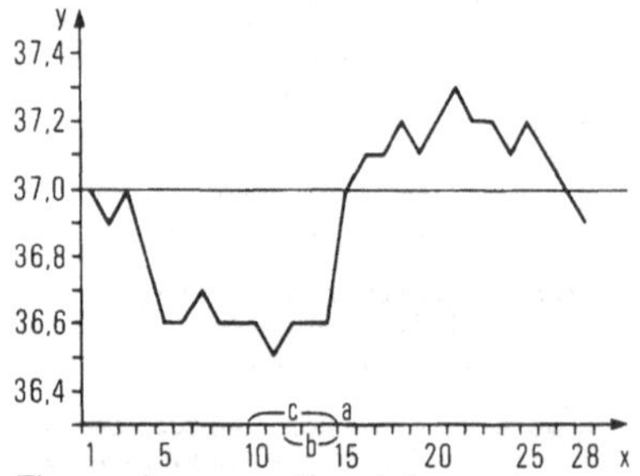

Tiempo de concepción máxima, en la curva de temperatura basal:
x: día del ciclo; y: temperatura (° C); a: día del incremento de la temperatura; b: momento más probable de la ruptura folicular; c: tiempo de concepción máxima

Tiempo de concepción máxima:
Los días 4–5 antes del incremento intermenstrual de la temperatura basal.

ción simultánea de la citología* vaginal (frotis vaginal). **3.** según el método mucotérmico*. Ver ovulación, tests de.

condiloma: ver condiloma acuminado, condiloma ancho.

condiloma acuminado: epitelioma benigno, de génesis viral, ostensiblemente una variante local de la verruga vulgar, de localización génito-anal casi exclusiva. Agente etiológico: virus* papilomatoso perteneciente a los papilomavirus*. Transmisible por contacto sexual. **Tiempo de incubación:** de 4 semanas a varios meses. La infección es favorecida por maceración, p. ej. en caso de balanitis, fimosis, uretritis, flujo vaginal, intertrigo, hemorroides, eccema anal, condiloma* ancho. De nódulos del tamaño de una cabeza de alfiler se originan excrecencias papilares en forma de coliflor o de cresta de gallo. **Localización:** glande, prepucio, desembocadura de la uretra, ano, mucosa rectal, vulva, rara vez, paredes vaginales y portio. No se ha descrito una degeneración maligna en caso de condiloma acuminado clásico

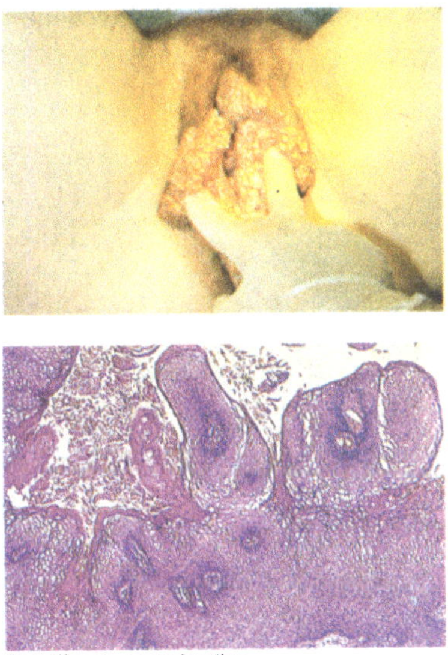

Condiloma acuminado:
Imagen macroscópica y corte histológico de un condiloma gigante de la vulva

(ver con todo condiloma ancho). **Tratamiento:** limpieza del entorno, empleo local de podofilina. Si la afección es intensa, electrocoagulación, curetaje, tratamiento del compañero sexual.

condiloma ancho: pápula de base amplia,

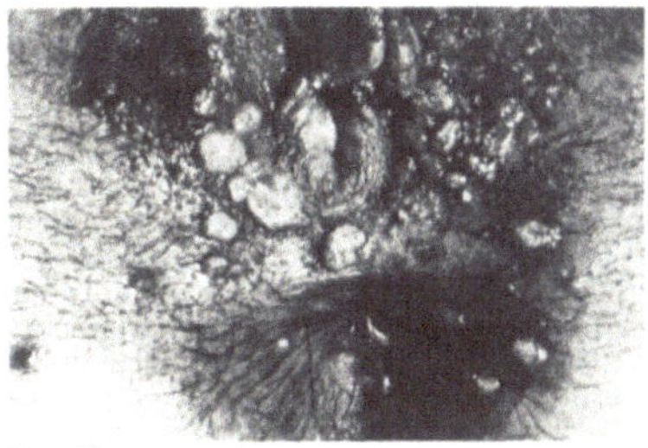

Condiloma ancho

húmeda, muy rica en treponemas y por tanto muy infecciosa, en el período secundario de la sífilis*; especialmente en lugares con mucha producción sudoral (vulva, infundíbulo anal, axilas); ver fig.

condiloma plano: forma especial del condiloma* acuminado observado, entre otros lugares, en el cuello uterino, rara vez en el prepucio. **Agente etiológico:** presumiblemente un virus, todavía desconocido, relacionado etiológicamente con las displasias cervicales y con el carcinoma de cérvix.

condón: sin. preservativo*.

conducto de Gartner: ver Gartner, conducto de.

conducto inguinal: contiene, en la mujer, el lig. redondo de la matriz (en el hombre, el cordón espermático).

conducto longitudinal del epoóforo: ver paraovario.

conducto mesonéfrico: ver Wolff, conducto de.

conducto onfalomesentérico: conducto vitelino, conducto de Dotter; comunicación entre íleon y ombligo que transcurre dentro

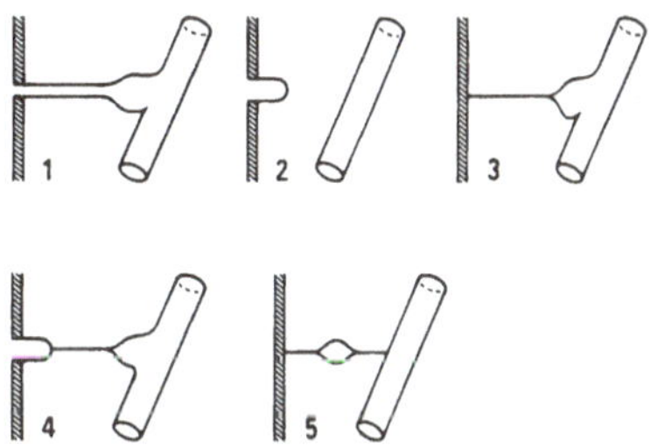

Conducto onfalomesentérico:
Malformaciones por alteración de la regresión; 1: fístula umbilical completa; 2: fístula umbilical incompleta; 3: divertículo de Meckel; 4: quiste umbilical; 5: ligamento terminal

del cordón umbilical; se origina por el estrangulamiento de la amplia abertura que originalmente comunica el tubo digestivo con el saco de Dotter. Trastornos de la regresión normal, después de la vida embrionaria, pueden conducir a las malformaciones siguientes: fístula umbilical completa, fístula umbilical incompleta; divertículo de Meckel, quiste umbilical y ligamento terminal.

conducto paramesonéfrico: conducto de Müller*.

conductor: transmisor (genético); individuo que transmite la disposición para una enfermedad, desde la generación precedente hasta la subsiguiente, permaneciendo él mismo sano. El concepto es empleado especialmente para mujeres que son heterocigotas para un gen recesivo del cromosoma X; la mitad de sus hijos presentan esa característica recesiva, p. ej. en la hemofilia. Ver enfermedades genéticas.

conducto sacro: prolongación del conducto vertebral en el sacro.

conductos galactóforos: conductos* lácteos.

conductos lácteos: los así den. conductos galactóforos; son los 15 a 20 conductos excretores de las glándulas mamarias (uno procedente de cada lóbulo* de la glándula mamaria), que se dilatan, por debajo del pezón mamario, hasta los senos lactíferos, de unos 5 a 8 mm de amplitud, que sirven de pequeño reservorio de leche durante la lactación. Los conductos lácteos vuelven a estrecharse de nuevo a la altura de la base del pezón, en dirección a la punta del mismo, donde desembocan los conductos excretores en los así den. poros de leche.

conductos parauretrales: conductos de Skene*.

conductos transversales del epoóforo: 6 a 20 canalículos pertenecientes al epoóforo*, de recorrido transversal y terminación ciega, casi siempre revestidos de epitelio ciliado; restos de los canalículos mesonéfricos, que desembocan en el conducto longitudinal del epoóforo (conducto de Gartner*). Los canalículos rotos pueden evolucionar a vesículas pediculadas (apendices vesiculares), que a su vez pueden originar quistes más grandes.

conducto venoso de Aranzio: comunicación entre la v. umbilical y la v. cava inferior que persiste durante el período fetal; se oblitera después del nacimiento, formando el lig. venoso del hígado.

conduplicato corpore, nacimiento (lat con cuerpo doblado): actitud doblada, en ángulo agudo, del cuerpo fetal, en la evolución* espontánea de la situación transversa; ver fig.

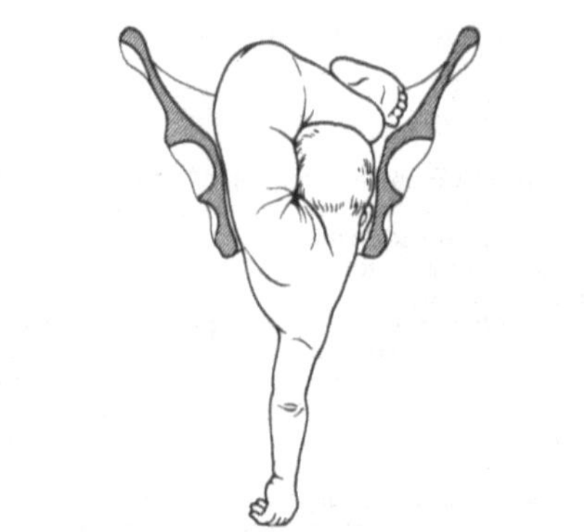

Nacimiento conduplicato corpore

congénito: desde el nacimiento, heredado (y manifiesto en el parto); en sentido amplio también connatal*.

congestive pulmonary failure (ingl): insuficiencia pulmonar congestiva; alteración de la perfusión en la región de los alvéolos pulmonares del neonato, sobre la base de atelectasia y congestión vascular (plétora sanguínea relativa). La insuficiencia respiratoria por ello condicionada, es superada normalmente con rapidez, pero sobre todo en caso de permeabilidad vascular patológicamente incrementada y de procesos de trasudación, puede conducir a un síndrome de las membranas* hialinas.

conglutinatio orificii externi cervicis: conglutinación del orificio cervical externo; cierre del orificio externo de la matriz a consecuencia de adhesión de la bolsa amniotica, todavía intacta, con la pared cervical interna; rara complicación de partes blandas durante el parto que puede prolongar al mismo.

conización: sin. conización de la portio, conización del cérvix; toma de un fragmento de tejido en forma de cono de la portio del útero para proceder a su examen histológico. Método de elección para el aclaramiento definitivo de las atipias descubiertas en la portio y el canal cervical (cortes seriados), mediante los métodos de búsqueda (colposcopia* y citología*). Dado el caso, también como conización terapéutica en las formas más graves de atipias celulares y en el del carcinoma* in situ. Ver frontera epitelial.

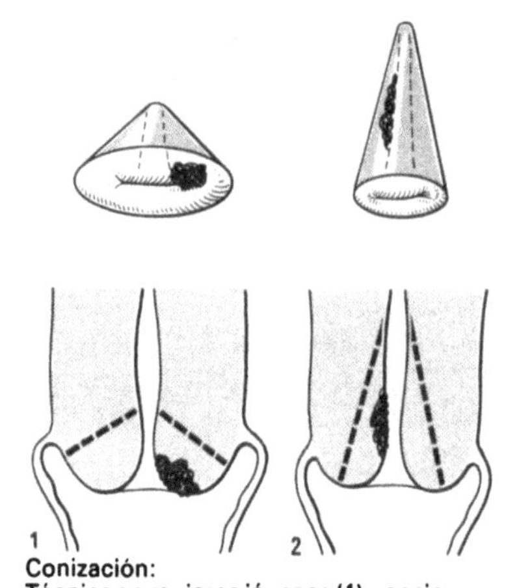

Conización:
Técnica en mujeres jóvenes (1) y ancianas (2)

conjugación: 1. (biol.) fusión de los núcleos de las células femenina y masculina en la fecundación (concepción*); **2.** (genet.) reunión de cromosomas homólogos antes de la meiosis*.

conjugada, línea: ver pelvis, medidas de la.

conjuntivitis corpuscular neonatal: sin. conjuntivitis de inclusión; ver oftalmía neonatal.

conjuntivitis gonorreica: ver gonoblenorrea.

connatal: sin. connatural; presente en el momento del nacimiento; las enfermedades o lesiones de nacimiento pueden ser: congénitas*, es decir, originadas por una lesión de la dotación genética; o bien connatales*, es decir, adquiridas intrauterinamente (prenatal) o durante el parto.

consulta genética: proceso de consulta entre los progenitores y el médico, basado en los datos anamnésicos familiares, por regla general retrotrayéndose hasta los abuelos, en lo concerniente a malformaciones congénitas, así como a cuadros morbosos hereditarios y no hereditarios, en las leyes de Mendel, en la probabilidad exacta o empírica de enfermar, en el pronóstico de, entre otras, cuadros patológicos raros, en las posibles medidas diagnósticas y, dado el caso, terapias (con frecuencia escasas). En esta consulta se intenta ofrecer a los padres una ayuda en la decisión de, p. ej., renunciar a hijos propios considerando el riesgo para el niño deseado (dado el caso, adoptar un niño o efectuar una inseminación* heteróloga) o de aceptar el riesgo antedicho. Al aconsejar hay que tener en consideración, especialmente, las numerosas enfermedades genéticas (actualmente se conocen unos 3600 cuadros morbosos monogénicos) y la diferente situación social y médica de los aconsejados (p. ej., origen de lo más dispar, convicciones, formación y cualificación, religión, prejuicios, y también edad avanzada, etc.). Ver riesgos genéticos, familias con; diagnóstico prenatal.

contergán, malformaciones por: ver dismelia, síndrome de.

contracciones: contracciones dolorosas de la musculatura del útero durante el embarazo y el parto, de una duración de 20 a 60 segundos. Según la aparición temporal se habla de contracciones* del embarazo, contracciones previas (contracciones irregulares en las últimas semanas y días del embarazo, hasta poco antes del comienzo del parto) que, en su función, representan contracciones* de encajamiento o contracciones* premonitorias, contracciones de dilatación (contracciones periódicas en el período de dilatación), contracciones de expulsión* (contracciones en el período de expulsión) con contracciones* presoras, contracciones* de alumbramiento (contracciones para exprimir la placenta) y entuertos* (contracciones puerperales). Bajo el término de contracciones espasmódicas se entiende o bien contracciones duraderas únicas (tétanos uterino), o contracciones aisladas de muy rápida sucesión (convulsión clónica). Las contracciones son valoradas mediante palpación y tocografía ext. o int. Ver contracciones, anomalías de; contracciones del embarazo.

Las contracciones presoras son resultado del trabajo de la musculatura uterina y de la pared abdominal.

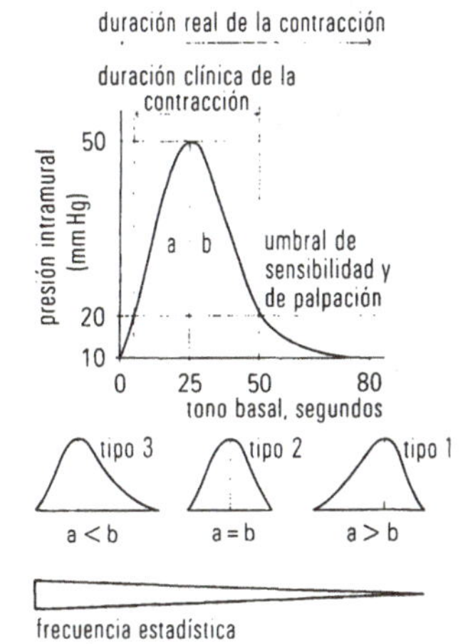

Contracciones:
Evolución de una contracción de dilatación

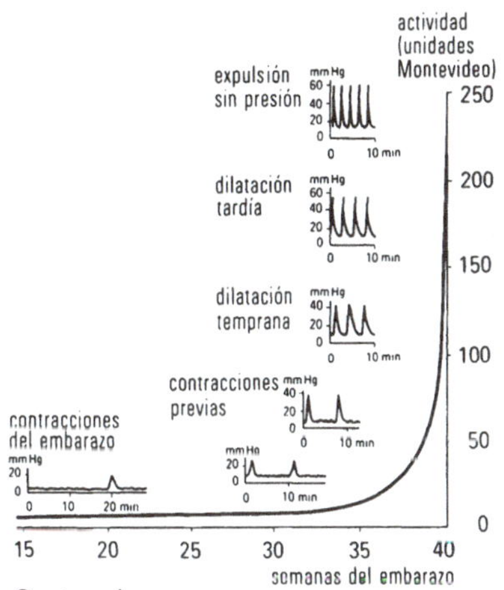

Contracciones:
Esquema de las distintas contracciones fisiológicas

contracciones, anomalías de: desviaciones varias de la actividad contráctil normal (formas patológicas de las contracciones). **Causa:** esencialmente en caso de distocias* pelvicas, junto a otras excepciones a la regla. **Formas: 1.** hipodinamia* uterina (debilidad de las contracciones); **2.** formas contráctiles hiperactivas (demasiado intensas, demasiado frecuentes), sobrepasando la presión intraamniótica los 80-90 mmHg, o bien se registran más de 4 contracciones por minuto (taquisistolia), p. ej. en una distocia* cervical; **3.** formas contráctiles hipertónicas, estando elevado el tono de reposo de la musculatura uterina o siendo mayor de 12 mmHg la presión intrauterina en las fases de pausa intercontráctil, p. ej. en caso de hiperdistensión pasiva, de hipertonía muscular del útero, así como en hipertonía secundaria a taquisistolia; **4.** cuadro de excitación distópica, entre otras, con actividad contráctil incoordinada, que puede evolucionar a un tétanos* uterino. Ver contracciones, estimulantes de las; tocólisis.

contracciones de alumbramiento: contracciones* para desprender y expulsar la placenta*.

contracciones de encajamiento: contracciones* que insertan al niño en la entrada de la pelvis, originando así el hundimiento (encaje) del cuerpo del mismo (protrusión más baja del fondo uterino); ver útero, altura del fondo del.

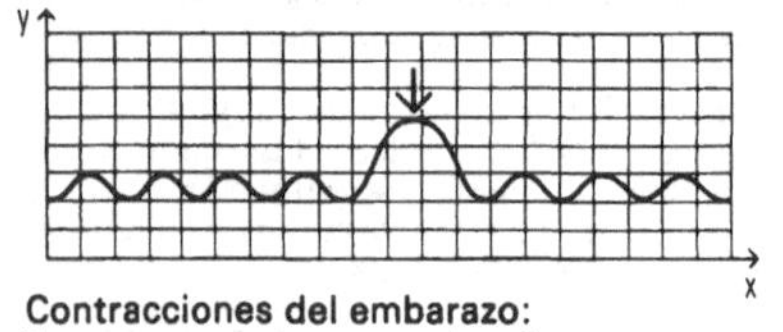

Contracciones del embarazo: **Tocograma externo en el embarazo, con ondas de Alvarez y una contracción de Braxton-Hicks (flecha); x: tiempo; y: intensidad de las contracciones**

contracciones del embarazo: contracciones* durante todo el embarazo (contracciones indoloras); las contracciones fisiológicas del embarazo son las ondas de Alvarez y las contracciones de Braxton-Hicks; ver figura.

contracciones, estimulantes de las: **1.** medicamentos que estimulan las contracciones rítmicas de la musculatura uterina y aumentan su frecuencia (p. ej., oxitocina*). **2.** medicamentos que producen una contracción duradera de la musculatura uterina (p. ej., ergotamina*). Ver prostaglandinas.

contracciones, inhibidores de las: ver tocólisis.

contracciones premonitorias: tamb. contracciones falsas o contracciones posturales; aquellas contracciones previas que colocan en la posición de presentación* a la parte más avanzada del niño; aparecen en las últimas semanas del embarazo, con frecuencia creciente; en los últimos días antes del parto, aprox., 2-3 contracciones* cada diez minutos, con una presión intrauterina de unos 40 mmHg.

contracciones presoras: contracciones* bajo interacción de la prensa abdominal, desde el comienzo del período de expulsión; sirven para superar las partes blandas externas por medio de una multiplicación de la presión intrauterina (hasta unos 200 mmHg) por las contracciones* de expulsión.

contracepción: tamb. contraconcepción; prevención de la concepción, anticoncepción con la finalidad de la planificación* familiar o del control de la natalidad*; se emplean diversos métodos, en cuantía diferente según las circunstancias sociales, geográficas y otras. Pueden distinguirse los métodos siguientes: **1.** contracepción sin empleo de medios: coitus* interruptus, métodos de contracepción* natural; **2.** contracepción por medio de métodos mecánicos (los así den. métodos de barrera): preservativo*, pesario* oclusivo, diafragma* vaginal; **3.** contracepción con sustancias químicas de acción local: los así den. espermicidas*; **4.** contracepción* hormonal; **5.** inhibición medicamentosa de la espermiogénesis*; **6.** esterilización quirúrgica del hombre o de la mujer. Para prevenir un embarazo después de ocurrida la concepción*, se emplean los inhibidores* de la ni-

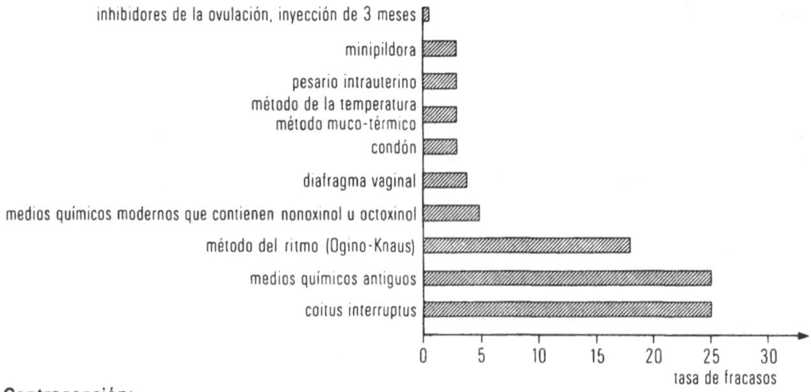

Contracepción:
Tasa de fracasos de los métodos más frecuentes

dación; ¡en este caso no se trata de contraceptivos propiamente dichos! Ver pesarios intrauterinos.

contracepción hormonal: forma de contracepción introducida en 1960, sujeta a la toma regular o la administración parenteral, según un esquema determinado, de preparados que contienen estrógenos y gestágenos o bien solamente gestágenos. El modo de acción de las hormonas* esteroides empleadas no se basa únicamente en la inhibición de la ovulación por supresión de las gonadotropinas, sino tamb., según el tipo de hormona y su dosificación, en modificaciones del moco cervical (mediante lo cual se dificulta o imposibilita la migración de los espermatozoides), en modificaciones del endometrio (lo que dificulta o impide la nidación de un, dado el caso, óvulo fecundado) e inhibición de la motilidad tubárica. Al interrumpir la administración hormonal después de 21 días, aparecen hemorragias cíclicas, similares a las de la menstruación (hemorragia por interrupción, de deprivación).

Formas: contracepción hormonal con inhibición de la ovulación: se distinguen varios tipos de inhibidores de la ovulación: **1. píldora monofásica:** clásica píldora según Pincus; durante 20 ó 21 días la misma combinación de estrógenos y gestágenos; contenido estrogénico diario 50 µg o más. **2. píldora monofásica microdosificada:** sin. **micropíldora:** existe desde 1973, el contenido estrogénico diario es menor de 50 µg; el contenido gestagénico es correspondientemente bajo, p. ej. de 150 µg diarios de levonorgestrel o 150 µg diarios de desogestrel. Los efectos colaterales y los riesgos son menores y más raros que con las píldoras de dosis elevadas; hoy en día ocupan más del 50% del mercado. **3. píldora secuencial:** durante la primera fase de toma, se administran solamente estrógenos y sólo en la segunda fase, la combinación de estrógenos y gestágenos. Acontecen menos trastornos del ciclo que con las píldoras monofásicas, no diferenciándose la hemorragia de interrupción, ni en intensidad ni en duración, de una hemorragia regular. **4. píldora bifásica:** la diferencia con la píldora secuencial consiste en que ya durante la primera fase se toma una pequeña cantidad de gestágenos (la así den. step up pill). **5. píldora trifásica:** reune las ventajas de las píldoras microdosificadas con las de los preparados secuenciales. Se toman, en tres fases, diferentes dosis de estrógenos y gestágenos que son ajustadas a los niveles hormonales del ciclo normal. **6. inhibición parenteral de la ovulación mediante inyecciones de gestágenos de depósito** (depot; la así den. inyección trimestral): la fiabilidad es grande: índice de Pearl 0,5. Inconveniente: frecuentes trastornos del ciclo*: transcurrido algún tiempo desaparece completamente la hemorragia por deprivación, por lo que no es adecuada para muchachas jóvenes ni para mujeres que todavía desean niños. No se ha extendido mucho. Efectos colaterales beneficiosos en caso de mastopatía y endometriosis; también puede ser empleado en caso de carcinoma mamario.

Las mujeres que usan la píldora deben someterse a exploración ginecológica (incluida la mama) y exámenes de control cada 6 meses.

Los anticonceptivos orales combinados ofrecen la mayor, hasta ahora alcanzada, seguridad frente a una concepción no deseada: el índice de Pearl es de, aprox., 0,2. En la República Federal Alemana fueron empleados en 1985 por un 37% de todas las mujeres entre 15 y 45 años. Como regla general deben emplearse anticonceptivos orales combinados de baja dosificación. **Precaución:** los barbitúricos, la rifampicina y los antiepilépticos, pueden anular el efecto de los anticonceptivos orales combinados. **Contracepción hormonal sin inhibición de la ovulación: minipíldora** (1965): se administra diariamente, sin pausa, una pequeña dosis de gestágenos, p. ej. 30 µg diarios de levonorgestrel. El efecto principal es el impedimento

Contracepción hormonal
Sinopsis de las contraindicaciones

Contraindicaciones absolutas	Contraindicaciones relativas (decisión individual)
Tromboembolia, apoplejía	Afecciones cardíacas y renales graves
Afección vascular cerebral y retiniana	Hiperlipidemias
Hipertensión	Epilepsia, esclerosis múltiple
Diabetes (especialmente lesiones vasculares diabéticas)	Otoesclerosis, migraña
Hepatitis y estados subsiguientes	Tendencia a la hiperpigmentación (cloasma)
Embarazo	Ciclos anovulatorios persistentes (especialmente oligoamenorrea)
Prurito o ictericia del embarazo en la anamnesis	Infección genital micótica
Enzimopatías (síndrome de Rotor, síndrome de Dubin-Johnson)	Crecimiento longitudinal aún no concluido
Síndrome porfírico	Lactancia
Anemia de células falciformes	
Carcinoma genital y mamario	

del ascenso de los espermatozoides. Ningún efecto colateral o riesgo, a excepción de trastornos del ciclo. Es importante observar exactamente los intervalos de administración. Menos fiable que la píldora combinada: índice de Pearl, alrededor de 3. No ha encontrado gran difusión.

Efectos colaterales: entre otras cosas, los estrógenos (especialmente a dosis elevadas) favorecen la aparición de complicaciones tromboembólicas (se ha descrito un incremento de la incidencia de infarto de miocardio y de trastornos vasculares cerebrales). En caso de toma, durante períodos prolongados, de preparados conteniendo estrógenos/gestágenos puede acontecer una elevación de la presión sanguínea; junto a ello, aumentos de peso de presentación más o menos frecuente, retención de líquidos con tendencia a edemas, síntomas generales como náuseas, vómitos, dolores de cabeza y de los senos, alteraciones menstruales, afección psíquica, etc. Efectos colaterales ocasionalmente favorables: casi siempre desaparecen las dismenorreas, al igual que una acné vulgar; las menorragias se normalizan. Ver estrógenos, gestágenos.

contracepción natural: tamb. den. planificación familiar natural (abrev. PFN), sin. abstinencia periódica, método del ritmo, método de la elección del momento, (ingl) safe period (periodo seguro); métodos de contracepción* por limitación de las cohabitaciones a los días no fértiles del ciclo* menstrual de la mujer. Primero fue introducido hacia 1930 el método del ritmo* según Ogino y Knaus, poco después el método de la temperatura* basal, el método mucotérmico* y el método de la ovulación de Billings*. Todos los métodos de contracepción natural presuponen ciclos menstruales estables y una disciplina de la pareja (dado el caso, si se desea cohabitar durante los días fértiles, pueden utilizarse contraceptivos mecánicos, relativamente poco invasivos, o los métodos químicos). Todos los métodos contraceptivos naturales, en sentido estricto, se destacan al menos por su inocuidad somática; en lo concerniente a su fiabilidad varían mucho de uno a otro. Los métodos naturales de contracepción han encontrado amplia difusión en muchos países porque la iglesia católica permite su empleo.

contracepción postcoital: den. inexacta, pero habitual, para la evitación postconcepcional del embarazo (la así den. intercepción*); ver tamb. inhibidores de la nidación.

contracepción química: ver espermicida.

contraceptivo inyectable mensual: ver contracepción hormonal.

contraceptivo oral combinado: ver contracepción hormonal.

contraceptivo oral mensual: ver contracepción hormonal.

contraceptivo oral monofásico: ver contracepción hormonal.

contraceptivo oral trifásico: ver contracepción hormonal.

contraceptivos: medios para evitar la concepción: ver contracepción.

contractura abdominal: tensión (contracción) refleja de defensa, localizada o difusa, de la musculatura abdominal, en caso de irritación peritoneal o peritonitis*.

conyugal: matrimonial.

Coombs, test de (Robin C., patólogo, Cambridge, nacido en 1921): ver antiglobulina, test de.

Cooper, ligamento de (Sir Astley Paston C., cirujano, Londres, 1768-1841): ligamento superior del pubis; corre transversalmente por el borde superior de la sínfisis.

Cooper, síndrome de: sin. mastodinia*, neuralgia mamaria.

copulación: unión sexual de dos células móviles (gametos) o inmóviles de animales inferiores o plantas, para formar un cigoto o una cigospora; término también empleado como sin. de cohabitación.

cordón umbilical: funiculus umbilicalis; procede de la cuerda de sujeción o tallo abdominal, se extiende desde el ombligo del feto

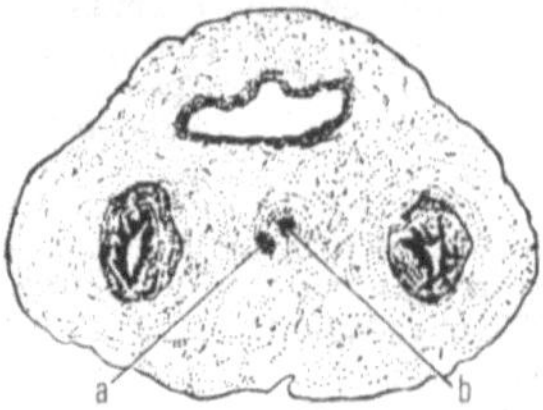

Cordón umbilical:
a: conducto alantoide obliterado; b: restos del vaso onfalomesentérico

hasta la parte fetal de la placenta; de unos 50 a 60 cm de longitud, casi siempre retorcido en espiral, recubierto por amnios. El cordón umbilical contiene tres vasos, rodeados de gelatina de Wharton* (fig.): las dos arterias umbilicales (continuación de las ramas de las arterias ilíacas internas, aportan sangre fetal por el cordón umbilical a la placenta) y una vena umbilical (conduce sangre de la placenta al feto; la segunda vena, la der., degenera ya en el primer mes de desarrollo embrionario). El cordón umbilical contiene además los restos de dos formaciones embrionarias, el alantoides y el conducto vitelino; en el cordón umbilical maduro se pueden identificar (observando con lupa) todavía los restos del alantoides, como un fino canal obliterado. Ver inserción.

cordón umbilical, complicaciones debidas al: entre ellas se cuentan: prolapso* del cordón; onfaloproptosis*; enlace (alrededor del feto) del cordón* umbilical, a veces con formación de verdaderos nudos* umbilicales; anomalías de inserción del cordón umbilical en la placenta, como p. ej. la inserción velamentosa (ver inserción). Todas las complicaciones por el cordón umbilical pueden ir acompañadas de trastornos de la perfusión sanguínea y, por tanto, conducir a hipoxia intrauterina y acidosis del feto (fetal* distress); por ello es necesario un estado de vigilancia del feto mediante cardiotocografía* en caso de sospecha de complicaciones por el cordón umbilical. Si el estado es crítico, proceder, dado el caso, a reanimación* intrauterina o a parto* quirúrgico.

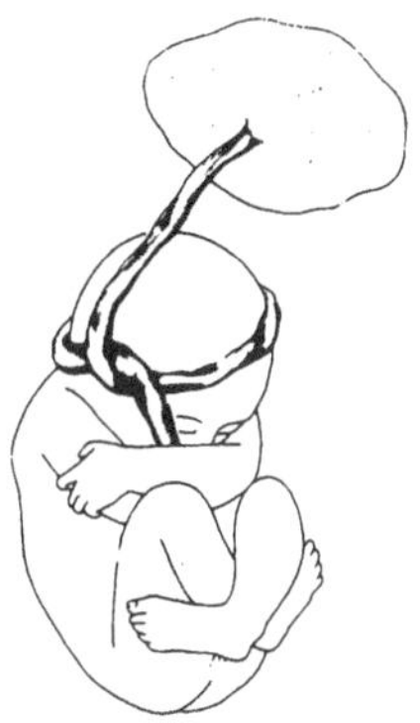

Enlace del cordón umbilical

cordón umbilical, enlace del: enlace del feto por el cordón* umbilical, de presentación frecuente (cuello, brazos, hombros, piernas), casi siempre en caso de cordón umbilical demasiado largo o de hidramnios* (fig.): si un lazo semejante se cierra, pueden acontecer trastornos del desarrollo o estrangulamiento del niño.

cordón umbilical, signos del: para la demostración del desprendimiento* placentario: **1. signo del cordón umbilical de Ahlfeld:** desplazamiento anterior de la ligadura del cordón umbilical colocada en el límite de la vulva cuando el desprendimiento de la placenta está avanzado. La placenta está desprendida, cuando la distancia entre la vulva y la ligadura es de unos 10 cm (fig.). **2. signo del cordón umbilical de Küstner:** presionando profundamente por encima de la sínfisis, el cordón umbilical se retrae hacia la vagina, si la placenta todavía no se ha desprendido (fig.). **3. signo del cordón umbilical de Strassmann:** el así den. signo del telégrafo; si la placenta todavía está firmemente asentada, pequeños movimientos pulsátiles ejercidos golpeando levemente sobre el fundus, se transmiten al cordón umbilical a través de la sangre fetal; ver Schröder, signo de.

corinebacteria vaginal: ver Gardnerella vaginalis.

corioadenoma destruens: sin. mola hidatídica invasiva destructora, tamb. corioepiteliosis; forma de los tumores del trofoblasto*, originada a partir de una mola* hidatídica completa, por invasión del citotrofoblasto y del trofoblasto sincitial en el miometrio, frecuentemente con la destrucción del mismo hasta la recubierta serosa del útero. El pronóstico es, con todo, mucho más favorable que el del corioepitelioma* maligno; la metastatización es rara (y casi siempre reversible espontáneamente), siendo posible la regresión completa

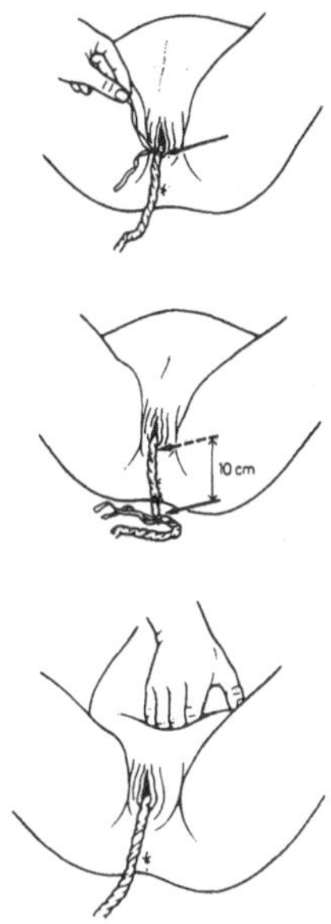

Signos del cordón umbilical:
Arriba y en el centro: según Ahlfeld; abajo: según Küstner

tras la excisión localizada. Un nivel sérico elevado de gonadotropinas indica la permanencia de tejido tumoral. Si acontece irrupción a través de la serosa uterina, puede hacerse necesaria una histerectomía*.

corioamnionitis: modificación inflamatoria (entre otras cosas, infiltración granulocitaria) de la placenta y de las cubiertas del huevo en caso de síndrome de infección* amniótica.

corioepitelioma maligno: sin. coriocarcinoma; proliferación muy maligna de células fetales extraembrionarias, forma maligna de los tumores del trofoblasto; parte generalmente del citotrofoblasto y del trofoblasto sincitial de la placenta, creciendo invasiva y destructoramente sin estroma velloso, abriendo los vasos sanguíneos miometriales y creciendo dentro de ellos; por ello la pronunciada tendencia a hemorragias y la frecuente y temprana metastatización en pulmones y vagina. **Localización:** entre otros lugares en el útero después de partos, abortos y especialmente después de mola* hidatídica completa. Raro (invasivo o metastásico) en las trompas, ovarios (tam. primario aquí, en forma de tumoración de células germinales) y extragenital (mediastino, testículos); formas especiales: tumor de localización placentaria (placental-site-tumor: procedente de trofoblastos intermediarios, evolución, en parte, altamente maligna). **Síntomas:** como en la mola hidatídica, dado el caso, sínt. ocasionados por metástasis lejanas; diagnóstico: curetaje*. La delimitación histológica con el corioadenoma* destruens es a veces difícil. **Terapia:** entre otras, quimioterapia con metotrexato (tasa de supervivencia de cinco años sobre el 50%).

coriogonadotropina humana: tamb. gonadotropina coriónica humana, coriogonadotrofina humana; ver HCG.

corion (gr piel vellosa): membrana exterior del huevo que sirve de envoltura protectora y nutricia; consta de dos capas: externa o trofoblasto*, e interna, mesodérmica (ver mesodermo); en un principio está completamente dotada de vellosidades. **Corion velloso:** hacia el final del segundo mes de embarazo se atrofian las vellosidades dirigidas hacia la decidua capsular. Esta parte del corion evoluciona a **corion leve** (zona desprovista de vellosidades): la parte de las futuras membranas del huevo. Las vellosidades enraizadas en la decidua basal se hipertrofian; esta parte del corion evoluciona a **corion frondoso**; los árboles vellosos individualizados entran en contacto estrecho con la decidua basal subyacente, de lo que se origina la placenta. Los epitelios coriónicos producen HCG, estrógenos y progesterona.

coriosomatomamotropina: sin. somatotropina coriónica; abrev. (ingl) HCS, **h**uman **c**horio**s**omatomammotropin; sin. HPL*.

coriosomatotropina humana: sin. somatotropina coriónica humana; abrev. (ingl) HCS, **h**uman **c**horio**s**omatotropin; ver HPL*.

coriotirotropina humana: sin. tirotropina coriónica humana; abrev. (ingl) HCT*, **h**uman **c**horionic **t**hyrotropin.

coristoma: tamb. coristoblastoma; tumoración disontogenética, originada por proliferación, en forma tumoral, de tejido lejano dispersado (coristos*); no es un tumor auténtico.

coristos: sin. dislocalización del germen, dispersión del germen; dispersión congénita de tejido embrionario, p. ej., de tejido germinativo suprarrenal en los riñones o el hígado, gérmenes epidérmicos en el ovario; ver coristoma.

coronamiento: ver parto.

corte vaginal: ver episiotomía.

cotiledón (gr kotyledon cavidad en forma de, cáliz): mechón velloso del corion*; colgajos de la placenta.

Couvelaire, síndrome de (Alexandre C., ginecólogo, París, 1873-1948): sin. apoplejía uterina, forma grave del desprendimiento* placentario prematuro. No solamente se da la formación de un hematoma retroplacentario delimitado, sino también de hemorragias en la pared muscular del cuerpo uterino.

couveuse (fran): cama de calor cerrada para prematuros, que funciona mediante electricidad y donde pueden ser regulados la temperatura, el grado de humedad y el suministro de O_2. A diferencia de la incubadora*, hay que abrir la couveuse, en la caso de medidas asistenciales. Ver hipotermia del neonato.

coxis: hueso coxígeo; tamb. cóccix*.

CPAP: abrev. para (ingl) **c**ontinuous **p**ositive **a**irway **p**ressure; respiración artificial continua (o respiración espontánea) contra una presión elevada (positiva); técnica de anestesia en la reanimación respiratoria de lactantes y para desacostumbrar a pacientes sometidos a respiración artificial prolongada. Ver disneico del neonato, síndrome.

cráneo, diámetro biparietal del: ver diámetro biparietal, cefalometría intrauterina.

craneotomía: empequeñecimiento del cráneo durante el parto, en caso de feto muerto, e impedimento mecánico para el parto, mediante un craneoclasto o con ayuda del perforador.

craurosis (gr krauros seco, áspero): proceso atrófico-esclerosante de regresión de las mucosas de transición; se considera como precancerosis*; ver craurosis vulvar.

craurosis vulvar: sin. liquen escleroso y atrófico de la vulva; distrofia (alteraciones hiperplásicas y/o atróficas, con o sin atipias celulares y epiteliales) de la vulva* con formación de rágades muy pruriginosas y, especialmente

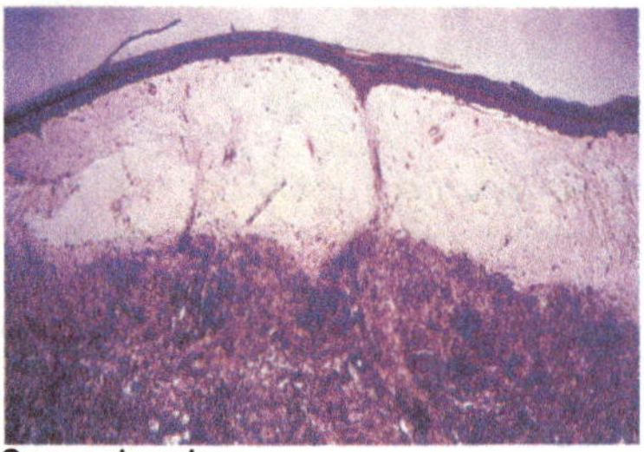

Craurosis vulvar

en la micción, escozor doloroso. Los labios vulvares pueden desaparecer completamente a causa del proceso atrófico. La craurosis vulvar puede presentarse en cualquier edad, siendo su evolución crónica y considerada como precancerosis* para el carcinoma de vulva*. Ver leucoplasia vulvar.

crecimiento intrauterino retardado: retraso del crecimiento fetal, distrofia* intrauterina.

Credé, maniobra de (Karl C., ginecólogo, Leipzig, 1819-1892): maniobra para desprender

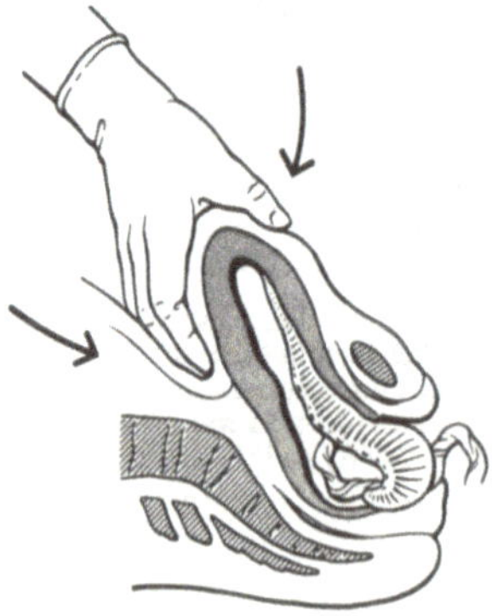

Maniobra de Credé

la placenta en los trastornos del desprendimiento* placentario (con intensa hemorragia de desprendimiento); es efectuada con y sin narcosis; si fracasa, hay que efectuar un desprendimiento* placentario manual.

Credé, profilaxis de: tratamiento preventivo de la conjuntiva del recién nacido, contra la gonoblenorrea con solución de nitrato de plata (NO_3Ag) al 1%.

cremas vaginales: ver espermicida.

cresta embrionaria: ver cresta genital.

cresta genital: estructura embrionaria originada (indiferentemente del sexo) en la cuarta semana, a ambos lados del mesenterio dorsal, medialmente al riñón primitivo, de la que se desarrollan las gónadas*. Las células germinales primitivas (ver gametogénesis) emigran al interior de la cresta genital, hacia el final de la sexta semana.

cresta púbica: cresta que se extiende desde el tubérculo púbico del hueso pubiano, en sentido medial, hasta la sínfisis pubica; inserción del músculo recto abdominal.

cretinismo: 1. cretinismo endémico: lesión del organismo infantil, ya en el seno materno, a consecuencia de déficit de hormona tiroidea en el feto, causado por déficit de yodo y/o hipotiroidismo de la madre; incidencia superior a la media en regiones con carencia de yodo. El primicio tiroideo y la dotación bioquímica del niño son por lo demás normales. Estado normotiroideo ocasional postparto, en el limite inf. del margen normal, pero casi siempre situación metabólica hipotireósica del organismo infantil; no es de presentación obligada un hipotiroidismo* del neonato. Consecuencia del déficit de hormona tiroidea durante el período fetal, son lesiones intrauterinas ampliamente irreparables y retardos del desarrollo, especialmente del SNC (oligofrenia de grado vario), esqueléticas (edad ósea radiográfica retrasada, dedos cortos, talla pequeña) entre otros órganos (tamb., piel seca, nariz aplastada, lengua gruesa, déficit de audición del oído interno o sordera). Hoy en día es posible el diagnóstico precoz y fácil, con el «screening» del hipotiroidismo (determinación de TSH) en el neonato; la sustitución de hormona tiroidea impide, al menos, daños postnatales ulteriores. **Importante:** profilaxis con sal de cocina yodada en regiones con carencia de yodo; desde su introducción, el cretinismo endémico se ha tornado muy raro. **2. cretinismo esporádico:** hipotiroidismo* del neonato, congénito (irreversible) o adquirido intrauterinamente (parcialmente reversible o reversible), induce en determinadas circunstancias, dependiendo de la provisión del feto con hormonas tiroideas maternas, trastornos intrauterinos del desarrollo, similares a los del cretinismo endémico (aunque normalmente menos pronunciados que en éste). El diagnóstico precoz es extraordinariamente importante, puesto que, mediante sustitución hormonal tiroidea postnatal, pueden evitarse alteraciones ulteriores del desarrollo (o lesiones en general); por ello se practica hoy sistemáticamente el «screening» del hipotiroidismo en todos los recién nacidos; dado el caso, confirmación del diagnóstico mediante el diagnóstico funcional de la glándula tiroides (TSH, T_3 y T_4) y escintilografía del tiroides con J-123 o Tc-99m para aclarar el tipo de hipotiroidismo. Para la **vigilancia a largo plazo** (bajo sustitución hormonal): control de la edad ósea y del nivel de hormona tiroidea, así como vigilancia del desarrollo corporal y psíquico del joven paciente.

criptomenorrea (gr kryptos escondido, oculto): tamb. molimina menstrualia; hemorragia menstrual que no accede al exterior como consecuencia de una ginatresia*. También secundaria en caso de atresia cervical (p. ej., tras terapia radiactiva intracavitaria), en determinadas circunstancias tamb. consecuente a una amplia regresión del endometrio transformado secretoriamente, en lugar de una expulsión menstrual en el transcurso normal de un ciclo* menstrual. **Dd:** amenorrea*. Ver hematocolpos, hematómetra.

crisis puberal: ver personalidad, crisis de.

cromatina sexual: corpúsculo de Barr; numerosos núcleos de células somáticas contienen, en estado de reposo, engrosamientos cromatínicos, que casi siempre se encuentran adyacentes a la membrana nuclear, en forma de corpúsculos bien circunscritos. La cromatina sexual se encuentra solamente en individuos que tienen, por lo menos, 2 cromosomas X, normalmente sólo en el sexo femenino. Una

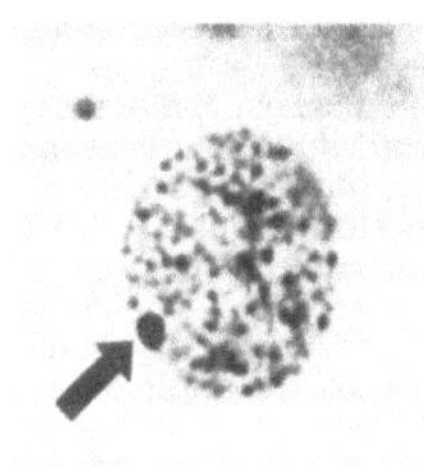

Cromatina sexual:
Núcleo celular del epitelio de la boca, con cromatina X

cromatina sexual doble en una célula, indica la presencia anormal de tres cromosomas X. La cromatina sexual consiste en un cromosoma X funcionalmente inactivo. Ver tamb. sexo nuclear.

cromopertubación: relleno ascendente de la trompa de Falopio con solución colorante (p. ej., índigo carmín) para representar la permeabilidad tubárica intraoperatoriamente (posible mediante inyección transuterina) o mediante pelviscopia* (con sonda intrauterina de vacío); ver hidropertubación, esterilidad.

cromosomas: portadores de la información genética; componentes muy coloreables del núcleo celular, con forma de hilos o lazos; consisten principalmente en moléculas de ADN y proteínas básicas (histonas, etc.). El número de cromosomas es una característica específica de la especie; el hombre tiene 23 pares de cromosomas (cromosomas homólogos), es decir, 46 cromosomas en la serie diploide de las células corporales somaticas; ver cariograma, fig.); de éstos, 22 pares son designados como autosomas, y un par como heterocromosomas. En el sexo femenino, ambos heterocromosomas son iguales (sexo homogamético; cariotipo 46, XX) y en el sexo masculino, distintos (sexo heterogamético; cariotipo 46, XY). Los cromosomas son replicados de modo idéntico en la división celular por mitosis*; las células germinales se originan mediante división reductora (ver meiosis). Ver cariograma; aberraciones cromosómicas.

cromosomas, determinación sexual por los: ver sexo, reconocimiento prenatal de; sexo, determinación cromosómica de.

cromosomas sexuales: sin. gonosomas*, heterocromosomas.

CTG: abrev. para cardiotocograma; ver cardiotocografía.

CTG-score: esquema para el análisis sistemático y la valoración semicuantitativa de un cardiotocograma (ver cardiotocografía), p. ej. en forma de score de Fischer, ver tabla.

CU: (obst.) abrev. de cuello uterino.

cuatrillizos: ver múltiples.

cuello, carcinoma del: ver cérvix, carcinoma de.

cuello uterino: abrev. CU; anatomía: ver cérvix uterino; modificaciones del cuello uterino en la fase previa al parto y en el comienzo del mismo: ver maduración cervical, cervix score.

cuerpo álbicans: cuerpo blanco; resto cicatrizal del cuerpo* lúteo en regresión.

cuerpo amarillo: cuerpo* lúteo.

cuerpo atrésico: folículo* atrésico.

cuerpo cavernoso: corpus cavernosum clitoridis; cuerpos eréctiles del clítoris*; los cuerpos cavernosos derecho e izquierdo del clítoris forman, separados incompletamente entre sí por el septo de los cuerpos cavernosos, el cuerpo del clítoris, recubierto por la fascia conjuntiva del clítoris.

cuerpo extraño intravesical: **1.** cuerpo extraño que accede a la vesícula como consecuencia de intervenciones diagnóstico-terapéuticas en la vejiga urinaria (catéter o sondas rotas, etc.); **2.** objetos introducidos en la vejiga a través de la uretra, con finalidad masturbatoria (ver masturbación*); **3.** cuerpos extraños que migran a través de la pared vesical, como esquirlas de metal, proyectiles, agujas. Los cuerpos extraños intravesicales ocasionan casi siempre una cistitis* grave. **Diagn.:** radiográfico (con contraste), cistoscopia. **Terapia:** extracción quirúrgica (transvesical o transuretral).

cuerpo lúteo: sin. cuerpo amarillo; se origina en el ovario después de la ovulación, partiendo del folículo roto (ocasionalmente tamb. de folículos íntegros). Lugar de producción de estrógenos y de la hormona del cuerpo lúteo (progesterona*). Se distingue entre: **1. cuerpo lúteo del embarazo (gravídico):** cuerpo amarillo que crece y funciona hasta el inicio del tercer mes del embarazo, atrofiandose después lentamente; **2. cuerpo lúteo de la menstruación (menstrual):** cuerpo amarillo que se atrofia, en caso de que no se dé la fecundación del óvulo, como consecuencia de la decreciente producción hormonal: hemorragia menstrual.

cuerpo lúteo, insuficiencia del: debilidad del cuerpo lúteo. **Diagn.:** la determinación de progesterona proporciona valores plasmáticos subnormales. **Sintomatología:** **1.** la fase del cuerpo lúteo (fase luteinica; hipertérmica) del ciclo está acortada (medición de la temperatura basal). **2.** la temperatura basal no asciende rápidamente en la fase luteínica, sino que lo hace lenta y escalonadamente. El endometrio* no es transformado secretoriamente con respecto al ciclo normal. La insuficiencia del cuerpo lúteo es una de las causas funcionales más importantes de la esterilidad* femenina.

cuerpo lúteo, quiste del: cuerpo lúteo* agrandado y quístico, consecuente a hemorragias internas del mismo, con un estrato de células luteínicas de la granulosa*, hiperplásicas, más tarde atrofiadas por presión, y después de

CTG-Score

Sistema de puntos según Fischer para la valoración del estado fetal

Criterio	Valoración 0 puntos	 1 punto	 2 puntos
Frecuencia cardíaca fetal basal:			
Nivel (latidos/minuto)	<100 >180	100–120 160–180	120–160
Amplitud de rango (lat./minuto)	< 5	5–10 > 30	10–30
Pasos nulos (n/minuto)	< 2	2–6	> 6
Alteraciones de la frecuencia cardíaca fetal:			
Aceleraciones	ninguna	periódicas	esporádicas
Desaceleraciones	tardías	variables	ninguna, esporádicas

Valoración de la suma de puntos obtenida:
8–10 puntos: estado fetal fisiológico; 5–7 puntos: pronóstico dudoso; 5 puntos: estado amenazador para el feto

la reabsorción de los componentes sanguíneos, con contenido amarillento claro; debido a la disminución enlentecida de la producción de progesterona, se da un retraso de la menstruación*. Ver tamb. quistes ováricos.

cuerpo mamario: cuerpo glandular de la mama* femenina con el tejido adiposo circundante.

cuerpo rubro: cuerpo rojo; el folículo* roto lleno de sangre fresca.

cuerpo uterino: cuerpo de la matriz; ver útero.

cuerpo uterino, adenoma del: ver pólipo uterino.

culdoscopia: endoscopia de Douglas; observación endoscópica, desde la vagina, de los órganos en la región del fondo de saco de Douglas*. El endoscopio de Douglas es introducido a través de la pared vaginal en el fondo de saco de Douglas, estando la paciente apoyada en codos y rodillas. Hoy método ampliamente abandonado en favor de la pelviscopia*.

cumulus oophorus: sin. cumulus oviger (ovigero), colliculus oophorus, cúmulus (disco) prolígero; acumulación de células foliculares del ovario, que circundan al óvulo en el estadio de folículo terciario; ver maduración folicular (fig.).

cuna incubadora: ver incubadora.

cunnilingus (lat cunnus vulva): tamb. cunnilinctus; relación* sexual orogenital con estimulación oral de la vulva.

cunnus: periné femenino, genitales* femeninos externos, vulva.

cureta: instrumento quirúrgico en forma de cuchara con bordes cortantes, para el raspado

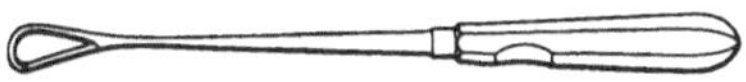

Cureta

de excrecencias, proliferaciones tumorales, etc. Es empleado en ginecología para el curetaje*.

curetaje: obtención o extirpación de tejidos de la cavidad uterina con una cureta* (ver la fig.); como abrasión* regional, dado el caso con cureta única sin dilatación del canal cervical, para el diagnóstico del ciclo o para la investigación microbiológica en caso de sospecha de tuberculosis* genital. En forma de **curetaje del cuerpo uterino**, eventualmente tras la dilatación del canal cervical, para la interrupción del embarazo (también como legrado* por succión) o para la eliminación de restos de aborto. Como curetaje fraccionado, mediante curetaje separado del cérvix y del cuerpo en el diagnóstico del carcinoma. Ver raspado postparto.

curetaje fraccionado: para aclarar si un carcinoma* uterino eventualmente presente ya ha invadido el cuerpo uterino, o bien si se trata de un carcinoma de cérvix*; primero se dilata y legra el canal cervical hasta el orificio cervical interno. Solamente entonces se dilata éste y se procede al curetaje del cuerpo uterino. Los productos del legrado del cuello y del cuerpo, son investigados histológicamente por separado.

curetaje por aspiración: ver legrado por aspiración.

Curtius, síndrome I de (Friedrich C., internista, Lübeck, 1896-1975): sin. gigantismo unilateral; crecimiento gigantoide parcial congénito (fig.), con signos de displasia ectodérmica (distrofias ungueales y cutáneas, displasias del esmalte dentario, etc.) y trastornos endocrinos, hipoplasia mamaria, hipogenitalismo y alteraciones psíquicas (en combinación con la esquizofrenia den. como síndrome de Steiner*).

Curtius, síndrome II de: sin. síndrome vegetativo-endocrino de la mujer. **Etiología:** desconocida, sospecha de disregulaciones diencéfalo-hipofisarias. **Sintomatología:** cuadro morboso hereditario constitucional, con signos de vasolabilidad (alteraciones de la perfusión sanguínea periférica, trastornos de la regulación circulatoria con tendencia al colapso), insuficiencia ovárica (trastornos de la menstruación) y obstipación habitual.

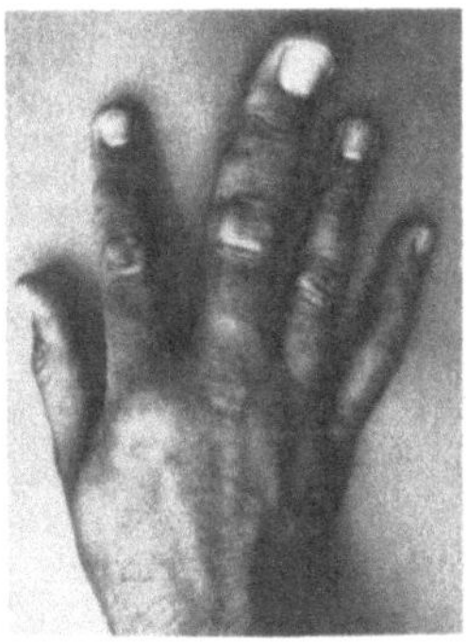

Síndrome de Curtius I

D

daños genéticos por radiación: ver radiación, daños genéticos por.

DAT: abrev. para diámetro abdominal transverso; ver tamaño fetal (fig.).

DBP: abrev. para diámetro* biparietal (de la cabeza fetal); ver medidas de la cabeza.

dead fetus, síndrome del (ingl): coagulopatía en pacientes con retención de un feto muerto (más de 5 semanas); ver tamb. missed abortion, muerte fetal intrauterina.

decalaje: ver reacciones contráctiles, tipos de.

deceleration (ingl): desaceleración del ritmo cardiaco fetal en la cardiotocografía; se distinguen: early deceleration y late deceleration; ver reacciones contráctiles, tipos de.

decidua (lat deciduus decayente, caduco): propiamente membrana decidual; la capa funcional del endometrio, desarrollada ulteriormente desde el comienzo del embarazo.

Histológicamente se distingue entre un estrato superficial compacto y un estrato esponjoso subyacente al mismo, con típicas secciones transversales glandulares en forma de sierra. Tras la nidación del huevo se distinguen en la decidua tres segmentos (fig.): **1.**

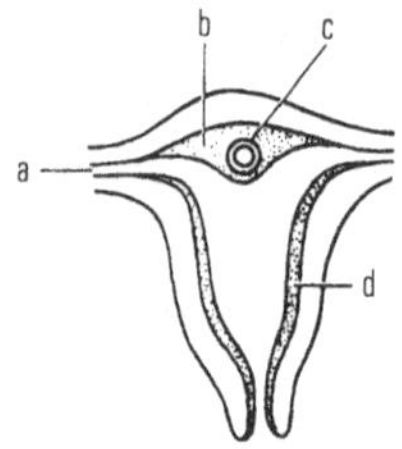

Decidua:
a: trompa; b: decidua basal; c: decidua capsular; d: decidua parietal

decidua capsular (o refleja), que recubre el huevo anidado en el sitio de implantación; **2. decidua basal** (o serotina), entre la musculatura uterina y la base del huevo; **3. decidua parietal** (o verdadera), mucosa que recubre el resto de la cavidad uterina. Desde el final del 4° mes de embarazo se funden entre sí, la decidua capsular y la parietal. Ver membranas ovulares, corion.

deciduoma maligno: ver sarcoma uterino.

decúbito (lat decubare, decubitum recostarse): la actitud postrada del enfermo con nutrición tisular deficiente. **Consecuencia:** necrosis, úlcera de presión; (ginecología) úlcera de decúbito de la portio uterina en caso de prolapso (ver prolapso uterino y vaginal) y por pesario (ver pesario, tratamiento con).

decúbito ventral: en la lactancia, el decúbito ventral ofrece frente al supino ciertas ventajas para el desarrollo infantil, como la estimulación de las funciones estáticas y la profilaxis de defectos ortopédicos.

deflexión, actitud en: ver actitudes de deflexión.

dehidroepiandrosterona: abrev. DHEA: 3β-hidroxi-5-androstén-17-ona; $C_{19}H_{28}O_2$. **Biosíntesis:** colesterina → pregnenolona → 17α-hidroxipregnenolona → DHEA. La DHEA se encuentra en el punto central de la síntesis de estrógenos en la unidad* fetoplacentaria, siendo producida por la corteza suprarrenal del feto, en forma de sulfato de dehidroepiandrosterona (DHEAS); está fuertemente unida a las proteínas plasmáticas y su clearance renal es escasa. Hacia el final del embarazo, el embrión produce unos 75 mg diarios de DHEAS. La ACTH regula la síntesis de DHEA. La DHEAS puede utilizarse como diagnóstico, efectuando un test sobre la función fetoplacentaria. En el aspecto patológico, la DHEA tiene importancia, entre otras, como precursor de los andrógenos*; en el suero pueden ser determinadas tanto la DHEA como la DHEAS. Un nivel sérico de DHEAS superior a 7 μg/ml hace necesario un diagnóstico tumoral específico (corteza suprarrenal). Los tumores productores de andrógenos presentan, frecuentemente, niveles normales de DHEAS, puesto que partiendo de ella se sintetizan los estrógenos*. **Valores normales** (en μg/ml de suero): mujeres 0,35-4,30; varones 0,8-5,6.

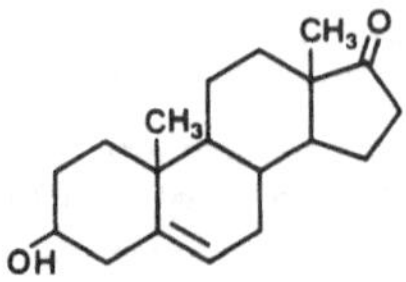

Dehidroepiandrosterona

dehidroepiandrosterona, sulfato de: abrev. DHEAS; ver dehidroepiandrosterona.

Denman, evolución espontánea de (Thomas D., ginecólogo, Londres, 1733-1815): evolución* espontánea, en caso de presentación transversa con pliegue (doblamiento) en la parte inf. de la columna vertebral.

depot anovulatorio: ver contracepción hormonal.

depresibilidad ósea del cráneo: blandura fisiológica del cráneo infantil; hallazgo normal en neonatos y en prematuros hasta, aprox., el 2º-3er mes; ¡no confundir con la craneotabes raquítica!

depresión: **1.** (anat.) hundimiento, cavidad en un hueso. **2.** den. diagnóstica inespecífica para un trastorno afectivo en el que se encuentra, en primer plano, un síndrome depresivo*. La modificación depresiva del estado de ánimo, en determinadas circunstancias, es patológica, dependiendo de la duración, intensidad o periodicidad de su presentación. Según la extensión de la gravedad del síndrome depresivo, de la existencia de desencadenantes externos adecuados o de la presencia de enfermedades orgánicas correspondientes, así como en base a la evolución con episodios depresivos repetidos, a veces con la aparición intercalada de síntomas de manía, se procede a la **clasificación nosológica**: depresión como parte de una enfermedad orgánica (ver depresiones somatógenas) como psicosis endógenas (ver depresiones endógenas) o como enfermedad psicorreactiva (ver depresiones psicógenas). Especialmente en la literatura angloamericana reciente, la diferenciación entre depresión endógena y psicorreactiva, está siendo abandonada en favor de una clasificación descriptiva (fenomenológica) en depresión típica (major depression) y depresión específica. **Precaución:** ¡en toda forma de depresión existe un riesgo de suicidio!

depresión climatérica: depresión discutida en cuanto a su calidad de cuadro morboso unitario, posiblemente originada a consecuencia de los cambios hormonales climatéricos, pero tamb. reactiva (cesura biográfica, miedo a la pérdida de la sexualidad, temor ante el envejecimiento, etc.).

depresiones endógenas: sin. psicosis afectiva o psicosis afectiva bipolar, psicosis del afecto, depresión bipolar, (ingl) major depression, psicosis maníaco-depresiva, melancolía; depresión monopolar, periódica, fásica, primaria, psicótica, vital, circular (cíclica); ciclotimia, ciclofrenia, etc. Forma clásica de la depresión con características más o menos típicas: carga hereditaria, origen autóctono, trastornos del sueño (entre otros, despertar temprano), depresión anímica por las mañanas (animación vespertina), desvitalización, impulsos autoagresivos (riesgo de suicidio), ideas delirantes hipocondríacas, delirio de enfermedad, delirio de empobrecimiento y de culpa; síndrome depresivo*; meaculpismo excesivo. Es posible una terminación repentina e inmotivada de la depresión; no son raros los desencadenantes somáticos o psíquicos. **Terapia:** farmacoterapia suficientemente prolongada a dosis elevadas (entre otros, antidepresivos y, dado el caso, neurolépticos), así como psicoterapia y socioterapia.

depresiones psicógenas: den. genérica para las depresiones reactivas (en momentos decisivos de la vida, como p. ej., en la forma de depresión* gestacional), depresiones neuróticas (trastornos de la nlaboración psíquica de las vivencias, desencadenados por conflictos parcial o totalmente reprimidos) o evoluciones depresivas (p. ej., depresión por agotamiento, depresión de desarraigo). Las mujeres son afectadas con más frecuencia. **Terapia:** psico y socioterapia, dado el caso, psicofármacos prudentemente dosificados y durante un período limitado (antidepresivos, neurolépticos de baja potencia, tranquilizantes de efecto breve), así como hipnóticos.

depresiones somatógenas: sin. depresión exógena. Depresión fundamentable en trastornos orgánicos con daño, directo o indirecto, de las funciones cerebrales. Se distingue entre: **1. depresiones sintomáticas:** depresiones acompañantes de enfermedades orgánicas (entre otras, extracerebrales): postinfecciosas, postoperatorias, hemodinámicas, tóxicas, endocrinas (épocas de crisis biológica: pubertad, premenstruo, gravidez, puerperio, climaterio y enfermedades endocrinas), medicamentosas (depresión farmacógena), etc. **2. depresión orgánica:** modificaciones condicionadas por la edad, con o sin demencia, postraumáticas, tumores cerebrales, oligofrenia, epilepsia, meningitis, encefalitis, etc. **Terapia:** exclusión del efecto de posibles noxas o medicamentos desencadenantes de la depresión, tratamiento de la enfermedad subyacente, dado el caso, antidepresivos dosificados prudentemente, neurolépticos; ver depresivo, síndrome.

depresión gestacional: depresión* que se presenta en el transcurso de un embarazo y que, casi siempre, ha de ser interpretada como depresión reactiva (ver depresiones psicógenas). La participación de factores somáticos (p. ej., endocrinos) en su génesis, casi nunca se puede asegurar suficientemente.

depresión larvada (lat larva máscara): depresión* con incapacidad simultánea del paciente para describir como tal, su distimia disfórica. En lugar de ello, las molestias son proyectadas y representadas como síntomas orgánicos: molestias cardíacas, dolores de cabeza, de espalda, molestias digestivas, trastornos del apetito y del sueño, molestias ginecológicas, alteraciones de la función sexual. Se presume que aprox. la mitad de todos los cuadros con trastornos sospechosos de depresión, representan el inicio de una forma larvada de la misma. La depresión larvada no es un cuadro morboso autónomo, sino la caracterización fenomenológica de un estado de sospecha de depresión, que debe ser clasificado nosológicamente (ver depresivo, síndrome). Los pacientes se encuentran frecuentemente en tratamiento simultáneo por varios médicos; problema de dd, especialmente para médicos generales, internistas y ginecólogos.

depresión puerperal: sin. depresión postparto; **formas: 1.** trastornos psíquicos no psicóticos después del parto: el así den. **«día del llanto»** (ver puerperio), estados distímicos psicorreactivos o depresivoneuróticos con, casi siempre, sentimientos de insuficiencia y sobrecarga por encima de las capacidades propias, así como estados asténicos de fracaso. **Causa:** miedo, entre otras, al conflicto de roles; **2.** depresión psicótica: pródromos ya posibles durante el así den. «día del llanto», pero con

D

mayor frecuencia en la segunda semana después del parto. **Sintomatología:** depresión de ánimo pronunciada, graves alteraciones del sueño, falta de impulso o entumecimiento psicomotor. **Causa:** predisposición (¿hereditaria?) correspondiente, así como el cambio hormonal. Peligro de recidivas tanto en el marco de partos ulteriores como tamb. más tarde, independientemente de los partos, con psicosis depresivas, a veces incluso esquizofrénicas. **Terapia:** psico y socioterapia, antidepresivos y/o neurolépticos de elevada o escasa potencia, dado el caso, tranquilizantes durante un breve período tras el destete.

D

depresivo del neonato, estado: den. genérica para el estado de un recién nacido que presenta una respiración disminuida o anulada, una circulación afectada o una actividad alterada del sistema nervioso central, inmediatamente después del parto. El diagnóstico y la subdivisión del grado de gravedad son llevados a cabo mediante el diagnóstico* del estado del neonato. Ver Apgar, índice de.

Causas más frecuentes: **1.** depresión respiratoria por administración desmesurada de narcóticos, espasmolíticos y analgésicos. **2.** trastorno del despliegue pulmonar, atelectasias totales o parciales. **3.** aspiración de líquido* amniótico. **4.** falta o trastorno del funcionamiento del centro respiratorio, a consecuencia de hemorragia cerebral o inmadurez del neonato prematuro (apnea o disnea centrales). **5.** impedimento del intercambio de gases por formación de membranas hialinas; ver membranas hialinas, síndrome de las. **Terapia:** reanimación* primaria.

depresivo secundario, estado del neonato: estado depresivo del neonato, nacido en buen estado, que se instaura algún tiempo después del parto (unos 10 minutos) (ver depresivo del neonato, estado). Junto a una disminución del pH consecuente a una sobreproducción de lactato, en las regiones circulatorias centrales, después de la desparición de la vasoconstricción en las regiones periféricas, al parecer están implicadas, en su presentación, quininas y otras sustancias tóxicas.

depresivo, síndrome: den. genérica para los síntomas psíquicos, somáticos y psicosociales, observados en caso de depresión*: **1. psíquicos:** distimia triste (no obligada; ver depresión larvada), falta de alegría, imposibilidad de disfrutar, falta de intereses, carencia de energía, intranquilidad interna o inhibición psicomotriz, falta de ánimo, sentimientos de inferioridad, estados de miedo, autocoerción, hipersusceptibilidad, irritabilidad, trastornos de la concentración, sentimientos de culpa, trastornos de las relaciones con otros, empobrecimiento ideatorio, temores hipocondríacos, malinterpretaciones levemente paranoides, así como vivencias de alienación. **2. somáticos:** trastornos del sueño y del apetito, pérdida de peso, trastornos gastrointestinales, dolores de cabeza, molestias vesicales, disnea, sensaciones cardíacas, trastornos circulatorios, molestias difusas en las regiones muscular y esquelética, trastornos secretorios (p. ej., sequedad de boca, desaparición de la secreción lacrimal), sofocaciones, escalofríos, trastornos de la libido y de la potencia, influjo sobre la voz (queda, débil, monótona), y sobre la psicomotricidad (inclinado hacia adelante, sin fuerza, paso arrastrado). **3. psicosociales:** retraimiento de los contactos interhumanos, tendencia al aislamiento; problemas con compañeros, hijos, superiores, disminución del rendimiento, peligro de traslado, degradación o pérdida del puesto de trabajo, etc. **Causas:** ver depresiones psicógenas, endógenas y somatógenas.

Dercum, enfermedad de (François D., neurólogo, Filadelfia, 1856-1931): sin. adipositas dolorosa, neurolipomatosis; aparición de lipomas dolorosos y tumores adiposos, especialmente en mujeres climatéricas.

dermatitis exfoliativa del neonato (gr derma piel): forma evolutiva grave del síndrome estafilogénico de Lyell*, en recién nacidos y lactantes, descrita por primera vez por Ritter von Rittershain.

dermatitis progesterónica autoinmune en el embarazo: aparición de pápulas y comedones acneiformes, no pruriginosos, casi siempre en las dos primeras semanas del embarazo, en las extremidades y en las nalgas, frecuentemente unidos a molestias poliartríticas; muy rara. **Etiología:** presumiblemente hipersensibilidad a la progesterona. **Pronóstico:** elevada mortalidad fetal, curación de las alteraciones cutáneas después del aborto o parto; posibles recidivas por contraceptivos hormonales o por nuevo embarazo.

dermatosis gestacional: alteraciones cutáneas condicionadas por el embarazo. **Fisiología:** se observan hiperpigmentaciones, entre otros lugares, de las mamilas y en los genitales, hipertricosis y modificaciones vasculares (eritema palmar, nevi aracnei). **Patología:** por una parte se encuentran empeoramientos de enfermedades cutáneas preexistentes, como p. ej., de un melanoma maligno, de una eritematosis, una neurofibromatosis, o de una porfiria cutánea tardía. Por otra, las dermatosis del embarazo en sentido estricto: prurito* gravídico, herpes* gestacional, impétigo* herpetiforme, prurigo* gestacional, dermatitis* progesterónica autoinmune en el embarazo, pápulas y placas pruriginosas urticariales (síndrome PUPPP*), dermatosis papulosa del embarazo.

dermatosis papulosa del embarazo: aparición por toda la piel, durante toda la duración del embarazo, de pápulas escasas muy pruriginosas que curan a los pocos días. Desaparece espontáneamente tras el parto, pero está unida a un riesgo elevado de aborto. **Etiología:** no aclarada, posiblemente antígeno placentario desconocido. Eventualmente forma especial del prurigo* simple subagudo; ver prurigo gestacional.

dermoide: casi siempre teratoma* maduro primario cístico benigno, frecuentemente con diferenciación de descendientes solamente de una o dos láminas germinativas, en forma de **quiste dermoide** recubierto de epidermis, que contiene una masa sebácea mezclada con pelos, y en la pared interna presenta una protuberancia similar a una cabeza que incluye, con frecuencia, uno o varios dientes, y a veces otras estructuras organoides como tejido cartilaginoso, óseo y nervioso; frecuentemente localizado en el ovario (ver tumores ováricos), siendo posible una degeneración maligna (carcinoma, sarcoma). **Dd:** quiste epidermoide.

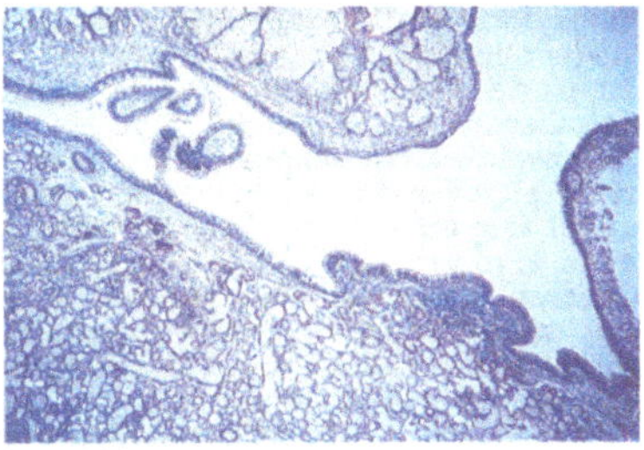

Dermoide:
Quiste dermoide del ovario, con distintas estructuras de órganos

DES: abrev. de **d**ietil**es**tilbestrol.

desaceleración: enlentecimiento, caída: ver reacciones contráctiles, tipos de.

desarrollo embrionario: ver embriogénesis.

desarrollo germinativo: ver blastogénesis, embriogénesis.

descamación, fase de: ver ciclo menstrual.

descenso uterino: ver descenso uterino y vaginal; prolapso uterino y vaginal.

descenso uterino y vaginal: descenso del útero y de la vagina sin que parte alguna de los mismos se prolapse a través de la vagina. Grado de descenso máximo: la portio alcanza el límite de la vulva, siendo visible en ella. Si el descenso continúa, se da un prolapso* uterino y vaginal. Las medidas preventivas engloban gimnasia de embarazo, parto dirigido y gimnasia puerperal, con el fin de mantener en estado óptimo la función muscular y del tejido conectivo perineal, después de los partos.

descenso vaginal: ver descenso uterino y vaginal, prolapso vaginal.

desfeminización: forma de la androgenización* de la mujer: atrofia uterina y mamaria, amenorrea y esterilidad, ciclos anovulatorios, disminución del panículo adiposo típico de la mujer; ver virilización.

desfibrinación, síndrome de: concepto para hemorragias debidas a hiperfibrinólisis, o déficit de fibrinógeno, o a la combinación de ambos; este mecanismo conlleva frecuentemente a hemorragias obstétricas. El test de clot-observation (observación del coágulo) es una exploración orientadora. Ver coagulopatía de consumo.

desfloración: desgarro del himen* intacto, casi siempre en el primer coito, muy rara vez a consecuencia de trauma o masturbación. Acontecimiento, casi siempre, sin complicaciones desde el punto de vista médico, con diferente relevancia social según el entorno sociocultural (pérdida de la virginidad); por ello, en determinadas circunstancias, puede hacerse necesaria una reconstrucción plástica del himen (himenoplastia).

desgarro perineal: desgarro vagino-perineal, lesión de partes blandas en el parto; tamb. la mucosa vaginal está siempre desgarrada; se distinguen tres grados; **1er grado:** desgarro perineal y vaginal, como máximo, hasta la mitad del periné; **2º grado:** desgarro de la musculatura perineal hasta el esfínter anal externo; **3er grado:** desgarro perineal total, incluyendo el esfínter anal externo, eventualmente con desgarro del intestino grueso; **desgarro perineal central:** desgarro del periné en las cercanías del esfínter, con o sin lesión del mismo, con mantenimiento concomitante de una brecha tisular en la comisura posterior. Ver periné.

desgarro tentorial: desgarro del tentorio cerebeloso o de la hoz cerebelosa, por desplazamiento de los huesos craneales durante el parto; especial riesgo corren los prematuros (¡hemorragias intracraneales!).

desgarro vaginal: colporrexis; desgarro de la piel vaginal en el parto, coito o aborto; ver tamb. cohabitación, lesiones por.

desogestrel (INN)**:** desogestrelum (INN-L), desogestrel (INN-E), 13-etil-11-metilén-18,19-dinor-17α-pregno-4-en-20-in-17-ol (IUPAC); CAS-Nº 54024-22-5; $C_{22}H_{30}O$; PM 310,48; progestógeno sintético con elevada especificidad gestagénica, no muestra efectos androgénicos parciales ni estrogénicos cuando es empleado a dosis terapéuticas. El desogestrel es metabolizado en el hígado a 3-ceto-desogestrel, biológicamente activo. **Empleo:** para la contracepción* hormonal oral.

desprendimiento folicular: rotura de un folículo maduro en el ovario, con expulsión de un huevo maduro (ovulación*).

desprendimiento placentario: separación fisiológica de la placenta por contracción y retracción del útero, después del nacimiento del niño (contracciones de alumbramiento), se-

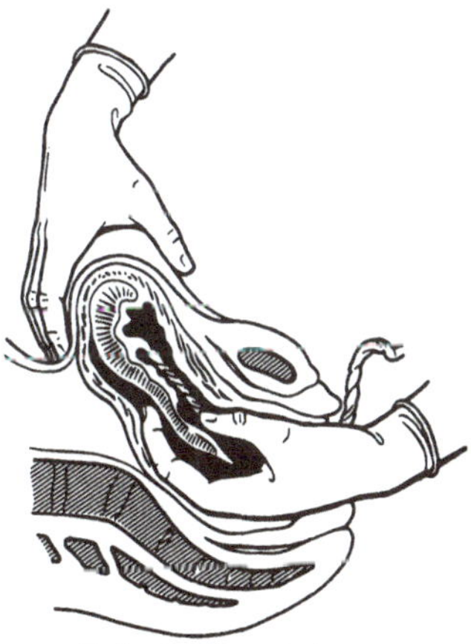

Desprendimiento placentario:
Desprendimiento, con la mano, de la placenta que no se separa espontáneamente

D

El mayor peligro en caso de **desprendimiento placentario prematuro** consiste en que no rara vez va acompañado de trastornos de la coagulación sanguínea: disminución del fibrinógeno hasta su falta completa (hipo o afibrinogenemia).

gún el modo de Schultze* o el de Duncan* para el desprendimiento placentario; ver hematoma retroplacentario.

D

desprendimiento placentario, hemorragia por: hemorragia durante y después del desprendimiento* placentario, con una pérdida sanguínea de unos 300 ml; si la pérdida es mayor, se trata de una **hemorragia intensa** por desprendimiento placentario. **Causas:** antes de la expulsión de la placenta: trastornos del desprendimiento* placentario; después de la expulsión de la placenta: sobre todo atonía uterina, restos de placenta en el útero, déficit de fibrinógeno. Ver hemorragia secundaria, hemorragia postparto.

desprendimiento placentario manual: se realiza en caso de presencia de trastornos del desprendimiento* placentario (ver fig., página 69); ver tamb. Credé, maniobra de.

desprendimiento placentario prematuro: sin. ablación placentaria, abrupción placentaria. Desprendimiento parcial o total de la placenta, de asiento normal, de su superficie de sujeción antes del nacimiento del niño. El desprendimiento placentario prematuro acontece, bien durante los últimos meses del embarazo, o bien durante el parto (casi siempre en el período de dilatación); dándose hemorragias de los vasos sanguíneos maternos y, no rara vez, de los infantiles a nivel de la superficie de asiento, formándose así un hematoma* retroplacentario. **Causas:** en un elevado porcentaje de los casos (50-70%) no aclaradas; en los restantes, casi siempre gestosis*. **Sintomatología:** dolor hipogástrico de aparición repentina, malestar general, sensación de miedo, manifestaciones vertiginosas, disnea; la embarazada frecuentemente deja de sentir los movimientos del niño; la hemorragia que accede al exterior casi siempre es escasa. Eventualmente shock, trastornos de la coagulación. **Pronóstico:** el desprendimiento de la cuarta parte de la superficie placentaria basta para inducir una carencia de oxígeno en el feto y muerte* fetal intrauterina, en caso de desprendimiento de la mitad y más, pérdidas sanguíneas vitales para la madre y el niño. **Dd:** placenta* previa, rotura* uterina. Ver Couvelaire, síndrome de.

desprendimiento placentario, signos del: ver Schröder, signo de; cordón umbilical, signos del.

desprendimiento placentario, trastornos del: durante el desprendimiento de la placenta pueden aparecer distintas irregularidades que conducen a una prolongación del período postnatal (retención de la placenta*) o a una así den. hemorragia intensificada por desprendimiento* placentario. Se da un desprendimiento prolongado de la placenta, cuando no aparecen signos de desprendimiento tras 30 minutos (ver cordón umbilical, signos del). **Causas:** anatomopatológicas (fusión de la placenta en el lugar de asiento de la misma; ver implantación, trastornos de la). **Dd:** placenta* incarcerada, en caso de espasmo del cuello uterino. **Terapia:** oxitócicos, vaciamiento vesical, eventualmente maniobra de Credé* o desprendimiento* placentario manual.

desproporción: (obst.) entre la pelvis materna (ver pelvis, medidas de la) y diámetro de la cabeza del niño que ha de nacer (ver medidas de la cabeza). **Formas: 1.** desproporción relativa, es decir, complicaciones funcionales del parto, p. ej., en caso de anomalías de presentación del feto en el transcurso del parto después de la rotura de la bolsa de las aguas, con transcurso prolongado del parto (eventualmente necesaria una cesárea* secundaria); **2.** desproporción absoluta, complicación de base anatómica, irreconciliable con un parto via naturalis (p. ej., en caso de pelvis raquítica plana, donde está indicada una cesárea primaria).

destete: transición de la alimentación natural del lactante con leche materna (lactancia*), a la artificial; no debería acontecer antes del 3er mes de vida, puesto que la leche* materna, en este período, ofrece ventajas sustanciales para el lactante. Una necesidad médica de destete se da, entre otros casos, en el de **impedimentos para la lactancia** (pezones planos y huecos, rágades, enfermedades infecciosas, medicación constante con determinados medicamentos, grietas en la cara del niño); tamb. una producción insuficiente de leche puede obligar al destete. **Destete primario:** inhibición de la lactacion* antes de que ésta haya comenzado. **Destete secundario:** supresión de una lactación ya existente. Para acostumbrar al lactante a la alimentación artificial y evitar una dispepsia del destete, hay que pasar progresivamente a la alimentación artificial durante un período de, por lo menos, 8-10 días.

desvirgación: ver desfloración.

determinación prenatal del sexo: ver sexo, reconocimiento prenatal del.

dextrotorsión: ver posición uterina.

dextroversión: ver versión uterina.

DHEAS, test del: test de sobrecarga fetoplacentaria con sulfato de dehidroepiandrosterona* (DHEAS), para el reconocimiento de una situación de riesgo fetal. **Principio:** después de la inyección de 30-50 mg de DHEAS se mide la excreción incrementada de esteriol, en la orina materna de 24 horas, expresándola en porcentaje de la cuantía de DHEAS administrada. En caso de embarazo sin problemas, la cuantía supernumeraria de estriol excretado es del 30% de la cantidad de DHEAS administrada. Si la unidad fetoplacentaria está alterada, el aumento de la excreción de estriol es menor.

diabetes gestacional: manifestación de una diabetes* mellitus hasta el momento latente (tolerancia patológica a la glucosa en situaciones de sobrecarga), o empeoramiento durante el embarazo de una diabetes mellitus clínicamente manifiesta. **Fisiopatología:** disminución del efecto de la insulina, condicionada por el embarazo, debido a la producción de hormonas placentarias antagonistas de la insulina, a la degradación intensificada de la misma en la placenta y a un aumento de la concentración sérica del cortisol. **Síntomas clínicos:** acentuada labilidad metabólica, con tendencia a la acidosis, hipoglucemia y coma, especialmente en el primer trimestre del embarazo. **Terapia:** ajuste consecuente del metabolismo, por regla general con insulina (ajuste hospitalario, autocontroles) y observaciones evolutivas minuciosas (embarazo* de riesgo), especialmente en el último trimestre, controlando el estado del feto (diagnóstico por ultrasonidos*, determinaciones hormonales, cardiotocografía*). **Precaución:** cuanto más avanzada está la diabetes mellitus y cuanto peor es el ajuste metabólico de la madre, menor es la esperanza de vida del feto (ver White, esquema de). **Complicaciones:** desarrollo de un hidramnios*, gestosis tardía (ver gestosis), infecciones* urinarias. Si el ajuste metabólico es bueno, esperar hasta que se aproxime la fecha del parto, considerando la posibilidad de un parto vaginal, o la indicación de una cesárea* (parto* de riesgo). **Dd:** glucosuria fisiológica del embarazo. Ver embriofetopatía diabética.

diabetes mellitus: glucosuria, enfermedad del azúcar; enfermedad endocrina más frecuente. Concepto de enfermedad para distintas formas de trastornos del metabolismo de la glucosa, con etiología y semiología diferente. Característica común: déficit relativo o absoluto de insulina. Se habla de una diabetes mellitus clínicamente manifiesta cuando los valores de azúcar sanguíneo en ayunas son superiores a 6,7 mmol/l (>120 mg%) o los valores de azúcar sanguíneo a las dos horas son superiores a 10 mmol/l (>180 mg%) en las venas o a 11,1 mmol/l (>200 mg%) en los capilares, con la prueba oral de tolerancia a la glucosa (oGTT). Clínicamente se distingue entre síndrome diabético precoz y tardío. En obstetricia tiene importancia la diabetes* gestacional. Ver embriofetopatía diabética; White, esquema de.

diabetes renal: ver glucosuria renal.

diafragma (gr pared de separación): ver diafragma vaginal.

diafragma pélvico: cierre en embudo de la salida del periné, formado por el músculo* elevador del ano; es recubierto por las fascias pélvicas sup. e inf.; ver suelo pélvico, fascia pélvica.

diafragma urogenital: plano muscular formado por el músculo transverso profundo del periné y por el músculo esfínter de la uretra y el lig. perineal transverso, situado delante del diafragma pélvico. Recubierto por las fascias sup. e inf. del diafragma urogenital; ver suelo pélvico.

diafragma vaginal: sin. pesario de Mensinga, pesario vaginal; medio, reutilizable, de contracepción* mecánica; consiste en un diafragma de goma con anillo externo en muelle, que al contrario de la tapadera para la portio (pesario* oclusivo) es introducido entre 10 minutos y seis horas antes del coito; casi siempre se recubre previamente con un gel espermicida (ver espermicida); después del coito debería permanecer en la vagina, por lo menos, de 6 a 8 horas. Era empleado con predilección en muchos países antes de la introducción de la contracepción* hormonal; últimamente vuelve a aumentar su empleo; no se conocen efectos colaterales; relativa fiabilidad; índice de Pearl: 2-4.

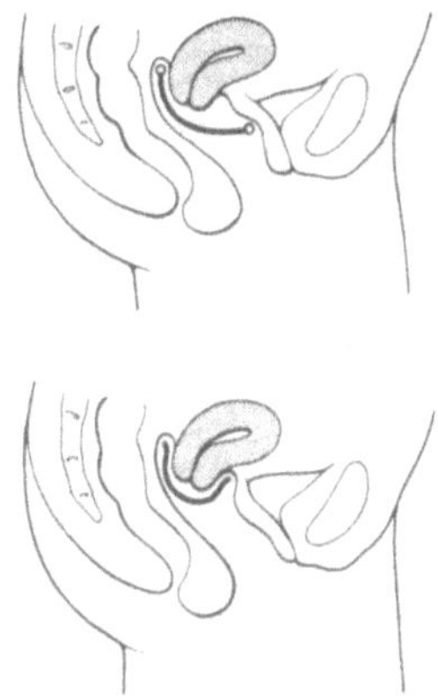

Diafragma vaginal (arriba) y tapadera de la portio (abajo) in situ

diagnóstico del estado del neonato: registro del estado del recien* nacido, inmediatamente después del parto, sobre todo mediante el índice de Apgar*, el esquema de Saling* y por la valoración de los signos de madurez del neonato*. Ver tamb. microanálisis sanguíneos.

diagnóstico prenatal: exploración del niño, antes del parto; **diferentes métodos e indicaciones: 1.** diagnóstico por ultrasonidos*; procedimiento rutinario, utilizado generalmente, por lo menos, dos veces durante todo embarazo. Permite, junto a la demostración de un embarazo, localizar la placenta, determinar el tamaño y la forma del feto, incluyendo si se trata de varios fetos, así como, dentro de ciertos márgenes, el hacerse un juicio de algunos órganos (malformaciones). **2.** visualización del líquido* amniótico mediante amnioscopia* u obtención de líquido amniótico y células del feto en el líquido amniótico mediante amniocentesis*, con las indicaciones predominantes siguientes: presencia de un defecto genético en los progenitores o en sus parientes; nacimiento anterior de un niño con anomalías cromosómicas, afecciones hereditarias o graves anomalías metabólicas congénitas, basadas en un defecto enzimático demostrable en todas las células; edad materna superior a los 35 años, edad paterna superior a los 50 años; por lo menos hay que avisar del riesgo aumentado y de la posibilidad de un diagnóstico prenatal, a los progenitores de edad avanzada (ver aberraciones cromosómicas, tabla); existen requerimientos para que se proceda a un diagnóstico prenatal ya con una edad paterna de más de 41 años. En el embarazo tardío: exclusión de una enferme-

D

dad* hemolítica fetal, sospecha de insuficiencia de la placenta*. **3.** biopsia coriónica: corresponde a la amniocentesis del embarazo temprano, pero puede ser efectuada más pronto. Otros métodos para la vigilancia del estado fetal son: **4.** análisis hormonal (p. ej., determinación del estriol); **5.** cardiotocografía* anteparto con y sin sobrecarga; **6.** en caso de amenaza de parto prematuro, espontáneo o asistido: diagnóstico de la madurez pulmonar. Durante el parto se dispone además de los microanálisis* sanguíneos. Ver consulta genética; embarazo de riesgo; madurez, determinación intrauterina de la.

diagnóstico prenatal del sexo: ver sexo, reconocimiento prenatal del.

diagnóstico radiológico en obstetricia: en sentido estricto, pelvimetría radiológica: hoy apenas empleada durante el embarazo, puesto que la conjugada vera puede ser determinada ecográficamente (ver pelvis, medidas de la). Indicación principal: parto vaginal en presentación* podálica (exclusión de impedimentos a la rotación de la cabeza en la pelvis menor). Visión de conjunto acerca de la sobrecarga radiactiva del embrión y del feto, en caso de medidas de radiodiagnóstico: ver tabla.

Diagnóstico radiológico en obstetricia
Dosis media calculada para el embrión o el feto, en caso de medidas de radiodiagnóstico durante el embarazo

Región corporal de la madre sometida a irradiación	Dosis para el embrión o el feto en mSv	(mrem)
Cráneo	0,04	(4)
Columna vertebral cervical	0,02	(2)
Extremidades, sup./inf.	0,01	(1)
Columna vertebral torácia	0,09	(9)
Columna vertebral lumbar	2,75	(275)
Pelvis (visión de conjunto)	4,40	(440)
Articulación coxofemoral (de la cadera)	3,00	(300)
Pulmones		
radioscopia	0,70	(70)
radiografía	0,08	(8)
fotofluorografía	0,08	(8)
Abdomen (visión de conjunto)	2,90	(290)
Tracto gastrointestinal superior		
radioscopia	2,00	(200)
radiografía	3,60	(360)
en total	5,60	(560)
Tracto intestinal (representación con contraste de bario)		
radioscopia	3,60	(360)
radiografía	4,40	(440)
en total	8,00	(800)
Vejiga urinaria	2,00	(200)
Pielograma (i. v. o retrógrado)	4,00	(400)
Radiografía del embarazo	7,23	(723)

diámetro (gr): ver pelvis, medidas de la; medidas de la cabeza.

diámetro biparietal (lat parietalis lateral): abrev. DBP; distancia entre ambos huesos parietales; mayor diámetro transverso del cráneo, de unos 9,5 cm; ver cefalometría intrauterina, tamaño fetal.

diámetro bitemporal: distancia entre los puntos más extremos de ambos huesos temporales; menor diámetro transverso del cráneo, de unos 8 cm. Ver plano.

diámetros cefálicos: ver medidas de la cabeza; perímetros cefálicos.

diaplacentario: a través de la barrera de la placenta*, de camino hacia la placenta*.

diastasis de la sínfisis: ver sínfisis, relajación de la.

diastasis del músculo recto del abdomen: separación permanente de los músculos rectos del abdomen: acontece tras partos repetidos, operaciones abdominales.

dictamen antropológico: sin. dictamen antropológico-biológico hereditario; dictamen morfológico-biológico hereditario; dictamen de similitud morfológica; dictamen solicitado de peritos por un tribunal o en forma privada, para juzgar una paternidad cuestionable con base en un gran número de características morfológicas y fisiológicas, probándose, entre otras cosas, si el presunto padre ostenta fenotípicamente las cualidades que el niño no ha heredado de su madre, sino de su padre. Para ello se exploran regularmente, arquitectura cefálica y del rostro, atendiendo a la región de los ojos, nariz, orejas, boca y barbilla, así como a la cavidad bucal, las rayas palmares y plantares, la pigmentación de los ojos, del pelo y de la piel, el tipo de pilificación, la estructura del iris y la conformación de las extremidades. La documentación es llevada a cabo mediante fotografía, medición, toma de impresiones, descripción, dibujo, etc. El balance de los hallazgos encontrados y valorados, está fundamentado esencialmente en impresiones subjetivas. La exactitud del juicio final está relacionada con la experiencia y grado de formación del perito. Un dictamen antropológico es casi siempre efectuado solamente después del dictamen del grupo* sanguíneo; el niño debe contar por lo menos tres años. Ultimamente, el dictamen HLA está sustituyendo, cada vez más, al dictamen antropológico.

dictamen bioestadístico de ascendencia: balance de las características hereditarias de los implicados (casi siempre en dictámenes de paternidad) de frecuencia conocida, empleando el teorema de Bayes (o principios análogos) para averiguar una probabilidad de paternidad o de otro tipo de parentesco. Ver tamb. dictamen antropológico.

didrogesterona (INN): dydrogesteronum (INN-L), dydrogesterone (INN-E), 9β,10αpregna-4,6-dién-3,20-diona (IUPAC); CAS-N° 152-62-5; $C_{21}H_{28}O_2$; PM 312,44; tamb. den. como retroprogesterona. **Empleo terapéutico:** en dismenorrea*, endometriosis*, infertilidad* debida a insufiencia del cuerpo* lúteo, molestias premenstruales. Ver gestágenos.

dienestrol (INN): dienestrolum (INN-L), dienestrol (INN-E); 4,4'-(1,2-dietilidén-etilén)-difenol (IUPAC); CAS-N° 84-17-3; $C_{18}H_{18}O_2$; PM

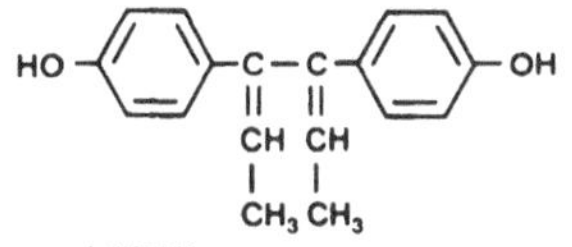

Dienestrol (INN)

266,32; hoy solamente empleado, como el compuesto con él emparentado dietilestilbestrol*, en experimentación animal, puesto que ambos inducen lesiones tardías.

dientes natales: dientes de nacimiento (frecuentemente hipoplásicos), casi siempre incisivos medios inf., como consecuencia de un desplazamiento del germen dentario; predominantemente varones primogénitos. Hereditario, pero tamb. como síntoma de un trastorno del desarrollo ectodérmico en caso de enfermedades sépticas de la madre durante la gestación.

dietilestilbestrol: 4,4'-(1,2-dietil-1,2-etenedil)bisfenol; $C_{18}H_{20}O_2$; PM 268,34; derivado sintético estilbénico con efecto estrogénico correspondiente al del estradiol*. Tiene un efecto carcinógeno y tóxico para el embrión, si atraviesa la placenta. Se han observado adenocarcinomas de la vagina y del cuello uterino, en las hembras descendientes de madres que recibieron dietilestilbestrol durante el embarazo (el así den. síndrome del estilbestrol*), y anomalías gonadales en la descendencia masculina.

5α-dihidrotestosterona: 17β-hidroxi-5α-androstán-3-ona; $C_{19}H_{29}O_2$; PM 289,41; se origi-

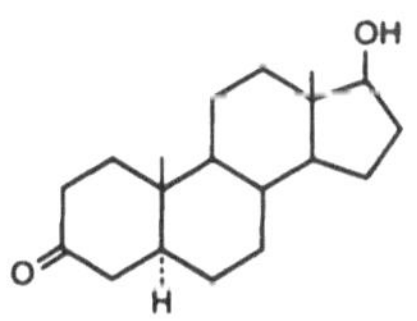

5α-dihidrotestosterona

na de la testosterona* por reducción (5α-reductasa), representando la forma biológicamente activa de la testosterona, a nivel celular (no efectiva por vía oral).

dilatación, contracciones de: contracciones regulares del útero para la dilatación del cuello uterino; al principio 2-3 contracciones en media hora, en estadio tardío 2-3 contracciones cada diez minutos.

dilatación, período de: (obst.) período desde el comienzo de las contracciones, hasta la completa dilatación del cuello uterino; la dilatación ocurre mediante actividad contráctil rítmica (fig.). Ver parto; parto, duración del.

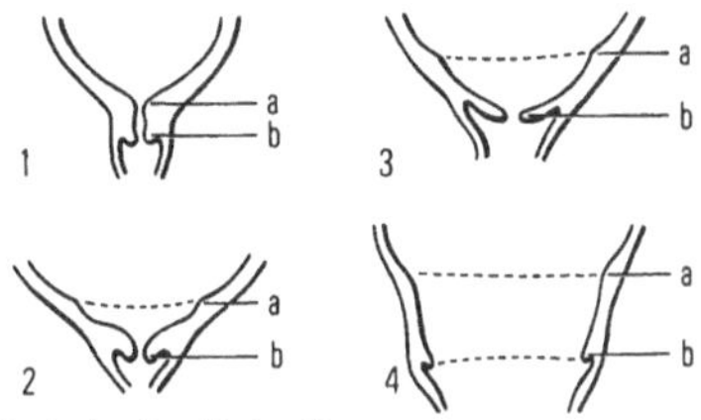

Período de dilatación:
a: orificio cervical interno; b: orificio cervical externo; 1: canal cervical, todavía cerrado; 2: segmento superior del cérvix, desplegado; 3: cérvix desplegado, orificio cervical externo, todavía cerrado; 4: cérvix pasado, orificio cervical externo desplegado hasta un pequeño ribete

disco embrionario: (embriol.) den. para el disco* germinativo trifoliado.

disco germinativo: (embriol.) **1.** estadio alcanzado por el **disco germinativo bifoliado** el 8° día de su desarrollo: embrioblasto* consistente en dos hojas germinativas (ectodermo y endodermo); **2. disco germinativo trifoliado** originado en la 3ª semana de desarrollo por invaginación de células ectodérmicas y formación del mesodermo; ver hojas germinativas.

disgenesia gonadal: falta de células germinales con aptitud funcional. **Etiología:** originariamente, en algunas formas, existe una aberración numérica de cromosomas (intersexual genotípico-cromosómico, es decir X0, sexo nuclear casi siempre masculino, cromatina negativa, y fenotipo, en lo concerniente a los genitales externos, femenino), pero se conocen tamb. **síndromes de disgenesia gonadal** con cariotipo normal. El momento de la degeneración de las glándulas germinales, es casi siempre el período embrionario precoz. **Sintomatología:** junto al desarrollo sexual llamativo, la disgenesia gonadal puede ir acompañada de anomalías diversas. Según el hallazgo cromosómico, pueden diferenciarse distintos síndromes de disgenesia gonadal (ver tabla, pág. 74; las anomalías acompañantes están especificadas en cada uno de los síndromes). Junto a ello, la disgenesia gonadal es un signo acompañante de varios otros síndromes congénitos.

disgerminoma: forma más frecuente de tumores* ováricos malignos, en la juventud (aprox. 50% de las pacientes menores de 20 años); más tarde raro; sólido macroscópicamente, moderadamente blando, de un tamaño hasta como el de la cabeza. Procede de las células germinales primitivas (por ello las células tumorales tienen un contenido doble en ADN); ver fig., pág. 75. Gran sensibilidad frente a la radiación. Ver seminoma.

dislocación germinal: sin. coristos*.

dismadurez: sin. distrofia prenatal; ver distrofia intrauterina.

dismelia (gr melos miembro): trastorno del desarrollo de las extremidades; el tiempo de determinación teratológica para las extremi-

Disgenesia gonadal
Sinopsis de los síndromes de disgenesia gonadal

	Gónadas	Cariotipo	Fenotipo	Mama	Clítoris	Labios	Vagina	Pene	Escroto
Disgenesia gonadal XO									
Síndrome de Ullrich-Turner	indif.	45,XO	f.	n.p.	n./−	(−)	inf.	n.p.	n.p.
Síndrome de Swyer	indif.	45,XO 46,XX/45,XO 46,XY/45,XO	f.	n.p.	inf.	inf.	inf.	n.p.	n.p.
Síndrome de Rössle	indif.	45,XO	f.	n.p.	inf.	inf.	inf.	n.p.	n.p.
Síndrome de Gordan-Overstreet	indif.	45,XO	m.	n.p.	inf.	inf.	n.	n.p.	n.p.
Disgenesia gonadal XX									
Síndrome de Ullrich-Turner	indif.	46,XX/45,XO	f.	n.p.	n.	(−)/n.	−/(n.)	n.p.	n.p.
Síndrome de Swyer	indif.	46,XX 46,XX/45,XO	f.	(+)/n.	−/n.	−/n.	−/n.	n.p.	n.p.
Síndrome de Roessle[(1)]	indif.	46,XX 46,XX/45,XO?	f.	(+)/n.	−/n.	−/n.	−/n.	n.p.	n.p.
Síndrome de Stein-Leventhal	ovarios	46,XX 47,XXX	f.[(2)] inf.	(+)/n. (+)/n.	−/n. n./−	−/n. n./−	−/n. n./−	n.p. n.p.	n.p. n.p.
Síndrome de hipogenesia ovárica									
Síndrome de «menopausia prepuberal»[(3)]	ovarios	46,XX	f.	n.	n.	n.	n.	n.p.	n.p.
Disgenesia gonadal XY									
Síndrome de Swyer	indif.	46,XY 46,XX/45,XO 46,XY/45,XO	f. (eun.)	n.p.	n./(+)	inf.	n.	n.p.	n.p.
Síndrome de disgenesia gonadal XY	indif.	46,XY	f. (eun.)	n.p.	n./(+)	inf.	n.p.	n.p.	n.p.
Síndrome de Ullrich-Turner[(4)]	indif.	46,XY/45,XO	m.	n.p.	n.p.	n.p.	n.p.	n./(−)	n.
Síndrome de Klinefelter	testículos	47/XXY 48/XXXY	m. (eun.)	(+)/++	n.p.	n.p.	n.p.	n./(−)	n.
Síndrome de Stein-Leventhal	ovarios	46,XX/46,XY 47/XXX 46,XX	f.[(5)] inf.	(+)/n.	−/n./+	n.	n.p.	n.p.	n.p.
Feminización testicular[(6)]	testículos	46,XY	f. (eun.)	+/n.	n.	inf.	corta, extremo ciego	n.p.	n.p.

n.p.: no presente; n.: normal; +: hiperplásico(a); −: hipoplásico(a); indif.: indiferenciado(a); f.: femenino(a); m.: masculino(a); inf.: infantil; eun.: eunucoide
(1) disgenesia ovárica familiar; (2) virilización parcial; (3) forma tardía de la hipogenesia ovárica; (4) el así denominado síndrome masculino de Turner; (5) virilización; (6) síndrome de hairless woman (mujer sin pelo)

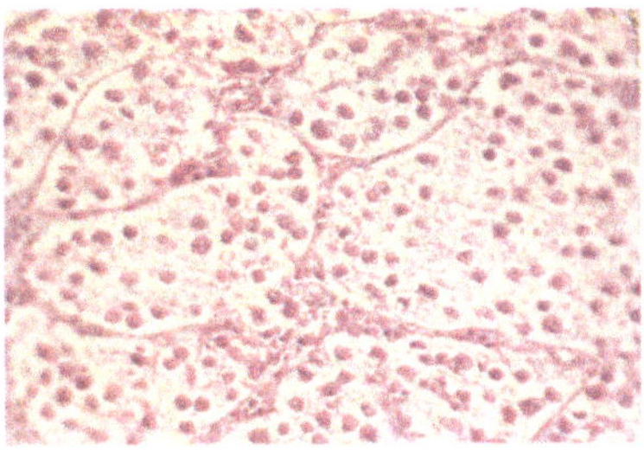

Disgerminoma del ovario

dades se encuentra entre los días 29 y 46 del embarazo. No obstante, noxas exógenas (déficit de oxígeno, fármacos, etc.) pueden provocar los trastornos más diversos, según el momento y la duración de su acción (ver. fig.): **1. amelia:**

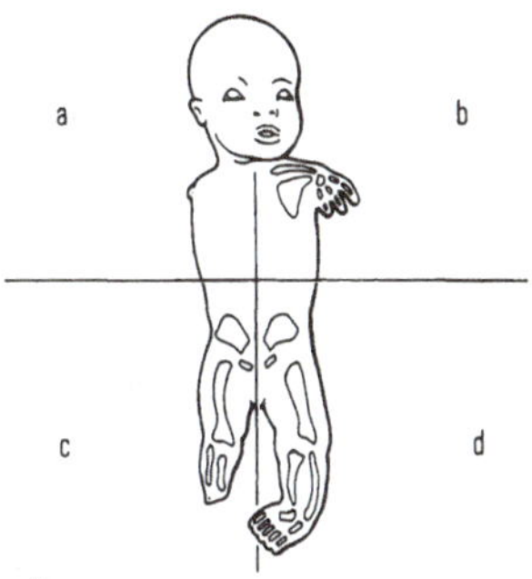

Dismelia:
a: amelia; b: focomelia; c: peromelia; d: ectromelia

falta completa de una extremidad (brazo o pierna), siendo tamb. hipoplásico, en la mayoría de los casos, el hombro o cadera correspondientes. Momento de la determinación: días 29 al 38. A veces se encuentran brotes de partes blandas, en forma de rabadilla, en la articulación del hombro o de la cadera. **2. focomelia:** malformación en la que las manos o los pies arrancan directamente de los hombros o caderas; momento de determinación: días 29 a 32. **3. ectromelia:** grupo mayor de malformaciones de las extremidades; hipo y aplasias de uno o varios huesos largos con malposición consecuente de los miembros. En el caso de que solamente exista un hueso de conexión entre la articulación del hombro y la raíz de la mano, se habla de ectromelia focomélica. **4. peromelia:** formación intrauterina en muñón de un miembro; ver tamb. bridas amnióticas; talidomida, embriopatía por.

dismelia, síndrome de: sin. embriopatía por talidomida*.

dismenorrea: hemorragia menstrual dolorosa. **Formas: 1. dismenorrea primaria:** hemorragias menstruales dolorosas desde el comienzo. **2. dismenorrea secundaria:** dismenorrea que aparece después de varios años. Por regla general aparición solamente en ciclos ovulatorios (¡prostaglandinas!). **Causas: 1.** dismenorreas condicionadas orgánicamente: endometriosis; tumores (miomas, pólipos); inflamatorias (anexitis, parametritis); estenosis cervical (estrechamiento del cuello uterino, p. ej. a consecuencia de cicatrices); retroflexión uterina fijada (correlación discutida); malformación (uterus subseptus); pesario intrauterino. Hipoplasia genital, pequeño útero hiperanteflexionado, frecuentemente colocado a la izq., con canal cervical largo y estrecho; **2.** causas funcionales: trastornos hormonales, distonías vegetativas, en caso de parametropatía* espástica. Empeoramiento, estáticamente condicionado, de modificaciones orgánicas esqueléticas previas; formas especiales: dismenorrea* membranácea, molimina menstrualia.

dismenorrea membranácea: excreción dolorosa de la mucosa uterina, durante la menstruación*, en forma de colgajos de mucosa o de fragmentos tisulares mayores; evolución, en parte, con dolores similares a los de las contracciones uterinas; ver dismenorrea.

disneico del neonato, síndrome: concepto genérico para todos los estados del neonato que cursan con cianosis y disnea o taquipnea. **Causas:** síndrome de las membranas* hialinas, aspiración de líquido amniótico o de meconio, neumotórax, quilotórax, neumonía, hernia diafragmática, paresia del frénico. Tamb. atresia coanal, cardiopatía congénita, trastornos cerebrales, etc. Ver depresivo, estado del neonato; hipoxia, test de; CPAP.

dispareunia: originariamente, la falta de acuerdo en el matrimonio; hoy, den. genérica imprecisa para los dolores, especialmente de la mujer, durante el coito*; definida en forma no unitaria como aversión condicionada psíquicamente o como sinónimo de la algopareunia*.

displasia: estadio preliminar preinvasivo, aún susceptible de regresión, de un carcinoma epitelial de células planas, predominantemente en la región de la portio, tamb. en la vagina o vulva. Se distinguen tres grados de gravedad, así como formas coilocitarias (desencadenadas por infección con el papilomavirus humano) y no coilocitarias; ver precancerosis, citología.

displasia caudal: ver regresión caudal, síndrome de.

displasia cretinoide: síndrome de malformación congénita, cuya etiología aún no ha sido completamente aclarada (¿herencia autosómica recesiva?); en clínica se observan primeramente incurvaciones simétricas y acortamientos de las extremidades inferiores (con pie equino), así como una expresión llamativa del rostro (hipertelorismo, raíz nasal baja, estrecha abertura palpebral, microstomía, micrognatia). **Pronóstico:** muy desfavorable; dificultades respiratorias y alimenticias en las primeras semanas de vida, no rara vez muerte temprana; el diagnóstico prenatal (por ultrasonidos) es posible.

displasia encéfalo-oftálmica: ver fibroplasia retrolental.

disrafia, síndrome de (gr rhaphe costura): den. genérica para malformaciones congénitas combinadas, consecuentes a un desarrollo deficitario de la médula espinal, o a un trastorno del proceso de cierre (formación del rafe) del tubo neural primario; en parte causada exógenamente, en parte hereditaria, con diferente carga genética; entre las disrafias se cuenta tamb. la siringomielia. **Sintomatología:** espina bífida (abierta, oculta), malformaciones de los pies (pie varo, pie equinovaro, pie valgo, pie plano). Malformaciones vertebrales (vértebras incompletas, vértebras en cuña), con cifosis y escoliosis secundarias, hipertricosis sacra, costillas cervicales, pectus excavatum, trastornos neurológicos del trofismo, de la sensibilidad y de la motricidad de las extremidades inf., anomalías de los reflejos espinales, debilidad esfinteriana (vejiga, recto), formación de grietas faríngeas (boca, paladar, faringe) y del tracto urogenital, fóvea coxígea, surco palmar de cuatro dedos, hipertelia, etc.; trastornos psíquicos (p. ej., oligofrenia).

disritmia: **1.** (neurología) disritmia difusa o paroxística; **2.** (biol.) (ingl) jet lag; trastorno del transcurso fisiológico de las funciones corporales, especialmente por largos (y repetidos) viajes en avión, en los que el cuerpo no tiene ninguna oportunidad de adaptarse a las condiciones temporales y climáticas, rápidamente cambiantes. Consecuencia: trastornos del sistema nervioso vegetativo; en las mujeres, sobre todo, trastornos del ciclo.

distocia (gr tokos parto): trastorno del transcurso del parto, consecuente a causas mecánicas (p. ej., distocia* pélvica), orgánicas o funcionales (anomalías de las contracciones*, distocia* cervical). **Frecuencia:** aprox. el 6% de todos los partos; ver distocia acromial, parto de riesgo.

distocia acromial: transcurso alterado del parto en el que, tras la salida de la cabeza del niño, el hombro anterior permanece retenido sobre la sínfisis. **Causa:** frecuentemente el así den. niño* macrosómico. **Proceder:** alzar las piernas (flexión de la cadera), eventualmente maniobra de Kristeller*, eventualmente facilitando la rotación del hombro mediante la introducción de los dedos.

distocia cervical: (obst.) dilatación insuficiente y retrasada del cérvix, con el correspondiente retraso del parto. **Causas: 1.** funcionales (p. ej., espasmo del segmento uterino inferior, hiperactividad contráctil); **2.** orgánicas (p. ej., alteraciones cicatrizales del cuello uterino).

distocia contráctil: ver contracciones, anomalías de.

distocia pélvica: trastorno del transcurso del parto, a consecuencia de anomalías del canal óseo del parto.

distoquia: ver distocia.

distress (ingl): estado de riesgo en el período perinatal, p. ej., fetal* distress, síndrome disneico* del neonato.

distrofia fetal: ver distrofia intrauterina.

distrofia intrauterina: distrofia prenatal, tamb. hipotrofia fetal; retraso evolutivo durante la vida prenatal; conduce a neonatos* hipotróficos, es decir, que se encuentran por debajo del 10° percentil en el momento del parto, en relación al momento de la concepción (ver embarazo, duración del) y al grado de madurez (ver neonato, signos de madurez del). **Formas: 1.** hipotrofia armónica: peso y longitud por debajo del 10° percentil; **2.** hipotrofia disarmónica: peso por debajo del 10° percentil, longitud normal (distrofia que acontece, casi siempre, en las últimas semanas de la gestación). Una distrofia intrauterina puede afectar a prematuros y a neonatos maduros, habiendo que contar, casi sistemáticamente en la postmadurez* gravídica, con una distrofia y con alteraciones regresivas (ver Clifford, síndrome de). **Causas: 1.** oferta alimenticia intrauterina insuficiente (p. ej., en caso de insuficiencia placentaria, gestosis, embarazos múltiples, fumadoras) o insuficiente aprovechamiento de la misma; **2.** enfermedades del niño y de la placenta (p. ej., en caso de infecciones prenatales); **3.** retrasos del crecimiento condicionados genética o constitucionalmente. Debido a la elevada morbilidad tardía (sintomatología neurológica), es importante el reconocimiento de los factores de riesgo para una distrofia intrauterina; ver prematuridad-dismadurez, programa preventivo contra la; tamaño fetal.

distrofia prenatal: sin. distrofia* intrauterina.

DIU: dispositivo intrauterino; ver pesarios intrauterinos.

docimasia (gr dokimasia poner a prueba): término medico-legal para un ensayo, examen o prueba oficial; p. ej. docimasia auricular en el recién nacido, docimasia gastrointestinal, docimasia pulmonar. Ver flotabilidad gastrointestinal, prueba de; flotabilidad pulmonar, prueba de.

Döderlein, bacterias de (Albert D., ginecólogo, Munich, 1860-1941): **flora protectora** fisiológica (flora de Döderlein) de la vagina, consistente en diferentes lactobacilos; ver lactobacilo acidófilo.

Dolff, signo de (Johann D., ginecólogo, Essen, nacido en 1906): el decúbito prono, sobre base dura, deja de ser experimentado como doloroso en el tercer trimestre del embarazo, en caso de muerte* fetal intrauterina o en caso de postmadurez* gravídica.

dolor intermenstrual: dolor hipogástrico, aprox. a la mitad del ciclo menstrual; debido a la irritación peritoneal producida por la rotura folicular (ver desprendimiento folicular).

donjuanismo: comportamiento* sexual desviado (hipersexualidad*) en hombres heterosexuales, caracterizado por frecuente cambio de pareja (coleccionismo) con imposibilidad concomitante de unión estable; ver satiriasis; promiscuidad.

Donné, corpúsculos de (Alfred D., médico, París, 1801-1878): ver calostro.

dorsoanterior: (obst.) den. para la dirección o la posición (presentación); espalda del niño dirigida hacia delante (hacia el vientre de la madre); ver tamb. postura intrauterina del feto.

dorsoposterior: (obst.) den. para la dirección o la posición (presentación); espalda del niño dirigida hacia atrás (hacia la espalda de la madre); ver tamb. postura intrauterina del feto.

dosis gonadales: la dosis radiactiva absorbida por las gónadas (testículos, ovarios); una de las dosis más importantes para la apreciación del riesgo para niños o adultos en edad reproductora. **Dos tipos de acción de dosis** demasiado altas: **1. efecto somático:** trastornos de la fertilidad. **2. efecto heredable:** lesión de la dotación genética (hereditaria; mutaciones). Las dosis gonadales, por la exposición radiactiva natural, son aprox. de 1,1 mSv/año (110 mrem/año) en Europa central. Una dosis umbral, por debajo de la cual no son de esperar efectos genéticos añadidos, no puede ser calculada partiendo de reflexiones teóricas. Con todo puede indicarse una dosis de duplicación, o sea, la dosis de irradiación artificial que induce una duplicación de la tasa natural de mutaciones. Según los autores, se encuentra entre 0,2 y 2 Sv (20-200 rem).

dotter, saco de (alem Dotter yema de huevo): ver saco vitelino; **conducto de dotter:** ver conducto onfalomesentérico.

Douglas, absceso del fondo de saco de (James D., anatómico, Londres, 1675-1742): colección purulenta en el fondo de saco de Douglas* que parte de una apendicitis, una anexitis (el así den. tumor de los anexos), etc. Indicación para la punción diagnóstica o terapéutica del fondo de saco de Douglas* (descongestión).

Douglas, evolución espontánea de (John C.D. D., obstetra, Dublin, 1777-1850): evolución* espontánea, en caso de presentación transversa, con plegamiento en la parte sup. de la columna vertebral.

Douglas, fondo de saco de: excavación retrouterina; el punto más bajo de la cavidad abdominal en la mujer que se encuentra entre el útero* y el recto* (en el hombre, excavación retrovesical, o sea, entre la vejija y el recto). El peritoneo es apartado del cuello uterino, en la superficie posterior del útero, por la bóveda vaginal posterior y recubre una parte de la pared posterior de ésta, antes de aplicarse sobre el recto, formando el fondo de saco de Douglas. Así, este, por así decirlo, colector de la cavidad abdominal (ver Krukenberg, tumor de), puede ser palpado y puncionado, tanto desde la vagina, como desde el recto (ver Douglas, punción del fondo de saco de). Está flanqueado a ambos lados por un pliegue peritoneal (plica rectouterina), perteneciente a los retinacula uteri que contiene musculatura lisa (músculo rectouterino) y se extiende desde el perímetro lateral y post. del útero, hasta el lateral del recto y, en forma de ligamento sacrouterino, hasta el hueso sacro. Las denominaciones pliegue rectouterino y ligamento sacrouterino son utilizadas también sinonímicamente.

Douglas, lavado del fondo de saco de: lavado del fondo de saco de Douglas, mediante punción del mismo; ver citología por lavado.

Douglas, punción del fondo de saco de: punción diagnóstica del fondo de saco de Douglas*, después de sujetar la portio vaginalis del útero. **Indicaciones: 1.** en caso de sospecha de embarazo* extrauterino: si pueden ser extraídos sangre con coágulos, es probable la existencia de una rotura tubárica o de un aborto tubárico, debiendo aclararse esto mediante laparoscopia, pelviscopia o laparotomía; **2.** en caso de evolución grave de una anexitis* y resistencias inflamatorias en el fondo de saco de Douglas (p. ej., absceso del fondo de saco de Douglas*), debería ser descongestionado mediante punción el saco de Douglas; si la fiebre es elevada y continua, los dolores son intensos, el tamaño aumenta y la perforación se hace inminente, eventualmente colocar un drenaje.

Down, síndrome de: sin. morbus de Langdon-Down, trisomía 21, el así den. mongolismo; aberración cromosómica numérica autosómica: **1.** casi siempre **trisomía clásica,** o sea, cromosoma 21 triplicado, a consecuencia de non*-disjunction. **2. translocación:** en algunos casos, de aparición familiar, el cromosoma 21 supernumerario o una parte sustancial del mismo está fijado a otro autosoma. Ambas situaciones inducen una distrofia evolutiva extra e intrauterina de casi todos los tejidos y órganos que crecen lentamente, permaneciendo inmaduros, envejeciendo rápidamente y presentando malformaciones. **Clínica:** retraso mental considerable (oligofrenia) y dismorfia característica: enanismo redondeado, braquicefalia, microcefalia, disposición oblicua de los ojos, epicanto, hipertelorismo, raíz nasal ancha, orejas de asiento bajo, boca casi siempre abierta con hipersecreción salival y lengua tosca y con surcos, macroglosia, muecas frecuentes; hipotonía muscular, cutis laxo, ombligo bajo, frecuentemente herniado, surco palmar de cuatro dedos, pie malayo, flexión hacia dentro (clinodactilia) de la última falange del quinto dedo, hipotrofia mandibular y dentaria, así como retraso del cierre óseo de las suturas y fontanelas craneanas, sin retraso del desarrollo óseo. No son raras las malformaciones cardíacas (en 40-60% de los casos). **Diagnóstico:** de valor son las manchas de Brushfield en el iris claro de lactantes jóvenes, que se pierden con la edad, al aumentar la pigmentación.

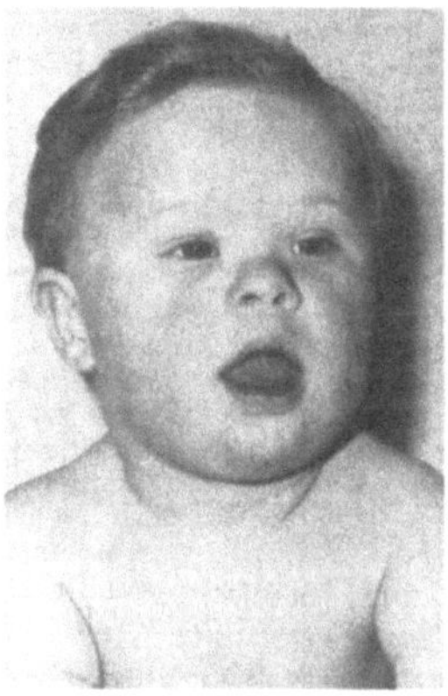

Síndrome de Down

Frecuencia: la incidencia está muy correlacionada con la edad materna, al parecer eventualmente también con la paterna, habiendo aumentado su frecuencia en los últimos años: referida a todas las clases de edad, 1 de cada 700 recién nacidos (madres de 35-40 años, 1 : 260; 40-45 años 1 : 50. **Pronóstico:** antiguamente, un 75% de pacientes morían antes de llegar a la pubertad, 90% antes del 25° año de vida, entre otras cosas, a causa de su proclividad a las infecciones; hoy casi todos los pacientes llegan a una edad más avanzada, siendo con todo la frecuencia de leucemias 3-15 veces superior a la media. Con atención pedagógica especial, los niños con síndrome de Down son capaces de aprender y de integrarse socialmente, pudiendo alcanzar una cierta independencia. No obstante, la elevada incidencia de mongolismo en hijos de madres mayores de 35 años, subraya la importancia de un eventual diagnóstico prenatal mediante amniocentesis.

drenaje linfático: forma de masaje por fricción, para eliminar estancamientos de linfa (p. ej., edema del brazo tras mastectomía en caso de carcinoma de mama*); se fricciona con las yemas de los dedos sobre la piel en la dirección de las vías linfáticas.

drenaje vesical: derivación artificial de la orina al exterior, en caso de impedimentos pasajeros o transitorios del vaciamiento vesical; en la ginecología quirúrgica son frecuentes los trastornos postoperatorios del vaciamento vesical, entre otros casos, en los de intervenciones vaginales plásticas y en las intervenciones para tratar una incontinencia* urinaria. **Formas:** el drenaje vesical transuretral, mediante catéter vesical, es el procedimiento con mayor riesgo de infección, puesto que los gérmenes patógenos de la región vulvo-perineal contaminada, pueden penetrar en la vejiga por vía canalicular (¡a las 48 horas, en un 100% de los casos hay que contar con una bacteriuria!). El drenaje vesical mediante una fístula vesical suprapúbica, reduce considerablemente este riesgo, por lo que debe ser empleado, siempre que se haga necesario un drenaje a largo plazo.

El 75% de las infecciones nosocomiales obstétrico-ginecológicas son infecciones de las vías urinarias.

Dubin-Johnson, síndrome de (Isidore D., patólogo, Washington, nacido en 1913; Frank B. J., patólogo, Washington, nacido en 1919): alteración de la excreción de la bilirrubina* en los canalículos biliares (sin alteración de la conjugación de la misma), rara, casi siempre de presentación en personas jóvenes (¿hereditaria autosómica dominante?), con hiperbilirrubinemia y depósito de un pigmento pardo-negruzco en un hígado frecuentemente engrosado; evolución asintomática o con molestias epigástricas inespecíficas. En las mujeres se da frecuentemente una ictericia en el embarazo y en caso de contracepción* hormonal (¡contraindicación!). **Diagnóstico:** test de la sulfobromoftaleína patológico; las restantes pruebas funcionales hepáticas son normales. En la colecistografía oral no es representada la vesícula biliar. No se requiere tratamiento alguno, siendo el pronóstico bueno. Ver tamb. Rotor, síndrome de.

¡El síndrome de Dubin-Johnson representa una contraindicación estricta para la administración de estrógenos (contracepción hormonal)!

ducectasia: dilatación de un conducto, en sentido estricto de un conducto galactóforo de la mama femenina (hallazgo de la galactografía); ver tamb. galactocele.

Duchenne-Erb, parálisis de (Guillaume D., neurólogo, París, 1806-1875; Wilhelm E., neurólogo, Heidelberg, 1840-1921): parálisis* del plexo braquial superior.

ductografía: sin. galactografía*.

ductus: ver conducto.

Dührssen-Schuchardt, incisión de (Jacob D., ginecólogo, Berlín, 1862-1933): ver Schuchardt, incisión de.

Duncan, modo de (James D., ginecólogo, Edimburgo, 1826-1890): forma de desprendimiento* placentario; primero se desprenden las partes inferiores de la placenta, especialmente cuando está insertada en ángulo sobre el ángulo tubárico; ver tamb. Schultze, modo de.

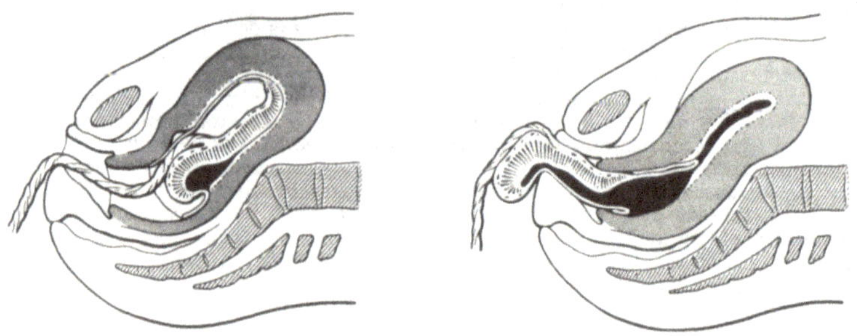

Modo de Duncan, de desprendimiento placentario

E

early deceleration (ingl): caída precoz; ver reacciones contractiles, tipos de.

eccema anal: intértrigo agudo a crónico en el canal anal, casi siempre acompañado de prurito. **Causa:** hemorroides internas con proctitis acompañantes, infección micótica de la región anal, prolapso* anal, anitis, proctitis, fístula* anal, enteritis crónica, diabetes mellitus, lesiones hepáticas, enterobiasis, pero tamb. alergia de contacto frente a fibras sintéticas, medios de limpieza (detergentes), cremas, etc. Un factor tamb. predisponente es un ano de retracción profunda. **Terapia**: tratamiento de la causa, higiene anal, mantener seco el pliegue anal.

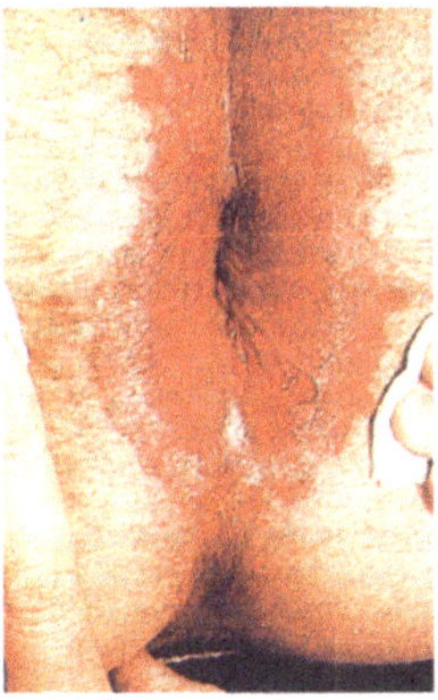

Eccema anal, forma aguda

eclampsia (gr eklampsis resplandor repentino): aparición de convulsiones tónico-clónicas características, con o sin pérdida de la conciencia, en el transcurso de una preeclampsia grave (ver gestosis); los ataques (eclampsia convulsiva) aparecen ciertamente de forma repentina, pero casi siempre con manifestaciones prodrómicas: eclampsia inminente: rápido aumento de la presión sanguínea con las manifestaciones consecuentes típicas, como intensos dolores de cabeza (casi siempre frontales), titilación ante los ojos, visión doble, neblinosa, presión en la boca del estómago y náuseas. Las afectadas son en un 80% primíparas; seis veces más frecuente en caso de embarazos con fetos múltiples que en los normales. **Causas:** las convulsiones son, probablemente, desencadenadas por vasoconstricciones locales en el cerebro. **Anatomía patológica:** entre otros lugares, las lesiones se dan en el cerebro, riñones, hígado. Cerebro: edema cerebral, trombosis y rupturas vasculares, necrosis. Riñones: modificaciones degenerativas en los glomérulos, conducentes a una estenosis y finalmente a un cierre de la luz capilar. **Clínica:** insuficiencia renal aguda. Hígado: focos hemorrágicos bajo la cápsula hepática (en 85% de los casos), trombosis y hemorragias, necrosis de los hepatocitos. Placenta: forma típica de infartos hemorrágicos placentarios. **Consecuencia:** insuficiencia placentaria con riesgo para el niño. Comunes a las lesiones de los distintos órganos, son las modificaciones vasculares de las arterias de calibre medio, de las arteriolas, de los precapilares y capilares: espasmos y estasis con sus consecuencias, formación de edemas, depósitos de fibrina en la pared vascular, eventualmente con oclusión vascular por trombos de fibrina, necrosis tisular, hemorragias en los tejidos. **Terapia:** dado que, en caso de eclampsia, el riesgo para la madre se encuentra en primer plano, después del tratamiento de la madre hay que proceder al parto desatendiendo una posible inmadurez del feto, puesto que solamente así puede ser eliminada la causa. **Profilaxis:** consejo gestacional efectuado regularmente, con medición de la presión sanguínea, controles del peso y determinaciones de la albúmina urinaria, por lo menos cada cuatro semanas y, en la última época del embarazo, por lo menos cada dos semanas. Ver embarazo de riesgo.

ecografía, diagnóstico por: ver ultrasonidos, diagnóstico por.

ectodermo: (embriol.) la más externa de las tres hojas* germinativas, de la cual se desarrollan las estructuras superficiales y los órganos de los sentidos (ectodermo superficial), así como el sistema nervioso central (en forma de placa neural, surco neural, tubo neural); ver disco germinativo.

ectopia cervical (gr topos lugar): sin. ectropión del cérvix; ver eversión cervical.

ectopia renal pelviana: ver esplacnoptosis renal.

ectropionización (gr ektrepein dirigir hacia fuera): (gin.) desplazamiento de la mucosa cervical fuera del canal cervical, sobre la superficie de la portio (eversión* cervical); ver tamb. frontera epitelial.

ectropión por laceración: ver laceración, ectropión por.

edad gestacional: ver embarazo, duración del; neonato, signos de madurez del.

edema (gr oidema hinchazón, tumefacción, tumoración): sin. hidropesía; tumefacción indolora, no enrojecida, consecuente al acúmulo de líquido acuoso (seroso) en los intersticios tisulares, p. ej. de la piel (anasarca) y mucosas. **Etiología/anatomía patológica: 1.** presión hidrostática incrementada, debida p. ej. a trombosis venosa, insuficienca cardíaca, retención de sodio o agua (edemas del embarazo o premenstruales; efecto de los esteroides en el síndrome de Cushing, hiperaldosteronismo, terapia corticoesteroide). **2.** presión oncótica disminuida (hipoproteinemia), p. ej. en caso de síndrome nefrótico, pérdidas enterales de proteínas, lesiones del parénquima hepático, hambre; **3.** lesiones de la pared capilar, p. ej. en caso de glomerulonefritis, edemas inflamatorios, alérgicos o isquémicos; **4.** trastornos del drenaje linfático, en forma de linfedema primario (aplasia o hipoplasia de los vasos linfáticos) o secundario (inflamación, tumores, filariasis, etc.).**Formas: 1. edema por retención:** a) edema cardíaco general: con cianosis y disnea; en caso de enfermedades cardíacas descompensadas, comienzo en los tobillos; b) local, p. ej., edema de una pierna, consecuente a retención de linfa o sangre, en caso de trombosis, compresión (tumores), estenosis, etc. **2. edema renal:** edema hidrémico, en caso de afecciones renales (con albuminuria), apareciendo primero en el rostro, especialmente en la región palpebral. **3. edema hepatógeno:** entre otros casos, en el de cirrosis hepática, como consecuencia de un descenso de la presión coloidosmótica y de estasis portal, casi siempre, sólo tras la instauración de una ascitis. **4. edema inflamatorio. 5. edema caquéctico:** edema marasmático, sin disnea, cianosis ni albuminuria, especialmente en enfermedades consuntivas, tamb. en la distrofia por hambre. **6. edema angioneurótico:** sin. edema de Quincke; edema en caso de polineuritis, ataques histéricos (edema azul de Charcot), después de intoxicaciones, inyección de sueros, etc.; ver linfedema. **7. edema endocrino. 8. edema idiopático:** retención y depósito generalizados de agua, de génesis aún no aclarada, entre otros en mujeres con o sin dependencia temporal con el ciclo menstrual. **9. edema premenstrual:** casi siempre en el marco de un síndrome premenstrual*, localizado especialmente en el rostro, manos y senos (frecuentemente unido a mastopatía*) o de presentación generalizada.

edema braquial: ver linfedema.

edema linfático: ver linfedema.

Edwards, síndrome de (J. E., pediatra estadounidense): sin. síndrome de la trisomía 17-18; síndrome complejo de malformaciones, consecuente a una trisomía autosómica del grupo cromosómico F (cromosoma 17 ó 18). **Frecuencia:** aprox. 1:5000 neonatos vivos. **Sintomatología:** la variabilidad y complejidad de las anomalías es extraordinariamente grande, de tal forma que no es posible establecer criterios diagnósticos constantes; hay que destacar la pequeña talla primordial, las típicas dismorfias del rostro y una actitud peculiar de los dedos, con contracturas en flexión de las articulaciones de los mismos, cruzando pulgar y meñique los otros dedos. Grave retraso psicomotor. **Pronóstico:** infausto; la letalidad en el primer año de vida es del 90%. Ver trisómicos, síndromes.

EGF: abrev. de (ingl) epidermal growth factor, factor de crecimiento epidérmico; polipéptido, PM 6.045; el EGF actúa mitogénicamente sobre todas las células ectodérmicas y endodérmicas y sobre algunas mesodérmicas. Los receptores EGF han sido encontrados, entre otros, en tejido tumoral de carcinomas de cérvix, ováricos y vulvares. Aprox. un 20% de los carcinomas de mama negativos a los receptores estrogénicos (ver receptores hormonales), muestran un hallazgo positivo de receptores EGF, lo que permite una predicción sobre su potencial metastásico, o sobre la dependencia del crecimiento tumoral del EGF.

eje pélvico: axis pelvis; unión de los puntos medios de los planos pélvicos. Este eje transcurre desde la entrada de la pelvis, hasta el centro de la misma en línea recta y, luego, curvado en un arco abierto hacia delante (rodilla del canal del parto) alrededor de la sínfisis; ver pelvis, planos de la.

electrocardiografía fetal: electrocardiografía prenatal, en mujeres grávidas; desde la pared abdominal (electrocardiografía abdominal), o desde el recto, con un electrocardiógrafo especial, para demostrar la vida fetal, determinar la situación y posición intrauterina del niño, diagnosticar embarazos múltiples y analizar exactamente la frecuencia y el ritmo de la actividad cardíaca infantil y materna. Registro de anomalías de la excitación cardíaca materna e infantil, determinación prenatal de la madurez, etc.

elevación uterina: situación elevada, llamativa, de los órganos genitales, condicionada por procesos expansivos que, debido a su posición, comprimen el útero inmediatamente por encima o en la región del diafragma pélvico; también los grandes tumores ováricos pueden sacar el útero de la pelvis menor. Ver posición uterina.

emaciación (lat emaciare enflaquecer): ver caquexia.

embarazo: graviditas, gravidez; estado de la mujer desde la concepción* hasta el parto*. Modificaciones de la mucosa uterina y del ovario, en el embarazo temprano: ver fig.

embarazo, anemia del: anemia multifactorial durante la segunda mitad del embarazo, condicionada por hidremia, déficit de hierro y/o ácido fólico; ver anemia ferropénica.

embarazo aparente: ver seudoembarazo.

embarazo artificial: ver seudogravidez inducida.

embarazo, contracciones del: ver contracciones del embarazo.

embarazo, demostración del: ver embarazo, reacciones del.

embarazo, depresión en el: ver depresión gestacional.

embarazo de riesgo: embarazo en el que existe un riesgo para la madre o para el feto; frecuencia: aprox. el 30% de todos los embarazos. Los factores de riesgo en el embarazo son: **1.** gestosis*; **2.** postmadurez* gravídica; **3.** enfermedad* hemolítica fetal; **4.** diabetes* mellitus (manifiesta o latente); **5.** parto* prematuro

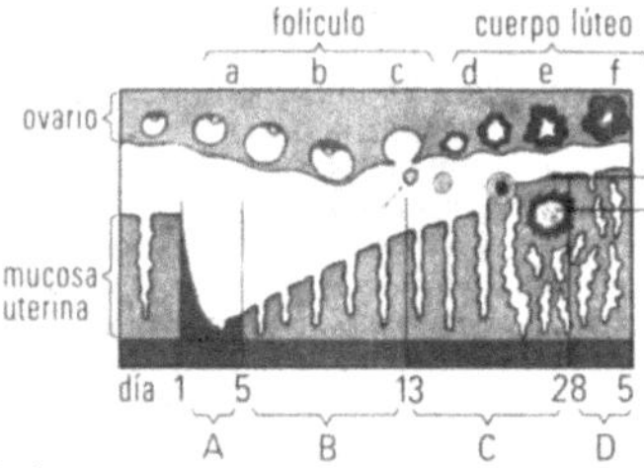

Embarazo:
Modificaciones de la mucosa uterina y del ovario, al comenzar un embarazo:
a: creciente; b: maduro para la ruptura; c: roto; d: formación; e: estadio florido; f: cuerpo lúteo del embarazo; g: coágulo de cierre; h: germen
A: descamación; B: proliferación; C: secreción; D: embarazo

amenazante o en marcha (incluyendo la insuficiencia del cierre cervical); **6.** partos prematuros, o de nacidos muertos, previos o anamnésicos, estado postcesárea o después de difíciles partos quirúrgicos vaginales; **7.** primíparas mayores (a partir de 30 años) y multíparas mayores (a partir de 40 años), primíparas jóvenes (menores de 20 años); **8.** enfermedades orgánicas; **9.** anemia* grave del embarazo (Hb por debajo de 80 g/l); **10.** anomalías de situación del feto (presentación podálica, situación transversa), desproporción entre cabeza del niño y pelvis materna, embarazos múltiples, anomalías pélvicas; **11.** adiposidad; **12.** enfermedades infecciosas; **13.** desproporción entre el crecimiento uterino y la duración del embarazo; **14.** hemorragias en la segunda mitad del embarazo.

embarazo, diabetes en el: ver diabetes gestacional.

embarazo, diagnóstico del: ver embarazo, reacciones del.

embarazo, duración del: 1. post conceptionem: duración real, o verdadera, del embarazo; tiempo desde la concepción* hasta la fecha del parto*: 263-273 días (233 días por término medio = 38 semanas = 9,5 meses lunares de 28 días); **2. post menstruationem:** tiempo desde el primer día de la última regla hasta el día del parto, unos 280 días (40 semanas, 10 meses lunares).

Desviaciones: 1. embarazo demasiado breve: aborto* (aborto prematuro o aborto tardío); **2.** parto* prematuro; **3.** embarazo demasiado largo: postmadurez* gravídica, en caso de sobrepasar la fecha del parto en 7 días y más. Ver tiempo de embarazo, dictamen del.

embarazo ectópico: ver embarazo extrauterino.

embarazo, exploración durante el: exploraciones de las embarazadas durante el embarazo, para el reconocimiento de modificaciones patológicas, tanto de las embarazadas como de los fetos, especialmente en un embarazo* de riesgo.

embarazo extrauterino: abrev. EEU; embarazo fuera del útero, embarazo en la cavidad abdominal, gravidez extrauterina, embarazo ectópico; desarrollo del embrión fuera de la matriz. **Localización:** tubárica (embarazo* tubárico), ovárica (embarazo* ovárico), cavidad abdominal (embarazo intraperitoneal); la localización más frecuente es en las trompas. **Diagnóstico:** el diagnóstico del embarazo extrauterino no es fácil de establecer en las primeras semanas del mismo; sospecha en caso de falta de la regla o de hemorragia, tras un intervalo prolongado; dolores unilaterales similares a los de las contracciones uterinas en el parto, en el hipogastrio; tamaño del útero no esencialmente aumentado, con reacciones po-

E

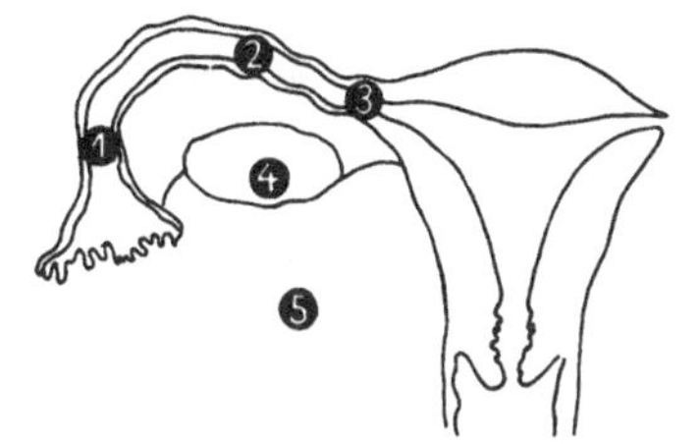

Embarazo extrauterino:
De 100 embarazos ectópicos, 99 se encuentran en las trompas, y casi todos en la parte ampular (1); rara vez en la ístmica (2), muy rara vez en la parte intramural (intersticial) (3). Todavía más raros son los embarazos ováricos (4) y abdominales (5).

sitivas del embarazo (¡no obligado!); hemorragia con expulsión de decidua. Una tumoración difusa en la bóveda vaginal posterior, indica la formación de un hematocele. Proceder escalonado en el diagnóstico: diagnóstico ecográfico, punción del fondo de saco de Douglas y endoscopia del mismo, laparoscopia* bajo narcosis y preparados para intervenir quirúrgicamente; dado el caso, laparotomía.

embarazo gemelar: embarazo* de riesgo característico: **1.** hipotrofia fetal a partir de la 28ª semana de embarazo a consecuencia de distrofia* intrauterina; **2.** parto* prematuro (frecuencia: 40-65%); **3.** gestosis* en aprox. el 30% de los casos; **4.** síndrome de transfusión fetofetal cuando la disposición placentaria es monocorial (en aprox. el 20%), entre otras, con desplazamientos volemicos durante el parto (anemia en el «donante», poliglobulia en el «receptor») y, en determinadas circunstancias, muerte* fetal intrauterina del segundo gemelo. Incremento global de la mortalidad prenatal en un 10-15% (ver mortalidad infantil); ver tamb. parto gemelar.

embarazo, gimnasia durante el: pertenece a toda preparación para el parto que favorece la capacidad de rendimiento orgánico, para corregir posibles anomalías posturales y, en unión a ejercicios de relajación, preparar para los períodos de dilatación y expulsión; ver Read, procedimiento de.

embarazo, glucoproteínas específicas del: ver embarazo, proteínas del.

embarazo, glucosuria durante el: ver glucosuria renal.

embarazo heteroespecífico: se da cuando la madre posee un anticuerpo dirigido contra la característica sanguínea A o B del niño; ver AB0 incompatibilidad.

embarazo histérico: sin. graviditas nervosa, graviditas imaginata; ver seudoembarazo.

embarazo imaginario: ver seudoembarazo.

embarazo, interrupción del: aborto; terminación provocada del embarazo, antes de que el feto o el embrión estén capacitados para la vida extrauterina. **Métodos: 1. procedimientos instrumentales:** dilatación del canal cervical de la matriz, seguida de legrado* por succión, curetaje* o combinación de ambos procedimientos, interrupción del embarazo según el método de Karman*. **2. métodos farmacológicos:** para la producción de contracciones con expulsión espontánea del fruto; por lo menos, inducen la dilatación del canal cervical; se emplean, entre otros, las prostaglandinas* (según la edad del embarazo, aplicación intravaginal, intracervical, retroamniótica o intraamniótica); numerosas complicaciones (restos que permanecen, lesiones e inflamaciones uterinas, esterilidad; se han descrito casos de muerte); **3. procedimientos quirúrgicos:** análogos a la cesárea* (sectio parva abdominalis); raros, p. ej. para la interrupción del embarazo más allá de la 16ª semana del mismo, e indicación simultánea para la esterilización o histerectomía (p. ej., en caso de mioma uterino). La aplicación de cada uno de los métodos depende, entre otras cosas, de la edad del embarazo y de la edad de la embarazada.

embarazo intersticial: nidación del óvulo fecundado en el segmento tubárico que transcurre dentro de la pared uterina; forma rara del embarazo* tubárico.

embarazo intraperitoneal: ver embarazo extrauterino.

embarazo ovárico: embarazo* extrauterino en el ovario; casi siempre intrafolicular; eventualmente superficial, después de modificaciones endometriósicas o inflamatorias; casi siempre acontece una ruptura entre las 6ª y 7ª semanas, dando el cuadro de abdomen* agudo.

embarazo, peso durante el: incremento total del peso durante el embarazo: unos 11-12 kg; al principio del embarazo, a veces, pérdidas de peso por hiperemesis* gravídica y anorexia. A partir del final del 3er mes: ver tabla. En la 40ª semana de embarazo ya no se da aumento de peso; poco antes del parto, disminución fisiológica del mismo, debido a pérdida incrementada de líquidos.

Peso durante el embarazo

Momento del embarazo	Incremento de peso por semana
13ª – 15ª semana	250 g
16ª – 22ª semana	350 g
23ª – 24ª semana	400 g
25ª – 26ª semana	450 g
27ª – 38ª semana	500 g
39ª semana	250 g

embarazo, pigmentación durante el: depósitos de melanina en el rostro (ver cloasma gravídico), en los pezones mamarios y en la línea alba, vulva y ano. Ver estrías gravídicas.

embarazo, prevención durante el: consejo de la embarazada y vigilancia de la gestación por el médico y la comadrona, con la finalidad de reconocer, tempranamente, desviaciones de la evolución normal del embarazo (ver embarazo de riesgo) y prevenir daños permanentes durante o después del mismo.

embarazo, proteínas del: proteínas formadas en el organismo materno o en la placenta; p. ej. una α_2-glucoproteína (PAG*) asociada al embarazo, solamente demostrable en el suero materno, y una β_1-glucoproteína (SP-1), cuya concentración en el suero y orina maternas, aumenta durante el embarazo; valores bajos, al principio del mismo, apuntan hacia una amenaza de aborto. La SP-1 posiblemente posee también importancia como marcador* tumoral, en pacientes varones con tumores malignos del testículo.

embarazo, psicosis en el: ver psicosis gravídica.

embarazo, reacciones del: procedimientos inmunológicos para demostrar un embarazo (reacciones antígeno-anticuerpo). Fiabilidad $\geq$ al 95%. **1.** test de inhibición de la aglutinación; principio: la HCG* contenida en la orina de embarazadas es ligada por anti-HCG (contenida en un antisuero obtenido mediante sensibilización de conejos frente a HCG humana). Por ello no se da a continuación ninguna reacción antígeno-anticuerpo, al añadir eritrocitos de carnero cargados con HCG, precipitan al fondo del tubo de ensayo, formando un anillo oscuro bien delimitado (resultado positivo, lo más pronto, a los 10-14 días de la falta de la menstruación). Investigando orina libre de HCG, por el contrario, la anti-HCG todavía presente en la primera serie reaccional, interacciona con los eritrocitos añadidos más tarde, permaneciendo en suspensión (resultado negativo). **2.** test de inhibición de la aglutinación del látex; se basa en el mismo principio, pero empleando partículas de látex cargadas con HCG, en lugar de eritrocitos. Si no se da reacción alguna entre éstas y la anti-HCG (orina de embarazadas conteniendo HCG), la serie reaccional permanece turbia (positividad); en orina libre de HCG, la anti-HCG, todavía presente, reacciona con las partículas de látex, aconteciendo una visible aglutinación granular sobre el portaobjetos (negatividad). **3.** demostración radioinmunológica de β-HCG (ya antes de la falta de la menstruación).

embarazo, riñón durante el: trastorno funcional de los riñones con albuminuria y cilindruria, condicionado, especialmente, por aporte deficitario de sangre y oxígeno; casi siempre, sólo en la segunda mitad del embarazo. Ver gestosis.

embarazo, signos del: 1. signos seguros

del embarazo: a) tonos cardíacos fetales; b) percepción segura de los movimientos del feto; c) percepción segura de partes fetales; d) demostración del embrión, mediante diagnóstico por ultrasonidos*, a partir de la 6ª-8ª semana; e) demostración de HCG* en la orina de la embarazada (ver embarazo, reacciones del); f) demostración radiográfica de partes del esqueleto fetal; **2. signos probables del embarazo:** a) coloración lívida del introito y de la vagina; b) la vagina se torna áspera y se relaja, c) la vagina se hace más amplia y distensible; d)

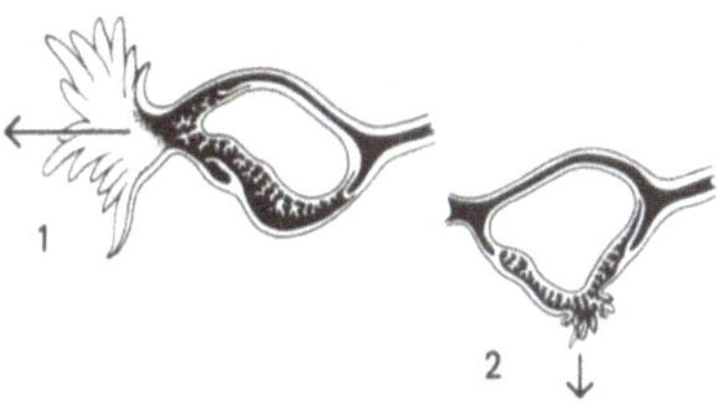

Embarazo tubárico:
1: aborto tubárico; 2: ruptura tubárica

agrandimiento del cuerpo uterino (ver utero, altura del fondo del; fig.); e) relajación del cuerpo uterino; f) las así den. contracciones* del embarazo; g) signo de Piskacek*; h) signo de Hegar*; i) signo de Gauss*; j) signo de embarazo de Pschyrembel*; k) signos de Osiander*; l) tumefacción de los senos, formación de calostro. **3. signos inseguros del embarazo:** aumento del perímetro abdominal; estrías; depósitos pigmentarios en el rostro, línea alba y genitales externos (ver embarazo, pigmentación durante el); vómitos; polaquiuria; tendencia al colapso; trastornos nerviosos.

embarazo, tests del: ver embarazo, reacciones del.

embarazo tubárico: gravidez tubárica o de la trompa de Falopio; forma más importante de embarazo* extrauterino; en caso de la frecuente implantación*, del óvulo fecundado, en la parte ampular de la trompa, el embarazo tubárico termina a las pocas semanas con un **aborto tubárico** (la así den. ruptura interna de la cápsula del fruto): expulsión del fruto de la concepción en la cavidad abdominal (hematocele peritubárico y en el fondo de saco de Douglas*, hemorragia débil al exterior); en caso de implantación en la parte ístmica, o en la intramural (embarazo intersticial), se da una **ruptura tubárica** (la así den. ruptura externa de la cápsula del fruto): perforación de una trompa con hemorragia intensa (en determinadas circunstancias de amenaza para la vida) en la cavidad abdominal, consecuente a la digestión proteolítica de la pared tubárica, con erosión de las ramas de la arteria ovárica y de la arteria uterina. **Sintomatología:** dolores repentinos (irritación peritoneal), shock hemorrágico, abdomen agudo. **Terapia:** laparotomía, casi siempre, salpingectomía.

embolia parenquimatosa: arrastre e incrustación de células propias del organismo, en los vasos sanguíneos; p. ej., de células placentarias, casi siempre sincitiales, pero también de vellosidades completas, durante el embarazo o tras el parto; especialmente frecuente en caso de eclampsia.

embolia pulmonar: oclusión tromboembólica de la corriente arterial pulmonar, por arrastre de un trombo desde la periferia, casi siempre, originado en las venas de la pierna o de la pelvis (o del plexo venoso prostático), rara vez en la región de la vena cava superior. **El cuadro clínico** está ampliamente determinado por el tamaño del coágulo arrastrado. Las embolias pulmonares masivas (en caso de obstrucción de más de la mitad de la corriente sanguínea pulmonar, en 5-10% de todas las embolias pulmonares) presentan, por regla general, un cuadro completo con sensación de amenaza mortal, disnea repentina, taquipnea, hipoxemia y cianosis, dolores precordiales, insuficiencia y dilatación cardíaca derecha, taquicardia, hipotensión y, en determinadas circunstancias, shock. Enfermedades cardíacas y pulmonares preexistentes modifican el cuadro clínico (p. ej., edema pulmonar en caso de insuficiencia cardíaca izquierda). **La evolución ulterior** depende de si el trombo se redisuelve (restitutio ad integrum) o el vaso permanece ocluido (infarto pulmonar en 10-15% de los casos). A veces son bien toleradas embolias pulmonares masivas, mientras que las no masivas que, casi siempre, transcurren de forma poco característica, pueden ocasionar, en algunos casos, síntomas generales graves. **Diagnóstico:** en la exploración física, ningún hallazgo pulmonar patológico. Auscultatoriamente, frecuente segundo tono cardíaco doble, con acentuación del tono pulmonar, ritmo de galope. Son frecuentes el estasis de las venas del cuello, el engrandecimiento del hígado, la modificación electrocardiográfica en sentido de una sobrecarga derecha (cor pulmonale agudo), ¡pero no diagnósticamente apodícticos debido a su variabilidad! Eventual situación elevada del diafragma y atelectasias planas en la radiografía de tórax, en caso de embolia pulmonar masiva, dilatación de las arterias pulmonares y de los vasos pulmonares perfundidos, con transparencia aumentada de las áreas no perfundidas; la escintilografía pulmonar es valiosa para el diagnóstico y, en determinadas circunstancias, también lo es la arteriografía pulmonar. **Precaución:** ¡la detección de trombosis periféricas es importante para la prevención de recidivas! **Terapia:** adminstración intravenosa inmediata de heparina, dado el caso, cambio a cumarina (en terapias prolongadas); el método de elección, en caso de embolia pulmonar masiva, es la trombólisis mediante determinados fibrinolíticos*, y eventualmente la embolectomía quirúrgica directa.

La embolia pulmonar es una de las complicaciones más peligrosas tras operaciones y partos.

Dd: infarto de miocardio, neumotórax. Ver trombosis pélvica, varicosis gravídica.

embrioblasto: (embriol.) así den. nudos embrionarios; parte del blastocisto* del que se desarrolla el embrión*, pasando por el estadio de disco* germinativo.

embriocardia: sin. status embryocardicus; **1.** círculo de formas de las angiocardiopatías congénitas con detención del desarrollo cardíaco a nivel embriofetal, p. ej. el botalismo o el foramen oval abierto. Ver circulación sanguínea. **2.** misma acentuación y duración de los tonos cardíacos y de las pausas, sin variaciones, determinadas por la respiración; el así den. ritmo de péndulo o de tic-tac (ritmo fetal), p. ej. en caso de enfermedades infecciosas con miocarditis (especialmente en el tifus), como consecuencia de disminución de la presión sanguínea, así como, frecuentemente, en caso de taquicardia (p. ej., taquicardia paroxística).

embriofetopatía diabética: trastorno prenatal del desarrollo, consecuente a una diabetes* mellitus de la madre, mal ajustada o descompensada, durante el embarazo (diabetes* gestacional); puede ser parcialmente explicada por el efecto aumentado de las hormonas esteroides de la corteza suprarrenal materna (los así den. niños gigantes, macrosómicos), por diferentes malformaciones y, en parte, por la así den. infusión diaplacentaria permanente de glucosa (hidramnios, modificaciones placentarias con trastornos de la permeabilidad y el déficit de oxígeno por ello condicionado). **Consecuencias:** significativamente más alta frecuencia de abortos (doble), así como de nacidos muertos (10 veces superior) y de mortalidad neonatal (doble), en comparación con madres no diabéticas; en aprox. el 80% de los casos, los neonatos al nacer pesan más de 4.000 g. Las malformaciones observadas (en 10% de los casos) se tratan, entre otras, de malformaciones* cardíacas congénitas; en determinadas circunstancias, cardio-hepato-esplenomegalias consecuentes al almacenamiento de glucógeno. El metabolismo glucídico y mineral, de neonatos sanos de madres diabéticas, es también más lábil, por lo que ha de ser vigilado especialmente en los primeros días de vida. **El pronóstico** mejora mediante ajuste a tiempo y óptimo del metabolismo de la madre; ver regresión caudal, síndrome de.

embriogénesis: den. global de los estadios de desarrollo del embrión, desde el embrioblasto* (en sentido amplio desde el cigoto*) hasta el final de la organogénesis*.

embriología: disciplina que trata del desarrollo del embrión*.

embrión: gérmen en la matriz durante el tiempo del desarrollo de los órganos (organogénesis), o sea, durante los dos primeros meses del embarazo (ver fig.); ver tamb. óvulo, feto.

embriopatía: enfermedad prenatal* como consecuencia de un trastorno, intrauterino, del desarrollo del embrión* (organogénesis), pudiendo jugar un papel etiológico los siguientes **factores exógenos: 1.** infección* prenatal (p. ej., rubéola congénita); **2.** enfermedades del metabolismo (p. ej., diabetes gestacional, embriofetopatía* diabética); **3.** déficit crónico de oxígeno (p. ej., por insuficiencia de la placenta); **4.** noxas químicas y físicas (entre otras, medicamentos, como p. ej. talidomida, morfina, citostáticos, quinina, trimetadiona, radiaciones ionizantes, bebidas estimulantes y alcohólicas, tabaco, drogas, los así den. venenos y compuestos químicos del medio ambiente). Ver malformación congénita, gametopatía, fetopatía.

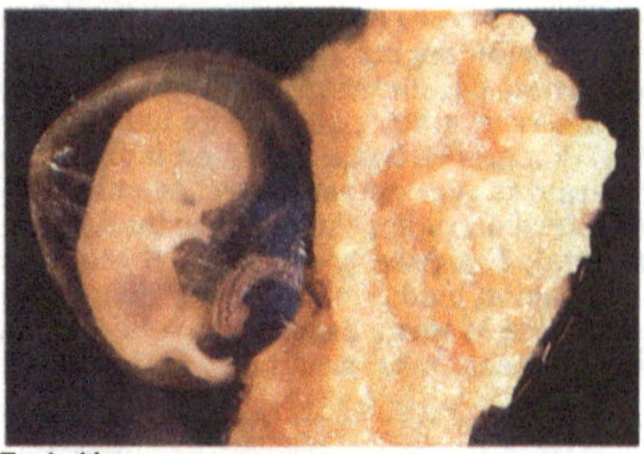

Embrión:
Placenta con saco amniótico anexo, en el que se ve un embrión humano de 4 cm, en la 8ª semana de embarazo

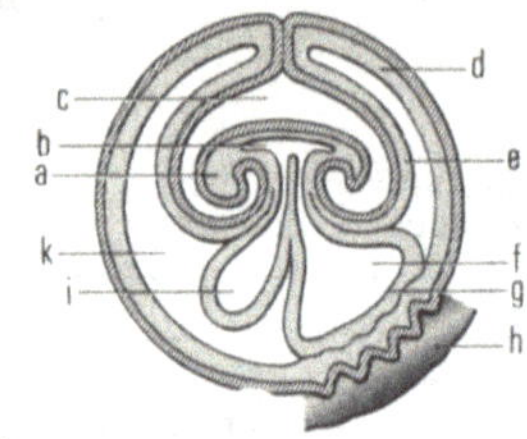

Embrión:
Diferenciación de las capas embrionarias y extraembrionarias, tres semanas después de la concepción
a: embrión; b: intestino; c: cavidad amniótica; d: mesodermo periférico (corion); e: mesodermo de cubierta (amnios); f: alantoides; g: endodermo; h: placenta; i: saco vitelino; k: celoma

embriopatía alcohólica: embriofetopatía alcohólica; enfermedad prenatal del feto, provocada por el consumo materno de alcohol durante el embarazo, con retraso del crecimiento intrauterino y postnatal, microcefalia, retraso estático-motor y mental, así como dismorfia craneocefálica, frecuentemente asociada a cardiopatías congénitas, anomalías articulares y genitales, y a otras malformaciones del esqueleto y de órganos internos. La lesión aparece, probablemente, ya en el período* embrionario. La embriopatía alcohólica es más frecuente de lo que en general se supone (frecuencia calculada 1-3 : 1000 neonatos).

embriopatía cumarínica: ver embriopatía por warfarina.

embriopatía por warfarina: en niños cuyas

madres han tomado derivados de la cumarina en fases tempranas del embarazo (4ª a 6ª semana del embarazo), son descritas deformaciones esqueléticas y, a veces, retraso mental.

embriopatía rubeólica: ver rubéola* congénita.

embriopatía talidomídica: sin. malformación por contergan; ver dismelia.

embriotomía: operaciones de despedazamiento, para facilitar la terminación del parto vaginal en caso de feto muerto (p. ej. en presentación transversa prolongada); hoy muy rara.

embriotoxicidad: den. global para todo tipo de efecto tóxico prenatal durante el período* embrionario. Puede expresarse en forma de teratogenicidad*, mortalidad fetal, carcinogénesis* transplacentaria o como disfunción que se manifiesta una vez comenzado el período postnatal. Como **factores desencadenantes** se consideran, en dosificación y cuantía adecuadas: **1.** determinadas sustancias; **2.** radiación ionizante. Además, las infecciones (p. ej., por virus de la rubéola) pueden ocasionar un desarrollo prenatal anormal. Ver toxicología prenatal.

embriotoxicidad por radiaciones: lesión del embrión por el efecto de radiación ionizante. En el ser humano pueden resultar efectos letales, retraso del crecimiento y efectos teratógenos (predominantemente microcefalia con retraso mental). Según el estado de conocimientos actual, no se cuenta con efectos lesivos por debajo de 0,03 Gy (3 rd). Ver embriotoxicidad, teratogenicidad.

emesis gravídica: vómitos del embarazo; en aprox. el 70% de las embarazadas en los primeros 3-4 meses, especialmente por la mañana (vómitos matutinos). No es rara la transición a la hiperemesis* gravídica.

eminencia iliopúbica: antiguamente eminencia iliopectínea; elevación plana en la pelvis ósea, por debajo y adentro de la espina* ilíaca anteroinferior, situada en la transición del cuerpo del hueso púbico al hueso ilíaco: sirve de punto final del diámetro oblicuo de la pelvis; ver pelvis, medidas de la.

Emmet, desgarro de (Thomas E., ginecólogo, Nueva York, 1828-1919): desgarro del cuello uterino; curación cicatrizal de un desgarro cervical, ocurrido durante el parto.

Emmet, operación de: neoreconstrucción plástica de la portio y del cuello uterino (cierre de desgarros cervicales antiguos en caso de esterilidad secundaria, flujo, aborto habitual); raramente indicada; ver Sturmdorf-Bonney, plastia de.

empalamiento, lesiones por: heridas profundas de partes blandas en la región genital e intestinal, debidas a enclavamiento, p. ej. en un poste, pértiga, etc.; frecuentemente asociadas con lesiones del tracto urinario (desgarro uretral, lesión vesical) y del recto-sigmoides u otros órganos y vísceras pélvicos; ver cohabitación, lesiones por.

encefalopatía bilirrubínica: ver ictericia nuclear.

encefalorragia obstétrica: ver hemorragia cerebral obstétrica.

endocérvix: ver cérvix uterino.

endodermo: (embriol.) hoja más interna de la tres hojas* germinativas, de la que se forman los epitelios del intestino primitivo, del alantoides y del saco vitelino (endodermo primario) y que, en el desarrollo ulterior, como endodermo secundario (intraembrionario), forma los epitelios del tracto respiratorio, el parénquima tonsilar, el tiroides, las paratiroides, el timo, el hígado y el páncreas, los epitelios vesicales y uretrales, cavum tympani, y trompa de Eustaquio.

endometrio: mucosa del cuerpm de la matriz (ver útero); consiste en un epitelio cilíndrico simple, así como en la lámina propia de tejido conectivo reticular, rica en vasos sanguíneos y células, y conteniendo glándulas tubulares. Se subdivide en **capa basal**, vecina a la musculatura, y **capa funcional**, sometida a modificaciones cíclicas.

La basal sirve como estrato regenerador de la funcional. Después de la menstruación*, los estrógenos* provocan la regeneración del endometrio y su proliferación ulterior. Los gestágenos* inducen la transformación secretoria de la funcional. Si no se da embarazo alguno, la funcional se desprende con la regresión del cuerpo* lúteo (disminución de las hormonas ováricas endógenas), siendo excretada con la

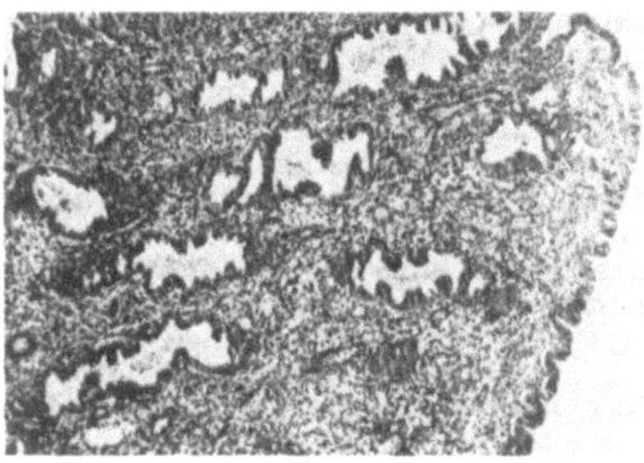

Endometrio:
Aspecto normal en la fase secretoria media

sangre menstrual; si acontece un embarazo, la funcional evoluciona a decidua*. Ver transformación, dosis de; proliferación, dosis de; ciclo menstrual.

endometriosis: endometrio* funcionante o bien tejido similar al endometrio, fuera de la localización normal del mismo (revestimiento mucoso de la cavidad uterina). Los focos ectópicos de mucosa participan en las modificaciones cíclicas normales y patológicas del endometrio del cuerpo uterino. **Dos causas** son discutidas: **1.** arrastre canalicular de la mucosa expulsada en la menstruación (con mayor frecuencia por desagüe transtubárico, parcial, de la sangre menstrual en la cavidad abdominal; teóricamente también por vía hematógena, linfógena, embólica o yatrógena, como en el caso de cesárea); **2.** formaciones condicionadas evolutivamente (metaplasias del celoma epitelial cercano a los conductos de Müller). La capacidad de penetrar en la musculatura y, dentro de ella, en su profundidad, se explica por la potencialidad histolítica del estroma de la mucosa, es decir, por su facultad desintegradora de tejidos. **Formas:** por el crecimiento profundo en el miometrio se origina la endometriosis **(primaria)** localizada, que está en relación, demostrable, con el endometrio del cuerpo (endometriosis interna, forma más frecuente): hoy día se delimita de la endometriosis en sentido estricto, denominándola adenomiosis*. Por implantación se origina la endometriosis **(secundaria)** difusa, independiente del endometrio del cuerpo uterino **(endometriosis genital externa)**: proliferación de la mucosa en los ovarios y en el fondo de saco de Douglas, hasta la mucosa del recto o del íleo (frecuentes manifestaciones de estenosis durante la menstruación, a consecuencia de tumefacción y hemorragia de las proliferaciones); existe además la **endometriosis extragenital** (afección de la pared abdominal, vejiga, pulmones). **Complicaciones:** esterilidad, quistes de alquitran. **Terapéutica:** según la situación individual, procedimientos hormonales (p. ej. seudogravidez* inducida, administración de gestágenos*, antiestrógenos*) y quirúrgicos (excisión, electrocoagulación). Ver endometriosis vesical.

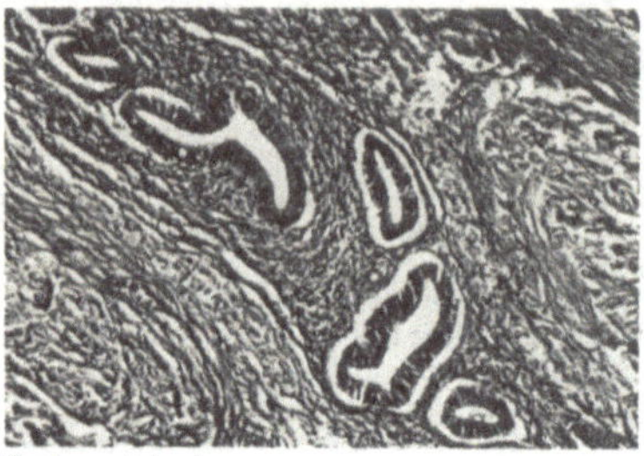

Endometriosis:
Foco adenomiomatoso en el miometrio (endometriosis interna)

Los síntomas principales de la endometriosis interna son:
1. dismenorrea con dolores sumamente intensos durante la menstruación
2. hemorragia menstrual intensificada y prolongada
3. útero levemente engrosado y muy sólido

endometriosis vesical: aparición de endometrio* (mucosa uterina) en la pared de la vejiga urinaria. **Causa:** bien a consecuencia de una operación, en la que ha sido arrastrado mecánicamente tejido endometrial, o bien proliferación de una endometriosis pélvica en la pared vesical. **Síntomas:** hematuria cíclica, disuria. **Diagnóstico:** uretrocistoscopia (frecuentemente sólo áreas de la mucosa de coloración lívido-azulada durante la menstruación que también pueden sangrar), laparoscopia o pelviscopia. **Terapia:** coagulación transuretral (en áreas restringidas), y en caso de que una terapia hormonal conservadora a largo plazo fracase, eventual resección vesical con saneamiento concomitante del hallazgo genital.

endometritis: inflamación de la mucosa de la matriz (endometrio*). **Formas:** según la localización, se distinguen: **1. endometritis del cuerpo uterino; 2. endometritis del cérvix,** den. clínicamente, casi siempre, como cervicitis*. Si la endometritis del cuerpo uterino acontece después de un parto (endometritis post partum), se habla de una **endometritis puerperal** (ver también fiebre puerperal). Asimismo después de un aborto puede aparecer una endometritis **(endometritis post abortum)**. Igualmente es favorecida una infección* ascendente con formación de una endometritis, por manipulaciones intrauterinas (yatrógenas, colocación de un pesario intrauterino) o causas orgánicas (mioma submucoso, pólipo del cuerpo uterino o carcinoma del cuerpo uterino). **Formas especiales: endometritis gonorreica** (ver gonorrea); **endometritis* tuberculosa**, por regla general descendente desde las trompas; **endometritis senil,** o endometritis vetularum (casi siempre infección ascendente por colibacilos, favorecida por el déficit postmenopáusico de estrógenos). **Evolución:** por paso del endometrio a la muscular se origina una endomiometritis, y por paso a los linfáticos parametriales una parametritis*; también es posible un ascenso ulterior con salpingitis, anexitis y eventualmente pelviperitonitis.

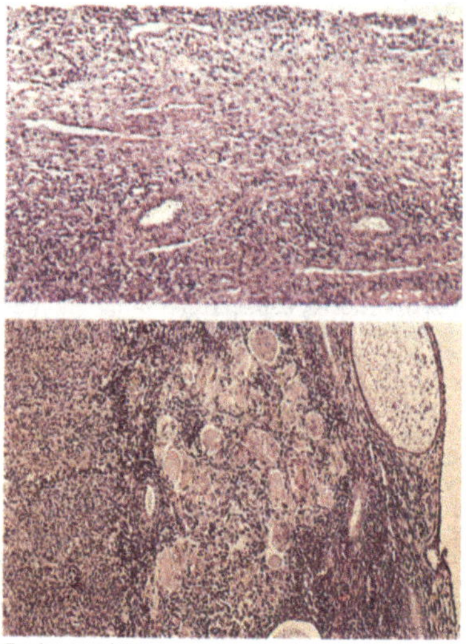

Endometritis:
Forma subaguda (arriba), y endometritis con granuloma de cuerpo extraño (abajo)

endometritis postaborto: endometritis después de un aborto; en determinadas circunstancias causa de sepsis; ver tamb. aborto febril.

endometritis puerperal: endometritis* en el puerperio*.

endometritis tuberculosa: endometritis* con presencia de bacilos tuberculosos en la funcional (excreción en la menstruación) o también en la basal (posible infección progresiva con formación de tubérculos en la muscular). **Síntomas:** diferentes según la gravedad de la infección. Fiebre, leucocitosis, aceleración de la velocidad de sedimentación globular, dolores similares a los de las contracciones del parto, eventualmente vómitos y náuseas; hemorragias. Ver tuberculosis genital.

endosalpingiosis: proliferaciones similares a glándulas, de restos dispersos del epitelio de Müller, con diferenciación hacia epitelio tubárico. **Presentación:** principalmente en las cercanías de las trompas, en el mesosálpinx y en el omento, así como en la región del peritoneo pélvico; si la extensión es mayor, puede inducir una sintomatología clínica, incluyendo la formación de ascitis. El riesgo de degeneración es mínimo.

endosalpingitis: inflamación de la mucosa tubárica; ver salpingitis.

endotoxina, shock por: shock desencadenado por endotoxinas bacterianas. Presumiblemente las endotoxinas activan quininas endógenas del organismo; entre otros órganos son lesionados: **1.** los **túbulos renales** (insuficiencia renal aguda); **2.** el **sistema de coagulación** (coagulación intravascular con microtrombos, afibrinogenemia); **3.** el **sistema circulatorio** (dilatación vascular periférica, más tarde insuficiencia cardíaca). Un cuadro morboso similar, presumiblemente provocado por estafilococos, representa el síndrome del shock* tóxico.

enfermedades de transmisión sexual: ver ETS.

enfermedades genéticas: sin. enfermedades hereditarias, trastornos de la herencia. **Etiología:** predisposición morbosa heredada en forma de defecto de un gen o grupo de genes, o bien de disposición patológica de las partes cromosómicas, en sí mismas normales. Las enfermedades genéticas pueden ser heredadas, es decir, preexistentes, o bien aparecer por neomutación espontánea en una familia, hasta entonces no afectada; estas neomutaciones se dan con diferente frecuencia, pudiendo ser transmitidas a las generaciones siguientes. Se distinguen: **1.** enfermedades cromosómicas, es decir, desviaciones numéricas o estructurales (cromosomopatías que, en parte, aumentan con la edad (ver tamb. aberraciones cromosómicas); **2.** enfermedades hereditarias sencillas (monogénicas) que siguen teóricamente las leyes de Mendel y que presentan una secuencia hereditaria, ligada al sexo (ver tamb. conductor), autosómica dominante (enferman los heterocigotos) o autosómica recesiva (enferman también solamente los homocigotos), pero cuyas manifestaciones clínicas son suplementariamente determinadas por la penetrancia* y la expresividad* del gen en cuestión; **3.** enfermedades desencadenadas multifactorialmente (herencia poligénica), causadas por la acción concomitante de genes anormales y factores ambientales, dándose aquí frecuentemente transiciones imprecisas entre enfermo y sano (efecto del valor umbral). Por ello, la delimitación entre un modo hereditario monogénico y poligénico es, a veces, difícil.

Sintomatología: las enfermedades genéticas se manifiestan clínicamente en forma de anomalías corporales, psíquicas o combinadas que, fenomenológicamente, no siempre pueden ser distinguidas de defectos adquiridos intrauterinamente (ver tamb. fenocopia). Hoy en día, son demostrables con frecuencia, en las enfermedades genéticas heredadas monogénicamente, los defectos bioquímicos subyacentes (síntesis proteica modificada). Probablemente son mucho más frecuentes las modificaciones potenciales que no inducen incondicionalmente a enfermedades. De momento se conocen unas 150 variantes de hemoglobina y más de 80 variantes de glucosa-6-fosfato-dehidrogenasa (G-6-PDH), cada una de las cuales es atribuible a un alelo mutante. En el caso de la G-6-PDH, 40 portadores de la modificación ostentan propiedades normales y los otros cuarenta, propiedades anormales; con todo, muchas de ellas son inducidas y se tornan clínicamente manifiestas (crisis hemolíticas), sólo al añadirse el influjo de factores exógenos concurrentes (medicamentos, infecciones, ingestión de habas). Con frecuencia, las enfermedades consisten en la falta, o modificación, de una determinada enzima del metabolismo intermediario; la manifestación puede acontecer muy tempranamente o en edad avanzada. Las consecuencias de un defecto enzimático pueden afectar a diferentes propiedades enzimáticas: cinética modificada de la catálisis enzimática (p. ej., anemia citrulínica); disminución de la estabilidad enzimática (inducción de la G-6-PDH por medicamentos), elevación de la actividad enzimática (p. ej., porfirias agudas intermitentes); falta de retroacoplamiento (p. ej., síntesis excesiva, o degradación deficitaria de productos: manifestación de muchas enfermedades tesaurismóticas, como lipidosis, gangliosidosis, glucogenosis).

Además de los defectos enzimáticos, las enfermedades genéticas pueden condicionar tamb. la carencia de proteínas importantes; hemoglobina (hemoglobinemias, anemia de células falciformes, talasemia, etc.); proteínas de transporte y receptoras de la membrana celular (p. ej., lipemias, colesterolemias); proteohormonas; proteínas séricas (analbuminemia, alfa y betalipoproteinemias); factores de la coagulación sanguínea (distintas hemofilias); factores inmunológicos (gammaglobulinemias juveniles).

Es importante el diagnóstico precoz, p. ej., mediante tests de heterocigotos (ver tamb. consulta genética); durante el embarazo, en muchos casos, existe la posibilidad de hacer predicciones con base en la amniocentesis*. Ver factor letal, malformación congénita.

E

enfermedades prenatales: den. para las enf. del niño aún no nacido, que conducen a trastornos del desarrollo intrauterino normal, pudiendo llegar hasta la muerte* fetal intrauterina. El tipo de lesión es determinado, entre otros, por el momento e intensidad de la noxa, más que por la causa desencadenante. Según el momento del comienzo del trastorno intrauterino del desarrollo, se distingue entre blastopatía*, gametopatía*, embriopatía*, fetopatía*. No siempre es posible una delimitación de las enfermedades prenatales ocasionadas por lesión exógena (fenocopia*), de las malformaciones exclusivamente condicionadas genéticamente; ver infección prenatal y perinatal, malformación congénita, ciematopatía.

enfermedades venéreas: las así den. enfermedades venéreas de declaración obligatoria que, en su mayoría, son adquiridas por contacto sexual. Según la ley (en la República Federal Alemana) para «el control de las enfermedades sexuales» se trata de la sífilis*, gonorrea*, úlcera blanda y linfogranuloma* inguinal. Las enfermedades venéreas no obstante son tan sólo un grupo dentro de las enfermedades sexualmente transmisibles, ver ETS.

enfermedad hemolítica del neonato: sin. eritroblastosis del recién nacido; **causas:** en la madre acontece una sensibilización contra las características de los grupos o factores sanguíneos que el feto ha heredado del padre. Junto a los grupos A o B, pueden ser también responsables los factores Rhesus (Rh: D, C, E, c, e, C^{w}) y otros factores como el Kell, Duffy, Kidd, etc. Hasta hace algunos años, aprox. ⅔ de las enfermedades hemolíticas neonatales eran desencadenados por la incompatibilidad AB0*, y ⅓ por la incompatibilidad Rh (predominantemente por D o C+D), y solamente en un 1 ó 2% por otros antígenos. Desde la introducción de la profilaxis anti*-D en las madres Rh negativas, la frecuencia de las afecciones condicionadas por antígenos D ha disminuido claramente (hasta ahora solamente es posible una inmunoprofilaxis frente al factor anti-D). **Presentación:** en caso de incompatibilidad AB0, por lo general, ya es afectado el primer hijo de la familia que posee en sus eritrocitos el antígeno crítico, debido a la formación materna de inmunoanticuerpos, consecuente a la diapedesis eritrocitaria transplacentaria (ver tamb. anti-A). En el caso de la incompatibilidad de factores sanguíneos, el primer afectado es el segundo hijo (si la madre no había sufrido anteriormente transfusiones de sangre incompatible). De esto se puede concluir que, por regla general, el primer contacto relevante de la madre con los factores ajenos a la misma tiene lugar por la invasión de eritrocitos fetales en el momento del primer parto (ver tamb. microtransfusión). Los anticuerpos IgG irregulares, producidos después de la sensibilización de la madre, alcanzan el feto diaplacentariamente, acortando el tiempo de vida de sus eritrocitos.

En caso de intolerancia de factores sanguíneos, la gravedad de la enfermedad va aumentando con los partos consecutivos (efecto booster), pero no así en caso de incompatibilidad AB0. Se distinguen **tres grados de gravedad:** **1. anemia del neonato:** en la forma clásica de la variedad postnatal, anemia progresiva, sin hiperbilirrubinemia* (por lo menos no percibida; relativamente rara). La anemia se intensifica hasta la 4ª (a 6ª) semana de vida, pudiendo alcanzar dimensiones amenazadoras. Al elegir los donantes sanguíneos para una transfusión, hay que tener en cuenta los anticuerpos maternos irregulares (ver antigrama); éstos persisten en el recién nacido hasta la 6ª semana. **2. ictericia grave:** se manifiesta rápidamente (en pocas horas) después del parto. La bilirrubina, ya formada en elevada cuantía por el feto, es eliminada a través de la placenta, siempre que no exista ningún impedimento al paso a través de la misma. En el recién nacido hay que contar con elevadas concentraciones de bilirrubina sérica. El peligro de la instauración de una ictericia* nuclear es grande. Junto a la ictericia existe, por regla general, una anemia con eritroblastosis (como signo de la neoformación sanguínea precipitada). **Terapia:** exanguinotransfusión* y fototerapia*. **3. hidropesía fetal:** forma más grave, que no se da en caso de incompatibilidad AB0. Afecta ya a los fetos, con anemia considerable y trastornos de las membranas capilares y de los hepatocitos. Consecuencias: hipoproteinemia, edema generalizado, anasarca, sufusiones en las cavidades corporales, edema pulmonar (intensificado por focos hematopoyéticos extramedulares, tamb. en los pulmones), insuficiencia cardíaca, hipoxia. En la terapia de recién nacidos afectados de hidropesía fetal (o anemia grave), hay que aplicar métodos de medicina intensiva (respiración asistida, apoyo de la función cardiocirculatoria, con compensación de la presión venosa incrementada, mediante transfusión por sangría, punción de la ascitis, etc.) y, junto a ellos, exanguinotransfusión* y fototerapia*. Ver neonato con factores de riesgo.

enfermedad hemolítica fetal: sin. eritroblastosis fetal; anemia hemolítica del feto que se presenta en caso de incompatibilidad Rh (ver rhesus, sistema), con eritroblastemia consecuente a la regeneración precipitada de eritrocitos; coloración amarillenta del líquido amniótico. Para la predicción del grado de gravedad, esperado, la enfermedad hemolítica fetal, no basta el control del título de anticuerpos en el suero materno. Un enjuiciamiento del estado del feto mediante espectrofotometría del líquido* amniótico, es frecuentemente necesaria (por lo menos habiendo estado afectados otros hermanos). Si existe una anemia grave (antes de que se hayan producido edemas y sufusiones en las cavidades), está indicada una transfusión* fetal y a veces una cesárea* precoz y salvadora de la vida. La forma más grave de la enfermedad hemolítica fetal, viene representada por la hidropesía fetal, de difícil terapia intrauterina, puesto que la sangre transfundida en la cavidad abdominal del feto, no entra en la circulación, en caso de existir ascitis. El peligro de la instauración de una ictericia* nuclear se da solamente después del parto. Ver enfermedad hemolítica del neonato, microtransfusión, embarazo de riesgo.

enfermedad hemorrágica del neonato: sin. melena neonatorum vera; diátesis hemorrágica del recién nacido, ver hemostasia en el neonato, trastornos de.

enfermedad hereditaria: ver enfermedades genéticas.

enmallamiento uretrovesical, operación de: operación para corregir la incontinencia* urinaria femenina; la finalidad es un desplazamiento posterior, de la región del cuello vesical, funcionalmente importante, hacia una posición intraabdominal, para mejorar la transmisión de la presión a la uretra en condiciones de sobrecarga (incontinencia* urinaria por stress). **Complicaciones:** hipercorrección con molestias miccionales obstructivas, subsiguientes e incontinencia*.

entuertos: contracciones dolorosas de la matriz en los 2-3 primeros días del puerperio; especialmente en multíparas, intensificados con la lactancia (condicionados por la oxitocina*); favorecen la hemostasia y la involución* uterina; ver contracciones.

enucleación: ver mioma, enucleación del.

enuresis: ver incontinencia urinaria.

EPH-gestosis: (obst.) den. para una gestosis* con los síntomas principales siguientes: edema, proteinuria, hipertonía.

epimestrol (INN): epimestrolum (INN-L), epimestrol (INN-E), (16α,17α)-3-metoxiestra-1,3,5(10)-trién-16α,17α-diol (IUPAC); CAS-N° 7004-98-0; $C_{19}H_{26}O_3$; PM 302,42; derivado estrogénico. **Empleo terapéutico:** para la regulación del ciclo, en caso de ciclos anovulatorios, inducción de la ovulación*. Ver estrógenos.

epioóforo: paraovario; resto del segmento craneal del riñón primitivo, con restos del conducto urinario que, en algunos segmentos, puede permanecer en forma de conducto de Gartner*; se encuentra por debajo de la trompa entre ambas hojas del mesosalpinx (partes del ligamento cardinal, ver ligamento ancho del útero). Corresponde evolutivamente al epidídimo en el varón. Ver conductos tranversales del epoóforo.

episiotomía: sección del periné vaginal; operación de dilatación más frecuente en el canal blando del parto, entre otras, para evitar

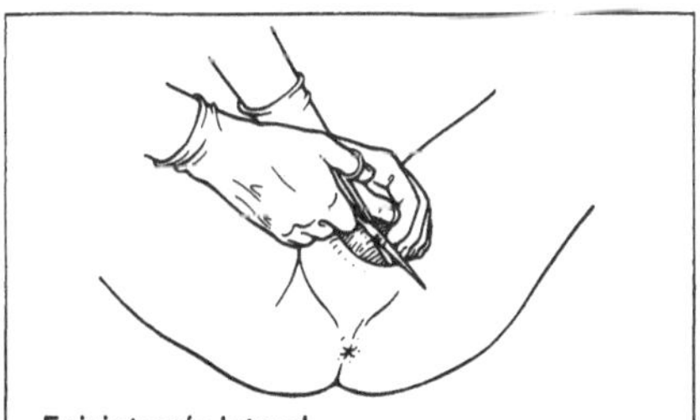

Episiotomía lateral

un desgarro* perineal, facilitar el parto* quirúrgico y para la terminación del parto, cuando la cabeza está en la salida de la pelvis.

Formas: episiotomía medial: exactamente en la línea media; **episiotomía lateral:** a la der. o izq., a 1-2 cm de la línea media, en dirección a la tuberosidad isquiática; **episiotomía mediolateral:** directa, desde la comisura posterior, en dirección hacia la tuberosidad isquiática.

epitelio folicular: revestimiento epitelial del folículo de Graaf*, de tres o cuatro estratos que rodean en varias capas al óvulo, en forma de cumulus oophorus; consta de pequeñas células poligonales, siendo den. estrato granuloso, debido a su riqueza en núcleos.

epiteliomatosis coriónica: ver corioadenoma destruens.

epitelio vaginal: túnica mucosa de la vagina; la así den. mucosa vaginal, aunque no posee glándulas mucosas; consta de epitelio plano pluriestratificado, no queratinizado, rico en glucógeno, y de una lámina propia, rica en fibras elásticas y en venas de gran calibre. Ver vagina.

Erb-Duchenne, parálisis de (Wilhelm E., neurólogo, Heidelberg, 1840-1921; Guillaume D., neurólogo, París, 1806-1875): parálisis de la parte sup. del plexo* braquial.

erección: la tumefacción y rigidez de los cuerpos eréctiles, especialmente del pene o del clítoris, como respuesta a una excitación sexual (mecánica o psíquica), inducida por una dilatación arteriolar, regida por el parasimpático (hiperemia arterial), con impedimento subsiguiente de la evacuación sanguínea (compresión venosa) y relleno con sangre del tejido eréctil; los impulsos vasoconstrictores simpáticos finalizan la erección. La erección de los pezones ocurre por contracción de los haces musculares lisos anulares que se encuentran debajo del pezón o de la aréola mamaria, induciendo una dilatación de las venas y de los conductos galactóforos.

ergotamina (INN): ergotaminum (INN-L), ergotamine (INN-E), derivado del ácido lisérgico (IUPAC); CAS-N° 113-15-5; $C_{33}N_{35}N_5O_5$; PM 581,65; empleo: como medio contra la migraña, para la vasoconstricción; ver tamb. ergotaminas.

ergotaminas: sin. ergoalcaloides, secalealcaloides; fracción de indolalcaloides (y derivados) obtenida del Secale cornutum (cornezuelo del centeno), de estructura derivada de la del ácido lisérgico. A las ergotaminas pertenecen aminoalcaloides naturales (p. ej., ergotamina, lisurida) y aminoalcaloides hidratados (entre otros, dihidroergotoxina, dihidroergotamina), amidas del ácido lisérgico (p. ej., metilergometrina) y derivados sintéticos (p. ej., bromocriptina). **Efecto** (sobre los órganos de musculatura lisa): las ergotaminas actúan como antagonistas parciales a nivel de los receptores alfa; **1.** efecto vasoconstrictor directo (afecta, sobre todo, a los vasos venosos de capacidad y a las arteriolas dilatadas), predominantemente con las ergotaminas naturales; **2.** bloqueo de los receptores alfa (en determinadas circunstancias, cuando el tono simpático es elevado, inducen una dilatación indirecta de los vasos contraídos), predominantemente por las ergotaminas hidratadas, junto a ello; **3.** efecto contráctil sobre la musculatura uterina; **4.** excitación central de los receptores dopaminérgicos, inhibición de la liberación de prolactina y de STH; **5.** efecto antagónico a la serotonina. **Empleo terapéutico:** entre otros casos, en el de disregulación ortostática, migraña, hiperprolactinemia, acromegalia, síndrome de Parkinson, para la hemostasia (uterina) postparto, inhibición de la lactación. **Efectos colaterales:** espasmos vasculares, ergotismo, náuseas y vómitos consecuentes a un efecto dopaminérgico parcial. **Contraindicaciones:** enfermedades vasculares isquémicas, hipertensión, lesiones hepáticas y renales, embarazo.

eritema palmar y plantar sintomático: eritema de las palmas de las manos y de las plantas de los pies, de etiología incierta, observado entre otros casos en el de cirrosis hepática (red liver palms), artritis reumatoide (reumatismo poliarticular), enfermedades pulmonares crónicas, mononucleosis infecciosa, lupus eritematoso agudo, colitis ulcerosa, etc. Tamb. se observa su aparición durante el embarazo, desapareciendo después del parto.

eritroblastosis: den. original de enfermedades en las que se encuentran eritrocitos inmaduros (conteniendo núcleo) en la sangre; hoy en día se emplea solamente para la eritroblastosis fetal (ver enfermedad hemolítica fetal). Para las eritroblastosis del adulto se ha impuesto, por el contrario, la den. eritremia.

eritroblastosis fetal: ver enfermedad hemolítica fetal.

eritrocianosis de las piernas: eritema lívido con infiltrados pastosos, a veces acompañado de hiperqueratosis folicular (lichen pilaris); casi siempre en jóvenes adiposas en edad puberal, favorecido por trastornos hormonales y acción del frío. **Localización:** especialmente en el tercio inf. de la pierna (lateral), superficie interna de la rodilla y muslo.

eritrocitosis: ver poliglobulia del neonato.

eritroplasia: sin. eritroplasia de la portio; hallazgo colposcópico poco claro: mancha roja en la superficie de la portio, requiere diagnóstico diferencial (erosión de la portio*, eversión cervical, zona* de transformación, carcinoma de cérvix*). Ver colposcopia.

erosión de la portio: ver portio, erosión de la.

escirro (gr skirrhos duro): carcinoma* escirroso.

esclerema adiposo del neonato (gr skleros seco): induración de la piel y tejido celular subcutáneo de los primeros 10 días de vida; muy rara, se inicia generalmente en los muslos y nalgas; curso y pronóstico grave. Están predispuestos los prematuros y niños, con enfermedades graves preexistentes. La patogénesis es poco clara.

esmegma (gr smegma jabón): secreción del glande y prepucio en el varón; secreción similar en la región del clítoris y de los labios menores en la mujer; puede provocar infecciones, en caso de higiene deficiente.

esmegma fetal: vernix* caseosa.

espacio intervelloso: espacio relleno de sangre materna, entre las vellosidades coriónicas de la placenta.

espacio perivitelino: el espacio intersticial (en forma de grieta) que se origina en la célula ovular, entre el huevo y la zona pelúcida circundante, en el momento de la penetración del espermatozoide.

espacio retropúbico: tamb. espacio prevesical, cavum Retzii; intersticio extraperitoneal de desplazamiento, relleno de tejido conectivo laxo, entre la vejiga urinaria y la pared abdominal ant., a través del cual se puede abrir, extraperitonealmente, la vejiga en la sección alta clásica.

espasmo cervical: ver distocia cervical.

espasmo vaginal: ver vaginismo.

espéculo: instrumento en forma de embudo o de tubo que se introduce en las cavidades naturales del cuerpo, para su exploración; p. ej., espéculo vaginal.

esperma: líquido espermático, semen; todos los componentes del eyaculado del varón (espermatozoides* y secreciones de las vesículas seminales, próstata y epidídimo); líquido blanquecino, opalescente, de consistencia pegajoso-viscosa y olor característico (flor de castaño), pH 7,0-8,0; densidad: 1,027-1,047 g/cm^3. Se encuentran varios millones de espermatozoides por ml de esperma. Normalmente los eyaculados son de 3 a 5 ml de esperma. Otros componentes (ver tabla): 90% de agua, corpúsculos de albúmina, lípidos, las aminas espermina y espermidina, colesterina, carbohidratos (especialmente fructosa, cuya contribución a la movilidad y vitalidad de los espermatozoides, es de importancia), moco, cloruros, fosfatos, además de espermatogonias, espermatocitos, células de Sertoli; ver espermiogénesis. Ver tamb. esperma, exploración del.

Esperma
Composición en el hombre

Espermatozoides	aprox. el 20% del volumen total; por término medio 100 millones/ml con menos del 20% de formas anormales
Secreciones de las vesículas seminales	aprox. el 60% del volumen total, consistiendo en fructosa (1,5 – 6,5 mg/ml), fosforilcolina, ergotioneina, ácido ascórbico
Secreciones de la próstata	aprox. el 20% del volumen total: consiste en espermina, ácido cítrico, colesterol, fosfolípidos, fibrinolisina, fibrinogenasa
Otros componentes	fosfato y bicarbonato como tampón, prostaglandinas, hialuronidasa

esperma, antígenos del: ver espermatozoides, antígenos de.

esperma, donante anónimo de: ver inseminación.

esperma, exploración del: el eyaculado obtenido por masturbación, tras abstinencia sexual de varios días, es explorado, en lo que concierne a su capacidad fecundante, en los siguientes aspectos: **cantidad del eyaculado:** normospermia (2-6 ml), hipospermia (menos de 2 ml), hiperespermia (más de 6 ml); **aspecto:** blanco-lechoso, hasta levemente amarillento; **olor:** similar al de los brotes del castaño; **pH:** 7,0-8,0 (modificación de estos valores, p. ej., en caso de prostatitis). **Número de espermatozoides vivos:** normozoospermia (40-250 millones/ml), polizoospermia (más de 250 millones/ml), oligozoospermia (menos de 40 millones/ml), azoospermia (ningún espermatozoide vivo). **Determinación de la movilidad:** inmediata y a los 30, 60, 120 y 240 minutos. Normalmente, al principio, un 40% es muy móvil. La pérdida de movilidad a las dos horas, no debe ser superior al 20%. **Test con eosina** (al 0,5%): sirve para distinguir espermatozoides vivos (no se colorean), de los muertos (se colorean). En caso de **necrospermia**, tódos los espermatozoides se colorean. **Teratozoospermia:** más de un 40% de formas patológicas (formas gigantes y microformas, cabezas redondas, malformaciones de la parte intermedia y de la cola, etc.) con una densidad de espermatozoides superior a los 40 millones/ml. **Determinación del contenido en fructosa:** valores por debajo de 1.200 µg/ml indican una insuficiencia de las células intersticiales de Leydig. Está indicada una **biopsia testicular** (siempre bilateral), en caso de azoospermia y oligospermia (menos de 10 millones de espermatozoides/ml). Si se sospecha una inflamación bacteriana en la región genital, hay que efectuar una exploración bacteriológica del eyaculado; eventualmente, exploraciones complementarias endocrinológicas, genéticas y urológicas. Ver espermiograma.

esperma-moco cervical, test de contacto: forma del test de penetración*; sirve para la demostración de anticuerpos de espermatozoides en el esperma o en la secreción cervical.

esperma, test cruzado de penetración de: ver Kurzrok-Miller, test de.

esperma, test de penetración del: ver penetración, test de.

espermatozoides: espermatozoos maduros; células germinales masculinas, originadas en el epitelio germinativo de los canalículos testiculares, longitud de unas 60 µm. El 20% de los espermatozoides de un eyaculado normal, son inmaduros e inmóviles. Si más de la cuarta parte de los espermatozoides presentan modificaciones en la parte de la cabeza, la espermiogénesis* está alterada. **Valores normales:** ver esperma, exploración del. Ver tamb. espermiograma.

espermatozoides, anticuerpos contra: ver espermatozoides, antígenos de los.

espermatozoides, antígenos de los: en el esperma* humano se encuentran numerosos antígenos, de los que han sido identificados siete, en los mismos espermatozoides; los anticuerpos que se forman contra ellos, muestran efectos muy diferentes (tipos precipitantes, aglutinantes, inmovilizantes, fijadores del complemento, lisantes y destructivos localmente), pudiendo jugar un papel en la esterilidad*, en tanto que aglutinan los espermatozoides, limitando así su movilidad o inmovilizándolos directamente.

espermatozoides, motilidad de los: capacidad de movimiento de los espermatozoides*; la proporción de espermatozoides móviles y una duración suficiente de su motilidad, son los criterios principales para la **capacidad fecundante** del esperma*; ver tamb. esperma, exploración del.

espermicida: medio que destruye los espermatozoides; método de contracepción* en el que se emplean medios de protección químicos en forma de tabletas, supositorios, óvulos, cremas y sprays vaginales. **Modo de acción:** junto a la inactivación rápida de los espermatozoides, probablemente juega un papel complementario un cierre mecánico del cuello uterino. La mayoría de los medios que se encuentran en el mercado contienen nonoxinol* 9, una sustancia intensamente tensioactiva; se considera como innocua; tamb. utilizable en combinación con medios mecánicos; fiabilidad media.

Frecuencia de empleo en RFA (1985): menos del 1% de las mujeres de edad comprendida entre los 15 y los 45 años.

espermina: $C_{10}H_{24}N_4$; diaminopropilputrescina, poliamina del esperma*, producida en la próstata, que actúa estabilizando la estructura del ADN y que posee un olor característico.

espermiogénesis: sin. espermatogénesis; desarrollo de los espermatozoides*; las células germinales primitivas (ver gametogénesis), en el sexo masculino se transforman al comenzar la pubertad en espermatogonias (células seminales primitivas), y partiendo de éstas, durante toda la vida, se originan los **espermatocitos primarios**, en las células epiteliales germinales de los túbulos contorneados testiculares, mediante división mitótica. Tras una primera división de maduración, éstos se transforman en **espermatocitos secundarios** (preespermátides), de los que, por una segunda división de maduración, se desarrollan dos **espermátides haploides** (con dotación cromosómica sencilla). A continuación acontece la diferenciación a espermatozoos maduros (ver espermatozoides). Duración de la espermiogénesis en el hombre: 61 días.

espermiogénesis, inhibición de la: frenación de la espermiogénesis mediante diferentes sustancias (la así den. píldora para el hombre), p. ej., posible mediante empleo prolongado de estrógenos y gestágenos; con todo hay que contar con efectos negativos sobre la potencia y la libido, junto con otros efectos colaterales condicionados por las hormonas esteroides. Para la contracepción* a través del varón tampoco son adecuadas las sustancias inhibidoras no hormonales, conocidas hasta ahora (p. ej., el gossipol*), debido a sus intensos efectos colaterales.

espermiograma: suma de todos los hallazgos efectuados al explorar el eyaculado (entre otros, el número de espermatozoides, su motilidad y su morfología, ver tabla, pág. siguiente); ver tamb. esperma, exploración del.

Espermiograma

Diagnóstico	Hallazgos Número de espermatozoides	Motilidad (proporción porcentual de espermatozoides móviles)	Morfología (proporción porcentual de formas normales)
Polizoospermia	>250 mill./ml	–	–
Hiperzoospermia	>120 mill./ml	–	–
Normozoospermia	≧50 mill./ml (normospermia)	≧80% (normokinospermia)	≧80% (normomorfospermia)
Astenospermia	normospermia	≦60% (hipokinospermia)	normomorfospermia
Teratospermia	normospermia	–	≦60%
Oligozoospermia	<50 mill./ml (oligospermia)	<80% (oligospermia)	<80% (patomorfospermia)
Necrospermia	normo u oligospermia	akinospermia	normo o patomorfospermia
Criptospermia	<1 mill./ml con o sin células de la espermiogénesis	–	–
Azoospermia	sólo presentes espermatozoides inmaduros	–	–
Aspermia	no están presentes ni espermatozoides maduros ni inmaduros	–	–
Aspermatismo	ningún eyaculado	–	–

E

espina ilíaca anteroinferior: resalte tuberoso del borde ventral del hueso ilíaco; origen del músculo recto femoral.

espina ilíaca anterosuperior: con ella termina la cresta ilíaca, en sentido ventral; origen del músculo sartorio e importante punto de orientación, fácilmente palpable.

espina ilíaca posteroinferior: se encuentra en el extremo superior de la incisura isquiática mayor.

espina ilíaca posterosuperior: extremo terminal, dorsal, de la cresta ilíaca.

espina isquiática: en el borde dorsal del hueso isquiático, dirigida hacia dentro; separa la incisura isquiática mayor, de la incisura isquiática menor; de gran importancia obstétrica.

espiral: denominación común del pesario* intrauterino.

esplacnoptosis renal: situación de los riñones en la pelvis (distopia pélvica); frecuentemente se trata de un riñón único, eventualmente malformado y con aporte vascular atípico, aunque funcionalmente suficiente. Complicaciones frecuentes como inflamaciones, formación de cálculos, hidronefrosis; frecuentemente combinado con malformaciones genitales, como p. ej., aplasia vaginal (síndrome de Rokitansky*-Küster) pudiendo representar, en las mujeres, un impedimento para el parto.

estenosis ureteral: estrechamiento de un uréter, entre otras causas, por inflamación (p. ej., en caso de anexitis extendida) o por tumor (p. ej., en caso de carcinoma de cérvix*), apareciendo como consecuencia de una terapia radiactiva o en caso de fibrosis retroperitoneal.

estenosis uretral: strictura urethrae; **causas: 1.** congénita (rara); casi siempre en la región del orificio externo; **2.** adquirida, con génesis traumática, inflamatoria a consecuencia de corrosión, herida, inflamación específica o inespecífica y estenosis del obturador por cuerpos extraños, cálculos, tumor (compresión), hematoma, supuración. En la mujer, casi siempre, por retracción del meato uretral (craurosis*) condicionada hormonalmente, o mecánica, a consecuencia de divertículos uretrales. **Terapia:** eliminación de la causa, sintomática mediante meatotomía.

esterilidad: I. situación de infertilidad, clínicamente relevante, como falta involuntaria de descendencia de una pareja durante (uno hasta) dos años, a pesar de cohabitaciones regulares sin protección. En un 50% de los casos es reponsable la esterilidad de la mujer, y en un 35% del varón, afectando el resto de los casos a ambos o permaneciendo sin esclarecer. **1. Esterilidad de la mujer:** se distingue: **esterilidad primaria,** es decir, nunca se dio una concepción; **esterilidad secundaria,** esterilidad adquirida después de embarazos precedentes (ver tamb. infertilidad de la mujer). Hay que tomar tamb. en consideración la dis-

¡En caso de deseo de descendencia siempre hay que explorar a la pareja, y en concreto primero al varón!

minución de la fertilidad femenina con la edad (ver cifras de fertilidad* específica de la edad). **Causas** de la esterilidad femenina (funcionales u orgánicas): **a)** condicionadas por el ovario: primaria o secundaria (en el caso de la primaria, causa hipotálamo-hipofisaria) insuficiencia ovárica (ver tamb. insuficiencia del cuerpo* lúteo, ciclo* anovulatorio, oligomenorrea*, amenorrea* normo e hipogonadotropa); **b)** condicionada por las trompas: oclusión tubárica después de salpingitis* o cicatrización de las trompas, en caso de endometriosis*, de trastornos de la motilidad; **c)** condicionadas por el útero: malformaciones del útero*, mioma* uterino, lesión endometrial (síndrome de Asherman*-Fritsch), trastorno de la nidación condicionado hormonalmente; **d)** condicionada por el cuello uterino: factor* cervical patológico, cervicitis*, modificaciones anatómicas (p. ej., conización, desgarro de Emmet*), la así den. esterilidad inmunológica (presencia de anticuerpos para el esperma, en el moco cervical de la mujer); **e)** condicionadas por la vagina: malformaciones vaginales, colpitis*; **f)** causa extragenital: diabetes mellitus, trastornos de la función tiroidea, obesidad, caquexia, trastornos hipofisarios, tóxicos de consumo habitual (p. ej., alcohol, nicotina), etc.; **g)** causas psicógenas: trastornos* sexuales funcionales, neurosis, dispareunia*. **Diagnóstico:** anamnesis (p. ej., situación matrimonial), exploración ginecológica, frotis citológicos, colposcopia, frotis bacteriológico, hallazgo a la palpación, comprobación de la función ovárica: medición de la temperatura basal, colpocitología, factor cervical, determinación del grado de pureza, test de penetración*, test de la progesterona* y test de estrógenos*, eventualmente biopsia* endometrial, histerosalpingografía*, pelviscopia*. La exploración hormonal más importante es la determinación de gonadotropinas (diferenciación entre trastornos primarios ovári-

En la mujer no hay que proceder a ninguna exploración invasiva (pertubación, biopsia endometrial, pelviscopia, histerosalpingografía) antes de haber constatado la facultad generativa del varón.

cos y primarios centrales). **2. Esterilidad del varón:** sin. impotentia generandi. El primer indicio es proporcionado por un espermiograma*, con hallazgo patológico. En la anamnesis hay que preguntar por epididimitis, enfermedades hepáticas, tifus, paratifus, enfermedades del cerebro y de la médula espinal. Atender a la pilificación púbica, tamaño y consistencia de los testículos, la cual si está disminuida, existe, casi siempre, una limitación de la función tubular. Una próstata muy pequeña es sospechosa de déficit de andrógenos. Exploración de esperma* (obtenido por masturbación después de seis días de abstinencia sexual). **Causas: a)** espermiogénesis alterada: descenso incompleto de uno o ambos testículos, hipoplasia testicular, estado tras lesión o infección testicular, varicocele, hidrocele, trastornos hormonales (hipotiroidismo, tumores hormonactivos de la corteza suprarrenal, hipopituitarismo); **b)** impedimento de las vías seminales: casi siempre, a consecuencia de una enfermedad inflamatoria, como orquitis, epididimitis, prostatitis, uretritis; además en caso de hipospadias. Aquí pertenece tamb. el estado postquirúrgico, p. ej., de estenosis uretrales, vasectomía; **c)** en sentido lato (dado que tamb. es posible en caso de infertilidad del varón): trastornos de la cohabitación (impotentia* coeundi). **Diagnóstico:** una lesión testicular primaria puede distinguirse de la secundaria por exploración hormonal (determinación de la FSH, LH, testosterona). Por determinación de la FSH puede evitarse, a veces, la biopsia testicular. En aprox. la quinta parte de los casos sin esclarecer juegan, al parecer, un papel las reacciones antígeno-anticuerpo (ver espermatozoides, antígenos de). Proceder: tras excluir las causas de esterilidad no influenciables (p. ej., condicionadas gonadalmente por el síndrome de Turner o de Klinefelter), el instrumentario diagnóstico abarca, desde el consejo sobre el tiempo de concepción* máxima, pasando por los procedimientos diagnósticos en trabajo combinado de ginecólogos y andrólogos y, dado el caso, influjo terapéutico sobre las causas de esterilidad, eventualmente hasta la inseminación, o bien la consideración de una fertilización* in vitro o una adopción para colmar el deseo de descendencia. **II.** (microbiología) **ausencia de gérmenes:** ver esterilización.

esterilidad, operación contra la: 1. en la mujer: reconstitución de la permeabilidad de las trompas, después de su oclusión inflamatoria o de esterilización* por ovariólisis*, salpingólisis*, fimbrioplastia (ver fimbriólisis), salpingostomía (ver salpingostomatoplastia), implantación* tubárica, anastomosis término-terminal (minicirugía en laparoscopia o microcirugía bajo laparotomía). **2.** en el varón: vasostomía. Ver refertilización.

esterilización: **I.** provocación de la esterilidad de una persona, mediante una intervención quirúrgica que interrumpe o desfuncionaliza las trompas o los conductos seminales (empleando los métodos quirúrgicos rutinarios, casi siempre, en forma irreversible). A diferencia de la castración*, la libido y capacidad de relación sexual, permanecen intactas. **Métodos: 1.** esterilización de la **mujer:** aplastamiento y ligadura de las trompas (tasa de fracasos de aprox. el 1/1000); más segura es la resección de una parte de las trompas, incluso sin laparotomía, bajo control pelviscópico, electrocoagulando una parte de la trompa y resecándola electroquirúrgicamente (riesgo quirúrgico de aprox. 1/1000). **2.** esterilización del **varón:** resección del conducto seminal (vasorresección, vasectomía); la capacidad fecundante desaparece solamente, cuando ya han transcurrido algunas semanas. La operación en el hombre es mucho más fácil que en la mujer, por lo que en algunos países se prefiere la esterilización del varón. Ver esterilización tubárica, refertilización.

II. Medidas que persiguen una **ausencia completa de gérmenes**; según la farmacopea de la RFA, esterilización quiere decir: «muerte o eliminación de todas las formas vegetativas y duraderas de vida, de microorganismos patógenos y apatógenos en **sustancias, preparaciones** u **objetos**».

esterilización tubárica: interrupción quirúrgica de las trompas en laparotomía* o en el marco de una pelviscopia*, mediante ligadura, aplicación de pinzas de metal o de plástico, electrocoagulación, excisión parcial, fimbriectomía*, extirpación total (salpingectomía*).

esteroides sexuales: ver hormonas sexuales.

estetoscopio obstétrico: estetoscopio en forma de embudo, para escuchar los tonos cardíacos fetales.

estilbenos: derivados del α-, β-difeniletileno; estrógenos* sintéticos no esteroides; coinciden con los estrógenos naturales en la mayoría de sus efectos biológicos. El estilbeno más conocido es el dietilestilbestrol*, cuya aplicación es hoy obsoleta, debido a sus efectos cancerígenos.

estilbestrol, síndrome del: síndrome de carcinoma-adenosis por estilbestrol; presentación simultánea de adenosis* y del den. adenocarcinoma de células claras de la vagina, en jóvenes cuyas madres tomaron dietilestilbestrol* en los primeros meses del embarazo.

estilos vaginales: supositorios vaginales en forma de estiletes; ver óvulos vaginales.

estradiol (INN): estradiolum (INN-L), estradiol (INN-E), 1,3,5(10)-estratrién-3,17β-diol (IUPAC); CAS-N° 50-28-2; $C_{18}H_{24}O_2$; PM 272,37; estrógeno natural más potente; lugar principal de producción: células granulosas y tecales del

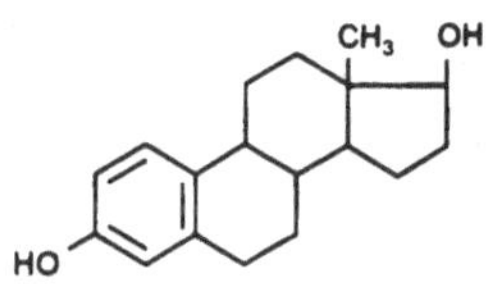

Estradiol (INN)

ovario; el estradiol se degrada fácilmente a estrona* por acción de una dehidrogenasa específica (y viceversa), poseyendo una función central, junto con la progesterona, en el ciclo* menstrual. **Valores normales** (nivel sérico en pg/ml de suero): en mujeres, en la fase folicular del ciclo menstrual 50-100, en el pico 120-400, en la fase luteínica 90-220, en la postmenopausia 0-55; hombres 0-90, niños en la fase prepuberal 0-25. **Empleo terapéutico:** en combinación con gestágenos* para la sustitución hormonal, tratamiento de los trastornos del ciclo y de las molestias climatéricas; otros derivados empleados terapéuticamente: benzoato de estradiol, valerato de estradiol y undecilato de estradiol. Ver estrógenos.

estradiol, benzoato de (INN): estradioli benzoas (INN-L), estradiol benzoate (INN-E), estradiol-3-benzoato (IUPAC); CAS-N° 50-50-0; $C_{25}H_{28}O_3$; PM 376,50; estrógeno. **Empleo terapéutico:** para la proliferación endometrial, en caso de amenorrea* primaria y secundaria, en caso de hipoplasia* uterina, endometritis puerperal o postabortiva, colpitis senil (ver colpitis).

estradiol, undecilato de (INN): estradioli undecylas (INN-L), estradiol undecylate (INN-E), estradiol-3-undecanoato (IUPAC); CAS-N° 3571-53-7; $C_{29}H_{44}O_3$; PM 440,67; un estrógeno. **Empleo terapéutico:** parenteral (i.m.) en caso de carcinoma de próstata. Ver estrógenos.

estradiol, valerato de (INN): estradioli valeras (INN-L), estradiol valerate (INN-E), estradiol-17-valerato (IUPAC); CAS-N° 979-32-8; $C_{23}H_{32}O_3$; PM 356,51; un estrógeno. **Empleo terapéutico:** oral o parenteral (i.m.) para la proliferación endometrial, en caso de amenorrea* primaria o secundaria, en caso de hipoplasia* uterina, manifestaciones de carencia hormonal en mujeres jóvenes tras ovariectomía* o castración* por radiación ionizante a causa de enfermedad subyacente no carcinomatosa, en caso de manifestaciones deficitarias postmenopáusicas, antes de operaciones ginecológicas. Ver estrógenos.

estrato granuloso del folículo: ver epitelio folicular.

estrechamiento uretral: ver estenosis uretral.

estrías de distensión: sin. estrías* gravídicas.

estrías gravídicas: sin. estrías de distensión, estrías del embarazo; formación paralela de estrías de la piel, primero levemente elevadas, de color azulado a pardo-rojizo. **Localización:** vientre, caderas, mamas. Curan con atrofia de despigmentación. Fisiológicas en el embarazo (en su segunda mitad, en aprox. el 70% de todas las embarazadas).

estriol (INN): estriol (INN-E), 1,3,5(10)-estratrién-3,16α,17β-triol (IUPAC); CAS-N° 50-27-1; $C_{18}H_{24}O_3$; PM 288,37; producto metabólico y de excreción del estradiol* y la estrona* más importante cuantitativamente, con débil

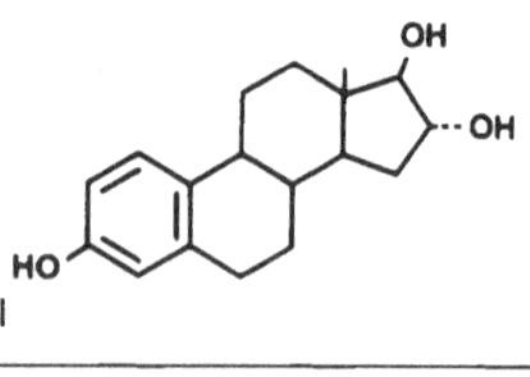

Estriol

efecto estrogénico (ostentando un efecto especialmente acusado, entre otros lugares, en el cérvix, vagina y vulva, y menor sobre el endo y miometrio); es producido en la placenta, directamente, o partiendo de los precursores sintetizados por el feto. La determinación del estriol en el embarazo, permite un diagnóstico del

Estriol
Valores séricos normales (pg/ml)

18ª SE	2,4 – 7,0	30ª SE	5,5 – 15,8
19ª SE	2,7 – 8,0	31ª SE	5,9 – 17,1
20ª SE	3,0 – 9,0	32ª SE	6,3 – 19,1
21ª SE	3,4 – 10,0	33ª SE	6,9 – 20,8
22ª SE	3,8 – 11,0	34ª SE	7,4 – 22,1
23ª SE	4,2 – 12,5	35ª SE	8,0 – 24,0
24ª SE	4,4 – 13,2	36ª SE	9,0 – 28,0
25ª SE	4,4 – 13,3	37ª SE	10,0 – 30,0
26ª SE	4,4 – 13,5	38ª SE	11,5 – 35,0
27ª SE	4,6 – 13,5	39ª SE	13,0 – 40,5
28ª SE	4,8 – 13,5	40ª SE	14,3 – 43,0
29ª SE	5.0 – 14.2	41ª/42ª SE	15.0 – 44.0

estado de la unidad* fetoplacentaria. El estriol por vía oral es escasamente eficaz. **Empleo terapéutico:** para la sustitución, en caso de molestias climatéricas, local en caso de modificaciones genitales condicionadas por déficit estrogénico, antes y después de las operaciones vaginales, y tamb. para el esclarecimiento de frotis citológicos, etc.

estriol, succinato de (INN): estrioli succinas (INN-L), estriol succinate (INN-E), estriol-16,17-bis-hidrogensuccinato (IUPAC); CAS-N° 514-68-1; $C_{26}H_{32}O_9$; PM 488,54; un estrógeno. **Empleo:** en caso de manifestaciones climatéricas carenciales. Ver estrógenos.

estrógeno-gestágeno, test de: procedimiento para el diagnóstico hormonal en caso de amenorrea*, casi siempre a continuación de un test de gestágeno* negativo. **Principio:** administración acompasada con el ciclo (ver ciclo menstrual) de estrógenos* y gestágenos*, p. ej., mediante los así den. preparados bifásicos. **Valoración:** en caso de resultado positivo (hemorragia de deprivación), el endometrio es reactivo, siendo, no obstante, insuficiente la producción endógena de estrógenos; como causas entran en consideración una amenorrea central o una amenorrea ovárica (dd: esclarecimiento, sobre todo, determinando la excreción de gonadotropinas, de prolactina*, de estrógenos, test del clomifeno*, test de gonadotropina* entre otros, tests de estimulación, eventualmente, análisis cromosómico). En caso de resultado negativo del test, es probable la existencia de una amenorrea uterina o de una ginatresia* distal (criptomenorrea*).

estrógenos: hormonas* esteroides con 18 átomos de carbono y un anillo aromático insaturado (anillo estrano). Son producidos en el ovario (entre otros en los folículos; de aquí la den. antigua **hormona folicular**) y, durante el embarazo, también en la placenta. Además, en cantidad escasa, en la corteza suprarrenal y en

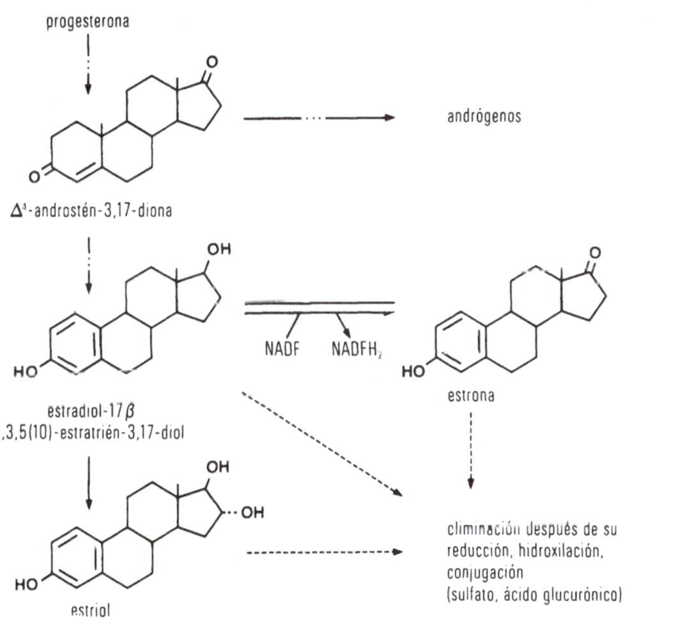

Estrógenos, biosíntesis

Estrógenos
Sinopsis de efectos fisiológicos

Función, órgano	Efecto
Sistema nervioso central	efecto sobre el hipotálamo y la hipófisis: incremento de la secreción de LH/FSH, inhibición de la hormona liberadora de gonadotropina
Vagina	multiplicación de células superficiales, depósito de glucógeno, aumento del índice cariopicnótico
Cérvix	dilatación del orificio y canal cervicales (moco: aumentado, claro, dúctil, fenómeno de las hojas de helecho)
Endometrio	proliferación
Miometrio	incremento de la contractilidad y de la respuesta a la oxitocina
Trompas	incremento de la motilidad y de la secreción
Ovarios	sensibilización frente a las gonadotropinas
Mamas	estímulo del crecimiento
Metabolismo	general: incremento de la irrigación sanguínea y de la permeabilidad celular, retención de sodio y agua, crecimiento intensificado, estimulación de la síntesis proteica, disminución de la temperatura corporal
	hidratos de carbono: escaso efecto (el efecto depende de la administración concomitante de gestágenos)
	lípidos: aumento de triglicéridos (incremento del metabolismo de las VLDL), colesterol, lipoproteínas de alta y baja densidad
Coagulación sanguínea	aumento de los factores I y VIII

los testículos. Tiempo de vida media de los estrógenos naturales: unos 60-90 minutos. Los estrógenos fisiológicamente más importantes son el **estradiol***, la **estrona*** y el **estriol***. La actividad biológica va disminuyendo en la secuencia indicada con un factor de 3. Los estrógenos son predominantemente excretados por vía renal, en forma de glucurónidos. Muy efectivos por vía oral son los **estrógenos sintéticos** etinilestradiol y el 3-metiléter del etinilestradiol (mestranol). Todos los procesos reproductores femeninos son controlados por estrógenos y gestágenos, siendo, por regla general, primeramente activos los estrógenos (priming estrogénico); ejemplos al respecto son: la maduración folicular, el desencadenamiento de liberación ovulatoria de LH* (feedback* positivo, el así den. efecto de Hohlweg), el transporte del óvulo, la proliferación del endometrio en la primera mitad del ciclo, la composición de las secreciones del útero y del cérvix y la estructura del epitelio vaginal (ver índice cariopicnótico). Los estrógenos poseen también efectos extragenitales (ver tabla). **Empleo clínico:** entre otras cosas, como componentes de los contraceptivos orales para la contracepción* hormonal y en la terapia de las molestias climatéricas. Ver receptores hormonales.

estrógenos conjugados: (fisiol.) los estrógenos* ligados a ácido sulfúrico y glucurónico, hechos así solubles en agua (importante para su transporte y excreción); (farm.) la mezcla de estrógenos obtenida de la orina de yegua, empleada para el tratamiento de los trastornos climatéricos (eficaz oralmente).

estrógenos, eliminación renal durante el embarazo: medición de la cuantía de estrógenos que una embarazada excreta en una unidad de tiempo determinada, p. ej., en 24 horas. La determinación de la excreción renal de estrógenos proporciona información sobre el funcionamiento de la unidad* fetoplacentaria (para la vigilancia de un embarazo* de riesgo: casos de insuficiencia placentaria, gestosis, diabetes mellitus, etc.). Ver placenta, hormonas de la.

estrógenos, test de: procedimiento para el diagnóstico hormonal en caso de amenorrea*. Se emplea solamente después de un resultado negativo del test de gestágenos* y de la exclusión de un embarazo. **Principio:** tras la administración oral de estrógenos* (p. ej., de 0,06 mg de etinilestradiol durante 10 días) acontece solamente una hemorragia, por carencia de hormonas, si existe un endometrio susceptible de proliferar. **Valoración:** en caso de resultado positivo (hemorragia de deprivación) debe esclarecerse si existe una amenorrea ovárica (¿déficit de estrógenos?) o un trastorno en el sistema hipotálamo-hipofisario (test de gonadotropinas* o determinación de gonadotropinas). En caso de test negativo de estrógenos, es probable la existencia de una amenorrea uterina (o ginatresia distal); ver estrógeno-gestágeno, test de.

estroma, adenomiosis del: 1. focos de estroma endometrial sin componentes glandulares en el miometrio, a veces con afección de la serosa; rareza (dd sarcoma del estroma); 2. den. del estroma ovárico engrosado, en caso de ovario* poliquístico.

estroma, hiperplasia del: (hist.) hiperplasia unilateral de células del estroma del endometrio*, con separación de las glándulas endometriales, forma premaligna de la hiperplasia del endometrio, rara.

estroma ovárico: estructura básica conectiva del ovario, especialmente rica en células en las zonas de la corteza.

estrona (INN): estronum (INN-L), estrone (INN-E), 3-hidroxi-1,3,5(10-estratrién-17-ona (IUPAC); CAS-N° 53-17-6; $C_{18}H_{22}O_2$; PM 270,36; junto con el estradiol*, estrógeno formado pri-

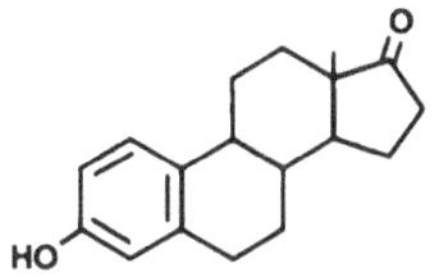

Estrona

Estrona
Valores séricos normales (pg/ml; método de referencia: espectrometría de masas)

Embarazadas:	
1er trimestre	350 – 2740
2° trimestre	1820 – 7100
3er trimestre	2100 – 12800
Mujeres no embarazadas:	
fase de maduración folicular	30 – 120
fase luteínica	100 – 275
menopausia	20 – 50
Varones:	20 – 55

mariamente en el organismo animal. La estrona y el estradiol se transforman recíprocamente, con facilidad, una en otra, poseyendo el estradiol un efecto más potente. Ver estrógenos.

estruma del neonato (lat struma tumefacción glandular): sin. struma connata; agrandamiento del tiroides en el neonato, frecuentemente endémico en regiones con carencia de yodo, en niños de madres con estruma. No endémico cuando la causa es una exposición al yodo superior a la media, durante el embarazo (medicamentos, medios de desinfección que contienen yodo, amniografía con medios de contraste radiológico que contienen yodo). Rara a consecuencia de hipotiroidismo* o por tratamiento tireostático de la madre, en caso de hipertiroidismo del neonato o de defecto enzimático congénito (falta de aprovechamiento del yodo). Aprox. un 50% de los neonatos con estruma ostentan una situación metabólica hipotiroidea. **Terapia:** una vez concluido el diagnóstico, yoduro. Rara vez preparados hormonales tiroideos.

estruma ovárico: teratoma* de una hoja germinativa, consistente en tejido tiroideo, de localización ovárica.

etinilestradiol (INN): ethinylestradiolum (INN-L), ethinylestradiol (INN-E), 19-nor-17α-pregna-1,3,5(10)-trién-20-in-3,17-diol (IUPAC); Cas-N° 57-63-6; $C_{20}H_{24}O_2$; PM 296,41. Estrógeno muy activo por vía oral, sintetizado

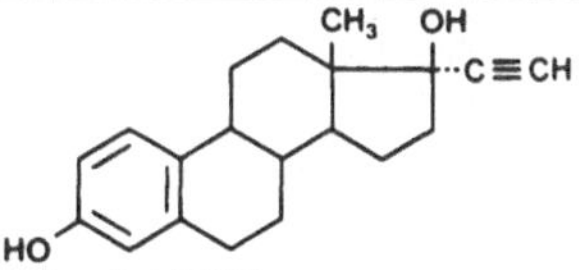

Etinilestradiol (INN)

por sustitución de un átomo de H en el C17 del estradiol* por un grupo etinilo (–C≡CH). **Utilización:** en combinación con gestágenos*, para la contracepción* hormonal (ver mestranol). **Empleo terapéutico:** en caso de hemorragias disfuncionales*; para el tratamiento de manifestaciones carenciales en mujeres jóvenes después de ovariectomía* o castración* por radiación ionizante debida a enfermedad original no carcinomatosa; para provocar una proliferación endometrial, en caso de amenorrea* primaria o secundaria debidas a alteraciones hormonales; en combinación con un gestágeno, para desplazar la menstruación*. **Determinación biológica:** test de Allen*-Doisy.

etinil 19-nortestosterona: sin noretisterona*; gestágeno sintético de gran eficacia por vía oral; se distingue de la etiniltestosterona* por la falta del grupo metilo en el C19 («-19-nor-. . .»).

etiniltestosterona: sin. etisterona; gestágeno sintetizado por sustitución del átomo de H en el C17 de la testosterona* por un grupo etinilo (–C≡CH); débilmente activo por vía oral. Su empleo hoy día carece de sentido.

etinodiol, acetato de: 3β,17β-diacetoxi-17α-etinil-4-estreno; $C_{24}H_{32}O_4$; gestágeno derivado de la 19-nortestosterona. **Utilización:** como componente gestagénico en los contraceptivos orales, para la contracepción* hormonal.

etiocolanolona: 5β-androstán-3α-ol-17-ona; $C_{19}H_{30}O_2$; metabolito de la androstendiona* hormonalmente inactivo y producto na-

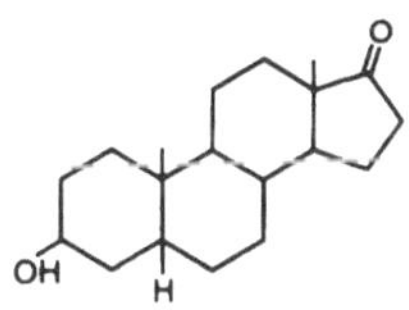

Etiocolanolona

tural de la reducción de los corticosteroides; es excretado en la orina de ambos sexos, como subfracción de los 17-cetosteroides* y, administrado parenteralmente, produce una reacción pirógena (fiebre de la etiocolanolona). Ver andrógenos.

ETS: abrev. enfermedades de transmisión sexual; den. de la OMS (en inglés STD: sexually transmitted diseases); incluye hoy en día, aparte de las enfermedades* venéreas clásicas, la tricomoniasis*, candidomicosis e infecciones genitales inespecíficas (uretritis, vulvovaginitis y cervicitis) por algunos tipos de neisseria*, micoplasmas*, clamidias* y virus herpes* simplex. La hepatitis viral y el SIDA tamb. pueden ser ETS; en sentido amplio, tamb. la sarna y las ladillas.

eumastia: forma natural, estética, del pecho femenino. Como criterios sirven: volumen, forma, consistencia, simetría y proporción; en la región de la aréola y del pezón: su tamaño, forma y situación, la prominencia de la mamila y la pigmentación de la aréola mamaria; ver mamoplastia, cirugía plástica mamilar.

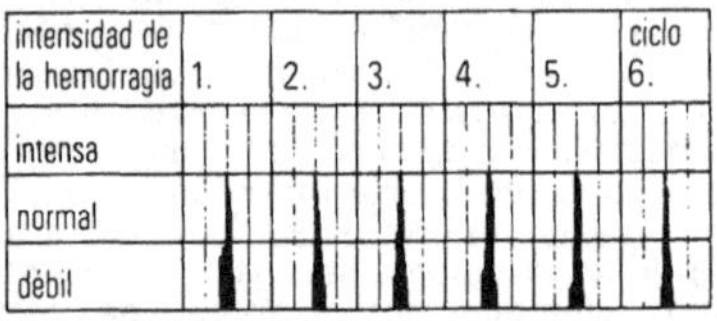

Eumenorrea

eumenorrea: menstruación* normal, hemorragia regular sin molestias sustanciales: 3 a 4 días de duración, intervalo de 25 a 35 días.

eutanasia: den. de acciones orientadas y adecuadas a facilitar la muerte y disminuir los sufrimientos (dolores) para la misma, en el caso de un enfermo grave incurable. Hay que distinguir entre la ayuda en el momento de la muerte, y la ayuda pasiva o activa para morir. **1.** El auxilio médico en el momento de la muerte, mediante el alivio del dolor sin acortamiento de la vida, está permitido y con frecuencia se impone; esto también vale cuando la medicación induce trastornos del estado consciente. **2.** La eutanasia activa, en forma de acortamiento premeditado de la vida, es esencialmente inaceptable, incluso cuando la intervención conducente a la muerte, obedeciere a una exigencia seria y expresa del paciente. Por otra parte, en RFA la ayuda para el suicidio no está penada. Con todo, las fronteras jurídicas varían de caso a caso. Está permitida una intervención cuyo único fin sea el alivio del dolor, pero que simultáneamente, como efecto colateral no pretendido, pueda ocasionar un acortamiento no considerable de la vida. La eutanasia pasiva coloca al médico frente a difíciles consideraciones: dejar morir sin aplicar medidas prolongadoras de la vida cuando la continuación del tratamiento parece inútil, ocasionando tan sólo una prolongación del sufrimiento agónico, es decir, cuando no abre un período de vida ulterior, sino solamente retrasa la muerte. El médico no debe cerrarse al deseo del paciente de continuar el tratamiento, aún cuando éste ya no parezca estar indicado. Si falta una manifestación actual de la voluntad del paciente, el médico que interrumpe una terapia que se ha tornado sin sentido, actúa correctamente al limitarla a medidas paliativas. Un tratamiento intensivo más allá del momento de la muerte cerebral es primordialmente inadmisible.

eutocia: parto normal, fácil; ver distocia.

eversión cervical: tamb. ectopia, falsa erosión (tamb. den. falsamente erosión), seudoerosión glandular de la portio; presencia de mucosa cervical en la superficie del hocico de tenca, a causa de ectropionización*; ver frontera epitelial, zona de transformación.

evisceración: **1.** forma de embriotomía*; vaciamiento de las vísceras torácicas y abdominales del feto muerto (especialmente en caso de malformaciones); **2.** exenteración*; **3.** vaciamiento del globo ocular; **4.** eventración en caso de laparosquisis.

evolución espontánea: parto espontáneo de una situacion* transversa en condiciones espaciales muy favorables, contracciones muy intensas y feto inmaduro, en tanto que partes del cuerpo del niño, anormalmente conformado e intensamente plegado, se deslizan sobre otras partes que ya se encuentran en la pelvis

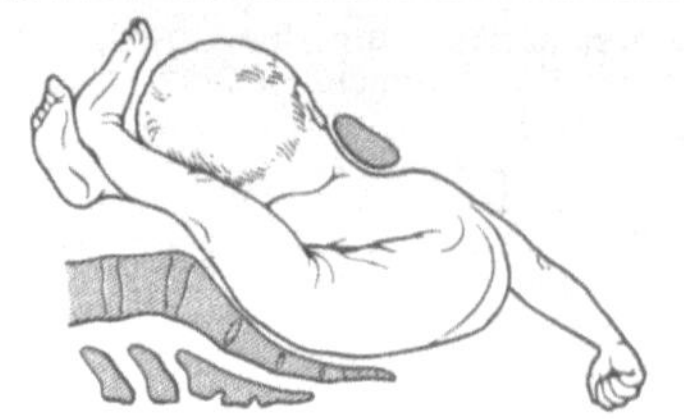
Evolución espontánea según Douglas

menor; raro; tres tipos: **1.** evolución espontánea de Douglas*; **2.** evolución espontánea de Denman*; **3.** evolución espontánea de Roederer (ver conduplicato corpore, nacimiento).

exanguinotransfusión: sustitución gradual de la sangre del paciente por la sangre del donante; su empleo más frecuente se da en neonatos como terapia de la enfermedad* hemolítica de los mismos e hiperbilirrubinemia severa, ocasionalmente tamb. en caso de sepsis; pero tamb. es empleada en adultos para el tratamiento de incidentes transfusionales, de la uremia, de heridas y quemaduras graves, etc.

exantema alérgico del neonato: exantema con urticaria que aparece en los 3 primeros días de vida (manchas rojas irregulares, frecuentemente con pequeñas pápulas centrales); duración de 1 a 2 días. **Causas:** se presume que se trata de una reacción alérgica frente a un alergeno desconocido.

excisión exploratoria: toma de un fragmento de tejido (tumor) para su investigación (histológica).

excitación, fase de: ver reacción sexual, ciclo de.

exenteración: extracción amplia, hasta total, de los órganos de la pelvis menor (evisceración), descrita por Brunschwig en 1948 como ampliación de la operación radical en caso de carcinoma* vaginal de asiento alto; como **exenteración anterior** con extirpación de la pared vaginal anterior, matriz, anexos y vejiga urinaria, con derivación urinaria artificial y respetando el recto. **Exenteración posterior,** abarcando el recto infiltrado y la pared vaginal posterior, disponiendo un anus praeterna-

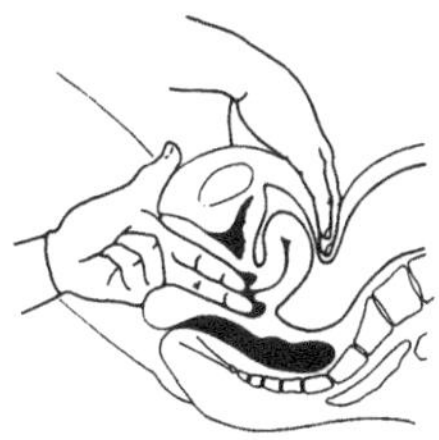

Exploración bimanual

turalis o una plastia transitoria, o bien la **exenteración total**, con la extirpación complementaria de los ganglios linfáticos pélvicos y paraaórticos.

exhibicionismo: la exposición, casi siempre compulsiva, de los órganos genitales, con o sin masturbación, ante personas extrañas, del mismo u opuesto sexo, sin su requerimiento ni aquiescencia, para satisfacerse sexualmente; no rara vez, la satisfacción depende del shock o sorpresa del observador involuntario. Se da con más frecuencia en hombres que en mujeres.

expansor cutáneo: ver mama, prótesis de.

exploración bimanual: exploración manual combinada, para juzgar los órganos genitales femeninos o de la región urogenital. **Principio:** palpación vaginal, (recto)vaginal o rectal («interna») con palpación simultánea («externa») a través de la pared abdominal (ver fig.).

exploración ginecológica: abarca la anamnesis* ginecológica, así como la exploración física, con inspección y palpación de la mama, del abdomen y de los genitales (ver exploración vaginal).

exploración vaginal: exploración desde la vagina; abarca, en sentido amplio, la exploración con el espéculo, dado el caso, con colposcopia* y frotis de Papanicolau* para la citología*, así como la exploración vaginal propiamente dicha y la exploración* bimanual conclusiva.

expresividad: las oscilaciones del grado de expresión de una característica genética que tiene como base el mismo gen, son explicadas por la expresividad variable del mismo. La expresividad puede ser, tanto dependiente del genotipo restante, como de los influjos ambientales. Ver enfermedades genéticas.

expulsión, contracciones de: contracciones* en el período de expulsión; aprox. cada 4-10 minutos, con una presión intrauterina de 60 mmHg.

expulsión, tiempo de: 1. (obst.) tiempo desde la aparición de la cabeza del niño, por el orificio externo del cuello uterino, hasta la salida completa del niño. Las contracciones durante el tiempo de expulsión se den. contracciones* presoras; ver parto, duración de; parto. **2.** (cardiol.) contracción de la musculatura ventricular en la segunda fase de la sístole.

extracción: 1. (obst.) extracción del niño; en caso de presentación cefálica, con un vacuoextractor* o con fórceps, en caso de presentación podálica, con la mano, vacuoextractor o fórceps*. **Media extracción:** ver ayuda manual; **extracción completa:** ver extracción manual; **2.** (farm.) extracción de sustancias de animales o plantas mediante medios de disolución adecuados.

extracción con fórceps: parto* quirúrgico, mediante el cual se extrae al niño con un fórceps* aplicado a la cabeza del mismo. Se distingue entre la extracción con fórceps, desde la mitad de la pelvis, desde el suelo de la pelvis o desde la salida de la misma. La extracción con fórceps desde la entrada de la pelvis (extracción alta con fórceps), es peligrosa para la madre y el niño y hoy sustituida por la cesárea*; frecuentemente se prefiere la vacuoextracción a la extracción con fórceps, desde el centro de la pelvis.

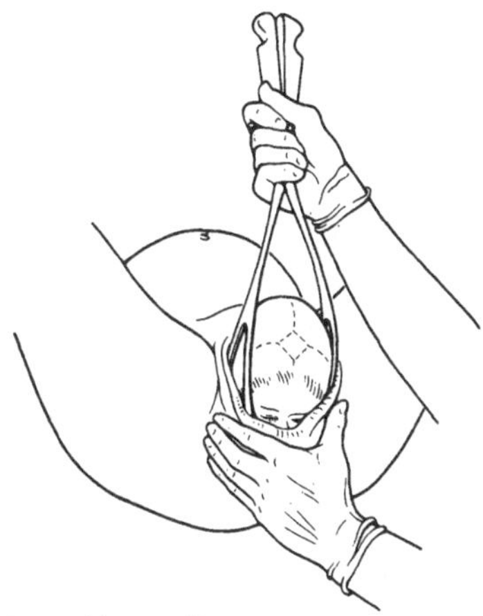

Extracción con fórceps

extracción manual: extracción completa; maniobra obstétrica para la extracción (evolución) del niño, en caso de presentación* podálica, cuando el torso todavía no ha sido dado a luz (hasta la cintura escapular). Hoy en día sólo habitual en casos de urgencia o tras versión interna de la situación transversa, puesto que es la operación más peligrosa para el niño. Ver ayuda manual.

extractor de vacío: ver vacuoextractor.

extragenital: situado (a)fuera de la región genital; p. ej., localización de una afección primaria en caso de sífilis*.

eyaculación: derrame de semen en el orgasmo* del varón; falta en el orgasmo prepuberal y en la eyaculación (retrógrada) en la vejiga urinaria, p. ej. tras prostatectomía.

En algunas mujeres se da, igualmente, en el orgasmo una eyaculación desde la uretra; ver Gräfenberg, zona de.

eyaculación, trastornos de la: ver trastornos sexuales funcionales.

F

facies (lat aspecto): rostro, cara; (anat.) superficie externa.

facies gluteal: superficie externa de la pala ilíaca, dirigida hacia la musculatura glútea.

facies intestinal del útero: superficie posterior de la matriz, contigua al intestino, dirigida hacia atrás, por la posición antevertida y anteflexionada del útero.

facies lateral del ovario: cara ext. del ovario*; superficie lateral, contigua a la pared pélvica.

facies medial del ovario: superficie del ovario, dirigida hacia el interior de la pelvis.

facies útero-vesical: superficie anterior del útero*, dirigida hacia delante y abajo, hacia la vejiga, debido a la anteversión y anteflexion del útero.

factor cervical: expresión sumaria para las modificaciones cíclicas funcionales del cérvix y del moco* cervical; se designa como factor cervical **patológico** la presencia de: **1.** trastornos endocrinos o inmunes (p. ej., falta de capacitación, formación de anticuerpos contra el esperma), como factores que dificultan la concepción (en caso de esterilidad*); **2.** modificaciones morfopatológicas, como factores que dificultan la gestación (en caso de infertilidad*); ver cervix score.

factor de crecimiento epidermal: (ingl) epidermal growth factor, ver EGF.

factor letal: (genética) mutación* que conduce a que el cigoto no alcance la edad apta para la reproducción; los factores letales pueden provocar la muerte del cigoto ya antes del parto (factor letal embrionario o fetal). En casos raros, la fase crítica puede encontrarse entre el parto y el momento de alcanzar la fase apta para la reproducción (factor letal postfetal). Los factores letales pueden ser dominantes o recesivos; en parte, se trata de mutaciones genéticas, pero más frecuentemente de otras mutaciones unidas a modificaciones visibles de los cromosomas, p. ej., a pérdidas de fragmentos de los mismos (deleción cromosómica). Ver aberraciones cromosómicas.

factor subvital: sin. factor* letal.

Fanconi, anemia de (Guido F., pediatra, Zurich, 1892-1979): sin. panmielopatía de Fanconi, panmielopatía constitucional infantil; combinación de síndrome de anemia aplásica congénita y de malformaciones múltiples, modo hereditario autosómicio recesivo. **Sint.:** (hemat.) anemia macrocítica hipercrómica crónica, leucocitopenia y trombocitopenia, médula ósea hipoplásica, conteniendo grasa; anomalías constitucionales, entre las que se cuentan, pequeña talla, hipogenitalismo, microcefalia, hipo o aplasia del pulgar y del radio,

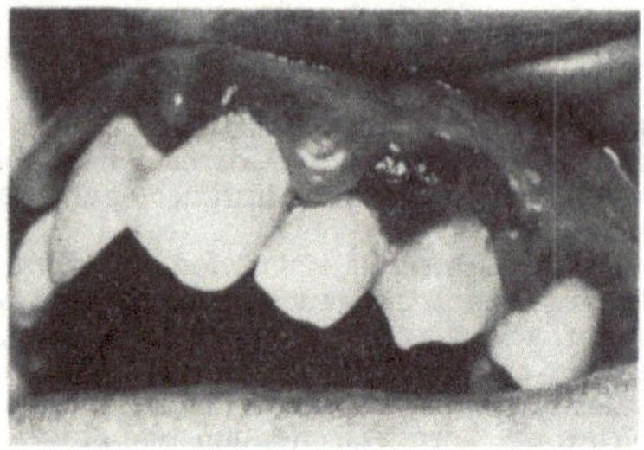

Anemia de Fanconi:
Hallazgo en las encías

malformaciones renales, pigmentaciones anormales de la piel, en forma de manchas. **Diagnóstico:** junto a los típicos hallazgos hematológicos y anomalías constitucionales, tie-

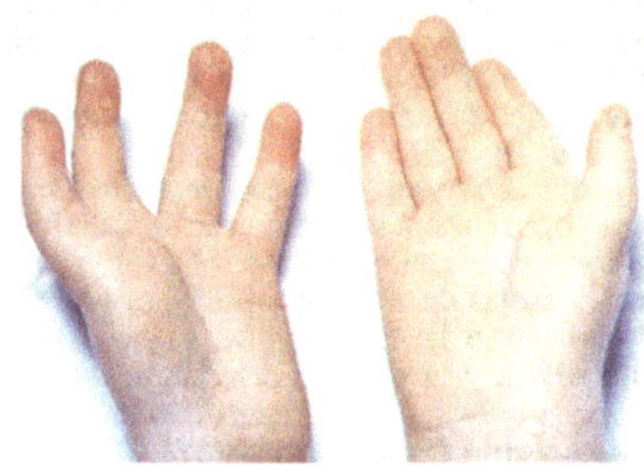

Anemia de Fanconi:
Anomalías esqueléticas de las manos

ne importancia diagnóstica una fragilidad cromosómica incrementada. **Terapia:** como en el caso del síndrome aplásico. **Pronóstico:** con el aumento de la edad, intenso incremento de enfermedades malignas, especialmente de leucemias.

Farr, índice de: índice para la constatación cuantitativa del grado de madurez del recién nacido* en función de 11 criterios con hasta 4 puntos de valoración para cada uno de ellos. Partiendo de la suma de los puntos de madurez, puede ser calculada la edad gestacional en semanas. Ver tamb. neonato, signos de madurez del.

fascia (lat banda, ligamento): tamb. aponeurosis; vaina de músculos aislados o de grupos musculares, poco distensible, constituida por fibras de colágeno, en disposición cruzada y de redes elásticas; en general, las fascias corporales cubren toda la musculatura del torso o de las extremidades.

fascia clitorídea: vaina de tejido conectivo del clítoris*; ver cuerpo cavernoso (del clítoris).

fascia obturatoria: cubre la cara interna del músculo obturador interno; constituye una parte de la fascia lateral de la pelvis; caudalmente, contiene el canal de Alcock*.

fascia pectoral: sin. fascia pectoral superficial; hoja superficial de la fascia pectoral; parte de la fascia superficial del cuerpo que se encuentra sobre el músculo pectoral mayor. Está fuertemente unida a éste, pero no al tejido adiposo, a ella suprayacente, por lo que la glándula mamaria es fácilmente desplazable sobre la fascia. Este desplazamiento está abolido cuando un cáncer mamario la ha alcanzado. La fascia pectoral se extiende hasta las fascias axilares, del cuello y del abdomen y se une, al borde lat. inf. del músculo, con la fascia pectoral profunda (fascia claviculopectoral).

fascia pélvica: su parte parietal, la fascia parietal de la pelvis, está ventral, lateral y dorsalmente sujeta a la pared de la pelvis menor. Su segmento de recubrimiento de la cara interna del músculo obturador interno, la fascia* obturatoria, forma con un refuerzo arciforme, el arco tendinoso del músculo* elevador del ano, una parte de la línea de arranque del músculo elevador del ano. Este está caudalmente recubierto por la fascia diafragmática inferior de la pelvis, y cranealmente (como parte de la fascia parietal de la pelvis) por la fascia diafragmática superior de la pelvis, que se extiende, como fascia visceral de la pelvis (fascia endopelviana), a los órganos vecinos, sobre todo al recto, vejiga urinaria y vagina o próstata. Los tractos de refuerzo de la fascia parietal de la pelvis, son los arcos tendinosos de la fascia pélvica que se extienden bilateralmente, en forma arqueada, sobre los músculos elevadores del ano, desde la sínfisis hasta las espinas isquiáticas, así como los ligamentos pubovesicales en la mujer o ligamentos puboprostáticos en el varón. Ver Alcock, canal de.

fase hipertérmica: fase de incremento de la temperatura* basal, durante la segunda mitad del ciclo; corresponde a la fase luteínica del ciclo* menstrual femenino. La duración de la fase hipertérmica es importante para hacerse juicio sobre la fertilidad* de una mujer. Ver ciclo bifásico.

fase luteínica (lat luteus amarillo oro): fase del cuerpo lúteo del ciclo* menstrual.

fase preovulatoria: los últimos 2-3 días antes de la ovulación; fase muy importante del ciclo* menstrual, porque solamente durante esa fase acontecen las modificaciones características en el moco cervical que permiten al esperma atravesar el canal cervical; ver concepción máxima, tiempo de.

FCE: abrev. de factor de crecimiento epidérmico; ver EGF.

FCF: abrev. de frecuencia cardíaca fetal; ver cardiotocografía.

fecundación: hay que distinguir: concepción* (coito* conducente a la fecundación), impregnación* (penetración activa del espermatozoide en el huevo) y conjugación* (fusión de los prenúcleos haploides masculino y femenino, los gametos, en un núcleo). La unión de los gametos acontece normalmente en la ampolla tubárica, en la que el huevo es apresado, tras la ovulación, por el infundíbulo tubárico.

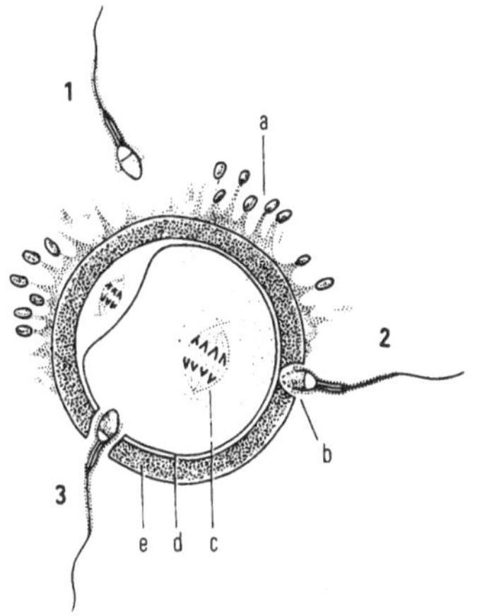

Fecundación:
1ª fase: traspaso de la corona radiata; 2ª fase: penetración en la zona pelúcida, desestructuración del acrosoma; 3ª fase: unión de las membranas celulares de ambos gametos. a: células de la corona radiata; b: acrosoma en desestructuración; c: oocito en la 2ª división de maduración; d: membrana celular del oocito; e: zona pelúcida

El huevo sin fecundar es solamente viable in vivo en las primeras horas, tras la ovulación. Los espermatozoides que ascienden hacia la ampolla, alcanzan su completa capacidad funcional gracias a las secreciones del endometrio y de las trompas. Después de la impregnación en la ampolla, el núcleo del óvulo completa la 2ª división de maduración, con la expulsión de un corpúsculo polar, mientras que la cabeza del espermatozoide se transforma en prenúcleo. Después de la conjugación en la ampolla, existe una célula susceptible de desarrollo (cigoto*) con dotación cromosómica diploide.

fecundación extracorporal: fecundación de un óvulo con una célula espermática, fuera del cuerpo materno; ver fertilización in vitro, transferencia embrionaria.

fecundación in vitro (lat vitrum vidrio): sin. fecundación extracorporal; ver fertilización in vitro, transferencia embrionaria.

feedback (ingl): término tomado de la técnica de regulación para la descripción de un mecanismo fisiológico autorregulativo esencial. La autorregulación por feedback es un principio básico de todos los sistemas vivientes; el requisito es un circuito reglado, cerrado. En el **feedback negativo**, al cual están sujetos la mayoría de los procesos reguladores del organismo, una señal causante, p. ej. la liberación de gonadotropinas* hipofisarias a la sangre, va a ser nuevamente reducida a través de la respuesta del receptor a la señal, es decir, una síntesis aumentada de hormonas sexuales en las gónadas será nuevamente reducida, ya que, como consecuencia de la concentración sanguínea aumentada de hormonas sexuales, disminuye la síntesis y secreción de las correspondientes releasing hormones hipofisarias, aquellas que fomentan la liberación de gonadotropina hipofisaria. En el **feedback positivo**, al contrario, la respuesta del receptor de la señal, amplía la señal causante de origen, lo cual conduce a un incremento ulterior de la repuesta; así p. ej. los estrógenos y gestágenos producidos en las células germinativas femeninas pueden, bajo ciertas condiciones, inducir la secreción de LH* del lóbulo ant. de la hipófisis - un mecanismo decisivo para la provocación de la ovulación* (el llamado efecto de Hohlweg), el cual, en algunas formas de esterilidad femenina, puede ser aprovechado terapéuticamente para la inducción de la ovulación*. Ver tamb. rebound effect.

feeding on demand (ingl): amamantar según la demanda (necesidad); ver self demand feeding.

fellatio (lat fellare aspirar): relación sexual orogenital, con estimulación oral del pene.

feminización testicular: sin. (ingl) hairless woman syndrome; seudohermafroditismo* masculino (sexo nuclear masculino) con fenotipo femenino, no obstante, faltando la pilificación púbica y axilar. **Etiología/patogenia:** presumiblemente resistencia periférica hereditaria a los andrógenos, a consecuencia de un defecto de los receptores hormonales de las células somaticas (con cariotipo XY normal) que, ya durante el desarrollo sexual embrionario (a partir del final del segundo mes de embarazo), no responden a los andrógenos producidos en los testículos fetales, siendo la causa una disminución de la conversión de testosterona a dihidrotestosterona, un efecto de la alfarreductasa, originado por una mutación genética hereditaria ligada al cromosoma X. **Sint.**: hábito femenino con mamilas infantiles (con desarrollo normal de las mamas) y falta de vello axilar y pubiano; genitales externos de aspecto puramente femenino, con vagina de fondo ciego y falta de útero, trompas y ovario. En su lugar existen testículos abdominales o inguinales, sin espermiogénesis. Casi siempre psicosexualidad femenina.

fenitoina, síndrome de la: ver hidantoina, síndrome de la.

fenocopia (gr phainomai aparecer): modificación de la formación de las características (fenogénesis) de un genotipo, ocasionada por factores externos, en conjunción con la predisposición genética especial que conduce a la imitación del patrón de manifestación de otro fenotipo. Las manifestaciones fenotípicas que aparecen, no son hereditarias, es decir, el genotipo en sí mismo no es influido (ver tamb. enfermedades genéticas). Factores exógenos pueden conducir, durante el embarazo, a trastornos intrauterinos del desarrollo de diferentes órganos o sistemas de órganos infantiles, si actúan antes de la conclusión del tiempo de determinación, como p. ej., cataratas (condicionadas por herencia recesiva o por infección rubeólica o exposición radiactiva en el embarazo temprano), embriopatía por Warfarina (clínicamente idéntica con la condrodisplasia punctata, genéticamente condicionada). Ver enfermedades prenatales.

fenoterol (INN): fenoterolum (INN-L), fenoterol (INN-E), 1-(3,5-dihidroxifenil)-2-((1-(4-hidrobenzil)etil)-amino)etanol (IUPAC); CAS-N° 13392-18-2; $C_{17}H_{21}NO_4$; PM 303,37. Empleo: antiasmático, broncolítico, β_2-simpaticomimético. En obstetricia es utilizado, preferentemente, para la tocólisis*; en caso de uso intravenoso, existe el peligro de un edema de pulmón.

fenotipo: cuadro de características, aparición, aspecto (al contrario que el genotipo*, cuadro hereditario o disposicional). Suma de todas las características (ingl phenes) presentes en un individuo, su imagen externa, su forma de presentación externa y sus características funcionales, condicionadas por su genotipo, en conjunto con los diversos influjos del medio ambiente. El grado de expresión fenotípica viene descrito por la expresividad*.

fértiles, días: ver concepción máxima, tiempo de.

fertilidad: capacidad de reproducción sexual; ver tamb. fertilidad, cifras de; madurez sexual; infertilidad; esterilidad.

fertilidad, cifras de: se distingue: **1.** cifra de fertilidad general: número de nacidos vivos por cada 1000 mujeres de 15 a 45 años de edad; medida de la reproducción biológica que representa la natalidad de una población, independientemente de su estructuración en edades (ver natalidad). **2.** cifra de fertilidad específica de la edad: número de neonatos vivos por cada 1000 mujeres de un grupo de edad determinada; sirve para representar diferencias de fertilidad, según la edad (la cifra de fertilidad a los 20 años se indica entre el 50 y el 60%, a los 30 con el 30% y a los 40 con el 3% de probabilidad de concepción).

fertilidad, dictamen de: sin. dictamen andrológico; información sobre la potentia generandi, en el momento de la concepción, requerida por el andrólogo en el marco del dictamen de paternidad. No paternidad asegurada en caso de fusión de ambos cordones espermáticos. Menos segura, cuando el espermiograma (en exploración repetida) siempre es patológico (número y motilidad de los espermatozoides disminuidos, morfología alterada de los mismos, déficit de fructosa), igualmente en caso de hallazgo externo modificado del testiculo, así como de manifestaciones de carencia endocrina. Errores en lo referente al eyaculado, son p. ej., suplantaciones, adiciones, medicación gonadotropínica previa, azoospermia por eyaculación de agotamiento. Ver grupo sanguíneo, dictamen de; dictamen antropológico.

fertilidad, exámenes de: ver esterilidad.

fertilidad femenina: potencia concepcional; ver fertilidad.

fertilización in vitro (lat vitrum vidrio): abrev. FIV; tamb. designada como fecundación* extracorporal. La FIV con transferencia* embrionaria subsiguiente se considera, en casos de infertilidad adecuados, como terapia sustitutiva, ética y médicamente defendible, (en RFA) cuando se siguen las líneas directrices aprobadas por los colegios de médicos. Según ellas, ningún médico puede ser obligado a colaborar contra su conciencia en una fertilización in vitro. Ver inseminación.

fetal: perteneciente al feto*, afectando al feto.

fetal distress (ingl sufrimiento fetal): sin. situación de riesgo o peligro para el feto, situación de urgencia fetal, antes tamb. asfixia intrauterina; concepto genérico para todos los peligros que amenazan al niño, antes, en y poco después del parto. El fetal distress está dividido en **cuatro estadios: 1.** chronic fetal distress: unas 5 semanas antes del parto. **2.** subacute fetal distress: algunos días antes del parto. **3.** acute perinatal distress: durante el parto. **4.** permanent damage: lesión (casi siempre cerebral) permanente. Durante el embarazo pueden ser valorados, en el sentido de un fetal distress, los **signos** siguientes: **1.** falta de crecimiento uterino, disminución de la cantidad de líquido amniótico; ver oligoamnios; **2.** detención o disminución de la excreción renal de estriol, como expresión de la alteración funcional endógena hepática y suprarrenal del feto y de la placenta; **3.** cambios llamativos de los tonos cardíacos fetales (bradicardia o taquicardia fetal) que pueden ser registrados objetivamente mediante un sistema de registro electrónico simultáneo de los tonos cardíacos infantiles y de las contracciones uterinas; ver cardiotocografía; **4.** presencia de meconio en el líquido amniótico que puede ser constatada mediante amnioscopia* o punción transabdominal; **5.** constatación de una acidosis, tras la ruptura de la bolsa de las aguas, por medio de microanálisis* de la sangre fetal (ver tamb. acidosis metabólica intrauterina primaria). Ver embarazo de riesgo; parto de riesgo; muerte fetal intrauterina; reanimación intrauterina; depresivo del neonato, estado.

fetichismo: comportamiento* sexual desviado, en el que, en lugar del objeto sexual «natural», inducen la excitación sexual, exlusiva o predominantemente, partes del cuerpo fuera de la región genital (pies, cabello), objetos (piezas del vestido) o materiales (cuero, goma) en dependencia con el objeto amado o sustituyendo a éste. Ver perversión.

feto (lat lo engendrado): den. para el fruto en la matriz, después de la conclusión de la organogénesis, o sea, a continuación del período* embrionario hasta el final del embarazo; ver período fetal. Ver tamb. embrión.

feto compreso: feto aplanado, momificado; después de la muerte* fetal intrauterina, a consecuencia de distrofia. Presentación especialmente en caso de gemelos*.

feto, hipotrofia del: ver distrofia intrauterina.

feto momificado: ver feto papiráceo.

feto, muerte intrauterina del: ver muerte fetal intrauterina.

feto muerto, síndrome del: ver dead fetus, síndrome del.

feto papiráceo: feto desecado, sin signos de maceración, aplastado por su gemelo y pegado a la cubierta embrionaria de su hermano: eventualmente incluso niño petrificado. Ver gemelos; muerte fetal intrauterina.

fetopatía: enfermedad prenatal como consecuencia de un trastorno intrauterino del desarrollo del niño, no nacido, una vez concluida la organogénesis (período embrionario), o sea, en el tercer mes de embarazo; como causas exógenas juegan un papel, entre otras, las infecciones intrauterinas (ver infección prenatal, infección perinatal), así como las intolerancias de grupos sanguíneos entre la madre y el niño (enfermedad* hemolítica fetal o del neonato), ver tamb. enfermedades prenatales.

fetopatía diabética: ver embriofetopatía diabética.

fetopatía rubeólica: ver rubéola congénita.

fetopatía toxoplásmica: ver toxoplasmosis.

fetoscopia: observación intrauterina directa del feto, con el fetoscopio (endoscopio especial), transvaginal o transabdominalmente. **Momento:** casi siempre en la 16ª semana de embarazo. Riesgo de aborto: 3-5%; en gran parte, sustituida por el diagnóstico por ultrasonidos*. **Indicaciones:** diagnóstico prenatal de síndromes con anomalías fetales, fácilmente reconocibles externamente.

fetotoxicidad (gr toxon veneno de flecha): todo tipo de efecto lesivo (tóxico) que actúa durante el período* fetal. Por regla general no pueden ser ya desencadenadas, en esta fase, anormalidades estructurales groseras (malformaciones); incuestionablemente, sin embargo, puede ser dañado el germen tamb. en este período del desarrollo; pueden ser inducidos efectos letales, retraso del crecimiento, carcinogénesis* transplacentaria y defectos funcionales (disfunciones) que se manifiestan solamente en períodos postnatales tardíos. Ver embriotoxicidad.

Fèvre-Languepin, síndrome de (Marcel F., ortopedista, París; Anne L., pediatra, París): síndrome malformativo hereditario complejo con piel de gallina en la región de las corvas, fístula del labio inferior, disfalangia de la mano, disgenitalismo (criptorquidia, escroto hendido, aplasia o hipoplasia de los labios mayores, tamb. monolateral); facultativamente: hipoplasia mamilar (tamb. monolateral) y separación exagerada de las mamilas entre sí, frecuentemente con hipoplasia renal homolateral; ver mamorrenales, síndromes.

fibrinólisis (lat fibra; gr. lyein soltar): degradación enzimático proteolítica de la fibrina. **Importancia fisiológica:** impedimento del bloqueo (trombosis) de todo el sistema vascular, en caso de mantenimiento de la función hemostática de la coagulación sanguínea (fibrinólisis compensadora), así como degradación regulada de la fibrina formada para restañar las hemorragias, en el marco de la organiza-

F

ción del trombo conteniendo fibrina (postfase de la coagulación sanguínea). La plasmina, fibrinolíticamente activa, es formada en el plasma a partir de su precursor inactivo, el plasminógeno, bajo el influjo de distintos activadores fisiológicos o terapéuticos administrados (fibrinolíticos*); activadores tisulares y plasmáticos, propios del organismo, son, entre otros, diferentes lisoquinasas, fijadas a las células en determinados tejidos (especialmente en pulmón, útero, próstata), o bien liberadas, bajo determinadas condiciones, por las células del endotelio capilar de la circulación mayor y de componentes celulares sanguíneos (leucocitos, eritrocitos y trombocitos), así como la uroquinasa, por primera vez demostrada en el epitelio de las vías urinarias y excretada con la orina; al activarse la coagulación sanguínea en el plasma, a través del factor de Hageman (XII) acontece, probablemente mediante la calicreína, una activación de la plasmina, posiblemente tamb. por el factor de Rosenthal (XI). La plasmina posee una elevada afinidad por la fibrina, degradando no obstante tamb. proteolíticamente el fibrinógeno, de lo que se originan productos de escisión solubles (fibrinopéptidos) que por su parte inhiben el efecto de la trombina y la ulterior polimerización de la fibrina. En el caso de la **fibrinólisis endógena,** se da una fibrinólisis localmente limitada, debido a la liberación de activadores dentro del trombo o por su difusión desde el exterior al interior del mismo; en el caso de la **fibrinólisis exógena,** por la plasmina circulante, resultan efectos proteolíticos generales (degradación de los factores de la coagulación V y VIII, fibrinogenólisis).

La actividad fibrinolítica normal, es relativamente escasa. Fisiológicamente, las antiplasminas actúan contra una fibrinólisis desmesurada; terapéuticamente pueden ser empleados los inhibidores de la fibrinólisis* en caso de fibrinólisis patológicamente exacerbada.

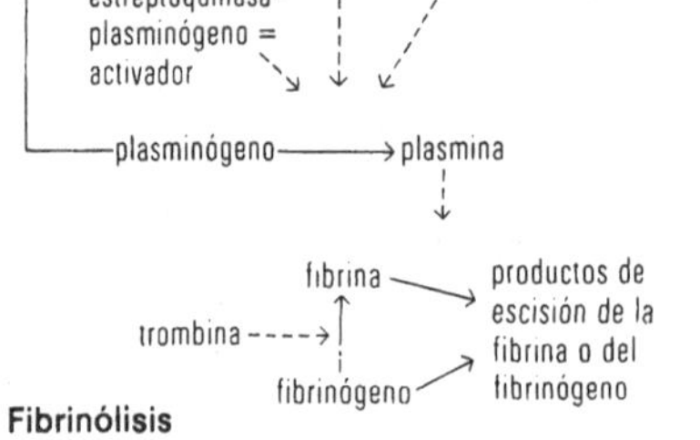

Fibrinólisis

fibrinólisis, inhibidores de la: antifibrinolíticos, sustancias inhibidoras de la fibrinólisis*. **1.** las antiplasminas que se encuentran fisiológicamente en el plasma (se unen con la plasmina formando complejos que son fagocitados). **Importancia:** limitación del efecto fibrinolítico de la plasmina. **2.** inhibidores de la fibrinólisis terapéuticamente eficaces, como la aprotinina, el ácido épsilon-aminocaproico (EACA), el ácido aminometilciclohexancarbónico (AMCHA), el ácido para-aminometilbenzoico (PAMBA). **Empleo clínico:** entre otras, para la fibrinólisis terapéuticamente inducida, en caso de hiperfibrinólisis primaria o secundaria.

fibrinolíticos: fármacos que activan la fibrinólisis* (trombolíticos); importancia clínica tienen sobre todo las **estreptoquinasas** extrañas al organismo (inmunogénicas) y la **uroquinasa** que se encuentra en el organismo humano. Ambas sustancias son empleadas terapéuticamente, entre otras, para la trombólisis, en caso de síndromes de desfibrinación* o de coagulopatía* de consumo. **Antídotos** (en caso de sobredosificación o de efectos colaterales): inhibidores de la fibrinólisis*. A continuación de una terapia fibrinolítica se efectúa, generalmente, un tratamiento con anticoagulantes.

fibroadenoma: adenoma con tejido conectivo desarrollado en abundancia, macroscópicamente en forma de nódulos bien delimitados y consistencia sólida y elástica con superficie de sección blancogrisácea. **Presentación:** frecuente en el pecho femenino (casi siempre antes del 30° año de vida, tumor mamario benigno más frecuente), tamb. en ovario, endometrio y en el endocérvix; forma especial: cistosarcoma* filoides (fibroadenoma gigante de la mama).

fibroadenoma intracanalicular: fibroadenoma* de la mama; el tejido conectivo crece en forma de almohadón, contra las luces glandulares, estenosándolas.

fibroadenoma pericanalicular: fibroadenoma* de la mama; el tejido conectivo está dispuesto concéntricamente alrededor de las glándulas.

fibroma: tumor benigno, consistente en tejido conectivo, rico en vasos.

fibroma adenomatoso: ver adenofibroma.

fibroma ovárico: tumor mesenquimatoso del ovario, benigno, predominantemente de presentación monolateral (ver tumores ováricos). Se origina en las células del estroma, consistiendo, predominantemente, en tejido conectivo rico en fibras. **Presentación:** preferentemente, en mujeres después de la menopausia. El fibroma ovárico crece lentamente, puede alcanzar el tamaño de la cabeza de un niño y, casi siempre, está pediculado; los tumores más grandes tienden a reblandecerse y formar espacios vacíos quísticos. En aprox. la cuarta parte de las pacientes se instaura un síndrome de Meigs*. **Terapia:** extirpación del ovario afectado. Ver adenofibroma.

fibromatosis: proliferación difusa o circunscrita, por lo general benigna, del tejido conectivo con atrofia parenquimatosa concomitante, p. ej., en la mama, próstata. En sentido estricto, la aparición de fibromas múltiples.

fibroplasia retrolental: enfermedad ocular que conduce a la ceguera, con formación de una placa de tejido conectivo muy vascularizado detrás del cristalino; casi exclusivamente en prematuros* inmaduros con un peso en el parto por debajo de 1500 g. Otros factores de riesgo son las hemorragias intracraneales, la sepsis y la administración terapéutica de oxígeno. **Evolución:** al principio, dilatación y enroscamiento aumentado de los vasos sanguíneos retinianos, en gran parte, todavía susceptible de regresión; después hemorragias y neoformación de vasos, edema retiniano y ablación retiniana. A veces, instauración de un glaucoma y atrofia ocular. **Profilaxis:** es importante una dosificación cuidadosa del oxígeno en el prematuro, la evitación de hemorragias, de un hematócrito bajo y de la instauración de una sepsis. La administración oral de vitamina E (diariamente unos 100 mg/kg de peso corporal) puede disminuir el grado de gravedad de la fibroplasia retrolental. Está indicada una exploración oftalmológica general de niños con factores de riesgo entre la 7ª y la 9ª semana de vida.

fibrosis capsular: complicación frecuente de la mamoplastia* al emplear prótesis de silicona (ver mama, prótesis de la); la reacción del tejido conectivo, regularmente observada frente al implantado, conduce a veces a la formación de una cápsula dura de tejido conectivo y a deformaciones (a veces dolorosas) del implantado y de la mama reconstruida. **Causas:** no inequívocamente esclarecidas; eventualmente, reacción inflamatoria frente a partículas de silicona liberadas, reacciones cicatrizales, consecuencia de un lecho protésico demasiado estrecho. **Terapia:** casi siempre, ruptura manual de la cápsula (a veces quirúrgica).

fiebre bullosa (lat febris fiebre): sin. pénfigo* agudo del neonato.

fiebre puerperal: puede presentarse, tanto después de un parto, como de un aborto; hoy rara, entre otras debido al control moderno del parto y a la observación de la asepsia. Bajo fiebre puerperal se entiende todo proceso patológico febril, originado por la penetración de gérmenes patógenos en una de las heridas del parto (heridas uterinas, del canal blando, del canal cervical, vagina, vulva). La infección acontece, casi siempre, durante el parto por las manos o los instrumentos del que asiste al mismo. **Extensión: 1.** infección local delimitada (p. ej., endometritis puerperal); **2.** partiendo de la herida infectada (casi siempre, lugar de fijación de la placenta), sobre todo por vía hematógena (fiebre puerperal séptica, sepsis puerperal). **Sintomatología:** fiebre alta, casi siempre remitente, con escalofríos, pulso blando muy acelerado, taquipnea, anemia intensa con leucocitosis y aparición de leucocitos inmaduros; estupor alternante con euforia. En caso de evolución desfavorable, depresión circulatoria y muerte por shock* séptico. **Agente etiológico:** estreptococos (con margen, los más frecuentes), estafilococos, Escherichia coli, gonococos, anaerobios, saprofitos (infección pútrida); ver tamb. endometritis.

fiebre uretral: aumento de la temperatura, después del sondaje de la uretra, debido a la penetración de bacterias, o de sus toxinas, en el torrente sanguíneo. **Sintomatología:** incremento de temperatura clínicamente agudo con escalofríos, colapso y, a veces, instauración de una urosepsis.

FIGO: abrev. de Fédération Internationale de Gynécologie et d'Obstétrique. Los tumores ginecológicos son descritos mediante los así den. estadios FIGO, en parte empleados desde hace 50 años; la clasificación TNM correspondiente fue, por ello, definida de tal manera que coincidiese con los estadios de la FIGO.

fimbria (lat): franja, fleco; ver trompa de Falopio; trompa uterina, infundíbulo de la.

fimbrias ováricas: flecos o franjas de la trompa de Falopio; una franja especialmente larga, del borde en fleco de la entrada infundibular (en forma de embudo), de la trompa de Falopio (infundíbulo de la trompa* uterina) que se dirige hacia el ovario*, dentro de un repliegue peritoneal.

fimbriectomía: operación de esterilización; extirpación quirúrgica (casi siempre por vía vaginal) de las fimbrias del oviducto y cierre del extremo libre terminal, con material de sutura no reabsorbible; método más seguro de esterilización tubárica.

fimbriólisis: sin. fimbrioplastia; eliminación de sinequias y fusiones, en la región de las fimbrias del oviducto. Las fusiones de las fimbrias son causa frecuente de esterilidad femenina.

fisómetra (gr physa viento): sin. timpanismo uterino; formación de gas en la matriz a consecuencia de la penetración de agentes de putrefacción, en caso de intoxicación aguda, casi siempre mortal, p. ej., en caso de situación* transversa prolongada (¡muy raro!).

fístula anal: sin. fístula anorrectal; **1.** fístula anal completa: va desde la mucosa intestinal, hasta la piel (fig.); **2.** fístula anal incompleta, con sólo una desembocadura, en forma de fís-

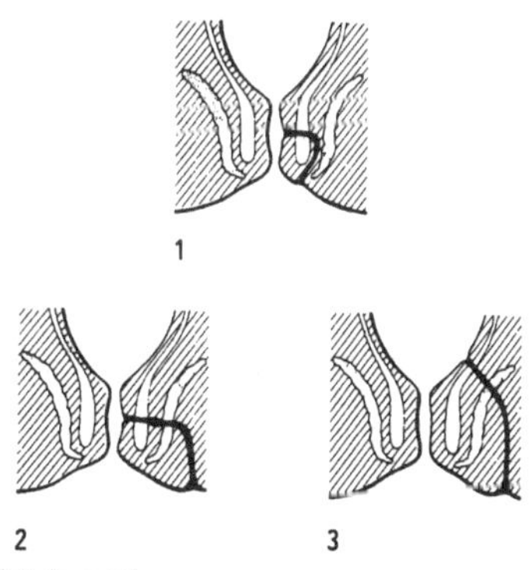

Fístula anal:
1: fístula anal interesfinteriana; 2: fístula anal transesfinteriana; 3: fístula anal extraesfinteriana

tula externa (desembocadura al exterior) o interna (desembocadura hacia la mucosa); se distingue, además, entre fístulas anales intra, trans y extraesfinterianas (ver fig.). **Causa:** casi siempre absceso (periproctítico) en la parte anal del recto, más rara vez, fisura anal, enteritis regional de Crohn; ver fístulas intestinales.

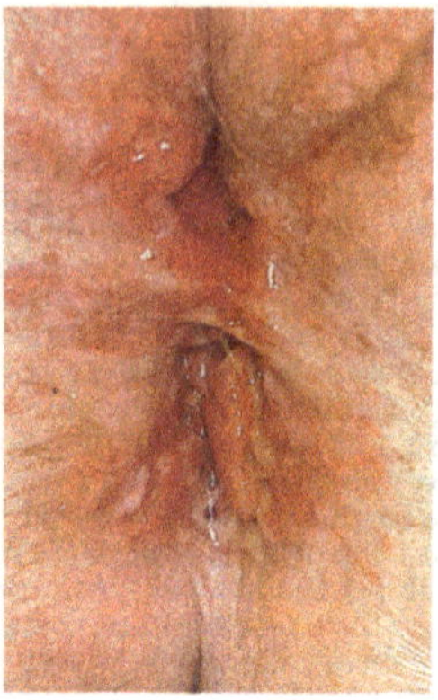

Fístulas anales

fístula cervicovaginal laqueática: fístula entre el canal cervical y la bóveda vaginal, casi siempre a consecuencia de traumatismo del parto o de un tumor. Ver tamb. fístulas urogenitales.

fístula mamaria: tamb. fístula láctea; vaciamiento de la leche materna a través de una fístula que comunica con un conducto galactóforo; en caso de mastitis* puerperal, consecuencia de fusión tisular, casi siempre curación espontánea tras el destete*.

fístula rectal: ver fístula anal.

fístula rectovaginal: fístula entre el recto y la vagina; ver fístulas intestinales; ver tamb. garrulitas vulvae.

fístulas intestinales: uniones entre la luz intestinal y la superficie del cuerpo (fístulas intestinales **externas**) u otros órganos huecos (especialmente del tracto urogenital), o entre dos o más asas intestinales (fístulas intestinales **internas**). **Causas:** rara vez congénitas; entre otras, por perforación, trauma, procesos inflamatorios y tumorales, o adquiridas postoperatoriamente (p. ej., como consecuencia de insuficiencia de la sutura) o dispuestas quirúrgicamente (enterostomía, anus praeternaturalis, enteroanastomosis, etc.); ver fístula anal, fístulas urogenitales.

fístulas urogenitales: comunicaciones, casi siempre adquiridas, entre el tracto urinario y el genital. **Formas clínicas: 1. fístula vesicovaginal**, fístula urogenital más frecuente, traumática (p. ej., lesiones por empalamiento*) o quirúrgica (típica complicación de la histerectomía*), entre otras situaciones, tras terapia por radiación* intracavitaria; **2. fístula uretrovaginal** con (transesfinteriana) y sin incontinencia* urinaria (fístula distal del esfínter externo de la uretra), inflamatoria (perforación de un divertículo uretral) o traumática (p. ej., desgarro uretral, en caso de fractura de la pelvis) así como tras intervenciones transuretrales y plásticas (en la vagina); **3. fístula uretro (vesico)vaginal,** sobre todo, después de intervenciones quirúrgicas en la pelvis menor, rara vez causada por irrupción tumoral; **4. fístula vesicocervical,** rara (ver Youssef, síndrome de); **5. fístula uterovesical,** casi siempre, tras cesárea (lesión directa o fístula por necrosis). Ver fístulas intestinales, fístulas vesicales.

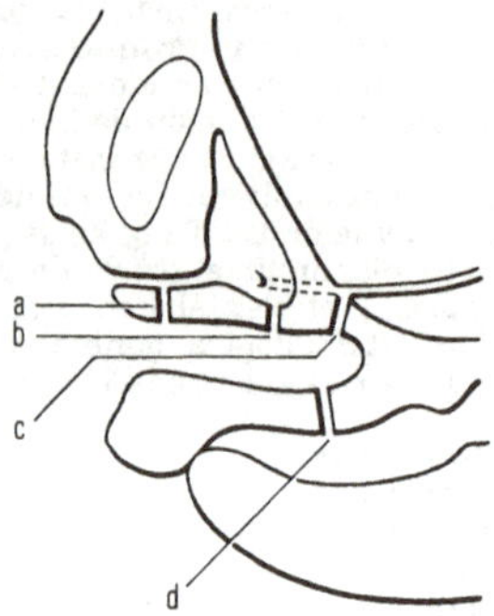

Fístulas urogenitales:
Localización y frecuencia; a: uretrovaginal (11%); b: vesicovaginal (42%); c: ureterovaginal (34%); d: vesicovaginorrectal (10%)

fístulas vesicales: comunicaciones entre la vejiga urinaria y la superficie corporal (fístulas vesicales **externas**), u otros órganos huecos (fístulas vesicales **internas**). **Causa:** rara vez congénitas (p. ej., fístula del uraco, en caso de extrofia vesical, epispadia extrema), casi siempre, a consecuencia de procesos traumáticos, inflamatorios y tumorales, o bien adquiridas postquirúrgicamente; ver fístulas urogenitales, fístulas intestinales.

fístula umbilical: o bien congénita (ver conducto onfalomesentérico, fig.), o adquirida después de onfalitis* y, eventualmente, en caso de peritonitis.

fístula uretral: ver fístulas urogenitales.

fístula uterovesical: fístula entre el útero y la vejiga urinaria; ver fístulas urogenitales.

fístula vaginovesical: ver fístulas urogenitales.

fístula vesicorrectal: ver fístulas intestinales.

fístula vesicovaginal: ver fístulas urogenitales.

fisura anal: ulcus muy doloroso, radial, casi siempre longitudinal, en el canal anal. **Causa:** discutida, se supone una lesión traumática por heces duras o cuerpos extraños o trombosis superficial, con transición a tromboflebitis, en el canal anal. **Sintomatología:** dolor intenso durante y tras la defecación, espasmo del músculo esfinteriana anal. **Terapia: 1.** conservadora mediante analgesia y dilatación del esfínter, dado el caso, con anestesia local o general; **2.** quirúrgica: a) mediante excisión de la fisura y dilatación subsiguiente del esfínter; b) por esfinterectomía parcial interna, tras excisión de la fisura; c) por tratamiento esclerosante (anulación venosa).

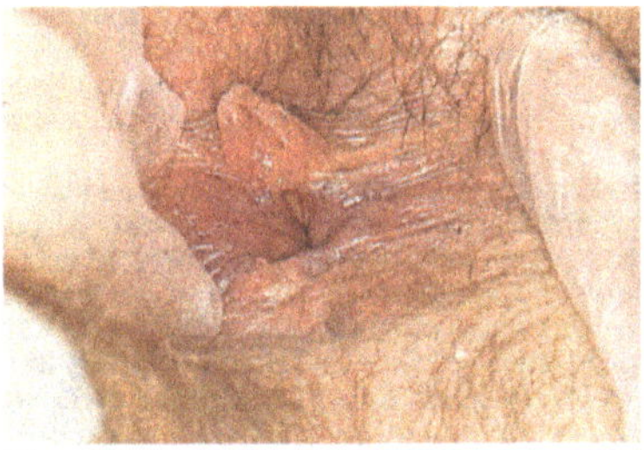

Fisura anal

Fitz-Hugh-Curtis, síndrome de: sin. síndrome de Stajano, perihepatitis* gonorreica aguda.

FIV: abrev. de fertilización in vitro; ver transferencia embrionaria; ver tamb. inseminación.

flagelación: castigo corporal como medio de excitación sexual; ver sadomasoquismo.

flato vaginal: ver garrulitas vulvae.

flegmasía alba dolens: trombosis de las venas de la pelvis y de los muslos, casi siempre después de parametritis puerperal; tumefacción de toda la pierna con intenso dolor a la presión y palidez refleja; fiebre. Ver tamb. parametritis.

Fleischer, síndrome de (Daniel S.F., pediatra, Filadelfia): malformación compleja del círculo de formas de los síndromes mamorrenales*. **Sintomatología:** separación exagerada de las mamilas entre sí (mamila más lateral que la línea medioclavicular), hipoplasia renal congénita de diferente expresividad, facultativamente, en combinación con quistes renales y anomalías ureterales.

flexión uterina: postura del útero; definida por el ángulo entre los ejes del cuello y cuerpo uterinos; fisiológicamente, ángulo obtuso, abierto hacia delante (anteflexión, ver fig.). Flexiones patológicas: **1.** retroflexión, ángulo abierto hacia atrás; si el eje del cuerpo uterino se ecuentra en la prolongación del eje cervical, el útero está extendido. **2.** hiperanteflexión. Ver útero, situaciones del; versión uterina.

floating line (ingl línea de flotación): concepto de la cardiotocografía*, línea ficticia que representa la línea media de la oscilación. A la floating line se le adjudican aceleraciones y desaceleraciones; ver reacciones contráctiles, tipos de.

floppy infant (ingl): «niño flácido»; disminución del tono muscular contráctil, sobre todo del tono reflectorio, de aparición congénita o en la temprana infancia; la sobredistensión de las articulaciones, es típica. **Causas:** anomalías

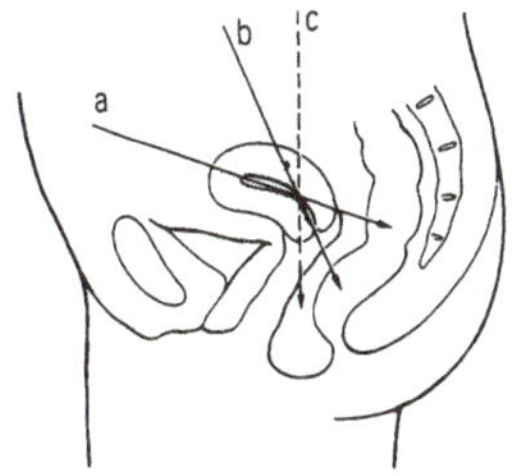

Flexión uterina:
El eje del cuerpo uterino (a) forma un ángulo obtuso, abierto hacia delante, con el eje del cuello uterino (b) (anteflexión uterina). Junto a ello se encuentra una anteversión fisiológica: el eje del cuello uterino cae delante del eje perpendicular del cuerpo (c)

mesenquimatosas (articulaciones, tendones, músculos), miopatías (congénitas, síndromes de Marfan, de Ehlers-Danlos, de Zellweger y otros).

flora bacteriana: la colonización fisiológica de la superficie corporal (flora permanente y transitoria de la piel), así como de las cavidades corporales (cavidad bucal, espacio nasofaríngeo) u órganos huecos (yeyuno, íleo, colon, uretra, vagina) del macroorganismo sano con distintos microorganismos (en su mayoría bacterias apatógenas, especialmente comensales parásitos o saprofitos). **Importancia:** entre otras, función de protección y barrera, estimulación de factores de resistencia inespecíficos; en determinadas circunstancias (p. ej., modificación de las condiciones naturales de su asiento; debilitación del organismo huésped), los microbios de la así den. flora normal pueden adquirir características patógenas, o bien puede ser favorecida la colonización o multiplicación de gérmenes patógenos; ver flora vaginal.

flora vaginal: colonización microbiana natural de la vagina, ampliamente depeniente del contenido de glucógeno del epitelio vaginal, regulado hormonalmente; hasta la pubertad predominan los estafilococos y estreptococos (medio alcalino). Con el **inicio de la pubertad** y hasta la **postmenopausia** (con medio ácido y depósito de glucógeno en la superficie vaginal), entre otros el lactobacilo* acidófilo (flora de Döderlein), denominado germen protector. Junto a él aparecen, con frecuencia variable, microorganismos apatógenos (estafilococo epidérmico, otros estafilococos, corinebacterias), microorganismos cuestionablemente patógenos (estreptococo viridans, estreptococos no hemolíticos y microaerófilos), así como facultativamente patógenos (enterococos, Escherichia coli, proteus, bacteroides, micoplasmas, clamidias); según la composición de la flora vaginal y del tipo celular presente, se distinguen **4 grados de pureza** en la vagina de la mujer adulta; grado de pureza **I**: casi solamente bacilos de Döderlein (grampositivos), epitelios descamados; grado de pureza **II**: como en I, pero

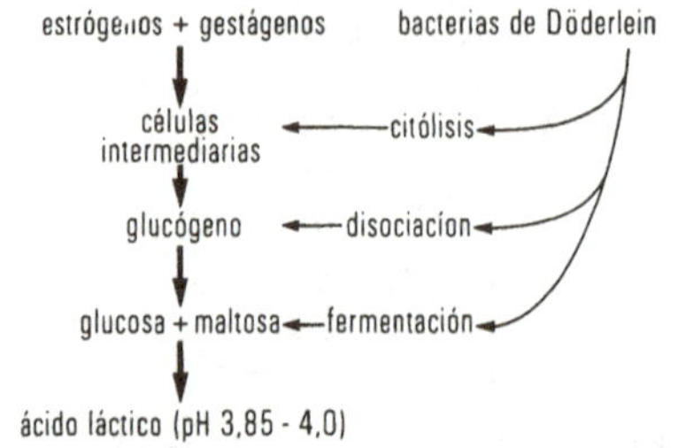

Flora vaginal:
Mecanismo de autolimpieza de la vagina

tamb. algunas otras bacterias y leucocitos; grado de pureza **III**: considerable aumento de los leucocitos, bácterias bacilares gramnegativas, estafilococos y estreptococos; grado de pureza **IV**: numerosos leucocitos y bacterias grampositivas y gramnegativas.

flotabilidad gastrointestinal, prueba de: (pat.) el estómago y el intestino de neonatos fallecidos que han respirado, flotan sobre el agua si el esófago era permeable. Ver flotabilidad pulmonar, prueba de.

flotabilidad pulmonar, prueba de: (pat.) comprobación de la capacidad de flotación del pulmón, para constatar si el recién nacido fallecido había respirado; basado sobre el contenido mínimo de aire. Ver flotabilidad gastrointestinal, prueba de.

flujo: ver flujo* genital.

flujo específico: ver gonorrea.

flujo genital: flujo, casi siempre sin sangre, procedente de la región de los órganos genitales femeninos externos; **síntoma** de significación variada y presentación frecuente, al que pueden subyacer distintas causas. **Formas: 1. fisiológico** (transudado vaginal, células epiteliales descamadas y moco* cervical, con modificaciones dependientes del ciclo); **2. psicorreactivo** (condicionado vegetativamente); **3. patológico.** Otra característica diferenciadora es el **lugar de producción: 1. vestíbulo,** flujo vestibular (ver lubricación); **2. vagina,** flujo vaginal (en caso de infecciones por Candida albicans, trichomonas, Haemophilus vaginalis; oxiuros; cuerpos extraños; endógeno: diabetes mellitus); **3. cérvix,** flujo cervical (sobre todo, en caso de cervicitis*); **4. cavidad uterina,** flujo del cuerpo uterino, patológico (carcinoma de útero, pólipo, piómetra y endometritis); **5. oviducto,** flujo tubárico, muy raro, patológico. **Valoración:** un flujo genital purulento, de amarillo a gris verdoso, maloliente, habla en favor de una infección, flujo genital sanguino-purulento o sanguino-seroso, con molestias, también en favor de una infección y si no presenta molestias, en favor de pólipos o neoplasias. Ver flora vaginal, fluor albus.

El flujo es un síntoma, no un diagnóstico.

flujo neonatal: ver Halban, reacción de (catarro descamativo).

flujo vaginal: forma del flujo* genital.

fluor albus: tamb. flujo blanco, leucorrea; denominación antigua de la secreción vaginal blanquecina incrementada, no inflamatoria, sobre todo en niñas jóvenes (casi siempre a consecuencia de déficit de estrógenos). Ver flujo genital.

flutamida: N-(2-chloro-4-(trifluorometil)-fenil)-DL-valina-ciano-(3-fenoxifenil)metil-éster; $C_{26}H_{22}ClF_3N_2O_3$; PM 502,93; antiandrógeno. **Empleo:** en caso de carcinoma de próstata. Ver antiandrógenos.

foliculitis vulvar: ver furunculosis vulvar.

folículo: pequeño tubo, vesícula; **1.** (gin.) folículo en el ovario; óvulo* rodeado de epitelio folicular; **2.** en otro sentido, den. para estructuras anatómicas (p. ej., glándulas sebáceas del pelo, ganglios linfáticos, folículos en la glándula tiroidea y en el lóbulo intermedio de la hipófisis).

folículo ovárico vesiculoso: sin. folículo terciario, folículo de Graaf*; ver óvulo (fig.); maduración folicular.

folículo primario: sin. folículo primordial; folículo del óvulo en el ovario, consistente en el óvulo y el epitelio folicular monoestratificado circundante; ver óvulo, maduración folicular.

folículo secundario: ver óvulo.

folículo terciario: ver óvulo.

fontanela (ital fontanella fuentecilla)**:** laguna sin hueso en el cráneo infantil; **fontanela mayor:** entre los huesos frontal y parietales, donde se unen las suturas coronaria y sagital; cuadrilátero que se cierra en el 2° a 3er año de vida; **fontanela menor:** entre los huesos parietales y el hueso occipital, triangular, constituyendo la parte* conductora en el parto normotócico; se cierra en el primer trimestre postparto; existe tamb. una den. **«tercera fontanela»**: laguna o brecha mongólica; dilatación en forma de fontanela, en la parte post. de la sutura sagital que se presenta en el síndrome de Down*.

foramen obturador: tamb. agujero isquiopúbico; formado por los huesos isquion y pubis; incompletamente ocluido por la membrana* obturatriz; ver canal obturador.

Forbes-Albright, síndrome de (Gilbert F., pediatra, Dallas, nacido en 1915)**:** sin. Argonz*-del Castillo, síndrome de.

fórceps (lat tenaza)**: 1.** (anat.) den. de las fibras que conectan a los lóbulos occipitales entre sí (fórceps mayor) o a los lóbulos frontales y parietales (fórceps menor) de ambos hemisferios telencefálicos. **2.** tenazas obstétricas; instrumento ginecológico-obstétrico de tracción, por regla general consistente en dos cucharas ajustables entre sí para el parto* quirúrgico; se encuentran diferentes tipos: fórceps de Naegele*, de Kielland*, de Bamberger*, de Shute*, de Laufe*; ver tamb. extracción con fórceps.

fórceps bajo: ver extracción con fórceps.

fórceps divergente: fórceps diseñado para evitar lesiones por presión de la cabeza del niño, durante la extracción* con fórceps; ver Bamberger, fórceps de; Laufe, fórceps de.

fórceps medio: ver extracción con fórceps.

fórceps paralelos: formas del fórceps* obstétrico, p. ej., fórceps de Shute*.

fórnix vaginal (lat fornix abovedamiento, bóveda)**:** bóveda vaginal, extremo superior de la vagina*, en la que protruye la portio vaginalis del útero (cérvix).

fosa isquiorrectal: espacio relleno de tejido adiposo (cuerpo adiposo de la fosa isquiorrectal), limitado medialmente por la fascia diafragmática inf. de la pelvis, colocada exteriormente sobre el músculo elevador del ano; el límite lateral está constituido por la fascia obturatoria, que recubre internamente el músculo obturador interno. En sentido craneal, la fosa isquiorrectal llega hasta la línea de arranque del músculo elevador del ano en la fascia obturatoria (arco tendinoso del músculo elevador del ano), para adelgazarse entre las fascias que hacia allí convergen y que la limitan; en la región* anal, en sentido caudal, no existe ninguna conclusión de fascia hacia la subcutis. Por encima del diafragma urogenital, se extiende como receso púbico en dirección a la sínfisis (hacia delante), pudiendo comunicarse con el espacio de tejido conectivo suprayacente, es decir, supradiafragmático, de la pelvis menor, a través de la puerta del elevador entre las fibras mediales de ambos músculos elevadores del ano (componentes principales del diafragma pélvico). Igualmente, a través de cada uno de los componentes del músculo* elevador del ano, transcurren en el receso púbico, los vasos pudendos internos y el nervio pudendo, junto a la pared, en un repliegue de la fascia obturatoria (canal de Alcock*).

fosa navicular: sin. fosa del vestíbulo vaginal; lugar más profundo, en forma de surco, del vestíbulo* vaginal que se encuentra delante del frénulo* interlabial pudendo, entre éste y los labios menores o el himen, o sus restos.

fosa ovárica: leve depresión par en la pared lateral de la pelvis menor, limitada por los vasos ilíacos externos, internos y por el uréter; los vasos obturadores y el nervio del obturador corren por su fondo. Casi siempre acoge el ovario, situado intraperitonealmente.

fototerapia (gr phos, photos luz): terapia con luz para el tratamiento de la hiperbilirrubinemia* del neonato. El efecto se basa en la interacción de la luz (visible) en la región espectral entre 410 y 530 nm con las moléculas de bilirrubina en la piel del recién nacido ictérico; de la bilirrubina* indirecta insoluble en agua se origina, por isomerización, fotobilirrubina, soluble en agua, fácil de excretar. Hasta ahora se consideraba como óptima la luz azul; nuevas investigaciones hablan en favor de una superioridad de la luz verde (tamb. con menos objeciones, a causa de los efectos mutagénicos de la luz azul, observados en cultivos celulares). **Indicaciones:** hiperbilirrubinemia moderada; a ser posible, la causa debe ser esclarecida. Regla: comienzo de la fototerapia con una concentración de bilirrubina sérica de aprox. $1/10$ del peso corporal en µmol/l, pero no superior a 280 µmol/l; si hay indicios de hipoxia, acidosis, sepsis, etc., aplicar ya con concentraciones menores de bilirrubina sérica. Su empleo es solamente eficaz si ya existe una ictericia cutánea (ningún empleo profiláctico), debiendo ser irradiada la mayor superficie corporal posible (a veces simultáneamente desde abajo y desde arriba, la así den. fototerapia bilateral); hay que elegir la distancia mínima a la fuente luminosa (control de la temperatura y aporte de líquido incrementado, debido al aumento de la perspiratio insensibilis). Vigilancia atenta del neonato (tamb. con monitor). En caso de disminución clara de la concentración sérica de bilirrubina, transición a una fototerapia intermitente. La utilización de la fototerapia puede disminuir el número de exsanguinotransfusiones necesarias. **Atención:** no efectuar fototerapia en caso de hiperbilirrubinemia directa; peligro de instauración de un síndrome de niño de bronce (coloración gris de la piel).

FPP: abrev. de fecha probable del parto*.

Frankenhäuser, ganglios de (Ferdinand F., ginecólogo, Zurich, Jena, 1832-1894)**:** totalidad de los numerosos ganglios repartidos por el plexo uterovaginal, en el parametrio, perímetro lateral del cuello uterino; contiene ganglios simpáticos y parasimpáticos. Desde aquí, influye las contracciones uterinas durante el parto.

frecuencia basal: tamb. frecuencia de base; frecuencia cardíaca fetal media en las pausas entre las contracciones (frecuencia de reposo) o entre dos tipos de reacciones* contráctiles; ver cardiotocografía. Rango normal entre 120-150 latidos/min; taquicardia: más de 150 latidos/min; bradicardia: menos de 120 latidos/min.

frente, presentación de: ver presentación de frente.

frénulo del clítoris: ligamento del clítoris*; formado por los repliegues internos, anteriores, de los labios* menores.

frénulo interlabial pudendo: repliegue cutáneo transversal de bordes afilados; comunicación pélvica de los labios* menores; situado delante de la comisura posterior de los labios* mayores.

frigidez: denominación anticuada de un trastorno sexual funcional de la mujer, descrito (peyorativamente) como «frialdad sexual»; hoy más neutral y precisamente designado como trastornos del orgasmo (ver anorgasmia) o libido* reducida (psicógenamente); ver alibidinia.

Fritsch, maniobra de (Heinrich F., ginecólogo, Breslau, Bonn, 1844-1915)**:** (obst.) maniobra para coartar una hemorragia* secundaria atónica; una mano se acopla al útero como en la maniobra de Credé*, mientras que la otra presiona los labios vulvares, hacia el interior de la vulva.

Fritsch, postura de: masaje hacia abajo de las nalgas y colocación de las piernas extendidas una sobre la otra en el período postparto.

Fritsch, síndrome de: ver Asherman-Fritsch, síndrome de.

Frommel, síndrome de: ver Chiari-Frommel, síndrome de.

frontera epitelial: (gin.) encuentro del epitelio plano estratificado del hocico de tenca

F

con el epitelio cilíndrico de la mucosa cervical; esta frontera no es constante, desplazándose en las distintas fases de la vida de la mujer, bajo la influencia de las hormonas* sexuales, desde el canal cervical sobre la superficie de la portio (eversión* cervical) y regresando de nuevo. Los desplazamientos fisiológicos del campo glandular del cuello uterino, predisponen a atipias epiteliales, debido a los procesos dinámicos constantes de transformación estructural en esta región. Ver citología vaginal, colposcopia, zona de transformación.

¡En el límite epitelio plano-epitelio cilíndrico, comienza en el 90% de los casos el carcinoma de epitelio plano cervical!

F

frotis vaginal: frotis de la pared lateral del tercio posterior de la vagina, para hacerse un juicio sobre la forma y respuesta tincional de las células epiteliales, para la determinación de las fases del ciclo y de la actividad hormonal; ver citología vaginal.

FSH: abrev. (ingl) de, **f**ollicle **s**timulating **h**ormone, sin. folitropina; glucoproteína producida en el lóbulo anterior de la hipófisis, presumiblemente en las células basófilas de la misma, con un PM de 34.000 y perteneciente a las gonadotropinas*; la estructura química no ha sido aún esclarecida, siendo su componente principal los ácidos siálicos. La liberación, desde el lóbulo anterior hipofisario, es regulada por la FSH releasing hormone (probablemente idéntica a la LH*-RH). El **efecto** de la FSH sobre los órganos diana acontece, junto con el de la LH*, a través de los receptores de la LH. La FSH estimula en la mujer el crecimiento de las células de la granulosa en el folículo de Graaf*, así como la glucólisis y el ingreso de aminoácidos en el ovario; juega un papel central en la regulación del ciclo* menstrual. En el varón, FSH influye positivamente la espermatogénesis; además se da un crecimiento de los canalículos seminales testiculares y un aumento de la producción de testosterona en las células de Sertoli. La excreción de FSH acontece por vía renal. **Valores normales** (en mIU/ml de suero; estándar de referencia: preparado internacional de referencia 78/459, 1. IRP 69/104): en las mujeres, en la fase de maduración del folículo y luteínica, 2-8 ó 15-30 (pico de FSH), en la menopausia 20-100; en varones 2-10, en niños hasta el 12° año de vida 0,25-2,5. **Empleo terapéutico:** para la sustitución (tamb. en combinación con LH), favorecimiento de la maduración del óvulo, en el marco del tratamiento de una esterilidad, en síndrome de ovario poliquístico. Ver gonadotropina sérica.

FSH-RH: abrev. (ingl) de **f**ollicle **s**timulating **h**ormone **r**eleasing **h**ormone; probablemente idéntica a la LH*-RH.

FTA-abs, test de: abrev. de test de **f**luorescencia-**t**reponema-**a**nticuerpo-**abs**orción; procedimiento altamente sensible y específico para demostrar anticuerpos contra el Treponema* pallidum, que alcanza positividad ya a las 2-3 semanas después de la infección. Los anticuerpos a demostrar, específicos del treponema, son ligados a antígenos del treponema y hechos visibles mediante anticuerpos antiglobulina humana, marcados fluorescentemente.

Una negativización del test, después de un tratamiento suficiente, ocurre solamente si la terapia fue instaurada en las primeras semanas después de la infección; ver sífilis, IgM-FTA-abs, test de.

funcional, capa: ver endometrio.

funículo umbilical: cuerda umbilical; ver cordón umbilical.

furunculosis vulvar: foliculitis o perifoliculitis profunda, causada por estafilococo aureus que puede producir abscesos en la región velluda de la vulva. **Sintomatología:** signos inflamatorios clásicos, incluyendo linfadenitis y linfangitis; si confluyen varias foliculitis, se origina un carbunco. **Precaución:** excluir diabetes* mellitus.

G

GAH, test de: ver AHG, test de.

galactocele: **1.** quiste lácteo en la glándula mamaria; quiste de retención, en caso de estasis láctea, en un conducto galactóforo ocluido; **2.** sin. lipocele; hidrocele con contenido lechoso (entre otras cosas, grasa y linfocitos).

galactogogo: sin. galactógeno, galactopoyético, lactagogo; sustancias estimulantes de la producción de leche, p. ej., oxitocina* (empleo como spray nasal); ver tamb. lactación*.

galactografía: sin. ductografía, tamb. galactoforografía; representación radiológica (retrógrada) de cada uno de los conductos galactóforos de la glándula mamaria (femenina)

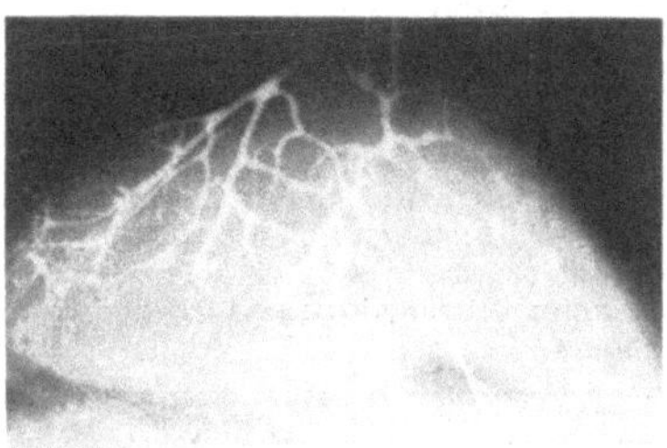

Galactografía:
Hallazgo normal, mama derecha, irradiación craneocaudal

en dos niveles, con medio de contraste radiológico acuoso después de sondaje de los poros lácteos con una cánula. Indicada, entre otros casos, en el de mamila* secretante, o en el de mama* sangrante. Ver mamografía.

galactoplania: ver aberratio lactis.

galactorrea: secreción lechosa espontánea de la glándula mamaria, fuera del período de lactancia*, casi siempre consecuentes a hiperprolactinemia* de causa varia; una galactorrea escasa durante el embarazo y en las puérperas, en las pausas de la lactancia, es considerada como fisiológica. **Atención:** ¡especialmente en caso de secreción unilateral, es imprescindible el esclarecimiento de la causa (dd comedocarcinoma*) mediante galactografía*! Ver galactorrea-amenorrea, síndromes de.

galactorrea-amenorrea, síndromes de: cuadros morbosos, por causa endocrina y de génesis variada; la hiperprolactinemia*, común a todos ellos, conduce (si la producción estrogénica es suficiente) a una galactorrea* consecuente a la hiperestimulación de las glándulas mamarias (femeninas) y, a través de un efecto inhibidor sobre la función ovárica generadora (ovulación, formación del cuerpo lúteo), a una amenorrea*. Por causa **funcional,** p. ej., en caso de tratamiento, a largo plazo y con dosis elevadas, de contraceptivos que contienen estrógenos, algunos psicofármacos y antihipertensivos en el síndrome de Chiari*-Frommel. Como causa **orgánica**, p. ej., en caso de prolactinoma*, tumores cerebrales suprasillares crecientes, hipertiroidismo primario, acromegalia y síndrome de Argonz*-del Castillo.

galactosemia: sin. intolerancia a la galactosa; trastorno hereditario autosómico recesivo, del metabolismo de la galactosa (incidencia 1:50.000) cuya **causa** descansa en el déficit de galactosa-1-fosfato-uridildifosfatogalactosa-transferasa. **Consecuencia:** la galactosa de origen exógeno, administrada con la leche, no puede ser aprovechada. Galactosa libre y galactosa-1-fosfato, se acumulan en sangre y tejidos, siendo causa de modificaciones orgánicas. La síntesis endógena de galactosa no está alterada. **Clínica:** transcurridos algunos días de vida, signos de intoxicación con galactosemia, galactosuria, vómitos, diarreas hasta distrofia. Formación rápida de una cirrosis hepática con aumento inicial del tamaño del hígado y más tarde tumor esplénico, así como, casi

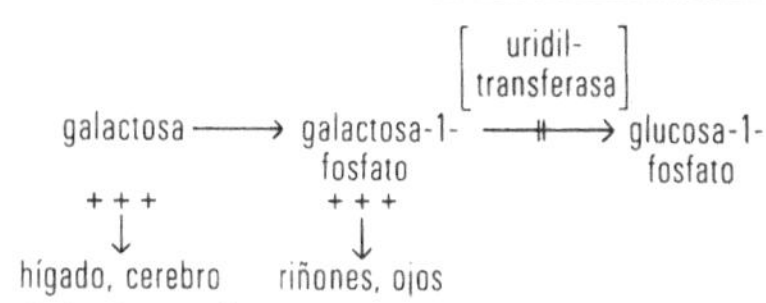

Galactosemia:
Localización del bloqueo metabólico y sus consecuencias

siempre, ictericia prolongada. Lesiones renales con albuminuria e hiperaminoaciduria. Posibles trastornos oculares (catarata) y retraso del desarrollo psíquico, si los niños sobreviven la etapa de lactancia temprana. El **pronóstico** puede ser mejorado, en caso de diagnóstico a tiempo (también es posible el diagnóstico prenatal), mediante una alimentación libre de galactosa. De otra manera, el pronóstico es infausto; ver tamb. enfermedades genéticas.

galactostasis (gr stasis detención): estasis láctea; retención de la leche* materna en el sistema glandular y tubular de la mama de una mujer, durante la lactancia, a consecuencia de un obstáculo a la secreción o de un vaciamiento insuficiente con peligro de instauración de una mastitis* parenquimatosa y formación de quistes. Antiguamente causa frecuente de fiebre* puerperal.

gametogénesis: concepto genérico para el origen de los gametos haploides, procedentes de las células germinativas primitivas diploides por división (reductora) de maduración (meiosis). Las **células germinativas primitivas** se originan, en el embrión humano, en la pared del saco* vitelino hacia el final de la 3ª semana, migrando hasta el final de la 4ª semana al dispositivo gonadal. El desarrollo subsiguiente se distingue entre el sexo femenino y masculino, entre otras cosas, en lo concerniente a la secuencia temporal; ver oogénesis, espermiogénesis.

gametopatía: concepto genérico para las enfermedades prenatales*, consecuentes a la afección de los gametos (célula ovular y espermatica).

G

gametos (gr gametes género)**:** den. global para las células germinativas masculinas o femeninas (célula ovular o espermática). Se originan mediante oogénesis* o espermatogénesis, presentando solamente una dotación cromosómica simple, después de la división meiótica de maduración. En la fecundación se origina el cigoto, a partir de los gametos masculino y femenino.

gamonas (gr gamein casarse)**:** sustancias específicas de la especie y del sexo, demostradas en diversas plantas y animales (en parte en forma de den. sustancias de atracción sexual), contenidas en las células sexuales o en sus cubiertas, o bien desprendidas por éstas y que, debido entre otras cosas a su efecto quimiotáctico, en parte tamb. activador, aglutinante y/o lítico sobre los gametos*, preparan la fecundación* o favorecen o posibilitan su transcurso; las gamonas producidas por las células sexuales masculinas son den. **androgamonas,** y las producidas por las femeninas, **ginogamonas*.**

ganglios linfáticos: ver también nódulos linfáticos.

ganglios linfáticos mamarios: nódulos linfáticos pectorales; ver ganglios linfáticos axilares (fig.); Sorgius, nódulos linfáticos de.

ganglios linfáticos pélvicos: región de colección y desagüe; ver fig.; importante en caso de tumores malignos de los genitales femeninos.

Gardnerella vaginalis: bacilo corto gramnegativo (a gramlábil), delicado, casi cocoide, definido en lo concerniente a su localización taxonómica desde 1980 (Greenwood y Picket), descrito por primera vez por Leopold en 1951. Antiguamente (1955, Gardner y Dukes) era den. Haemophilus vaginalis. La Gardnerella vaginalis se encuentra, en gran número, en vaginitis y uretritis inespecíficas, jugando en ellas, muy probablemente, un papel etiopatogénico importante, pero tamb. ha sido demostrada en el tracto urogenital de mujeres sanas. Hoy día, una serie de criterios de cultivo y bioquímicos, permite una delimitación segura frente a bacterias corineiformes de la flora* vaginal, no clasificadas con más precisión; ver tamb. vaginosis bacteriana.

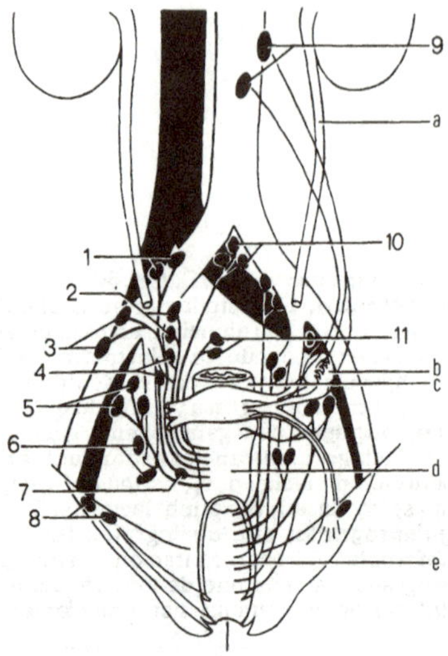

Ganglios linfáticos pélvicos:
1, 2, 3: NII. (= Nódulos linfáticos) iliacos comunes, internos, externos; 4: NII. glúteos superiores; 5: NII. interiliacos; 6: NII. glúteos inferiores; 7: NI. (= Nodulo linfático) parauterino; 8: NII. inguinales superficiales; 9: NII. lumbares; 10: NII. subaorticos; 11: NII. sacros
a: uréter; b: oviducto; c: recto; d: útero; e: vagina

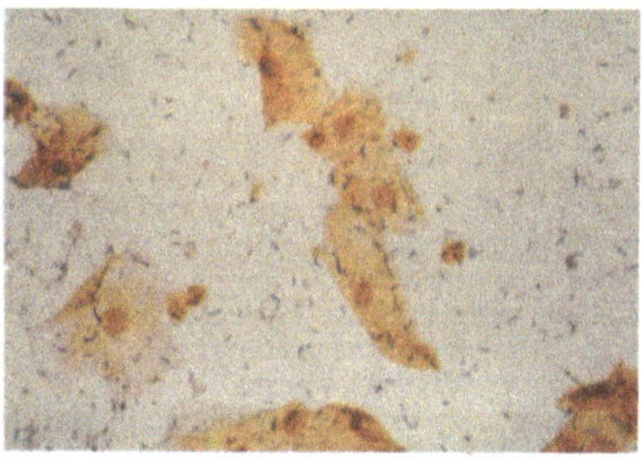

Gardnerella vaginalis

Gardner, síndrome de (Hermann L.G., ginecólogo, Houston)**:** vaginitis* seudomembranosa, de etiología poco clara (vaginitis ulcerosa). **Sintomatología:** inflamación descamativa de la mucosa vaginal (desprendimiento de seudomembranas), con intensidad especial en las cercanías del cérvix, que no cura espontáneamente y que por regla general produce, en forma crónica primaria, una atrofia vaginal cicatrizal. **Diagnóstico:** secreción vaginal con acidez disminuida y déficit de lactobacilos acidófilos, con colonización secundaria de la vagina por diferentes gérmenes patógenos; demostración citológica de células parabasales inmaduras y de células purulentas.

garrulitas vulvae: sin. flato vaginal; escape ruidoso de gas penetrado en la vagina (p. ej., en caso de descenso* uterino y vaginal); tamb. flato en caso de fístula* rectovaginal.

Gartner, adenomatosis del conducto de: proliferación adenomatosa de los restos del conducto de Gartner; casi siempre difusa, a veces tamb. en forma nodular. **Presentación:** principalmente en la región vaginal, pero tamb. en la pared del cérvix. Casi siempre proliferación glandular benigna que, no obstante, puede degenerar en sentido carcinomatoso: han sido observados adenocarcinomas de este origen especialmente en la vagina, más rara vez en el cérvix, entre otros casos, en el de mujeres jóvenes después de tratamiento de la madre durante el embarazo con dietilestilbestrol*. Ver estilbestrol, síndrome del.

Gartner, conducto de (Hermann G., anatómico, Copenhague, 1785-1827)**:** conductos epoóforos longitudinales; porción terminal, conservada, de los conductos de Wolff; se encuentran en el tejido conectivo a los lados de la matriz o de la pared vaginal, a veces tamb. en el himen. Ver conductos transversales del epoóforo, epioóforo.

Gartner, quiste del conducto de: sin. quiste mesonefroide; casi siempre, quistes singulares de tamaño variable, revestidos de epitelio cúbico plano, monoestratificado, en la región del recorrido primitivo de los conductos de Gartner, normalmente en el segmento anterolateral del tercio sup. de la pared vaginal. Aparecen en forma única o múltiple. Los quistes, casi siempre pequeños, pueden agrandarse esféricamente y protruir fuera de la vulva. Benignos, no se conoce su degeneración maligna.

Gartner, restos del conducto de: restos, no regresados, de los conductos de Gartner; generalmente en la vagina y en la pared lateral del cérvix, sin proliferación adenomatosa.

gas hilarante: el óxido de nitrógeno empleado para la narcosis, N_2O; gas inodoro, no inflamable ni explosivo, con propiedades euforizantes. Es un narcótico no tóxico, debiendo, no obstante, administrarse el O_2 a una concentración de, por lo menos, 25 volúmenes % del aire inspirado. La capacidad narcótica es escasa, no alcanzándose ninguna narcosis profunda con 80 vol%; posee un intenso efecto analgésico, por lo que, casi siempre, se emplea como narcótico en combinación con anestésicos volátiles y con la neuroleptoanalgesia (NLA), para la analgesia por inhalación. La pérdida de conciencia se presenta rápidamente; no influye sobre la actividad uterina, ni sobre la reacción a la oxitocina. **Efectos colaterales:** desplaza el nitrógeno de la sangre y de las cavidades corporales rellenas de gas, causando así p. ej. aumentos de presión en órganos huecos neumatizados (oído interno, intestino, etc.).

Gauss, efecto de (Karl G., ginecólogo, Würzburg, 1875-1975)**:** bradicardia de los tonos cardíacos infantiles, al penetrar la cabeza en la pelvis, debida a la repentina presión sobre el cráneo.

Gauss, signo de: signo del embarazo*; debido a la relajación del segmento uterino inf., en la exploración bimanual puede desplazarse llamativamente la portio hacia todos los lados, sin que el cuerpo acompañe estos movimientos (la así den. portio movible).

gemelar: ver embarazo gemelar, parto gemelar.

gemelos: dos niños desarrollados simultáneamente y dados a luz con poco intervalo entre ambos; por cada 80-90 partos se da uno gemelar; se distingue entre gemelos monocigóticos, con idéntica carga genética, y gemelos heterocigóticos (mellizos, más frecuentes), de carga genética distinta, o sea, procedentes de la fecundación de dos óvulos maduros. Los gemelos homocigóticos se originan por la división de un óvulo fecundado en dos brotes embrionarios idénticos; estos gemelos solamente pueden presentar el mismo sexo, mientras que los heterocigóticos pueden ser del mismo o de distinto sexo. Distinción obstétrica: **1.** gemelos con corion común y comunicaciones vasculares placentarias, son siempre homoci-

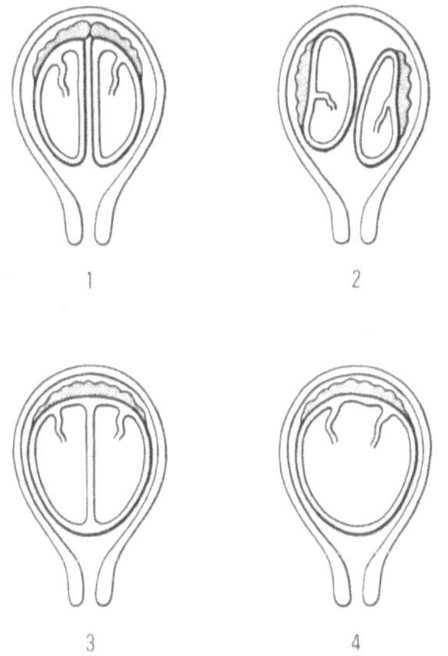

Gemelos:
Gemelos homo y heterocigóticos (arriba): 1: diamnióticos dicoriónicos; 2: diplacentarios (dicapsulares)
Gemelos homocigóticos (abajo): 3: diamnióticos monocoriónicos; 4: monoamnióticos monocoriónicos

góticos. **2.** gemelos con dos corion y sexo distinto, son heterocigóticos. **3.** gemelos con dos corion y sexo idéntico pueden ser homocigóticos o heterocigóticos, diferenciándose mediante la investigación de los grupos y factores sanguíneos y el diagnóstico de similitud. **Diagnóstico** en el embarazo: **1. signos de sospecha:**

gran perímetro abdominal, fondo alto, cuando una gran porción se encuentra ya en la entrada pélvica; muchas partes pequeñas, muchos movimientos simultáneos del niño en lugares distintos, 3 partes grandes (p. ej., 2 cabezas, unas nalgas). **2. signos seguros:** tonos cardíacos fetales de frecuencia distinta, demostración electrocardiográfica aprox. al 5° mes; diagnóstico ecográfico. Diagnóstico después del parto: en caso de sexo idéntico e idéntica fórmula sanguínea, cálculo bioestadístico de la probabilidad de monocigosis; ver dictamen bioestadístico de ascendencia.

En el caso de embarazos gemelares, se requiere una vigilancia atenta del embarazo, debido al aumento de la frecuencia de presentación de gestosis.

gemelos monocigóticos: sin. gemelos idénticos o procedentes del mismo óvulo, idénticos en todas sus características (p. ej., fórmula sanguínea).

generativo: relacionado con la reproducción; p. ej., función generadora de las glándulas germinativas, formación de células seminales u ovulares.

genes oncogénicos (gr onkos tumoración): genes productores de tumores; genes de potencialidad oncógena, pertenencientes a la dotación de las células somáticas normales y jugando, probablemente, un papel decisivo en el control del crecimiento normal. Poseen determinadas funciones embrionarias tempranas, p. ej. en el trofoblasto de la placenta*, para la nidación* del huevo, la alimentación del feto, los cambios endocrinos e inmunológicos del organismo materno durante el embrarazo. En el período postnatal, estas funciones son suprimidas mediante represión de los genes correspondientes, volviendo a entrar en funcionamiento en las células tumorales, según la **teoría oncológica de regulación genética,** debido a mecanismos de regulación modificados entre genes operadores y reguladores, o bien, según la **teoría de mutación,** por modificaciones directas en el gen operador. La **hipótesis oncogénica** propone que la información presente en las células, susceptible de condicionar su degeneración maligna, puede ser reactivada por virus* oncógenos y otros carcinógenos exógenos (químicos o físicos), pero tamb. por distintos factores endógenos (p. ej., envejecimiento, hormonas).

genitales: órganos sexuales; órganos que sirven para la relación* sexual y para el mantenimiento de la especie (formación, mantenimiento y transmisión de las células germinativas y cuidado del fruto, hasta el parto). Los órganos genitales int. femeninos, ovarios* y trompas* de Falopio (tuba uterina) son pares, mientras que útero* (matriz) y vagina* son impares. Los genitales femeninos ext., el pudendum femininum, consisten en el monte de Venus (monte púbico), los labios* mayores, que rodean la ranura pudenda (rima pudendi) y el clítoris*, los labios* menores, que rodean el

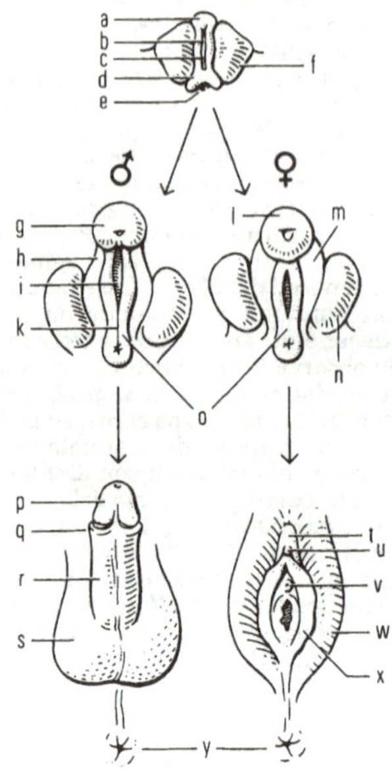

Genitales:
Desarrollo de los genitales externos, masculinos (izq.) y femeninos (der.)
a: región del glande; b: pliegue genital; c: surco uretral; d: protuberancia anal; e: fosita anal; f: protuberancia genital; g: glande; h: cuerpo del pene; i: surco uretral; k: rafe escrotal; l: cuerpo del clítoris; m: pliegue genital (labio menor); n: protuberancia genital (labio mayor); o: fusión del pliegue genital; p: glande del pene; q: prepucio; r: pene; s: escroto; t: prepucio; u: clítoris; v: desembocadura uretral; w: labio mayor; x: labio menor; y: ano

vestíbulo* vaginal, y las glándulas de Bartholin*, que desembocan en su cara int. (glándulas vestibulares mayores). Entre los órganos genitales int. del varón se cuentan los testículos y epidídimos, conductos deferentes y conductos eyaculadores así como las vesículas seminales y las glándulas de Cowper (glándulas bulbouretrales); la próstata y la uretra prostática son impares. Los genitales masculinos ext. están formados por el saco escrotal (escroto) y el miembro viril (pene).

génito-olfatorio, síndrome: sin. síndrome de Morsier, síndrome de Gauthier; malformación disráfica, olfato-etmoido-hipotalámica; se dan **sínt.** de hipogonadismo hipogonadotropo debido a déficit de gonadotropinas: en varones habitus eunucoide, en mujeres habitus infantil y amenorrea primaria, con infantilismo genital, falta o escaso desarrollo de las características sexuales secundarias; anosmia consecuente a la aplasia del bulbo olfatorio, displasia craneal, epilepsia, oligofrenia. Ninguna disposición sexual; el síndrome de Kallmann es muy similar a este síndrome, o idéntico, pero hasta ahora sólo ha sido descrito en sujetos masculinos. **Diagnóstico:** excreción urinaria disminuida de 17-cetosteroides y falta de excreción urinaria de gonadotropinas.

genotipo: **1.** la totalidad de la disposicion genética de un organismo (genes dominantes y recesivos o bien alelos) que, por su interacción, determinan el fenotipo; **2.** la causa genética de una característica específica, p. ej., grupo sanguíneo. Ver tamb. penetrancia.

gestación: embarazo*.

gestágenos: clase de hormonas sintéticas que tienen sólo parcialmente propiedades similares a las de la hormona fisiológica del cuerpo lúteo, la **progesterona***; se derivan de la testosterona* o de la 17α-hidroxiprogesterona*. Casi todos los efectos biológicos no son debidos únicamente a los gestágenos, sino a su interacción con los estrógenos*, dependiendo de la proporción de estrógeno/gestágeno y de la secuencia temporal de su efecto conjugado.

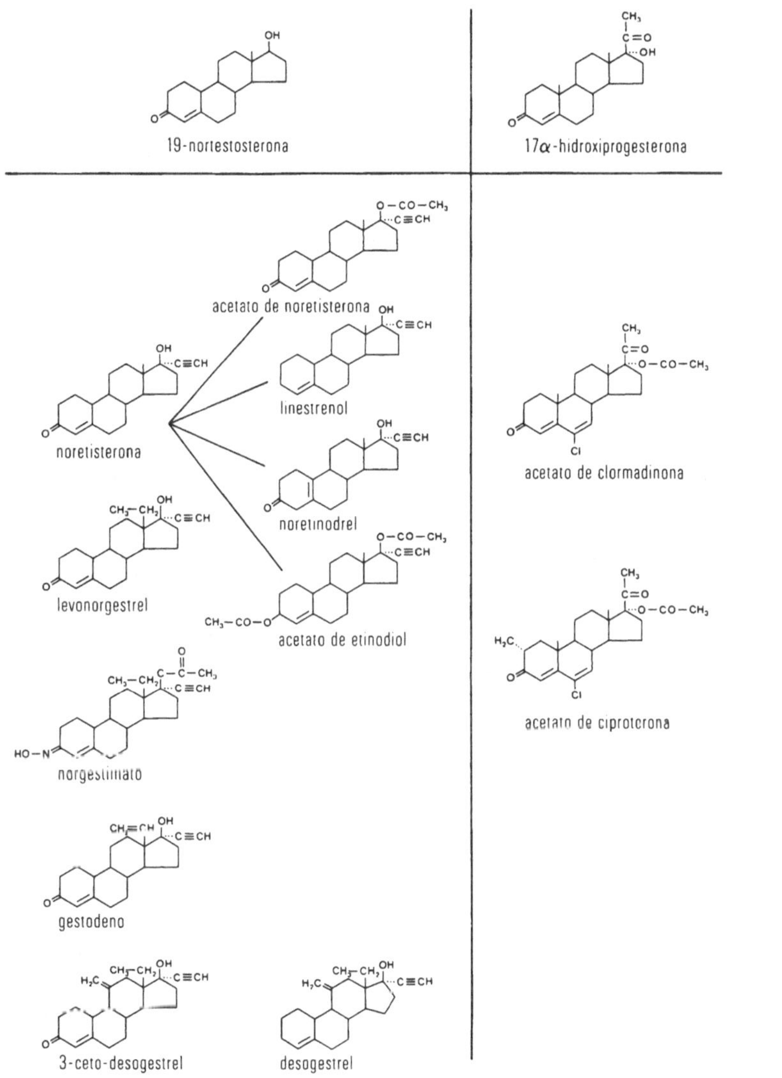

Gestágenos sintéticos

Gestágenos
Sinopsis de efectos fisiológicos

Función, órgano	Efecto
Sistema nervioso central	Efecto dependiente de la dosis, sobre el hipotálamo y la hipófisis: aumento de la secreción de LH, inhibición de la hormona liberadora de gonadotropinas
Vagina	descamación masiva de las células superficiales e intermediarias, disminución del índice cariopicnótico
Cérvix	estrechamiento del orificio del cuello uterino y del canal cervical (moco: escaso, fluido-viscoso)
Endometrio	transformación secretoria, depósito de glucógeno
Miometrio	posición de reposo (bloqueo progestagénico), disminución de la sensibilidad a la oxitocina
Trompas	disminución de la motilidad y de la secreción
Ovarios	disminución de la respuesta a las gonadotropinas
Mamas	estimulación del crecimiento túbulo-alveolar (sinérgica con los estrógenos y la prolactina)
Metabolismo	general: metabolismo energético incrementado; aumento transitorio de la excreción de agua y sodio; diferenciación de determinados tejidos; aumento de la temperatura corporal carbohidratos: empeoramiento del metabolismo lípidos: disminución de triglicéridos (catabolismo incrementado de las VLDL), colesterol, lipoproteínas de alta y baja densidad
Coagulación sanguínea	aumento de la antitrombina III

G

Modo de acción: similar al de los estrógenos y andrógenos* y dependiente de la presencia de células intactas, dándose el efecto solamente en aquellos órganos cuyas células poseen receptores* hormonales específicos. **Importancia** de los gestágenos para la regulación de los procesos reproductores de los órganos genitales femeninos: transformación del endometrio, efecto de mantenimiento del embarazo (influencia sobre la secreción cervical, la capacitación de los espermatozoides y el transporte del óvulo, efecto sobre la composición del medio tubárico y uterino). Todo gestágeno posee **efectos parciales:** entre otros, propiedades antiestrogénicas, estrogénicas, androgénicas, la falta o presencia de efectos inhibidores centrales (inhibición de las gonadotropinas), un efecto negativo o positivo sobre la función de la corteza suprarrenal. **Empleo:** los gestágenos son utilizados para el tratamiento de diversos trastornos ginecológicos, formando parte, o siendo componentes principales, de los contraceptivos orales (contracepción* hormonal). Al elegir un gestágeno, para determinadas indicaciones, debe considerarse el espectro de acción correspondiente. Los gestágenos con propiedades antiandrogénicas, como la clormadinona y la ciproterona, son empleados, en combinación con un estrógeno, para el tratamiento del acné, del hirsutismo y de la alopecia androgénica. Los gestágenos sintéticos de mayor importancia terapéutica vienen resumidos en la figura en pág. 115.

gestágeno, test de: también test de la progesterona; procedimiento para el diagnóstico hormonal de la amenorrea*. **Principio:** después de la administración oral de gestágenos (p. ej. 10 mg de acetato de noretisterona durante 10 días, o 4 mg de acetato de clormadinona o 10 mg de retroprogesterona durante 3 días) se consigue una transformación endometrial y una hemorragia de deprivación, solamente si ha acontecido una proliferación endometrial previa, consecuente a la estimulación estrogénica endógena anterior. **Valoración:** en caso de resultado positivo (hemorragia por deprivación), la función ovárica vegetativa (producción hormonal) está, al menos parcialmente, conservada, excluyéndose así una hipoplasia ovárica (y una ginatresia); casi siempre existe una disregulación del sistema hipotálamo-hipofisario (esclarecimiento con el test de clomifeno*). Un nivel sérico elevado de LH* simultáneo, hace posible la existencia de ovarios* poliquísticos. En caso del test de gestágeno negativo, puede existir una amenorrea ovárica o uterina central; la diferenciación ulterior acontece generalmente con el test de estrógeno-gestágeno; ver estrógenos, test de.

gestodeno: $C_{21}H_{27}O_2$; PM 311,45; gestágeno sintético. **Empleo:** como componente gestágeno en los contraceptivos orales, para la contracepción* hormonal. Ver gestágenos.

gestonorona, caproato de (INN): gestonoroni caproas (INN-L), gestonorone caproate (INN-E), 17α-hidroxi-19-nor-4-pregnén-3,-20-dión-17-hexanoato (IUPAC); CAS-N° 1253-28-7; $C_{26}H_{38}O_4$; PM 414,59; gestágeno sintético. **Empleo terapéutico:** en caso de carcinoma de mama y carcinoma de cuerpo uterino metastatizantes, o bien en caso de adenoma prostático.

gestosis: tamb. preeclampsia, toxicosis; antiguamente, designación habitual de todos los estados morbosos condicionados por una gestación (gestosis temprana en el embarazo temprano, p. ej. hiperemesis* gravídica, tialismo* gravídico, gestosis tardía). La gestosis se designa hoy como **hipertensión del embarazo**, puesto que su característica predominante es la hipertensión. También es discutida la denominación EPH*-gestosis, puesto que p. ej. los edemas (E) aparecen también, con relativa frecuencia, en embarazadas sanas, siendo pues su valor patológico en sí considerado escaso. El American College of Obstetricians and Gynecologists ha propuesto la clasificación siguiente: **1.** hipertensión sanguínea inducida por el embarazo: caracterizada por hipertensión y proteinuria, frecuentemente combinadas con edema excesivo. En la eclampsia*, se añaden ataques convulsivos. Estas preeclampsias y eclampsias puras se presentan casi siempre sólo en el último trimestre, y muy rara vez antes de la 20ª semana de embarazo (p. ej., en caso de mola hidatídica). La presentación de convulsiones no está necesariamente asociada con la gravedad de la preeclampsia. **2.** formas hipertensivas independientes del embarazo: hipertensión crónica de génesis diversa, casi siempre ya demostrable antes de la 20ª semana de embarazo. **3.** hipertensión crónica con preeclampsia injertada (den. gestosis injertada): predominantemente multíparas, con una hipertensión crónica, desarrollan frecuentemente en el tercer trimestre síntomas típicos de una preeclampsia, o sea, además de la hipertensión preexistente, aparecen edema y proteinuria. **4.** hipertensiones tardías y transitorias: en un grupo relativamente pequeño de pacientes es solamente repetidamente demostrable una hipertensión durante los embarazos, siendo la presión, fuera de los mismos, normal. En estas mujeres se presenta también con facilidad, una hipertensión leve al tomar contraceptivos hormonales, por lo que se supone una relación causal de la hipertensión con la producción de estrógenos enormemente incrementada durante el embarazo. La hipertensión inducida por el mismo, es la complicación obstétrica más frecuente (en los países de habla alemana), con una prevalencia del 10% de todas las embarazadas.

Etiología/patogenia: acontecimiento multifactorial con factores predisponentes conocidos (primíparas de edad elevada, disposición hipertensiva familiar, factores raciales y socioeconómicos, embarazos gemelares, mola hidatídica, hidramnios, modificaciones vasculares preexistentes en caso de hipertensión esencial, nefropatía crónica o diabetes mellitus); trastorno fisiopatológico de la perfusión sanguínea uteroplacentaria, con modificaciones inmunológicas o morfológicas demostrables en la región del lecho placentario y alteraciones de la reactividad vascular. La perfusión placentaria disminuida (a veces condicionada vascularmente en forma de la denominada gestosis vascular, u ocasionada por una tensión desmesurada de la pared uterina, lo que se denomina gestosis por tensión o tensional), es también contemplada como factor desencadenante de la hipertensión; como consecuencia, se presenta un retraso del crecimiento infantil, siendo también posibles un desprendimiento prematuro de la placenta y alteraciones de la coagulación. La causa más frecuente de muerte materna, en caso de gestosis, es la hemorragia cerebral. **Terapia:** disminución urgente de la presión sanguínea, drenaje de los edemas, en caso de proteinuria, alimentación rica en proteínas y si amenaza una eclampsia, tratamiento anticonvulsivo, vigilancia del feto y constatación del grado de madurez del mismo (ver diagnóstico prenatal) para juzgar el riesgo infantil y considerar la terminación prematura del embarazo. Ver embarazo de riesgo.

gestosis del primer trimestre: término, en desuso, para diversas enfermedades en el primer trimestre de embarazo, hasta la mitad de la gestación (p. ej. hiperemesis* gravídica, tialismo* gravídico); ver gestosis.

GIFT: den. derivada del inglés: **G**amete **I**ntra **F**allopian **T**ransfer; ver transferencia embrionaria intratubárica.

gimnasia del embarazo: ver Read, procedimiento de; ver parto, preparación psicoprofiláctica al.

ginandria: tamb. ginandrismo; forma femenina del seudohermafroditismo*.

Gestosis
Indice de EPH-gestosis para juzgar la gravedad de una gestosis tardía

		Valoración 0 puntos	1 punto	2 puntos	3 puntos
E	**Edema** (después del reposo en cama)	ninguno	tibial	generalizado	–
P	**Proteinuria** (g/100 ml según Esbach)	$< 0{,}5$	$> 0{,}5 - 2$	$> 2 - 5$	> 5
H	**Hipertensión sanguínea**				
	sistólica	< 140	$> 140 - 160$	$> 160 - 180$	> 180
	diastólica	< 90	$> 90 - 100$	$> 100 - 110$	> 110

El índice de gestosis resulta de la suma de la valoración de los hallazgos, pudiendo alcanzar un valor máximo de 11 puntos.

ginandroblastoma: sex-cord-tumor de células mixtas del ovario (ver tumores ováricos), partiendo de descendientes de la línea germinativa de disposición femenina (foliculares) y determinación masculina (testiculares); muy raro.

ginatresia: oclusión congénita (atresia) de los genitales femeninos; falta completa de la abertura genital femenina u oclusión de algunas desembocaduras o canales de los órganos genitales (atresia himenal) o del canal cervical (atresia cervical). Ver malformaciones vaginales; útero, malformaciones del; hematocolpos; hematómetra; criptomenorrea.

ginecología psicosomática: la ginecología psicosomática se ocupa de las interrelaciones entre procesos físicos y psíquicos en relación con la región genital. Síntomas de probable génesis psíquica pueden ser p. ej. trastornos sexuales, dolores hipogástricos sin hallazgo orgánico, molestias climatéricas, esterilidad, flujo genital, prurito vulvar, trastornos del ciclo, trastornos del vaciamiento vesical. También el denominado **aspecto somatopsíquico** juega un gran papel en la ginecología, por lo que la ginecología psicosomática se ocupa también de las consecuencias psíquicas de operaciones en los genitales y en la mama que influyen de manera especial sobre la salud psíquica de la mujer y sobre la relación con su compañero sexual.

ginecomastia: aumento mono o bilateral de la glándula mamaria masculina; hay que distinguir la **ginecomastia verdadera,** con aumento del tejido glandular mamario, de la **ginecomastia falsa,** ocasionada por acúmulo

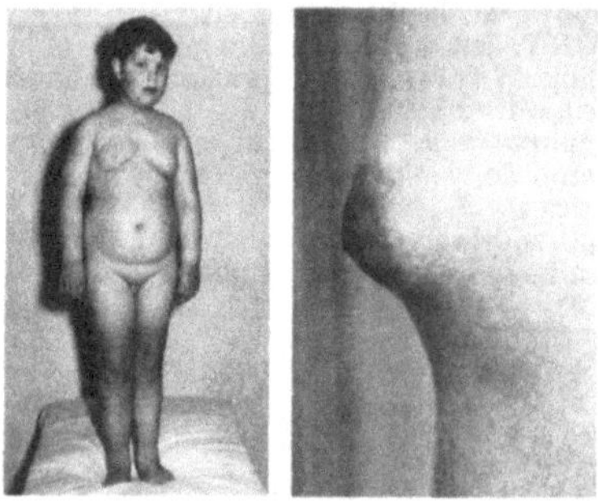

Ginecomastia:
Ginecomastia verdadera (der.) y falsa (izq.)

adiposo, consecuente a obesidad. Durante la pubertad* (años 13° y 14°) se encuentra en aprox. el 50% de los jóvenes varones una hinchazón de la glándula mamaria **(macromastia puberal),** con frecuencia falsamente denominada ginecomastia, que regresa espontáneamente. **Causas de la ginecomastia verdadera:** predominio de la concentración de estrógenos* frente a la de testosterona*, respuesta incrementada de los receptores hormonales, de la glándula mamaria, a las hormonas sexuales femeninas, o estimulación de aquella por sustancias glandulotropas o gonadotropas (ver gonadotropinas). **Presentación:** entre otros casos en el de acromegalia, enfermedad de Basedow, distrofia miotónica, atrofia testicular y teratoma testicular, hipergonadismo primario, adenoma hipofisario, lesiones hipotalámicas, hipotiroidismo primario, síndrome de Klinefelter, cirrosis hepática, procesos consuntivos, tumores feminizantes productores de estrógenos. También por empleo de antiandrógenos, hambre y hemodiálisis crónica. Una causa de ginecomastia, especialmente frecuente, es la terapia estrogénica en caso de carcinoma prostático, cuando no se ha procedido a una irradiación previa de la mamila. **¡Atención!:** en caso de ginecomastia unilateral, se trata casi siempre de un fibroadenoma* (especialmente en la 3ª y 4ª década de la vida), ¡pero siempre hay que pensar tamb. en un carcinoma de mama! En caso de ginecomastia del hombre joven, existe siempre sospecha de tumor testicular maligno (del tipo del corioepitelioma).

ginecotropía: sin. ginecotropismo; presentación más frecuente de ciertas enfermedades (factores letales, etc.) en el sexo femenino que en el masculino.

gingivitis del embarazo: sin. gingivitis gestacional o gravídica; hiperemia del corion de los espacios interdentarios, con tumefacción y tendencia hemorrágica intensa de las encías y modificaciones inflamatorias de las mismas en forma de gingivitis hipotrófica durante el embarazo. De causa probablemente hormonal, similar a las gingivitis puberales frecuentes; regresa espontáneamente después del parto.

ginogamonas: gamonas* de las células germinativas femeninas, específicas del sexo; la ginogamona I actúa atrayendo y activando, la II (fertilisina) aglutinando espermatozoides de la misma especie.

glándula mamaria: mama*.

glándulas areolares: ver aréola mamaria.

glándulas germinativas: gónadas; testículos y ovarios (ver ovario).

glándulas germinativas, hormonas de las: ver hormonas sexuales.

glándulas parauretrales: ver Gräfenberg, zona de; Skene, conductos de; eyaculación.

glándulas vestibulares menores: glándulas mucosas en el fondo del vestíbulo vaginal.

glucoproteína asociada al embarazo: (ingl) pregnancy associated glycoprotein, ver PAG.

glucosuria renal: excreción de glucosa en orina, con contenido normal de azúcar en sangre y sin situación metabólica diabética. **Causa:** disminución hereditaria (dominante) o adquirida de la capacidad de reabsorción de la glucosa (Tm_G = 300 mg/min) en los túbulos proximales renales. **Formas: 1. glucosuria del embrazo.** La elevación del filtrado glomerular en el embarazo conduce a un aumento de la cantidad de glucosa filtrada. Aparición de glucosuria en dependencia con un umbral renal disminuido (tipo B). Diagnóstico diferencial con la diabetes mellitus verdadera (ver diabetes gestacional). **2. diabetes renal** (filtrado glomerular, casi siempre normal). Tipo A: disminución del umbral renal para la glucosa, con contenido normal de azúcar en sangre. **3. glucosuria renal sintomática,** condicionada por desproporción entre la filtración glomerular y la reabsorción tubular de glucosa, en caso de lesión orgánica renal por glomerulonefritis, pielonefritis, riñón de shock o intoxicación.

gonadarquía: maduración de las gónadas* (glándulas germinativas) en la pubertad* bajo la influencia de las gonadotropinas* del lóbulo anterior de la hipófisis, aumentando la producción y secreción de hormonas androgénicas en la corteza suprarrenal (adrenarquía*).

gónadas: 1. (fisiol.) glándulas sexuales (glándulas germinativas); ovarios y testículos. **2.** (embriol.) células germinativas; las células de las glándulas germinativas, antes de la diferenciación sexual somática.

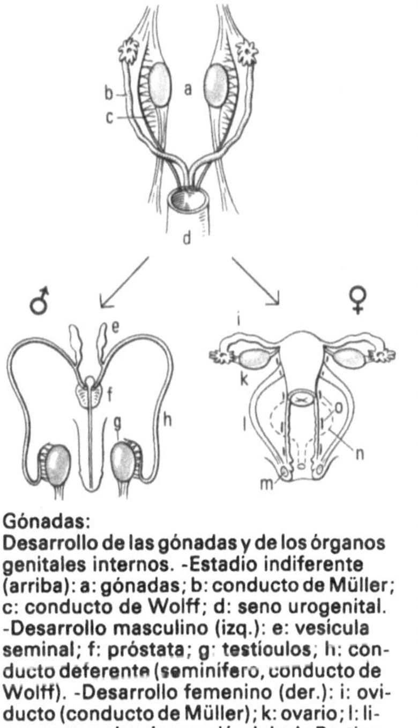

Gónadas:
Desarrollo de las gónadas y de los órganos genitales internos. -Estadio indiferente (arriba): a: gónadas; b: conducto de Müller; c: conducto de Wolff; d: seno urogenital. -Desarrollo masculino (izq.): e: vesícula seminal; f: próstata; g: testículos; h: conducto deferente (seminífero, conducto de Wolff). -Desarrollo femenino (der.): i: oviducto (conducto de Müller); k: ovario; l: ligamento redondo; m: glándula de Bartholin; n: vejiga urinaria; o: restos del conducto de Wolff

gonadoblastoma: tumor de células germinales del ovario (ver tumores ováricos); raro, hasta ahora solamente observado en mujeres de menos de 30 años (bilateral); procedencia histogenética del tumor de células germinales y de descendientes de la línea germinal. En aprox. el 95% de los casos el genotipo es masculino, los pacientes son sin embargo, desde el punto de vista fenotípico, predominantemente (en aprox. un 80%) femeninos; casi siempre se da una disgenesia* gonadal, en parte virilización*. El gonadoblastoma se origina normalmente en un ovario malformado en forma de franja, como nódulo sólido amarillento-grisáceo con superficie de sección granulosa y «cuadro histológico florido». El pronóstico es bueno, si se procede a una extirpación quirúrgica completa.

gonadoliberina: sin. gonadorelina*, LH*-RH.

gonadorelina (INN): gonadorelinum (INN-L), gonadorelin (INN-E), 5-oxo-L-prolil-L-histidil-L-triptofil-L-seril-L-tirosilglicil-L-leucil-L-arginil-L-prolil-glicinamida (hormona luteinizante-releasing hormone) (IUPAC); CAS-N° 33515-09-2; $C_{55}H_{75}N_{17}O_{13}$; PM 1.182,32; LH*-RH. **Empleo:** para el diagnóstico de trastornos funcionales hipofisarios y gonadales y terapéuticamente en el hipogonadismo hipogonadotropo, amenorrea hipotalámica, pubertad tardía, maldescenso testicular.

G

gonadotropina coriónica: tamb. gonadotrofina coriónica; ver HCG.

gonadotropina coriónica humana: abrev. GCH; ver HCG.

gonadotropina hipofisaria: sin. urogonadotropina; gonadotropina humana de la menopausia (compuesta de iguales proporciones de FSH* y LH*).

gonadotropina menopáusica humana: ver HMG.

gonadotropina releasing hormone: abrev. GRH; sin. LH*-RH.

gonadotropinas: sin. hormonas gonadotropas; **1.** las proteohormonas de elevado peso molecular FSH*, LH* o ICSH, formadas en el lóbulo anterior hipofisario (reguladoras del desarrollo y las funciones de las gónadas*) y la prolactina* (importancia decisiva en la lactación*, jugando posiblemente un papel en la instauración de la amenorrea* (fisiológica) de la lactancia. La liberación de gonadotropinas, desde el lóbulo anterior de la hipófisis*, es regulada por el sistema* hipotálamo-hipofisario según el principio de feedback* con las hormonas* sexuales periféricas, así como por impulsos centrales mediados por las hormonas de liberación (releasing* hormones). Las gonadotropinas son excretadas por la orina, parcialmente en forma activa; las mujeres climatéricas excretan más cantidad de gonadotropinas hipofisarias. **2.** la hormona proteica HCG*, producida por la placenta durante el embarazo, presenta propiedades biológicas e inmunológicas similares a las de las gonadotropinas hipofisarias (entre otras la LH); ver HMG, HPL.

gonadotropina sérica (INN): sin. gonadotrofina sérica; gonadotrophinum sericum (INN-L), serum gonadotrophin (INN-E), sin. pregnant mare's serum gonadotrophin (PMSG); gonadotropina obtenida de yeguas gestantes, con efecto FSH y LH. El empleo, debido a efectos colaterales inmunológicos (formación de anticuerpos), es hoy obsoleto.

gonadotropina, test de: procedimiento para el diagnóstico diferencial entre una amenorrea* central y una ovárica. **Principio:** test de estimulación con gonadotropinas humanas (HCG*, HMG*) para comprobar la respuesta de los ovarios; se juzgan, entre otras cosas, la producción reactiva de estrógenos (que acontece con ovarios intactos) o, indirectamente, el efecto de los estrógenos sobre el epitelio vaginal y el moco cervical. En caso de resultado negativo (déficit de producción hormonal) existe una insuficiencia ovárica vegetativa; ver tamb. clomifeno, test del.

gonoblenorrea: sin. blenorrea del neonato, oftalmía neonatal; conjuntivitis causada por la Neisseria gonorrhoeae; frecuente en recién nacidos que han sido infectados durante el parto, debido a una cervicitis gonorreica de la madre. La córnea corre un grave riesgo, por amenaza de fusión y perforación en pocas horas; prevención mediante desinfección; ver Credé, profilaxis de; ver tamb. gonorrea, oftalmía neonatal.

gonorrea (gr gonorrhoia flujo de semen): la más frecuente de las enfermedades* venéreas. Casi siempre transmitida por relación* sexual, rara vez extrasexual. **Tiempo de incubación:** generalmente, 3 (2 a 7) días. **Agente patógeno:** Neisseria* gonorrhoeae. **Demostración:** frotis uretral, cervical, rectal y juicio microscópico, después de la coloración con azul de metileno o con Gram. Demostración segura solamente mediante cultivo (medio de cultivo de Thayer-Martin); reacción de oxidasa positiva, fermentación de la dextrosa. Demostración tamb. posible mediante inmunoensayo enzimático especial (EIA).

1. Gonorrea de la mujer: primeramente **gonorrea inferior:** cervicitis, uretritis, eventualmente infección anorrectal; rara la afección vaginal en adultos, debido a la función protectora de la flora* vaginal (ver vulvovaginitis gonorreica infantil o senil). Sint.: flujo* genital, escozor a la micción, frecuentemente pobre en síntomas; rara vez, tumefacción dolorosa de los labios menores, del tamaño de un huevo de gallina (bartolinitis*). Progresión a **gonorrea superior** (gonorrea ascendente) con endometritis gonorreica y salpingitis gonorreica. Sint.: dolores similares a los cólicos, signos de peritonitis, fiebre elevada. **Complicaciones:** periooforitis*, absceso* tuboovárico, anexitis* crónica; secuelas tardías: esterilidad*, embarazo* tubárico. Diagnóstico: solamente seguro demostrando, mediante cultivo, el agente causal. Dd de la gonorrea superior: embarazo tubárico, torsión del pedículo de un tumor ovárico, apendicitis perforada.

2. Gonorrea del varón: asintomática en el 30% de los casos; de no ser así, primeramente **uretritis anterior,** eventualmente con balanopostitis y fimosis inflamatoria. **Uretritis posterior** (unas 3 semanas después de la infección); afección de la uretra por detrás del esfínter. Diagnóstico: prueba de los dos vidrios. **Gonorrea crónica:** durante el día, ausencia de flujo, pero por las mañanas, como sínt. típico, un poco de flujo (la denominada gota de bonjour o gota militar). **Complicaciones:** epididimitis; linfangitis de los tractos linfáticos dorsales del pene y tumefacción de los nódulos linfáticos inguinales; catarro postgonorreico, casi siempre, por clamidias, micoplasmas, y tamb. por agentes patógenos facultativos, saprofitos, gérmenes resistentes a la penicilina; prostatitis, espermatocistitis.

3. Manifestaciones o complicaciones extragenitales: relativamente raras; gonoblenorrea*, sepsis* gonocócica benigna, meningitis, artritis (casi siempre monoartritis), endocarditis, peritonitis, lesiones cutáneas, perihepatitis* gonorreica aguda. Demostración serológica de complicaciones inflamatorio-metastásicas (especialmente participación articular) mediante reacción de fijación del complemento. **Terapia:** tratamiento estándar con penicilina/penicilina-depot (4 millones UI i.m.) en combinación con probenecida (1 g oral), en dosis única o en tres días consecutivos. En caso de resistencia del agente causal a la penicilina (¡aumentando su frecuencia!), espectinomicina o tetraciclina. En la gonorrea sup. de la mujer y en la sepsis gonocóccica, tratamiento estacionario con terapia antibiótica de varios días. **Control terapéutico**, a intervalos temporales suficientes, es necesario mediante frotis y, dado el caso, cultivo. Para excluir una sífilis concomitante, debería efectuarse un control serológico, 6 a 8 semanas después del término del tratamiento de la gonorrea por el test de TPHA*.

gonosomas: cromosomas sexuales o heterocromosomas; los cromosomas* por cuyos genes viene determinado el desarrollo sexual somático (en el caso del sexo femenino dos cromosomas X, en el masculino un cromosoma X y otro Y). En el cromosoma Y humano solamente se han demostrado hasta ahora, con seguridad, genes determinantes del sexo; el cromosoma X, relativamente grande, es además portador de gran numero de otros genes. Ver sexo nuclear; H-Y-antígeno; aberraciones cromosómicas.

Gordan-Overstreet, síndrome de (Gilbert S.G., internista, San Francisco, nacido en 1916): síndrome de disgenesia gonadal con virilización. **Sint.:** fenotipo masculino (crecimiento de la barba, rasgos del rostro) con órganos genitales externos e internos femeninos que, con todo, permanecen infantiles (amenorrea primaria), frecuentemente talla elevada. **Diagnóstico:** genotipo X0; excreción urinaria incrementada de 17-cetosteroides y de FSH.

gossipol: diterpeno tetracíclico de la semilla y de la corteza de la raíz del Gossypium (al-

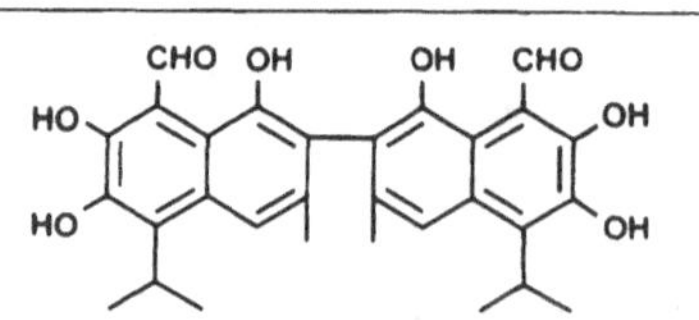

Gossipol

godón); sustancia empleada en China para la inhibición* de la espermiogénesis; inhibe reversiblemente la motilidad y neoformación de los espermatozoides.

Graaf, folículo de (Reinier de G., anatómico, París, 1641-1673): folículo terciario, maduro para la ruptura; vesícula ovárica esférica del tamaño de un guisante, portadora del óvulo (maduro) poco antes de la ruptura folicular; ver maduración folicular, óvulo (fig.).

Gräfenberg, anillo de (Ernst G., ginecólogo, 1881-1957)**:** ver pesarios intrauterinos.

Gräfenberg, zona de: sin. G-spot, zona-G; den. para una zona, anatómicamente aún no determinada definitivamente, en la pared ant. de la vagina, que en parte es idéntica con los conductos de Skene*. La estimulación de la zona de Gräfenberg, durante la relación* sexual, conduce en la mayoría de las mujeres a una tumefacción del tejido circundante, dándose en algunas de ellas, simultáneamente con el orgasmo*, el derrame de una secreción parauretral, semejante a la de las glándulas uretrales de la próstata masculina (la den. eyaculación* femenina). La zona de Gräfenberg parece jugar un papel importante en el orgasmo de la mujer, quedando aún ampliamente por esclarecer la significación del líquido eyaculado.

granulomatosis infantiséptica: ver listeriosis.

granuloma umbilical: fungus umbilicalis; proliferación de tejido de granulación, en forma de hongo o de botón, aprox. del tamaño de un guisante, en el ombligo del neonato después del desprendimiento del cordón umbilical; peligro de infección.

granulosa, células de la capa: células del epitelio* folicular del folículo de Graaf.

granulosa, células luteínicas de la: células del epitelio* folicular que, al formarse el cuerpo* lúteo, se cargan de finas gotículas lipoides portadoras de lipocromos.

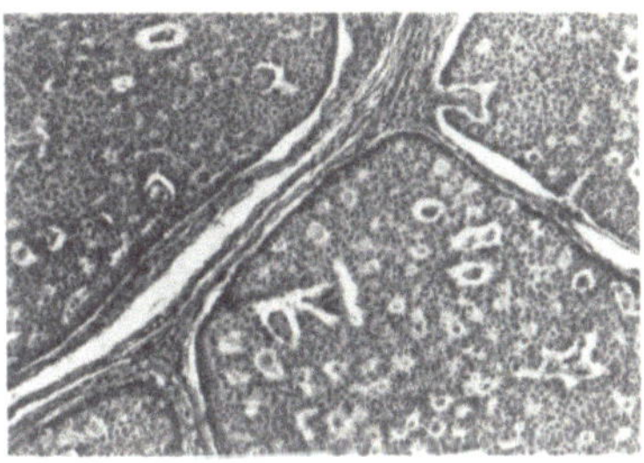

Tumor de células de la granulosa:
Sección histológica del ovario

granulosa, tumor de células de la: sex-cord-tumor del ovario, raro, productor de estrógenos (1-3% de todos los tumores* ováricos), partiendo de las células de la granulosa del folículo que crece con muestras diversas, casi siempre regulares; maligno en aprox. un tercio de los casos, considerándose la malignidad como relativamente escasa (casi siempre sólo extensión local y rara vez metastatización). **Presentación:** en cualquier momento de la vida, con un pico de frecuencia en el 6º decenio, rara vez en la niñez. Como consecuencia del incremento de la producción de estrógenos, en la edad de la madurez sexual acontece,

En cada hemorragia genital, después de la menopausia, hay que considerar en primer lugar, además del carcinoma, un tumor de células de la granulosa.

entre otras, una hiperplasia* quístico-glandular o adenomatosa del endometrio, con hemorragias intermenstruales, y en niñas seudopubertad* precoz; ver Call-Exner, corpúsculos de; luteoma.

Síntomas principales de los tumores de células de la granulosa son:
1. hemorragias uterinas
2. tumor ovárico palpable (los tumores pueden, a veces, ser tan pequeños que no resultan palpables).

histología: hiperplasia glandular.
citología: los frotis de la pared vaginal dan un pronunciado efecto estrogénico.

grávida: la embarazada.

gravidez: embarazo*, gestación, preñez.

gravidez nerviosa: ver seudoembarazo.

Gregg, síndrome de (Norman McAllister G., oftalmólogo, Sidney, 1892-1966)**:** ver rubéola congénita.

grupo sanguíneo, dictamen de: dictamen efectuado por expertos especializados en grupos sanguíneos, a requerimiento de un tribunal o por encargo privado, basado en las características hereditarias polimorfas de los grupos sanguíneos, para esclarecer ascendencia o parentesco, discutidos. Los sistemas o características hereditarias de que se hace uso posibilitan exclusiones, hoy en día, de la paternidad, de aprox. un 90% de los no-padres. En caso de no exclusión, se valoran bioestadísticamente los hallazgos serológicos en base al teorema de Bayes. En casos de paternidad discutida, se obtiene una probabilidad de paternidad (P%), que indica la frecuencia con la que el varón en cuestión, sería el verdadero padre del niño entre 100 casos similares. Con cálculos correspondientes puede ser averiguada también la probabilidad de maternidad, paterno-maternidad, probabilidad de ser los abuelos, probabilidad de fraternidad. Para el caso de varios varones y varios niños, así como para los casos de incesto, se dispone igualmente de fórmulas de cálculo correspondientes. Ver también fertilidad, dictamen de; dictamen antropológico; HLA, dictamen de.

grupo sanguíneo, incompatibilidad del: 1. presencia de anticuerpos del receptor (rara vez del donante) frente a características de la sangre donada o de componentes de la misma que cuestionan el éxito de la transfusión y provocan reacciones de intolerancia. **2.** formación de anticuerpos en la madre, por los que puede ser dañado el niño (ver enfermedad hemolítica del neonato, enfermedad hemolítica fetal).

G-spot (ingl)**:** punto-G; ver Gräfenberg, zona de.

Guthrie, test de (Robert G., pediatra, Buffalo): también test de inhibición de Guthrie; demostración del incremento de fenilalanina en sangre; test importante para excluir una fenilcetonuria. **Principio:** deposición de la muestra sanguínea en una placa de agar con Bacillus subtilis (inhibidos por 2-feinilalanina); el crecimiento bacteriano acontece proporcionalmente al contenido en fenilalanina de la muestra sanguínea.

H

Haase, fórmula de (Karl F. H., ginecólogo, Dresde, 1788-1865): fórmula para el cálculo de la edad del aborto* o del niño en el momento del parto; determinación más precisa según las tablas de signos de madurez; ver neonato, signos de madurez del.

Fórmula de Haase

Momento del parto o del aborto		Longitud del niño
Final del	3er mes	3 × 3 = 9 cm
	4°	4 × 4 = 16 cm
	5°	5 × 5 = 25 cm
	6°	6 × 5 = 30 cm
	7°	7 × 5 = 35 cm
	8°	8 × 5 = 40 cm
	9°	9 × 5 = 45 cm
	10°	10 × 5 = 50 cm

Haemophilus vaginalis: den. antigua para la Gardnerella* vaginalis.

hairless woman, síndrome de (ingl): sin. feminización* testicular.

Halban, reacción de: tamb. catarro descamativo; desprendimiento fisiológico, en los primeros días de vida, del epitelio vaginal de recién nacidas formado en el período intrauterino bajo la influencia de los estrógenos* placentarios (deprivación hormonal), casi siempre en forma de flujo lechoso-mucoso (el así den. flujo neonatal); ver hipertrofia mamaria del neonato; leche del neonato.

Halsted, operación de (William St. H., cirujano, Baltimore, 1852-1922): den. para la operación radical del carcinoma de mama*, efectuada por primera vez por Halsted (casi siempre den. como **operación de Rotter-Halsted**); extirpación de ambos músculos pectorales y vaciamiento radical de los ganglios linfáticos axilares y de la fosa supraclavicular. Este proceder radical ha sido abandonado paulatinamente en los últimos años, puesto que, por este método, no puede ser mejorada la tasa de supervivencia de los 10 años. En su lugar han aparecido distintos procedimientos de mastectomía* (especialmente la mastectomía radical modificada); ver mama, operaciones conservadoras de la.

Hamilton, maniobra de (Alexander Hamilton, obstetra, Edimburgo, 1739-1802): tamb. maniobra de punching-ball, para la coerción de una hemorragia* secundaria atona, con una mano dentro y otra fuera (ver fig.).

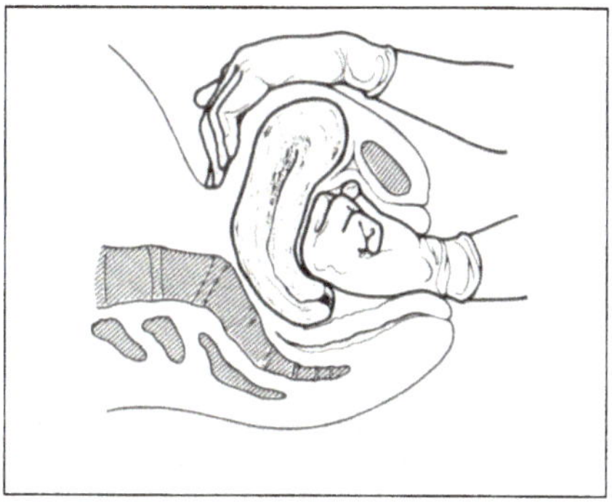

HCG: abrev. de (ingl) **h**uman chorionic gonadotropin; gonadotropina coriónica humana; proteohormona con un peso molucular de 39.000, formada en las células de Langhans de la placenta (máx. en el 2°-3er mes de embarazo); tiempo de vida biológica media 8 horas. Mezcla de sustancias activas, prácticamente idénticas con las gonadotropinas* hipofisarias FSH*, LH* y prolactina*; **importancia fisiológica:** La HCG mantiene al cuerpo* lúteo en el embarazo y estimula la producción de hormonas esteroides, hasta que ésta es asumida por la unidad* fetoplacentaria. La **demostración** inmunológica cualitativa en orina (y radioinmunoensayo para el suero sanguíneo) sirve como prueba del embarazo. En la determinación (semi)cuantitativa, valores disminuidos o decrecientes de HCG apuntan hacia un aborto inminente, parto prematuro amenazante, missed abortion, muerte fetal intrauterina o gestosis. Valores elevados de HCG indican mola hidatí-

HCG
Valores séricos normales durante el embarazo
(mUI/ml; referencia: 1. IRP 75/537)

5ª SE	400 – 7000
6ª SE	4700 – 20000
7ª SE	27800 – 67000
8ª SE	38300 – 117400
9ª SE	34600 – 161000
10ª SE	72200 – 178200
11ª SE	47900 – 171900
12ª SE	56900 – 119800
13ª SE	68600 – 108400
14ª SE	27500 – 113900
15ª SE	20900 – 66400

dica, epitelioma del corion (junto a los síntomas clínicos, el indicio diagnóstico más importante) pero tamb. un embarazo múltiple. **Valores normales** (niveles séricos en mUI/ml de suero, referidas a 1. IRP 75/537): en mujeres durante el embarazo: ver tabla; en no embarazadas <1, en mujeres de más de 45 años 5-10; hombres y niños <1. **Empleo terapéutico:** La HCG de la orina de embarazadas es empleada como preparado LH eficaz en la amenorrea* hipofisaria primaria y secundaria, en el varón en caso de hipogonadismo hipogonadotropo, criptorquidia, infertilidad. Ver placenta, hormonas de la; marcadores tumorales; HCG, tumores productores de; embarazo, reacciones del.

HCG, tumores productores de: tumores endocrinamente activos, con formación de HCG*; de importancia diagnóstica es, además de la determinación de HCG como marcador* tumoral, la posibilidad de la demostración radioescintilográfica e inmunocitoquímica de estos tumores (y metástasis), mediante anticuerpos HCG o monoclonales.

HCS: abrev. de (ingl) **h**uman **c**horionic **s**omatotropin, sin. HPL*.

HCT: abrev. de (ingl) **h**uman **c**horionic **t**hyrotropin; proteohormona (glucoproteína) producida en la placenta, con efecto tireotropo y significado fisiológico aún por esclarecer (¿estimulación del desarrollo embrionario de la glándula tiroidea?).

hebeosteotomía: también hebetomía, hebotomía; ver pubiotomía.

Heerfordt, síndrome de (Christian F. H., oftalmólogo, Copenhague, 1871-1953): sin. fiebre uveoparotídea; inflamación crónica de la parótida y de las glándulas lacrimales, con iridociclitis y, no rara vez, con manifestaciones deficitarias de los nervios craneales (especialmente nervio facial y nervio oculomotor) con temperaturas subfebriles mantenidas por largo tiempo; son posibles las inflamaciones gonadales y mamarias acompañantes. **Etiología:** desconocida, probablemente forma de manifestación de la sarcoidosis.

Hegar, dilatadores de (Alfred H., ginecólogo, Friburgo, 1830-1914): vástagos de metal, de tenacidad variable, con punta fuertemente coniforme, para la dilatación del canal cervical.

Hegar, signo de: al palpar el cuello de la matriz en el 2°-3er mes de embarazo se nota la región del istmo (exploración bimanual, ver fig.) especialmente blanda, siendo levemente compresible; se debe a la relajación prematura de este segmento del cérvix. Ver embarazo, signos del.

He-La, células de: células de un carcinoma de cérvix, de crecimiento especialmente intenso que son cultivadas con fines experimentales; empleo para la comprobación de citostáticos y para investigaciones metabólicas de tejido tumoral (canceroso), así como en el diagnóstico viral.

Hellin, regla de (Dyonizy H., patólogo polaco, 1867-1935): proporciona la frecuencia de partos múltiples (ver tabla); ver múltiples.

HELLP, síndrome de: variante rara, muy peligrosa, de gestosis EPH, definida por L. Weinstein en 1982 (ver gestosis), con **h**emólisis,

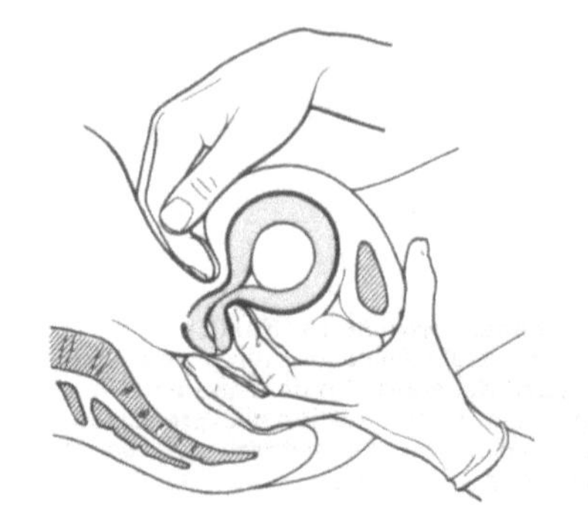

Signo de Hegar

Regla de Hellin
Frecuencia de partos múltiples

Gemelos	1 : 85	=	1,18%
Trillizos	1 : 85^2	=	0,013%
Cuatrillizos	1 : 85^3	=	1 : 614 125
Quintillizos	1 : 85^4	=	1 : 52 200 625

y valores patológicamente elevados de transaminasas y bilirrubina (**e**nhanced **l**iver enzymes) y cifras bajas de trombocitos (**l**ow **p**latelet counts). La **etiología** es, hasta ahora, completamente confusa; posiblemente juega un papel causal un trastorno en la proporción de prostaglandinas* vasodilatadoras, frente a las constrictoras. La mortalidad materna asciende de aprox. al 3,5%, siendo la mortalidad infantil perinatal, según los datos de la literatura, entre 9,5 y 60%. Dado que todavía no existe una terapia específica, se recomienda la vigilancia del riesgo, en caso de gestosis, controlando, entre otras, la función trombocitaria; es deseable un parto vaginal en su momento oportuno, debido a las complicaciones postoperatorias frecuentemente observadas después de la cesárea (especialmente hemorragias intrauterinas masivas incoercibles). **Dd:** púrpura trombocitopénica trombótica, enf. de Werlhof, hepatitis aguda, intoxicación medicamentosa.

hemangioma coriónico: hemangioma capilar del estroma velloso placentario; como consecuencia de un hemangioma coriónico placentario, pueden presentarse partos de niños muertos.

hematocele peritubárico: hemorragia en la cavidad abdominal en la región de las trompas, con adherencia rápida; en caso de embarazo* extrauterino.

hematocolpos: colección de sangre menstrual en la vagina, en caso de oclusión congénita o cicatrizal de la entrada de la misma (atresia himenal); ver ginatresia.

hematoma retroplacentario: sangre materna coleccionada en caso de desprendimiento* placentario entre la placenta y la pared uterina; procede de vasos sanguíneos uteroplacentarios desgarrados; demostración mediante diagnóstico ecográfico.

hematómetra: colección de sangre menstrual en la matriz en caso de oclusión del orificio del cuello uterino, eventualmente de la vagina; ver ginatresia, criptomenorrea, piómetra.

hematosalpinx: colección de sangre en uno o los dos oviductos; con máxima frecuencia en el embarazo* extrauterino y en procesos inflamatorios tubáricos; ver salpingitis.

hemoglobina fetal: abrev. HbF; fórmula globínica $\alpha_2\gamma_2$; la HbF presenta, frente a la HbA, una mayor afinidad por el O_2 (acepta con más facilidad O_2 en caso de pO_2 disminuida). Después del parto, la sangre contiene 60-80% de HbF y 20-40% de HbA, y casi nunca HbA_2. Aprox. 5 meses después del parto, la proporción de HbF ha disminuido hasta un 3-15%. En el adulto se encuentra por el contrario 96-98% de HbA y 1-3% de HbA_2, y solamente vestigios de HbF: Como anomalía condicionada genéticamente, puede acontecer una persistencia de la HbF en, p. ej., determinadas formas de talasemia.

hemorragia acíclica: ver metrorragia.

hemorragia anovulatoria: ver hemorragia por deprivación.

hemorragia atónica: hemorragia desde el útero, en el período postparto, a consecuencia de debilidad contráctil del útero.

hemorragia carencial: ver hemorragia por deprivación.

hemorragia cerebral obstétrica: hemorragia intracraneal del neonato (epidural, subdural, en las leptomeninges o en la base del cráneo), originada por traumatismo del parto (ver parto, traumatismos del). Por regla general se trata de lesiones de la hoz del cerebro y del tentorio, con hemorragias por desgarros vasculares, adjudicándose una importancia patogenética esencial a trastornos prenatales (p. ej., déficit de oxígeno, acidosis, trastornos de la coagulación), con la posible consecuencia de una afección de las paredes vasculares. Los prematuros están especialmente predispuestos. **Sintomatología:** depende ampliamente de la extensión y localización de la hemorragia cerebral: entre otros, trastornos del ritmo respiratorio con asfixia que va desde la respiración jadeante, a la falta completa de la misma. Junto a ello signos de presión cerebral incrementada (vómitos, tendencia convulsiva, opistótono, etc.). Ver depresivo del neonato, estado.

hemorragia climatérica: hemorragia similar a la menstrual, de aparición irregular en los años de la menopausia y, frecuentemente, intensa; ver climaterio, ciclo anovulatorio, carcinoma uterino.

hemorragia de manchado: también spotting (ingl); hemorragia genital leve de la mujer. **Causas:** en caso de presentación cíclica, con frecuencia modificaciones orgánicas de los genitales (mioma uterino, pólipos, etc.), pero también trastornos de la coagulación sanguínea; las hemorragias de manchado pre y postmenstruales y una hemorragia* ovulatoria hablan en favor de un trastorno endocrino (p. ej. insuficiencia del cuerpo lúteo). Las hemorragias uterinas acíclicas, independientes del ciclo* menstrual, aparecen frecuentemente en relación con un embarazo alterado (aborto amenazante, embarazo extrauterino) así como en caso de modificaciones genitales malignas (carcinoma). Como causas mecánicas entran en consideración, entre otras, los pesarios intrauterinos y los traumas del coito (hemorragias por contacto). En la contracepción hormonal se presentan hemorragias uterinas, especialmente al comienzo de la administración de las hormonas.

hemorragia funcional: hemorragia regular normal, condicionada hormonalmente; ver menstruación; ver tamb. hemorragias disfuncionales.

hemorragia intermenstrual: toda hemorragia suplementaria entre dos hemorragias menstruales, aparte de las hemorragias premenstrual y postmenstrual (ver fig.); una forma especial de las hemorragias intermenstruales es la hemorragia* ovulatoria; ver ciclo, trastornos del.

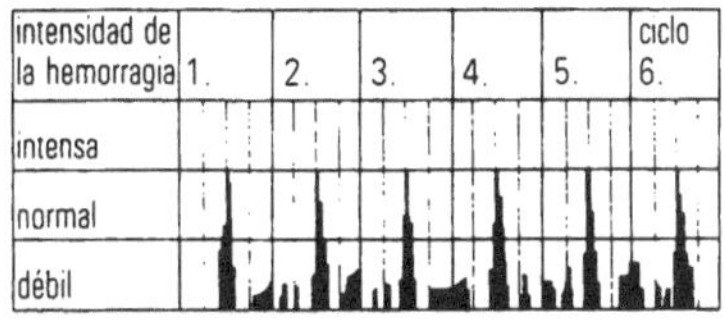

Hemorragia intermenstrual

hemorragia irruptiva: hemorragia uterina, de intensidad menstrual, con mantenimiento del nivel de hormonas* sexuales endógenas o exógenas, pero insuficiente para la conservación de una mucosa uterina intacta; hemorragias más débiles son designadas como spotting*. Si se presentan hemorragias irruptivas durante la toma de contraceptivos hormonales, se aconseja, una vez excluidas las interacciones medicamentosas (anamnesis medicamentosa), un cambio de preparado (con mayor contenido estrogénico, eventualmente preparados multifásicos). Ver persistencia folicular.

hemorragia juvenil: hemorragias disfuncionales de aparición al comienzo de la madurez sexual; hemorragias irregulares, frecuentemente muy intensas y prolongadas en mujeres jóvenes, debidas a disfunción ovárica; en caso de falta de ovulación, secreción duradera de estrógenos del folículo persistente (ver persistencia folicular) con hiperplasia* quísticoglandular de la mucosa uterina; al retornar la producción estrogénica en el folículo en degeneración, acontece una hemorragia desde el endometrio, no correctamente transformado. Ver ciclo anovulatorio.

hemorragia ovulatoria: sin. hemorragia intermedia; forma especial de las hemorragias* intermenstruales cíclicas; hemorragia escasa, no rara de observar, procedente del endometrio en el momento de la ovulación, frecuentemente en relación con un dolor* intermenstrual; a consecuencia de una disminu-

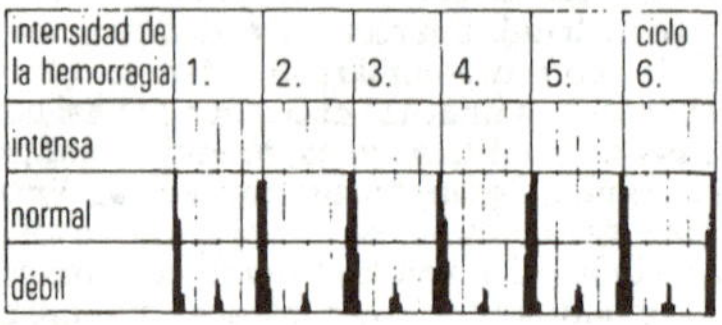

Hemorragia ovulatoria

ción intensificada de estrógenos, en ese momento.

hemorragia por carencia hormonal: ver hemorragia por deprivación.

hemorragia por contacto: hemorragia vaginal causada por cohabitación o por lavado; síntoma principal del carcinoma del cuello uterino.

hemorragia por deprivación: aparición de una hemorragia uterina aprox. 3-7 días después de la última administración de hormona sexual femenina, consecuente a la expulsión del endometrio atrofiado (la así den. hemorragia por carencia hormonal), también en caso de ciclo anovulatorio; con frecuencia no se distingue de una menstruación* verdadera, ni en intensidad ni en duración.

hemorragia por desgarro: ver hemorrexis.

hemorragia postmenopáusica: sin. hemorragia* climatérica.

hemorragia postmenstrual: hemorragia que sigue a la hemorragia menstrual genuina; leve o intensa, subsiguiente a la menstrua-

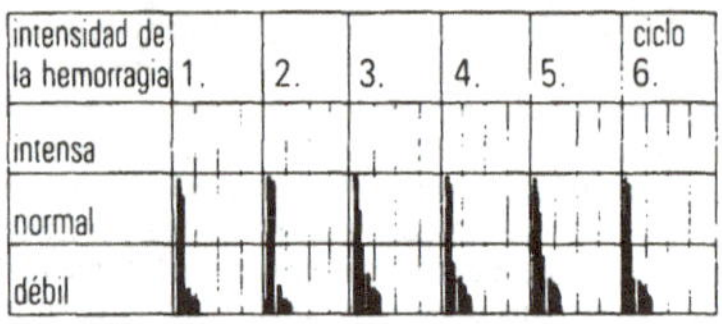

Hemorragia postmenstrual

ción*. **Causas: 1. hormonal:** involución retrasada del cuerpo* lúteo (es decir, trastorno premenstrual); **2. orgánicas:** p. ej., en caso de carcinoma uterino, pólipos, mioma uterino submucoso, endometritis, endometriosis interna; tamb. si la regeneración del endometrio es defectuosa (p. ej. después de curetajes repetidos y en caso de multíparas). Ver ciclo, trastornos del.

hemorragia postparto: normal, unos 250-500 ml. Si las pérdidas sanguíneas son mayores, se habla de una hemorragia postparto intensificada. **Causas:** hemorragia por desprendimiento* placentario intensificada; hay que delimitar diagnósticamente una hemorragia por desgarro (hemorrexis*). Una profilaxis orientada, con administración de estimulantes de las contracciones*, puede disminuir parcialmente el riesgo de hemorragia postparto, de peligro para la vida.

hemorragia premenstrual: hemorragia previa; hemorragia, casi siempre, leve que se presenta algunos días (hasta 10) antes del inicio de la hemorragia menstrual genuina (hemorragia de manchado), procedente de las arterias espirales del endometrio. **Causas:** en la mayoría de los casos, se trata de una insuficiencia del cuerpo* lúteo en el premenstruo, es decir, de una disminución prematura de la producción de estrógenos y progesterona, por lo que los requisitos para la nidación son insuficientes; frecuentemente existe esterilidad*. Ante la más mínima sospecha de causa orgánica, hay que proceder a un curetaje* fraccionado. Ver ciclo, trastornos del.

hemorragia privativa: ver hemorragia por deprivación.

hemorragias acíclicas: sin. metrorragia*.

hemorragias climatéricas: hemorragias de aparición en el climaterio*; en la premenopausia predominan las hemorragias* disfuncionales, y en la postmenopausia las hemorragias condicionadas orgánicamente (p. ej., carcinoma uterino o de cérvix). Ver metrorragia.

hemorragias disfuncionales: en general, todas las hemorragias ginecológicas condicionadas por trastornos hormonales; en sentido estricto, las hemorragias en caso de persistencia* folicular. A estas pertenecen también las den. hemorragias* juveniles, de aparición al comienzo de la madurez sexual, y las den. he-

Solamente por el transcurso de la hemorragia **no** pueden ser distinguidas, con seguridad, las hemorragias disfuncionales, de las orgánicas.

morragias* climatéricas, de aparición frecuente en la decadencia de la madurez sexual (ver climaterio).

hemorragia secundaria: 1. (obst.) hemorragia que va más allá de la hemorragia* postparto, tras el parto o el aborto, en forma de hemorragia temprana como consecuencia de atonía* uterina o de restos de la placenta* y, en forma de hemorragia tardía, en caso de restos retenidos de la placenta y de inflamación. En caso de hemorragia secundaria se recomiendan, como medidas de urgencia, diversas maniobras obstétricas (ver Fritsch, maniobra de; Hamilton, maniobra de; Zweifel, maniobra de). **2.** (gin.) hemorragia* postmenstrual. **3.** hemorragia que aparece tras el tratamiento adecuado de una herida; puede presentarse en forma de hemorragia temprana (desprendimiento de hilos o trombos, así como por aumento postoperatorio de la presión sanguínea), o como hemorragia tardía (inflamación o cuerpo extraño) después de 14 a 21 días.

hemorragias suplementarias: todas las hemorragias que aparecen en el transcurso de un ciclo fuera de la menstruación* (ver fig.); ver ciclo, trastornos del; metrorragia.

hemorragias uterinas: hemorragias de la matriz; causa fisiológica: ver ciclo menstrual; en caso de hemorragias patológicas se distinguen, según la causa, dos grupos: **1.** hemorragias uterinas por causa orgánica: consecuentes

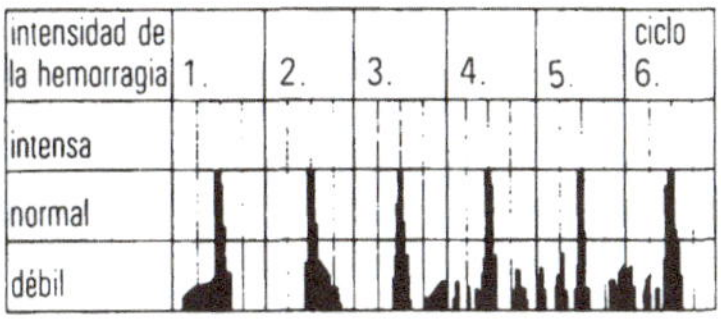

Hemorragias suplementarias

a modificaciones anatomopatológicas (carcinoma uterino, pólipo uterino, endometritis, mioma, etc.). **2.** hemorragias* disfuncionales: consecuentes a trastornos hormonales (hipófiso-ováricos). **Dd:** hemorragias vaginales de origen extrauterino.

hemorrexis: posibilidad de hemorragia en el período* postparto, procedente de partes blandas desgarradas. **Causas:** desgarro de cervix*, desgarro* vaginal, desgarro* perineal, desgarro del clitoris. **Terapia:** tratamiento quirúrgico inmediato. Ver desprendimiento placentario, hemorragia por.

hemorroide: dilatación nudosa de los cuerpos cavernosos del recto que reciben aporte sanguíneo arterial y venoso; en sentido estricto, aplicable solamente a las den. **hemorroides internas** (ramas de la arteria hemorroidal superior). **División de las hemorroides internas:** de **1er grado:** protrusión leve en el canal

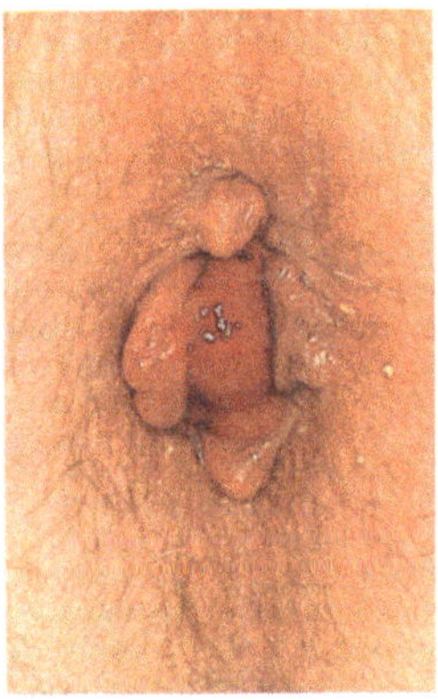

Hemorroide:
Prolapso hemorroidal

anal; de **2° grado:** las hemorroides se prolapsan al ser presionadas, retornando espontáneamente; de **3er grado:** prolapso de las hemorroides que no regresa espontáneamente, sino que ha de ser repuesto digitalmente; de **4° grado:** presentación, casi siempre, en personas de edad avanzada de grandes nódulos hemorroidales que no pueden ser repuestos digitalmente. Las den. hemorroides externas son hematomas perianales. Proceden de venas del subcutis perineal, desgarradas por el esfuerzo de la prensa abdominal. **Sint.:** hemorragia, prurito, urencia y humectancia, prolapso (a veces con trombosis), eccema anal, presión sorda y dolores en el intestino terminal. La disposición a las hemorroides esta correspondientemente aumentada en el embarazo, debido a influencias hormonales y hemodinámicas, así como por una tendencia incrementada a la obstipación.

¡Exclusión de un carcinoma de recto!
Tacto rectal.

hemostasia en el neonato, trastornos de la: enfermedad hemorrágica del neonato; fisiológicamente existe, en el recién nacido, una disminución de los factores de la coagulación, vitamina K dependientes II, VII, IX y X, una actividad antitrombínica incrementada, una fibrinólisis aumentada y una resistencia capilar disminuida. A pesar de estas modificaciones, está completamente garantizada la coagulación sanguínea en condiciones normales. Sin embargo, en caso de prematuros, enfermedades infecciosas y metabólicas, enfermedad hemolítica del neonato, insuficiencia uteroplacentaria con asfixia intrauterina o perinatal subsiguiente, puede acontecer un trastorno de producción acentuada de factores del complejo protrombínico, con signos de hipercoagulabilidad y formación de microtrombos. Característico de los trastornos de la hemostasia del neonato es una alteración combinada de la hemostasia. **Clínica:** hemorragias intracraneales, intestinales (melena vera del neonato), cutáneas, hematoma cefálico, hemorragias en la cavidad abdominal, los pulmones y el hígado. **Terapia:** eliminar el mecanismo conducente al trastorno hemostático; además, administración parenteral de vitamina K, sustitución de los factores de la coagulación correspondientes (PPSB, concentrado de protrombina, fracción Cohn I, concentrado de factor VIII) o exsanguinotransfusión, con sangre fresca.

hendiduras maxilofaciales: malformaciones por inhibición, uni o bilaterales, por falta de fusión o fusión deficiente de los esbozos faciales (1°-2° mes embrionario). **Formas: 1.** hendidura labial lateral (labio leporino) y medial; **2.** hendidura mandibular; **3.** hendidura maxilolabial; **4.** hendidura palatina (paladar hendido; palatum fissum); **5.** hendidura labio-máxilopalatina; **6.** hendidura media del labio superior (falsa); **7.** hendidura maxilofacial oblicua, melosquisis, hendidura de la mejilla (entre maxilar superior y proyección lateral de la frente), que discurre del labio superior hasta el ojo; **8.** hendidura maxilofacial transversal (entre las proyecciones del maxilar superior e inferior, macrostoma); **9.** hendidura maxilofacial sin dependencia con la fusión de los esbozos embrionarios (hendidura nasal media, hendidura media del labio inferior, etc.). Las hendiduras maxilofaciales, multifactorialmente heredadas y frecuentemente parte de un complejo de malformaciones múltiples, pueden ser también producto de bridas* amnióticas; conducen a una sensibilidad especial de las vías respiratoria y digestiva (especialmente en lactantes), así como a trastornos del lenguaje.

heparinización a dosis baja: ver low dose heparinization.

hepatogenital, síndrome: seudopubertad* precoz en edad infantil, en caso de carcinoma hepatocítico primario, formador de gonadotropinas o de sustancias similares a las gonadotropinas; ver paraneoplásicos, síndromes.

hepatoovárico, síndrome: den. genérica para los trastornos menstruales consecuentes a un hiperestrogenismo en caso de alteraciones hepáticas funcionales. **Patogénesis:** metabolismo alterado de los estrógenos* en el hígado. **Sínt:** manifestación en el preclimaterio o en el climaterio, con dismenorrea o hipermenorrea, menopausia tardía. Modificación de la mucosa uterina, especialmente en forma de una hiperplasia* quístico-glandular; trastornos hepáticos funcionales manifiestos u ocultos (con frecuencia hepatitis o colecistopatía en la anamnesis).

hepatopatía gravídica: ver ictericia gravídica.

hermafrodita: ver hermafroditismo.

hermafroditismo (gr Hermaphroditos hijo de Hermes y de Afrodita)**:** intersexo; den. para la combinación de un cariotipo masculino o femenino normal, con distintas anomalías del sexo* gonadal y genital. Se distingue entre el hermafroditismo* verdadero y el seudohermafroditismo* (hermafroditismo espurio).

hermafroditismo espurio: seudohermafroditismo*.

hermafroditismo verdadero: tamb. den. hermafroditismo gonadal; presencia concomitante de tejido testicular y ovárico (bien en forma de ovario y testículo, o bien en forma de ovotestis*, bilateral o mezclado), con cariotipo normal masculino (dos tercios de los casos), o femenino, o bien mosaico (muy raro). Los genitales externos y las características* sexuales secundarias en el hermafroditismo verdadero, son intersexuales.

hernia umbilical: sin. onfalocele, exónfalos, hernia funiculi umbilicalis; hernia del cordón umbilical, cuyo saco herniario está constituido por peritoneo, epitelio amniótico y gelatina de Wharton* y cuyo contenido consiste en órganos abdominales. Peligro vital, dado que en caso de momificación del resto del cordón umbilical, acontece peritonitis; casi siempre combinada con otras malformaciones.

herpes genital: ver herpes simple.

herpes gestacional: sin. pénfigo gravídico; dermatosis rara del embarazo, de aparición, casi siempre, en la segunda mitad del mismo y que por regla general involuciona un mes después del parto; de localización, entre otras, periumbilical y en las extremidades, muy pruriginoso, eritema levemente elevado, frecuentemente con vesículas de tensión, morfología análoga a la de la dermatitis herpetiforme, pero inmunopatológicamente diferenciable de ésta. **Causas:** enfermedad autoinmune probablemente relacionada con el penfigoide bulloso, con formación de complejos inmunes en la zona de la membrana basal, eventualmente inducida por gestágenos. En el caso del herpes gestacional se observa un incremento de nacidos muertos, presentando frecuentemente los neonatos modificaciones del mismo tipo, que se curan espontáneamente a las pocas semanas. Los contraceptivos orales y un embarazo subsiguiente pueden inducir recidivas.

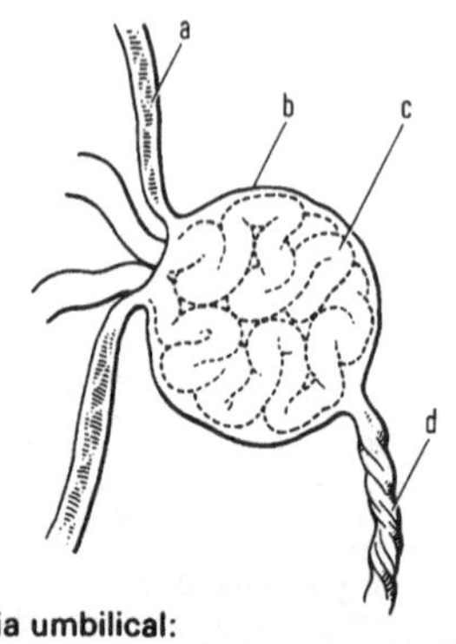

Hernia umbilical:
Esquema de las relaciones anatómicas;
a: pared abdominal; b: amnios; c: asas intestinales; d: cordón umbilical

herpes menstrual: ver herpes simple.

herpes simple: enfermedad viral pantropa, facultativamente neurotropa, debida a infección primaria por el virus del herpes simplex (HSV 1 ó 2), o por reactivación de virus persistentes en los ganglios (infección secundaria). **Infección primaria:** tiempo de incubación de 2 a 7 días. **Transmisión:** al desaparecer la protección de los anticuerpos maternos acontece la infección primaria casi siempre en edad infantil por infección de contacto o por gotas desde lesiones herpéticas o por excreción de portadores sanos permanentes; no deja inmunidad permanente. **Clínica:** sólo el 1% de las infecciones evolucionan con clínica aparente (predominantemente en niños), casi siempre con el cuadro de estomatitis herpética, más rara vez aftoide de Pospischill-Feyrter, vulvovaginitis* herpética, queratoconjuntivitis herpética o en forma de herpes simple primario; temidos son la herpetosepsis* del neonato, el eccema herpético y la meningoencefalitis herpética. **Infección secundaria:** por irritación de neuronas infectadas latentemente, concomitante a infecciones febriles (herpes febril), insolación (herpes solar), menstruación (herpes menstrual), trauma (herpes traumático), alteraciones gastrointestinales. También por inmunosupresión, o por factores hormonales o psíquicos, puede presentarse un **cuadro herpético típico:** después de prurito y sensación de tensión, aparecen vesículas agrupadas sobre un fondo enrojecido que se desecan a costras y curan sin cicatriz, después de 8-10 días. Con frecuencia están algo tumefactos y dolorosos los ganglios linfáticos regionales; el herpes puede reaparecer a intervalos regulares (herpes simple recidivante); eventualmente siempre en el mismo lugar (herpes simplex recidivans in loco). **Localización:** casi siempre en los labios (herpes labial) o en la vulva o pene (herpes genital), mejillas, lóbulo de la oreja, párpados, conjuntiva, córnea (herpes simplex corneae); no rara vez, en los glúteos (herpes simplex glutealis). **Diagnóstico:** clínico, demostración del virus; **Dd:** gingivoestomatitis: angina herpética, tonsilitis, candidiasis; sepsis herpética: citomegalia, zoster. **Terapia:** externa. sintomática; dado el caso, gammaglobulina, virostáticos (aciclovir, etc.), estimulantes de la inmunidad.

herpes simple, virus del: abrev. HSV; virus de ADN de 90-150 nm de tamaño, de la subfamilia alfa de los Herpetoviridae; 2 tipos: HSV 1 (la den. cepa oral); HSV 2 (la den. cepa genital); su adjudicación a cada una de las localizaciones clínicas típicas respectivas, no es obligada. **Extensión:** virus de la saliva, orina y heces; infección por microlesiones cutáneas y mucosas (tracto urogenital, canal gastrointestinal, conjuntivas); infección primaria casi siempre hasta el 5° año de vida, transcurriendo inaparentemente en el 90% de los casos; 85% de los niños y más de 90% de los adultos ancianos tiene anticuerpos contra el HSV. **Patogénesis:** el HSV penetra, en forma de nucleocápside, en las terminaciones nerviosas, alcanzando con la corriente axional los ganglios correspondientes; después de 1-2 días comienza la infección productiva activa, alcanzando su cúspide el 4° día y siendo limatada a un mínimo a partir del 6° día (infección latente persistente, probablemente a causa de las defensas celulares); los síntomas se presentan solamente después del 6° día desde la infección, manteniéndose la excreción de virus hasta el 10° día; la reactivación viral (sintomática o asintomática), depende, entre otras cosas, de una irritación de neuronas latentemente infectadas (por fiebre, trauma o irradiación), pero también de la situación inmunológica del organismo. **Oncogenicidad:** los HSV pueden transformar neoplásicamente células en animales y en cultivos de tejidos; se discute la relación entre el HSV del tipo 2 y la génesis de carcinomas cervicales; sin embargo, frente al virus del papiloma humano (tipos 16 y 18), de importancia subordinada. **Diagnóstico:** microscopia electrónica, inmunofluorescencia, ELISA.

herpetosepsis del neonato: grave infección primaria por el herpes* simple. **Sintomatología:** erupción vesicular generalizada; aftas, conjuntivitis, fiebre, frecuentemente ictericia; con frecuencia evolución mortal. La transmisión viral acontece desde la madre, médicos, personal sanitario, etc.; una infección genital de la madre por herpes simple, es considerada hoy en general como indicación para la cesárea*.

Hershberger, test de: procedimiento biológico para determinar la actividad anabólica de los andrógenos (proporción entre el efecto anabólico y androgénico), en ratas infantiles castradas, sirviendo como índice del efecto anabólico el peso del músculo elevador del ano, después de la administración única o múltiple de la sustancia en estudio, y el peso de la vesícula seminal como índice del efecto androgénico de la misma.

Herxheimer-Jarisch, reacción de: ver Jarisch-Herxheimer, reacción de.

heterocromosoma: sin. heterosoma, alosoma; ver cromosomas sexuales.

heterocronía: el desplazamiento temporal de un acontecer (fisiológico) en comparación con la norma, p. ej. origen de tejidos o de funciones endocrinas (en caso de pubertad* precoz).

heterosexualidad: den. de la actividad, excitabilidad y orientación sexual frente a compañeros sexuales del sexo contrario; forma más frecuente del comportamento* sexual; ver bisexualidad.

Heuser, membrana de: ver citotrofoblasto.

HFS: ver FSH.

HHP, síndrome de: forma de displasia ectodérmica, descrita por primera vez por H. Weyers en 1981, con **h**ipotelia o hipomastia

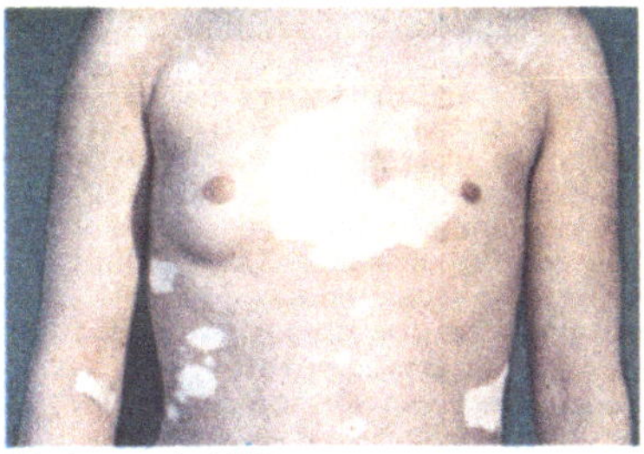

Síndrome de HHP:
Displasia pigmentaria e hipomastia del lado izquierdo

unilateral (hasta ahora observada solamente en mujeres y en el lado izq.), una **h**ipodoncia que afecta, entre otros, el grupo de dientes frontales, así como anomalías **p**igmentarias amplias, que, al contrario que el vitíligo, están limitadas a la piel del tronco (inhibición de la síntesis ectodérmica de melanina). Presentación hereditaria demostrada, no conociéndose, todavía con seguridad, la vía genética.

Hicks, versión de: ver Braxton-Hicks, versión de.

hidantoína, síndrome de la: sin. síndrome de la fenitoína; síndrome congénito de malformaciones complejas debido a trastornos embriopáticos del desarrollo de los órganos, a consecuencia de la toma por la madre, en el embarazo temprano, de medicamentos que contienen hidantoina (antiepilépticos). **Sínt.:** pequeña talla, retraso del crecimiento, dismorfia craneofacial compleja, hipoplasia en la región de la mano, cardiopatías facultativas, hernias y otras malformaciones, oligofrenia, frecuentemente parto prematuro o de neonatos hipotróficos.

hidramnios: también polihidramnios; volumen anormalmente incrementado del líquido* amniótico, por encima de 2000 ml.

hidroadenoma: también hidradenoma; tumor epitelial, benigno, de la vulva. **Formas: 1.** hidroadenoma de células claras, procedente de las glándulas sudoríparas y consistiendo en cordones sólidos de células claras. **2.** hidroadenoma papilar, histogenéticamente derivado de restos del tejido mamario accesorio en la re-

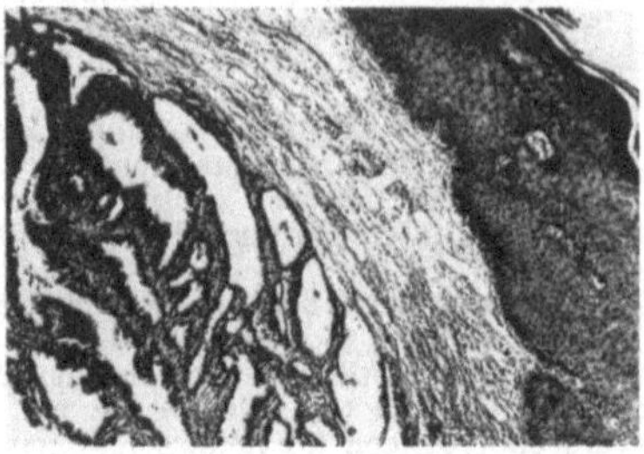

Hidroadenoma:
Tipo papilar, preparado de la vulva

gión de la línea* láctea, que alcanza hasta la vulva, y consistiendo, en parte, en formaciones fisuriformes y, en parte, en formaciones glandulares quísticas con proliferaciones papilares protruyendo hacia la luz. El pronóstico de ambas formas es bueno. Se dan confusiones histológicas con carcinomas.

hidrocefalia: de importancia obstétrica, puesto que por el crecimiento craneal anormal se da una desproporción* entre cabeza y pelvis, haciéndose necesaria por regla general una ce-

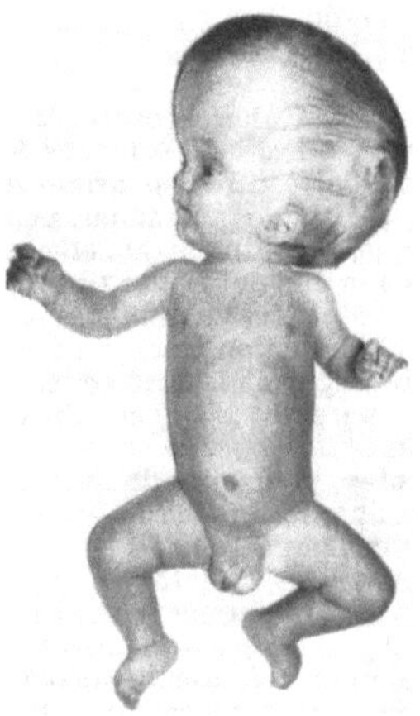

Hidrocéfalo

sárea. **Diagnóstico** (prenatal): falta la entrada de la cabeza - demasiado grande - en la pelvis, lo cual se confirma mediante el diagnóstico por ultrasonidos*. En el dd. hay que tener en cuenta que un cráneo grande no significa hidrocefalia, sino que la macrocefalia del prematuro y la presentación familiar de cráneos grandes, son relativamente frecuentes. **Terapia:** son eficaces las intervenciones neuroquirúrgicas a tiempo, para el drenaje del liquido cefalorraquideo (p. ej., drenaje ventrículo-cardíaco según Spitz-Holter, o drenaje ventrículo-peritoneal).

hidrocele femenino: también hydrocele muliebris seu feminae; colección de líquido acuoso en la parte terminal del proceso vaginal persistente, del peritoneo femenino; induce tumefacción en la parte superior de los labios mayores.

hidropertubación: sin. lisis de adhesiones; enjuague del oviducto con líquido, con finalidad terapéutica; **1.** postoperatoriamente, para el mantenimiento de la permeabilidad tubárica restaurada; **2.** (diagnóstico) cromopertubación, p. ej. durante una pelviscopia*, para hacerse juicio acerca de la permeabilidad tubárica. Ver esterilidad.

hidropesía del embarazo: aumento patológico de la retención fisiológica de agua durante el embarazo; se presenta especialmente con edema de los labios vulvares, sin aumento de la presión sanguínea ni proteinuria. Ver gestosis.

hidropesía fetal: también hidropesía congénita (universal), hydrops universalis; manifestación más grave de una enfermedad* hemolítica fetal. Ver ultrasonidos, diagnóstico por.

hidropesía tubárica: hidrosalpinx; ver salpingitis.

hidropesía universal: tamb. hidropesía universal del feto, sin. hidropesía* fetal.

hidrorrea gravídica: salida, de vez en cuando, de líquido seroso o serosanguinolento durante el embarazo; hidrorrea decidual, procedente de la decidua inflamada; pronóstico dudoso; hidrorrea amniótica, por desgarro del amnios y del corion, consistente en líquido amniótico y que, casi siempre, conduce al aborto.

hidrosalpinx: sactosalpinx seroso, hidropesía tubárica; ver salpingitis.

17α-hidroxiprogesterona: abrev. 17α-OHP; 17-hidroxipregnén-4-ene-3,20-diona; $C_{21}H_{32}O_2$; PM 330,5; gestágeno natural que aumenta en el suero dentro del ciclo* menstrual junto con la LH*, alcanzando igualmente su máximo en el momento de la ovulación*; señala el comienzo de la luteinización (formación del cuerpo* lúteo); la 17α-OHP se origina por hidroxilación (17α-hidroxilasa) de la progesterona*; en la orina se encuentra como metabolito el preg-

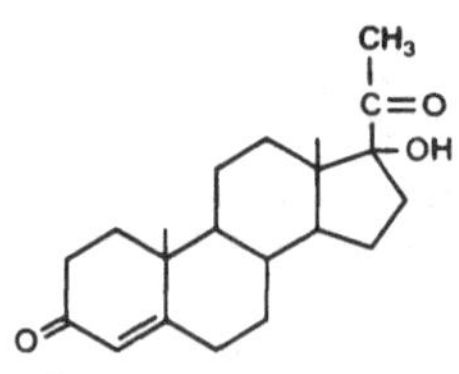

17α-hidroxiprogesterona

nantriol. **Empleo:** los derivados de la 17α-OHP son utilizados para la contracepción* hormonal. **Valores normales** (en mg/ml de suero): en mujeres durante el ciclo menstrual 0-0,8 (fase de maduración folicular) ó 0,3-2,9 (fase luteínica), en el embarazo 2,0-12,0; en hombres 0,3-2,2; en recién nacidos (en plasma) <0,7-2,5.

hierro, suministro de: el suministro de hierro con la alimentación habitual es, con frecuencia, insuficiente en la edad de la lactancia y el crecimiento, así como al final del embarazo, debido a la demanda incrementada de hierro; en caso dado, terapia sustitutiva, a ser posible oral, con hierro divalente (ferroso).

high risk families (ingl): familias con riesgos* genéticos.

higiene genital: limpieza externa de los genitales femeninos en la región de la vulva y entre los labios vulvares, hasta el introito, lo mejor con jabón alcalino y agua corriente. Los así den. sprays íntimos no mejoran la higiene genital, provocando, por el contrario, ocasionalmente irritaciones en la región vulvar. Los enjuagues vaginales interfieren con la capacidad de autolimpieza de la vagina (ver flora vaginal). Una importancia especial tiene la limpieza anal (limpieza del orificio anal de delante hacia atrás), para evitar el arrastre de colibacterias. Ver menstruación, higiene de.

hilio, células del: nidos celulares que se encuentran en la región del hilio ovárico, con la estructura de las células intersticiales de Leydig, de citoplasma espumoso parduzco, conteniendo, a veces, pigmentos de lipofuscina, a veces también cristales proteicos (cristales de Reinke). Estos nidos pueden desarrollarse ulteriormente a hiperplasias circunscritas o a pequeños tumores de células hiliares.

hilio ovárico: depresión situada junto al margen* mesovárico en la superficie del ovario*; lugar de entrada y salida de los vasos y nervios que van por el mesovario al ovario. Aquí se da la transición del epitelio peritoneal modificado que recubre el epitelio germinativo del ovario, situado intraperitonealmente, a la duplicatura mesovárica del peritoneo (un repliegue dorsal del ligamento ancho); el ovario cuelga moviblemente en el mesovario.

hilio, tumor de las células del: tumores pequeños y redondeados, originados a partir de hiperplasias de células similares a las de Leydig en la región del hilio ovárico; clínicamente, casi siempre, hallazgos sin importancia, pero que son relacionados con una producción androgénica y encontrados ocasionalmente en caso de carcinomas endometriales.

himen: virgo; repliegue mucoso en la entrada de la vagina; ver carúnculas mirtiformes himenales.

himen imperforado: atresia himenal; forma de la ginatresia* con oclusión vaginal por un himen no perforado.

hiperandrogenemia (gr hyper sobre, por encima): den. general para niveles de andrógenos séricos incrementados, debido a un aumento de la producción gonadal o de la corteza suprarrenal. Consecuencia: androgenización*, seudopubertad* precoz.

hiperanteflexión uterina: anteflexión* del útero desmesurada, en ángulo agudo, del cuerpo de la matriz respecto al cérvix; frecuentemente combinada con una hipoplasia* uterina.

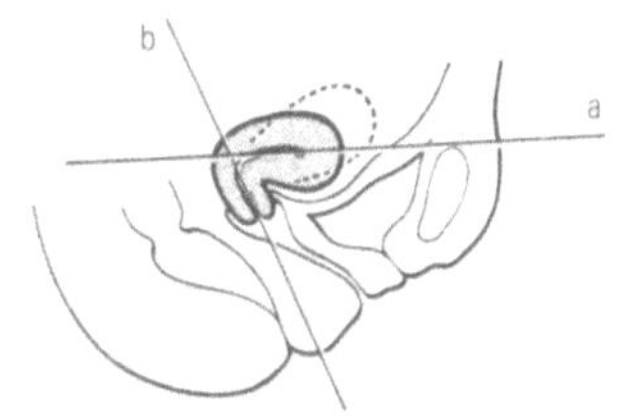

Hiperanteflexión uterina: Doblamiento intensificado del útero, en la frontera cuerpo-cuello; el eje (b) del cuello y el eje (a) del cuerpo forman un ángulo abierto hacia delante, de recto a agudo; concomitantemente se da una retroversión.

hiperbilirrubinemia del neonato: den. antigua icterus gravis (hoy por lo general limitada a la enfermedad* hemolítica del neonato); debería hablarse de hiperbilirrubinemia sólo con un nivel sérico de bilirrubina unido a un peligro de intoxicación bilirrubínica, p. ej., entre otras cosas, ictericia* nuclear (predomina, en suero, la bilirrubina* no conjugada). **Causa:** las formas ictéricas patológicas se injertan

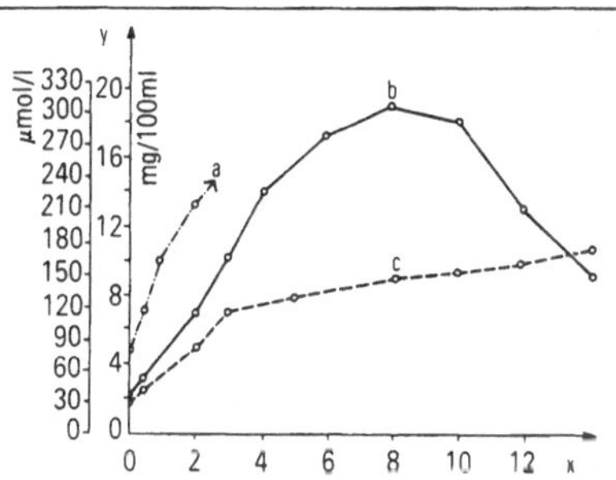

Hiperbilirrubinemia del neonato: Evolución del nivel sérico de bilirrubina en las diversas formas; x: días de vida; y: bilirrubina sérica; a: ictericia precoz; b: hiperbilirrubinemia con inmadurez hepática; c: ictericia prolongada

en la situación especial del metabolismo bilirrubínico del recién nacido (ver ictericia del neonato). Hay que distinguir: **1.** crisis bilirrubínicas aumentadas, p. ej., enfermedad* hemolítica del neonato, algunas (raras) enfermedades sanguíneas familiares (esferocitosis hereditaria), déficit de glucosa-6-fosfato-deshidrogenasa, etc., sangre extravasada (hematomas y otras hemorragias), reabsorción bilirrubínica incrementada (estenosis intestinales, ayuno). **2.** acoplamiento bilirrubina-glucurónico disminuido, p. ej., en prematuros, niños de madres diabéticas, síndrome de Crigler-Najjar, galactosemia*, hipotiroidismo* del neonato, síndrome de Lucey*-Driscoll, etc. **3.** trastornos del flujo biliar, tratándose aquí de hiperbilirrubinemias combinadas o predominantemente directas, conjugadas, p. ej. en caso de atresia de vías biliares, fibrosis quística, obstrucción extrahepática de las vías biliares, enfermedad del déficit de α_1-antitripsina, síndrome de hiperviscosidad* biliar, etc. **4.** formas mixtas, en caso de infecciones intrauterinas (como toxoplasmosis*, citomegalia*, hepatitis, sífilis*, etc.), sepsis. Medidas para la profilaxia de la ictericia nuclear, en caso de hiperbilirrubinemia: fototerapia*, exsanguinotransfusión y medidas complementarias que aceleren el tránsito intestinal. Para la profilaxia de una hiperbilirrubinemia (en caso de neonatos previsiblemente afectos) entra en consideración una inducción* enzimática, iniciada poco antes o después del parto.

hiperemesis gravídica: vómitos del embarazo desmesurados; vómitos que van más allá de la emesis* gravídica; según la clasificación antigua se contaba entre las gestosis tempranas (ver gestosis), siendo hoy, por regla general, entendida como enfermedad psicosomática. **Sintomatología:** vómitos hasta cinco o diez veces diarias, independientemente de si el estómago está vacío o no. Sed ardiente (pérdida de agua y sales), dolores en la región gástrica, lengua seca, aliento maloliente (acetona, foetor ex ore). Estado crítico con rápida pérdida de peso, empeoramiento del estado general, aumento de la temperatura, ictericia, trastornos del SNC, aturdimiento, delirios, etc.).

hipergenitalismo: desarrollo demasiado intenso o temprano de los genitales y de las características* sexuales secundarias; ver pubertad precoz, intersexualidad.

hiperglucemia idiopática del neonato: cuadro morboso en el neonato inmaduro, caracterizado por hiperglucemia, vómitos, poliuria y deshidratación; no se presenta cetoacidosis. Para el tratamiento son necesarias, solamente, dosis muy escasas de insulina (hasta 6 UI), curando espontáneamente al cabo de algunos meses.

hipergonadismo: hiperfunción endocrina de las gónadas* femeninas o masculinas, casi siempre como consecuencia de tumores productores de hormonas.

hipermastia: 1. polimastia*; **2.** mamas anormalmente grandes (macromastia, gigantomastia). Ver línea láctea; mama, hipertrofia de la.

hipermenorrea: hemorragia menstrual demasiado profusa y de duración normal; **Causas: 1.** orgánicas (más del 90%): a) genital (p. ej., endometriosis, mioma uterino, pólipos, estados de retención en la pelvis menor, inflamaciones crónicas); b) extragenitales (presión sanguínea alta, enfermedades cardíacas y renales, trastornos de la coagulación sanguínea, etc.); **2.** funcionales (solamente un 10%): condicionadas hormonalmente, casi siempre con hipoplasia* uterina.

hiperoligomenorrea: sin. oligohipermenorrea; ver oligomenorrea.

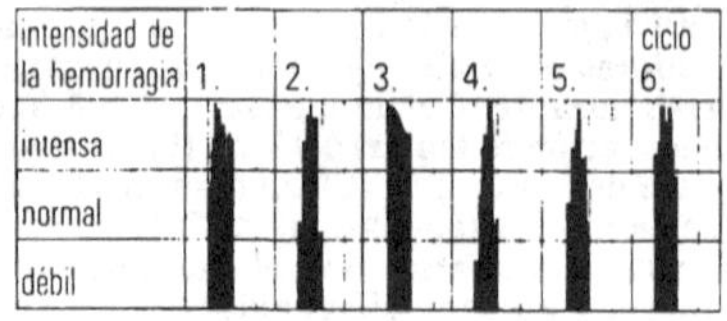

Hipomenorrea

hiperorexia: ver bulimia.

hiperplasia adenomatosa: sin. hiperplasia atípica; modificación premaligna del endometrio, de presentación predominante en edad preclimatérica y postmenopáusica, no distinguible de la hiperplasia* quístico-glandular, en lo concerniente a la etiología y sintomatología, y de la que procede por incremento de la proliferación del epitelio glandular, bajo estimulación prolongada e intensa únicamente con estrógenos (consecuente a hiperproducción endógena o a suministro exógeno); histológicamente se distinguen tres **grados de gravedad**: grado I y II, que muestran sólo atipias estructurales (reversibles) de las glándulas. Grado III, donde hay suplementariamente atipias celulares, por lo que se considera como precancerosis* para un carcinoma endometrial (carcinoma* uterino), especialmente en caso de mantenerse la hiperestimulación estrogénica.

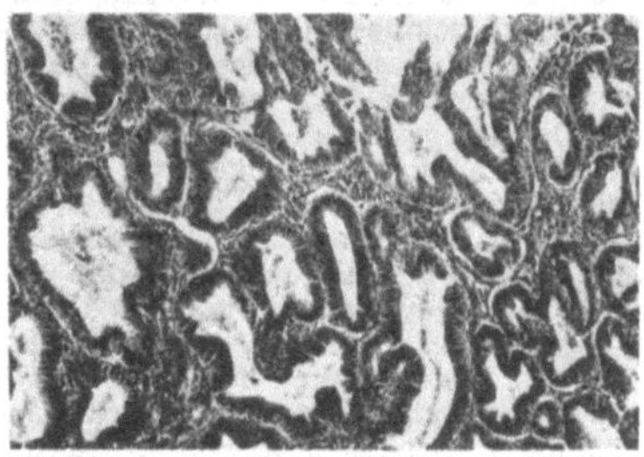
Hiperplasia adenomatosa:
Endometrio del cuerpo uterino, hallazgo histológico

hiperplasia endometrial: ver hiperplasia quístico-glandular; hiperplasia adenomatosa; estroma, hiperplasia del.

hiperplasia quístico-glandular: proliferación desmesurada de la mucosa uterina, con formación incrementada y quística de glándulas. **Causa:** efecto estrogénico prolongado (durante semanas), casi siempre condicionado por **persistencia* folicular**, o (más rara vez) por un tumor ovárico productor de estrógenos (tumor de células de la granulosa, tumor de las células tecales). **Consecuencia:** hemorragia intensificada y prolongada (hemorragia* irruptiva), apareciendo especialmente como hemorragia juvenil, al comienzo de la madurez sexual y como hemorragia climatérica, al final de la misma; ver hiperplasia adenomatosa.

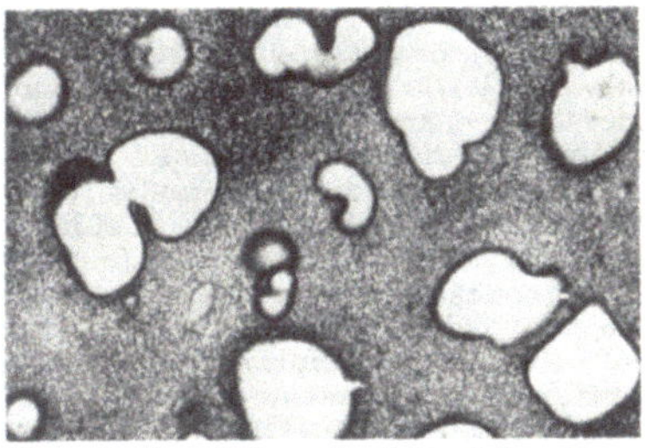
Hiperplasia quístico-glandular del endometrio

hiperprolactinemia: elevación patológica del nivel sérico de prolactina*, por causas diversas, p. ej., por un prolactinoma*, por inhibición medicamentosa de la PIH* (p. ej., mediante reserpina), condicionada funcionalmente por determinadas formas de hipotiroidismo con secreción incrementada de TRH, en la acromegalia; conlleva a una inhibición de la secreción de LH, suplementariamente al efecto de las gonadotropinas sobre las gónadas (formación de progesterona o testosterona). **Consecuencias:** en la mujer, anovulación, amenorrea hipogonadotropa, eventualmente galactorrea. En el varón, hipogonadismo, impotencia. **Diagnóstico:** demostración de un nivel sérico elevado de prolactina (varias determinaciones de control). **Terapia:** quirúrgica o medicamentosa (inhibidores de prolactina*). Ver galactorrea-amenorrea, síndromes de.

hipersexualidad: comportamiento* sexual designado en las mujeres como ninfomanía y, en los varones, como satiriasis o donjuanismo*; fenómeno descrito con frecuencia y más rara vez acontecido, de comportamiento sexual excesivamente apetente, con impulso violento de actividad y satisfacción sexual. La hipersexualidad se observa, por una parte, en el marco de enfermedades cerebrales orgánicas o de psicosis, pero por otra, es también adjudicada a un estrechamiento del campo de conciencia, o a un autocontrol emocional poco desarrollado. Esto último es problemático, puesto que la entrega sexual presupone, principalmente, una reducción del autocontrol. Al contrario que la hipersexualidad, hay que entender la promiscuidad* desde un punto de vista exclusivamente cuantitativo.

hipertecosis ovárica: sin. tecomatosis; enfermedad descrita por primera vez por Fraenkel en 1943, de presentación familiar, estrechamente relacionada con el síndrome del ovario* poliquístico, con aumento de, casi siempre, ambos ovarios por hiperplasia circunscrita o difusa de las células tecales, con luteinización y extensión amplia del estroma de la corteza y represión folicular. Clínicamente se da con frecuencia una virilización con hirsutismo, a consecuencia de la producción aumentada de andrógenos y androstendiona en las células tecales luteínicas. Infertilidad concomitante. Ver tamb. poliquistosis ovárica.

hipertelia: pezones mamarios supernumerarios; ver politelia, línea láctea.

hipertricosis: aumento anormal de la pilosidad, de etiología variada, p. ej. en hirsutismo*.

hipertrofia mamaria del neonato: tumefacción mamaria en el neonato, condicionada por efecto de las hormonas maternas. Ver leche del neonato.

hiperviscosidad biliar, síndrome de: sin. (ingl) inspissated bile syndrome, síndrome de la bilis espesada; impedimento del drenaje por bilis viscosa en la edad lactante temprana, pudiendo provocar una ictericia prolongada (con aumento de la bilirrubina sérica directa) y simular una atresia de las vías biliares; acontece ocasionalmente siguiendo a una enfermedad* hemolítica del neonato; ¡pensar en una fibrosis quística!

hipodinamia uterina (gr hypo debajo, por debajo): inercia uterina, debilidad de las contracciones uterinas; forma de distocia de las contracciones*: demasiado débiles, demasiado breves, demasiado raras; **1. hipodinamia uterina primaria:** las contracciones no llegan a ponerse en marcha (hipoplasia uterina, obesidad, hiperdistensión uterina, etc.); **2. hipodinamia uterina secundaria:** contracciones de fatiga, p. ej. en caso de pelvis* estrecha, distocia* cervical. Ver tamb. contracciones, anomalías de.

hipófisis: órgano endocrino localizado en la silla turca de la base ósea del cráneo, compuesta de partes distintas y del tamaño de una cereza; está directamente unida con el hipotá-

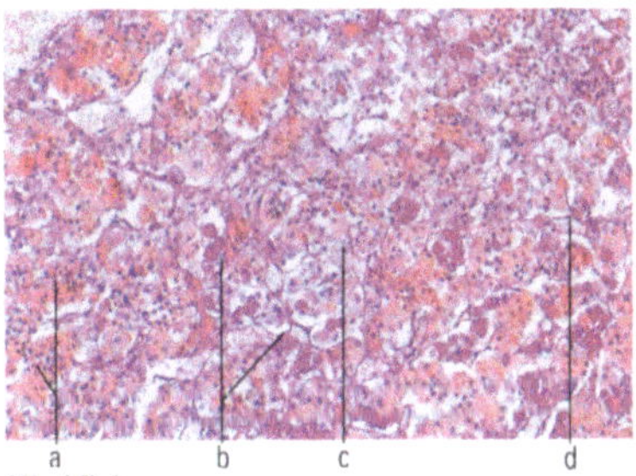

Hipófisis:
Corte histológico a través de la parte distal del lóbulo ant. de la hipófisis (tinción del tricromo-PAS)
a: células acidófilas (anaranjadas); b: células basófilas (rojas a púrpura); c: células cromófobas (azul pálido); d: capilares sinusoidales

lamo, mediante el tallo hipofisario (infundíbulo), constituyendo con aquel una unidad morfológica y funcional. **1. lóbulo anterior de la hipófisis:** la den. adenohipófisis, glándula endocrina desarrollada a partir del epitelio ectodérmico del suelo de la cavidad bucal y que está unida al diencéfalo mediante un sistema vascular especial (vasos portales hipofisarios); hasta ahora se han demostrado 6 proteohormonas relacionadas con la adenohipófisis: las gonadotropinas* (FSH* y LH*), la hormona tireotropa (TSH), la hormona adrenocorticotropa (ACTH), la hormona del crecimiento (STH) y la prolactina*; con excepción de las dos últimas, que actúan directamente, se trata de hormonas glandulotropas, reguladoras de la función de otros órganos endocrinos subordinados. La regulación de la secreción hormonal acontece mediante las hormonas de liberación (releasing* hormones). **2. lóbulo intermedio de la hipófisis:** sólo rudimentario en el ser humano, formado por la mitad dorsal de la bolsa de Rathke, estando íntimamente unido, en el adulto, al lóbulo posterior de la hipófisis; lugar de producción de hormona estimulante de los melanocitos (melanotropa) (MSH). **3. lóbulo posterior de la hipófisis:** den. neurohipófisis, desde el punto de vista ontogenético, se trata de una protrusión del suelo diencefálico, estando constituida por fibras nerviosas, sin mielina, una red capilar y una forma de glía especial (pituicitos); se encuentra conectada con los núcleos supraóptico y paraventricular del hipotálamo, mediante fibras nerviosas. Las dos hormonas formadas en el hipotálamo, oxitocina* y vasopresina (ADH) son almacenadas en la neurohipófisis, ligadas a polipéptidos, y liberadas por exocitosis. Ver sistema hipotálamo-hipofisario.

hipogalactia: secreción láctea cuantitativamente insuficiente de la puérpera en el período de lactancia. Presentación pasajera, frecuente después de un embarazo o parto complicados (cesárea); la hipogalactia funcional (entre otras causas, por factores psíquicos como miedo o falta de disponibilidad para la lactancia*, tamb. por una técnica de lactancia incorrecta), puede ser superada, frecuentemente, motivando a la madre, haciendo que aprenda la técnica de la lactancia y dando el pecho al lactante en forma regular.

hipogastrio: región inf. del abdomen; delimitado arriba por una línea transversa de unión entre ambas espinas ilíacas anterosuperiores, hacia abajo por los ligamentos inguinales y por la sínfisis púbica. Subdividido en región* púbica y regiones* inguinales.

hipogenitalismo: hipodesarrollo de los genitales y de las características* sexuales secundarias; casi siempre por trastorno endocrino, p. ej., hipogonadismo* o insuficiencia adenohipofisaria, insuficiencia de las suprarrenales.

hipogonadismo: formación incompleta o falta de formación o involución secundaria, de las características* sexuales primarias e incluso secundarias, como expresión de una falta de función gonadal o un funcionamiento insuficiente de las gónadas*. **Formas: 1. hipogonadismo primario,** con elevación compensadora de las gonadotropinas* circulantes (hipogonadismo hipergonadotropo), a consecuencia de predisposición congénita (agenesia* gonadal o disgenesia* gonadal) o adquirida, p. ej. consecuente a lesión traumática, castración*, ovariectomía, orquitis, en caso de criptorquidia grave (bilateral), síndrome de Castillo. **2. hipogonadismo secundario,** con descenso de las gonadotropinas séricas (hipogonadismo hipogonadotropo) consecuente a un trastorno diencéfalo-hipofisario (modificación inflamatoria, tumoral, vascular o traumática del hipotálamo/lóbulo anterior de la hipófisis).

Los **signos clínicos** son diferentes según la intensidad del déficit hormonal. Si el hipogonadismo se presenta en la infancia (hipogonadismo prepuberal), resulta una ausencia típica de la pubertad* (infantilismo sexual, amenorrea* primaria, eunucoidismo, gigantismo eunucoide). Simultáneamente, un déficit de hormona del crecimiento (STH) puede inducir un enanismo hipofisario. En la edad adulta (hipogonadismo postpuberal) pueden involucionar (en forma más o menos reversible) características sexuales primarias y secundarias, dándose además trastornos de la fertilidad, disminución secundaria de la libido y de la potencia, así como signos generales de déficit de hormonas sexuales (p. ej. esterilidad, trastornos del ciclo femenino). Las características sexuales secundarias, debidas a las hormonas androgénicas producidas por la corteza suprarrenal (pilificación axilar y púbica), no están por lo general afectadas. Ver adrenogenital, síndrome; Klinefelter, síndrome de.

hipomastia: falta de desarrollo, eventualmente falta completa de una mama o de ambas; anomalía congénita. En caso de un seno extremadamente hipodesarrollado, se habla de micromastia; ver Poland, síndrome de.

hipomenorrea: hemorragia menstrual débil. **Causas:** p. ej. tuberculosis endometrial,

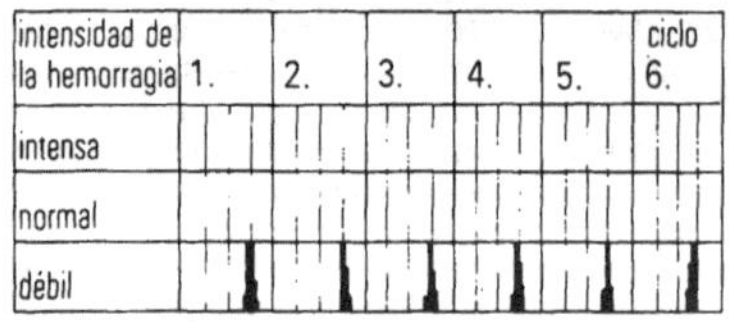

Hipermenorrea

curetaje* mal efectuado; rara vez se encuentra una insuficiencia ovárica. Ver tamb. braquimenorrea.

hipomoclio: punto de giro (de apoyo) de una palanca, p. ej. (obst.) punto de apoyo; lugar del cuerpo infantil que se apoya contra el arco púbico, en los movimientos de salida durante el parto*. Ver pelvis, planos de la.

hipooligomenorrea: sin. oligohipomenorrea; ver oligomenorrea.

hipoparatiroidismo-perniciosa-gonadodisgenesia, síndrome de: hipoparatiroidismo familiar en chicas jóvenes, en combinación con anemia perniciosa y disgenesia* gonadal. **Sínt.:** manifestación de un hiperparatiroidismo primario en edad escolar, infantilismo genital facultativo y amenorrea primaria, como expresión de una disgenesia gonadal. En la evolución ulterior, desarrollo de una anemia perniciosa con aquilia refractaria a la histamina.

hipopituitarismo: insuficiencia* adenohipofisaria.

hipoplasia ovárica: forma rara de la insuficiencia* ovárica primaria, con ovarios pequeños pobres en parénquima y disminución, o falta completa, del epitelio germinal; los folículos primarios presentes no responden a las gonadotropinas, produciéndose cantidades escasas o nulas de estrógenos*. **Consecuencia:** hipotrofia de los genitales y de las características sexuales secundarias, amenorrea* hipogonadotropa, esterilidad*.

hipoplasia uterina: útero poco desarrollado, pequeño, duro, hiperanteflexionado, con cérvix largo; el hallazgo más llamativo a la palpación acontece en caso de insuficienica* ovárica congénita e hipogenitalismo*. Ver Chiari-Frommel, síndrome de.

hipotálamo: abrev. HT; región nerviosa central, situada por debajo del tálamo. Forma parte del diencéfalo; al HT pertenecen el quiasma óptico, el tracto óptico, el tubérculo cinéreo, la lámina terminal, la hipófisis y los cuerpos mamilares (pares). En el HT se encuentran centros de control del sistema nervioso vegetativo, coordinadores de los procesos de regulación más importantes del organismo, como: regulación térmica, ritmo de sueño y vigilia, regulación de la presión sanguínea y de la respiración, metabolismo lipídico, metabolismo hídrico, función sexual y secreción sudoral. Las regiones nucleares más importantes del HT son los núcleos paraventriculares, supraópticos y tuberales. En el HT son producidas varias sustancias con efecto endocrino, las así den. hormonas hipotalámicas.

hipotermia: **1.** temperatura corporal por debajo de la normal, en caso de colapso, hipotiroidismo, etc.; tamb. consecuente a una regulación térmica todavía insuficiente de posible aparición postnatal: ver hipotermia del neonato; **2.** hipotermia artificial: en la cirugía cardíaca; en la medicina interna: hipotermia de órganos; en intervenciones neuroquirúrgicas.

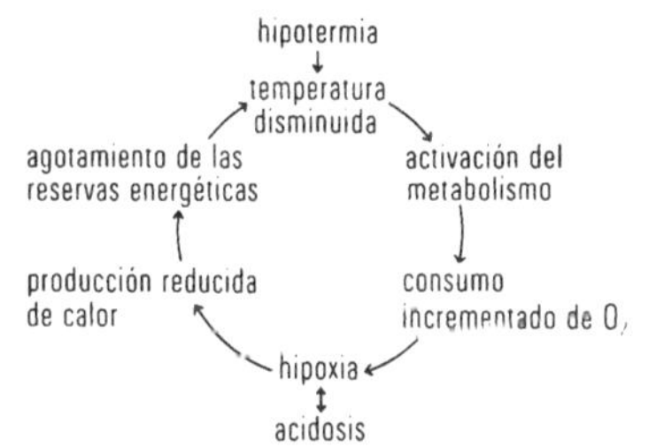

Hipotermia, círculo vicioso

hipotermia del neonato: (ped.) síndrome de frío, (ingl) cold injury syndrome; especialmente los neonatos inmaduros (sobre todo los prematuros*) disponen de una regulación insuficiente de la temperatura corporal, por lo que deben ser mantenidos en la zona agradable entre 32-34°C, y protegidos de temperaturas inferiores a 32°C. Toda hipotermia conduce a una activación del metabolismo, con consumo incrementado de O_2 e hipoxia, así como a glicólisis anaerobia con acidosis láctica que, entre otras cosas, condiciona una vasoconstricción del lecho vascular pulmonar, favoreciendo con ello el déficit de O_2 (círculo vicioso, ver fig.).

hipotiroidismo del neonato: hipofunción de la glándula tiroides (hipotiroidismo) y abastecimiento insuficiente de las células orgánicas, con hormonas tiroideas en el neonato; se distinguen las **formas** siguientes: **1.** hipotiroidismo congénito del neonato (irreversible): a) con aplasia tiroidea (atireosis, atiroidismo); b) con hipo o displasia de la glándula tiroidea (ortotopa, es decir, con localización normal de la misma, o ectópica, p. ej. en forma de estruma del suelo de la lengua); c) con aprovechamiento deficitario del yodo (trastornos de la síntesis hormonal, hasta ahora seis tipos conocidos del mismo); d) con resistencia periférica a las hormonas tiroideas (la den. resistencia de los órganos diana); e) con déficit de THS. **2.** hipotiroidismo del neonato, adquirido intrauterinamente: (en parte reversible y en parte irreversible), p. ej. consecuente a déficit o exceso materno de yodo, influjo de sustancias estrumígenas, o condicionado inmunológicamente. **Sint.:** insuficiencia respiratoria, cianosis, ictericia umbilical precoz, cretinismo*, hipotonía muscular e impedimento psicomotor. En las formas congénitas, los primeros síntomas no se presentan inmediatamente después del parto; frecuentemente aparición temprana de pereza para beber, concomitante con un buen aumento de peso, y tendencia al estreñimiento. Con frecuencia llama, asimismo, la atención una fontanela amplia. **Diag.:** screening hipotiroideo (determinación radioinmunológica de la TSH, con papel de filtro, el 5° día postparto con sangre del talón). **Terapia:** sustitutiva con preparados de hormonas tiroideas (todas las formas).

hipotrofia fetal: ver distrofia intrauterina.

hipoxia infantil: **formas:** **1.** hipoxia intrauterina: ver fetal distress; **2.** hipoxia intraparto: ver acidosis metabólica intrauterina primaria, microanálisis sanguíneos; **3.** en el feto, hipoxia neonatal: ver depresivo del neonato, estado.

hipoxia, test de: criterio diagnóstico en el cardiorrespirograma de oxígeno, durante la vigilancia intensiva postparto, para el esclarecimiento de la indicación de respiración asistida en caso de síndrome disneico* del neonato, así como para el dd. de malformaciones* cardíacas congénitas. Se valora la presencia o ausencia de un incremento de la presión arterial de oxígeno, después de 15-20 minutos de respiración asistida sólo con oxígeno.

hirsutismo: tipo masculino de pilificación en la mujer; aumento de la vellosidad púbica, corporal y facial en la mujer, tendencia eventual a la seborrea y a la acné vulgar. **Causas:** **1.** **sintomático** a consecuencia de producción incrementada de andrógenos en la corteza suprarrenal (en caso de tumores o hiperplasia de la misma) o en los ovarios (síndrome de Stein-Leventhal; tamb. por terapia androgéni-

H

ca; **2. idiopático:** consecuente a sensibilidad incrementada de los folículos pilosos frente a los estímulos androgénicos, o bien transformación excesiva de la testosterona en dihidrotestosterona, hormona realmente eficaz en la región de la raíz del pelo.

histerectomía (gr hystera útero, matriz): extirpación de la matriz; **dos métodos: 1.** histerectomía abdominal: por apertura de la cavidad abdominal; ventaja: campo operatorio

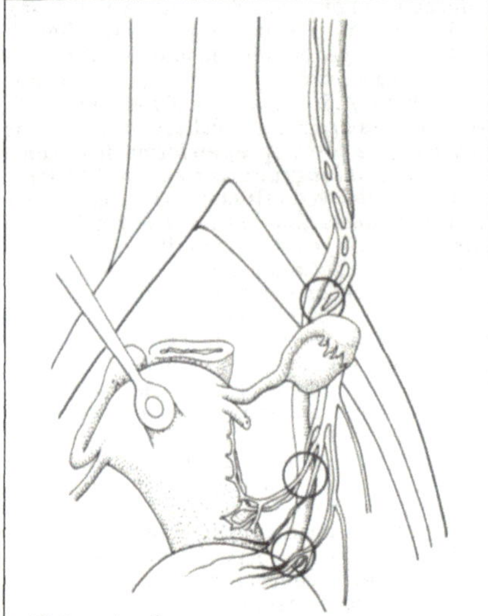

Histerectomía:
Lugares de predilección para lesiones del uréter, cuando se procede a histerectomía abdominal

bien visible, inspección de la cavidad abdominal y, dado el caso, posible ampliación de la operación; desventaja: riesgo quirúrgico más elevado que en el acceso vaginal; **2.** histerectomía vaginal: desde la vagina.

histeropexia: fijación de la matriz a la pared abdominal anterior o a los órganos vecinos; ver ventrofijación uterina, antefijación uterina.

histerosalpingografía: abrev. HSG; representación radiológica del canal cervical, del cavum uterino y de las trompas, con medios de contraste radiológicos. Con la HSG pueden

Es imprescindiblemente necesaria la asepsia, como en una intervención quirúrgica.

constatarse, además de la permeabilidad tubárica, malformaciones, procesos inflamatorios y modificaciones cicatrizales y tumorales; método para el diagnóstico de la esterilidad. Momento de la exploración: fase preovulatoria, es decir, entre el 7° y 12° día después del comienzo de la menstruación; ver pertubación. **Contraindicaciones:** embarazo, procesos inflamatorios en la pelvis menor y en la región vaginal.

histeroscopia: observación de las paredes internas de la cavidad uterina, mediante un endoscopio especial (histeroscopio), rellenando el cavum uterino con líquido (p. ej., solución concentrada de dextrano) o con CO_2 (insufladores especiales), o bien sin rellenarlo, gracias a un endoscopio de contacto. Ver fetoscopia.

histerotomía: tamb. uterotomía; apertura de la matriz mediante sección, p. ej. cesárea*, enucleación de un mioma*, interrupción quirúrgica del embarazo*.

historia menstrual: recopilación anamnésica de los datos sobre el ciclo* menstrual: edad en la primera regla (menarquía*), duración del ciclo, duración de la menstruación*, intensidad de la hemorragia y, eventualmente, trastornos del tiempo de la regla (ver ciclo, trastornos del) o hemorragias* intermenstruales.

HIV: abrev. de (ingl) **h**uman **i**mmunodeficiency **v**irus; den. unitaria recomendada por el International Committee of Taxonomy of Viruses (comité internacional para la taxonomía viral) en 1986, para el retrovirus, hasta ahora denominado como HTLV*-III o LAV-I, conocido desde 1983 y que juega un papel esencial en la etiopatogenia del SIDA*. Desde 1986 se conoce otro retrovirus humano asociado al SIDA: el HIV II, mucho más raro.

HL: ver LH.

HLA, dictamen de: abrev. de (ingl) **h**uman **l**eukocyte **a**ntigen system (sistema antigénico del leucocito humano); grupo de antígenos tisulares humanos, genéticamente determinados. El polimorfismo extraordinario del sistema HLA hace este sistema especialmente adecuado para el dictamen serológico de ascendencia. Empleado, sobre todo, en casos en los que el dictamen del grupo* sanguíneo, conservador, (junto con las circunstancias restantes) no llega a ninguna conclusión suficiente para la decisión jurídica. Ver dictamen antropológico; fertilidad, dictamen de.

HL-RH: ver LH-RH.

HLT: ver LTH.

HMG: abrev. de (ingl) **h**uman **m**enopausal **g**onadotropin; la mezcla de gonadotropinas*, LH* y FSH* obtenida de la orina de mujeres, después de la menopausia*; el efecto corresponde ampliamente al de la FSH. **Empleo terapéutico:** para la inducción de la ovulación*, en caso de insuficiencia testicular condicionada por la hipófisis.

hocico de tenca: ver portio.

Hodge, pesario de (Hugh H., ginecólogo, Filadelfia, 1796-1873): para enderezar el cuerpo uterino en caso de retroflexión uterina; se coloca en la vagina.

Hohlweg, efecto de (Walter H., endocrinólogo, Viena, nacido en 1902): ver feedback.

hojas germinativas: (embriol.) den. genérica para los estratos celulares originados en la embriogénesis* temprana, ectodermo*, endodermo* y mesodermo*, de los que se derivan todas las estructuras del embrión, originadas en la organogénesis*; ver disco germinativo.

hombro, distocia del: ver distocia acromial.

homosexualidad (gr homos igual): denominación para la actividad, excitabilidad y orientación sexual hacia compañeros del mismo sexo. En la pubertad acontecen frecuentemente comportamientos* sexuales de prueba, con personas del mismo sexo, independientemente de si después se preferirá un comportamiento homosexual. En el transcurso del descubrimiento de la propia orientación sexual, se observan violentos mecanismos de rechazo y, solamente en el marco del encuentro de la propia identidad homosexual (el den. coming-out), se supera el trabajo de negación. Aparecen prejuicios contra las minorías sexuales (a causa de supuesto antinaturalismo, contra comportamiento sexual no reproductor), para dominar tendencias latentes propias inconscientes; ver bisexualidad. **Presentación en la mujer** (el den. comportamiento lesbiano): aprox. la cuarta parte ha tenido alguna vez experiencias lésbicas, un octavo, incluyendo orgasmo. Comportamiento lesbiano exclusivo como recurso de satisfacción solamente en menos de un 5%. Escaso cambio de pareja en su mayoría, elevada tasa de satisfacción. **Presentación en el varón:** aprox. la mitad ha tenido alguna vez experiencias homosexuales, un tercio incluyendo orgasmo. Comportamiento sexual exclusivo como fuente de satisfacción en un 5-15%. Las tasas elevadas de promiscuidad son más frecuentes en los hombres que en las mujeres. Pederastia: den. para hombres, siempre que se trate de compañeros sexuales menores de edad.

hormona de la lactación: ver prolactina.

hormona folicular: den. obsoleta de los estrógenos*.

hormona foliculoestimulante: abrev. FSH*.

hormona lactotropa: sin. prolactina*, mamatropina; antiguamente designada como hormona luteotropa (LTH).

hormonal, contracepción: ver contracepción hormonal.

hormona lútea: ver progesterona, gestágenos.

hormona luteínica: ver progesterona.

hormona luteinizante: abrev. LH*.

hormona luteotropa: abrev. LTH; sin. prolactina*.

hormonas: (fisiol.) sustancias casi siempre producidas en zonas anatómica e histológicamente definidas del organismo (los así den. órganos endocrinos) que alcanzan sus órganos diana mediante la sangre, influyendo el metabolismo de éstos en forma característica ya a concentraciones muy pequeñas (transmisores de información entre los distintos tipos celulares); el efecto hormonal específico es mediado por receptores* hormonales. Según criterios bioquímicos, se distingue en el organismo humano entre: **1.** hormonas* esteroides; **2.** hormonas polipeptídicas o proteicas, sobre todo las hormonas de liberación (releasing* hormones), oxitocina* y vasopresina (ADH), producidas en el hipotálamo, y las hormonas producidas en la hipófisis, la insulina y el glucagón (páncreas), la parathormona y la calcitonina (glándula paratiroides) y la mayoría de las hormonas tisulares; **3.** hormonas derivadas de aminoácidos (aminas), p. ej. las hormonas tiroideas, las catecolaminas, la acetilcolina; **4.** las hormonas derivadas de ácidos grasos insaturados, p. ej. las prostaglandinas*.

hormonas esteroides: hormonas* cuya estructura se deriva de la del estrano (ver fig.);

H

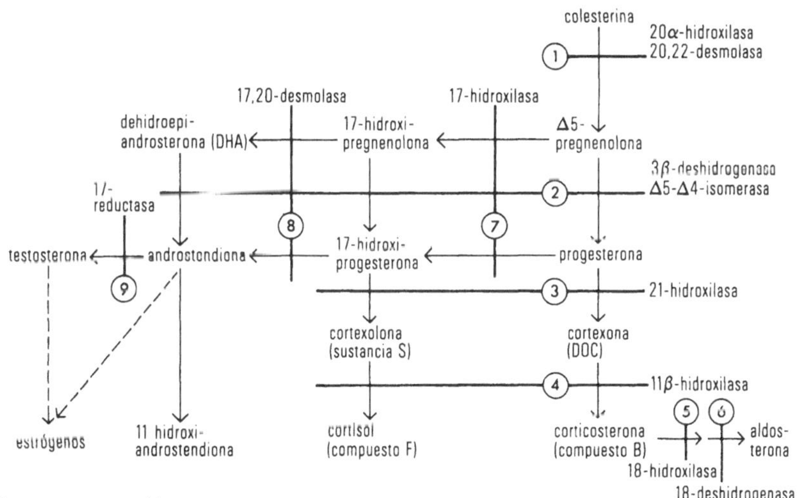

Hormonas esteroides:
Biosíntesis de los esteroides en la corteza suprarrenal y en las gónadas

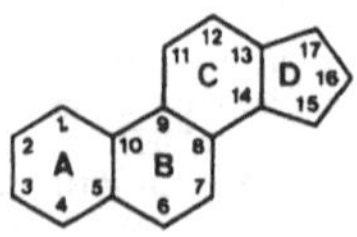

Hormonas esteroides:
Estructura del estrano

a las hormonas esteroides pertenecen los estrógenos*, gestágenos*, andrógenos*, glucocorticoides, mineralocorticoides, colecalciferol y derivados. **La biosíntesis** (ver fig., pág. precedente) es controlada por el sistema hipotálamo-hipofisario, pudiendo observarse un feedback* tanto positivo (efecto de Hohlweg) como negativo. El efecto de las hormonas esteroides es mediado por los receptores* hormonales en los órganos diana. **Metabolismo:** los estrógenos son primeramente inactivados en el hígado y llevados a una forma soluble en agua (hidroxilación, conjugación, metilación). **La excreción** acontece en un 30-60% por vía renal, y en un 10% por vía digestiva. El resto se reabsorbe en la circulación enterohepática.

hormonas hipotalámicas: las neurosecreciones producidas en el hipotálamo* (núcleo supraóptico y núcleo paraventricular) que, por vía neural, alcanzan el lóbulo post. de la hipófisis a través del tracto supraóptico-hipofisario, siendo allí almacenadas; se trata de las proteohormonas vasopresina (ADH) y oxitocina*, así como de las hormonas de liberación (releasing* hormones).

hormonas liberadoras: ver releasing hormones.

hormonas ováricas: den. para las hormonas producidas en los ovarios, entre otras, estrógenos* y progesterona*, pero también andrógenos*; ver ciclo menstrual.

hormonas, receptores de: ver receptores hormonales.

hormonas sexuales: hormonas que sirven a las funciones sexuales y que son responsables del desarrollo de las características* sexuales masculinas y femeninas. **Hormonas sexuales femeninas** (hormonas esteroides): estrógenos y progesterona (gestágenos); son producidas en los ovarios, en la placenta y, en escasa cantidad, en la corteza suprarrenal, así como en la unidad fetoplacentaria. **Hormonas sexuales masculinas** (hormonas esteroides): andrógenos, especialmente la testosterona; son producidas en los testículos por las células intersticiales de Leydig, pero también, en pequeña cantidad, en el ovario femenino y en la corteza suprarrenal. Las hormonas sexuales están sometidas a autocontrol mediante el sistema hipotálamo*-hipofisario. A las hormonas sexuales pertenecen también, en sentido amplio, las gonadotropinas* y las releasing* hormones. Ver receptores hormonales, feedback, circuito reglado.

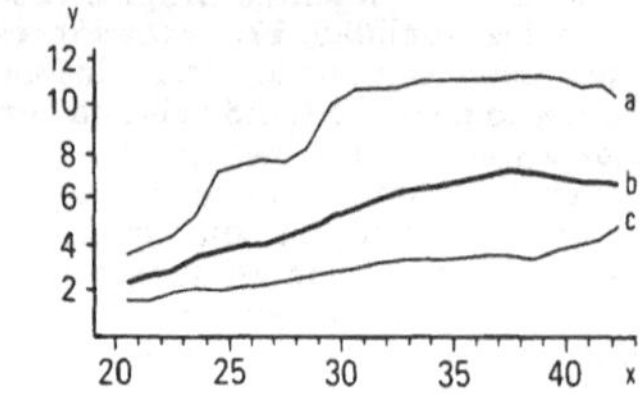

HPL:
Concentración sérica de HPL; percentiles 2,5, 50 y 97,5 cambiantes, en un colectivo normal de embarazadas, dependiendo de la edad del embarazo en semanas
x: edad del embarazo, en semanas; y: HPL (µg/ml); a: percentil 97,5; b: percentil 50; c: percentil 2,5

HPL: abrev. de (ingl) **human placental lactogen**; sin. lactógeno placentario, somatotropina coriónica humana; proteohormona, polipéptido compuesto de 191 aminoácidos, PM 21.500; la producción acontece en las células coriónicas del trofoblasto sincitial placentario. La concentración sérica de HPL está ampliamente correlacionada con el aumento de la masa del trofoblasto sincitial; la HPL parece ser comple-

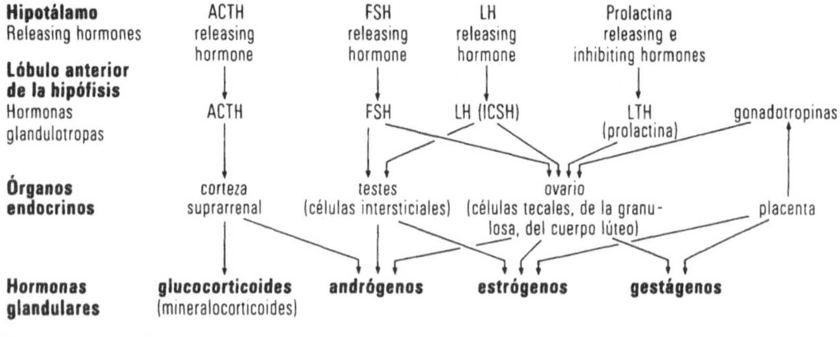

Hormonas sexuales:
Esquema de la regulación de su biosíntesis

tamente liberada en la circulación materna; pasados 12-30 minutos de la expulsión de la placenta, es indemostrable. La degradación es hepática. Sobre su **función** durante el embarazo, existen solamente hipótesis: **1.** movilización de la glucosa, ácidos grasos y cuerpos cetónicos maternos para el suministro del feto; **2.** efecto mamo y lactotropo; **3.** influencia sobre la síntesis placentaria de hormonas esteroides. **Demostración y determinación cuantitativa:** procedimientos (radio)inmunológicos (RIA, inmunodifusión, hemaglutinación). La HPL es el parámetro de laboratorio más importante para el control de la función placentaria; valores disminuidos, en caso de insuficiencia placentaria, gestosis, distrofia intrauterina, y en el último trimestre en caso de retraso del crecimiento de la unidad* fetoplacentaria.

HSG: abrev. de **h**isterosalpingografía*.

HTLV: abrev. (ingl) de **h**uman **T**-cell-**l**eucaemia-**v**irus; den. para los retrovirus linfotropos humanos (virus tumorales ARN), que están asociados a una serie de neoplasias de linfocitos T linforreticulares, poco comunes (leucemias, linfomas malignos). Las infecciones HTLV-positivas presentan cuadros clínicos similares entre sí, algunos de ellos comparables a la micosis fungoide. Hasta ahora se distinguen 4 tipos; el virus descrito en 1984 como HTLV-III pertenece sin embargo al grupo de los virus lentos, siendo idéntico con el LAV*-I, hoy denominado HIV*-I.

huevo: ver óvulo.

huevo abortivo: sin. mola* verdadera.

huevos de Naboth: ver Naboth, huevos de.

Huhner, test de: ver Sims-Huhner, test de.

human chorionic gonadotropin (ingl): abrev. HCG*.

human chorionic somatotropin (ingl): abrev. HCS*.

human chorionic thyrotropin (ingl): abrev. HCT*.

human placental lactogen (ingl): abrev. HPL*.

Hunter, chancro de: ver sífilis.

H-Y-antígeno: propiedad antigénica específica de la superficie celular, controlada genéticamente por el cromosoma Y; con el antígeno H-Y se descubrió por primera vez un antígeno de histocompatibilidad, ligado al sexo masculino. Con ayuda de esa diferenciación sexual inmunológica, pueden demostrarse en hermafroditas (ver hermafroditismo) ahora también translocaciones de fragmentos del cromosoma Y (con el gen H-Y) al cromosoma X (antígenos H-X).

I

ICSH: abrev. (ingl) de interstitial cell stimulating hormone; la gonadotropina del varón, correspondiente a la LH*.

ictericia del neonato: ictericia fisiológica del neonato. **Causas:** la bilirrubinemia fisiológica del neonato se debe sólo en una proporción escasa al aumento postnatal de la degradación de la hemoglobina y, sobre todo, a una insuficiencia transitoria (inmadurez) del sistema de transporte (ligandina, etc.) y de conjugación (UDP-ácido glucurónico transferasa) en el hígado. La bilirrubina* producida por el feto (no conjugada) ya no puede ser excretada a través de la placenta, debiendo, postparto, pasar hígado, vías biliares e intestino, dándose en el recién nacido (a diferencia de en la vida posterior) una considerable reabsorción intestinal de bilirrubina, nuevamente desconjugada (en el intestino del neonato se encuentran grandes cantidades de β-glucuronidasa). Post partum aumenta la concentración sérica de bilirrubina, alcanzando, como máximo en el neonato maduro, 100 µmol/l, correspondientes a 6 mg/dl (rara vez hasta 170 µmol/l, correspondientes a 10 mg/dl) en el 3er al 5º día de vida, descendiendo subsiguientemente en 2 (hasta 3) semanas hasta las cifras normales. En los prematuros, se alcanzan mayores concentraciones séricas de bilirrubina, y la ictericia se mantiene más tiempo (ver hiperbilirrubinemia del neonato). Denominaciones, antiguamente empleadas con frecuencia, como icterus praecox (ictericia cutánea ya en el 1er ó 2º día), ictericia tardía o ictericia prolongada (duración mayor de dos semanas) son, hoy día, raramente empleadas.

ictericia del neonato por leche materna: últimamente son claramente delimitadas dos formas: **1.** la forma familiar, conocida desde hace tiempo y de desarrollo tardío: después de la así den. ictericia fisiológica (ver ictericia del neonato), el nivel sérico de bilirrubina sigue aumentando hasta los días 10º-15º (ictericia prolongada). **Causas:** particularidades, todavía no definidas con seguridad, en la composición de la leche* materna individual. **Efecto:** inhibición de la UDP-ácido glucurónico transferasa y/o favorecimiento específico de la reabsorción enteral de bilirrubina. **Frecuencia:** antiguamente con escaso porcentaje, en algunos estudios últimos hasta el 30% de los lactantes. **2.** forma de desarrollo temprano: hiperbilirrubinemia moderada en los primeros 3 a 5 días. **Causas:** reabsorción enteral inespecíficamente incrementada. **Frecuencia:** hasta el 25% de los lactantes. **Recomendación:** en ninguna de ambas formas es necesario el destete, siendo, no obstante, necesarios controles frecuentes de la bilirrubina. En la forma temprana: recomendable dar el pecho con mucha frecuencia: más de ocho veces en 24 horas. Esto, independientemente de la cantidad de leche mamada, produce una estimulación de la motilidad intestinal, y con ello de la excreción de bilirrubina con el meconio. Si son alcanzadas concentraciones críticas de bilirrubina en suero (entre otros casos, en el de la forma de desarrollo tardío), se recomienda reducir la lactancia o interrumpirla durante 48 horas, con lo que se obtiene una disminución de los niveles séricos de bilirrubina, en caso de que exista realmente una ictericia neonatal debida a la leche materna (valor diagnóstico). Durante la pausa de la lactancia, ¡mantener la excreción de leche mediante bombeo! Después de reanudar la lactancia, la concentración de bilirrubina sérica (en la forma tardía) se mantiene, casi siempre, durante largo tiempo en una meseta. En la enfermedad* hemolítica del neonato tamb. puede contener la leche materna anticuerpos irregulares (ningún impedimento para la lactancia*, ya que los anticuerpos no son reabsorbidos desde el intestino).

ictericia grave: ver enfermedad hemolítica del neonato.

ictericia gravídica: sin. hepatopatía gravídica, ictericia del embarazo. **Causas: 1.** hepatosis colestásica (lesión tóxica de los hepatocitos con retención biliar intrahepática). Presentación en los últimos 4 meses del embarazo, con hiperemesis* gravídica precedente, grave evolución de la enfermedad sin afección del feto. **2.** hepatitis aguda (A o B). **3.** hepatitis recurrente que se repite en cada embarazo (ictericia endógena del embarazo). **Clínica:** ictericia, prurito, buen estado general, hepatomegalia escasa, colestasis intrahepática con fosfatasas alcalinas elevadas, hipoprotrombinemia. Curación espontánea después del parto, ningún daño para la madre ni para el niño.

ictericia nuclear: sin. encefalopatía bilirrubínica, querníctero; depósito de bilirrubina*, de efecto citotóxico, en las células ganglionares del tronco cerebral del neonato, especialmente en caso de enfermedad hemolítica del neonato. La evolución de una ictericia nuclear depende no solamente de la concentración sérica de bilirrubina (valor límite en el prematuro de unos 170 µmol/l, correspondientes a 10 mg/dl, y en el recién nacido maduro de unos 240 µmol/l, correspondientes a 14 mg/dl), sino tamb. de otros factores, como hipoxia, acidosis, hipoalbuminemia, administración de medicamentos que se unen a la albúmina (p. ej., sulfonamidas), permeabilidad capilar incrementada (p. ej., sepsis). La lesión de las células nerviosas conduce **clínicamente** a **sínt.** centrales: signos tempranos: signos no característicos, como debilidad para succionar, hipotonía muscular generalizada, somnolencia y bostezos frecuentes, que pueden ser acompañados o seguidos por los sínt. más característicos de gritos agudos, rigidez, hiperreflexia, tendencia convulsiva, opistótonos, disnea en forma de ataques hasta apnea. Si el neonato sobrevive, se instauran las siguientes lesiones tardías graves: trastornos del sistema extrapiramidal, coreoatetosis, paresia cerebral con retraso mental más o menos marcado y trastornos auditivos. **Profilaxis:** ver hiperbilirrubinemia del neonato.

ictericia precoz: ver ictericia del neonato.

ictiosis uterina: (hist.) recubrimiento, en áreas del cavum uterino, con una extensa metaplasia epitelial plana del epitelio endometrial superficial. Casi siempre benigna, frecuentemente originada como manifestación acompañante de una endometritis crónica o por irritación mecánica. A veces representa el estrato superficial de un carcinoma cornificante de epitelio plano o de un adenocarcinoma mucoepidermoide del endometrio (carcinoma* uterino).

IFFS: abrev. de (ingl) International Federation of Fertility Societies (Federación Internacional de Sociedades de Fertilidad).

IgM-FTA-abs, test de: den. más exacta, test de 19-S-IgM-FTA-abs; método como en el test FTA-abs*; a diferencia del test FTA-abs*, la demostración de anticuerpos contra el Treponema* pallidum no tiene lugar en suero completo, sino en la fracción IgM, aislada por cromatografía en columna. Un resultado positivo del test señala la presencia de treponemas en el organismo y, con ello, la existencia de una sífilis* tributaria de tratamiento.

IgM-látex, test de: determinación de IgM en el cordón umbilical o en la sangre del neonato, adecuado como método de rastreo en caso de sospecha de infección* prenatal (hasta el 5° día de vida), dado que los anticuerpos, inicialmente producidos por el neonato, pertenecen entre otras a la clase de las inmunoglobulinas IgM, encontrándose típicamente valores muy incrementados de IgM en la sangre infantil, en caso de infecciones adquiridas prenatalmente, no pudiendo además los anticuerpos maternos IgM traspasar la barrera placentaria. **Principio:** las partículas de látex cargadas con anti-IgM dan, con un suero (infantil) conteniendo IgM, una reacción antígeno-anticuerpo (aglutinación a los 2-3 minutos); valores IgM por encima de 0,022 µmol/l (20 mg/100 ml) fundamentan una sospecha de infección* prenatal. Mediante procedimientos inmunológicos (p. ej. RIA, ELISA, inmunofluorescencia) puede determinarse suplementariamente la especificidad de la IgM (p. ej., anticuerpos frente a la toxoplasmosis) (test específico de IgM).

íleo meconial: íleo de obturación en el neonato; obstrucción intestinal con meconio viscoso; frec. en la fibrosis quística del páncreas. Puede provocar una peritonitis meconial.

immissio penis: introducción del pene en la vagina (coito*).

impétigo herpetiforme (lat impetigo erupción cutánea)**:** variante muy rara, de evolución grave, de la psoriasis pustulosa del tipo de Zumbusch, en caso de insuficiencia paratiroidea. **Sínt.:** hipocalcemia, fiebre, vómitos, diarreas, convulsiones tónico-clónicas, pústulas de presentación en brotes y que desecan rápidamente a costras, con frecuencia de disposición serpiginosa o circinada sobre fondo enrojecido, especialmente en la región inguinal y submamaria. Presentación casi siempre en mujeres, especialmente en la segunda mitad del embarazo, y recaídas frecuentes en caso de nuevo embarazo; raro en hombres y niños, después de estrumectomía. **Evolución:** se han observado casos agudos, mortales, siendo frecuente la evolución durante meses. Debido a la elevada mortalidad hay que, eventualmente, considerar una interrupción del embarazo.

implantación: **1.** nidación* del óvulo fecundado en el endometrio; **2.** inserción en el cuerpo de un individuo, de partes extrañas al mismo.

implantación, trastornos de la: nidación* defectuosa del óvulo en el endometrio. **Formas:**

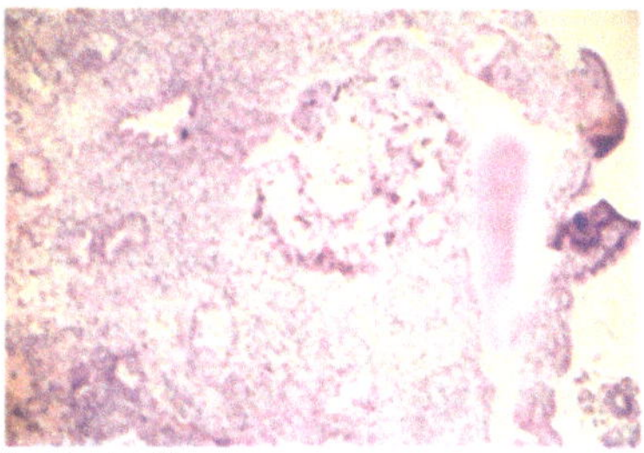

Implantación:
Blastocisto recién implantado, de pocos días de edad

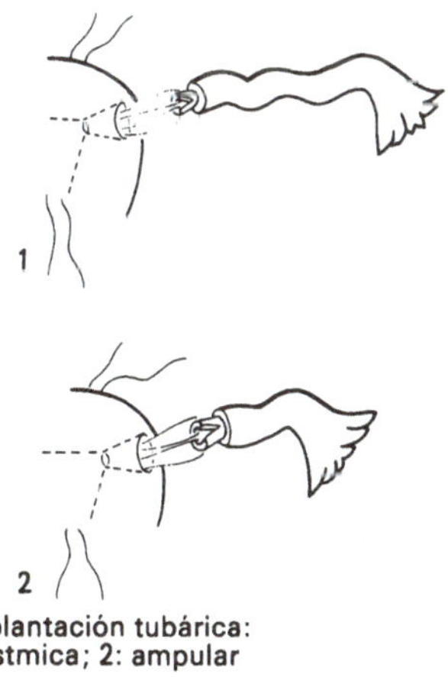

Implantación tubárica:
1: ístmica; 2: ampular

1. lugar de implantación falso (placenta* previa); **2.** trastornos en la profundidad de la implantación (placenta* ácreta, placenta* increta, placenta* percreta), frecuentemente condicionados por lesiones de la mucosa uterina (entre otras, por curetaje, interrupción del embarazo, cesárea, fiebre puerperal); **3.** asimetría de la extensión del trofoblasto (inserción patológica del cordón umbilical; ver inserción); **4.** trastorno de la involución del corion leve (placenta* extracorial, placenta* membranosa). Ver placentación.

implantación tubárica: reimplantación del oviducto en el cavum uterino, después de la resección de una parte ístmica obliterada de la trompa; ver esterilidad, operación contra la.

impotencia consupcional: falta de impulso hacia la actividad sexual.

impotentia generandi: incapacidad de reproducirse, de engendrar. **1.** (sensu stricto) **del varón:** sin. esterilidad*; **2.** (sensu lato) **de la mujer**: den. genérica para esterilidad* (impotentia concipiendi) e infertilidad* (impotentia gestandi).

impregnación: (gin.) penetración de los espermatozoides en el óvulo maduro; ver fecundación.

impulso sexual: nisus sexualis, libido sexual; acontecimiento etológico primario que sirve a la reproducción, al mantenimiento de la especie; intensamente modificado (eros) según necesidades culturales y sociales (es decir, secundariamente); debido a la bisexualidad* principial del ser humano, el impulso sexual en sí no está orientado necesariamente al sexo contrario. Ver tamb. libido.

incesto: relación sexual (coito*) entre parientes. Ver tamb. violación.

incisión cervical: apertura quirúrgica, durante el parto, del orificio cervical todavía no completamente dilatado, mediante corte en Y, hoy rara vez empleado. Ver maduración cervical.

incisión radial: (cir.) corte radial (ver fig.), p. ej. para extirpar una tumoración mamaria.

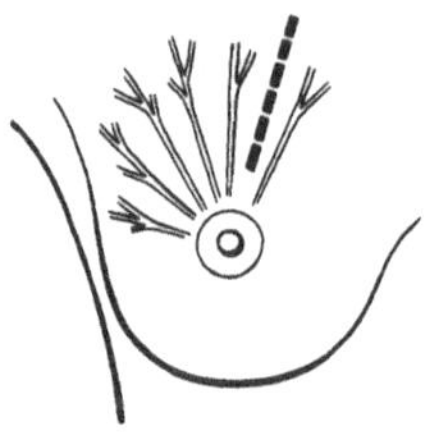

Incisión radial

inclinación pélvica: ángulo entre el eje de la entrada de la pelvis y la horizontal. De 55° en la pelvis masculina, y de 60° en la femenina (en posición erecta).

inclusión fetal: malformación doble, en la que un feto hipotrófico está incluido en una cavidad corporal del otro (cavidad craneana, torácica, abdominal).

incompatibilidad: intolerancia; **1.** (serología de los grupos sanguíneos) incompatibilidad de la sangre donada o de componentes sanguíneos o de un transplante, por presencia de anticuerpos en el receptor; además, intolerancia entre madre e hijo, porque la madre posee anticuerpos contra las características eritrocitarias del niño (ver enfermedad hemolítica del neonato). **2.** en caso de medicamentos que no deben ser mezclados, puesto que de otro modo se presentan modificaciones físicas (p. ej., dilución, precipitación) o químicas (p. ej., formación de sales).

incontinencia: sin. incontinencia de urgencia; incontinencia por hiperreflexia; necesidad compulsiva de orinar (tenesmo urinario) que no puede ser reprimida voluntariamente; frecuentemente combinada con polaquiuria y nicturia. **Formas:** incontinencia motora: contracciones descontroladas del detrusor (en caso de infecciones, obstrucción, formación de cálculos, tumores uroteliales y lesiones neurales, o frecuentemente sin sustrato anatomopatológico, probablemente debida a problemas psicosomáticos); incontinencia sensorial: sin contracciones del detrusor, con tenesmo urinario temprano (trastorno sensitivo) y escasa capacidad vesical. **Diagnóstico:** uretrocistoscopia, medición urodinámica, cultivo urinario. **Terapia:** en caso de formas orgánicas, eliminación de la causa; sintomático con sedantes vesicales, entrenamiento vesical con seguimiento de protocolos miccionales.

incontinencia por esfuerzo: ver incontinencia urinaria por stress.

incontinencia por hiperreflexia: ver incontinencia.

incontinencia por rebosamiento: tamb. den. falsa incontinencia* urinaria; pérdidas urinarias debidas a que la presión intravesical supera la presión de cierre del esfínter uretral, en caso de hiperdistensión de la vejiga urinaria, sin contracciones del detrusor.

incontinencia refleja: pérdidas urinarias consecuentes a una actividad espinal refleja patológica (la así den. vejiga neurógena), p. ej., en caso de malformaciones congénitas de la médula ósea o después de parálisis por lesión de la médula espinal (paraplejía).

incontinencia urinaria: pérdidas urinarias involuntarias que adquieren valor de enfermedad si representan un problema social o higiénico. **Formas: 1.** incontinencia* urinaria por stress (tamb. incontinencia por esfuerzo); **2.** incontinencia* por hiperreflexia; **3.** incontinencia* refleja; **4.** incontinencia* por rebosamiento; **5.** incontinencia extrauretral: pérdidas urinarias por orificios distintos al uretral, p. ej. a través de fístulas* vesicales, fístulas* urogenitales. Dd: esclarecimiento mediante métodos urodinámicos de medida.

incontinencia urinaria por stress: escape urinario involuntario, en caso de esfuerzo corporal (presionar, toser). **Presentación:** con 80-90%, forma más frecuente de la incontinencia* urinaria femenina, esporádicamente en aprox. el 50% de las mujeres, en un 10% en forma marcada, con valor patológico. **Causas:** fracaso del mecanismo de cierre (insuficiencia esfinteriana) por falta de transmisión de la presión hasta la uretra, en condiciones de esfuerzo, e insuficiencia del periné, pero tamb. en caso de modificaciones de la musculatura lisa estriada, de la elasticidad de la uretra y por mal relleno del plexo venoso periuretral, en caso de déficit hormonal (entre otras situaciones, en la postmenopausia). **Diagnóstico:** exploración clínica, métodos de medida urodinámicos y esclarecimiento radiológico. **Terapia:** alfa-simpaticomiméticos, estrógenos, tratamiento con pesario, gimnasia perineal; operaciones vaginales o abdominales para la incontinencia, con la finalidad de mejorar la transmisión de la presión hasta la uretra.

incontinencia vesical: ver incontinencia urinaria.

incubadora: 1. armario de calor con regulación termostática (p. ej., para guardar cultivos sanguíneos). 2. pequeña cámara climatizada; aparato para el cuidado del prematuro* y del recién* nacido gravemente enfermo; ver tamb. couveuse, hipotermia del neonato.

índice cariopicnótico: proporción numérica entre las células con núcleo picnótico y las células con núcleo vesicular; método de determinación más importante para la evaluación del efecto estrogénico sobre el epitelio vaginal y uretral.

índice craneal: indicación del porcentaje de la mayor longitud craneal, representado por la mayor anchura craneal; ver tamb. medidas de la cabeza.

inducción enzimática: intensificación progresiva del metabolismo de sustratos endógenos o exógenos (p. ej., sustancias medicamentosas, bebidas estimulantes y alcohólicas, productos metabólicos, etc.), provocada por la misma sustancia en cuestión o por otra (inducción propia o extraña).

En la neonatología es empleada para la profilaxia de la hiperbilirrubinemia* del recién nacido. En caso especial, la administración de medicamentos estimularía la actividad enzimática microsomal del hígado, alcanzándose así una conjugación y excreción hepática más rápidas de la bilirrubina. El efecto sobre la bilirrubina sérica es reconocible, lo más pronto, 48 horas después de haber comenzado el tratamiento. Se prefiere el fenobarbital (en la República Democrática Alemana tamb. el isómero (+) del metilfenobarbital, de menor acción sedante); p. ej., la dosis de fenobarbital en el recién nacido maduro, el primer día de vida, es de 5-8 mg/kg de peso corporal, siendo la dosis mayor en el prematuro. El efecto sedante puede ser disminuido por combinación con la nicetamida, que tamb. posee un efecto de inducción enzimática.

inercia uterina: debilidad de las contracciones uterinas; ver hipodinamia* uterina.

infección amniótica, síndrome de: infección inespecífica de la cavidad amniótica, placenta, cubiertas del feto y, eventualmente, del mismo feto durante el embarazo o el parto. **Presentación:** especialmente en caso de rotura prematura de la bolsa de las aguas y evolución prolongada del parto. **Vía infectiva más importante:** ascensión de los gérmenes desde la vagina, entre otros de estreptococos anaerobios y de bacterias bacilares gramnegativas. **Anatomía patológica:** corioamnionitis placentaria y de las cubiertas fetales, vasculitis de los vasos sanguíneos del corion y del cordón umbilical. **Sínt.:** fiebre y leucocitosis de la madre, líquido amniótico fétido; como indicación de una enfermedad del niño, taquicardia fetal (no regular). **Secuelas frecuentes:** fiebre* puerperal y trastornos de la adaptación respiratoria del niño.

infección ascendente: desde la vagina pueden ascender gérmenes hasta el cérvix y el cuerpo uterino, y desde allí acceder, por vías anatómicas preexistentes, hasta los oviductos y la cavidad abdominal. Una infección ascendente está favorecida: 1. en el momento de la menstruación; 2. después de un aborto; 3. en el puerperio; 4. por dispositivos intrauterinos, entre otros, con hilos no monófilos; 5. por intervenciones intrauterinas (p. ej., curetaje, pertubación); 6. en situación de disminución de las defensas orgánicas (p. ej., enfermedades consuntivas, enfermedades metabólicas). Ver perihepatitis aguda gonorreica; salpingitis; gonorrea.

infecciones urinarias: enfermedades inflamatorias de las vías urinarias; signos más importantes: bacteriuria* significativa y molestias clínicas como micción dolorosa, región renal dolorosa, fiebre, sensación de enfermedad. **Diagnóstico:** urinocultivo, status urinario, urografía. **Terapia:** en caso de infección urinaria no complicada fuera del embarazo, basta la terapia única o breve con un antibiótico específico para las vías urinarias. Un fracaso terapéutico habla en favor de una participación del tracto urinario sup. o de complicaciones sobreañadidas (pielonefritis* o nefritis intersticial, tuberculosis, anomalías de las vías urinarias excretoras), precisando de un esclarecimiento ulterior o de una terapia prolongada.

infección intrauterina: ver infección prenatal, infección perinatal.

infección perinatal: infección del niño durante el período* perinatal (ver fig., pág. siguiente); ver infección prenatal.

infección prenatal: infección intrauterina del feto con virus, bacterias o protozoos. **Vías de infección:** ascendente (casi siempre después de la rotura de la bolsa de las aguas), hematógena (a través de la placenta) o descendente (desde los oviductos). Su manifestación (las secuelas se presentan pre o postnatalmente, a veces durante la niñez) y el tipo de lesión del feto (embriopatía, fetopatía, malformaciones congénitas) son determinados en el embarazo temprano sobre todo por la fecha de la infección, y a partir del período fetal tamb. por el tipo de agente etiológico. Las infecciones prenatales más importantes vienen englobadas por el término TORCH*, complejo mnemotécnico; ver infección perinatal (fig., pág. 144); IgM-látex, test de.

infertilidad: impotencia gestacional de la mujer; incapacidad de llevar un embarazo a término, hasta el nacimieno de un niño viable, aunque la concepción sea posible. (La muerte del fruto antes de la implantación o a conse-

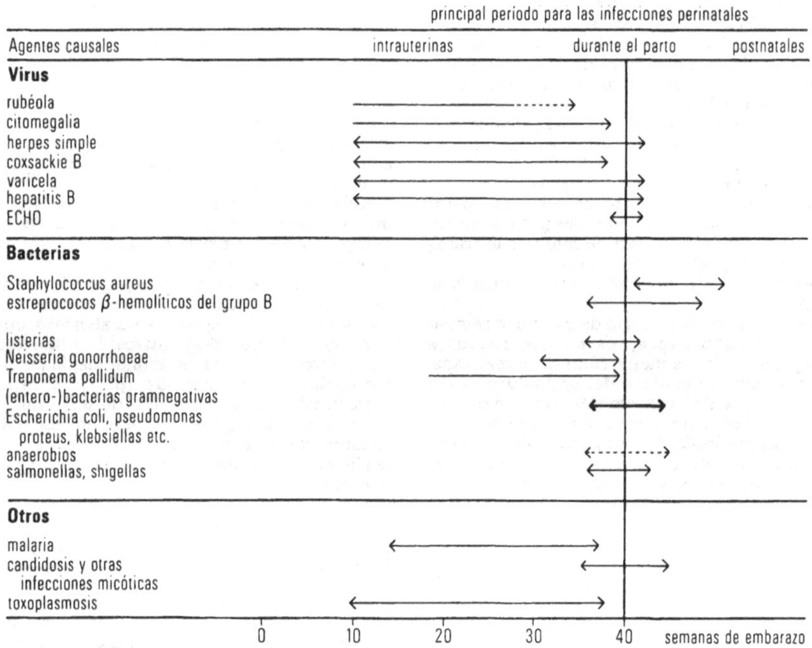

Infección perinatal:
Períodos de riesgo especial

cuencia de trastornos de la nidación, no es clínicamente distinguible de la esterilidad* femenina.) Si existen alteraciones cromosómicas conducentes a una muerte fetal prematura, la causa puede encontrarse asimismo en el varón (ver tamb. aborto habitual). En el varón, son equiparados los conceptos de infertilidad y esterilidad; ver tamb. esterilidad.

inhibidores de la nidación: medios que impiden, no la concepción, sino la nidación*. **Empleo: 1.** como medida profiláctica, para la prevención de un embarazo, en el sentido de la contracepción* (ver pesarios intrauterinos); **2.** como medida de urgencia, en caso de presumible acontecer de una concepción no deseada (la así den. intercepción*). Jurídicamente, los inhibidores de la nidación no se consideran como abortivos, en Alemania Federal.

inmadurez: desarrollo inmaduro, incompleto; p. ej. un feto entre la 21ª y la 28ª semana del embarazo (en el parto* prematuro condicionadamente viable, si la atención es óptima).

inseminación: la fecundación de una mujer, obtenida por medios distintos al coito. La fecundación, sin óbices jurídicos, de una mujer casada con el semen del marido es designada como inseminación homóloga; el hijo es legítimo (matrimonial). La fecundación con el semen de otro hombre (anónimo), así como la fecundación de una mujer no casada es designada como **inseminación heteróloga**. La inseminación heteróloga es considerada como éticamente problemática y necesitada de regulación jurídica (derechos a la personalidad del niño); en Suecia, p. ej., el empleo de semen de donantes anónimos está, de momento, prohibido legalmente. **Técnica:** mantenimiento de la fase preovulatoria, exploración bacteriológica del contenido vaginal y de la secreción cervical, investigación del esperma. Este es obtenido por masturbación e inyectado instrumentalmente en el cérvix o aplicado a la portio mediante una tapadera de la misma (mejores resultados). Ver fertilización in vitro, transferencia embrionaria.

inseminación extrauterina homóloga: fecundación extracorporal; ver fertilización in vitro.

inserción: (gin.) implantación, inserción del cordón umbilical. **Ejemplos** (ver fig.): inserción en el centro de la placenta: **inserción central**; inserción excéntrica: **inserción lateral**; al borde de la placenta: **inserción marginal**; en las membranas ovulares: **inserción velamentosa**. En el último caso, al romperse la bolsa de las aguas, puede darse un desgarro de los vasos umbilicales aberrantes con peligro de desangramiento del niño. La hemorragia comienza con la rotura de la bolsa de las aguas, mientras que la hemorragia, en caso de placenta previa, se detiene al romperse la bolsa de las aguas.

insuficiencia adenohipofisaria: sin. hipo-

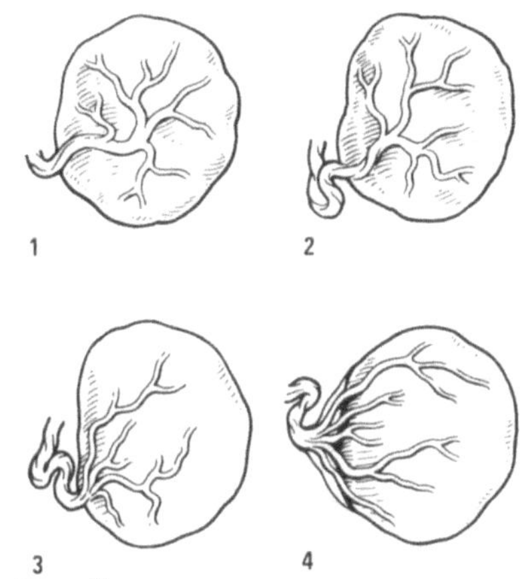

Inserción:
1: inserción central; 2: inserción lateral; 3: inserción marginal; 4: inserción velamentosa

pituitarismo, enfermedad de Simmonds; falta completa o parcial de las funciones incretoras mediadas por las hormonas del lóbulo ant. de la hipófisis, debido a la destrucción o represión del tejido hipofisario o a su separación de los centros hipotalámicos. **Causas:** degenerativas (entre otras, necrosis, p. ej. postparto en el síndrome de Sheehan*), procesos autoinmunes o granulomatosos (p. ej. sarcoidosis), inflamaciones, traumas, tumores intrasillares (entre otros, adenoma hipofisario) y parasillares, después de intervenciones neuroquirúrgicas. **Clínica:** con frecuencia disminución paulatina de las funciones somato, gonado, tireo y adrenocorticotropas del lóbulo anterior hipofisario, con adinamia, oligo y amenorrea o trastornos de la libido y de la potencia, piel pálida y atrófica, desaparición del pigmento y reducción de la pilificación corporal secundaria; compatible con la vida, puesto que se mantiene una secreción mínima de hormonas tiroideas y corticosteroideas. En la edad prepuberal se da, si la secreción de STH es suficiente, una talla elevada eunucoide y, si falta la secreción de STH, talla pequeña. Una insuficiencia hipofisaria anterior aguda (rara) induce un coma hipofisario con hipotermia, bradicardia e hipoventilación.

insuficiencia cervical: más correctamente, insuficiencia istmocervical; en el caso clásico, después de la 12ª semana de embarazo, persiste un orificio cervical ext. abierto y un canal cervical dilatado con bolsa de las aguas palpable o visible (la den. bolsa previa de las aguas); a veces causa de abortos tardíos que, casi siempre, comienzan sin actividad contráctil, con una rotura de la bolsa de las aguas. Tratamiento con cerclaje.

insuficiencia luteínica: ver cuerpo* lúteo, insuficiencia del.

insuficiencia ovárica: debilidad funcional (hipofunción) ovárica, primaria (p. ej. consecuente a hipoplasia* ovárica) o secundaria (hipofisaria-hipotalámica, tamb. condicionada psicógenamente); además se distingue entre: **1. insuficiencia ovárica generativa:** falta de la función generativa de los ovarios (ausencia de maduración folicular, rotura folicular, ovulación y formación del cuerpo lúteo); **2. insuficiencia ovárica vegetativa:** falta de función vegetativa del ovario, es decir, carencia de todo rendimiento incretor (síntesis de hormonas sexuales femeninas), grado máximo de la insuficiencia ovárica; consecuencias: atrofia del útero, vagina, vulva y mama. Ver ciclo ovárico, amenorrea, insuficiencia adenohipofisaria, hiperprolactinemia, hipogonadismo, esterilidad.

insuficiencia placentaria: ver placenta, insuficiencia de.

insuflación tubárica: ver pertubación*.

intercepción: den. para el impedimento de un embarazo, después de ocurrida la concepción*. **Métodos: 1.** inhibición hormonal de la nidación mediante la administración oral de dosis elevadas de estrógenos* y gestágenos* (comienzo de la toma 24-36 horas después del coito); representa una medida de urgencia en caso de relación sexual no protegida y no planificada alrededor del momento de la ovulación* (la así den. píldora para después, píldora postcoital), pero no puede ser contemplado como sustitución de los métodos habituales de contracepción*, dado que las elevadas concentraciones hormonales ocasionan considerables efectos colaterales. **2.** mediante colocación de un pesario* intrauterino en los días entre la concepción y el inicio de la implantación (DIU para después); la nidación*, y con ella el comienzo de un embarazo, es retrasada hasta 5 días después de la concepción (ventaja frente a la intercepción hormonal); fiabilidad del 99%; dado que la intervención acontece antes de la nidación, jurídicamente en Alemania Federal no se trata de un método abortivo; ver tamb. inhibidores de la nidación.

intermenstrual: el período entre dos hemorragias menstruales (intermenstruo, período intermenstrual); correspondiendo a ese período.

interposición: 1. (gin.) ver Schauta-Wertheim, operación de.

intersexualidad: en sentido estricto, combinación de cariotipo masculino o femenino (ver sexo) con características sexuales somáticas del sexo opuesto correspondiente, con diferentes constelaciones de presentación (ver tabla, pág. siguiente); en sentido amplio, se integran tamb. en la intersexualidad trastornos de las características sexuales sin contradicción entre el cariotipo y el fenotipo; ver disgenesia gonadal. La intersexualidad ha de ser bien separada, conceptualmente, del transexualismo*.

intraductal: dentro (en el interior) de un conducto; p. ej. la proliferación intraductal de un comedocarcinoma*.

intramamario: hacia el interior de la glándula mamaria, situado en la mama; p. ej., tumor intramamario.

intranatal: durante el nacimiento.

intraovular: situado dentro del saco amniótico o de las cubiertas embrionarias.

Intersexualidad

	Gónadas	Cariotipo	Cromatina sexual	Fenotipo	Genitales externos
Hermafroditismo verdadero	ovotestis, testículo y/u ovario	46,XX o 46,XY	positiva o negativa	femenino o masculino	intersexuales
Seudohermafroditismo masculino	testículos	46,XY	negativa	predominantemente masculino	intersexuales predominantemente femenino
Seudohermafroditismo femenino	ovarios	46,XX	positiva	predominantemente femenino	intersexuales
Síndrome de Reifenstein	testículos	46,XY	negativa	predominantemente masculino (ginecomastia)	hipospadias
Feminización testicular	testículos	46,XY	negativa	femenino	femenino

intraparto: durante el parto.

intrauterino: dentro de la matriz, en su cavidad.

invasión, test de: ver penetración, test de.

inversión uterina: inversión de la matriz, encontrándose el cuerpo uterino, con el estrato mucoso hacia fuera, en la vagina o en la vulva; ver prolapso uterino y vaginal.

involucion, fase de: (obst.) den. para el intervalo de tiempo durante el cual sucede la involución de los cambios de los órganos maternos acontecidos durante el embarazo y el parto; el estado de involución alcanzado no corresponde, desde el punto de vista anatómico y funcional, en todos los casos a las proporciones dadas antes del embarazo. Aparte de los procesos involutivos de los genitales (involución* uterina, acortamiento de los parametrios, estrechamiento del canal vaginal, oclusión del cuello uterino cerca del octavo día postparto, y otros) pertenecen a esta fase la normalización de los cambios extragenitales condicionados por el embarazo (ver adaptación materna al embarazo); la aparición de loquios corresponde al proceso curativo de la herida uterina. Provechosa la gimnasia puerperal con ejercicios respiratorios, ejercicios para la estimulación de la circulación sanguínea, así como para la musculatura perineal, abdominal y de la espalda. Generalmente se presentan reacciones psíquicas: ver puerperio; ver tamb. Allen-Masters, síndrome de; útero, altura del fondo de.

involución uterina: regresión de la matriz después del parto; a las 24 horas el útero se encuentra unos dos dedos por debajo del ombligo y, en los 10 días siguientes, desciende un dedo cada día (es decir, en el quinto día puerperal el útero se encuentra a medio camino entre el ombligo y la sínfisis, y en el 10° día postparto aprox. a la altura de la sínfisis). Una vejiga llena puede simular una elevación del fondo uterino. La lactancia* estimula, debido al aumento de producción de oxitocina (contracciones uterinas), la involución uterina. Ver involución, fase de; útero, altura del fondo del; subinvolución uterina.

IPPF: abrev. de (ingl) **I**nternational **P**lanned **P**arenthood **F**ederation; federación internacional para la planificación de la paternidad y cuestiones de la política poblacional.

irrigación vaginal: enjuague, lavado de la vagina con fines terapéuticos o inmediatamente después de la relación sexual, con finalidad contraceptiva (ver contracepción*); elevada cuota de fracasos (índice de Pearl alrededor de 30).

isocromosomas: cromosomas originados por división transversal - en lugar de longitudinal - del centrómero (de los brazos cortos y de los largos); p. ej. en el cromosoma X humano (isocromosoma X).

isohemolisinas: isoanticuerpos (casi siempre de la clase IgM) que, bajo la acción del complemento, inducen un aumento de la permeabilidad de la membrana del eritrocito y una salida de la hemoglobina. Están dirigidos contra eritrocitos de la misma especie. Tienen importancia, entre otros, los de especificidad anti-A y anti-B. Son causa de incidentes transfusionales hemolíticos y de la enfermedad* hemolítica del neonato, en caso de incompatibilidad AB0*.

istmorrafia: ver cerclaje.

istmo tubárico: tercio medial estrecho de la trompa* de Falopio.

istmo uterino: ver útero.

IUD: abrev. de (ingl) **i**ntra**u**terine **d**evice (ver pesarios intrauterinos).

J

jarabe de arce, enfermedad del: déficit de descarboxilasa de las cadenas laterales: **anomalía metabólica hereditaria** recesiva, con déficit de la enzima aminoácido-descarboxilasa de las cadenas laterales. Acontece un trastorno de la degradación de los tres aminoácidos de cadena ramificada: leucina, isoleucina y valina, que pueden demostrarse en gran cuantía en sangre, liquor y orina. Se originan además distintos productos intermediarios tóxicos (hidroxiácidos), que caracterizan el **cuadro clínico de una toxicosis grave del lactante**, casi siempre de evolución fulminante, mortal. Comienzo de la enfermedad ya en edad lactante temprana, después del 4º-6º día de vida, con los signos de una lesión cerebral metabólica (rechazo del alimento, apatía, espasmos extensores, trastornos respiratorios). Hay tamb. casos atípicos que solamente muestran sínt. cerebrales casi siempre transitorios, pero a veces tamb. mortales, en caso de situaciones metabólicas desfavorables (infecciones, suministro excesivo de leucina), con amino y cetoaciduria. **Sintomatología:** oligofrenia, trastornos de la deglución y la respiración, mioclonías. La orina huele a azúcar quemado (por ello el nombre), probablemente a consecuencia de la excreción de un éster del ácido alfahidroxibutírico (producto de degradación de la isoleucina).

Jarisch-Herxheimer, reacción de (Adolf J., fisiólogo, Innsbruck, 1891-1965; Karl H., dermatólogo, Frankfurt a.M., 1861-1944): reacción frente a las toxinas liberadas por la degradación del Treponema pallidum, después de la primera inyección de un antibiótico, p. ej. penicilina; empeoramiento, con elevación de la temperatura, de las manifestaciones clínicas, especialmente de la sífilis temprana, o aparición de trastornos hasta ese momento latentes. Reacciones similares pueden presentarse en caso de quimioterapia del tifus abdominal y de la leptospirosis.

jet lag (ingl): ver disritmia.

jet wash, técnica de: método suplementario para el diagnóstico del carcinoma* uterino asintomático. Las células endometriales son obtenidas mediante lavado de la cavidad uterina, por procedimiento de presión negativa (ambulatorio, sin narcosis). El líquido de lavado es investigado histológica y citológicamente en lo concerniente a células sospechosas (citología* por lavado). En caso de demostración de células sospechosas de carcinoma, debe procederse a continuación a un curetaje* diagnóstico. **Atención:** ¡un hallazgo citológico negativo no excluye la presencia de un carcinoma! Ver tamb. citología.

Juhel-Renoy, síndrome de: ver necrosis de la corteza renal.

K

Kallmann, síndrome de (Frank K., psiquiatra, Berlín, New-York, 1897-1945): ver génito-olfatorio, síndrome.

Kaltenbach, esquema de (Rudolf K., ginecólogo, Halle, 1842-1893): esquema utilizado para la representación gráfica del momento, duración e intensidad de la hemorragia menstrual, así como para el registro de los trastornos del ciclo* (ver fig.).

intensidad de la hemorragia	1.	2.	3.	4.	5.	ciclo 6.
intensa						
normal						
débil						

Esquema de Kaltenbach

Karman, método de: también regulación de la menstruación; interrupción* del embarazo durante las dos primeras semanas después de la desaparición de la hemorragia menstrual mediante la introducción de un tubito de plástico en el canal cervical y aspiración de la decidua y del huevo implantado, con una bomba eléctrica de vacío o una jeringa especial. **Ventaja:** esencialmente menos complicaciones que con una interrupción 4-6 semanas más tarde. **Inconveniente:** en caso de falta del diagnóstico positivo de embarazo, la intervención acontece sin que sea necesaria. Ver legrado por succión.

Kaufmann, esquema de (Carl K., ginecólogo, Berlín, 1900-1980): administración de estrógenos* y gestágenos* acoplada al ciclo, para estimular la formación de un endometrio correspondiente a la situación normal en el ciclo menstrual, en forma de terapia sustitutiva, p. ej. en caso de insuficiencia* ovárica; es necesaria cuando no se consigue una normalización del ciclo o de las hemorragias mediante una terapia puramente gestagénica. Mediante la administración suplementaria de estrógenos se sustituye toda la función ovárica vegetativa; se administran p. ej. estrógenos del 5° al 25° día del ciclo, y suplementariamente gestágenos a partir del 16° día del ciclo. Ver estrógeno-gestágeno, test de.

Kehr, signo de (Hans K., cirujano, Berlín, 1862-1916): dolor que irradia hacia el hombro izq. e hiperestesia cutánea; típico de la ruptura del bazo y de la ruptura tubárica (ver embarazo tubárico).

Kielland, fórceps de (Christian K., ginecólogo, Oslo, 1871-1941): variante del fórceps* (ver fig.) de empleo universal; se distingue del fórceps de Naegele* por el cierre deslizante y una curvatura diferente de las cucharas. Ver extracción con fórceps.

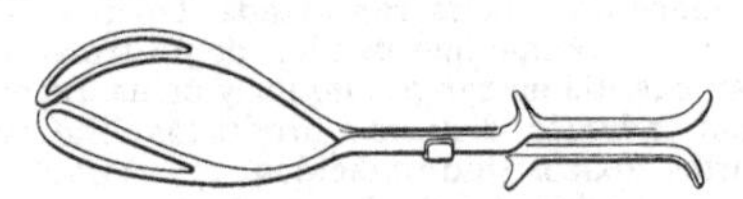

Fórceps de Kielland

Klinefelter, síndrome de (Harry K., médico estadounidense, nacido en 1912): sin. síndrome de Klinefelter-Reifenstein-Albright; forma determinada del hipogonadismo* hipergonadotropo masculino con aneuploidía gonosómica (casi siempre trisomía 47, XXY, rara vez también 48, XXXY, 49, XXXXY o XXXYY). **Frecuencia:** aprox. 1 de cada 590 nacidos vivos masculinos. **Etiología:** la trisomía gonosómica se debe a non*-disjunction, no pudiendo ser hereditaria, puesto que los pacientes, por regla general, son estériles. **Sintomatología:** individuos fenotípicamente masculinos con cromatina sexual positiva, genitales masculinos normalmente dispuestos con hipoplasia testicular (esclerosis tubular; espermiogénesis deficiente o ausente, con azoo y oligospermia, infertilidad), hipoplasia epididimaria y escrotal con ginecomastia* relativamente frecuente; pubertad* tardía, frecuentemente distribución femenina del vello corporal, cierre retrasado de las epífisis, edad ósea retardada; la oligofrenia es muy frecuente, así como signos de un psicosíndrome endocrino, orgánicamente condicionado. Talla elevada eunucoide facultativa y diversos signos inespecíficos de dismorfias y displasias. La consecuencia de la producción disminuida de testosterona, es una disminución de la libido y de la potencia (en caso de que existan) después del 35° año de vida; como signo tardío se presenta frecuentemente una osteoporosis generalizada temprana. **Diagnóstico:** excreción incrementada, en orina, de gonadotropinas y estrógenos, con excreción normal o levemente disminuida de 17-cetosteroides y disminuida de pregnandiol (y pregnantriol), estrona y estradiol; investigación cromosómica. Ver seudosíndrome de Klinefelter; disgenesia gonadal.

Klumpke, parálisis de (Augusta Déjerine-K., neuróloga, París, 1859-1927): ver plexo braquial, parálisis del.

Knaus-Ogino, método de (Hermann K.,

ginecólogo, Praga, Viena, 1892-1970; Kyosaku O., ginecólogo, Japón, 1882-1975): ambos establecieron sobre bases científicas, independientemente uno del otro, el método del ritmo* para la contracepción*.

Kofferath, síndrome de (Walter K., médico): parálisis diafragmática congénita o adquirida por traumatismo del parto, unilateral, en el último caso frecuentemente combinada con déficit en la región del plexo braquial (parálisis del plexo* braquial), especialmente después de la extracción con fórceps o de parto en presentación podálica, a consecuencia de lesión de la 3ª y 4ª raíz cervical. **Sintomatología:** trastornos respiratorios, cianosis, abdomen caído, irregularidades en la defecación; después del trauma, frecuente tumefacción del lado del cuello de la parte afectada. **Diagnóstico:** (radiológico) situación elevada unilateral del diafragma con movimientos paradójicos del mismo (signo de Kienböck); frecuentemente atelectasia pulmonar.

Kristeller, maniobra de (Samuel K., ginecólogo, Berlín, 1820-1900): maniobra para sustituir la fuerza insuficiente de la prensa abdominal durante la salida de la cabeza, la evolución de los hombros y en la presentación podálica; el asistente presiona, sincrónicamente con las contracciones, el polo superior del feto en dirección del eje pélvico.

Krukenberg, tumor de (Friedrich K., patólogo, Halle, 1871-1946): den. para un carcinoma ovárico de origen metastásico, casi siempre bilateral (histológicamente con células en anillo de sello, características, frecuentemente productoras de moco) en caso de tumor primario maligno localizado en el tracto gastrointestinal; se origina posiblemente por caída de las células tumorales al fondo de saco de Douglas (metástasis por implantación) o por metastatización linfohematógena.

Kurzrok-Miller, test de (Raphael K., ginecólogo, New York, 1895-1961): test cruzado de invasión in vitro; test rara vez empleado en el marco de la investigación de la esterilidad, cuando se supone una «intolerancia de las secreciones»; test sobre portaobjetos, que debe ser efectuado en la fase preovulatoria. **Ejecución: 1.** la secreción cervical de la paciente es puesta en contacto con un esperma extraño, de fertilidad asegurada, investigando microscópicamente si los espermatozoides penetran en el moco cervical. **2.** el esperma del marido o del partenaire es puesto en contacto con el moco cervical de una mujer de fecundidad demostrada. Si en el caso 1° los espermatozoides extraños penetran en el moco cervical y en el caso 2° no penetran los espermatozoides del marido o del partenaire, la fuerza invasiva del esperma debe ser calificada como insuficiente (resultado negativo). En el caso contrario (ninguna penetración del esperma extraño pero penetración de los espermatozoides del marido o del partenaire) hay que suponer una patología funcional del factor* cervical. Una variante de este test viene representada por el **test de penetración capilar del esperma** en el que, en lugar de un portaobjetos, se emplean tubos capilares para hematócrito, enjuiciándose la altura de ascenso máximo a los 30, 60 y 90 minutos. Ver penetración, test de.

Küster, síndrome de (Hermann K., ginecólogo): ver Rokitansky-Küster, síndrome de.

Küstner, signo de (Otto Ernst K., ginecólogo, Breslau, 1849-1931): ver cordón umbilical, signos del.

L

Labhardt, estenosis de (Alfred L., ginecólogo, Basilea, 1874-1949): estenosis anular del segmento vaginal superior; manifestación involutiva en pacientes postmenopáusicas.

Labhardt, signo de: coloración lívida del introito vulvar en el embarazo temprano; ver embarazo, signos del.

labio leporino: ver hendiduras maxilofaciales.

labios mayores: prominencias cutáneas con pelo en su exterior, pares, ricas en grasa. Delimitan la ranura pudenda (rima pudendi); se unen por debajo del monte de Venus (mons pubis) en la comisura anterior de los labios, y en el periné* en la comisura posterior de los labios.

labios menores: las así den. ninfas; repliegues cutáneos pares, de tamaño variable, delgados, sin pelo, recubiertos interiormente por epitelio plano pluriestratificado, no queratinizado y ricos en glándulas sebáceas. Circundan el vestíbulo* vaginal y se encuentran en sentido perineal en el frénulo* interlabial pudendo. Por delante se une cada uno de ellos con un pliegue cutáneo exterior para formar el prepucio* del clítoris y, también cada uno de ellos, con un repliegue interno anterior para formar el frénulo* del clítoris.

labios vulvares: labios* mayores y labios* menores (labia majora pudendi y labia minora pudendi); repliegues cutáneos pares que delimitan la ranura pudenda (labios mayores) o circundan el vestíbulo vaginal (labios menores). Ver genitales.

laceración, ectropión por: protrusión excesiva de los labios, del orificio uterino hacia el exterior, de tal forma que el canal cervical permanece más o menos abierto (apertura del orificio uterino) como consecuencia de la curación cicatrizal de un desgarro de cérvix* originado durante el parto, saliendo una gran porción del epitelio cilíndrico fuera del canal cervical, hasta la región vaginal.

lac mulierum: leche de la mujer, leche* materna.

lac neonatorum: leche* del neonato.

lactación: producción y secreción de leche* materna por la glándula mamaria femenina, por regla general después de la terminación del parto. La puesta en marcha y el mantenimiento de la lactación es un proceso complejo, aún no completamente esclarecido en todos sus detalles; como preparación se cuenta el desarrollo de la glándula mamaria hasta un órgano con capacidad funcional, proceso dependiente de la influencia de hormonas ováricas y que se inicia ya en la pubertad **(mamogénesis)**, así como la preparación a la producción de leche, efectuada por la HPL* y la prolactina* en el embarazo, bajo el influjo de las hormonas esteroides placentarias (ver placenta, hormonas de): **lactogénesis:** ulterior aumento de volumen y diferenciación del parénquima glandular. La secreción láctea **(galactogénesis)** acontece solamente después del parto, tras la desaparición del efecto inhibidor de las hormonas esteroides placentarias (después de la expulsión de la placenta), siendo favorecida, así como el mantenimiento de la lactación **(galactopoyesis)**, por el estímulo fisiológico de la succión y los factores neurales a él acoplados, especialmente la producción ulterior de prolactina en el lóbulo anterior de la hipófisis y el incremento de la liberacioín de oxitocina*, desde el lóbulo posterior hipofisario; la oxitocina estimula la contracción de los mioepitelios de las paredes alveolares y de los pequeños conductos galactóforos y, con ello, el vaciamiento de la leche **(galactoquinesis)**.

lactación, hiperinvolución uterina por: involución* uterina desmesurada, en caso de lactancia* demasiado prolongada.

lactación, hormona de la: sin. hormona láctea, productora de leche, lactotropa, etc.; ver prolactina.

lactagogo: sin. lactogogo, galactogogo*.

lactancia: alimentación natural del lactante, en el seno materno, con leche* materna. **Condición para la lactancia** es la capacidad para la misma de la madre, presente en más del 80% de los casos. A veces, la lactancia es impedida o imposibilitada por obstáculos psicológicos (duda, indecisión, falta de disponibilidad) o fisiológicos (pezones planos, rágades, mastitis), y además, p. ej. a consecuencia de la toma de medicamentos por la madre que pasan a la leche (ver leche materna, tabla). Como impedimento absoluto para la lactancia, ha de ser considerada la tuberculosis materna (en este caso hay que separar madre e hijo hasta que éste posea una protección BCG eficaz, o sea, unas 6 semanas). Los impedimentos para la lactancia por parte del niño, son más raros (prematuros*, algunas enfermedades del recién* nacido). Condición previa para una **técnica correcta de lactancia** es una buena introducción por la enfermera, comadrona, asistente o médico. Antes y después de cada toma, hay que limpiar minuciosamente con agua hervida el pezón y sus alrededores. Los intentos de lactancia requieren paciencia, especialmente en los primeros días, hasta que el lactante abarque con la boca toda la aréola mamaria y succione con fuerza (ver reflejos primitivos del neonato). Ver tamb. destete, agalactia, hipogalactia, calostro, self demand feeding.

lactancia, psicosis de la: den. antigua para las psicosis que comienzan, aproximadamente, la 6ª semana después del parto; hoy inhabitual. Ver psicosis puerperal.

lactante: niño, desde el parto hasta la terminación del primer año de vida; el desarrollo corporal (estático-motor) y psíquico del lactante sigue determinadas reglas dependientes de la edad, dentro de márgenes normales de variación.

lactante, evolución del peso del: caracterizada por una disminución fisiológica del peso, por debajo del peso del recién* nacido en el momento del parto, previa al aumento continuo del mismo (ver tabla).

Evolución del peso del lactante

En los primeros 3–5 días disminución fisiológica de peso de aprox. el 10% del peso del parto
A los 10–20 días recuperación del peso del parto
En el 1er trimestre aumento de peso de unos 25 g/día
En el 2º trimestre aumento de peso de unos 20 g/día
En el 3er trimestre aumento de peso de unos 15 g/día
En el 4º trimestre aumento de peso de unos 10 g/día
En el 5º mes duplicación del peso del parto
En el 10º mes triplicación del peso del parto

lactoalbúmina: albúmina de la leche, más abundante en la leche* materna que en la de vaca.

lactobacilo acidófilo: bacterias bacilares inmóviles, alargadas, gramnegativas, de la familia de las Lactobacillaceae (producen ácido láctico a partir de los hidratos de carbono) pertenecientes al género de los lactobacilos. El lactobacilo acidófilo está presente, fisiológicamente, en la secreción vaginal en forma de bacilo de Döderlein. **Función:** producción de ácido láctico (desinfectante fisiológico) como factor del mecanismo de autolimpieza de la vagina; ver flora vaginal.

lactobacilo bífido: bacterias bífidas (similitud con las corinebacterias); anaerobias estrictas en cultivo. Presentación: leche materna, flora intestinal normal del lactante, cuando se alimenta con leche materna; en menor proporción, también en lactantes alimentados artificialmente y en el intestino de los adultos.

lactógeno placentario humano: abrev. LPH; ver HPL.

lactosuria: aparición, en la orina, de lactosa, el azúcar de la leche; fisiológica en embarazadas y puérperas.

ladilla: ver Phthirus pubis.

Langhans, células de (Theodor L., patólogo, Berlín, 1859-1915): **1.** (embriol.) la capa interna, situada por debajo del estrato sincitial del trofoblasto*, de células epiteliales claras casi isoprismáticas, recíprocamente bien delimitadas, con distinto grado de diferenciación (estrato de células de Langhans, citotrofoblasto); trofoblasto sincitial (sincitiotrofoblasto) y citotrofoblasto, corresponden a diferentes formas de maduración trofoblástica que parten de células de Langhans indiferenciadas. **2.** (hist.) células gigantes con varios núcleos marginales en el tejido de granulación, en caso de tuberculosis, lepra y sífilis.

laparoscopia: visualización de la cavidad abdominal con un endoscopio. **Procedimiento:** después de insuflar la cavidad abdominal con gas CO_2 (neumoperitoneo*), mediante una aguja de Veress, el laparoscopio es introducido en condiciones asépticas y bajo anestesia local, casi siempre en la región epigástrica. **Indicaciones:** exploración de los órganos pélvicos, dado el caso, con excisión o punción de prueba y cromopertubación* suplementaria de las trompas; ver pelviscopia.

laparotomía exploratoria: apertura, con fines diagnósticos, de la cavidad abdominal (confirmación del diagnóstico, esclarecimiento de hallazgos oscuros, p. ej. de la operabilidad de un proceso maligno).

large for date baby (ingl): sin. niño* macrosómico; ver tamb. recién nacido.

late deceleration (ingl): caída tardía en cardiotocografía; ver reacciones contráctiles, tipos de.

lateroflexión uterina: desplazamiento lateral de la matriz flexionada.

lateroposición uterina: desplazamiento lateral de la matriz; ver posición uterina.

latido fetal: la actividad cardíaca fetal, como demostración de la vida intrauterina y del embarazo temprano intacto, es detectable ópticamente con la imagen ecográfica, a partir de la 8ª semana de embarazo, a partir de la 10ª, con la imagen ecográfica B, y acústicamente, a partir de la 12ª semana, mediante el procedimiento ultrasónico Doppler. Ver ultrasonidos, diagnóstico por.

Latzko, operación de: ver cesárea.

Laufe, fórceps de: forma de fórceps de salida de la pelvis (fórceps divergente) que, supuestamente, evita ampliamente la compresión de la cabeza del niño. Ver Bamberger, fórceps de; extracción con fórceps.

LAV: abrev. de (ingl) lymphadenopathy-associated virus (virus asociado a linfopatía); denominación para un retrovirus humano de función decisiva en la etiopatogénesis del SIDA*, descrito en 1983 (L. Montagnier), y que ha sido designado alternativamente como HTLV*-III. Desde 1986 se recomienda el cambio de denominación a HIV*. En 1986 se descubrió otro retrovirus relacionado con el SIDA, denominado como LAV-II, en pacientes de Africa Occidental, negativos para los anticuerpos HIV (L. Montagnier); se distingue de los HIV principalmente en la cubierta proteica (propiedades antigénicas, etc.) y cuyo estrecho parentesco, con el HTLV-IV y con el agente etiológico del SIDA en monos (STLV-III), es probable con base en investigaciones del genoma y serológicas.

lavado vaginal: irrigación vaginal.

L

leche del neonato: lac neonatorum; líquido similar a la leche, extraible mediante presión de la glándula mamaria de neonatos de ambos sexos, lo que por lo demás debe ser evitado. **Causa:** efecto de las hormonas maternas. Ver hipertrofia mamaria del neonato.

leche de vaca: la leche más importante para la alimentación artificial del neonato; se distingue de la leche* materna, no solamente por proceder de otra especie y por su composición (ver tabla), sino también por su contenido bacteriano.

Leche de vaca
Composición promedio y valor nutritivo (por 100 ml)

Valor nutritivo	281 kJ (67 kcal)
Proteínas	3,3 g
Caseína	2,8 g
Lactoalbúmina	0,4 g
Lactoglobulina	0,2 g
Lípidos (grasa)	3,7 g
Hidratos de carbono	4,8 g
Cenizas (sales)	0,7 g
Vitamina A	unos 0,03 g
Vitamina C	unos 0,002 g

leche materna: secreción elaborada durante el período de lactación por la glándula mamaria femenina, conteniendo entre otras: las inhibinas lisozima, lactoferrina, ácido neuramínico e inmunoglobulinas específicas (sobre todo IgA), por lo que los niños sometidos a lactancia natural son más resistentes frente a infecciones y alergenos; composición promedio: ver tabla 1. Durante el embarazo se da, bajo la influencia de hormonas placentarias (estrógenos, progesterona, HPL*) y de la prolactina*, un crecimiento del parénquima glandular y un aumento de las gotículas lipídicas en las células glandulares. La lactación* (secreción de leche) se presenta, no obstante, solamente después de la inhibición derivada del efecto de las hormonas placentarias (desprendimiento de la placenta). En los primeros días después del parto es producido calostro* y, después de un período de transición (leche transitoria), a partir del 10°-15° día (rara vez a partir del 21°), la leche madura. La primera salida de leche propiamente dicha (a partir del 3°-4° día puerperales) acontece por el influjo de la oxitocina*. El estímulo fisiológico para la puesta en marcha y mantenimiento de la secreción de leche, es el estímulo succional con vaciamiento, lo más completo posible, de las glándulas mamarias. La leche materna puede contener diversas sustancias nocivas (tóxicos de consumo y del medio ambiente) y medicamentos (ver tabla 2); **su capacidad de paso a la leche** es, entre otras, dependiente de la solubilidad, unión a las proteínas, lipofilia y grado de ionización de la sustancia. En el caso de los medicamentos, las concentraciones que aparecen en la leche materna son por término medio unas diez veces menores que su concentración terapéutica; tales concentraciones son, por lo general, innocuas para el lactante, pero a veces existe el peligro de acumulación. Por ello, la prescripción de medicamentos a la madre durante la lactancia debe ser consultada con el pediatra; dado el caso, hay que interrumpir la lactancia; ver destete.

Leche materna — Tabla 1

Componente	Cantidad promedio en g/100 ml	Amplitud de variación en g/100 ml
Proteínas	1,5	0,7–2,0
Caseína	0,4	
Lactoalbúmina	0,4	
Lactoglobulina (Inmunoanticuerpos)	0,7	
Lípidos (grasa)	4,5	1,3–8,2
Hidratos de carbono (glúcidos)	7,0	4,5–9,5
Cenizas (sales)	0,2	
Vitamina A	unos 0,04	
Vitamina C	unos 0,005	

El **valor nutritivo** por 100 ml de la leche materna oscila entre 188 kJ (aprox. 45 kcal) y 502 kJ (aprox. 120 kcal), siendo el valor promedio de 314 kJ (aprox. 75 kcal).

leche, subida de la: ver leche materna.

leche transitoria: ver calostro.

lecitina, determinación en el líquido amniótico: método de diagnóstico prenatal de la madurez* pulmonar.

lecitina-esfingomielina, cociente de: cociente L/E*.

L/E, cociente: abrev. de cociente lecitina/esfingomielina, en el líquido amniótico; método de diagnóstico prenatal de la madurez* pulmonar; tamb. test de la madurez pulmonar del neonato.

Lee, maniobra de (Joseph Bolívar de L., ginecólogo, Chicago, 1869-1942): la cabeza del ni-

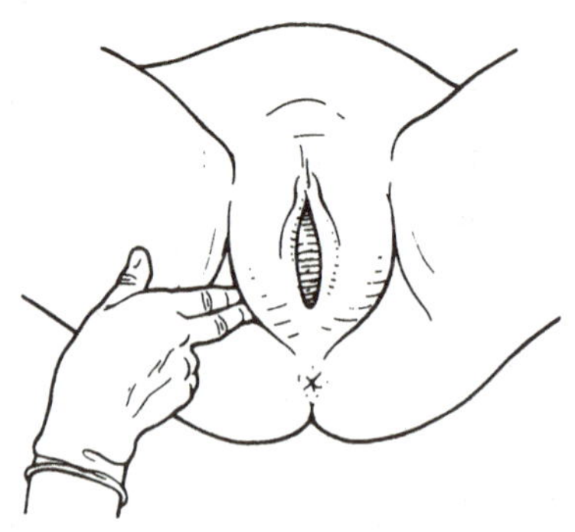
Maniobra de Lee

Leche materna Tabla 2
Medicamentos durante el embarazo y la lactancia

Medicamento	Efectos sobre el embrión o el lactante, avisos sobre la medicación
Quimioterápicos	
Sulfonamidas	Riesgo de hiperbilirrubinemia
Nitrofurantoína Ácido nalidíxico	Peligro de hemólisis aguda en caso de déficit de glucosa-6-fosfato-deshidrogenasa (raro)
Metronidazol	Concentración elevada en la leche – interrumpir la lactancia en caso de tratamiento de breve duración; destete en caso de tratamiento de más larga duración
Antibióticos	
Penicilina G Ampicilina	Sensiblización, superinfecciones por otros gérmenes, desarrollo de gérmenes resistentes
Tetraciclina	La formación de complejos de calcio produce un cambio de la coloración ungueal, y más tarde de la dentadura de leche y de la permanente; inhibición reversible del crecimiento
Cloramfenicol	«niños grises»
Aminoglucósidos	Ototoxicidad a dosis elevadas
Hormonas	
Contraceptivos orales	Posible ginecomastia en niños y proliferación del epitelio vaginal en niñas
Cortisona	Administrarla solamente en caso de indicación ineludible
Psicofármacos, hipnóticos	Sedación, estados hipnóticos
Sedantes	Hipotonía muscular
Anticonvulsivos	
Fenitoína Fenobarbital	Escaso paso a la leche: permitidos
Acido valproico	Pasa algo a la leche: evitarlo
Carbamazepina	Todavía no suficientemente esclarecido
Diuréticos	Largo tiempo de vida media: peligro de acumulación hipokaliemia, trombocitopenia, bradicardia, disminución de la presión sanguínea
Antihipertensivos	
Reserpina	Hipersecreción de la mucosa nasal, trastorno de la termorregulación, letargia, depresión
Anticoagulantes	
Cumarina	Peligro de hemorragias
Heparina	Permitida, puesto que no pasa a la leche
Analgéticos, antipiréticos, antirreumáticos	
Petidina Opiáceos	Permitida la administración ocasional
Salicilatos	Trastornos de la coagulación dependientes de la dosis
Ergotamina	Vómitos, diarrea
Metilergotamina	Permitida
Antitiroideos	Peligro de instauración de un bocio
Laxantes	Evitar los laxantes reabsorbibles
Preparados conteniendo vitamina D	Peligro de hipocalcemia en caso de profilaxis del raquitismo simultánea

ño que ha llegado al suelo de la pelvis, es palpable con dos dedos lateralmente a uno de los labios mayores.

legra: fórceps para eliminar los restos de un aborto.

legrado: ver abrasión, curetaje.

legrado por aspiración: sin. legrado por vacío; vaciamiento intermitente de la cavidad uterina con un aparato eléctrico de aspiración; se emplea para la interrupción del embarazo* hasta el final de la 13ª semana del mis-

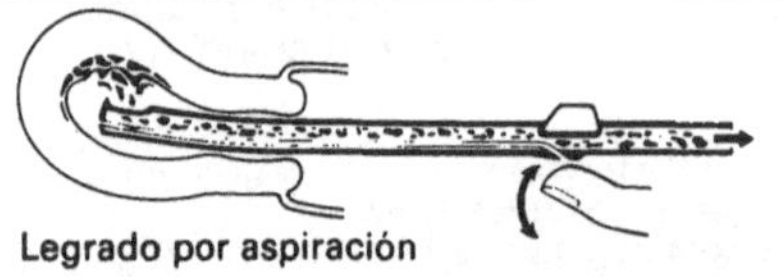

Legrado por aspiración

mo, y además en caso de mola* hidatídica y para eliminar los restos de un aborto* incompleto; menos agresivo que el curetaje*. **Peligros:** embolia gaseosa, si penetra aire, debido a un fallo técnico. Ver legrado por succión; Karman, método de.

legrado por succión: curetaje del cavum uterino efectuado según el principio del legrado* por aspiración con una **cureta de aspiración**, para fines diagnósticos (duración de 20 a 30 segundos). Ventaja: el legrado por succión proporciona material suficiente para el diagnóstico histológico; es efectuado sin narcosis y sin dilatación del canal cervical; posible el empleo ambulatorio. Inconveniente: ausencia de posibilidad de localización, p. ej. en caso de carcinomas, legrados incompletos. Ver jet wash, técnica de.

LEOPARD, síndrome de: síndrome malformativo congénito con participación cardíaca, cutánea y del oído interno; la den. derivada del síndrome procede de las siete características principales: **l**entigines (lentigo sin participación de las mucosas), **e**lectrocardiographic conduction defects (trastornos de la conducción de la excitación), **o**cular hypertelorism (hipertelorismo), **p**ulmonary stenosis (estenosis pulmonar), **a**bnormalities of genitalia (anomalías genitales: hipoplasia ovárica o testicular, criptorquidia, hipospadias, retraso del comienzo de la pubertad, infantilismo genital), **r**etardation of growth (retraso del crecimiento), **d**eafness (sordera). Modo hereditario, autosómico dominante, con intensa penetrancia y expresividad variable.

Leopold, maniobras de (Christian L., ginecólogo, Leipzig, 1846-1911): **cuatro maniobras** para la exploración manual de las embarazadas: **1.** para averiguar la situación del fondo uterino (ver fig.). Ambas manos que casi se tocan con las puntas de los dedos, son colocadas planas sobre el vientre por encima del ombligo, apretando suavemente el fondo (punto de referencia para la edad del embarazo). **2.** para la constatación de la espalda y de partes menores del feto (ver fig.). Ambas manos se colocan planas lateralmente, con leve presión, sobre el

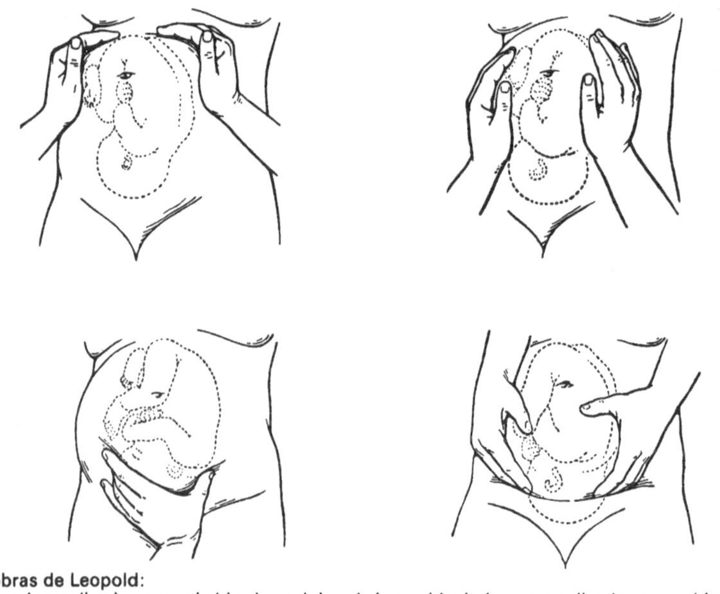

Maniobras de Leopold:
Arriba: primera (izq.) y segunda (der.) maniobra de Leopold; abajo: tercera (izq.) y cuarta (der.) maniobra de Leopold

vientre. **3.** para la determinación de la situación y tamaño de la parte de presentación (ver fig.), se rodea ésta con una mano en la región de la sínfisis. **4.** (para completar 3., después de la entrada en la pelvis de la parte de presentación), constatación de la situación de la parte de presentación (ver fig.): colocación de ambas manos en el extremo inferior del vientre, planas a ambos lados sobre la pared abdominal, apretando cuidadosamente con las puntas de los dedos hacia la cavidad pélvica. **5.** (también maniobra suplementaria) ver Zangemeister, maniobra de. Ver tamb. peloteo; postura intrauterina del feto; útero, altura del fondo del.

leprechaunismo, síndrome del: síndrome dismórfico congénito, con disfunción endocrina y trastornos del metabolismo, raro; ginecotropía. La denominación del síndrome es debida al aspecto característico de los pacientes, que recuerda la figura novelesca del fauno Leprechaun (grandes ojos abiertos, hipertelorismo, orejas displásicas de grandes lóbulos, carrillos hinchados). Otros estigmas son una ginecomastia congénita, hipertrofia del clítoris y de los labios menores, así como talla pequeña, retraso psicomotor, hepatoesplenomegalia, sensibilidad incrementada frente a la insulina; facultativamente, ovarios* poliquísticos.

lesbianismo: sin. safismo, tribadismo; actividad y excitabilidad sexual entre mujeres; ver homosexualidad.

lesiones cerebrales en la primera infancia: den. genérica para trastornos orgánicos de diferente etiología y anatomía patológica de un SNC que se encuentra en fase de desarrollo (desde el 6° mes del embarazo hasta el 3°-6° año de vida).

Causas: frecuentes son hipoxia, infecciones, hemorragias cerebrales, traumas, encefalopatía bilirrubínica (ver ictericia nuclear). Pueden actuar pre, peri o postnatalmente. Un peligro especial corre el niño en el período perinatal (ver fetal distress), necesitando por ello, en esta fase, de una vigilancia especialmente intensa. La **manifestación clínica** de una lesión cerebral infantil temprana es extremadamente polimorfa, abarcando, desde leves desviaciones del desarrollo de la personalidad, apenas constatables (síndrome psíquico orgánico cerebral), hasta posibles evoluciones mortales (hemorragia cerebral grave).

De gran importancia práctica es el diagnóstico, lo más pecoz posible, de una lesión cerebral infantil temprana leve, frecuentemente condicionada por la hipoxia, porque gracias a extensas medidas tempranas de estimulación (pedagógicas, ortopédicas, psicológicas, etc.), en muchos casos, puede posibilitarse un desarrollo funcional completamente normal. Es típica de estas lesiones la falta de manifestaciones clínicas en las primeras semanas o meses de vida. Por ello, todos los **niños de riesgo** (ver tamb. neonato con factores de riesgo) deben ser sometidos a una vigilancia regular por el especialista, controlando aprox. cada cuatro semanas su desarrollo somático y neuropsicológico. Punto principal de estas investigaciones es el **registro temprano de trastornos** de:

El diagnóstico de una posible lesión cerebral infantil, debe establecerse, lo más tarde, en el 6° mes de vida.

1. involución a tiempo de los reflejos* primitivos del neonato; **2.** desarrollo somático (peso, longitud, esqueleto, dentadura); **3.** desarrollo estático-motor (giro, reptar, sentarse, estar de pie, caminar); **4.** desarrollo psíquico (coger, jugar, comprensión de la lengua hablada, hablar). Ver parálisis cerebral infantil.

lesiones germinales: den. genérica para el efecto de influjos mutágenos y teratógenos, sobre las células germinales, embrionarias y fetales; ver embriotoxicidad; mutagenidad; teratogenicidad; teratogenicidad inducida por radiaciones; radiaciones, daños genéticos por.

lesión ureteral: complicación, rara pero típica, de operaciones ginecológicas, debido a sección, ligadura, aplastamiento o lesión isquémica tardía de los uréteres después de la destrucción del abastecimiento vascular, y condicionada por la estrecha relación de vecindad de los uréteres con los órganos genitales femeninos internos; **lugares de predilección** típicos: **1.** cruzamiento con los vasos ováricos; **2.** cruzamiento con la arteria uterina en el ligamento ancho; **3.** directamente prevesical al amputar el útero o al atender el muñón vaginal en el marco de una histerectomía. **Diagnóstico:** urografía, ecografía, representación retrógrada de los uréteres, sonda de fístula. **Terapia:** ver fístulas urogenitales; ver tamb. histerectomía (fig.).

leucocituria: aparición de leucocitos en orina; signo de infección de las vías urinarias; si la leucocituria es estéril, hay que excluir una tuberculosis mediante cultivo y experimentación (inoculación) en animales; ver tamb. infecciones urinarias.

leucoplasia: hiperplasia epitelial (hiperqueratosis) y displasia (disqueratosis, atipia celular y epitelial, mitosis incrementadas o atípicas), en la región de la boca y de los epitelios de transición (labios, región anogenital), que se cuenta como precancerosis*; diversas formas de crecimiento (leucoplasia plana, papilomatosa-endofítica y más rara exofítica). **Etiopatogenia:** efecto de irritación exógena (noxas mecánicas, físicas y químicas). El enturbiamiento blanquecino epitelial, no desprendible, se debe al engrosamiento del estrato córneo anucleado, sobre el epitelio cilíndrico estratificado, casi siempre con una reacción inflamatoria debajo. Ver paraqueratosis.

leucoplasia del hocico de tenca: leucoplasia* en la superficie de la portio, con frecuencia de presentación múltiple, negativa al yodo; hallazgo colposcópico sospechoso; ver fig., pág. 156. Ver colposcopia.

leucoplasia vulvar: leucoplasia* que se presenta principalmente en mujeres mayores en la región de la vulva*, casi siempre acompañada de prurito* vulvar; se desarrolla frecuentemente sobre una craurosis* vulvar, siendo considerada como precancerosis* facultativa para el carcinoma de vulva*; ver fig., pág. 156.

L

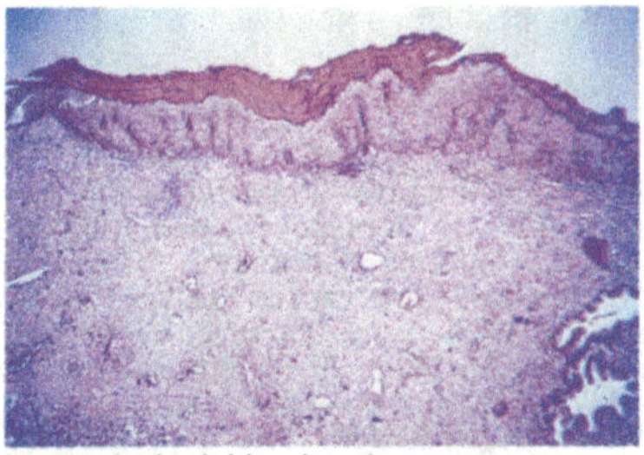

Leucoplasia del hocico de tenca

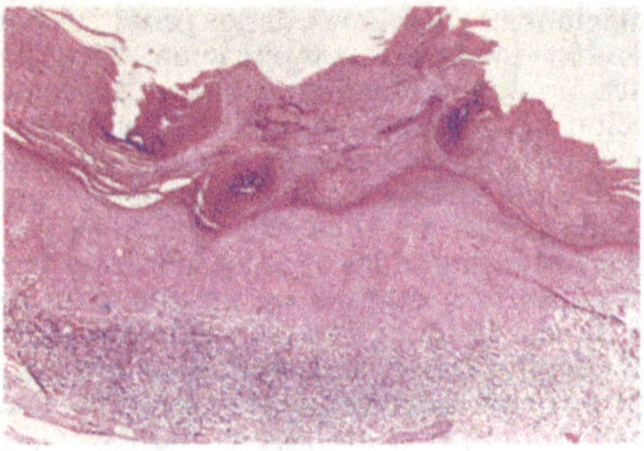

Leucoplasia vulvar:
Leucoplasia amplia, costrosa

leucorrea: ver fluor albus.

Leventhal, síndrome de (Michael L., ginecólogo, Chicago, 1901-1971): sin. síndrome de Stein-Leventhal; ver poliquistosis ovárica.

levonorgestrel (INN): levonorgestrelum (INN-L), levonorgestrel (INN-E), D-(-)-13β-etil-17β-hidroxi-18,19-dinor-17α-preg-4-en-20-in-3-ona (IUPAC): sin. D-norgestrel; CAS-N° 797-63-7; $C_{21}H_{28}O_2$; PM 312,45; el levonorgestrel tiene un intenso efecto gestagénico (5-6 mg provocan una transformación secretoria del endometrio, siendo la dosis inhibidora de la ovulación de 0,05 mg/día). **Empleo:** en combinación con un estrógeno, o solo (minipíldora*) para la contracepción* hormonal oral. Ver gestágenos.

LF: abrev. de **l**atidos* (cardíacos) **f**etales.

LH: abrev. de (ingl) **l**uteinizing **h**ormone, sin. ICSH* (en el varón); glucoproteína perteneciente a las gonadotropinas* hipofisarias, producida en las células basófilas del lóbulo ant. hipofisario, PM 28.000; la liberación viene mediada por el LH*-RF. La LH está constituida por dos cadenas de aminoácidos (α, β). La cadena α consta de 89 aminoácidos, siendo idéntica a la cadena α de la HCG, FSH y TSH. La cadena β (PM 13.000) consta de 115 aminoácidos; es responsable del efecto biológico y actúa inmunogénicamente. La molécula desarrolla su efecto biológico solamente cuando ambas subunidades están combinadas. Mecanismo de acción: efecto sobre las células intersticiales de las glándulas germinativas, mediado por receptores* hormonales: desencadena, en la mujer, la maduración del folículo y la ovulacion*, activa el desarrollo y la función del cuerpo* lúteo (síntesis de estrógenos y progesterona); estimula, en el varón, el crecimiento de las células intersticiales de Leydig del testículo y la síntesis de andrógenos. **Valores normales** (concentración sérica en mUI/ml de suero; estándar de referencia: MRC 68/40): en las mujeres en la fase folicular del ciclo menstrual 1,3-119,0; en el pico LH 24,0-150,0; en la fase luteínica 1,8-22,0; en la menopausia 14,5-86,0; en

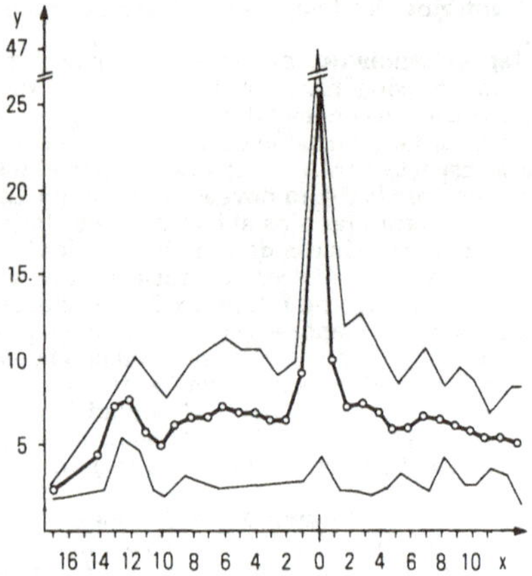

LH:
Concentración sérica en el ciclo bifásico normal; x: días; y: mUI de LH / ml de suero

los varones 1,6-12,5. **Empleo terapéutico:** en combinación con la FSH (o en forma de HCG) para la inducción de la ovulación*.

LHP: abrev. de **l**óbulo **h**ipofisario **p**osterior; ver hipófisis.

LH-RH: abrev. de (ingl) luteinizing **h**ormone-**r**eleasing **h**ormone, sin. releasing hormone de gonadotropinas, gonadoliberina, gonadorelina* (INN), luliberina; decapéptido producido en el hipotálamo, con un ácido piroglutamínico en el extremo N-terminal de la cadena peptídica (ver fig.); PM 1.181. El LH—RF estimula la

Pyro-Glu-His-Trp-Ser-Tyr-Gly-Leu-Arg-Pro-Gly-NH_2

liberación de LH* (y de FSH*), desde el lóbulo ant. de la hipófisis; su producción está regulada por el sistema hipotálamo-hipofisario, aconteciendo en forma pulsátil su secreción, en los vasos portales hipofisarios. EL LH-RH tiene un tiempo de vida media biológica de 2-10 minutos, siendo excretado por vía renal. **Empleo terapéutico:** como gonadorelina*; ver LH-RH agonistas; LH-RH, test de.

LH-RH agonistas: sustancias que reducen indirectamente la producción de hormonas* sexuales en las gónadas, mediante influjo inhibidor sobre los receptores hipofisarios de gonadotropinas (p. ej. buserelina). **Empleo:** en caso de carcinoma mamario antes de la menopausia, endometriosis, mastodinia, carcinoma prostático, criptorquidia.

LH-RH, test de: sin. test de estimulación del LH-RH; test para juzgar la función parcial gonadotrópica del lóbulo ant. de la hipófisis; a continuación de la determinación de dos valores de partida para la LH y la FSH, son inyectados en forma de bolo intravenoso 25-100 μg de LH-RH. Después de 20, 30 y 40 minutos se toman muestras sanguíneas para la determinación de la concentración sérica. Un aumento de la LH de 3 a 10 veces y un aumento de la FSH hasta tres veces el valor de partida (test positivo) habla en favor de una capacidad de reserva funcional normal de la hipófisis. La estimulación debe ser repetida a las dos horas, como control. En caso de trastornos hipotalámicos graves y de insuficiencia del lóbulo anterior de la hipófisis, el test es negativo (ningún aumento o aumento escaso de las gonadotropinas).

liberación del brazo: ver brazo, liberación del.

libido: concepto básico desarrollado en la teoría de los impulsos de S. Freud, para la energía psíquica acompañante de toda manifestación impulsiva, implicando tanto el impulso* sexual, como el impulso agresivo.

libido sexual: impulso para el establecimiento de relaciones, para el contacto y la unión corporales y con ello la satisfacción de las necesidades sexuales (acción final consumadora del impulso).

libido, trastornos de la: den. relativamente inexacta de los trastornos del comportamiento de apetencia sexual, que se manifiestan en forma de trastornos* sexuales funcionales o de falta de interés sexual. Desde el punto de vista psiquiátrico frecuentes en los trastornos y enfermedades psicógenas (reacciones conflictivas, evoluciones neuróticas, trastornos de la personalidad, enfermedades psicosomáticas), pero a veces tamb. en caso de psicosis endógenas (esquizofrenia, depresión). Especialmente en los pródromos de estados depresivos, todavía no manifiestos (larvados), se dan frecuentemente trastornos de la apetencia sexual y de la potencia.

ligamento ancho del útero: repliegue par del peritoneo, ventralmente dirigido, a causa de la anteflexión uterina, que une bilateralmente en forma plana los bordes laterales del útero con la pared lateral de la pelvis (fig.). En sentido caudal se dirige, ampliándose hasta formar el **ligamento cardinal uterino** (ver retinacula uteri, fig.), portador de vasos sanguíneos (arteria* uterina), hasta el tejido conectivo pélvico subperitoneal (parametrio*). En un repliegue de su superficie ant. se extiende en dirección al canal inguinal el ligamento* redondo (teres) uterino, que viene del ángulo útero*-trompa. Desde su cara post. se despliega una duplicatura secundaria que se dirige hasta el ovario: el mesovario. Su borde libre, que se extiende desde el extremo uterino del ovario hasta el ángulo útero-trompa, se engrosa hasta formar el ligamento* ovárico, mientras que su extremo lateral, que va desde el extremo tubárico del ovario hasta el infundíbulo de

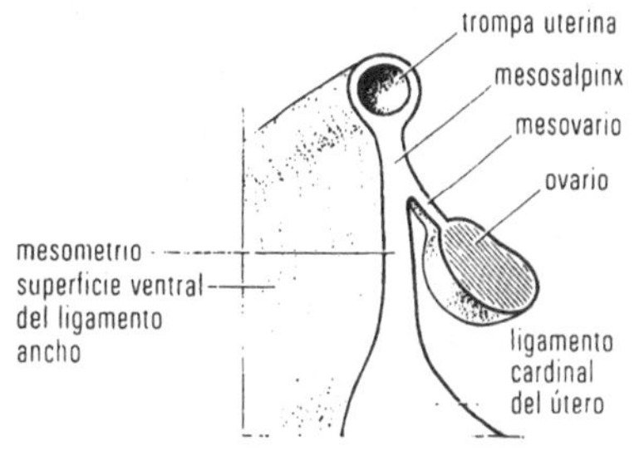

Ligamento ancho del útero

la trompa uterina, contiene las fimbrias* ováricas. La parte del ligamento ancho uterino situada por encima del arranque del mesovario contiene, en su borde sup. libre, la trompa uterina, a la que sirve de meso (mesosalpinx). Su parte lateral, sin trompa, se extiende como ligamento suspensorio del ovario, ascendiendo hasta la pared lateral de la pelvis y conteniendo la arteria* y la vena ováricas. El mesosalpinx y el mesovario, situados dorsalmente, son pues parte del ligamento ancho del útero, en las que éste, en cierto modo, se bifurca en sentido craneal; solamente la parte del mismo que se encuentra por debajo de esta bifurcación, constituye exclusivamente el meso uterino (mesometrio), que se une al recubrimiento peritoneal del útero (perimetrio).

ligamento cardinal del útero: ver ligamento ancho del útero.

ligamento de Cooper: ligamento púbico superior; ver Cooper, ligamento de.

ligamento genitoinguinal: (embriol.) ligamento caudal del riñón primitivo o ligamento gonadal; dispositivo ontogénico del gubernáculo testicular, en el sexo masculino o del ligamento ovárico, en el sexo femenino.

ligamento ovárico: tamb. lig. propio del ovario; originado a partir del repliegue gonadal caudal. Extremidad uterina del ovario ↔ ángulo útero*-trompa; en la pared post. del ligamento* ancho del útero.

ligamento pubovesical: (en el varón: lig. puboprostático); tractos de refuerzo pares de la fascia diafragmática pélvica sup., pertenecientes a los retinacula* uteri que van, desde la superficie post. de las ramas del pubis, hasta la vejiga (o la próstata); ver fascia pélvica.

ligamento redondo del útero: discurre desde el ángulo útero*-trompa, en la pared ant. del ligamento* ancho del útero, a través del canal inguinal, hasta el tejido conectivo de los labios mayores, procediendo ontogenéticamente del ligamento gonadal caudal. Ver retinacula uteri.

ligamento sacrouterino: ver Douglas, fondo de saco de.

ligamento suspensorio de la mama: tracto

de refuerzo de la fascia* pectoral superficial, al que está adosado el cuerpo glandular de la mama, en forma desplazable sobre la fascia del músculo pectoral; junto a ello, ligamentos de tejido conectivo (retinacula) atraviesan los senos desde la piel hasta la fascia, encapsulando el tejido graso. La composición de la estructura conectiva y su grado de relleno por tejido graso, determinan la tersura de los senos.

ligamento suspensorio del clítoris: conectivo-elástico; sínfisis ↔ dorso del clítoris.

ligamento suspensorio ovárico: repliegue peritoneal desde el extremo tubárico del ovario hasta la pared lateral de la pelvis; contiene la arteria* y la vena ováricas. Originado ontogénicamente a partir de la parte craneal del ligamento gonadal. Ver ligamento ancho del útero.

ligamentos uterinos: ver retinacula uteri.

ligamento transverso del periné: placa robusta de tejido conectivo, junto al borde ant. del diafragma urogenital en el ángulo púbico; formado por la reunión de las hojas de la fascia diafragmática urogenital sup. e inf. Ver suelo pélvico.

Liley, zonas de: ver líquido amniótico, espectrofotometría del.

línea arcuata: tamb. línea arcuata de Douglas; borde arqueado inf., convexo cranealmente, de la hoja post. de la aponeurosis del músculo oblícuo abdominal int., a unos cinco centímetros por debajo del ombligo. Casi nunca está bien delimitado: área arcuata (Lanz). Aquí se transforma tamb. la aponeurosis del músculo transverso abdominal que forma parte, cranealmente, de la hoja post. de la vaina del recto, en la hoja ant. de la misma vaina. Así pues, la superficie post. del músculo recto abdominal queda separado de la cavidad abdominal, caudalmente a la línea arcuata, solamente por la fascia transversal y por el peritoneo.

línea arcuata del hueso ilíaco: línea en el hueso ilíaco que discurre oblicuamente, desde arriba y atrás hacia delante y abajo, en el límite entre la pelvis mayor y menor; ver pelvis.

línea curva del hueso ilíaco: ver línea glútea.

línea fusca: **1.** área de la piel, por encima de la línea alba, intensamente pigmentada durante el embarazo; **2.** coloración parduzca de la frente en banda, paralela al límite del cuero cabelludo, especialmente en caso de epilepsia o tras encefalitis.

línea glútea anterior, inferior, posterior: rebordes óseos planos entre los lugares de inserción de los músculos glúteos, en la superficie externa (facies glutaea) de la pala ilíaca.

línea ileopectínea: ver línea arcuata.

línea innominada: tamb. línea terminal; ver pelvis.

línea láctea: tamb. cresta láctea; resto de un engrosamiento en faja de la epidermis, que se origina en el embrión de dos meses a ambos lados del cuerpo; la mayor parte de la línea láctea desaparece, permaneciendo una pequeña porción en la región torácica media, dando lugar a las glándulas mamarias. En cualquier lugar de la línea láctea pueden aparecer pezones

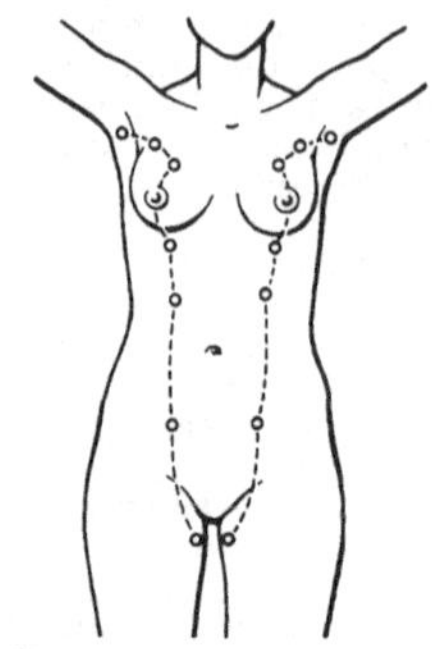

Línea láctea:
Los puntos señalan los posibles lugares de aparición de mamas accesorias.

mamarios accesorios (politelia) o incluso glándulas mamarias completas (polimastia).

línea semicircular: ver línea arcuata.

linestrenol (INN)**:** lynestrenolum (INN-L), lynestrenol (INN-E), 17α-etinil-4-estrén-17β-ol (IUPAC); CAS-N° 52-76-6; $C_{20}H_{28}O$; PM 284,42; progestágeno derivado de la 19-nortestosterona. **Empleo:** en combinación con un estrógeno, o sólo (minipíldora*), para la contracepción* hormonal, y terapéuticamente en caso de endometriosis, dismenorrea, hemorragias disfuncionales. Ver gestágenos.

linfangiosis carcinomatosa: diseminación continua de un carcinoma en los vasos linfáticos, macroscópicamente reconocible como red blanquecina tenue correspondiente al recorrido de los vasos linfáticos (p. ej., en la pleura).

linfedema: tumefacción pálida, pastosa, sólo parcialmente deprimible, no dolorosa, producida por la obstrucción del drenaje linfático; antes complicación ginecológica frecuente en forma de edema braquial, tras la mastectomía radical en caso de carcinoma de mama*. **Terapia:** el tratamiento del linfedema es largo y difícil, comenzando por drenaje* linfático manual, ayudado de vendajes compresivos. Ver Stewart-Treves, síndrome de.

linfogranuloma inguinal: sin. linfopatía venérea; tamb. linfogranuloma venéreo, enfermedad de Durand-Nicolas-Favre; enfermedad venérea autónoma, cuya esencia se conoce solamente desde 1913, extendida por toda la tierra, pero especialmente en los trópicos, si bien de presentación poco frecuente, que evoluciona con el cuadro de enfermedad característica de los ganglios linfáticos. **Tiempo de incubación:** 2-6 semanas, a veces hasta meses después del contacto venéreo infeccioso. **Agente causal:** Chlamydia* trachomatis (serovar L_1-L_3). **Sintomatología: 1. local: a) lesión primaria:** primero pequeña vesícula (o pápula), cuya superficie más tarde se erosiona o ulcera, con fondo rojo, liso, húmedo, y bordes bien delimitados; la periferia no está infiltrada. Las **localizaciones principales** en la mujer son: la cara interna de los labios, el introito, la comisura post.; en el hombre el sulcus coronarius y la hoja interna del prepucio. La lesión primaria desaparece, casi siempre, rápidamente (10-14 días). No puede indicarse un período exacto entre la aparición de la lesión primaria y la tumefacción de los ganglios linfáticos; frecuentemente se presentan ambas simultáneamente e, incluso, se ha observado la aparición más tardía de la lesión primaria respecto a la tumefacción ganglionar linfática. Debido a la poca relevancia de los sínt. y al escaso dolor, frecuentemente pasa desapercibida la lesión primaria, siendo la tumefacción de los ganglios linfáticos lo que induce al paciente a acudir al médico. **b) enfermedad de los ganglios linfáticos:** casi siempre afección unilateral de los ganglios linfáticos inguinales. Comienzo en forma de tumoración pequeña, desplazable (bubón), que se hace dolorosa y aumenta rápidamente de tamaño, hasta alcanzar las dimensiones de un huevo de gallina o del puño; otros ganglios linfáticos, en un principio palpables aisladamente, se fusionan y ocupan la piel suprayacente, fundiéndose (¡fluctuación!) y secretando un pus viscoso a través de fístulas tórpidas, lo que, frecuentemente, provoca eccema y piodermias. La curación acontece después de semanas, formándose pequeñas y características cicatrices hundidas. Un proceso idéntico es tamb. posible en los ganglios linfáticos del interior de la pelvis. En aprox. la mitad de los casos, los ganglios linfáticos agrandados se hacen palpables junto a la cara interna de la pala ilíaca, a través de la pared abdominal. A veces son tamb. palpables los ganglios linfáticos anorrectales, a los lados y detrás de la pared de la ampolla rectal. La participación de los ganglios linfáticos alojados en el int. de la pelvis, es de importancia decisiva para la secuela del linfogranuloma: la elefantiasis genitoanorrectal. **2. manifestaciones generales:** desde los sínt. más leves e insignificantes, hasta estados sépticos graves. Manifestaciones cutáneas: eritema exudativo y eritema nodoso. **Diagnóstico:** material de partida: contenido vesicular de la lesión primaria, punción de los ganglios linfáticos, pus del bubón; ejecución de los métodos de demostración: ver Chlamydia trachomatis; demostración de anticuerpos en el suero del paciente mediante reacción de fijación del complemento y test de inmunofluorescencia. **Dd:** entre otras enfermedades, sífilis, ulcus molle, peste, tularemia, tuberculosis, micosis, malignomas (incluyendo linfogranulomatosis). **Terapia:** tetraciclina o sulfonamidas.

linfopatía venérea: sin. linfogranuloma* inguinal.

liponecrosis: nódulos quísticos enrojecidos de aparición, casi siempre, en mujeres adiposas después de operación o trauma, en cuyo int. se encuentra grasa líquida consecuente a una necrosis lipídica aséptica, y en los que se deposita calcio, si permanecen largo tiempo. **Dd:** especialmente carcinoma mamario. **Terapia:** excisión.

liquen escleroso y atrófico vulvar: sin. craurosis* vulvar.

líquido amniótico: liquor amnii; líquido claro, al principio amarillento, más tarde blanquecino, enturbiado en caso de postmadurez gravídica; pH 7, peso específico 1,007; proteína 500 mg%, glucosa 22 mg%, urea 23 mg%. El líquido amniótico es considerado como producto del amnios* (células epiteliales amnióticas de la parte umbilical de la placenta). El sedimento contiene lanugo, escamas epiteliales, restos de glándulas sebáceas, etc. A partir de la 16ª semana de embarazo aumenta su volumen en unos 50 ml/semana, siendo la cantidad normal, al final del embarazo, de 200 a 1500 ml. **Función:** protección del feto, medio de transporte e intercambio. El líquido amniótico es directamente reabsorbido a través de las cubiertas embrionarias, o indirectamente por el tracto respiratorio y gastrointestinal fetales y la circulación placentaria. Una producción de más de 2000 ml de líquido amniótico es designada como **hidramnios**; se encuentra en uno de cada 200-1000 partos, siendo frecuente en caso de diabetes mellitus materna, intolerancia de grupos sanguíneos, sífilis connatal y determinadas malformaciones congénitas (anencefalia, mielomeningocele) y en caso de trastornos fetales de la deglución u obstrucción en la región del tracto gastrointestinal (p. ej., atresia esofágica o duodenal). Disminuciones del volumen de líquido amniótico por debajo de 100 ml: **oligohidroamnios**; casi siempre consecuencia de escasa o nula excreción urinaria debida a anomalías morfológicas o funcionales del tracto urogenital fetal, o como consecuencia de una rotura prematura de la bolsa de las aguas. Ver meconio, amniocentesis, amnioscopia.

Líquido amniótico
Cantidad en cada estadio del embarazo

Momento	Cantidad
6ª semana de embarazo	5 ml
10ª semana de embarazo	30 ml
16ª semana de embarazo	170 – 180 ml
20ª semana de embarazo	350 ml
22ª semana de embarazo	650 ml
30ª semana de embarazo	950 ml
40ª semana de embarazo	750 ml

líquido amniótico, aspiración de: aspiración de líquido amniótico por el feto antes o durante el parto, casi siempre debido a hipoxia fetal (p. ej., en caso de insuficiencia placentaria, complicaciones por el cordón umbilical, postmadurez gravídica), especialmente peligrosa en caso de aspiración adicional de meconio. Ver fetal distress; depresivo del neonato, estado.

líquido amniótico, diagnóstico por: investigación del líquido amniótico para controlar la madurez y el estado de salud del feto; **1. diagnóstico óptico** por el líquido amniótico: amnioscopia*, amniocentesis*, espectrofotometría del líquido* amniótico. **2. diagnóstico clínico-químico** por el líquido amniótico: determinación de la concentración de diferentes sustancias (O_2, CO_2, pH, glucosa, creatinina,

L

fosfolípidos, estriol) en el líquido amniótico para diagnosticar el estado del feto; ver madurez pulmonar, diagnóstico prenatal de. **3. diagnóstico citológico: a)** análisis cromosómico prenatal; las células del feto que se encontraban en suspensión en el líquido amniótico, son inoculadas en cultivos de tejido. Las células se reproducen durante un largo tiempo de incubación. Investigación citogenética y bioquímica. **b)** coloración celular para la determinación de la madurez del feto, mediante demostración de las células coloreables en amarillo anaranjado por el azul de Nilo, que aumentan en el feto maduro. **4. diagnóstico inmunológico** por el líquido amniótico; búsqueda en el líquido amniótico de anticuerpos irregulares del tipo anti-D, mediante el test de Coombs.

líquido amniótico, embolia por: sin. síndrome de infusión de amnios; penetración de líquido amniótico en el torrente sanguíneo materno durante o poco después del parto, apareciendo repentinamente un estado de shock si las cantidades infundidas son grandes. En caso de penetración masiva de líquido amniótico, la embolia por el mismo provoca la muerte casi siempre rápidamente. Una embolia de líquido amniótico puede presentarse solamente si se abre un vaso sanguíneo materno en la región del sistema venoso uterino (venas del lugar de inserción de la placenta, del borde placentario, del miometrio o del cérvix) y penetra en el líquido amniótico, p. ej., en caso de operaciones (cesárea, intervenciones intrauterinas), así como en el de traumas (desprendimiento prematuro de la placenta, ruptura uterina, placenta previa, desgarro del cérvix, intensificación de la actividad contráctil en caso de sobredosificación de oxitocina, tétanos uterino). **Sintomatología:** estado de shock con disnea intensa y sensación de muerte inminente, manifestaciones de asfixia, cianosis, edema pulmonar e insuficiencia cardíaca aguda, espasmo vascular y bronquial. Si los componentes del líquido amniótico llegan hasta el cerebro, se dan manifestaciones cerebrales (espasmos, convulsiones). Supuesto que las mujeres sobrevivan al shock, acontecen **alteraciones de la coagulación**, en 30 a 40% de los casos (afibrinogenemia con actividad fibrinolítica incrementada y cifra disminuida de trombocitos, en la sangre periférica).

líquido amniótico, espectrofotometría del: investigación óptica, empleando un espectrofotómetro, de una muestra de líquido amniótico obtenida mediante amniocentesis* en caso de enfermedad* hemolítica fetal. Una parte (pequeña) del producto resultante de la hemólisis, es excretada en el líquido amniótico, por lo que éste se colorea de amarillo (máximo de absorción característico a 410-460 nm). Cuanto más grave es la afección infantil, tanto mayor es el pico en esta región espectral. **Método más común:** medición de la extinción a 450 nm (según Liley). En este método se establece como base del máximo de absorción, una línea correspondiente al líquido amniótico normal. Extrayendo el valor de extinción de la línea auxiliar de base, del valor del pico máximo de absorción patológico medido a 450 nm, se obtiene el valor EE, una medida semicuantitativa del contenido de bilirrubina en el líquido amniótico. Liley ha subdividido la extinción relativa a 450 nm, dependiendo de la edad del embarazo, en 3 campos de observación (ver fig.). Mediante controles regulares de la extinción del líquido amniótico, puede constatarse un empeoramiento del estado fetal y tratarlo a tiempo (inducción del parto*, transfusión* sanguínea fetal). Posibles fallos de la valoración: en caso de oclusiones intestinales del feto, anencefalia, hidramnios, presencia de meconio o sangre en el líquido amniótico, exposición demasiado larga a la luz, etc.

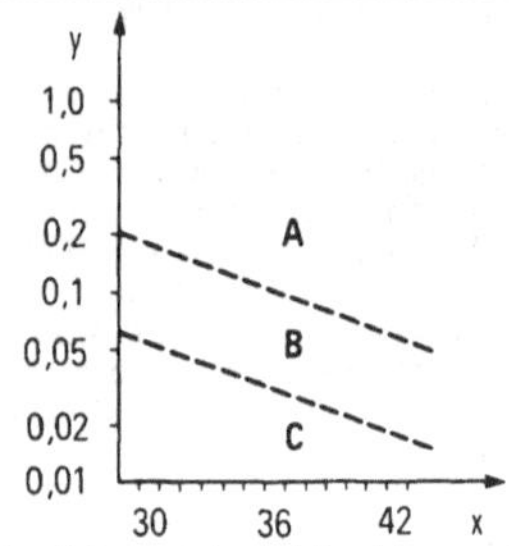

Espectrofotometría del líquido amniótico: Valores límites críticos (según Liley) para el pico a 450 nm; A: afección fetal grave; B: afección fetal moderada; C: afección fetal leve o niño sano o rhesus-negativo; x: semanas de embarazo; y: absorción (ΔE)

Listeria (Joseph Lister, cirujano, Londres, 1827-1912): género de bacterias bacilares móviles, flageladas con peritricos, grampositivas, de la familia Corynebacteriaceae; de interés médico especial es la Listeria monocytogenes.

listeria, aglutinación de: reacción serológica para demostrar aglutininas en el suero de pacientes, en caso de sospecha de listeriosis* (sospechoso un título sup. a 1: 320 con la reacción de Widal), o para la identificación de colonias bacterianas sospechosas, con inmunosueros aglutinantes específicos (reacción de Gruber).

Listeria monocytogenes: antiguamente Listerella o Corynebacterium infantisepticum; única especie del género Listeria patógena para el ser humano (diversos serotipos). **Morfología:** ver Listeria. La **infección** humana puede manifestarse en diferentes cuadros morbosos; ver listeriosis.

listeriosis: sin. granulomatosis infantiséptica; zoonosis (vaca, oveja, cabra, cerdo; gallina; roedores), rara vez transmitida al ser humano. **Agente etiológico:** Listeria* monocytogenes. **Clínica: 1.** en los adultos, con frecuencia, sólo en forma de infección muda; en caso de predisposición especial (convalescencia, embarazo), la enfermedad se manifiesta como un cuadro clínico gripal, leve meningoencefalitis, angina monocítica y, localmente, como queratoconjuntivitis, o en embarazadas, con relativa frecuencia, con la evolución de una cistopielitis o de una metritis. **2.** mucho más frecuente y peligroso es el paso diaplacentario del agente causal, desde la embarazada infectada, al niño en las últimas semanas de la gravidez, de lo que resulta una fetopatía*, con diseminación hematógena del agente etiológico por todo el organismo infantil (sepsis), conducente, no rara

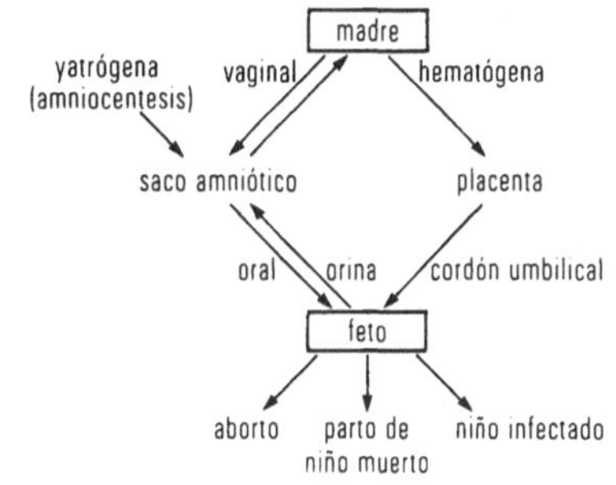

Listeriosis:
Posibles vías de infección de la listeriosis connatal

vez, a un parto de niño muerto o a un parto prematuro. Los neonatos vivos presentan los **síntomas** siguientes, consecuentes a la invasión del organismo por el agente causal y a las reacciones tisulares granulomatosas en la piel y los órganos internos (embolias bacterianas; la denominada granulomatosis infantiséptica): eflorescencias papulosas de la piel, meningoencefalitis con signos meningíticos (convulsiones, vómitos, estupor, trastornos respiratorios hasta la apnea; hallazgo en el liquor), hepatoesplenomegalia, eventualmente con ictericia grave prolongada. **Diagnóstico:** demostración de las bacterias en las heces, orina, frotis nasal y faríngeo, sangre y liquor del niño; eventualmente en el líquido amniótico (de coloración sucia), orina, sangre, secreción loquial o material de abrasión en la madre. Un diagnóstico clínico de sospecha puede ser reforzado mediante una investigación serológica (aglutinación, reacción de fijación del complemento). Elevada mortalidad (aprox. del 50%), lesiones tardías frecuentes (trastornos del desarrollo intelectual).

lisurida: 3-(10,10a-didehidro-7-metil-9α-ergolinil)-1,1-etilurea; $C_{20}H_{26}N_4O$; PM 338,46; agonista de la dopamina que, por unión a los receptores dopamínicos hipofisarios, inhibe la liberación de prolactina (inhibidor de la prolactina*); posee además una elevada afinidad por los receptores de la serotonina. **Empleo terapéutico:** para el destete, la retención de leche, mastitis, galactorrea, amenorrea e infertilidad condicionadas por la prolactina, en caso de microprolactinoma, acromegalia (reduce la secreción de STH de los tumores hipofisarios), síndrome de Parkinson.

Litzmann, oblicuidad de (Karl L., ginecólogo, Kiel, 1815-1890): (obst.) grado leve de presentación occipital, forma rara de asinclitismo*; riesgo de dilatación retrasada, apresamiento de los labios del orificio uterino, etc.; ver tamb. Naegele, oblicuidad de.

lóbulo de la glándula mamaria: 15-20 en cada mama, compuestos de grandes y pequeños lobulillos glandulares (lobulillos de la glándula mamaria); ver conductos galactóforos.

loquiómetra: retención del flujo puerperal en la matriz, a consecuencia de una infección (casi siempre benigna); los loquios son fétidos, es decir, malolientes, hediondos.

loquios (gr locheia purificación de la puérpera después del parto): flujo puerperal; sanguinolentos en los primeros 3-4 días (loquios cruentos o rojos), después una serie de días parduzcos, posteriormente amarillentos y, pasadas tres semanas desde el parto, blanquecinos; la curación de las heridas es por lo general completa en la 6ª semana puerperal.

loquios puerperales: loquios*.

lordificación: **1.** una lordificación normal acontece compensatoriamente en el embarazo, para equilibrar el desplazamiento hacia delante del centro de gravedad. **2.** (terap.) provocación artificial de una lordosis de la columna vertebral, para eliminar una joroba.

Lövset, método de: método de liberación braquial en la presentación* podálica; procedimiento: **1.** tomar al niño por el final de la pelvis, estirando hacia abajo y girándolo a la vez 180°. El brazo llevado hacia delante sale entonces, casi siempre, espontáneamente (fig. derecha: posición final después de la ejecución del primer paso). **2.** el niño, con idéntica maniobra, es llevado en forma de tornillo por el mismo procedimiento, girándolo 180° en sentido contrario, con lo que, casi siempre, el brazo llevado hacia atrás sale espontáneamente. A continuación se lleva a cabo la maniobra de Veit*-Smellie para sacar la cabeza.

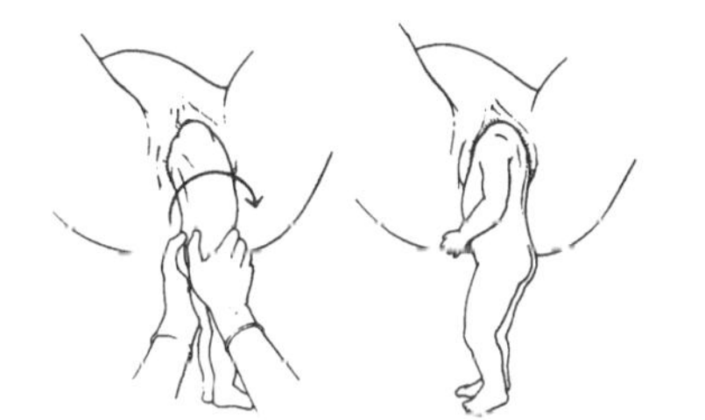

Método de Lövset:
Primer acto (izq.); segundo acto (der.)

low birth weight infant (ingl): neonato* de escaso peso.

low dose heparinization (ingl): inyección subcutánea de heparina a dosis bajas (por regla general 3 × 5000 UI en 24 horas) como profilaxis de la trombosis (p. ej., recién operados, puérperas).

LTH: abrev. de (ingl) luteotropic hormone; den. antigua de la hormona lactotropa, sin. prolactina*.

L

Lubchenco, esquema de: ver recién nacido (fig.).

lubricación: transudación* de una sustancia mucoide por la mucosa vaginal, durante la fase de excitación de la relación* sexual; ver reacción sexual, ciclo de.

lubricación deficiente: lubricación* vaginal insuficiente; ver trastornos sexuales funcionales.

Lucey-Driscoll, síndrome de: sin. hiperbilirrubinemia pasajera familiar del neonato; forma especial de la ictericia* del neonato, atribuible a la presencia, en la sangre materna e infantil, de un inhibidor (¿esteroide?) del sistema de la glucuroniltransferasa. En el recién nacido se instaura una ictericia grave en las primeras 48 horas (sin indicio de hemólisis).

lúes: sin. sífilis*.

luteoma: proliferación tumoroide del ovario*, consistente en células luteinizantes de la granulosa o en células tecales; puede aparecer como tumor auténtico, entre otras situaciones en la postmenopausia, induciendo alteraciones endocrinas, o bien originarse durante un embarazo como proliferación tumoroide transitoria; es extremadamente rara su degeneración maligna. Ver granulosa, tumor de células de la; células tecales, tumor de.

Lyell, síndrome de: epidermólisis tóxica aguda, epidermólisis aguda combustiforme, síndrome de la piel escaldada; desprendimiento amplio, en ampollas (necrólisis), de la epidermis, que presenta un aspecto blancogrisáceo, como escaldado. **Sintomatología:** erosiones dolorosas; frecuentemente hiperpigmentaciones postlesivas. También pueden estar afectadas las mucosas oral, nasal, genital y conjuntival (peligro de ceguera). Etiológicamente se distinguen: **1. síndrome de Lyell inducido medicamentosamente:** reacción tóxico-alérgica a la toma de medicamentos, más frecuente en adultos que en niños. Formación de vesículas subepidérmicas con necrosis (fenómeno de Nikolski negativo). Terapéuticamente son empleados corticoides a dosis elevadas. **2. síndrome de Lyell estafilogénico:** efecto tóxico de una exotoxina producida por un estafilococo aureo, fagotipo II (epidermolisina, exfoliatina), observada, casi exclusivamente, en niños pequeños. Formación de vesículas intraepidérmicas sin necrosis (fenómeno de Nikolski positivo). En la anamnesis o como fenómeno acompañante, existe casi siempre una infección purulenta (otitis media, rinitis, faringitis). El pronóstico es favorable, si se instaura tempranamente una terapia con antibióticos resistentes a la betalactamasa. El síndrome de Lyell estafilogénico en neonatos y lactantes corresponde a la dermatitis* exfoliativa del neonato (Ritter von Rittershain).

M

Mackenrodt, ligamento de (Karl M., ginecólogo, 1859-1925): ver ligamento ancho del útero, retinacula uteri.

mácula gonorreica: enrojecimiento en los estadios tardíos de una gonorrea aguda de los orificios de las glándulas de Bartholin* y de otras glándulas del vestíbulo vaginal.

maduración cervical: modificación del cérvix en el sentido de una disponibilidad para las contracciones; el cérvix se torna más blando, elástico, distensible y corto, en las últimas semanas del embarazo.

maduración de las células sexuales: división de los espermatocitos y de los óvulos, antes de la fecundación, originándose así las espermátides y los oocitos de II° orden, que ya contienen solamente la dotación cromosómica simple (haploide); ver meiosis, mitosis, cromosomas.

maduración folicular: desarrollo de una pequeña parte de los folículos primarios del ovario, ya constituído prenatalmente, en el marco del ciclo* ovárico. El **folículo primario** (diámetro de aprox. 45 µm) consiste en oocito primario (ver oogénesis) rodeado de una capa de células epiteliales planas (ver ovario, fig.). En cada ciclo ovárico, varios folículos primarios evolucionan a **folículos secundarios,** aumentando el oocito de tamaño, tornándose el epitelio circundante, en un principio, cúbico y después pluriestratificado, formando una membrana glucoproteica alrededor del oocito (zona pelúcida, oolemma*). En el estrato de células foliculares se origina una cavidad llena de líquido (cavidad folicular). En el **folículo terciario** así madurado (folículo de Graaf, diámetro de 6 mm), se encuentra el oocito, excéntricamente dentro de un conglomerado celular (cumulus oophorus) del epitelio folicular circundante (células granulosas), rodeadas de dos estratos de tejido conectivo, uno interno (teca interna) y otro externo (teca externa), que se continúa con el estroma ovárico. En los días previos a la ovulación*, el folículo terciario crece hasta un diámetro de unos 15 mm. Después de la ovulación se origina el cuerpo* lúteo, a partir de los restos del folículo. En cada ciclo ovárico normalmente sólo un folículo alcanza el estadio terciario, degradándose a folículos atrésicos los folículos restantes que habían llegado al estadio de folículo secundario; ver ciclo menstrual (fig.).

maduración folicular, fases de: primera fase (normalmente desde el 1er al 14° día) del ciclo* menstrual bifásico, en la que uno o varios folículos maduran en el ovario y, a consecuencia del incremento en la producción de estrógenos, acontece una proliferación regular del endometrio; la temperatura basal es, por lo general, inferior a 36,9 °C. A la fase de maduración folicular sigue la fase luteínica; ver maduración folicular.

maduración pulmonar, estímulo medicamentoso de: administración medicamentosa prenatal a la madre, para la estimulación de la síntesis de surfactante* en el pulmón fetal, en caso de esperada inmadurez pulmonar (ver madurez pulmonar, diagnóstico prenatal de); medicamentos más importantes: glucocorticoides, p. ej. dexametasona (vía sistémica).

maduración pulmonar fetal: desarrollo del tejido pulmonar desde los brotes bronquiales en ramificación (6ª a 14ª semana de embarazo), pasando por el estadio intermedio, hasta el tipo pulmonar alveolar (aprox. a partir de las semanas 25ª a 27ª), con vesículas pulmonares; junto a esta maduración tisular, pertenece a la maduración pulmonar fetal, la diferenciación de las celulas tisulares en células de muy diversos tipos (células epiteliales bronquiales, neumocitos del tipo I y II), y la maduración bioquímica (producción) de sustancias tensoactivas, surfactante*, factor antiatelectasia); ver tamb. madurez pulmonar, diagnóstico prenatal de.

madurez: estado de terminación y consolidación de la diferenciación somática y psíquica e integración de los requerimientos vitales. La madurez somática, como conclusión del desarrollo corporal se alcanza en las mujeres europeas, como término medio, a los 17 años, y en los hombres a los 21. La consecución de la madurez psíquica y social no es, por el contrario, delimitable temporalmente, tratándose por regla general de un proceso de desarrollo individual sustancialmente más largo.

madurez del parto: se averigua investigando la vagina en lo concerniente a la predicción pronóstica sobre lugar del parto y duración del mismo; se juzgan la longitud, consistencia y posición de la portio, la amplitud del orificio uterino y la altura de la parte conductora (de presentación). Se dispone de diversos índices de objetivación, p. ej. el score de Bishop (ver cérvix score). Para la valoración de un hallazgo cervical crítico y para el reconocimiento de un riesgo de parto prematuro, se dispone igualmente de esquemas modificados.

madurez, determinación intrauterina de: métodos para la determinación de la madurez del niño no nacido; hoy día, entre otros, se utiliza el diagnóstico* prenatal de la madurez* pulmonar, pero también la determinación del tamaño fetal, mediante diagnóstico por ultrasonidos*; ver cefalometría intrauterina.

madurez pulmonar, diagnóstico prenatal de: procedimiento de determinación intrauterina, partiendo del líquido amniótico de la madurez* para constatar la maduración pulmonar.

1. métodos químicos de determinación de fosfolípidos; Métodos: determinación del cociente de la concentración de lecitina y esfingomielina en el líquido amniótico (la relación L/E) y la determinación de lecitina. Valores de la relación L/E por encima de 2,0 y valores de lecitina por encima de 4,4 µmol/l (3,0 mg/100 ml) indican una maduración pulmonar suficiente. **2.** el test de la espuma es un **método físico** para la determinación de la tensión superficial (test de Clemens): formación de espuma estable en la superficie del líquido amniótico, después de agitarlo en presencia de etanol y a diferentes grados de dilución del mismo. **Indicaciones:** amenaza de parto prematuro; antes de la inducción del parto debido al riesgo para la madre y el niño o antes de la terminación de una tocólisis, a largo plazo, debido a una actividad contráctil prematura. Ver membranas hialinas, síndrome de las; maduración pulmonar, estímulo medicamentoso de.

madurez sexual: fase de la vida, después de la maduración morfológica y funcional completa, de las características sexuales secundarias y terciarias; normalmente va acompañada de fertilidad completa; el climaterio supone, en la mujer, el final de esta etapa de madurez sexual; ver tamb. fertilidad, cifras de; períodos de vida.

M

malformación congénita: hoy debería ser designada como formación deficitaria congénita o como anomalía congénita estructural grosera; anomalía persistente de uno o varios órganos, atribuible a un trastorno del desarrollo intrauterino (durante la organogénesis).

Malformaciones congénitas
Frecuencia (datos de diversos países)

Tipo de malformación	Frecuencia
Total	1,0 – 4,0 %
Anencefalia	0,6 – 4,6 ‰
Espina bífida	0,2 – 4,1 ‰
Hidrocefalia	0,5 – 1,8 ‰
Cardiopatías congenitas	1,0 – 9,0 ‰
Pie equino	0,6 – 3,95 ‰
Polidactilia	0,6 – 2,4 ‰
Luxación de la articulación coxofemoral	0,7 – 3,4 ‰
Formación de hendiduras (labios, paladar)	0,8 – 3,0 ‰

Las tasas indicadas presentan una considerable dispersión que, en parte, es atribuible a diferencias étnicas y otras diferencias de la incidencia real. En parte reflejan también defectos de documentación, que ponen de relieve la necesidad de una documentación de base.

Una parte (posiblemente la mayoría) de tales desarrollos deficitarios, tiene ostensiblemente causas orgánicas (desviación espontánea del desarrollo, mutación* espontánea en las células germinales involucradas o mutación de las células germinativas en la generación precedente), otra parte (probablemente menor) es atribuible a causas exógenas (medicamentos, sustancias químicas, infecciones virales, radiación ionizante); ver embriotoxicidad; talidomida, embriopatía por; embriopatía rubeólica. Las malformaciones genéticamente condicionadas, no son con frecuencia distinguibles de las originadas exógenamente (ver fenocopia). Los defectos en los órganos internos (malformaciones cardíacas congénitas, malformaciones renales, etc.) son solamente reconocibles ya en el parto en caso de que tengan consecuencias funcionales graves. Frecuentemente se presentan malformaciones congénitas en combinaciones características, en distintos sistemas de órganos (las denominados síndromes malformativos*).

malformación doble: resultado de la división imcompleta de los embrioblastos, en el estadio tardío del desarrollo del blastocisto* (en caso de división completa se originan gemelos* homocigóticos). Los embriones permanecen unidos (gemelos siameses) y a veces poseen dispositivos orgánicos comunes. Según el tipo y cuantía de la fusión, son denominados como toracópago, onfalópago (fig.), pigópago (sacro), craneópago, etc. Los niños son en parte viables, pudiendo sobrevivir ambos una operación de separación, en caso de que órganos vitales únicos no sean comunes para los dos.

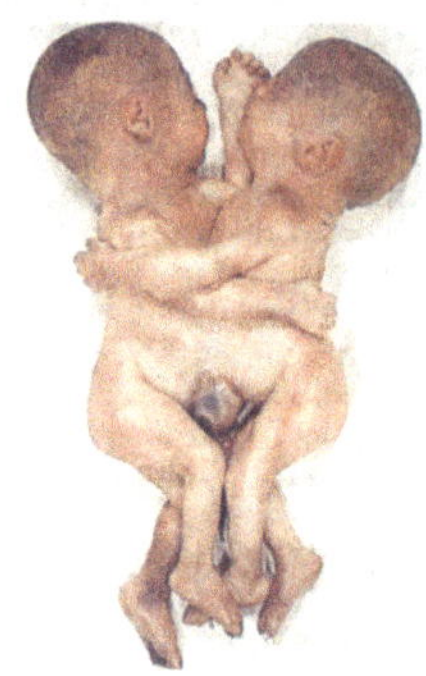

Malformación doble:
«Gemelos siameses» unidos por el tórax y el abdomen; en este caso se encontraron dispositivos separados para el corazón, pulmones, estómago y colon, pero solamente un hígado y un intestino delgado. Una separación quirúrgica habría sido aquí prácticamente imposible.

malformaciones anorrectales: malformaciones del intestino terminal, durante la diferenciación de la cloaca primitiva. **Atresia anal**

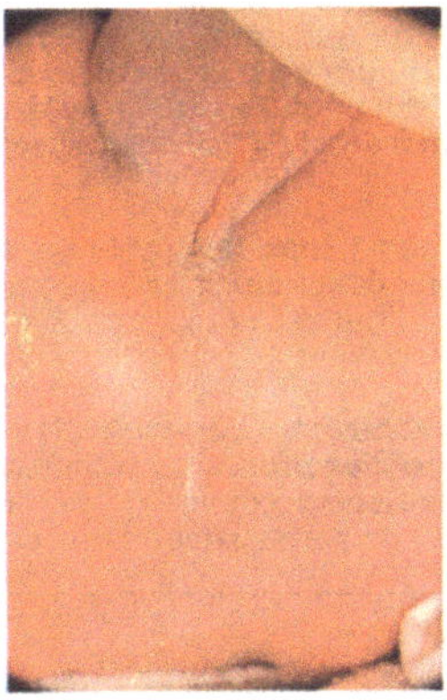

Malformaciones anorrectales:
Atresia anal en un lactante varón

y/o **rectal,** frecuentemente combinada con formación de fístulas o malformaciones de otros órganos (especialmente del aparato urogenital). Por motivos de técnica quirúrgica (operación temprana), subdivisión en anomalías altas (por encima del elevador del ano), intermedias y bajas (a través del elevador del ano). **Clínica:** falta de deposiciones meconiales (dd: tapón de meconio) e imposibilidad de introducir una sonda rectal.

malformaciones cardíacas congénitas: sin. angiocardiopatías connatales; malformaciones en el corazón o en el sistema vascular, a consecuencia de un trastorno intrauterino del desarrollo, condicionado endógenamente, pero con frecuencia también exógenamente. La causa propiamente dicha permanece con frecuencia desconocida. La **frecuencia** de las malformaciones cardíacas congénitas representa aprox. el 1-2% de las enfermedades pediátricas, ¡pero durante las primeras semanas de vida más del 8% de las mismas! El **pronóstico** depende del tipo de malformación, sobreviviendo solamente un 40%, el primer año de vida y sólo un 30%, el 10°.

División de las anomalías cardíacas congénitas según distintos puntos de vista: **División desde puntos de vista hemodinámicos** (según Bing), atendiendo a la separación más o menos incompleta de la circulación menor y mayor (cortocircuito, shunt). Mientras que el **primer grupo**, por regla general, sólo presenta **manifestaciones clínicas escasas,** permaneciendo incluso, con frecuencia, inadvertidas o siendo diagnosticadas por casualidad; en el **segundo grupo** se encuentra en primer plano el cuadro clínico, así como los hallazgos de las exploraciones diagnósticas (fluoroscopia, ECG), presentando una **plétora sanguínea en la circulación pulmonar** de intensidad variable. Aquí se dan más pronto o más tarde **complicaciones** (bronquitis recidivantes, neumonía, modificaciones vasculares secundarias en el sentido de esclerosis pulmonar), que deterioran considerablemente el desarrollo y el pronóstico. Tal afección de la esperanza de vida, con alteraciones del desarrollo de aparición temprana, corresponde especialmente a las malformaciones cardíacas de este segundo grupo con cortocircuito der.-izq. y cianosis obligada, porque se da además una saturación sanguínea de O_2 deficiente. Estas malformaciones son reunidas dentro del **grupo del morbus caeruleus** junto con las del grupo 3. Las malformaciones cardíacas del **grupo 3,** caracterizadas por una **perfusión sanguínea pulmonar disminuida**, debido al suministro deficitario de O_2 en todo el organismo (escaso volumen sanguíneo pulmonar y mezcla de sangre arterial y venosa por el shunt der.-izq.), conducen, casi siempre, a tempranos **retrasos del desarrollo** estático, y en parte a una intensa **disminución del rendimiento** (posición en cuclillas); dedos en palillo de tambor y uñas en vidrio de reloj. Además, en alguna de estas malformaciones cardíacas, se encuentra en el punto central del cuadro clínico la **sobrecarga del corazón derecho** (ventrículo o aurícula).

Un **diagnóstico** seguro de cada una de las malformaciones cardíacas, especialmente con delimitación de las malformaciones dentro de los grupos citados, es solamente posible con la ayuda de métodos exploratorios especiales (cateterismo cardíaco), métodos de dilución de colorante, angiocardiografía, levocardiografía. Ver tamb. fenocopia.

malformaciones vaginales: malformaciones de inhibición de la vagina*, de presentación aislada o en combinación con anomalías uterinas (ver útero, malformaciones del) y/o de las vías urinarias. **Formas: 1. aplasia vaginal** (agenesia* de la placa vaginal); ver Rokitansky-Küster, síndrome de; **2. atresia vaginal:** falta de canalización, afectando casi siempre el segmento superior de la vagina; **3. vagina septa** (completa) o **subsepta** (septos incompletos), en caso de fusión incompleta de los conductos de Müller; son posibles los septos longitudina-

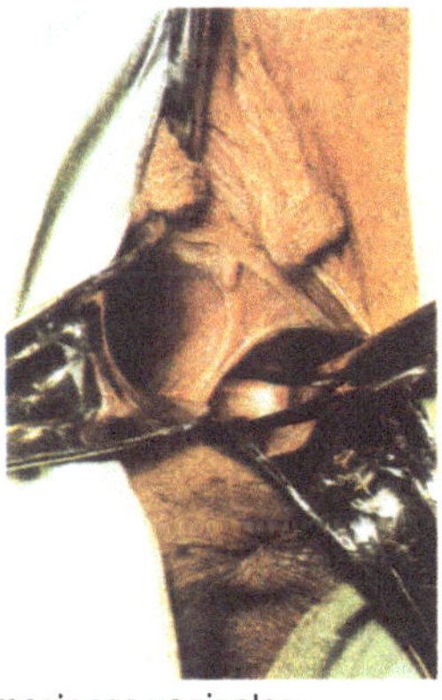

Malformaciones vaginales:
Septo vaginal

M

les y transversales. Un septo de recorrido medial puede constituir un obstáculo a la cohabitación, pudiendo permanecer inadvertidos septos de recorrido lateral (¡eventualmente obstáculo al parto!); en el caso de una vagina subsepta, por regla general, son posibles coito, embarazo y parto vaginal.

malformativos, síndromes: sin. polifenia; combinaciones características de malformaciones congénitas en diferentes sistemas de órganos, con frecuencia ya reconocibles en edad lactante temprana; ver malformación congénita, enfermedades genéticas.

malignomas múltiples primarios: ver plurimalignomas primarios.

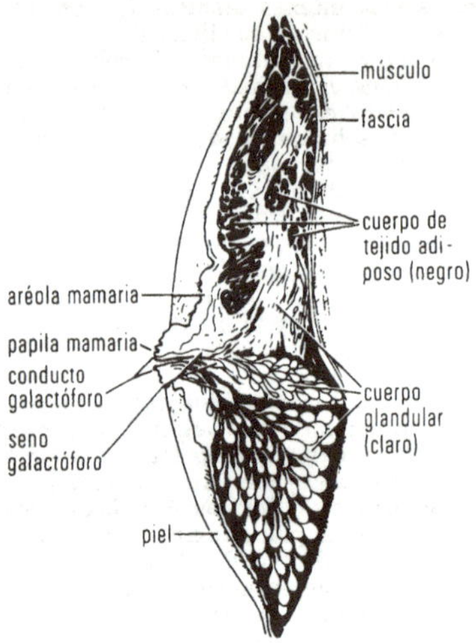

Mama

mama: glándula mamaria femenina, glándula lactífera; característica sexual secundaria de la mujer. La mama consta de tejido glandular, tractos de tejido conectivo y una proporción de tejido adiposo, individualmente variable; el tejido glandular, en reposo, con porciones terminales acinosas, en la lactación* siempre alveolares con secreción apocrina. Estadios del desarrollo de la mama (estadios

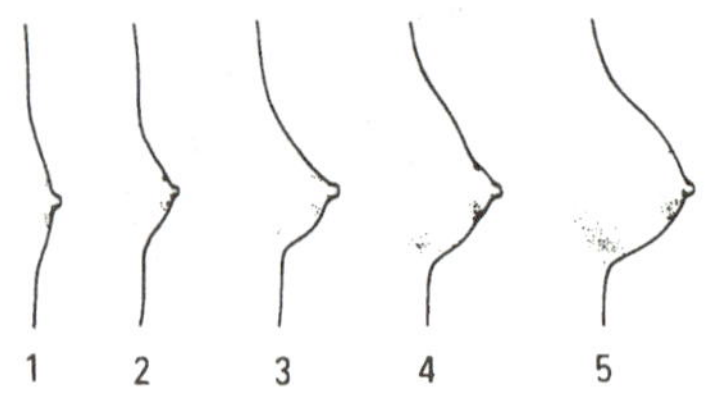

Mama:
Estadios del desarrollo, según Tanner (1-5)

de Tanner*): ver fig. Los estrógenos y la progesterona inducen modificaciones del tejido glandular, dependientes del ciclo menstrual, en parte con tumefacciones dolorosas y formación de nódulos, que alcanzan su punto álgido hacia el final del ciclo* menstrual; ver pezón.

El momento más favorable para la e ploración de la mama es la semana de pués de finalizar la menstruación.

mama aberrante: ver aberratio lactis.

mama accesoria: sin. polimastia, hipermastia; presencia congénita de dispositivos mamarios completos supernumerarios (tejido

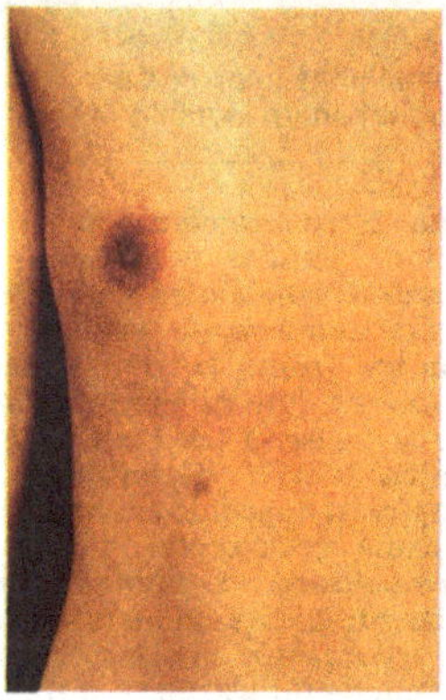
Mama accesoria

glandular, pezón, aréola mamaria), en la región de la línea* láctea (ver fig.); frecuentemente asociada con otras anomalías estructurales (ver mamorrenales, síndromes; aberratio lactis).

mama accesoria aberrante: ver mama accesoria.

mama, adiponecrosis de: ver liponecrosis.

mama, amputación de: tamb. ablación de la mama; ver mastectomía; Halsted, operación de.

mama, anomalías de la: **1.** anomalías congénitas de la mama: mama* aberrante, mama* accesoria (polimastia), politelia*, seudomama*, amastia*, hipomastia*; **2.** anomalías adquiridas de la mama: hipertrofia de la mama*, mastoptosis*; **3.** asimetrías: la anisomastia congénita y la deformación adquirida (postraumática o postquirúrgica); **4.** ginecomastia.

mama, aplasia de: sin. amastia*.

mama caída: mama* péndula.

mama, carcinoma de: cáncer mamario: hoy día la tumoración maligna más frecuente de la mujer. Se presenta preferentemente entre el 45° y el 70° año de vida. Sintomatología: nódulos indoloros duros (aprox. en el 75%), nódulos dolorosos (aprox. 10%), mamilas* secre-

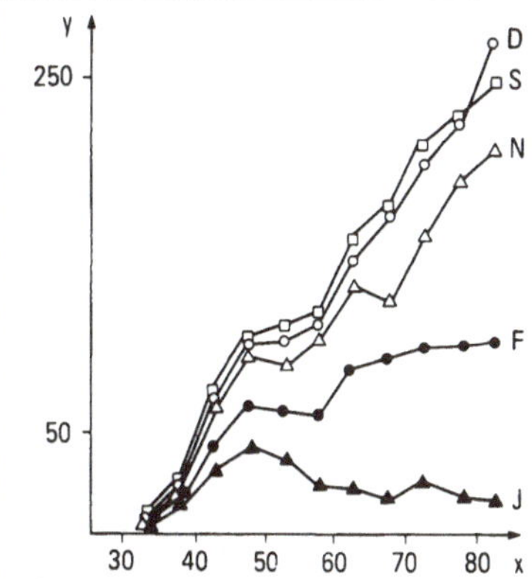

Carcinoma de mama:
Incidencia, específica según la edad, en distintos países
x: edad (años); y: incidencia (n/100.000);
D = Dinamarca; S = Suecia; N = Noruega;
F = Finlandia; J = Japón

Aproximadamente una de cada 16 mujeres (6%) padecerá un carcinoma de mama.

tantes (aprox. 10%), edema local (aprox. 4%), retracción del pezón (aprox. 3%). **Síntoma principal:** nódulos en la mama. Ninguno de los síntomas citados es un síntoma precoz, sino síntoma primario de un carcinoma ya avanza-

Es sospechoso de carcinoma de mama todo nódulo unilateral del pecho, especialmente si es duro y tuberoso a la palpación. Los nódulos están frecuentemente adheridos a la piel.

do. En el carcinoma de mama no existen síntomas precoces autodetectables (autoexploración, ver fig.). Otros signos clínicos de un carcinoma mamario son la retracción de la piel o la falta de desplazamiento de la mama sobre un endurecimiento, porosidad burda (piel de naranja, a consecuencia de un linfedema), cáncer* en coraza, ulceraciones abiertas; además, cáncer de Paget (carcinoma eccematoso o ulceroso que parte del pezón; ver Paget, enfermedad de). **Evolución:** la vía evolutiva del carcinoma mamario depende de su lugar de asiento en la glándula mamaria, se origina bien en los acinos glandulares o bien en los conductos galactóforos (intraductal; ver comedocarcinoma). Determinadas formas de mastopatía* son contempladas como estadios previos potenciales de un carcinoma mamario. **Metastatización:** linfógena en los ganglios linfáticos regionales. Desagüe de linfa desde el cuadrante superior externo principalmente en los ganglios* linfáticos axilares, desde el cuadrante superior interno en los supraclaviculares, y desde los cuadrantes inferiores en los ganglios linfáticos retroesternales. ¡Los carcinomas mamarios con un diámetro máximo de hasta 2 cm tienen ya en 60% de los casos metástasis demostrables histológicamente en los

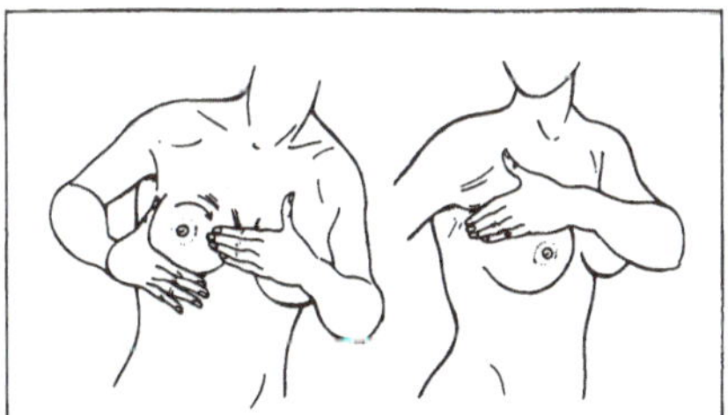

Carcinoma de mama:
Autoexploración: palpación de pecho y axila

Carcinoma de mama Tabla 1
Clasificación histológica

Carcinomas no invasivos
carcinoma intraductal in situ
carcinoma lobular in situ
Carcinomas invasivos
carcinoma ductal invasivo
carcinoma lobular invasivo
carcinoma mucinoso
carcinoma medular
carcinoma papilar
carcinoma tubular
carcinoma adenoide-quístico
carcinoma secretorio
carcinoma apocrino
formas mixtas

ganglios linfáticos axilares! Metástasis distantes: columna vertebral, pelvis, hígado, pulmón, pleura, ovarios. **Clasificación histológica:** ver tabla 1. **Diagnóstico** (también para las **exploraciones preventivas de la mama**). **1.** inspección; **2.** palpación: palpación de todos los cuadrantes (¡resistencias!), axilas, fosas supraclaviculares (ganglios linfáticos agrandados). **Lugar de asiento principal es el cuadrante superior externo** (ver fig.); **3.** diagnóstico por ultrasonido; **4.** diagnóstico radiológico: **mamografía***, especialmente para el esclarecimiento de un hallazgo sospechoso a la palpación. Proporciona principalmente información sobre el tamaño y localización de un carcinoma mamario (ver microcalcificaciones); dado el caso xeromamografía*, galactografía*; **5.** termografía* (termografía en placa); **6.** citología* mamaria (citología de la secreción, citología puncio-

Localizado, en el 50 – 60% de los casos, en el cuadrante superior externo.

M

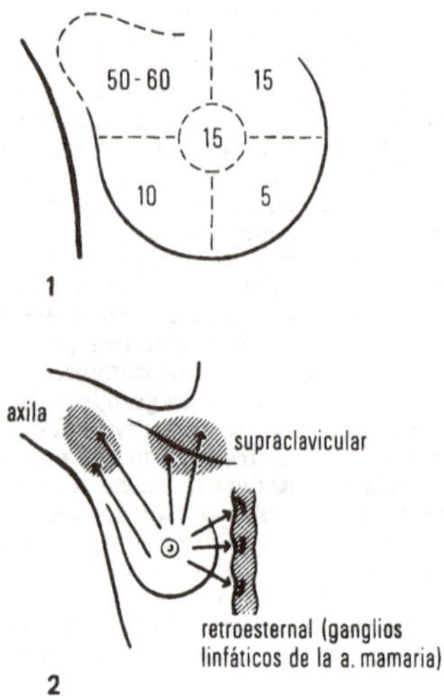

Carcinoma de mama:
1: frecuencia de localización en los diferentes cuadrantes; 2: vías de metastatización

nal o citología por aspiración, citología de contacto).

División en estadios: clasificación TNM* (ver tabla 2), estadios de Steinthal* y **esquema de Columbia: estadio A:** tumoración no fusionada con la pared torácica; ninguna metástasis linfática clínicamente demostrable: ningún edema cutáneo. **Estadio B:** afección de ganglios linfáticos axilares aún no fijados a los tejidos circundantes y con un diámetro máximo de 2,5 cm. **Estadio C:** suplementariamente uno de los siguientes signos: 1. edema extenso de

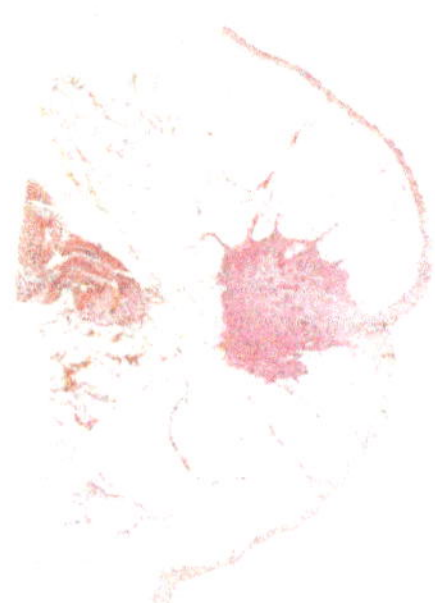

Carcinoma de mama:
Sección histológica, de gran superficie, en dirección sagital a través de la mama. Es reconocible un carcinoma escirroso sólido en la profundidad, por debajo de la mamila retraída

Carcinoma de mama Tabla 2
Clasificación TNM (versión abreviada)

T1	≦2 cm	a) sin fijación a la fascia/músculo b) con fijación a la fascia/músculo
T2	>2 cm – 5 cm	
T3	>5 cm	
T4	Infiltración en la pared torácica/piel a) pared torácica b) edema cutáneo (infiltración o ulceración) c) ambos	
N1	Nódulo linfático axilar movible a) considerado como no afectado b) considerado como afectado	
N2	Nódulo linfático axilar fijo	
N3	Nódulo linfático supraclavicular/edema del brazo	

la piel de la glándula mamaria; 2. ulceraciones cutáneas; 3. fusión del tumor con la pared torácica; 4. afección de los ganglios linfáticos axilares (diámetro mayor de 2,5 cm); fijación de los ganglios linfáticos a los tejidos axilares circundantes. **Estadio D:** carcinoma aún más avanzado, caracterizado, entre otras cosas, por: 1. dos o más signos del estadio C; 2. metástasis intra-

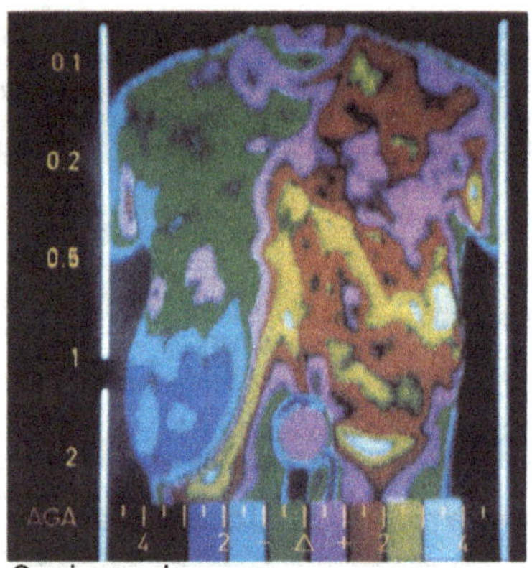

Carcinoma de mama:
Termografía infrarroja de color de un carcinoma escirroso mamario izquierdo. El escalonamiento de los colores está indicado debajo de la imagen. Dos colores vecinos representan una diferencia de temperatura de aprox. 1 °C cada vez.

cutáneas; 3. forma inflamatoria del carcinoma; 4. metástasis supraclaviculares clínicamente demostrables; 5. metástasis paraesternales; 6. edema del brazo; 7. metástasis a distancia.

Terapia: la operación radical de Halsted ha sido sustituida por la mastectomía* radical

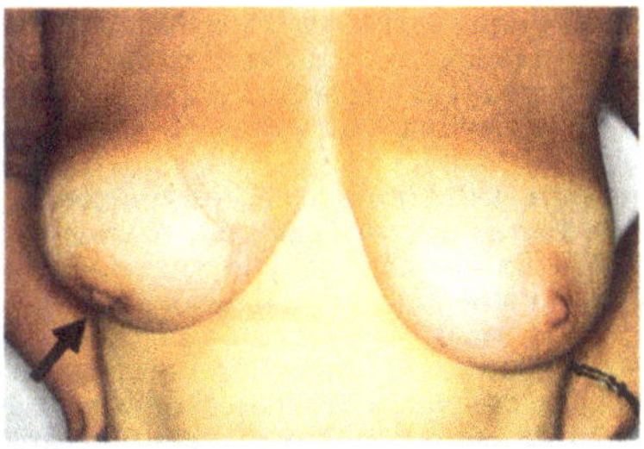

Carcinoma de mama:
Clara retracción del pezón (flecha) a consecuencia de un carcinoma de 3,5 cm de diámetro

modificada (tasa comparable de supervivencia a los 10 años). Hoy día se efectúa solamente una irradiación postoperatoria en caso de demostración histológica de células carcinomatosas en los ganglios linfáticos regionales alejados. Los resultados de curación no mejoran por la irradiación general pre o postoperatoria. La exéresis quirúrgica de la mama supone, para la mujer, no solamente una intervención grave desde el punto de vista físico, sino también desde el psíquico, que requiere una cuidadosa atención humana y psicológica en la que debe ser incluído el cónyuge. Son extraordinariamente importantes las informaciones sobre grupos de autoayuda y sobre medios auxiliares cosméticos (prótesis). **Quimioterapia** solamente en caso de metástasis demostrables: 1. administración de hormonas esteroides (estrógenos, progesterona y prolactina) o de antiestrógenos (p. ej. tamoxifeno) con el fin de modificar el medio hormonal **(terapia hormonal aditiva)**; eficaz solamente en 30-40% de los casos. Requisitos: presencia de receptores* hormonales específicos. Si éstos no se encuentran presentes (determinación inmunocitoquímica), el tratamiento hormonal no tiene sentido; **hormonoterapia ablativa:** ver ovariectomía. 2. **citostáticos** (en caso de progreso del carcinoma mamario): en forma de poliquimioterapia (transitoria), prometedora de éxito en aprox. el 60% de los casos, pero con efectos colaterales desagradables. **Pronóstico:** es definitivo el estadio de Steinthal en el que la paciente se encuentre al inicio del tratamiento. Cinco años de supervivencia libre de recidivas: en el estadio I hasta el 90%; en el II 40-60%, en el III hasta el 10%. Los posibles estadios **previos** de

La denominación **«caso precoz»** está justificada, según el estado actual de conocimientos, en casos de:
1. Carcinomas no infiltrantes: carcinoma lobular in situ, carcinoma ductal in situ;
2. Carcinomas infiltrantes: hasta un diámetro anatómico de 0,5 cm

un carcinoma mamario, o un **estadio temprano** (el denominado caso temprano) del mismo (minimal cancer, early cancer, carcinoma lobular in situ, carcinoma preinvasivo $T_1N_0M_0$; definición todavía no satisfactoria conceptualmente), pueden ser tratados, en determinadas circunstancias, mediante operaciones conservadoras de mama*. **Metafilaxia:** la mayoría de las recidivas locales y metástasis alejadas, aparecen en los tres primeros años después de la operación, por lo que son necesarios controles ulteriores cada trimestre durante este período (radiografía de tórax, escintilograma óseo, mamografía del pecho conservado, exploración ginecológica). Ver marcadores tumorales (CEA), linfedema.

En el marco de las exploraciónes de diagnóstico precoz, es indispensable la instrucción de todas las mujeres en la autoexploración regular de la mama.

mama, citología de la: exploración citológica, especialmente de las secreciones del pezón (citología* exfoliativa), punción de quistes (dado el caso neumocistografía* suplementaria) o células aspiradas de nódulos solitarios (citología por punción*); la biopsia de aspiración o con aguja fina es contemplada sin reparos en lo referente a una diseminación hematógena, tamb. en caso de carcinoma de mama*. **Indicaciones:** entre otros casos en el de secreción (patológica) mamaria fuera del período de lactación* (mamila* secretante, mama* sangrante), para el esclarecimiento de modificaciones quísticas de la mama (p. ej., en caso de mastopatías*), así como en hallazgos dudosos de palpación con hallazgo radiológico negativo o dudoso, en el diagnóstico de cuadros morbosos en los que está contraindicado un proceder quirúrgico (p. ej., dd. entre mastitis* y carcinoma inflamatorio, para la determinación del tipo de carcinoma en caso de inoperabilidad, antes de la terapia radiactiva). Ver citología.

mama, fibromatosis de: ver fibromatosis.

mama, hipertrofia de la: mama anormalmente grande, como anomalía adquirida de la glándula mamaria, consecuente a un crecimiento excesivo de todos los componentes del órgano (cuerpos glandulares, tejidos conectivo y adiposo), frecuentemente acompañada de mastoptosis*; **1. hipertrofia puberal:** hipertrofia mamaria uni o bilateral que comienza con la menarquía, haciendo, en ocasiones, necesaria una reducción quirúrgica; **2. hipertrofia gravídica:** hipertrofia mamaria durante el embarazo, casi siempre reversible; **3. hipertrofia mamaria en la madurez sexual** (etiología desconocida). Ver mamoplastia, ginecomastia.

mama, operaciones conservadoras de la: operaciones de pequeños carcinomas mamarios con la finalidad de conservar el pecho o de facilitar una reconstrucción ulterior del mismo (ver mamoplastia). **Procedimientos: 1.** excisión tumoral, la den. tilectomía*; **2.** segmentecto-

M

mía; **3.** resección* cuadrántica; **4.** eliminación de todo el tejido glandular, sustituyéndolo mediante una prótesis de mama*; ver mastectomía subcutánea.

mama péndula: mastoptosis*, mama colgante.

mama, prótesis de la: se distinguen: **1.** prótesis de sujeción del busto, como primera provisión después de la mastectomía* y, para la atención definitiva, en forma de epítesis de algodón o silicona; **2.** prótesis implantadas para la atención permanente después de la mamoplastia*, empleándose para ello, principalmente, prótesis de silicona (con núcleo de gel y varias cubiertas, ver fig.). Complicación frecuente: fibrosis* capsular. La implantación de una prótesis mamaria a veces va precedida por la preparación de un saco para la prótesis, de suficiente tamaño, mediante un expansor cutáneo implantado transitoriamente, que va siendo llenado paulatinamente a través de una válvula colocada subcutáneamente, hasta alcanzar el tamaño deseado.

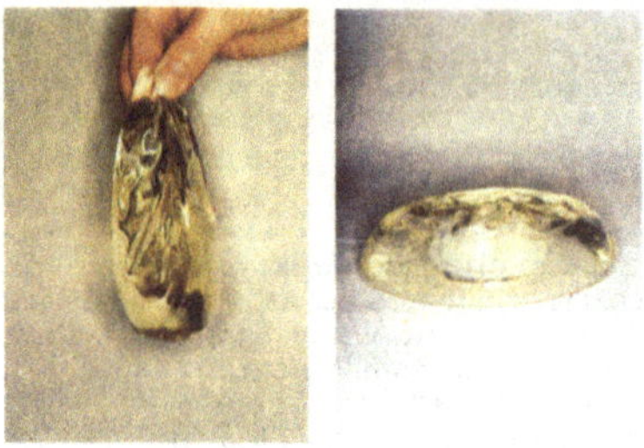

Prótesis de mama:
Las prótesis de silicona implantadas se adaptan a cada posición, mediante desplazamientos fluidos de la masa.

mama, quiste de: ver galactocele.

mama quística: malformación congénita rara; también denominación para una mastopatía* quística.

mama sangrante: vaciamiento (gota a gota) de sangre o de líquido sanguinolento; síntoma clínico que puede tener diferentes causas, entre otras mastopatías, papiloma de los conductos galactóforos, no rara vez carcinoma mamario. Por ello es necesario un esclarecimiento diagnóstico mediante palpación, exploración citológica de las secreciones, mamografía, galactografía. Ver mama, citología de la; mamila secretante.

mamas y riñones supernumerarios, síndrome de: ver politelia-polinefros, síndrome de.

mamila: pezón, ver mama.

mamila secretante: sin. (ingl) secretory disease of the nipple; vaciamiento de secreción acuoso-láctea del pezón femenino; rara vez síntoma precoz de un carcinoma de mama* (con frecuencia hipervalorado). Las causas más frecuentes son: la mastopatía* fibroquística y la ectasia de los conductos galactóforos, a veces también un prolactinoma*; dd: esclarecimiento, entre otros: con galactografía, investigación citológica de las secreciones, mamografía, dado el caso, determinación del nivel sérico de prolactina. Ver mama, citología de la; mama sangrante.

mamografía: (radiol.) representación de la mama femenina, mediante una técnica especial, para la objetivación y localización de un hallazgo patológico a la palpación, en caso de mamila secretante o de mama sangrante, y para la vigilancia de pacientes de riesgo o el screening de colectivos sanos. **Finalidad:** diagnóstico de las lesiones precancerosas, de las mastopatías* proliferantes atípicas y del carcinoma de mama* oculto. Técnica de toma: toma craneocaudal y de perfil (mediolateral) de la mama, toma especial de la axila; hay que explorar siempre ambos lados, puesto que las variaciones individuales fisiológicas de la estructura tisular, son muy grandes. Entre otros, los signos mamográficos de un carcinoma son las sombras de núcleos tumorales, área peritumoral, microcalcificaciones*, espículas, interrupciones vasculares y variaciones en el calibre de los vasos sanguíneos, retracción mamilar, engrosamiento cutáneo y diferencias en la forma mamaria, al comparar ambos lados. **Atención:** en caso de carcinomas blandos (medulares o tubulares), la mamografía puede aparecer normal. A veces no es posible distinguir, con seguridad, entre modificaciones benignas y malignas (¡urgentemente necesario el esclarecimiento histológico!). Ver xeromamografía, galactografía, mamografía isodensa. termografía.

Regularmente (aprox. una vez al año) debe realizarse una mamografía a todas las mujeres que ostentan un **alto riesgo conocido**, a saber:

1. mujeres que tuvieron un carcinoma de mama y se curaron;
2. mujeres con historia familiar de carcinoma de mama;
3. mujeres con mastopatías.

La técnica de investigación tiene el valor de un **método de busca. Finalidad:** detección del carcinoma de mama oculto.

mamografía isodensa: método ya apenas empleado en la práctica de la mamografía*: se introduce la mama a investigar, en un líquido que contiene alcohol al 80%; así se obtiene una equilibración de contraste entre el objeto, irregularmente configurado, y su entorno. Inconveniente: escaso poder de resolución.

mamoplastia: procedimiento quirúrgico para la elaboración de una forma natural de la mama (eumastia*), como operación reconstructora o por indicación estética; muchos **métodos: 1. mamoplastia sin implantado:** p. ej., mastopexia en caso de mastoptosis*; plastia reductora en caso de hipermastia*; transplante de tejido adiposo del propio organismo, para formar una así denominada pequeña mama adiposa, distintos procedimientos de desplazamiento o conversión de colgajos (p. ej. colgajos de la pared abdominal o de la espalda y formación de un nuevo repliegue cutáneo submamario), como medidas reconstructoras. **2. mamoplastia utilizando implantados:** para recons-

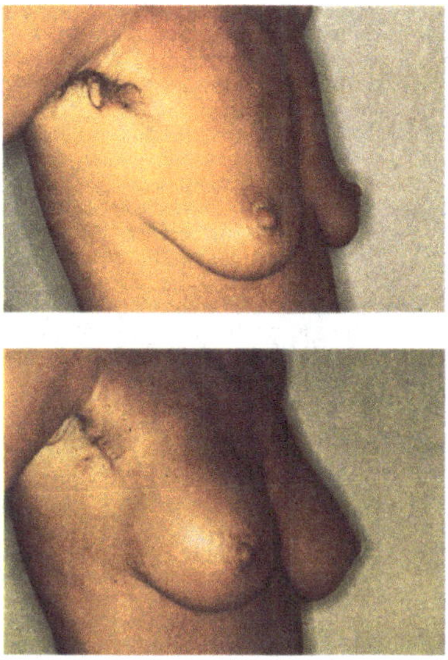

Mamoplastia:
Plastia estética de aumento mediante colocación prepectoral de una prótesis, a través de un corte axilar

trucción después de mastectomía*, también para el aumento de la mama en caso de hipomastia*; lo más habitual hoy día es la implantación de una prótesis de silicona (ver fig.) y eventualmente de un expansor cutáneo; ver mama, prótesis de la. La mamoplastia es completada por la reconstrucción del pezón y de la aréola; ver cirugía plástica mamilar.

mamorrenales, síndromes: denominación global para distintos síndromes congénitos, con anomalías de la mama o del pezón y de los riñones; la combinación más que casual de anomalías mamilares y mamarias, con displasias renales, indica un trastorno común del desarrollo, cuya génesis aún no es bien conocida. Según el número de mamilas (localizadas medialmente o en la región de la línea medioclavicular) y su distancia mutua, los síndromes mamorrenales puden sistematizarse del modo siguiente: **1.** síndrome mamorrenal supernumerario: politelia* mono o bilateral o polimastia* con riñón doble, mono o bilateral; **2.** hiperseparación de las mamilas e hipoplasia renal bilateral (síndrome de Fleischer*); **3.** aplasia mamilar monolateral e hipoplasia renal homolateral, o bien aplasia renal (síndrome de Poland*); **4.** displasia mamorrenal en diferentes síndromes de cromosomopatías (p. ej., en el síndrome de Turner*: aquí es posible

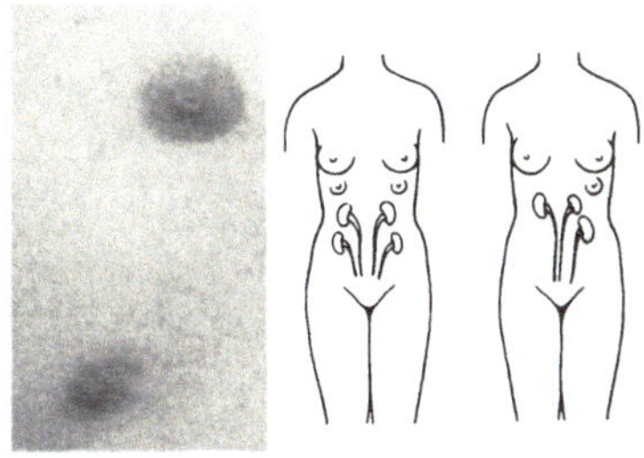

Síndromes mamorrenales:
La presentación asimétrica de politelia o polimastia permite sacar conclusiones sobre el lado en que se encuentra el riñón malformado

la combinación de excesiva separación intermamilar y de riñón en herradura).

mano-pie-útero, síndrome de: síndrome malformativo hereditario complejo, en mujeres con displasias del pulgar y del primer dedo del pie, en combinación con duplicaciones del tracto genital (útero doble y septo, útero bicorne, vagina doble, etc.). **Etiología:** modo hereditario autosómico dominante con penetrancia completa y expresividad variable. **Diagnóstico:** hallazgos radiológicos característicos en pie y mano.

manos de lavandera: **1.** (obst.) signo de postmadurez gravídica; ver Runge, signos de. **2.** (dermatol.) formación de piel de lavandera en las manos.

marcadores tumorales: también parámetros tumorales; poseen características marcadoras de enfermedades malignas (tumores); en cuanto al diagnóstico y evaluación del desarrollo de enfermedades malignas (en algunos casos no malignas, p. ej. inflamatorias); concentraciones patológicas demostrables en suero y orina de pacientes con tumores, de sustancias significativas, existentes fisiológicamente en el organismo (ver tabla), sintetizadas y, a veces, también secretadas por neoplasias crecientes, bajo determinadas condiciones (aparición en la circulación periférica, depende, entre otros, de una masa tumoral suficientemente grande). Muchos marcadores tumorales, aunque a menudo no poseen efectos inmunógenos en el organismo humano, se demuestran mediante métodos inmunológicos; por ello se den., en general, antígenos tumorales. **Clasificación:** **1.** marcadores del desarrollo, es decir, que informan sobre la expresión genética del estadio de desarrollo correspondiente de las células tumorales, demostrables también en células embrionarias y fetales, comparables; **2. marcadores de diferenciación**, o sea, productos genéticos normales, detectados en concentraciones atípicamente altas, cuya existencia corresponde individualmente al tipo de células del tumor, según su grado de diferenciación (especialización) (p. ej. hormonas); **3. antígenos asociados al tumor,** todos aquellos marcadores tumorales ca-

M

Marcadores tumorales

Denominación	Presentación fisiológica	Presentación patológica
Antígenos oncofetales		
Alfa-1-fetoproteína (AFP)	suero fetal líquido amniótico suero de gestantes	carcinoma primario de células hepáticas, carcinomas teratógenos; también en hepatitis, cirrosis hepática, disrafias neurales (p. ej. espina bífida)
Antígeno carcinoembrionario (CEA)	suero fetal suero de fumadores abusivos	tumores gastrointestinales, carcinomas pancreáticos, pulmonares, mamarios, prostáticos, de colon, rectales, carcinoma de células C del tiroides; también en enfermedades pulmonares benignas, pancreatitis, cirrosis hepática, úlceras gástricas e intestinales
Antígeno sulfoglicoproteico fetal (FSA)	suero fetal jugo gástrico	en jugo gástrico en el carcinoma gástrico; también en úlceras gástricas benignas y gastritis
Antígeno oncofetal del pancreas (POA)	suero fetal páncreas fetal suero de gestantes	carcinoma pancreático
Alfa-2-glicoproteína gestacional (PAG)	suero fetal suero de gestantes medicación con estrógenos	carcinoma mamario, carcinoma bronquial, melanomas malignos
Antígeno beta-oncofetal (BOFA)	suero fetal	carcinoma de colon y de endometrio, melanoma, metástasis hepáticas; también en enfermedades hepáticas inflamatorias
Antígeno Tennessee (TAG)	suero (?)	carcinomas gastrointestinales sin especifidad orgánica, carcinoma pancreático; también en enfermedades intestinales inflamatorias
Hormonas ectópicas		
Gonadotropina coriónica humana (HCG)	placenta suero de gestantes	tumores trofoblásticos, tumores testiculares, carcinoma pancreático, mamario, mola hidatídica
Lactógeno placentario	placenta suero de gestantes	tumores trofoblásticos, carcinomas bronquiales, mamarios, adenocarcinomas gástricos
Prolactina	lóbulo anterior hipofisario suero gestacional	tumores adenohipofisarios, pulmonares, carcinoma medular tiroideo
Hormona adrenocorticotropa (ACTH)	lóbulo anterior hipofisario, suero	carcinoma bronquial
Gastrina	mucosa del antro gástrico, suero	carcinoma tiroideo; también en síndrome de Zollinger-Ellison
Parathormona	glándula paratiroidea suero	carcinoma bronquial
Ceruloplasmina	globulina transportadora del cobre, en el suero	carcinoma bronquial
Eritropoyetina	riñón suero	carcinoma del riñón
Calcitonina	células C de la glándula tiroidea suero	carcinoma tiroideo de células C, bronquial
Prostaglandinas	varios órganos	carcinoma medular tiroideo
Renina	pulmón	carcinoma de las células de Oat, tumor de Wilms

(continúa)

M

Marcadores tumorales (continuación)

Denominación	Presentación fisiológica	Presentación patológica
Enzimas		
Fosfatasa alcalina placentaria, isoenzimas Regan	placenta suero de gestantes	carcinomas ováricos, tumores testiculares, tumores pancreáticos gastrointestinales
Lactodehidrogenasa (LDH)	suero	leucemias crónicas y agudas, tumores testiculares, melanomas, carcinomas mamarios, ováricos
Fosfatasa ácida prostática (PA)	suero	carcinoma de próstata
Amilasa	suero	carcinoma pulmonar
Fosfatasa alcalina (AP)	suero	osteosarcoma, metástasis óseas osteoplásticas en carcinomas de próstata, tiroides y otros
Aldolasa	suero	carcinoma avanzado de próstata
Proteínas séricas		
Ferritina	suero	leucemia linfática y mieloide aguda; carcinoma mamario y bronquial
Isoferritina	suero fetal	hepatoma, inflamaciones crónicas, artritis reumatoide, infarto de miocardio
Beta-2-microglobulina	suero superficie linfocitaria células neutrófilas	carcinoma pancreático, de colon, gástrico, también globalmente en turn-over celular aumentado y procesos inflamatorios
Tissue-Polipeptid-Antigen (TPA)	suero	crecimiento tumoral maligno, carcinoma mamario, bronquial, carcinoma de células C, tiroideo; también en procesos inflamatorios, hepatitis crónica agresiva

M

racterísticos para enfermedades neoplásicas que no pueden ser clasificados claramente bajo 1. o 2. Incluyen hormonas sintetizadas ectópicamente que, al contrario de las hormonas producidas fisiológicamente, no responden a los mecanismos de regulación del organismo. **Importancia:** El valor de la determinación de marcadores tumorales consiste en complementar los exámenes clínicos y parámetros diagnósticos habituales. Los controles periódicos del nivel de los marcadores tumorales, permiten conclusiones posteriores sobre la rectitud y eficacia de la terapia iniciada (recidivas, metástasis, etc.). Como indicador precoz de un crecimiento tumoral, sólo se considera actualmente la gonadotropina coriónica humana (HCG*) cuya demostración a tiempo (aumento significativo de los niveles en orina), posibilita el diagnóstico precoz del corioepitelioma maligno con un índice de curacion de más del 95%. Nuevas perspectivas importantes para el diagnóstico tumoral, son los anticuerpos monoclonales; ver receptores hormonales.

margen mesovárico: borde dc sujeción del mesovario* que se encuentra frente al borde libre del ovario* (situado intraperitonealmente); ver hilio ovárico.

mariscas (fran higos grandes, verrugas en higo): pliegues anales; pliegues cutáneos no reponibles que se encuentran fuera del ano; estado residual inocuo de una trombosis hemorroidal curada (ver fig.). A diferencia de las hemorroides no se rellenan al accionar la prensa abdominal. Las mariscas grandes pueden mantener un eccema* anal crónico y son eliminadas mediante el lazo eléctrico.

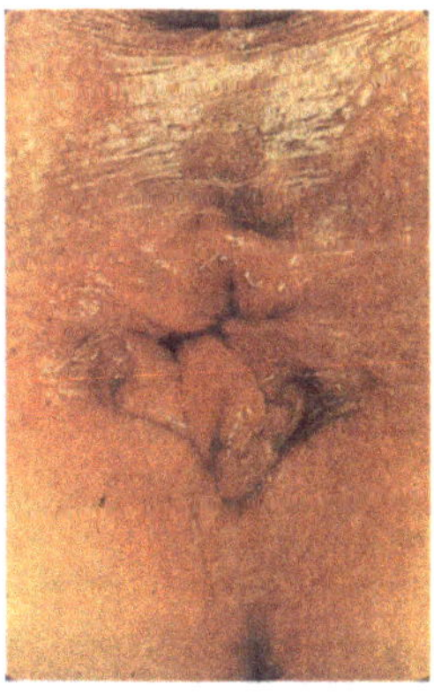

Mariscas

Marshall-Bonney, test de: ver Bonney, prueba de.

Marshall-Marchetti-Krantz, operación de: procedimiento descrito en 1949 para efectuar, en la mujer, una colposuspensión* compensadora de una incontinencia de stress: elevación y fijación de la uretra por anclaje del tejido parauretral o paravaginal al pericondrio de la sínfisis. **Complicaciones:** periostitis del hueso púbico; modificación según Symmonds (la denominada operación abierta de Marshall-Marchetti-Krantz); estrechamiento de la región del cuello vesical bajo control visual, a través de una vesicotomía menor.

marsupialización (lat marsupium bolsa de dinero, bolsa): sutura de quistes, después de su apertura, vaciamiento y drenaje exterior. Se emplea ocasionalmente para tratar el (seudo)-quiste de Bartholin; después de incidir la cubierta del quiste, no se elimina ésta, sino que se suturan sus bordes a la mucosa del vestíbulo vaginal. La marsupialización de quistes de los órganos internos, es análoga (p. ej. quistes pancreáticos), con formación de una fístula hasta el tubo digestivo.

masculinización: ver virilización.

masoquismo (Leopold von Sacher-Masoch, escritor austríaco, 1835-1895): desviación del comportamiento* sexual, en el que solamente es alcanzable la excitación y satisfacción sexual, mediante la propia humillación psíquica, sometimiento, o malos tratos y castigo corporal. Sobre la base de una relación sadomasoquista de la pareja pueden desarrollarse formas de ritual sexual altamente especializadas. En el espectro de las formas cotidianas de vivencia sexual, se dan regularmente mezclas de dolor y placer tanto en el varón como en la mujer. Contrario: sadismo*; ver tamb. sadomasoquismo.

mastalgia (gr mastos mama; algos dolor): sin. mastodinia*.

mastectomía: ablación mamaria, amputación mamaria; extirpación quirúrgica de la mama femenina: **1.** mastectomía simple: eliminación de mama y tejido adiposo retromamario, así como de la fascia del músculo pectoral mayor, sin eliminación de los ganglios linfáticos; **2.** mastectomía radical modificada: procedimiento estándar para el tratamiento quirúrgico del carcinoma mamario (modificación de la operación de Halsted, según Patey) con eliminación del tejido ganglionar linfático regional, intrapectoral, intraclavicular y axilar, respetando ambos músculos pectorales. Ventajas: duración reducida de la operación, mejor resultado cosmético, linfedema menos frecuente del brazo homolateral, mayor movilidad de brazo y hombro, situación de partida más favorable con vistas a una reconstrucción mamaria ulterior (ver mamoplastia); mastectomía radical: ver operación de Halsted. Ver tamb. mama, operaciones conservadoras de la.

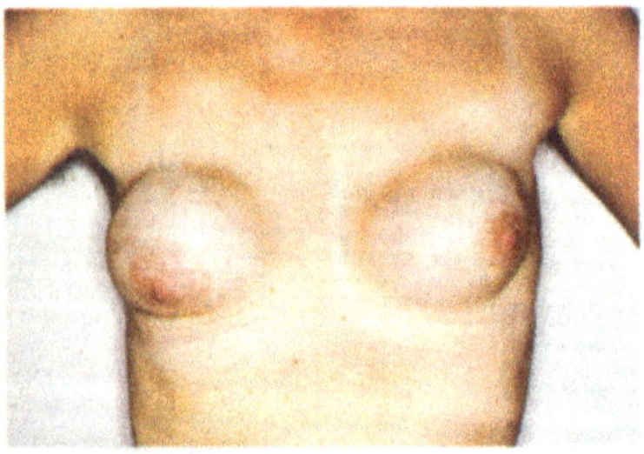

Mastectomía:
Fibrosis capsular bilateral, después de mastectomía subcutánea

mastectomía reductora: plastia reductora, ver mamoplastia.

mastectomía subcutánea: procedimiento perteneciente a las operaciones conservadoras de la mama* en caso de carcinoma de mama*, en la que todo el cuerpo glandular (conservando la piel con mamila y aréola mamaria) es extirpado. Requisito para la misma es un hallazgo tumoral aislado de un diámetro máximo de 2 cm, la eliminación simultánea de los ganglios linfáticos axilares y una eventual irradiación posterior. La reconstrucción de la mama tiene lugar concomitantemente (casi siempre mediante la colocación de un expansor cutáneo; ver mamoplastia).

Masters-Allen, síndrome de: ver Allen-Masters, síndrome de.

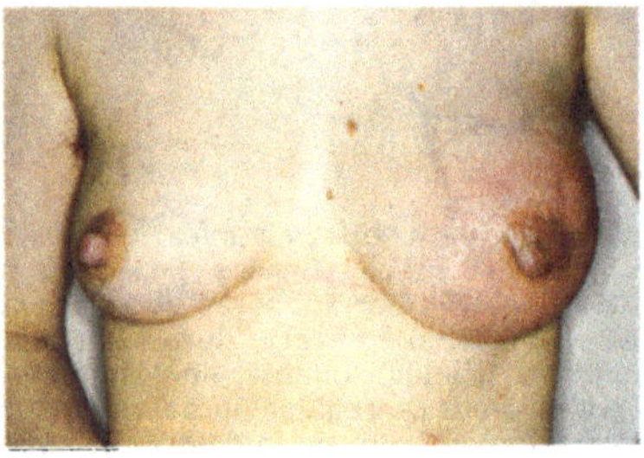

Mastitis:
Mastitis avanzada, con formación de absceso

mastitis: inflamación de la glándula mamaria femenina (mastoadenitis). **Sintomatología:** dolor, fiebre, enrojecimiento, infiltración y, más tarde, a veces, fluctuación como signo de fusión tisular. Ver mastopatía.

El pezón de la madre, después de la lactación, está colonizado por estafilococos en, aprox., el 90% de los casos.

mastitis crónica: mastitis* de aparición más frecuente en mujeres mayores, sin fiebre, con escaso dolor a la presión y consistencia sólida de la mama; para excluir un carcinoma mamario es necesaria la investigación histológica tisular.

mastitis del neonato: mastitis de la mama fetal estimulada por las hormonas placentarias (eventualmente con formación de abscesos), presentación posible en ambos sexos, casi siempre en el 4° a 6° día después del parto; es favorecida por la expresión de la denominada leche* del neonato.

mastitis granulomatosa: mastitis* inespecífica, cuadro morboso autónomo; proceso granulomatoso destructor.

mastitis intersticial: inflamación (flemonosa) que, por vía hematógena o linfógena, se extiende difusamente por el tejido conectivo de la mama femenina, con fusión tisular subsiguiente; forma de la mastitis* después de la penetración de gérmenes (casi siempre estafilococo aureo), entre otras causas, por defectos tisulares en la región del pezón. Una fusión tisular inmediatamente por debajo de la mamila conduce a un absceso subareolar y, en la región de la fascia pectoral, a un absceso* retromamario o submamario (con frecuencia comunicantes).

mastitis parenquimatosa: inflamación de la glándula mamaria femenina, de extensión intracanalicular; mastitis* consecuente a la penetración de gérmenes (casi siempre estafilococo aureo) en los conductos galactóforos, especialmente por retención láctea, pero también por defectos tisulares o por inflamaciones en la región del pezón.

mastitis puerperal: mastitis de la puérpera durante la lactancia, casi siempre en la 2ª a 4ª semana después del parto; forma más frecuente, casi siempre intersticial; ver mastitis intersticial. **Agente causal:** en más del 90% de los casos el estafilococo aureo. El contagio acontece del niño a la madre, sobre todo, a través de la lactancia*.

mastodinia (gr odyne dolor): sensación de tumefacción y tensión premenstrual frecuente, casi siempre con dolores difusos o localizados de los senos (mastalgia); síntoma clínico de causa múltiple, entre otras: edema desencadenado endocrino-vascularmente, mastopatía, a veces carcinoma de mama, con frecuencia etiología poco clara. Esta denominación se utilizaba para una forma principal (forma más leve) de la mastopatía (clasificación anticuada).

mastopatía: proceso de cambio estructural, degenerativo o proliferativo, de la glándula mamaria, de aparición muy frecuente en el período de madurez sexual, en mujeres entre 35 y 50 años. **Sintomatología:** endurecimientos nodulares, dolores (mastodinia*), rara vez secreción patológica (mamila* secretante, mama* sangrante); es característica la intensificación premenstrual de los síntomas. Como **causa** se discute un desequilibrio hormonal entre estrógenos y progesterona. Por motivos diagnósticos y pronósticos se distingue (según Prechtel): **1.** mastopatía simple (I) con aumento del tejido conectivo, cambio estructural del sistema lobulillar y dilatación de los conductos galactóforos hasta la formación de quistes **(mastopatía fibroquística)**; faltan las proliferaciones epiteliales intraductales. La forma más acusada de la mastopatía quística es la enfermedad de Reclus (mastopatía fibroquística

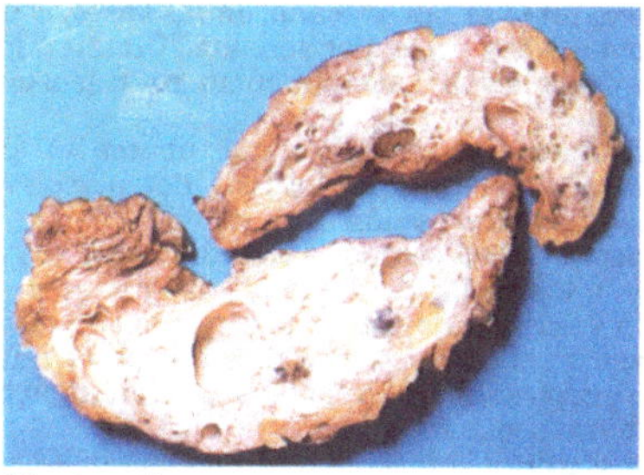

Mastopatía:
Mastopatía fibroquística de la mama femenina, con modificaciones, callosas y de quiste grandes, del tejido de la superficie de sección

crónica). En caso de quistes solitarios, procede efectuar una neumocistografía*. **2.** mastopatía escasamente proliferante (II) con proliferaciones sólidas regulares, intraductales, del epitelio de los conductos galactóforos; forma especial: adenosis esclerosante (Schimmelbusch) con proliferación ligada a los lobulillos e hiperplasia de los epitelios de los acinos glandulares, con pequeños conductos de salida, a veces con confluencias nodosas (la denominada adenosis tumoral); benigna, siendo a veces difícil el dd. con el carcinoma escirroso de mama*. **3.** mastopatía proliferante atípica (III) con proliferaciones epiteliales intraductales, intraacinosas e intrapapilares, con atipias celulares y nucleares e incremento del número de mitosis; el diagnóstico diferencial con procesos malignos preinvasivos en la región de los conductos galactóforos, es solamente posible histológicamente (¡excisión* exploratoria!) y con frecuencia difícil.

Relaciones entre mastopatía y carcinoma mamario: la mastopatía simple no es contemplada como precancerosis. En caso de mastopatía II y III existe un riesgo aumentado de un futuro carcinoma de mama; controles regulares; a veces existe la indicación de una mastectomía* subcutánea (bilateral).

mastoptosis (gr ptosis caída): mama péndula, mama caída; en forma hipertrófica, rica en tejido adiposo, suele presentarse en multíparas, especialmente en el climaterio por incremento de la adiposidad o como forma atrófica, sobre todo, en mujeres ancianas con debilidad del tejido conectivo. **Sintomatología:** a veces dolores difusos de la mama. **Terapia:** procedimientos lo más conservadores posibles con corpiños de sujeción, en mujeres jóvenes eventualmente mamoplastia*.

masturbación: autosatisfacción sexual en ambos sexos; autoexcitación temprana (casi siempre manual) de la región genital, frecuentemente conducente al orgasmo, acompañada de fantasías masturbatorias (a veces muy ilustrativas desde el punto de vista de la psicología sexual). Presentación: en 75% de las mujeres y en 90% de los varones. Frecuencia

M

promedio en las mujeres jóvenes solteras aprox. una vez por semana, en los varones por lo menos dos veces por semana. También forma de relación* sexual, como masturbación mutua.

maternidad: concepto que abarca el embarazo* y el tiempo después del parto; ver embarazo, prevención durante el.

maternidad, probabilidad de: calculada en base a los hallazgos de grupo sanguíneo en el niño y en su supuesta madre; junto con el hallazgo en el padre: probabilidad de paternidad. Ver grupo sanguíneo, dictamen del; tiempo del embarazo, dictamen del.

matutino: referente a la mañana; p. ej. vómito matutino (de las embarazadas: ver emesis gavídica).

Mauriceau-Veit-Smellie, maniobra de: ver Veit-Smellie, maniobra de.

Mayer-Rokitansky-Küster-Hauser, síndrome de: ver Rokitansky-Küster, síndrome de.

McCune-Albright, síndrome de (Fuller A., médico, Boston, nacido en 1900): sin. síndrome de Albright-McCune-Sternberg, síndrome de Albright; combinación de displasia fibrosa mono o poliostósica, pigmentaciones cutáneas de color café con leche dispuestas en forma de mapa (p. ej., en la región de huesos modificados fibróticamente) y pubertad* precoz en niñas (menarquía a veces ya en el 5° u 8° año de vida); ginecotropía. En los niños el desarrollo sexual acontece normalmente. Diplopía facultativa (consecuente a parálisis de la musculatura ocular por participación óptica en la región orbital), catarata, anomalías pupilares. **Etiología/patogenia:** trastorno constitucional, no hereditario, del crecimiento, de naturaleza desconocida; en la anamnesis se dan frecuentemente indicaciones sobre una ictericia neonatal especialmente pronunciada. **Diagnóstico:** (laboratorio) aumento de las fosfatasas séricas; los valores para el calcio y fosfato séricos, así como para los productos de excreción hormonal en orina, son por regla general normales. Se ha observado una combinación del síndrome de McCune-Albright con hipertiroidismo, exoftalmos y diabetes fosfática.

McDonald, operación de: ver cerclaje.

Meadows, síndrome de: desarrollo de una cardiomiopatía durante el embarazo o postparto.

meconio (gr mekonion zumo de adormidera): las heces del niño formadas durante el tiempo intrauterino que, debido a su gran contenido en biliverdina, tienen un aspecto negro-verduzco y normalmente son depuestas después del parto; un líquido amniótico que contiene meconio significa un caso de urgencia intrauterina (pasajera); ver amnioscopia, parto de riesgo.

meconio, test de: test rápido para el diagnóstico precoz de la mucoviscidosis, mediante la demostración de un contenido incrementado de albúmina en el meconio. Test de detección en el neonato.

medidas de la cabeza: importantes signos obstétricos de madurez y - en su relación con

Medidas de la cabeza
Niveles, perímetros y diámetros de la cabeza infantil

Nivel	Perímetro	Diámetro	
Plano suboccípito-bregmático	circunferencia suboccípito-bregmática: **32 – 33 cm**	diámetro suboccípito-bregmático: **9,5 cm**	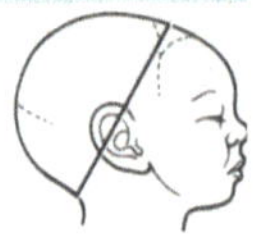
Plano fronto-occipital	circunferencia fronto-occipital: **34 – 45 cm**	diámetro fronto-occipital: **12 cm**	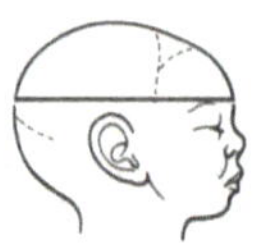
		diámetro biparietal: **9,5 cm** diámetro bitemporal: **8 cm**	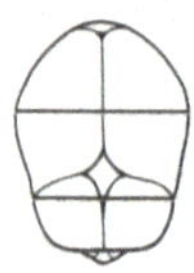
Plano mento-occipital	circunferencia mento-occipital: **35 – 39 cm**	diámetro mento-occipital: **13,5 cm**	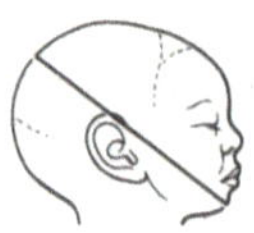

las medidas de la pelvis* materna - decisivos para el transcurso mecánico del parto. Denominación y tamaño: ver la tabla. Ver perímetros cefálicos; tamaño fetal (fig.); neonato, signos de madurez del.

medroxiprogesterona, acetato de: abrev. MPA; 6α-metil-17-hidroxi-4-pregnén-3,20-diona-17-acetato; $C_{24}H_{34}O_4$; gestágeno androgénico que inicialmente era empleado para la conservación de embarazos con riesgo, pero que presentaba efectos colaterales androgénicos (virilización de los fetos femeninos). **Empleo terapéutico:** para la contracepción* hormonal inyectable, en caso de ciclo* anovulatorio, de carcinoma mamario y uterino. Ver gestágenos.

Meigs, síndrome de (Joe M., ginecólogo, Boston, 1892-1966): aparición de ascitis* e hidrotórax (casi siempre en el lado derecho) en dependencia con tumores* ováricos benignos (normalmente fibromas* ováricos), predominantemente en mujeres mayores. Después de la extirpación quirúrgica del tumor acontece una involución rápida de las efusiones. La patogenia no está esclarecida. El seudosíndrome de Meigs está caracterizado por la misma sintomatología, pero en dependencia con tumores malignos (carcinoma ovárico).

meiosis (gr meiosis reducir, empequeñecer): sin. división reductora; proceso básico genético de todos los procesos de reproducción,

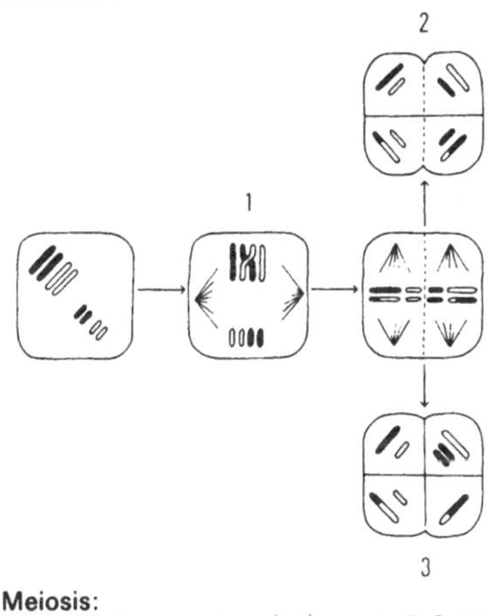

Meiosis:
1: crossing-over; 2: meiosis normal; 3: non-disjunction

sin el cual el número de cromosomas de una especie se duplicaría continuamente. Las células de los organismos superiores presentan una dotación diploide, una combinación de características hereditarias maternas y paternas. Las células germinales originarias no se distinguen en ello del resto de las células orgánicas. Mediante la meiosis, los gametos (células germinales) reciben una dotación haploide; en la fecundación vuelven a fundirse dos gametos para formar una célula diploide, el **cigoto,** del que se origina el nuevo individuo.

La meiosis es un proceso complejo iniciado por el **apareamiento cromosómico:** cada cromosoma se une con el homólogo, procedente del otro progenitor. Aquí puede darse, debido a rupturas, una nueva unión, el así den. crossing-over, un intercambio de segmentos de igual longitud entre cromosomas homólogos. Luego acontece, mediante la **formación de un huso,** una separación, en dos fases seguidas, los cromosomas apareados escindidos, con el resultado final de cuatro células homólogas.

Debido a la non*-disjunction de cromosomas homólogos, aparecen gametos con número excesivo o insuficiente de cromosomas. Después de la fecundación se originan de ellos organismos que frecuentemente presentan defectos graves (p. ej., síndrome de Klinefelter*, síndrome de Down*). Ver aberraciones cromosómicas, mitosis.

melena del neonato (gr melas, melaina negro): ver hemostasia en el neonato, trastornos de.

mellizo: sin. gemelo heterólogo (biovular); ver gemelos.

membrana obturatriz: membrana obturatoria; cierra incompletamente el foramen oburador del hueso coxal; una abertura craneomedial es completada por un surco en la superficie inf. de la rama sup. del pubis (surco obturador), formando el canal* obturador.

membranas hialinas: revestimiento de los bronquiolos y de los alvéolos pulmonares del neonato, con masas hialinas (proteínas coaguladas y complejos glucídicos), que imposibilitan el intercambio gaseoso postnatal; ver membranas hialinas, síndrome de las.

membranas hialinas, síndrome de las: también enfermedad de las membranas hialinas, síndrome de insuficiencia respiratoria idiopática; trastorno pulmonar funcional del neonato, caracterizado **anatomopatológicamente** por membranas hialinas intraalveolares (mucopolisacáridos y muco o glucoproteínas del plasma sanguíneo) y **clínicamente** por una insuficiencia respiratoria progresiva con retracciones inspiratorias de los espacios intercostales. **Patogénicamente** tiene importancia la alteración de la mayoría de los alvéolos, consecuente a un déficit de surfactante*, debido a una maduración* pulmonar fetal deficitaria (p. ej. en neonatos), o por una lesión celular en caso de disminución de la perfusión sanguínea pulmonar (p. ej., como consecuencia de hipoxia y acidosis). **Prevención** mediante diagnóstico prenatal de la madurez pulmonar, estimulación medicamentosa de la maduración* pulmonar y vigilancia intensiva del feto durante el embarazo y en el parto (ver diagnóstico prenatal, microanálisis sanguíneos).

membranas ovulares: cubiertas secundarias del óvulo, de asiento en el borde de la placenta*, consistentes en **tres capas**; dos fetales: **amnios*** (piel de cordero) y **corion*** (piel vellosa) y una materna: **decidua*** (piel en cedazo, colador o criba) ver fig., pág. siguiente.

menarquía (gr men mes; arche comienzo): sin. menarca; momento de la primera mens-

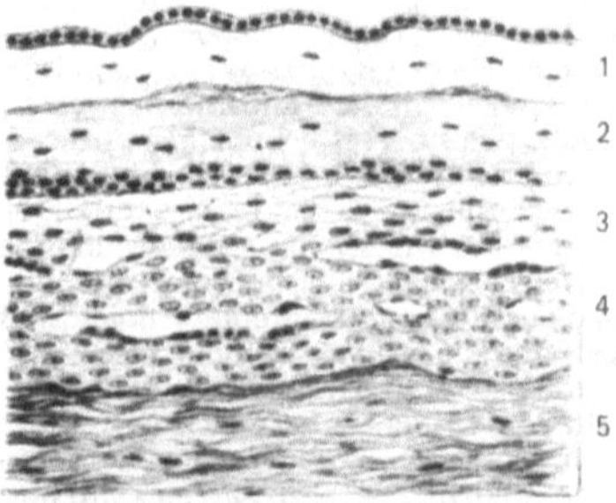

Membranas ovulares:
1: amnios; 2: corion y decidua capsulares; 3: estrato compacto de la decidua verdadera; 4: estrato esponjoso de la decidua verdadera; 5: capa muscular uterina

truación* en el marco de la pubertad*; en Europa central la menarquía se da (debido a la aceleración* del desarrollo, aprox. uno o dos años antes que en el siglo pasado), a los 13-13¾ años. El momento es dependiente de factores étnicos, climáticos y constitucionales (en los esquimales aprox. a los 23 años, en la Europa del sur, entre los 10 y 12 años).

menolipsis: tamb. menelipsis; exclusión de hemorragias uterinas hormonalmente condicionadas mediante irradiación roentgenológica de los ovarios (castración por irradiación); hoy casi siempre como terapia* contrahormonal.

menolipsis por radiación: ver menolipsis.

menopausia (gr pauein terminar): la menopausia corresponde a la última menstruación*, a la que, durante un año, no sigue ninguna hemorragia uterina controlada por el ovario; con frecuencia máxima entre los 45 y 50 años. Una menarquía temprana suele ir acompañada de una menopausia tardía y viceversa; en los últimos decenios se ha observado un desplazamiento de la menopausia hacia edades más avanzadas; ver tamb. climaterio. Ver madurez sexual.

menopausia artificial: menopausia* producida por operación quirúrgica o irradiación.

menopausia prematura: cese definitivo de la regla antes de los 35 anos de edad.

menopáusico, síndrome: también síndrome vegetativo-climatérico con la tríada típica de sofocaciones, vértigos, irrupciones sudorales. Puede presentarse ya en la premenopausia, entre otras cosas por castración* quirúrgica de mujeres jóvenes. Al complejo sindrómico pertenecen también, junto a los frecuentes trastornos neurovegetativos, alteraciones psiconerviosas (irritabilidad, falta de estímulo, disminución del rendimiento, trastornos del sueño, etc.) y somáticas (atrofia de los órganos genitales y de la mama, obesidad, osteoporosis).

menorragia: hemorragia menstrual prolongada, ver ciclo menstrual.

Mensinga, pesario de (Wilhem M., ginecólogo, Flensburg, 1836-1910): sin. diafragma* vaginal.

menstruación (lat menstruum flujo mensual): también menses, hemorragia regular mensual, período; expulsión de la mucosa uterina acompañada de hemorragia, durante el tiempo de capacidad reproductora; manifestación visible de los complejos procesos en los órganos genitales internos durante el ciclo* menstrual. Solamente se da una menstruación verdadera cuando en el ciclo precedente ha sido formado un cuerpo* lúteo, o sea, cuando ha acontecido una ovulación*. Ver eumenorrea, menarquía, menopausia, ciclo ovárico.

menstruación, desplazamiento de la: retraso o adelanto de la menstruación mediante la administración oral de combinaciones de gestágenos-estrógenos, p. ej. en situaciones previsibles de sobrecarga psíquica y/o física.

menstruación, higiene de la: para recoger la sangre que sale durante la menstruación, se emplean compresas o tampones de distintos tamaños; con un cambio de tres veces al día, los tampones de algodón o celulosa no tienen desventaja sanitaria alguna. Si se olvida el último tampón aplicado, puede darse una colpitis aguda con flujo intenso y maloliente. Ver higiene genital.

menstruación, historia de la: ver historia menstrual.

menstruación precoz: aparición temprana de la menstruación* (antes de los 11 años).

menstruación tardía: aparición retrasada de la menstruación*; ver pubertad tardía.

menstruación, trastornos de la: ver ciclo, trastornos del.

mentoanterior, presentación: ver presentación de cara.

mentoposterior, presentación: ver presentación de cara.

mentula muliebris: clítoris*.

mes lunar: mes de 28 días; el embarazo es subividido (contando desde el primer día de la última menstruación), en 10 meses lunares (280 días), es decir, unos 9 meses del calendario.

mesodermo: (embriol.) hoja media de las tres hojas* germinativas que, partiendo del estadio de disco* germinativo trifoliado (aprox. al 17° día), se diferencia complejamente, convirtiéndose en: esqueleto, tejido conectivo, músculos, tracto urogenital, bazo, vasos sanguíneos, corazón, células sanguíneas y otras estructuras.

mesonefros: riñón primitivo; riñón del período* embrionario, que hacia el 2° mes desaparece de nuevo, siendo sustituido por el metanefros; de sus restos se originan el epidídimo y paradídimo en el sexo masculino, y el epioóforo y paraoóforo en el femenino.

mesosalpinx: repliegue peritoneal; meso del oviducto; ver ligamento ancho del útero.

mesovario: meso del ovario; repliegue peritoneal; ver ligamento ancho del útero.

mesterolona (INN): mesterolonum (INN-L), mesterolone (INN-E), 1α-metil-17β-hidroxi-5α-androstán-3-ona (IUPAC); CAS-N° 1424-00-6; $C_{20}H_{32}O_2$; PM 304,46; andrógeno activo por vía oral sin influencia sobre la liberación de gonadotropinas. **Empleo:** para la sustitución androgénica en caso de hipogonadismo, oligozoospermia. Ver andrógenos.

mestranol (INN): mestranolum (INN-L), mestranol (INN-E), etinilestradiol-3-metiléter (IUPAC); CAS-N° 72-33-3; $C_{21}H_{26}O_2$; PM 310,42; 3-metiléter del etinilestradiol*. **Empleo:** es-

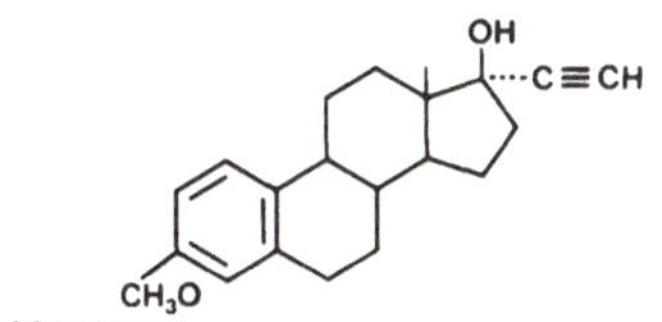
Mestranol

trógeno sintético, especialmente para el uso oral, sobre todo en combinación con un gestágeno, en la contracepción* hormonal. Ver estrógenos.

metalbúmina: sin. seudomucina.

metástasis (gr metastasis modificación, migración): (en general) foco morboso aparecido secundariamente en un lugar del organismo, distinto del foco original del proceso morboso local (primario), a consecuencia del arrastre de determinados factores («colonización»); en sentido estricto metástasis tumorales, especialmente de tumores malignos (carcinoma, sarcoma, etc.) por arrastre de células tumorales (las denominadas tumoraciones hijas), distinguiéndose entre **metástasis locales** (en las cercanías del tumor primario), **regionales** (en el grupo más próximo de ganglios linfáticos) y **alejadas.** Según el tipo de diseminación (metastatización*) se distingue entre: metástasis **hematógenas** (diseminación por el torrente sanguíneo, después de la irrupción en el sistema vascular), **linfógenas** (diseminación de células tumorales por los vasos linfáticos y ocupación de los ganglios linfáticos regionales con tejido tumoral), **metástasis por implantación** (implantación de células tumorales en las hojas serosas, como pleura y peritoneo), **metástasis por copia** o contigüidad (metástasis originadas por contacto con el tumor contiguo) y **metástasis por inoculación** (p. ej., canales de puntura y heridas, después de intervenciones quirúrgicas).

metástasis cutáneas carcinomatosas: nódulos y nodulillos duros de la piel, originados casi siempre por metastatización hematógena de un carcinoma y que pueden ulcerarse; las metástasis cutáneas carcinomatosas se presentan, entre otros casos, en el de carcinoma* de mama en forma de enrojecimiento similar al de la erisipela o en el de cáncer* en coraza. Las metástasis cutáneas carcinomatosas son, por lo general, raras y de pronóstico desfavorable.

metástasis láctea: ver aberratio lactis.

metastatización: filialización; den. genérica para procesos morbosos en los que acontece una colonización de partes del tejido afectado (células tumorales, partes de coágulos trombóticos, partes de tejidos conteniendo bacterias) lejos de su lugar de origen, sobre todo por vía sanguínea o linfática. Ver metástasis.

metilergometrinio (INN): methylergometrinum (INN-L), methylergometrine (INN-E), N-(1-hidroximetilpropil-lisergamida (IUPAC); CAS-N° 113-42-8; $C_{20}H_{25}N_3O_2$; PM 339,44; alcaloide del cornezuelo del centeno, con efecto estimulante directo sobre la musculatura uterina lisa y sin efecto vascular. **Empleo terapéutico:** especialmente (obst.) para la coerción de hemorragias* postpartos. Ver ergotamina.

método secuencial: ver contracepción* hormonal.

métodos invasivos: den. para procedimientos diagnósticos y terapéuticos en los que penetra instrumental médico (en sentido amplio, también radiaciones ionizantes) en el cuerpo, por lo que van unidos a un riesgo para la salud del afectado, como p. ej. en el cateterismo cardíaco; no invasivos: p. ej., exploración electrocardiográfica convencional.

metropatía hemorrágica (gr metra matriz): den. anticuada para una hemorragia duradera consecuente a hiperplasia* quístico-glandular; ver persistencia folicular.

metroplastia: operación plástica en el útero para eliminar malformaciones congénitas o adquiridas del útero* (p. ej., operación de Strassmann* en el útero bilocular, o en el útero arcuato) o en caso de útero miomatoso, si todavía se desean hijos.

metrorragia: hemorragia uterina de más de 7 días de duración, fuera de la menstruación*. **Causas: 1.** hormonal (hemorragias acíclicas

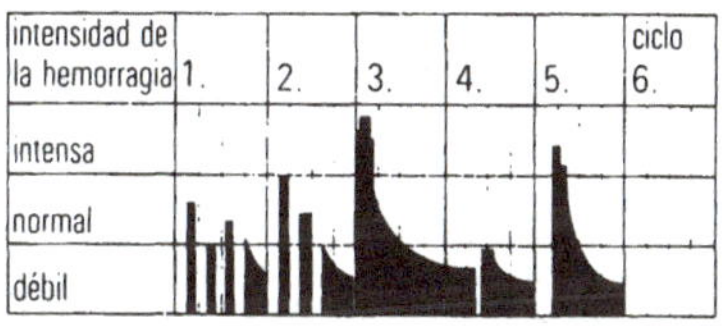

Metrorragia

disfuncionales*): p. ej. a consecuencia de trastornos de la maduración folicular, con aparición de una hemorragia* irruptiva. El fracaso de una terapia hormonal indica una causa orgánica. **2.** orgánica (carcinoma, endometritis, mioma submucoso, pólipo, etc.): la abrasión diagnóstica es inmediatamente necesaria en la postmenopausia, y en la premenopausia, cuando la hemorragia dura más de tres semanas o no se supuso ninguna causa orgánica, pero el tratamiento hormonal no ha detenido la hemorragia en dos o tres días. En caso de hemorragia* juvenil, se renuncia, siempre que sea posible, al curetaje (exclusión de una diátesis hemorrágica en el marco de una enfermedad interna, si fracasa la terapia hormonal).

La metrorragia es, frecuentemente, el primer signo clínico de un carcinoma. Toda mujer con metrorragia debe someterse a una exploración ginecológica exhaustiva.

La metrorragia tiende a recidivar (reconocible en la evolución monofásica de la curva de temperatura basal).

Michaelis, rombo de (Gustav M., ginecólogo, Kiel, 1798-1848): superficie romboidal entre la apófisis espinosa de la última vértebra lumbar, las espinas ilíacas dorsocraneales (espinas ilíacas posterosuperiores) y el punto de unión de los glúteos. Importante para hacerse juicio sobre las deformaciones pélvicas (asimetrías, pelvis plana); una pelvis bien conformada presenta un rombo cuadrático. Toda desviación del mismo hace suponer una pelvis* estrecha.

micoplasmas: den. (ingl) antigua PPLO (pleuro-pneumonia-like organisms); microbios similares a las bacterias, sin pared celular, de la familia de las Mycoplasmataceae. Aparición frecuente de las especies Mycoplasma hominis y Ureaplasma urealyticum, como comensales en la región genital; facultativamente patógenos; el **Mycoplasma hominis** puede provocar inflamaciones de la pelvis menor (ingl PID: pelvic inflammatory disease), fiebre postparto o postaborto. El **Ureaplasma urealyticum** puede producir uretritis y probablemente prostatitis. **Morfología:** debido a la falta de pared celular, la forma es variable y la afinidad por colorantes, escasa. **Cultivo:** demostración mediante cultivo en medios ricos en proteínas (suero de caballo; p. ej. Shepard A 7); juzgar las minúsculas colonias con el microscopio; las colonias de Mycoplasma hominis presentan una forma típica de huevo frito. Las colonias de Ureaplasma urealyticum crecen sin halo, siendo confirmado el diagnóstico mediante demostración de la división de la urea (típico del germen) mediante indicadores. **Serología:** sin relevancia clínica en el caso de las infecciones urogenitales.

micosis genitales: enfermedades micóticas de la región genital; p. ej. vulvovaginits candidomicótica.

microanálisis sanguíneos: método para la mejor observación del niño en el parto, para el reconocimiento precoz de la acidificación de la sangre fetal (preacidosis) o de una acidosis (ver tabla). Si se sospecha algún peligro para el niño, se toma una gota de sangre de la piel de la parte presentada y se hace un análisis rápido, para determinar el pH sanguíneo fetal. Ver parto de riesgo.

Microanálisis sanguíneos

	pH	Patología	Indicación de provocar el parto
Intervalo fisiológico	hasta 7,25	–	–
Intervalo prepatológico	7,24 – 7,20	preacidosis	Discutir parto quirúrgico
Intervalo patológico	menos de 7,20	acidosis	Realizar parto quirúrgico

microcalcificaciones: (gin.) depósitos de calcio en la mama, demostrables por mamografía*; se consideran como típicos del carcinoma si tienen un aspecto cristalino, de grano fino; se presentan en un grupo o en un segmento dispuesto radialmente respecto a la mamila, o bien ocupan difusamente todo el parénquima mamario.

Principio básico: todas las microcalcificaciones que no sean inequívocamente benignas, deben ser extirpadas, puesto que, en ciertos casos, no es posible identificar su cualidad mediante la mamografía.

microcarcinoma: carcinoma* verdadero de crecimiento invasivo y extensión muy escasa, sólo reconocible histológicamente. Ver carcinoma in situ.

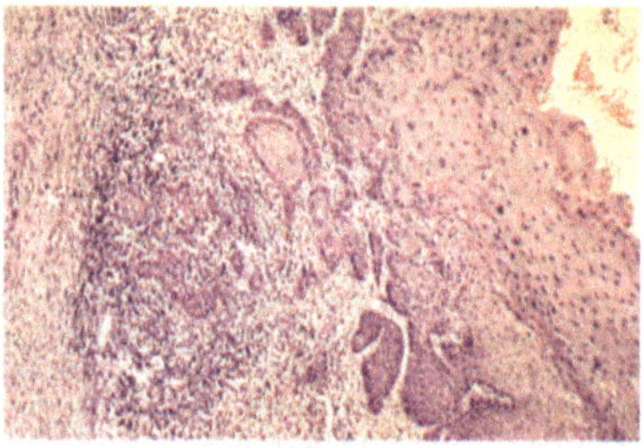

Microcarcinoma:
Preparado histológico del hocico de tenca, con infiltración reticular del estroma

microcefalia: disminución patológica del perímetro y del contenido craneal, en comparación con las proporciones del resto del organismo, correspondientes con la edad; la así den. cabeza de pájaro o tipo azteca. Frecuentemente la microcefalia va compañada de diferentes deformaciones craneales (discranias). Subdivisión según la **causa: 1. microcefalia primaria,** sin causa conocida, en forma de microcefalia craneal simple o de diferentes disóstosis; **2. microcefalia secundaria,** consecuente a enfermedades prenatales* (embriopatía* rubeólica, toxoplasmosis*) frecuentemente provocadoras de una hidrocefalia* (hidromicrocefalia).

micropíldora: den. habitual para la píldora anticonceptiva monofásica con una dosis diaria menor de 50 µg de estrógenos; ver contracepción hormonal.

microtransfusión: paso de eritrocitos fetales desde la placenta hasta la circulación materna; se da en los períodos de dilatación, de expulsión y especialmente en el postnatal. Es de gran importancia para la patogenia de la enfermedad* hemolítica fetal (del neonato).

Ver también transfusión fetomaterna.

miedo-tensión-dolor, síndrome de: explica los trastornos del parto originados por un miedo intenso, unido a tensión que, por vía muscular, conduce a una crispación y por vía vegetativa, a trastornos respiratorios y vasoconstricción, junto con una hipersusceptibilidad afectiva (círculo vicioso). El dolor intenso que por ello se origina, puede condicionar un parto retrasado y frecuentemente complicado. Se evita mediante preparación psicoprofiláctica al parto*. Ver parto, preparación al.

mifepristona: 17β-hidroxi-11β-(4-dimetilamino-fenil-)-17α-(1-propinil)estra-4,9-dién-3-ona; $C_{29}H_{39}O_2N$; también RU 486; antigestágeno con una afinidad por los receptores de la progesterona cinco veces mayor que la progesterona* y tres veces mayor que la dexametasona para los receptores corticoides. La mifepristona ha sido, hasta ahora, utilizada experimentalmente para la inducción de la menstruación, para la interrupción del embarazo y para la inducción del parto; su elevada afinidad por los receptores de la progesterona podría jugar en el futuro un papel en el tratamiento de carcinomas de mama receptor-positivos.

Miller-Kurzrok, test de: ver Kurzrok-Miller, test de.

minipíldora: den. habitual para preparados hormonales conteniendo exclusivamente gestágenos* (noretisterona*, levonorgestrel* o linestrenol*) y empleados para la contracepción* hormonal, sin inhibición de la ovulación.

mioma, enucleación de: «operación conservadora del mioma», exéresis de uno o varios nódulos miomatosos respetando el útero.

mioma intraligamentoso: ver mioma uterino.

mioma uterino: tumoración muscular benigna (leiomioma, fibromioma, también adenomioma) del útero* (localización más frecuente del mioma) que rara vez se presenta solitariamente, en aprox. el 20% de las mujeres después de los 30 años. El crecimiento miomatoso es claramente dependiente de los estrógenos (es inhibido por antiestrógenos*); después del climaterio acontece casi siempre una involución lenta. Debido a la frecuente aparición múltiple del mioma, se habla también de útero miomatoso. **Subdivisión clínica:** **1.** localización: mioma del cuerpo, rara vez mioma cervical; **2.** dirección de crecimiento: **a)** intramural (dentro de la pared muscular); **b)** submucoso (en dirección a la cavidad uterina); **c)** subseroso (fuera, por debajo de la serosa; **d)** intraligamentoso (fuera, entre ambas fascias del ligamento* ancho del útero). El mioma uterino provoca sólo parcialmente **sintomatología:** menstruación* prolongada o intensificada, a veces metrorragia* (consecuencia: anemia secundaria), dismenorrea*, síntomas de presión en la región de los órganos vecinos (entre otros, trastornos miccionales, polaquiuria, obstipación, rara vez íleo), dolores (especialmente en el caso del mioma uterino submucoso). Las pacientes sin síntomas deberían ser regularmente exploradas. En el **embarazo** se da frecuentemente un aumento transitorio del mioma, con tendencia incrementada a modificaciones regresivas; aumento del peligro de aborto, a veces impedimento para el parto. **Diagnóstico:** exploración bimanual*, diagnóstico ecográfico. **Modificaciones benignas secundarias** del tejido miomatoso (en aprox. un 30%): reblandecimiento (ocupación con espacios cavernosos sangrientos, modificaciones edematosas y mixomatosas, degeneración grasa, necrosis), rara vez endurecimiento (calcificaciones,

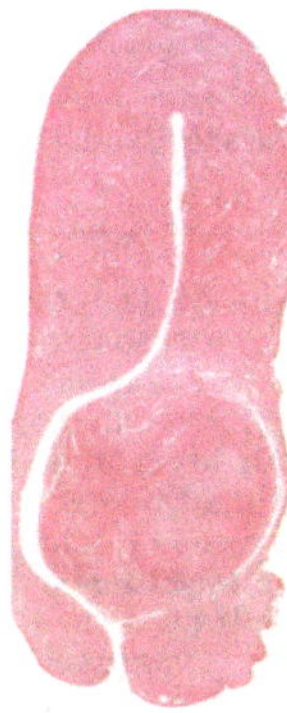

Mioma uterino:
Sección histológica de una amplia superficie, a través de todo el útero y el hocico de tenca; en el cérvix se reconoce un nódulo leiomiomatoso esférico, que comprime y desplaza lateralmente la luz del cérvix

fibrosis). **Terapia:** predominantemente quirúrgica (enucleación del mioma*, histerectomía*), también medicamentosa u hormonal. **Complicaciones:** rotación del pedículo* (en los miomas subserosos), necrosis séptica con fiebre y flujo* genital purulento (en el caso del mioma submucoso), transición a sarcoma (rara); aumento de la frecuencia de presentación de carcinoma* uterino, en caso de mioma uterino (dd).

miometritis: abreviadamente también metritis; inflamación de la musculatura uterina; no se da aisladamente, sino solamente en el marco de una endometritis*.

miosarcoma: tumor mesenquimatoso, maligno (sarcoma), del tejido muscular estriado o liso; **1.** el extraordinariamente raro **rabdomiosarcoma** (juvenil o adulto); **2.** el **leiomiosarcoma,** casi siempre primariamente maligno (pudiendo, no obstante, proceder de un leiomioma degenerado en sentido maligno). Ver tamb. mioma uterino.

missed abortion (ingl): aborto* retenido; retención en la matriz, durante semanas o meses, de un feto inmaduro muerto; puede provocar un síndrome de dead* fetus. Ver muerte fetal intrauterina.

missed labour (ingl): falta de contracciones y con ello, retención de un feto muerto (ver muerte fetal intrauterina) más allá del tiempo normal de embarazo; ver tamb. dead fetus, síndrome de.

mitosis (gr mitos hilo): división mitótica, partición indirecta del núcleo, división ecuatorial; reduplicación idéntica del material genético y reparto de una dotación cromosómica

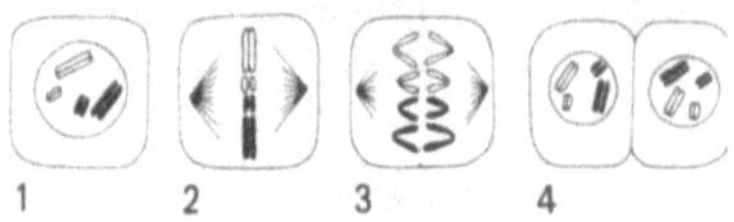

Mitosis:
1: profase; 2: metafase; 3: anafase; 4: telofase

completa a cada una de las células hijas. La mitosis engloba tres procesos normalmente interdependientes: **1.** la **reduplicación idéntica del ADN,** visible en forma de división longitudinal y replicación de los cromosomas. **2.** la **carioquinesis,** o sea, la adjudicación de una región del citoplasma a cada núcleo mediante división celular. **3.** la **citoquinesis,** dote regulado de una región citoplasmática, a cada núcleo por división celular o invaginación en surco de la membrana citoplasmática. La mitosis suele subdividirse en cuatro fases: profase, metafase, anafase y telofase. **Profase:** los cromosomas* recién escindidos longitudinalmente, se hacen visibles y la membrana nuclear desaparece. **Metafase:** los cromosomas se ordenan en un nivel ecuatorial. **Anafase:** las mitades escindidas de los cromosomas son separadas por las hebras del huso. **Telofase:** los cromosomas nuevamente se dividen longitudinalmente y, rodeados de una membrana nuclear, pasan ambas células hijas, a la interfase (fase de trabajo).

moco cervical: secreción levemente alcalina de las glándulas del cérvix, cuya consistencia y cuantía es modificada por las variaciones hormonales fisiológicas durante el ciclo* menstrual (ver fig.); contiene entre otras cosas el glucoproteido mucina, aminoácidos, azúcar, enzimas y electrólitos; contenido en agua de hasta el 90%. El moco cervical, muy viscoso excepto durante la menstruación* y ovulación*, es una protección segura contra la penetración de gérmenes y espermatozoides en el útero. Bajo el influjo de los estrógenos, el moco cervical se fluidifica, se hace dúctil. La fluidez es máxima poco antes de la ovulación (longitud de las hebras de 6-8 cm y más), indicando una actividad estrogénica máxima, es decir que la mujer se encuentra en la fase preovulatoria, en la que el cérvix presenta la máxima permeabilidad para los espermatozoides (ver moco cervical, test de ductilidad del), el test de arborización (formación en hoja de helecho; ver arborización, fenómeno de) es positivo. Bajo el influjo gestagénico en la fase secretoria, el moco cervical disminuye y se hace viscoso; el test de arborización es negativo y la capacidad de penetración, para los espermatozoides,

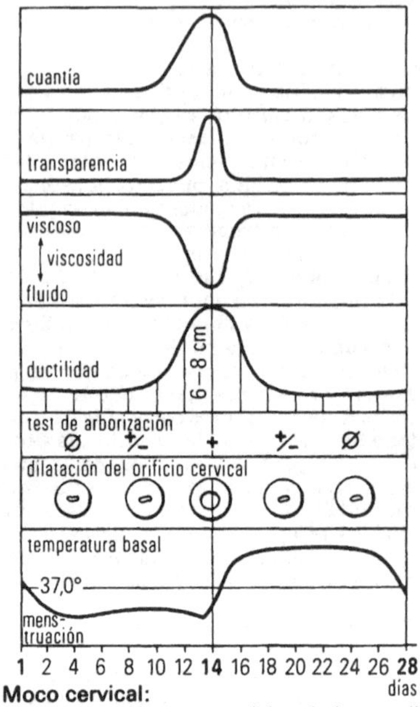

Moco cervical:
Representación esquemática de las modificaciones cíclicas

disminuye intensamente o desaparece del todo. Diagnóstico funcional: ver cervix score. Ver tamb. concepción máxima, tiempo de.

moco cervical, método del: sin. método de la ovulación; ver Billings, método de.

moco cervical, test de ductilidad del: el moco cervical se aclara bajo la influencia estrogénica, haciéndose rico y dúctil (hilado); preovulatoriamente puede estirarse entre las ramas de una pinza o entre dos portaobjetos hasta 6-10 cm o más. Un moco cervical dúctil deja una muestra en rama de helecho después de haberse desecado sobre el portaobjetos (fenómeno de arborización). El test es de importancia en el tratamiento de la esterilidad* femenina, p. ej. para la determinación del momento para una inducción* de la ovulación, o para una inseminación*.

mola (lat mola embrión malformado): feto degenerado; según su origen tisular y composición, se distingue entre mola* embrionaria (mola* verdadera); mola* vesicular, mola* hemática, mola hematídica (mola de Breus*), mola* hidatídica (mola cística).

mola carnosa: ver mola hemática.

mola cística: sin. mola* hidatídica.

mola destructiva: ver corioadenoma destruens.

mola embrionaria: huevo abortivo (mola* verdadera) con feto muerto y, casi siempre, malformado de hasta 22 cm de longitud.

mola hemática: forma de mola* verdadera en la que después de la muerte del embrión no se da la expulsión del mismo, aconteciendo hemorragias alrededor del huevo y en la cavidad del mismo; el huevo, completamente sanguinolento, es denominado mola hemática. De la mola hemática, por organización y lavado por disolución del colorante sanguíneo, procede la denominada mola carnosa, de aspecto claro. Por depósitos de calcio ésta puede transformarse en una mola pétrea.

mola hematídica: ver Breus, mola de; mola hemática.

mola hidatídica: sin. mola cística; degeneración hidrópico-edematosa, parcial o completa, de las vellosidades coriónicas de la placenta*, con transformación en vesículas del tamaño y forma de granos de uva, rellenas de líquido claro (fig.) con proliferación concomitante del citotrofoblasto y trofoblasto sincitial de diferente intensidad (forma de los tumores* del trofoblasto). Si persisten las propiedades invasivas del trofoblasto*, normalmente restringidas a la fase de implantación*, puede instaurarse una mola hidatídica invasiva (corioadenoma* destruens). **Causas:** probablemente defectos del dispositivo embrionario; el trofoblasto patológicamente modificado persiste, mientras que el embrioblasto* se va atrofiando. El trastorno del desarrollo comienza aprox. un mes después de la concepción*. **Sintomatología:** útero mayor de lo normal (altura del fondo del útero* elevada), falta de los tonos* cardíacos y movimientos* fetales, eventualmente hemorragias uterinas con pérdida de vesículas (hidátides); aumento de la concentración sérica de HCG*, a veces con formación de quistes* luteínicos en el ovario, signos de una gestosis*. **Terapia:** expulsión medicamentosa con oxitócicos (estimulantes de las contracciones* uterinas); curetaje (peligro: ¡perforación uterina, hemorragias masivas!): ¡Debido a la posibilidad de la evolución a corioepitelioma* maligno partiendo de (restos de) una mola hidatídica, las pacientes deben ser sometidas, durante largo tiempo, a controles regulares postratamiento!

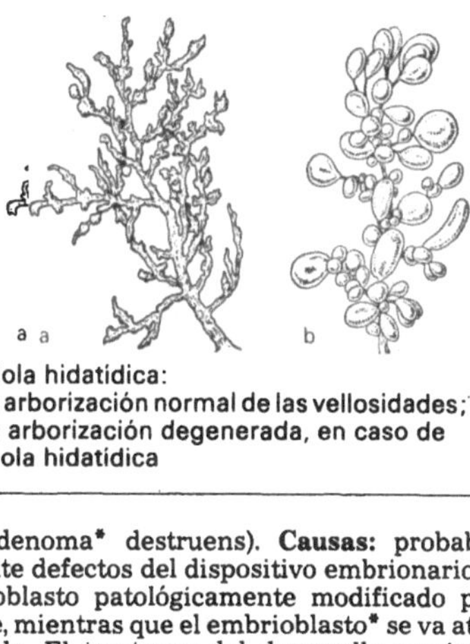

Mola hidatídica:
a: arborización normal de las vellosidades;
b: arborización degenerada, en caso de mola hidatídica

mola maligna: ver corioadenoma.

mola pétrea: ver mola hemática.

mola verdadera: huevo molar o abortivo; huevo con dispositivos orgánicos deficitarios, huevo malformado que, ya en las primeras semanas del embarazo, perece; origen: **1.** por factores **exógenos**, como anoxia (lesiones por déficit de oxígeno), intoxicaciones, lesiones radiactivas, etc.; **2.** por factores **endógenos** (factores hereditarios), lesiones condicionadas genéticamente. Ver mola vesicular; mola hemática; Breus, mola de.

mola vesicular: forma de mola* verdadera, mola trofoblástica, sin dispositivo embrionario.

molestias funcionales del hipogastrio: ver abdomen, molestias funcionales del.

molimina (lat esfuerzos agotadores): den. genérica para dolores, molestias; (gin.) molimina menstrualia: molestias dependientes de la menstruación*, en caso de criptomenorrea*; forma especial: molimina menstrualia sin menstruación: molestias menstruales en mujeres histerectomizadas (¿causa psicovegetativa?).

monocorial: gemelos* con solamente un corion*.

monosomía: la presencia única de un determinado cromosoma, en dotaciones cromosómicas normalmente diploides (mutación genómica), p. ej., a causa de non*-disjunction o por pérdida cromosómica en la división celular; en el hombre sólo se conoce la monosomía 45,X0 (síndrome de Turner*). Como monosomía parcial, se designa la pérdida de un fragmento cromosómico (deleción), p. ej., en el síndrome del Cri-du-chat (deleción 5).

monstruosidad: malformación con falta de partes del cuerpo (monstruositas per defectum), con alteraciones locales del desarrollo (monstruositas per fabricam alienam), o con malformaciones supernumerarias o excesivas (monstruositas per excessum), malformaciones dobles (monstruositas duplex).

monte de Venus: monte púbico de la mujer; región vellosa, por encima de la comisura anterior de los labios mayores, o (en el varón) del pene.

Montevideo, unidad de: medida para la actividad contráctil uterina; definida como el producto de la intensidad de las contracciones por su frecuencia en 10 minutos; ver tocografía, contracciones.

Montgomery, glándulas de (William M., ginecólogo, Dublin, 1797-1859): glándulas areolares (de la mama); ver aréola mamaria.

Montgomery, tubérculo de: ver aréola mamaria.

morcellement (fran): fragmentación; p. ej. de grandes miomas uterinos, en la histerectomía vaginal.

mortalidad fetoinfantil: ver mortalidad infantil.

mortalidad infantil: número de niños muertos en el primer año de vida, referido a 1000 recién nacidos vivos (mortalidad del lactante); la magnitud de referecia es solamente la cifra de recién nacidos vivos del año del registro de la mortalidad, independientemente del año en que nació el lactante fallecido. La mortalidad perinatal reúne nacidos muertos (ver recién nacido muerto) y los fallecidos en los primeros 7 días de vida, la mortalidad fetoinfantil los recién nacidos muertos y los fallecidos en el primer año de vida. Ambas cifras son calculadas por cada 1000 recién nacidos vivos y muertos. La mortalidad del recién nacido se refiere a las primeras 24 horas, la mortalidad precoz a los 7 primeros días, la tardía al período posterior a la primera semana de vida, la mortalidad neonatal, a las primeras cuatro semanas y la mortalidad postneonatal al tiempo a partir de la cuarta semana. Mortalidad precoz y tardía, así como mortalidad neonatal y

Mortalidad infantil
Sinopsis terminológica

Espacio temporal	Denominación
1er día (0–24 horas)	mortalidad del recién nacido
1°– 7° día	mortalidad precoz
1°– 28° día	mortalidad neonatal
8°–365° día	mortalidad tardía
29°–365° día	mortalidad posterior

postneonatal se complementan, recíprocamente para proporcionar la mortalidad infantil (ver tabla).

La mortalidad infantil ha presentado una tendencia descendente en los pasados decenios, siendo en 1985 en la República Federal Alemana del 9,0‰, mientras que la mortalidad perinatal fue del 7,9‰. Es sup. a la mortalidad

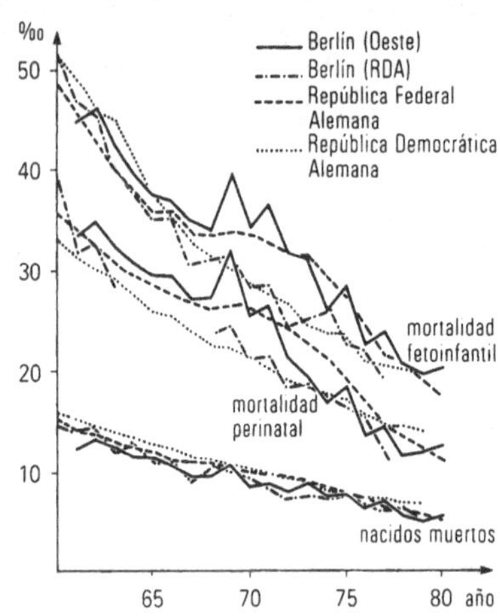

Mortalidad infantil:
Mortalidad en el parto, mortalidad perinatal y mortalidad fetoinfantil en la República Federal Alemana, en la República Democrática Alemana y en ambas partes de Berlín (la mortalidad perinatal ha sido calculada, hasta 1967, en Alemania Oriental y en Berlín Oriental hasta incluso el décimo día de vida)

infantil de naciones industralizadas comparables, presentando diferencias regionales y siendo mayor en las grandes ciudades que en el campo. Los niños presentan una mayor mortalidad infantil que las niñas (1985: 10,0‰ frente a 7,8‰; ver también mortalidad perinatal masculina elevada). La mortalidad de los recién nacidos prematuros es muy elevada. **Los grupos de riesgo** con mortalidad elevada son los niños de madres solteras, madres muy jóvenes o de mujeres trabajadoras emigrantes extranjeras. Las **causas más frecuentes de muerte** en la mortalidad precoz, son consecuencia de complicaciones del embarazo y del parto, así como de embarazos de duración abreviada y/o falta de peso (neonato deficitario o prematuro deficitario) y malformaciones. En la mortalidad tardía se encuentran en primer plano, aparte de las consecuencias de complicaciones del embarazo y del parto, la muerte infantil repentina y los accidentes. La mortalidad perinatal podría ser eficazmente reducida mediante una prevención suficiente durante el embarazo, especialmente mediante el diagnóstico precoz y la vigilancia intensiva de un embarazo* de riesgo y la colaboración intensificada con los centros neonatológicos, y la mortalidad tardía mediante el requerimiento regular de exploraciones pediátricas, de diagnóstico precoz.

mortalidad materna: casos de muerte de mujeres, a consecuencia de complicaciones del embarazo, del parto y del puerperio; cálculo por regla general sobre 100.000 recién nacidos vivos; en la República Federal Alemana fue de 10,7 en el año 1985 (en comparación a: 1956: 139,9; 1966: 65,1; 1976: 63,3; 1980: 20,6). Ver tamb. anestesia, riesgos de la.

mortalidad perinatal masculina elevada: se parte, por lo general, de cifras más elevadas de nacidos muertos y de mortalidad infantil en el caso de varones que en el de niñas. Desde hace algunos años esto es válido, en la República Federal Alemana, solamente para neonatos de escaso peso (un riesgo de aprox. un tercio mayor para niños que para niñas).

mortalidad precoz: ver mortalidad infantil.

mortalidad prenatal: ver aborto, nacido muerto.

mórula: colección esferoidal sólida, de blastómeros*; resultado de la segmentación* en el 3°-4° día después de la fecundación. Desarrollo ulterior a blastocisto*.

mosaico, imágenes en: (gin.) hallazgo colposcópico sospechoso: campos negativos al yodo, en disposición irregular mosaiciforme, pequeños, blancoamarillentos (hiperqueratosis), separados unos de otros, por líneas rojizas (brotes capilares). Ver colposcopia, leucoplasia.

movimientos fetales: movimientos del feto en el útero; percibidos por las primíparas aprox. alrededor de la 20ª semana de embarazo, y por las multíparas entre la 16ª y la 20ª. **Demostración:** palpación.

MPA: abrev. (ingl) para acetato de medroxiprogesterona*.

mucotérmico, método: observación de la temperatura* basal (ver temperatura basal, método de la) y del moco* cervical (ver Billings, método de) para la determinación de los días fértiles e infértiles dentro del ciclo* menstrual femenino. Después de la desaparición del moco cervical fluido, deben ser controlados tres valores de la temperatura, mayores que los seis valores anteriores; entonces se ha alcanzado con seguridad, la fase infecunda. El método mucotérmico es el preferido en muchos países para la contracepción* natural. **Ventaja:** ningún efecto colateral somático, elevada fiabilidad (índice de Pearl: 1-3). Ver concepción máxima, tiempo de.

muerte fetal intrauterina: muerte del feto antes del comienzo del parto (en la segunda mitad del embarazo); **frecuencia:** aprox. el 1% de todos los embarazos. **Causas más importantes:** **1.** insuficiencia placentaria en caso de gestosis, postmadurez gravídica, prediabetes, diabetes mellitus y desprendimiento prematuro de la placenta; **2.** enfermedad hemolítica fetal; **3.** infecciones y malformaciones; **4.** complicaciones del cordón umbilical. **Sintomatología:** **1.** falta de tonos cardíacos fetales; **2.** falta de movimientos del niño; **3.** falta de crecimiento uterino; **4.** descenso de la situación del polo sup. uterino (aprox. quinze días después de la muerte fetal); **5.** disminución del perímetro abdominal, a consecuencia de la disminución de la cuantía de líquido amniótico. **Diagnóstico:** **1.** diagnóstico por ultrasonidos*; **2.** electrocardiografía fetal; **3.** diagnóstico por el líquido* amniótico; **4.** amnioscopia; **5.** diagnóstico radiológico; **6.** determinación hormonal (excreción de estriol: disminución de la concentración de estrógenos). **Complicaciones:** si la retención del feto muerto es de más de 5 semanas de duración, en 18-25% de los casos aparecen alteraciones de la coagulación: síndrome del dead* fetus. **Causas:** si la retención se prolonga, son liberados fermentos proteolíticos y activadores fibrinolíticos que pasan al organismo materno. En la sangre materna se instaura progresivamente un déficit de fibrina, es decir una hipo o afibrinogenemia. Por ello, hay que proceder a una inducción del parto cuando éste, en su momento, no se dé espontáneamente.

Müller, conducto de (Johannes M., fisiólogo, Berlín, 1801-1858): conducto genital embrionario; se desarrolla en el sexo femenino, por fusión caudal con el conducto de Müller contralateral, para formar la trompa de Falopio, el útero y la porción superior de la vagina; en el sexo masculino forma las hidátides pediculadas (apéndices testiculares) y, eventualmente, el utrículo prostático. Ver tamb. Müller, quiste epitelial de; Müller, tumor mixto de.

Müller, maniobra de (Arthur M., ginecólogo, Munich, 1863-1926): liberación del hombro y del brazo, en la presentación* podálica; sacar el hombro delantero mediante tracción intensa hacia abajo y el hombro post. mediante tracción intensa hacia arriba; debe ser seguida por la maniobra de Veit*-Smellie; ver ayuda manual.

Müller, quiste epitelial de: quiste epitelial, originado partiendo de restos desprendidos de los conductos de Müller, casi siempre revestido de epitelio alto monoestratificado, cilíndrico, productor de moco. **Presentación:** en toda la región de los genitales externos femeninos, predominantemente en el útero y en la vagina (75% de todos los quistes vaginales), casi siempre localizados en la pared post.; puede alcanzar el tamaño de una nuez y, pediculado, protruir en el lumen vaginal. Clínicamente benigno.

Müller, tumor mixto de: consta de varios componentes epiteliales y mesenquimatosos del epitelio, todavía pluripotencial, de los conductos de Müller. **Presentación:** casi siempre en la región del útero, pero también en el ovario, en las trompas y muy rara vez en la vagina. Los tumores mixtos de Müller benignos son muy raros, siendo mucho más frecuente el tumor mixto maligno de Müller (ver sarcoma uterino).

multigrávida: mujer que ha estado embarazada seis veces y más; ver anamnesis obstétrica.

multípara: mujer que ha dado a luz varias veces, especialmente más de 5 hijos; ver anamnesis obstétrica.

múltiples: dos o más individuos que experimentan un desarrollo intrauterino sincrónico; gemelos*, trillizos, cuatrillizos, etc. Durante el embarazo (embarazo múltiple) están en desventaja frente al niño único; el crecimiento intrauterino se enlentece prematuramente y, en concreto, en el caso de mellizos a partir de la 34ª/35ª semana, en el de trillizos y cuatrillizos, ya a partir de la 28ª semana del embarazo (recién nacidos deficitarios, los denominados small for date babies: niños pequeños para su edad). Para estos niños existe un riesgo perinatal incrementado; sus tasas de morbilidad y mortalidad son mayores de lo normal; ver neonato con factores de riesgo; Hellin, regla de.

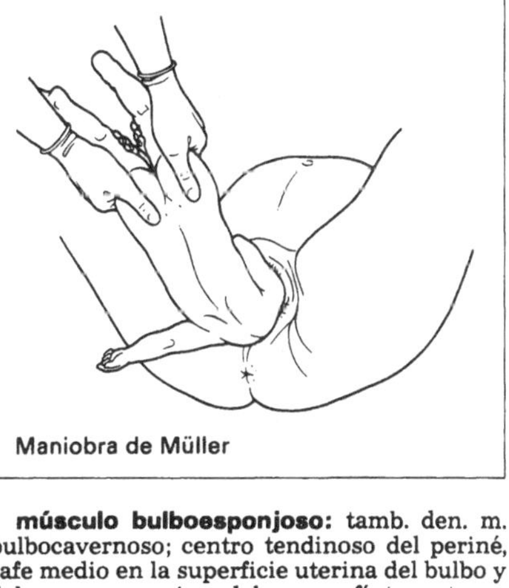

Maniobra de Müller

músculo bulboesponjoso: tamb. den. m. bulbocavernoso; centro tendinoso del periné, rafe medio en la superficie uterina del bulbo y del cuerpo esponjoso del pene, esfínter externo del ano ↔ superficie lateral del cuerpo cavernoso del pene, fascia diafragmática urogenital inf., dorso del pene (abarca en la mujer el bulbo vestibular); inervación: nervio pudendo; función: compresión y acortamiento de la uretra, vaciamiento intermitente en la eyaculación. Ver suelo pélvico.

músculo coccígeo: espina isquiática ↔ superficie lateral del hueso coccígeo y del hueso sacro; en la superficie interna del ligamento sacroespinal; inervación: nervio pudendo; forma parte del diafragma* pélvico, en su parte dorsal; ver suelo pélvico.

músculo detrusor vesical: pared muscular (túnica muscular) de la vejiga urinaria; forma un entramado complejo de haces de fibras musculares lisas, en el que no muy claramente puede reconocerse una capa media de fibras circulares, entre dos capas, una interna y otra externa, de fibras longitudinales. Función: sinérgica con la prensa abdominal en el vaciamiento vesical.

músculo elevador del ano: los músculos de ambos lados forman una placa, en forma de embudo, que ayuda a cerrar la salida de la pelvis (diafragma pélvico). Los haces musculares más anteriores de ambos lados (fascículos elevadores) dejan entre ellos un hiato para el paso de recto (vagina), y uretra: puerta del elevador. Subdivisiones: músculo coccígeo: hueso púbico ↔ centro tendinoso del periné, recto, esfínter externo del ano, hueso coccígeo, hueso sacro; músculo pubovaginal (músculo elevador de la próstata): haces del músculo precitado que se irradian hasta la pared vaginal (fascia prostática); músculo puborrectal: hueso pubis ↔ en forma de asa alrededor de la flexura perineal del recto; músculo ileococcígeo: arco tendinoso del músculo elevador del ano ↔ ligamento anococcígeo, hueso coccígeo; inervación: plexo sacro; función: soporte y sujeción de las vísceras pélvicas, ayuda para el músculo esfintéreo anal externo. Ver suelo pélvico, fosa isquiorrectal.

músculo esfínter de la uretra: el así den. rabdoesfínter, de músculo estriado; fibras anulares del músculo* transverso profundo del periné y de la parte membranácea de la uretra; inervación: nervios perineales; función: cierre de la uretra. Ver suelo pélvico.

músculo esfínter de la vejiga: musculatura lisa, músculo del cierre involuntario de la vejiga urinaria, en la salida de la misma (ostium urethrae internum).

músculo esfínter externo del ano: musculatura estriada; parte subcutánea: tejido conectivo subcutáneo detrás del ano ↔ piel delante del ano, fascia y rafe del músculo bulbocavernoso; parte superficial: cóccix, ligamento anococcígeo ↔ centro tendinoso del periné; parte profunda: desde el centro tendinoso, en forma de asa alrededor del canal anal del recto; inervación: nervios perineales; función: cierre del canal anal. Ver suelo pélvico.

músculo isquiocavernoso: huesos isquiáticos ↔ túnica albugínea de los cuerpos cavernosos del pene (del clítoris). Los músculos pares rodean, como crura penis o clitoridis, los cuerpos eréctiles pares que parten de las ramas inferiores del hueso isquiático; inervación: nervios perineales; función: ayudan a la erección y, en el varón, a la eyaculación.

músculo transverso profundo del periné: diafragma urogenital; placa muscular trapezoidal, entre ambos huesos isquiáticos y las ramas inferiores del hueso púbico; inervación: nervios perineales; función: cierre de la región ventrocaudal de la salida de la pelvis, conforma principalmente el diafragma urogenital; ver suelo pélvico, fosa isquiorrectal.

músculo transverso superficial del periné: variable; hueso isquiático ↔ centro tendinoso del periné, a lo largo de la parte post. del músculo* transverso profundo del periné; inervación: nervios perineales; ver suelo pélvico.

mutación: modificación hereditaria del material genético que no descansa en una recombinación ni en una segregación. Las mutaciones, sin causa diagnosticable, son designadas como mutaciones espontáneas. Las mutaciones somáticas no afectan a las células germinales primitivas, es decir, no se heredan ulteriormente. Las mutaciones inducidas (originadas exógenamente) son desencadenadas mediante mutágenos. Se distingue: **1.** mutaciones genómicas (modificaciones numéricas de la dotación cromosómica); **2.** aberraciones* cromosómicas (modificaciones estructurales de los cromosomas, p. ej., rupturas); **3.** mutaciones genéticas (modificaciones en la secuencia de bases del ADN) de un único gen; **a)** mutaciones puntuales: intercambio de una base purínica por otra base también purínica (transición) o por una pirimidínica (transversión); **b)** mutaciones por deleción: pérdida de más de una base, originándose así una falta más grande de información genética; **c)** mutaciones por inserción: modificación de la secuencia de bases por inclusión de ADN; **d)** mutaciones raster: in-

Mutágenos
Fármacos mutagénicos

I. Citostáticos
   Compuestos alquilantes (p. ej., clorambucilo, ciclofosfamida, busulfán, melfalán)
   Antimetabolitos (p. ej., fluorouracilo, propiltiouracilo, citarabina, 6-mercaptopurina, antagonistas del ácido fólico)
   Antibióticos de efecto citostático (p. ej., adriamicina, bleomicina, daunomicina, mitomicina C, estreptonigrina)
   Procarbazina

II. Alcaloides
   Colchicina, vincristina, vinblastina

III. Antibióticos, bacteriostáticos, antiparasitarios (p. ej., actinomicina B, griseofulvina, hidroxiquinolina, INH, nitrofurano)

IV. Inmunosupresores (p. ej., azatioprina)

clusión en la cadena de nucleótidos de moléculas de determinadas sustancias que presentan un tamaño y estructura similares a los de las bases de los ácidos nucleicos (p. ej., colorantes de acridina). Al desplazarse correspondientemente la secuencia de nucleótidos, acontece una síntesis de productos genéticos (proteínas) modificados. Si se incluyen sucesivamente tres moléculas, se reconstituye el orden original de los tripletes.

mutación letal: mutación* incompatible con la vida del organismo; ver factor letal.

mutación letal condicionada: mutación* originadora de tal variación en el gen, que la modificación del producto genético de ella derivada, sólo se pone de relieve como factor (efecto) letal en determinadas condiciones de crecimiento; ver factor letal.

mutagénesis: proceso de desencadenamiento de una mutación*.

mutagenicidad: potencialidad de un agente para producir una mutación*.

mutágenos: agentes desencadenantes de mutaciones, p. ej., radiaciones ionizantes (radiación alfa más intensa que la beta y gamma), radiación ultravioleta (máximo alrededor de 260 nm, el máximo de absorción del ADN), determinadas sustancias químicas, virus; también provocadas por diferentes medicamentos (ver tabla). Han sido demostrados experimentalmente efectos mutágenos correspondientes, en microorganismos, cultivos celulares o experimentación animal, y mutaciones desencadenadas exógenamente, tamb. en el hombre. Las mutaciones somáticas son hoy consideradas como una de las posibles causas de la carcinogénesis. Hasta ahora no han sido demostradas en el hombre modificaciones hereditarias, consecuentes a mutaciones provocadas exógenamente (inducidas); ver mutación.

mutante: indivíduo en cuyo genoma ha sido modificado, por lo menos, un gen debido a una mutación.

Mycoplasma hominis: ver micoplasmas.

M

N

Naboth, huevos de (Martin N., anatómico, Leipzig, 1675-1721): quistes* de retención sobre la superficie de la portio; se originan por hipercrecimiento de los conductos de desembocadura de glándulas de mucosa cervical, ectópica.

nacido muerto: un niño se considera nacido muerto si, después de la separación del cuerpo materno, no muestra ninguno de los signos determinantes del nacido* vivo (latido cardíaco, respiración espontánea, pulsación del cordón umbilical) y un tamaño de, por lo menos, 35 cm. Ver tamb. aborto tardío.

nacido vivo: se considera un niño como nacido vivo si, después de la separación del cuerpo materno, o han habido latidos del corazón, la respiración pulmonar natural se ha iniciado o ha pulsado el cordón umbilical, independientemente de la talla o del peso del niño y de la duración del embarazo. La OMS recomienda valorar contracciones musculares arbitrarias, como otro signo de vida. Ver tamb. nacido muerto, aborto, prematuro.

nacimiento: ver parto.

Naegele, fórceps de (Franz Karl N., obstetra, Heidelberg, 1777-1851): fórceps con curvaturas para cabeza y pelvis; ver extracción con fórceps; Kielland, fórceps de.

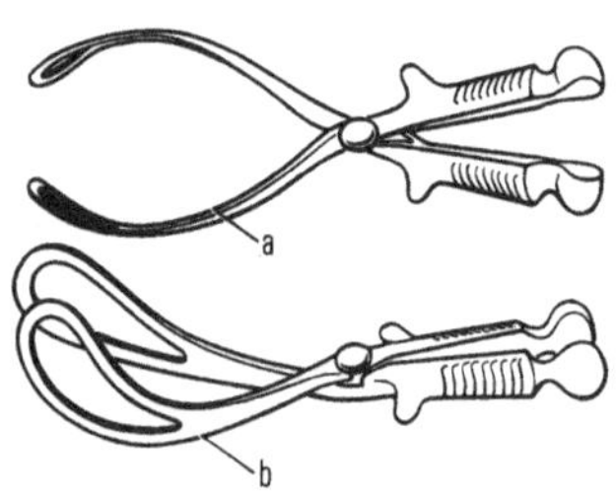

Fórceps de Naegele:
a: curvatura para la cabeza; b: curvatura para la pelvis

Naegele, oblicuidad de: grado leve de la presentación temporal, asinclitismo* anterior verdadero; frecuente en multíparas.

Naegele, pelvis de: pelvis estrechada en el diámetro oblicuo, por falta de un ala del hueso sacro; ver pelvis, formas de la.

Naegele, regla de: sirve para la determinación clínica de la fecha* previsible del parto; partiendo de día y mes del 1er día de la última menstruación* normal, se descuentan 3 meses y se añaden 7 dias para obtener la fecha (en día y mes) del parto.

natalidad: cifra general de nacimientos; cifra de recién nacidos* vivos por cada 1000 habitantes.

natalidad, control de la: intervención estatal dirigida (a veces masiva, p. ej. en China) sobre el deseo de hijos o el comportamiento concepcional de determinados grupos de población, con vistas a controlar el crecimiento de la misma, para lo que se emplea una propaganda correspondiente, sugestión material, distribución gratuita de medios anticonceptivos, etc.; ver contracepción, planificación familiar.

necrosis de la corteza renal: síndrome de Juhel-Renoy; necrosis extensa, casi siempre bilateral, en la región cortical de ambos riñones, exceptuando una delgada zona subcapsular. La médula renal apenas es afectada. Es característica la trombosis de las arterias radiales corticales y de los vasos aferentes. **Patogenia:** oclusiones vasculares múltiples debidas a coagulación intravascular diseminada. **Clínica:** en dos tercios de los casos, inicio en el transcurso del embarazo o del puerperio, frecuentemente en el marco de una eclampsia*, preeclampsia (ver gestosis) o de un síndrome de Couvelaire* (apoplejía uteroplacentaria), al que casi siempre precede una muerte* fetal intrauterina; además, tamb. en otras formas de insuficiencia renal aguda (en caso de falta de involución o involución insuficiente). Frecuente formación de riñones atróficos, retraídos, con transición a una insuficiencia renal terminal (uremia) y diálisis obligada.

nefropatía gravídica: ver embarazo, riñón durante el.

Neisseria (según el primero que la describió, Albert Neisser, Breslau, 1855-1916): especie de micrococos inmóviles gramnegativos, de la familia de las Neisseriaceae, oxidasa-positiva. De especial interés médico: Neisseria gonorrhoeae y N. meningitidis.

Neisseria gonorrhoeae: sin. gonococo, Gonococcus neisseri, Micrococcus gonorrhoeae; causante de la gonorrea*. **Morfología:** diplococo gramnegativo con forma de grano de café; en los preparados de frotis, casi siempre intracelular en el protoplasma de leucocitos, teñible con azul de metileno. **Atención:** confusión con seudogonococos*. Gérmenes previamente dañados (tratamiento antibiótico) pueden ser lábiles a la tinción por Gram. Demostración del gérmen en preparados de frotis también posible mediante inmunoensayo (EIA). **Cultivo:** los gonococos son muy exigentes en cuanto al medio de cultivo; crecen en medios ricos en proteínas (agar-suero, agar-ascitis, agar de sangre cocida; mejor el medio de Thayer-Martin), que deben poseer una superficie húmeda. Sensible al frío y especialmente frente al oxígeno atmosférico; se requieren medios de transporte especiales; microaerófilos, tensión de CO_2 del 5-10%, óptimo de temperatura 37 °C; crecimiento después de 24-72 horas; colonias tenues, redondas, translúcidas (semejantes a gotas de rocío). Dejando de lado algunas excepciones, para el diagnóstico correcto se exige hoy día el cultivo del agente etiológico,

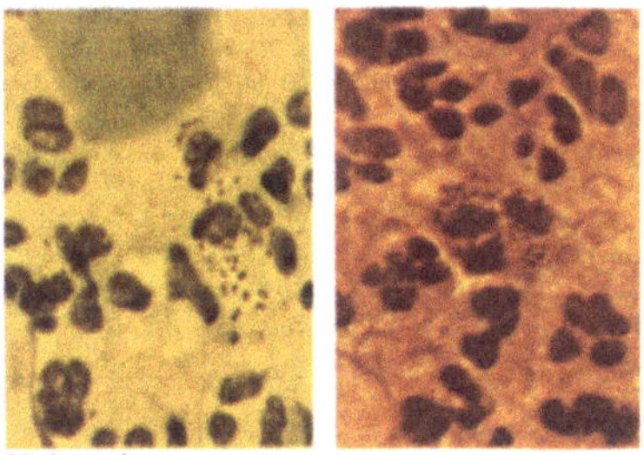

Neisseria gonorrhoeae:
Frotis del pus, en tinción con azul de metileno (izq.) y con Gram (der.)

no bastando la tinción de Gram. **Diferenciación bioquímica:** escisión del azúcar en medio de cultivo según Lingelsheim; oxidasa-positivos. **Serología:** reacción de fijación del complemento positiva, posible en casos crónicos. **Epidemiología:** el reservorio del agente causal es el hombre, aconteciendo casi siempre la transmisión por infecciones de contacto (relación sexual), rara vez indirectamente.

neonato con factores de riesgo: neonato con síntomas o factores de riesgo que indican un peligro incrementado; **1.** neonato después de acidosis* metabólica primaria intrauterina; **2.** neonato en estado depresivo* (índice de Apgar* con 6 ó menos puntos, esquema principal de Saling* con 6 ó menos puntos); **3.** neonato* hipotrófico, niño* macrosómico; **4.** neonatos de madres con una gestosis* moderada o grave, o con postmadurez* gravídica (síndrome de Clifford*); **5.** neonatos después de partos por cesárea*, parto* quirúrgico o salida difícil por presentación podálica; **6.** enfermedad* hemolítica fetal (neonato con ictericia precoz); **7.** placenta* previa, desprendimiento* placentario prematuro; **8.** múltiples*; **9.** neonato de madre diabética; **10.** neonato con síndrome de infección* amniótica.

neonato de escaso peso: también recién nacido de bajo peso; recién* nacido con un peso natal máximo de 2500 g; se puede tratar de un prematuro hipo o eutrófico o de un neonato maduro hipotrófico. Esta diferenciación, según la duración del embarazo, es importante clínica y prospectivamente. Ver neonato, signos de madurez del; neonato hipotrófico.

neonato, diagnóstico del estado del: ver diagnóstico del estado del neonato.

neonato, hiperbilirrubinemia del: ver hiperbilirrubinemia del neonato.

neonato hipotrófico: sin. recién* nacido hipotrófico, (ingl) light (small) for date baby; recién nacido debajo del percentil 10 de la curva de peso estándar. **Formas:** 1. neonato maduro hipotrófico; 2. prematuro* hipotrófico. **Causas:** distrofia* intrauterina de etiología diversa (p. ej. en fumadoras; ver también nicotina, tabla). Un neonato hipotrófico se considera neonato con factores de riesgo*, tiene peligro agudo, sobre todo, de hipoglucemia. Ver neonato de escaso peso.

neonato, mortalidad del: ver mortalidad infantil.

neonato, peso del: en varones 3400 g de media y en hembras 3200 g, con gran variabilidad fisiológica. Ver tamb. recién nacido; lactante, evolución del peso del.

neonato, reflejos del: ver reflejos primitivos del neonato.

neonato, signos de madurez del: talla mínima 48 cm, peso mínimo 2500 g, perímetro de hombros mayor que de la cabeza (signo de Frank), altura craneal rel. 25 cm (Stratz), perímetro pectoral 33 a 35 cm (von Jaschke), panículo adiposo subcutáneo tenso, buena turgencia de la piel, color rosado (no rojo), cabello mínimo de 2 cm, lanugo sólo en hombros, brazos y parte sup. de la espalda, uñas cubren o sobrepasan los pulpejos, labios mayores cubren los menores, testículos están en el escroto, cartílago nasal y auricular firme. Para determinar la semana de gestación, se dispone de distintos esquemas, p. ej. el índice de Farr* o de Petrussa* (tabla). Análogo a los signos morfológicos mencionados, se puede evaluar la edad de gestación según el estadio de desarrollo neurológico (ver reflejos primitivos del neonato); ver tamb. Haase, fórmula de; Runge, signos de; núcleos de osificación.

neonato, talla del: medidas del cuerpo del recién nacido que se interpretan con percentiles referentes a la duración de la gestación (ver recién nacido, fig.); ver tamb. medidas de la cabeza; neonato, signos de madurez del.

neonato, tetania del: variaciones de la calcemia y fosfatemia de recién nacidos, pueden ser originadas por una insuficiencia renal funcional o por una insuficiencia de las glándulas paratiroides (¿hemorragias?) (hipocalcemia, hiperfosfatemia). Por ello pueden llegar a una labilidad neuromuscular con predisposición a tetanias, incluso de la musculatura respiratoria hasta tetanias manifiestas (rara vez como típicos espasmos carpopedales) y a períodos apneicos.

neonato, trombopenia del: trombopenia en neonatos, como consecuencia de un abuso patológico de plaquetas; se da sobre todo si la madre padeció, durante la gestación, de una púrpura trombopénica y se origina probablemente por la existencia de autoanticuerpos antitrombocíticos maternos en la sangre fetal. Una terapia no suele ser necesaria, ya que el estado se normaliza espontáneamente en 2-3 meses. Dd: infecciones graves (rubéola* congénita, citomegalia*, sepsis).

neoplasia: formación nueva de tejido, en

sentido estricto crecimiento adicional autónomo; en clínica se suele entender por neoplasia un proceso maligno; **1. neoplasia homóloga:** estructura de la nueva formación, similar a la base materna; **2. neoplasia heteróloga:** distinta a la base materna. Clasificación más detallada de las neoplasias según la histomorfología y génesis así como de acuerdo a su comportamiento (p. ej. clasificación internacional histológica de tumores de la OMS).

nervio pélvico: ver nervios esplácnicos pelvianos.

nervio pudendo: S(2)3-S4, * plexo pudendo; → por el agujero infrapiriforme, rodea la espina isquiática, por el agujero isquiático menor a la fosa isquiorrectal, en el canal de Alcock; → nn. rectales inf., perineales (→ nn. labiales - escrotales - post.), n. dorsal del clítoris (del pene); inerva la piel de la región anal, del periné, de los labios mayores (del escroto), del pene, m. esfínter externo del ano, isquiocavernoso, bulboesponjoso, transverso superf. y prof. del periné, cuerpos cavernosos, parte inf. de la uretra. Ver pudendo, anestesia del.

nervios espinales: nervios de la médula espinal; normalmente 31 pares: bilateralmente 8 nn. cervicales, 12 nn. torácicos, 5 nn. lumbares, 5 nn. sacros, 1 n. coccígeo. Se originan por la unión de la raíz dorsal (sensible) en la que se encuentra el ganglio espinal, con la raíz ventral (motora), que también lleva fibras vegetativas (simpáticas) en los segmentos C8-L2/3. Los cortos troncos de los nn. espinales compuestos salen del canal espinal por los agujeros intervertebrales, donde ya se dividen en 4 ramas: r. meníngea, r. ventral, r. dorsal y r. comunicante. De los nn. cervicales, sale el primero entre cráneo y atlas, los seis siguientes encima de la vértebra correspondiente, el octavo entre la séptima vértebra cervical y la primera dorsal, los restantes debajo de las vértebras correspondientes.

N

nervios esplácnicos pelvianos: sin. nn. pelvianos; conducen fibras parasimpáticas sacras al plexo hipogástrico inf. y al plexo uterovaginal.

nervios rectales inferiores: nn. ramas del plexo pudendo (formado por la unión de fibras del plexo sacro con los nn. pelvianos) que inervan la parte inf. del recto y la región anal.

nervios vaginales: ramas del plexo uterovaginal que inervan la vagina.

neumocistografía: 1. neumografía de quistes, p. ej. en el riñón o en la mama, especialmente para la diferenciación de un tumor sólido, además para la evaluación de la pared del quiste; se punciona el quiste y se insufla con un gas. Los quistes mamarios se colapsan, después de la insuflación, y se fibrosan (efecto terapéutico). **2.** neumografía de la vejiga, p. ej. para la evaluación de cálculos vesicales (hoy en desuso).

neumoperitoneo: colección intraperitoneal de gas; **1.** neumoperitoneo patológico, p. ej. por entrada traumática de aire o infección por bacterias formadoras de gas, por perforaciones del estómago o intestino, insuflación de las trompas; **2.** insuflación de gas en la cavidad peritoneal, para separar las paredes abdominales, como preparación de una laparoscopia* o pelviscopia* diagnóstica o quirúrgico-terapéutica.

neurolipomatosis dolorosa: ver Dercum, enfermedad de.

nevus arácneo: sin. telangiectasia; neoformación arterial, con nodulillo central pulsátil y vasos finos radiales, que aparece mayoritariamente en niños y mujeres. Nevus arácneos solitarios, se suelen localizar en la cara y no tienen significado patológico. La aparición múltiple se observa en enfermedades crónicas hepáticas. Nevus arácneos eruptivos que aparecen durante la gestación, normalmente involucionan después del parto.

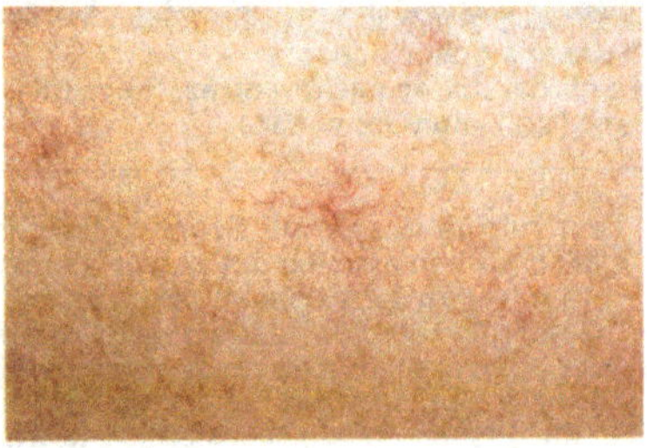

Nevus arácneo

nevus estrellado: sin. (ingl) spider nevus; ver nevus arácneo.

nicotina: (S)-3-(1-metil-2-pirrolidinil)piridina (IUPAC); CAS-N° 54-11-5; $C_{10}H_{14}N_2$; PM 162,23; se usa como fármaco para la deshabituación del tabaco. - Alcaloide de la planta del

Nicotina
Número de recién nacidos hipotróficos según el hábito de fumar de la madre

Colectivos	Partos registrados	Porcentaje de recién nacidos hipotróficos
No fumadoras	4235	8,5%
Fumadoras		
ocasionales	789	7,9%
hasta 5 cigarrillos/día	420	10,9%
6 – 10 cigarrillos/día	347	14,1%
más de 10 cigarrillos/día	245	16,7%

tabaco (Nicotiana tabacum; ver también tabaco); produce en las membranas postsinápticas de los ganglios estimulación a dosis pequeñas, e inhibición a grandes dosis (bloqueador ganglionar); dosis letal aprox. 1 mg/kg peso (contenido de 3-5 cigarrillos). Llega un 30% al humo, de ahí se absorbe: 5% fumando sin inhalar, 70% inhalando moderadamente, 95% inhalando fuertemente y 60% fumando puros sin inhalar. La nicotina se metaboliza rápidamente en el organismo (vida media 2 horas). Con administración repetida se produce habituación (fumadores, de 2 a 3 veces, menos sensibles que no fumadores); su resorción también es posible por la piel. En la **intoxicación aguda** se presenta colapso circulatorio, emesis, diarreas, calambres musculares, depresión respiratoria. En la **intoxicación crónica** (hábito de fumar) enfermedad obliterante de los vasos sanguíneos (pierna de fumador), favorecimiento de arteriosclerosis y enfermedad coronaria, trastornos gastrointestinales. En la gestación hay una relación demostrada entre consumo de nicotina de la madre y frecuencia de neonatos hipotróficos (ver tabla). La nicotina pasa a la leche* materna.

nidación: implantación del huevo fecundado en la mucosa del útero (o de la trompa); ver implantación.

nidación, inhibidores de la: ver inhibidores de la nidación.

ninfomanía: se denomina así, la hipersexualidad* en mujeres.

niño de probeta: denominación popular para la fecundación en tubo de ensayo (fecundación* extracorporal); ver transferencia embrionaria, fertilización in vitro.

niño macrosómico: (ingl) large-for-date baby; recién* nacido cuyo peso al nacer está por encima del percentil 90 de la curva de pesos estándar; típico en diabetes* gestacional; ver neonato hipotrófico.

Noble, signo de (George H. N., ginecólogo, Atlanta, 1860-1932): signo del embarazo* demostrable a partir de la 13ª semana de gestación; disminución de la bóveda lateral de la vagina debido a la integración del segmento uterino inferior al formarse la cavidad amniótica.

no-disyunción: ver non-disjunction.

nódulos linfáticos: sin. ganglios linfáticos; en ginecología tienen especial importancia los ganglios* linfáticos pectorales, axilares y pélvicos; ver Sorgius, nódulo linfático de.

no effect level (ingl): ver no observed effect level.

NOEL, valor de: abrev. de (ingl) no* observed effect level.

non-disjunction (ingl): no-disyunción; distribución errónea de cromosomas homólogos en la meiosis* (non-disjunction en sentido estricto) y mitosis* (denominado tamb. no-separación) en la que dos cromosomas homólogos, debiendo migrar a polos nucleares opuestos, no se separan. En la meiosis se producen así células germinativas con un número de cromosomas excesivo o bajo; si se produce la fecundación, el cigoto presentará una mutación del genoma. Ver Klinefelter, síndrome de;

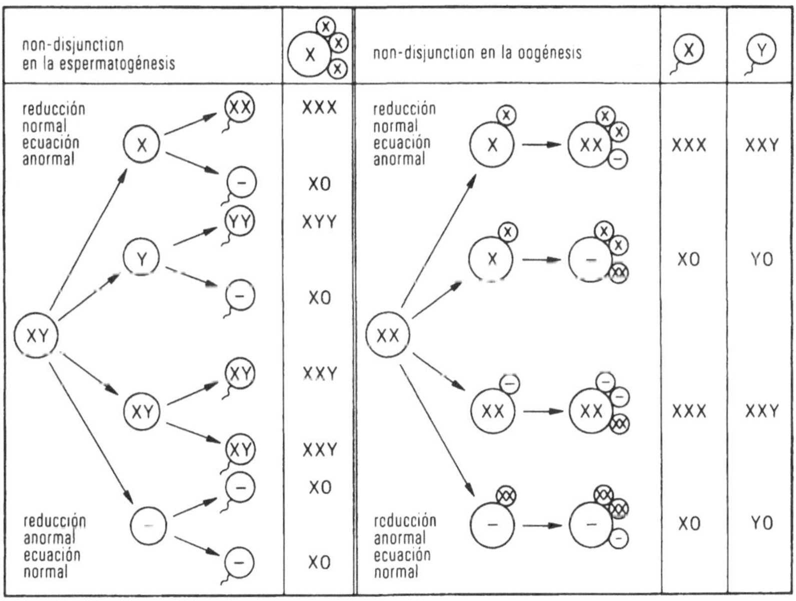

Non-disjunction:
Combinaciones gonosomales posibles, por no-disyunción simple

Turner, síndrome de; Down, síndrome de.

Nonne-Milroy-Meige, síndrome de (Max N., neurólogo, Hamburgo, 1861-1959; William F. M., internista, Omaha, 1855-1942; Henry M., médico, París, 1866-1940): ver trofoedema.

nonoxinol 9 (INN): nonoxinolum (INN-L), nonoxinol (INN-E), 4-nonilfenoxipolietilglicol (IUPAC); CAS-N° 9016-45-9; $C_{33}H_{60}O_{10}$; PM 616,83; **uso:** como sustancia activa de contraceptivos químicos de administración local; ver espermicida.

no observed effect level (ingl): valor de NOEL; dosis o concentración determinada por experimentación, en animales, con la que no es demostrable ningún efecto tóxico; bajo aplicación de un factor de seguridad (usualmente 10 ó 100), sirve para determinar la exposición tolerable para el hombre, cuando no se dispone de datos directos para el mismo.

Noonan, síndrome de (Jacqueline N., cardióloga, nacida 1928): sin. seudosíndrome de Ullrich-Turner, fenotipo Turner XX, fenotipo Turner XY; síndrome de malformación familiar complejo que se asemeja mucho al síndrome de Turner*, en el que, sin embargo, no son demostrables aberraciones cromosómicas, y que afecta a ambos sexos. Probablemente, bastante frecuente (estimación: 1 por 1000 nacidos vivos). **Etiología:** desconocida, supuestamente hereditario. **Sínt.:** parecido al síndrome de Turner, con las diferencias siguientes: talla pequeña en menor grado y no obligada, malformaciones* cardíacas congénitas, más frecuentes y graves (especialmente estenosis de las válvulas semilunares pulmonares y de la arteria pulmonar), debilidad mental leve frecuente, en varones, criptorquidia o aplasia testicular (gran variabilidad de la función gonadal: desde la función normal con fertilidad, hasta el agonadismo total), en niñas, menarquía normal, pero a veces retardada.

N

noretinodrel: 17-hidroxi-19-nor-17α-pregno-5(10)-en-20-in-3-ona; $C_{20}H_{26}O_2$; PM 298,41; progestógeno que se deriva de la 19-nortestosterona, se metaboliza rápidamente a noretisterona*. Ver gestágenos.

noretisterona (INN): norethisteronum (INN-L), norethisterone (INN-E), 17α-etinil-19-nor-testosterona (IUPAC); CAS-N° 68-22-4; $C_{20}H_{26}O_2$; PM 298,43; gestágeno sintético. **Uso:** sola, para la contracepción* hormonal oral (minipíldora); combinada con estrógenos, como enantato de noretisterona, para la inhibición parenteral de la ovulación. **Uso terapéutico:** oral, como noretisterona o acetato de noretisterona, para la transformación endometrial, en endometriosis, mastopatía, síndrome pre-

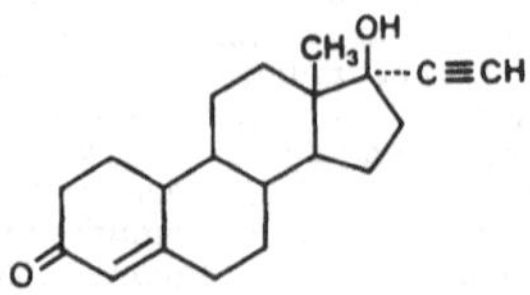

Noretisterona

menstrual, hemorragias disfuncionales.

norgestimato: gestágeno sintético derivado de la 19-nortestosterona, usado, en contraceptivos orales, para la contracepción* hormonal.

norgestrel (INN): norgestrelum (INN-L), norgestrel (INN-E); (±)18-metil-noretisterona

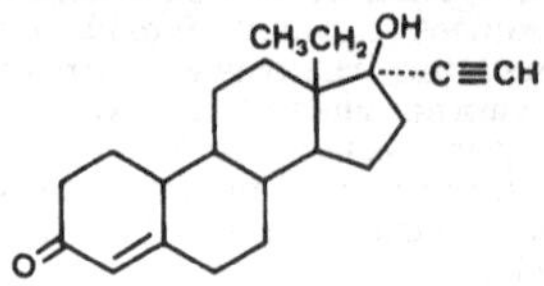

Norgestrel

(IUPAC); CAS-N° 6533-00-2; $C_{21}H_{28}O_2$; PM 312,44; gestágeno sintético. Se usa, como componente gestagénico, en preparados bifásicos para la contracepción* hormonal y para el tratamiento de molestias climatéricas, irregularidades del ciclo menstrual, endometriosis, dismenorrea. Ver gestágenos.

Nuck, hidrocele de (Anton N., anatómico holandés, 1650-1692): ver hidrocele femenino.

núcleos de osificación: núcleos óseos de los que parte la osificación endocondral, p. ej. en las epífisis de los huesos largos (núcleo óseo de Biclard en la epífisis distal del fémur). De importancia forense en la determinación de la edad de fetos y cadáveres de niños.

nudo umbilical: formas: **1. verdaderos:** no suelen estar fuertemente atados, producidos por un asa verdadera, normalmente por cordón* umbilical demasiado largo o por hidramnios*; durante el parto pueden ser peligrosos para la vida del niño; **2. falsos:** se producen por formación de asas en ovillo de vasos o, más raramente, por engrosamientos circunscritos de la gelatina de Wharton*.

nuligrávida: mujer que no ha sido gestante nunca; ver anamnesis obstétrica.

nulípara: mujer que no ha dado a luz nunca; ver anamnesis obstétrica.

O

oblicuidad: ver asinclitismo.

obstetricia psicosomática: se ocupa de las interacciones entre los fenómenos psíquicos y orgánicos durante el embarazo, parto y puerperio. Síntomas de posible etiología psíquica son p. ej. la hiperemesis gravídica, hipersalivación, contracciones prematuras, ansias durante el parto, trastornos de la lactación. Para alcanzar un equilibrio emocional sirve la preparación psicoprofiláctica al parto*. En el parto mismo tienen importancia central: la ansiólisis, presencia de una persona de confianza, analgesia individual y un contacto temprano madre-hijo. En el puerperio conviene promover una relación madre-hijo positiva mediante rooming*-in, self* demand feeding, posibilidad de parto ambulatorio, así como apoyo en la preparación para amamantar.

oftalmía neonatal: sin. blenorragia neonatal; conjuntivitis muco-purulenta, no gonorreica, en recién nacidos con demostración de cuerpos de inclusión, los cuales se parecen a los del tracoma. **Período de incubación:** 6-10 días. **Microorganismo:** Chlamydia* trachomatis. El contagio del microorganismo se realiza mediante infección existente de la madre en el momento el parto. **Dd:** gonoblenorrea* (período de incubación: 1-3 días).

Ogino-Knaus, método de: ver Knaus-Ogino, método de.

ojos de muñeca, fenómeno de los: en la rotación pasiva de la cabeza, los ojos permanecen en la posición precedente de origen; fisiológico en el recién nacido, hasta el décimo día; después, síntoma de una lesión cerebral.

oligoamnios (gr oligos poco)**:** también oligohidramnios; disminución del volumen del líquido* amniótico a menos de 100 ml.

oligohidramnia: poco líquido amniótico; ver oligoamnios.

oligomenorrea: menor frecuencia de la hemorragia menstrual, con duración e intensidad normales, con un intervalo intermenstrual de más de 35 días. **Formas:** La oligomenorrea primaria se da desde la menarquía, la oligomenorrea secundaria se manifiesta después; en la **oligohipomenorrea**, la hemorragia menstrual es menos intensa; en la **oligohipermenorrea**, más intensa que la normal. **Causas:** fase de maduración folicular prolongada con una fase lutéinica usualmente normal; también se han observado oligomenorreas anovulatorias (posible paso a amenorrea* hipotalámica). **Diagnóstico:** entre otros, determinación de la temperatura basal, citología vaginal, exclusión de enfermedades endocrinas acompañantes (p. ej. ovario* poliquístico), anamnesis psíquica. **Terapia:** no obligatoria, la terapia

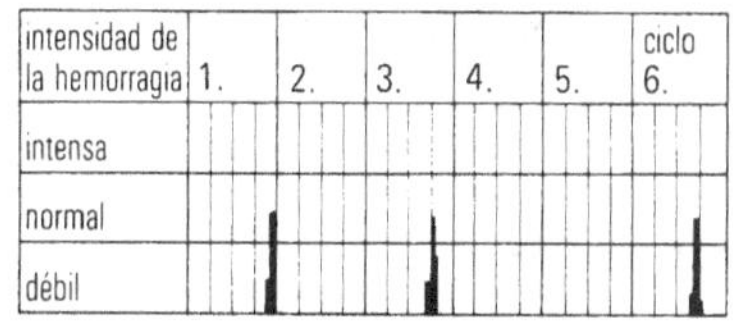

Oligomenorrea

hormonal se determina según la etiología e indicación (p. ej. deseo de descendencia, regulación sintomática del ciclo).

ombligo: depresión redondeada en cuyo fondo se observa el resto de la inserción del cordón umbilical, como una papila pequeña; se localiza en un orificio de la línea alba, el anillo umbilical.

ombligo, anomalías del: alteraciones congénitas en la región umbilical; no suelen tener importancia por no impedir el cierre del cordón. En el **ombligo dérmico**, la piel abdominal envuelve el principio del cordón, en forma tubular, así que después del desprendimiento permanece la herida encima de un muñón. En el **ombligo amniótico** se continúa la envoltura amniótica del cordón con la piel abdominal, de manera que, después del desprendimiento del resto del cordón, se origina un defecto de piel en el abdomen, que tiene que cerrarse por granulaciones.

onanismo: ver masturbación.

oncología: ciencia que se ocupa de las enfermedades tumorales.

onfalitis: inflamación del ombligo y partes adyacentes en recién nacidos, a veces con ulceración y gangrena, con descomposición ulcerosa de las partes adyacentes de la pared abdominal. En la gangrena, en el lugar del ombligo, se origina una gran superficie ulcerosa y decolorada.

onfalocele: ver hernia umbilical.

onfalodifteria: infección diftérica en recién nacidos; revestimiento fibrinoso de la herida umbilical y enrojecimiento.

onfaloproptosis: sin. procidencia del cordón; asa del cordón umbilical palpable, delante o al lado de la parte prolapsada con la bolsa amniótica indemne (fig., página siguiente); despúes de romperse la bolsa, se convierte fácilmente en prolapso* del cordón.

onfalorragia: hemorragia de los vasos umbilicales, por aflojamiento del nudo de ligatura, hemorragia del fondo umbilical o granuloma* umbilical, después del desprendimiento del resto del cordón, normalmente sin importan-

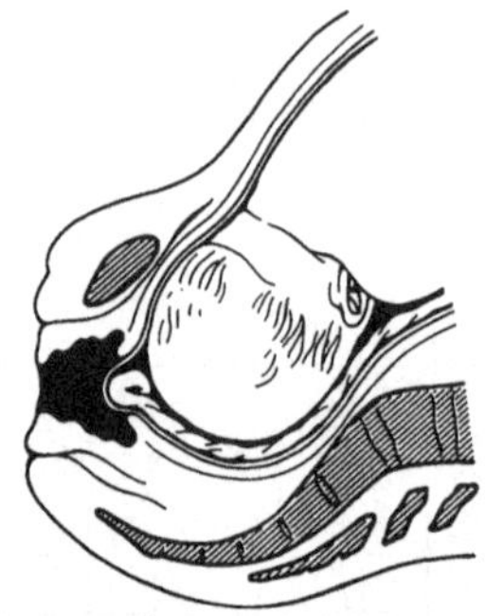

Onfaloproptosis

cia. Hemorragias más intensas, en caso de diátesis hemorrágica, sepsis, sífilis congénita; pronóstico dudoso.

onfalotomía: separación aséptica del cordón umbilical después del parto; aprox. a un palmo del ombligo del recién nacido, después de ligar o pinzar a ambos lados del lugar del corte. Se distinguen: **onfalotomía inmediata:** inmediatamente después del nacimiento del niño, **onfalotomía temprana:** aprox. 1-1$^1/_2$ min después del parto, **onfalotomía tardía:** después del traspaso de la sangre placentaria.

oocito: ver óvulo.

ooforectomía: ver ovariectomía.

ooforitis: sin. ovaritis; inflamación del ovario; raramente aislada, generalmente con salpingitis*, como enfermedad secundaria, casi nunca se manifiesta de forma primaria. **Etiología:** infección ascendente o por vía linfática o hemática (p. ej. en sepsis), además en peritonitis. **Formas: 1.** generalmente como forma parenquimatosa (p. ej. por enfermedad del aparato folicular, formación de abscesos foliculares y del cuerpo lúteo o atrofia inflamatoria); **2.** forma exudativa-intersticial (serosa, piógena, hemorrágica). **Sínt.:** como en la salpingitis.

oóforo: ovario*.

oogénesis: desarrollo del óvulo*; oogonias primitivas (ver gametogénesis) se diferencian en el embrión femenino en la quinta semana a **oogonias** y se multiplican por mitosis hasta el quinto mes, donde llegan a su número máximo (aprox. 6 millones). La mayoría de las oogonias mueren antes del parto, aprox. 700.000 a 2 millones se diferencian entre el tercero y séptimo mes a **oocitos primarios**, que se hallan en el parto en un período de reposo, entre pro y metafase de la primera meiosis (denominada fase de dictioteno), forman, rodeados de células epiteliales, los folículos primarios en el ovario. Hasta el comienzo de la pubertad se reduce el número de oocitos primarios a aprox. 40.000, de los que aprox. 400 (en los años siguientes hasta la menopausia), después de la maduración* folicular mediante el ciclo* ovárico, terminarán la primera meiosis, en la que se formarán un **oocito secundario** y un primer **corpúsculo polar**. La segunda meiosis se inicia inmediatamente después, pero sólo se termina en el caso de fecundación del huevo; ver fecundación.

oogonias: huevos primitivos; ver oogénesis.

oolema: sin. membrana pelúcida, zona pelúcida; membrana de glucoproteínas extracelulares, producida por células foliculares del ovario y que rodea al óvulo*; ver maduración folicular.

operación cesárea: parto por vía abdominal; ver cesárea.

organogénesis: crecimiento (embriológico) y diferenciación de células del disco* germinativo, de tres hojas, a órganos embrionarios en las primeras 12 semanas de vida (ver fig.).

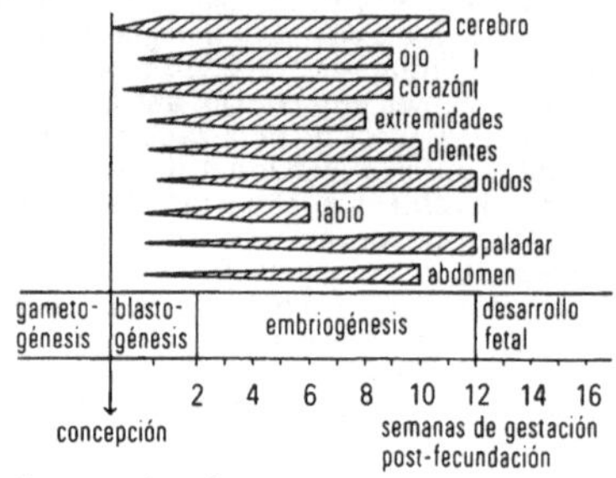

Organogénesis:
Secuencia cronológica de la formación de órganos seleccionados

órganos sexuales: ver genitales.

orgasmo (gr orgaein hinchar): clímax y (generalmente) satisfacción de la excitación sexual, por lo general en la relación* sexual o en la masturbación*; **reacciones fisiológicas:** durante el orgasmo se producen contracciones musculares involuntarias, especialmente en la región genital, pero también en el resto del cuerpo; además: aumento de la frecuencia cardíaca, tensión arterial, frecuencia e intensidad de la respiración, y alteraciones de la conciencia de pronunciación variada, en varones seguidos de un período refractario con sensibilidad de excitación sexual disminuida (ver reacción sexual, ciclo de). En el sexo masculino se acompañan los orgasmos, a partir de la madurez sexual, generalmente de una eyaculacion*; en el sexo femenino se observa, en parte, una secreción de glándulas parauretrales (ver Gräfenberg, zona de). Ver anorgasmia, trastornos sexuales funcionales.

orgasmo, fase del: ver reacción sexual, ciclo de (tabla).

orgasmo, trastornos del: ver trastornos sexuales funcionales.

orificio cervicouterino externo: orificio externo del útero*.

orificio cervicouterino interno: orificio interno en el canal ístmico del útero*.

orificio ureteral: lugar de desembocadura, en forma de hendidura, de un uréter en la vejiga; unido al del lado contralateral por el pliegue interureteral. Los dos orificios forman, con el principio de la uretra (orificio uretral interno), los ángulos del trígono vesical.

orificio uretral interno y externo: abertura interna e externa de la uretra*.

orificio uterino: cérvix* externo; ver útero.

orificio uterino de la trompa: abertura de la trompa de Falopio, en la cavidad uterina.

orificio vaginal: abertura de la vagina que desemboca en el vestíbulo* vaginal.

originario: den. para el epitelio plano normal, no alterado, de la mucosa de la portio; ver colposcopia.

orina residual: cantidad de orina restante en la vejiga, después del vaciamiento vesical espontáneo. **Causas:** impedimentos al flujo urinario de etiología variada; complicación frecuente en mujeres después de operaciones por incontinencia* urinaria y operaciones radicales en la región de los órganos sexuales. (p. ej. operación de Wertheim*-Meigs); en hombres sobre todo como consecuencia de adenoma de la próstata, esclerosis del esfínter, estrangulación uretral y alteraciones vesicales neurógenas. **Determinación: 1.** cateterización vesical (< 15% de la capacidad vesical es normal); **2.** diagnóstico sonográfico; **3.** urografía de excreción (radiológica), cistografía; **4.** determinación por medicina nuclear. La cantidad de orina residual tiene especial importancia para la terapia: hasta 100 ml se considera generalmente como valor límite, hasta el cual se puede prescindir de métodos invasivos, mientras no se produzcan manifestaciones retrocongestivas en la vejiga (formación de seudodivertículos) y riñón (hidronefrosis) u otras complicaciones (p. ej. infección de las vías urinarias). Valores por encima de 100 ml representan una indicación para el cateterismo intermitente (por el paciente mismo) o, en casos necesarios de drenaje vesical a largo plazo, la colocación de una fístula suprapúbica o extirpación quirúrgica del impedimento al flujo urinario.

oscilaciones: también fluctuaciones; variaciones momentáneas de la frecuencia cardíaca fetal, independientes de las contracciones obtenidas por medio del registro* cardíaco instantáneo del feto; por la intensidad de las variaciones (longitud de onda, amplitud de la variación de la frecuencia) se distinguen diversos tipos de oscilaciones; sirven para reconocer situaciones de urgencia intrauterina, ver fig. Otra clasificación, según la frecuencia de las oscilaciones (puntos de inversión/min). Ver cardiotocografía.

Osiander, signo de (Johann F. O., ginecólogo, Gotinga, 1787-1855): signo del embarazo*; pulsación claramente palpable en el margen cervical, en el 1er y 2° mes del embarazo.

osteoporosis: disminución cuantitativa del tejido óseo, con la estructura ósea conservada, debido a un catabolismo óseo aumentado y/o neoformación ósea disminuida, acompañado de una presencia aumentada en la médula ósea de mastocitos que contienen heparina; se debe distinguir de la osteopenia senil, fisioló-

Oscilaciones
Tipos de variaciones de la frecuencia cardíaca fetal (FCF) en el cardiotocograma

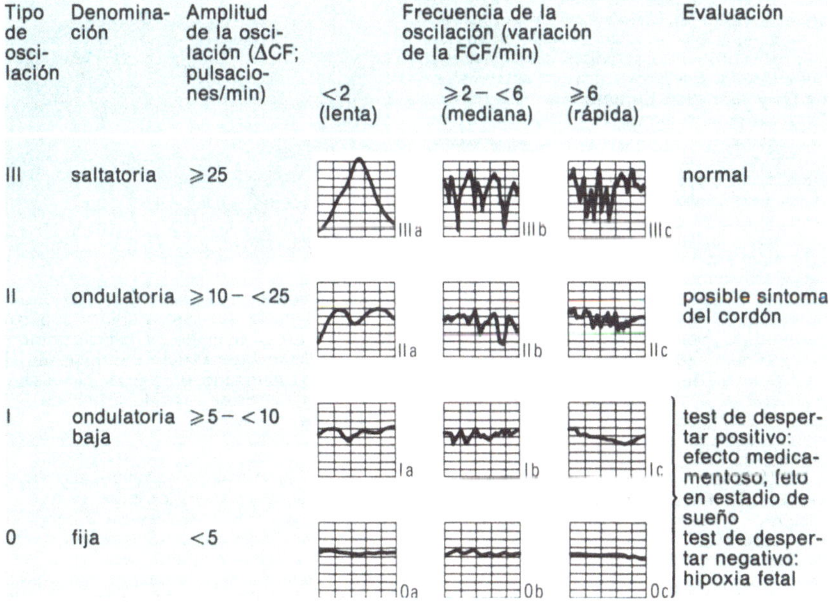

gica. **Etiología:** prácticamente desconocida. **Teoría del calcio:** alteración primaria del calcio o del metabolismo óseo; con la administración de calcio no se ha podido demostrar la reosificación de un hueso osteoporótico. **Teoría de la carencia de estrógenos:** con el inicio de la menopausia y disminución de la producción de estrógenos, posible presentación, según disposición individual, de una osteoporosis (osteoporosis involutiva). **Clasificación** según aspectos patogenéticos: **1. osteoporosis primaria**, con predominio de la actividad osteoclástica y alteración del feedback negativo entre calcemia (↑) y secreción de hormona paratiroidea (↓), afecta generalmente de manera uniforme todo el esqueleto; **a)** formas juveniles, sobre todo, en el embarazo; **b)** forma senil (manifestación clínica en aprox. el 25% de todas las mujeres en el climaterio). **2. osteoporosis secundaria**, comienza generalmente en los huesos del tronco y progresa centrífugamente; a menudo, dolor espontáneo o a la percusión en los huesos afectados, dolor de espalda difuso, fracturas por compresión de cuerpos vertebrales con cifosis de la columna torácica y pliegues abdominales por acortamiento del cuerpo, fracturas patológicas (especialmente del cuello del fémur). **Diagnóstico:** (rad.) ablandamiento general de la zona compacta desde la cavidad medular (estriación longitudinal), atrofia estructural en la zona esponjosa (zonas claras, visibles sólo después de la pérdida de un 30-50% del calcio), a menudo hundimiento de la superficie articular del cuerpo vertebral (formación de vértebra de pez). Diagnóstico temprano imposible. **Laboratorio:** calcio, fosfatos y fosfatasa alcalina sérica normales; eventualmente biopsia de cresta ilíaca (examen histológico). **Profilaxis:** terapia de sustitución de estrógenos, en mujeres con riesgo en la postmenopausia. El diagnóstico temprano de la osteoporosis, en mujeres con pérdida de sales de calcio, es problemático (grupos con riesgo). **Terapia:** En la osteoporosis manifiesta con dolores óseos, se recomienda la administración de fluoruros, en determinados casos analgésicos. Dd: hiperparatiroidismo primario, osteomalacia, osteogénesis imperfecta, metástasis difusas en el esqueleto en enfermedades malignas.

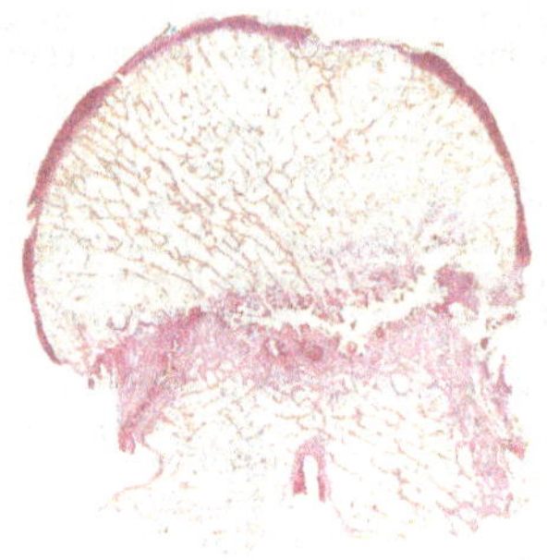

Osteoporosis:
Corte histológico por el cuello del fémur con fractura subcapital con ablandamiento, de mallas finas y gruesas, de la estructura trabecular ósea

osteoporosis involutiva: sin. osteoporosis* climatérica.

osteorradionecrosis: necrosis ósea por irradiación externa, que aparece por lesión de los elementos celulares del tejido óseo y de las células conjuntivas de los vasos que irrigan el hueso y que depende de la dosis absorbida de la radiación ionizante; las alteraciones radiológicas (desmineralización, ablandamientos estructurales), a menudo, se detectan primero al cabo de meses o años. El tejido óseo alterado tiene una capacidad funcional menor y la carga estática aplicable es más pequeña (fracturas espontáneas). **Localización:** conocida, entre otras, es la región coxal después de irradiaciones ginecológicas por carcinoma en el genital femenino, eventualmente con fractura consecutiva de cuello femoral (relativamente buena tendencia a curación).

ovariectomía: sin. ooforectomía; extirpación de un ovario (semicastración) o de ambos (castración*).

ovario: glándula germinativa femenina; órgano par del tamaño de una ciruela que cuelga debajo de la trompa en un pliegue estrecho del peritoneo (mesovario) entre el fondo del útero y la pared pelviana lateral, consta de una capa cortical periférica (con los folículos ováricos, formaciones pequeñas, redondeadas, tamaño hasta el de guisantes) y de la capa central medular. Hay que distinguir entre la función generativa y la vegetativa del ovario. **Fun-**

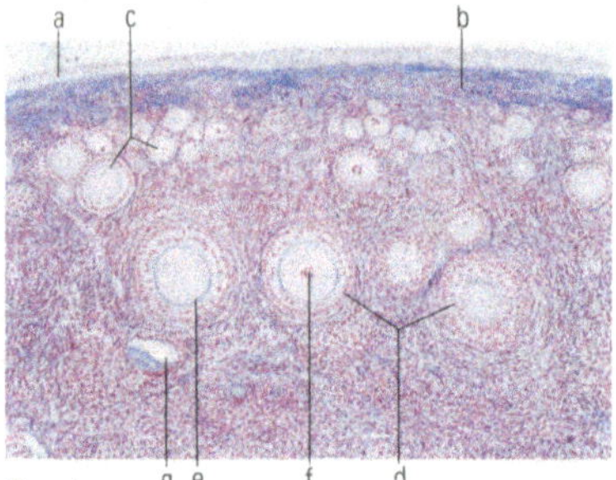

Ovario:
Corte histológico por la zona cortical de un ovario (tinción de Azan); a: epitelio superficial; b: túnica albugínea; c: folículo primario en distintas fases del crecimiento; d: folículo secundario; e: zona pelúcida de un óvulo; f: núcleo de un óvulo; g: folículo atrésico

O

ción generativa: producción de óvulos fecundables (maduración folicular, ruptura folicular, ovulación, formación del cuerpo lúteo). **Función vegetativa:** síntesis hormonal, de estrógenos* y gestágenos* (progesterona), y de pequeñas cantidades de androstendiona*. Ver óvulo, insuficiencia ovárica.

ovariólisis: forma de operación de esterilidad: cortar las adherencias ováricas.

ovario, margen libre del: margen del ovario que se encuentra en frente del margen mesovárico.

ovario poliquístico: sin. degeneración quística del ovario; agrandamiento bilateral del ovario* a 2 ó 3 veces su tamaño natural (hasta el tamaño de huevo de gallina por quistes múltiples de tamaño de semillas de cereza o nueces); superficie blanco-grisácea, engrosamiento capsular. **Aparece:** en procesos genitales que se acompañan de hiperemia así como en distintos tipos de hiperplasia adrenal (p. ej. síndrome de Cushing). El cuadro conjunto de ovario poliquístico con amenorrea, esterilidad y virilización se den. poliquistosis* ovárica o síndrome de Stein-Leventhal. Ver tamb. tumores ováricos.

ovariotomía: extirpación quirúrgica de tejido ovárico.

ovario, tumores del: ver tumores ováricos.

ovaritis: sin. ooforitis*.

oversuppression, síndrome de (ingl): tamb. (ingl) post pill amenorrhoea; amenorrea de más de 6 meses, después de terminar una contracepción hormonal; se observaba sobre todo al administrar inhibidores de la ovulación gestagénicos (frecuentemente después de varias aplicaciones de la den. inyección trimestral) y en mujeres con una predisposición especial (en la anamnesis: menarquía tardía, oligomenorrea, ciclos anovulatorios); la existencia del síndrome de oversuppression (supresión excesivamente intensa o larga de la función ovárica, como consecuencia de la contracepción) es discutida, ya que, según estudios recientes, se postula que no aparece más frecuentemente que amenorreas secundarias a otras causas.

oviducto: ver trompa de Falopio.

ovo-: ver tamb. oo-.

ovocitos: sin. oocitos; ver óvulo.

ovotestis: gónada del hermafrodita verdadero (ver hermafroditismo verdadero), células germinativas masculinas y femeninas en estadios inmaduros; localización intraabdominal en el camino de descenso del testículo, a veces sólo unilateral (otro lado con ovario o testículo); ver intersexualidad.

ovulación: proceso de formación y desprendimiento del óvulo maduro, del folículo de Graaf*, en la mujer sexualmente madura; ver desprendimiento* folicular. Ver también ovulación, test de la; ovulación, inducción de la; fase preovulatoria; concepción máxima, tiempo de.

ovulación, inducción de la: método medicamentoso-hormonal para la producción de una ovulación* (p. ej. el suministro de 5000 UI de HCG, después de estimular la maduración folicular con clomifeno y/o HMG, ciclofenil o epimestrol); **aplicaciones:** sobre todo en esterilidad* femenina por anovulación y deseo de descendencia; lleva, en caso de éxito, frecuentemente a embarazos múltiples (embarazos de alto riesgo). Hoy tiene importancia la inducción de la ovulación, sobre todo, en la fertilización* in vitro.

ovulación, inhibidores de la: «píldora» en lenguaje popular; ver contracepción hormonal.

ovulación, test de la: estudios y observaciones clínicas que permiten demostrar una ovulación, p. ej. observación de la temperatura* basal, moco* cervical, diámetro cervical; determinación hormonal, entre otros, por demostración del pico de la LH, de un aumento de progesterona en suero, junto al aumento de la temperatura basal y meseta hasta justo antes de la menstruación*, una excreción aumentada de pregnandiol en orina entre los días 22 y 24 del ciclo; el nivel de estrógenos en el suero con picos significativos en la fase folicular y luteínica del ciclo* menstrual, es limitadamente utilizable. Sólo se considera prueba segura la observación directa de la ovulación por laparoscopia o indirectamente mediante diagnóstico por ultrasonidos*.

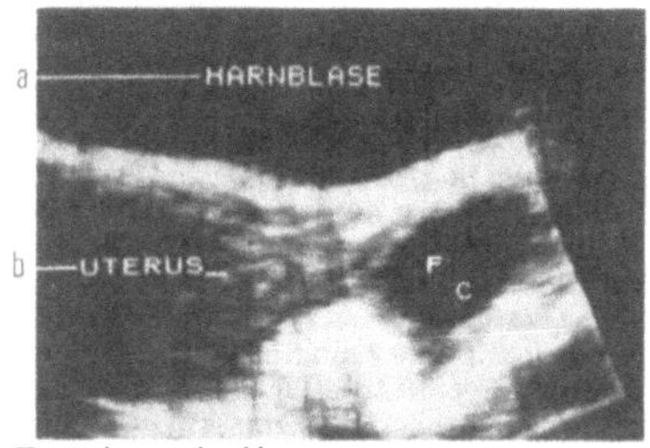

Test de ovulación:
Demostración de la ovulación mediante ecografía; corte longitudinal por un folículo de 2,1 cm de diámetro (F); C: cúmulo oóforo; a: vejiga urinaria; b: útero

óvulo: célula germinativa femenina; se desarrolla en el ovario a partir de células germinativas primitivas (ver gametogénesis) por oogénesis* y maduración* folicular, hasta un gameto fecundable con número haploide de cromosomas. El óvulo absorbido por el infundíbulo de la trompa* de Falopio, después de la ovulación, es rodeado de una membrana (oolema*) y una capa celular (corona radiada). Si se produce la fecundación*, se termina la segunda meiosis y el óvulo es transportado, como cigoto*, a la luz uterina (ver óvulo, transporte del); si no hay fecundación, muere aprox. 24 horas después de la ovulación. Ver fig. página siguiente.

óvulos vaginales: (farm.) supositorios vaginales; preparaciones farmacéuticas, dosificadas individualmente para la administración local que se introducen en la vagina. Base de los óvulos vaginales suelen ser gelatinas de glicerol (a veces con aditivos que forman espuma),

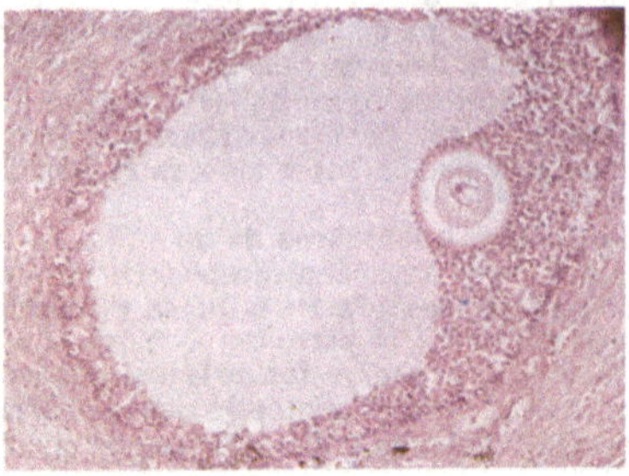

Ovulo:
Estadio de folículo terciario (folículo de Graaf) con la prominencia del cúmulo oóforo, y el óvulo localizado en ésta

como sustancias efectoras se usan espermicidas*, desinfectantes, sustancias antiinflamatorias o antibióticos; sólo se distinguen en la forma, los den. **estilos vaginales.**

óvulo, transporte del: movimiento del cigoto en la trompa de Falopio (por movimientos tubulares, secreción tubular y movimientos ciliares dirigidos por hormonas ováricas) hacia la cavidad uterina; duración aprox. 3-4 días; el cigoto experimenta, durante el transporte, varios estadios de división (ver segmentación); nidación* en estadio de blastocisto* aprox. 6 días después de la ovulación. En caso de impermeabilidad tubárica peligro de embarazo* extrauterino.

oxitócicos: ver contracciones, estimulantes de las.

oxitocina (INN): oxytocinum (INN-L), oxytocin (INN-E); CAS-Nº 50-56-6; octapéptido de estructura conocida, formado en el núcleo supraóptico y paraventricular del hipotálamo y almacenado en el lóbulo hipofisario posterior; $C_{43}H_{66}N_{12}O_{12}S_2$; PM 1.007,23. La secreción se estimula por excitación de los órganos genitales, su dilatación en el parto, el acto de succión y estímulos visuales y olfatorios. **Efectos:** eyección de leche; contracción de los elementos mioepiteliales en los conductos excretores mamarios; contracción del miometrio (útero); mientras los estrógenos aumentan la sensibilidad uterina para la oxitocina, la progesterona (gestágenos) la disminuye. Durante el embarazo, la sensibilidad uterina para la oxitocina es muy pequeña, pero justo antes, durante y después del parto, es muy alta (lactación*). Es catabolizada por la oxitocinasa*.

oxitocinasa: L-cisteina-aminopeptidasa; enzima catabolizante de oxitocina*, formada, probablemente, en la placenta durante el embarazo en cantidad creciente; la relación oxitocinasa/oxitocina en el organismo tiene importancia fisiológica para el comienzo de las contracciones uterinas. Oxitocinasa es considerada como parámetro de la función placentaria: disminuida en el suero materno en distrofia* intrauterina, aumentada en diabetes* gestacional e incompatibilidad rhesus*.

oxitocina, test de sobrecarga: método para el reconocimiento precoz de una hipoxia por insuficiencia placentaria crónica, en períodos gestacionales tardíos. **Principio:** variaciones de la frecuencia cardíaca fetal, demostradas mediante cardiotocografía*, en forma de desaceleraciones tardías (DIP II, ver reacciones contráctiles, tipos de), durante las contracciones uterinas inducidas por oxitocina, indican una amenaza de hipoxia fetal.

P

PAG: abrev. para (ingl) **p**regnancy **a**ssociated **g**lycoprotein, α_2-glucoproteína asociada al embarazo; ver embarazo, proteínas del.

Paget, células de (James P., cirujano, Londres, 1814-1899): células grandes, con núcleo grande y citoplasma claro que contiene glucógeno, típicas de la enfermedad de Paget*; crecen y migran al principio exclusivamente en el estrato germinativo de la epidermis y atraviesan, tardíamente, la membrana basal.

Paget, enfermedad de: 1. osteodistrofia deformans; **2.** den. eccema canceroso mamario, cáncer de Paget: cambios eccematoides, progresivos, del pezón mamario (femenino) y de la aréola; muy raro, generalmente unilateral, producido por migración intraepidérmica de células de un adenocarcinoma de los conductos lácteos excretores de la mama (células de Paget). En varones extremadamente raro. Inicialmente foco redondeado, muy delimitado, con superficie eritematosa, descamativa, húmeda y a veces escarificante, en casos de apariencia prolongada, hundimiento del pezón. En una parte de los casos se detecta al mismo tiempo un carcinoma mamario por infiltración en el cuerpo glandular mamario, a veces metástasis regional de ganglios linfáticos. El pronóstico, en caso de terapia quirúrgica precoz, es más favorable que en el carcinoma mamario, debido al crecimiento lento. **Forma especial:** rara, **enfermedad de Paget extramamaria**, den. papulosis bowenoide, carcinoma muy poco frecuente de los conductos excretores de glándulas sudoríparas apocrinas, en la región anogenital, axilar y periumbilical. En la localización anogenital aparecen, con relativa frecuencia, tumores genitales o intestinales a la vez. **Dd:** eccema (muestra focos pápulo-vesiculares en la vecindad y suele ser bilateral), sarna, enfermedad de Bowen.

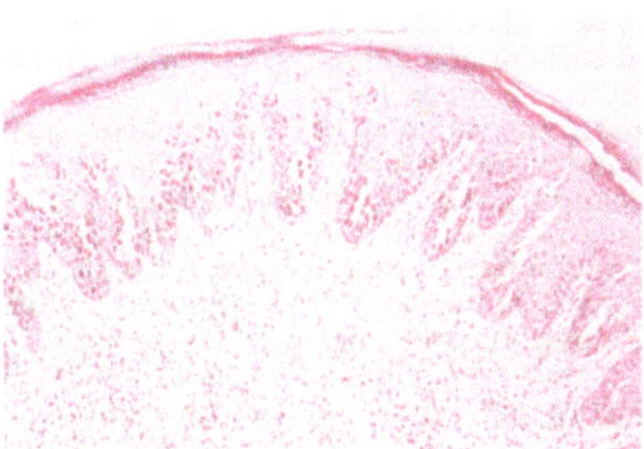

Enfermedad de Paget:
Localización extramamaria, den. papulosis bowenoide; preparación histológica de un hallazgo patológico de vulva

paladar hendido: ver hendiduras maxilofaciales.

palpación: examen clínico manual; p. ej. de la mama femenina (prevención del cáncer); tamb. de cavidades corporales sin control visual; p. ej. examen digital, rectal o vaginal, pelvimetría manual.

Pap.: abrev. para la coloración de Papanicolaou; ver citología.

Papanicolaou, coloración de (George P., anatómico, Nueva York, 1883-1962): método de tinción especial para el citodiagnóstico (ver citología). El método indicado en 1942 por Papanicolaou se usa aun hoy en día rutinariamente: después de fijar los frotis en alcohol etílico (96%) o isopropílico (99%), se efectúa la tinción nuclear con hematoxilina (Harris), seguida de una tinción plasmática combinada con naranja G6 y colorante policromático; la tinción nuclear permite la evaluación de las estructuras nucleares (tamaño, forma y contenido de cromatina) para la determinación del índice* cariopicnótico (maduración nuclear) y el diagnóstico cancerológico, la tinción plasmática permite la determinación de la madurez del citoplasma (índice eosinofílico) por el cambio de color azul verdoso, a rojo).

Papanicolaou, frotis de: frotis citológico, mediante un portador de algodón, de la superficie de la portio y canal del cérvix, seguido de una tinción especial (coloración de Papanicolaou*). Para la técnica y evaluación del frotis realizado de esta manera: ver citología.

papila mamaria: ver pezón.

papiloma intracanalicular: proliferación papilomatosa, vellosa, fina que aparece aislada o en forma múltiple en los conductos lácteos, centralmente debajo del pezón, generalmente con dilatación quística; aparece sobre todo en mujeres alrededor de la menopausia, y puede manifestarse (en caso de rotura de la vellosidad) con el cuadro de la mama* sangrante. ¡Es posible el paso del papiloma intracanalicular, generalmente benigno, a un carcinoma!

papilomavirus: género de virus tumorales del tipo ADN, pertenecientes a la familia de Papovaviridae (diámetro 55 nm, PM 5×10^6, 2 proteínas estructurales). **Clasificación:** 26 tipos de papilomavirus humanos (HPV 1-26), tipos de patogenia animal (p. ej. papilomavirus de Shope del conejo, BVP 1, 2 en el ganado bovino). **Propagación:** los papilomavirus se limitan estrictamente a la afección de una especie como huésped y sólo pueden infectar células epiteliales. **Contagio:** infección por contacto de las células basales de la epidermis, por microtraumatismo. **Clínica:** los tumores benignos de la piel y mucosas, originados por papilomavirus humanos, se producen varios meses después de la infección y desaparecen frecuentemente de forma espontánea; relación de tipos HPV determinados con distintas formas tumorales: verrugas inducidas por HPV 1, corresponden al cuadro de la verruga plantar, las inducidas por HPV 2, al de la verruga vulgar; HPV 3 y 10 inducen la verruga plana; los condilomas* acuminados son originados normalmente por HPV 6 y 11, en la mucosa anal y genital también por HPV 1, 2 y 3. Aparte de verrugas se asocian últimamente, a tipos específicos de HPV, algunas precancerosis: HPV 6, 11 y 16 a displasias del cérvix uterino y la disqueratosis cutánea de Bowen*; HPV 6 y 11 al

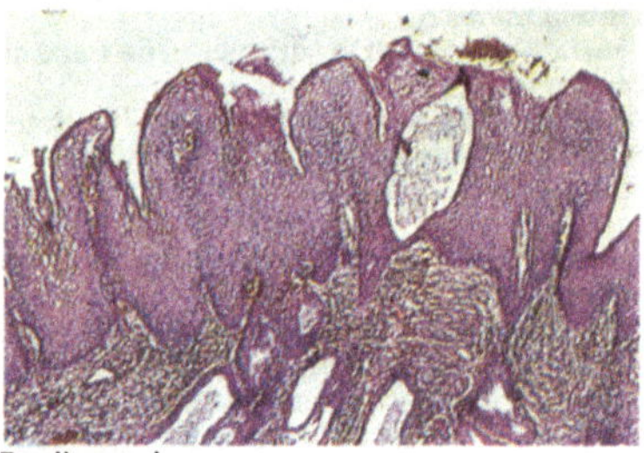

Papilomavirus:
Hallazgo histológico, en papilomatosis de la portio

papiloma laríngeo y conjuntival; en el 60% de todos los carcinomas del cérvix se han podido demostrar HPV 16 y 18; HPV 5 y 8 en carcinomas espinocelulares en la displasia epidérmica verrucosa. La transformación de tumores benignos inducidos por papilomavirus es posible en caso de persistencia prolongada de los papilomas, y puede ser acelerada por carcinógenos químicos.

paraalbúmina: sin. seudomucina*.

parálisis cerebral infantil: alteración cerebral atetósica de los movimientos; nombre colectivo para las consecuencias de lesiones* cerebrales en la primera infancia (perinatales). **Clínica:** parálisis hemi-, di- o parapléjicas, movimientos acompañantes, sinergismos, atetosis (después de ictericia nuclear, a veces atetosis doble), inteligencia disminuida, retardo del desarrollo del lenguaje, hiperexcitabilidad y otras alteraciones, a veces epilepsia (den. epilepsia residual); síndrome no progresivo.

parálisis del plexo braquial: ver plexo braquial, parálisis del.

parálisis infantil: ver parálisis cerebral infantil.

parálisis materna postparto: por presión de la cabeza fetal sobre el plexo lumbosacro; rara vez afecta a todo el plexo, generalmente sólo al n. isquiático, frecuentemente sin afectar al n. tibial.

parálisis obstétrica: parálisis del parto en el neonato, esp. **1.** parálisis del n. facial, se produce, casi siempre, por compresión de la pala en extracciónes* con fórceps, generalmente en la rama inferior del n. facial. Pronóstico

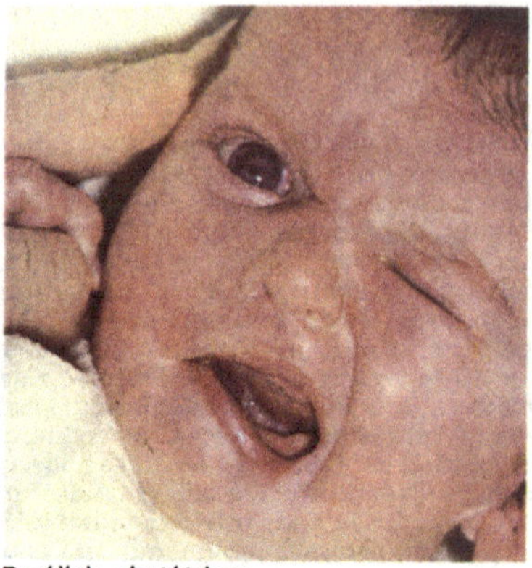

Parálisis obstétrica:
Parálisis del nervio facial; se distingue del síndrome del crying-face por los pliegues nasolabiales asimétricos.

bueno, mientras la parálisis sea periférica y no central (¡hemorragia intracraneal!). **2.** Parálisis del plexo* braquial, se produce por presión o distorsión del plexo. Ver tamb. parálisis materna postparto.

parametrio: la parte del espacio pélvico subperitoneal que contiene tejido conectivo rodeando al cérvix uterino lateralmente e incluyendo el contenido conectivo del ligamento* ancho del útero. Contiene, entre otros, los uréteres, numerosos vasos sanguíneos y linfáticos con plexos venosos y musculatura lisa que forma, en algunos sitios, junto con fascículos de tejido conectivo denso, los retinacula* uteri.

parametritis: inflamación del tejido conectivo extraperitoneal pélvico, alrededor del cuello uterino, producida por una infección, generalmente asociada a una endometritis*; se forma o un exudado (líquido célulo-seroso) o un flemón (infiltración del tejido conectivo), que puede originar adherencias y la formación de abscesos. Según la extensión se diferencia una parametritis en sentido estricto, den. **parametritis derecha** o **parametritis izquierda** (del útero), y una parametritis en sentido amplio: **parametritis anterior** o **parametritis posterior**; ver también perimetritis.

parametropatía espástica: sin. (ingl) pelvic congestion, pelicopatía vegetativa; contracciones espásticas en las partes posteriores de los ligg. anchos del útero (ver parametrio), es decir, en especial en la region de los ligg. sacrouterinos. **Causas:** sobre todo alteración de la coordinación nervioso-vegetativa. **Sínt.:** pelvialgias, dolores de espalda y frecuentemente molestias intestinales espásticas. Ver dismenorrea.

parámetros tumorales: ver marcadores tumorales.

paraneoplásicos, síndromes: sin. paraneoplasias; alteraciones funcionales y enfermedades que no se producen por metástasis ni por invasión tumoral directa; pueden preceder al tumor detectable clínicamente. **Etiología:** poco conocido. Un subgrupo importante representan los **síndromes paraendocrinos:**

Síndromes paraneoplásicos
Hormonas sintetizadas ectópicamente

Sustancia	Tipo tumoral o localización[1]
ACTH	carcinoma bronquial (50%), de timo (10%), de páncreas (10%), tumores del tronco simpático
MSH	probablemente distribución similar a ACTH
Gonadotropinas	coriocarcinoma, corioadenoma, mola hidatídica (90%), carcinoma bronquial (9%), teratomas (1%)
Vasopresina	sobre todo, carcinoma bronquial
Parathormona	carcinoma bronquial (35%), carcinoma de riñón (24%), carcinoma de ovario (8%) y otros
Factor productor de hipoglucemia	tumores mesenquimatosos[2] (65%), hepáticos (20%), carcinomas de las glándulas suprarrenales (6%) y otros
Eritropoyetina	carcinoma de riñón (46%), hemangioblastomas cerebelares (21%), fibromas del útero (6%) y otros
TSH	coriocarcinoma, mola hidatídica (90%), teratomas testiculares

Se han descrito más factores humorales formados ectópicamente: CRF, HGH, prolactina, gastrina, quininas, prostaglandinas, secretina, glucagón, factor productor de hipofosfatemia

(1) Los valores entre paréntesis indican la frecuencia relativa.
(2) Fibrosarcomas, mesoteliomas, neurofibromas, neurosarcomas, sarcomas de células en huso y otros.
(3) En hidronefrosis y quistes del riñón, también se forma eritropoyetina.

tumores que pueden segregar sustancias con efectos sanguíneos múltiples. Estas sustancias pueden tener: **1.** carácter antigénico (alfafetoproteína*, antígeno carcinoembrionario-CEA); **2.** carácter hormonal (ver tabla); **3.** como noxa, puede originar alteraciones del sistema nervioso (fiebre, miopatías, alteraciones degenerativas), dérmicas (dermatomiositis, acantosis nigricans), sanguíneas (anemia aplástica, alteraciones de la síntesis de betaglobulina) y de los órganos circulatorios (tromboflebitis, endocarditis abacteriana).

paraoóforo: cuerpo plano redondeado, parduzco; se encuentra, en edad infantil, al lado de la extremidad tubárica del ovario, en el pliegue del lig. ancho del útero, caudalmente al lugar de inserción del mesovario; resto de la parte caudal del riñón primitivo, contiene canalículos y glomérulos.

paraovario: sin. epoóforo, tamb. órgano de Rosenmüller; resto craneal del conducto de Wolff* en el sexo femenino; se localiza debajo de la trompa entre las dos hojas del mesosalpinx (partes del lig.* ancho del útero). Corresponde en la evolucón, al epidídimo en el sexo masculino.

paraqueratosis: (hist.) transformación queratósica y engrosamiento de las capas superficiales del epitelio plano estratificado, sobre todo en la región de la portio (ver fig.) y

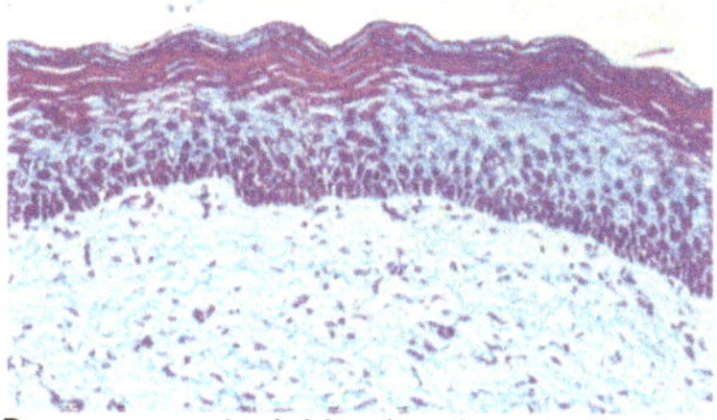
Paraqueratosis del hocico de tenca

de la vagina. A diferencia de la leucoplasia*, las células paraqueratósicas contienen núcleos.

parorexia: se denominan así los deseos singulares de comer en gestantes.

pars uterina tubae: parte tubárica corta que se encuentra en la pared uterina (parte intrauterina de la trompa), que desemboca con el orificio* uterino de la trompa, en la cavidad uterina.

parte conductora: en el momento del parto, punto más bajo de la parte fetal presentada en el eje pélvico. En la presentación occipital anterior normal, la parte conductora es la fontanela menor.

partes fetales: las partes del cuerpo fetal en el útero; partes fetales grandes: cabeza, parte distal de la pelvis; partes fetales pequeñas: extremidades, detectables por palpación (ver maniobras de Leopold*) y diagnóstico por ultrasonidos*. La demostración de las partes fetales es un signo seguro del embarazo*.

P

parto: un parto se ha producido cuando un niño o ha nacido vivo, es decir, se ha iniciado la respiración pulmonar (nacido* vivo), o cuando un nacido muerto ha alcanzado una talla de, por lo menos, 35 cm. Frutos muertos que miden menos de 35 cm, se denominan abortos*.

Secuencia de un parto normal con presentación* occipital: inicio del **período de dilatación** con despliegue inicial del cérvix (distracción) y protrusión de la bolsa amniótica hasta la dilatación completa del cérvix (bolsa muy protruida; final del período de dilatación). Después de la rotura de la bolsa* de las aguas comienza el **período de expulsión** (aplanamiento del canal vaginal; ver fig.): **1.** mecanismo de entrada: al entrar en la pelvis menor, sutura sagital transversa; **2.** mecanismo de paso: flexión (región occipital como parte* conductora), descenso, rotación de la cabeza debido a la menor resistencia; **3.** mecanismo de salida: inicio de la deflexión de la cabeza (sutura sagital diagonal, fontanela menor izq. ant.), deflexión pronunciada (fontanela menor ant., sutura sagital en diámetro anteropost.); incisión (paso por el periné, aparición entre los labios, protección del rafe perineal) y parto de la cabeza (sutura sagital transversal); el parto del cuerpo fetal se produce después de la rotación inversa en una de las contracciones siguientes. Sigue el **período* postparto** (durante el cual se ejecuta la onfalotomía*; ver tamb. adaptación* postparto del niño), a cuyo término la parturienta es den. puérpera.

El progreso de la medicina, con la consecuente disminución de la mortalidad* infantil, ha originado el desplazamiento de partos al ámbito hospitalario. Aparte de la exigencia de seguridad médica, tamb. viene teniendo importancia actualmente la vivencia para los implicados (madre, padre, niño). Esto incluye no solo a los preparativos preparto (p. ej., procedimiento de Read*), sino tamb. las circunstancias del parto en sí, p. ej. la inclusión del padre (Bradley) o el «parto consciente» (Lamaze) y el «nacimiento suave» (Leboyer). Como escalón intermedio entre parto hospitalario y doméstico se ofrece recientemente tamb. el parto ambulatorio (alta hospitalaria a las 4-24 horas después de un parto sin complicaciones). Ver parto de riesgo, parto quirúrgico.

parto ambulatorio: ver parto.

parto, canal del: **1.** canal óseo: la pelvis menor (ver pelvis, planos de la); **2.** canal blando: a) segmento uterino inferior y cérvix; b) túnel blando (vagina, vulva y musculatura del suelo pélvico).

parto, comienzo del: cuando las contracciones se producen periódicamente cada 10 min, la bolsa de las aguas se ha roto, o la parturienta «marca» (expulsión del tapón mucoso del cérvix, con salida de moco hemorrágico de la vagina).

parto complicado: detención del parto aun habiendo contracciones fuertes, encima o en la entrada de la pelvis: obstáculo del parto*; parto complicado en el centro pélvico: sobre todo en pelvis estrecha o plana; parto complicado en el suelo pélvico: por pura debilidad contráctil (secundaria), (por cansancio) o por presentación o posición adversa de la cabeza, o resistencia de partes blandas u óseas.

parto, control del: ver cardiotocografía.

parto de riesgo: parto con sínt. que indican un peligro aumentado para el feto y/o la ma-

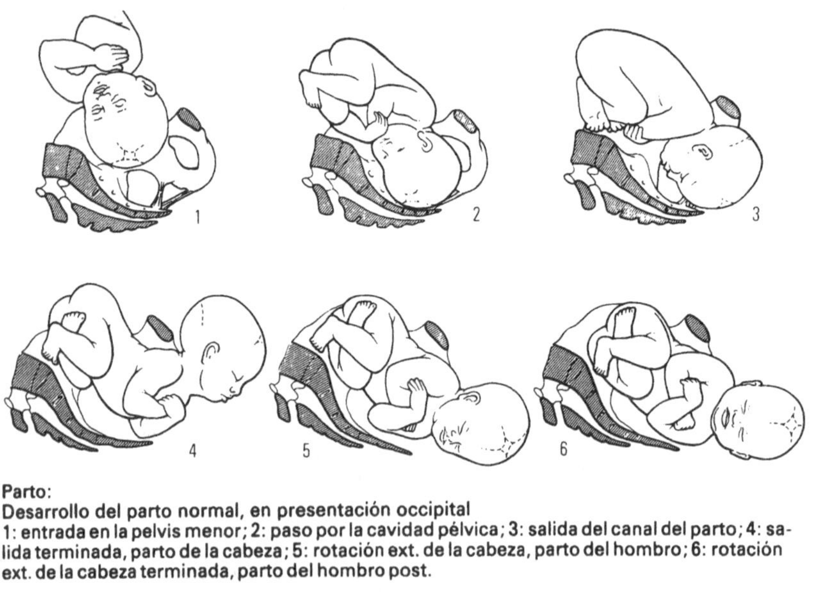

Parto:
Desarrollo del parto normal, en presentación occipital
1: entrada en la pelvis menor; 2: paso por la cavidad pélvica; 3: salida del canal del parto; 4: salida terminada, parto de la cabeza; 5: rotación ext. de la cabeza, parto del hombro; 6: rotación ext. de la cabeza terminada, parto del hombro post.

P

dre; **1.** de un embarazo* de riesgo; **2.** los sínt. de riesgo se presentan primero durante el parto, p. ej. líquido amniótico meconial, frecuencia cardíaca fetal anormal, aumento de la tensión arterial de la parturienta, hemorragia, desarrollo prolongado del parto. Ver neonato con factores de riesgo, fetal distress.

parto determinado: ver parto inducido.

parto, dolor del: se considera como dolor muy intenso que aumenta con la dilatación del cérvix, la duración de las contracciones y la dilatación del suelo pélvico; ver tamb. miedo-tensión-dolor, síndrome de; parto, preparación al.

parto, duración del: tiempos medios: primíparas 15-24 horas, multíparas 10-12 horas; período de dilatación en primíparas 12-18 horas, en multíparas 6-9 horas; período de expulsión en primíparas 2-3 horas, multíparas ½ hora. En partos prolongados aumenta el riesgo de hipoxia fetal, acidosis (ver fetal distress) e infección materna. Ver parto de riesgo.

parto en caída: parto en el que el niño, por una posición desfavorable de la madre, cae por el canal del parto al suelo; de importancia en medicina legal. El término no dice nada acerca de la duración del parto. Ver parto precipitado.

parto, fecha probable del: se calcula en base a la duración normal del embarazo*; en clínica se determina generalmente con ayuda de la regla de Naegele*. Otros datos son el aumento de la temperatura basal así como la aparición, a tiempo, de los signos seguros del embarazo* (p. ej. la cefalometría intrauterina). Ver parto inducido.

parto gemelar: en la mitad de los casos, parto espontáneo vaginal con complicaciones características, como consecuencia de anomalías de posición y postura de los gemelos* (p. ej. anomalías de presentación, rotura prematura de la bolsa, parto prematuro, prolapso del cordón) e hiperextensión de la musculatura uterina (p. ej. debilidad primaria de las contracciones, parto prolongado); después del parto del primer gemelo, peligro de desprendimiento precoz de la placenta del segundo gemelo, con probabilidad de supervivencia bastante disminuida (mortalidad perinatal aumentada en un 50%); gemelos son neonatos de riesgo; un riesgo materno típico en el período de alumbramiento, representa la hemorragia* secundaria por hiperextensión del útero; ver embarazo* gemelar.

partograma: representación gráfica del proceso del parto con: parámetros de las contracciones, ruidos cardíacos fetales, el diámetro del cérvix y otras exploraciones.

parto, inducción del: provocación del parto, antes del inicio de las contracciones, por amniotomía* y/o administración intravenosa de infusiones de oxitocina o prostaglandinas. **Indicaciones:** Cualquier peligro serio para la madre o el feto, antes de iniciarse las contracciones; ver tamb. embarazo de riesgo.

parto inducido: parto planeado; parto iniciado y guiado medicamentosamente y terminado rutinariamente por vacuoextracción, en una fecha determinada. Determinación de la fecha de un parto hospitalario y provocación del mismo en esa fecha; ¡hoy discutido! **Condiciones previas:** embarazo normal sin complicaciones, feto maduro, de talla normal, cérvix maduro, a veces tamb. probables riesgos en caso de prolongarse la gestación. **Peligros:** evaluación errónea de la madurez y talla del niño o de la madurez del cérvix, prolapso del cordón.

parto medicamentoso acelerado: (fran) perfusion toulousaine; método obstétrico discutido, para la relajación acelerada y dilatación del cérvix, en el período de dilatación, con un narcótico intravenoso, donde se regulan las contracciones con infusión de oxitocina. El cérvix se presenta, al poco tiempo, lo suficientemente relajado como para dilatarlo completamente con los dedos y permitir terminar el parto rápidamente, p. ej., mediante la vacuoextracción.

parto, obstáculo al: condición o situación que impide un parto normal; posiciones y posturas imposibilitantes del parto (ver postura intrauterina del feto), tumores de la pelvis menor, hidrocefalia y otros. **Precaución:** rotura* uterina.

parto precipitado: parto muy rápido; no debe confundirse con parto* en caída.

parto prematuro: parto antes de terminarse las 37 semanas de gestación; frecuencia en la RFA aprox. 4-8%. Terminológicamente hay que distinguir: entre recién nacidos prematuros y maduros de bajo peso o hipotróficos. **Importancia:** aprox. el 65% de la mortalidad perinatal (ver mortalidad infantil) se origina por los partos prematuros. **Causas:** neonatos hipotróficos en embarazos anteriores, abortos, interrupciones de embarazos, insuficiencia del cérvix, embarazos múltiples, hidramnios, malformaciones uterinas, miomas de útero, alteraciones endocrinas, actividad física, mental o emocional, exageradas, por la profesión u otras cargas, gestosis, contracciones precoces, anomalías de posición, anemia, infección de las vías urinarias, enfermedades febriles, infecciones virales. **Diagnóstico:** contracciones demostrables, estadio del cérvix patológico (ver maduración cervical), ¿bolsa amniótica intacta? **Precaución:** Asistencia al parto; posiciones y presentaciones de la cabeza y del niño adversas, son más frecuentes en partos prematuros que en partos a término, tamb. complicaciones del cordón umbilical; ver tocólisis; cerclaje; madurez pulmonar, diagnóstico prenatal de la; nacido vivo; nacido muerto; inmadurez.

parto, preparación al: incluye medidas preparto, de preparación psicoprofiláctica al parto* (p. ej. gimnasia de embarazo, entrenamiento autógeno, instrucción) y perinatales, de disminución del dolor intraparto con administración de espasmolíticos, analgésicos (opiáceos) y utilización de medidas anestésicas como p. ej. la analgesia* por inhalación, anestesia* peridural y anestesia del pudendo* (ver tamb. anestesia local). Con las primeras medidas se puede disminuir la necesidad de medicación analgésica.

parto, preparación psicoprofiláctica al: ejercicios de relajación, técnicas respiratorias, gimnasia, entrenamiento autógeno y, sobre todo, el entendimiento de las asociaciones psicosomáticas en el embarazo, parto y puerperio, intentan prevenir los dolores del parto y sus alteraciones (ver tamb. miedo-tensión-dolor, síndrome de). Impulsaron esta práctica, entre otros, Leboyer y Lamaze. Hoy día se recomienda sobre todo una preparación al parto individual, iniciada con una relación médico-paciente adecuada; ver tamb. parto, preparación al; Read, procedimiento de.

parto programado: ver parto inducido.

parto quirúrgico: necesidad de terminar la gestación por operación, es decir, por un parto artificial; puede ser consecuencia de una indicación fetal o materna e incluye, aparte del uso de distintos instrumentos para la salida del niño (fórceps*, vacuoextractor*), tamb. maniobras de versión (ver versión), seguidas de la extracción e intervenciones quirúrgicas (episiotomía*, cesárea*, ver tabla).

parto, signos del: descenso del fruto aprox. 3 semanas antes del comienzo del parto* (ver tamb. útero, altura del fondo del); la cabeza fetal entra en la pelvis; contracciones precoces aperiódicas; cambio del eje longitudinal del cérvix en dirección al eje pélvico; maduración* cervical.

parto tardío: parto postmaduro; duración excesiva de la gestación (más de 295 días); ver tamb. postmadurez gravídica.

parto, traumatismos del: lesiones del recién* nacido en relación con el parto. Las más importantes son: **1.** hemorragias, p. ej. hemorragia intracraneal, pero tamb. intraperitoneal, en las glándulas suprarrenales; ver cefalohematoma; **2.** heridas de la piel y partes blandas, p. ej. adiponecrosis* subcutánea del neonato, parálisis* obstétrica; **3.** lesiones óseas, p. ej. fracturas de clavícula, húmero, fémur; de pronóstico mucho peor son las, más raras, fracturas de vértebras y cráneo. Ver parto.

P

parto, tumor del: ver caput succedaneum.

paso nulo: término de la cardiotocografía*; se den. así la intersección de la frecuencia* basal, con las oscilaciones* de la frecuencia cardíaca. El número de pasos nulos debe ser superior a 6/min; ver CTG-score.

Patau, síndrome de (Klaus P., pediatra, Madison, Wisconsin): sin. trisomía 13-15; síndrome complejo de malformaciones a base de una aberración numérica del grupo cromosómico D (cromosomas 13, 14 ó 15). **Sínt.:** arrinencefalia, microftalmía, polidactilia, grietas faciales, iridocoloboma, deformaciones del pabellón auricular, malformaciones cardíacas, hemangiomas capilares, huellas dactilares atípicas. **Pronóstico:** infausto; supervivencia generalmente sólo pocas semanas.

paternidad, comprobación de la: comprobación de la paternidad biológica por medio de dictámenes médicos, p. ej. dictamen del grupo* sanguíneo, dictamen de HLA*, dictamen* antropológico, dictamen del tiempo* de embarazo, dictamen de fertilidad*.

patología perinatal: subespecialidad de la patología; ciencia que se ocupa de las enfermedades del ciema* (ciematopatología) y del neonato (patología neonatal).

PC: abrev. para post-concepción, después de la fecundación*.

PE: abrev. para prueba por excisión* (exploratoria).

PE-1: β_1-glucoproteína específica del embarazo; ver embarazo, proteínas del.

Pearl, índice de: abrev. PI (Pearl-Index); medida de evaluación para la seguridad de métodos de contracepción*: número de embarazos no deseados en 1200 meses de administración (es decir, en 100 den. años femeninos: 100 mujeres utilizan el método durante un año).

pecho aperdigonado: den. para una mastopatía*, generalmente bilateral, con induraciones quístico-nodosas pronunciadas.

pecho graso: ver mamoplastia.

peloteo: impresión de golpeo de una bola que, con la cabeza fetal (no el coxis) situada en el útero, se tiene en la tercera maniobra de Leopold*.

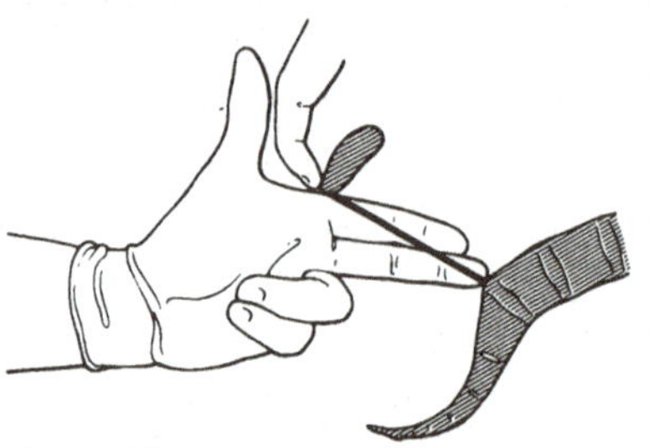

Pelvimetría manual:
Determinación de la línea conjugada verdadera, por medida de la conjugada diagonal

Parto quirúrgico
Selección de métodos en indicación existente, dependiendo de la altura de la parte conductora

Método	Parte conductora Entrada pélvica	Punto medio	Suelo pélvico
Cesárea	●	●	
Extracción con fórceps		●	●
Vacuoextracción		●	●
Episiotomía			●

pelviectomía: tamb. viscerectomía pelviana; evisceración total de la pelvis en tumores malignos de los órganos pélvicos; ver exenteración.

pelvimetría manual: en la palpación interna de la pelvis menor hay que prestar atención a la accesibilidad del promontorio (acortamiento de la línea conjugada verdadera; ver pelvis, medidas de la), la anatomía del cóccix, de la sínfisis, de las espinas óseas isquiáticas y a la naturaleza de las partes blandas.

pelviperitonitis: peritonitis limitada a la pelvis menor, p. ej. en una salpingitis* aguda.

pelvis: (anat.) formada por el hueso sacro y los dos huesos coxales. Cada coxal se compone de un hueso íleon, isquion y pubis, cuyos cuerpos se reunen en el acetábulo. La línea innominada que va desde el promontorio* por la cara interna del íleon hacia delante, pasándose a llamar cresta pectínea (cara sup. de la rama sup. del pubis) yendo por el tubérculo púbico a la sínfisis, separa la pelvis mayor de la menor. Ver cresta púbica.

pelvis angosta (lat): pelvis* estrecha.

pelvis, anomalías de la: ver pelvis, formas de la.

pelvis cifótica: anomalía pélvica en cifosis; encorvadura de la pared post. pélvica pronunciada hacia atrás en la parte sup. (alargamiento de la conjugada verdadera), en la parte inf. pronunciada hacia delante (pelvis* en embudo); ver pelvis, formas de la.

pelviscopia: exploración endoscópica de la cavidad pelviana por laparoscopia*, como método diagnóstico (p. ej. biopsia) o con fines terapéuticos (p. ej. para liberar adherencias, fimbriólisis*, ovariólisis*, salpingostomatoplastia*, a veces en combinación con cromopertubación*, salpingectomía o salpingotomía, p. ej. en el embarazo extrauterino, coagulación

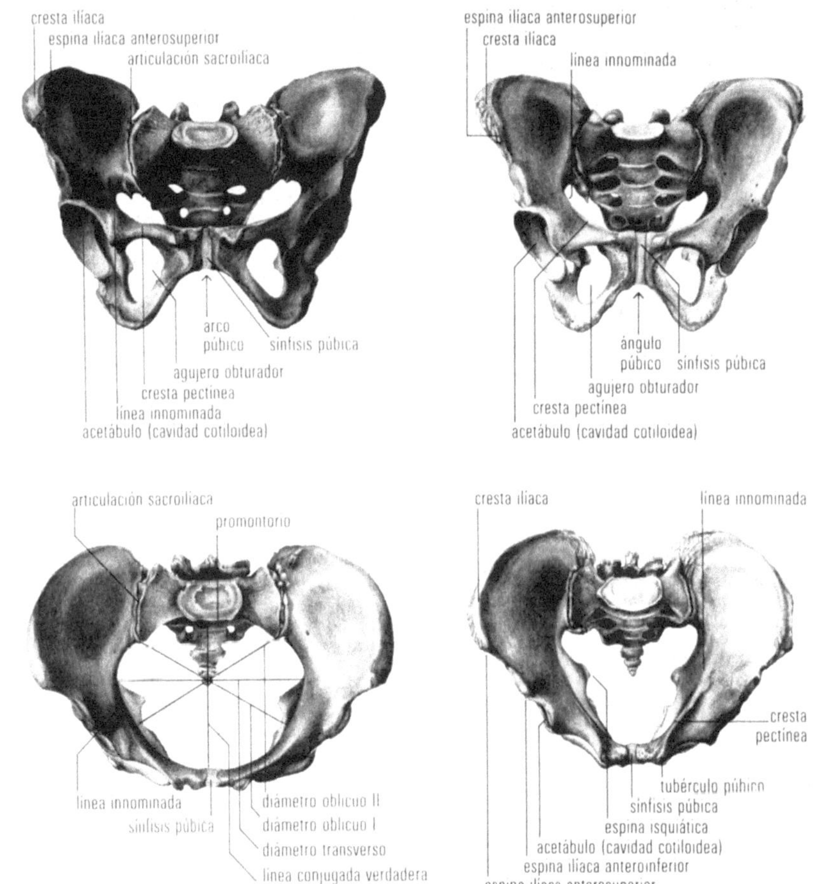

Pelvis:
Pelvis femenina (izq.) y masculina (der.) en vista ventral (arriba) y ventrocraneal (abajo)

de focos de endometriosis etc.). Durante la pelviscopia (realizada con la pelvis en alto) se moviliza el útero con una sonda intrauterina al vacío. Ver culdoscopia.

pelvis, eje de la: ver eje pélvico.

pelvis en embudo: pelvis alta, diámetro transversal de la salida de la pelvis, muy acortado (similar a la pelvis masculina); ver pelvis, formas de la.

pelvis estrecha: desproporción entre el tamaño de la cabeza fetal y las medidas pélvicas maternas; causada por el tamaño y forma de la cabeza (pelvis estrecha funcional) o por la estrechez de la pelvis en sí (pelvis estrecha anatómica). La pelvis estrecha es una causa frecuente de partos complicados. En la estrechez de pelvis ósea se distinguen anatómicamente **cuatro grados:** 1° grado: diámetro conjugado verdadero 9,0 cm; 2° grado: 8,0 cm; 3° grado: 6,0 cm (indicación relativa para la cesárea); 4° grado: menos de 6 cm (indicación absoluta para la cesárea); ver pelvis, formas de la.

pelvis, formas de la: evaluable radiológicamente (pelvimetría radiológica, ver fig.): **1.** pelvis* normal; **2.** pelvis estrecha en general (juvenil o infantil), pelvis pequeña (talla pequeña), pelvis androide, pelvis por asimilación alta; **3.**

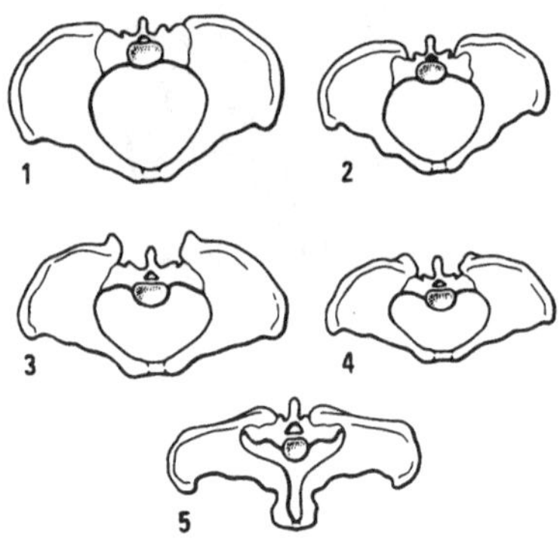

Formas de la pelvis:
1: pelvis normal; 2: pelvis estrecha en general; 3: pelvis plana; 4: pelvis estrecha en general y plano-raquítica (combinación de 2 y 3); 5: pelvis no uniformemente estrecha

pelvis plana (raquitismo, osteomalacia), pelvis espondilolistésica; **4.** pelvis estrecha en general y plana-raquítica, como combinación de 2. y 3.; **5.** pelvis estrecha oblicuamente en coxitis, escoliosis, raquitismo, luxación, pelvis de Naegele*, pelvis de claudicación, pelvis anquilótica o osteo-sinostósica (unilateral); **6.** pelvis estrecha transversalmente, como la pelvis de Robert (anquilosis bilateral de las articulaciones iliosacras), pelvis protruida; **7.** osteodistrofias, exostosis, fracturas, raquitismo; **8.** pelvis* en embudo, estrechez en la salida pélvica en pelvis infantil, pelvis androide, cifosis. Ver Michaelis, rombo de; pelvis, medidas de la; pelvis estrecha.

pelvis, inclinación de la: ver inclinación pélvica.

pelvis, medidas de la: I. medidas ext.: 1. distancia entre las espinas ilíacas anterosup., 25-26 cm; **2.** distancia máxima entre las crestas ilíacas, 28-29 cm; **3.** distancia entre los trocánteres mayores aprox., 31 cm; **4.** conjugada ext.

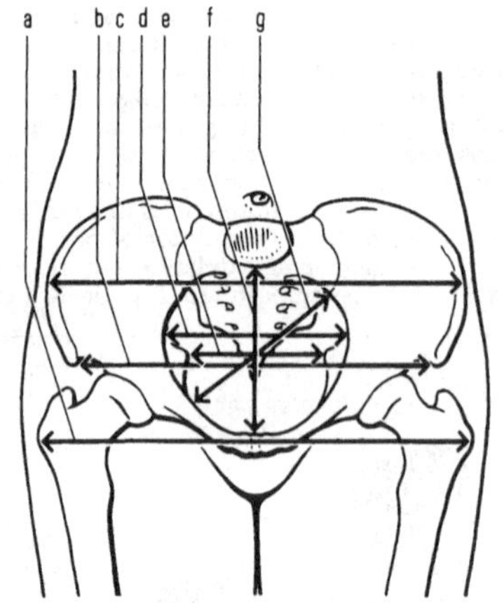

Medidas de la pelvis:
a: distancia intertrocantérea 31 cm; b: distancia interespinal 25 cm; c: distancia entre crestas ilíacas 28 cm; d: diámetro transverso 13,5 cm; e: línea interespinal; f: conjugata verdadera 11 cm; g: diámetro oblicuo II 12,5 cm

(del borde sup. de la sínfisis hasta la espina dorsal de la última vértebra lumbar), 18-21 cm de media. Las medidas ext. son medidas de la pelvis mayor, pero dan una orientación de importancia obstétrica referente a la pelvis

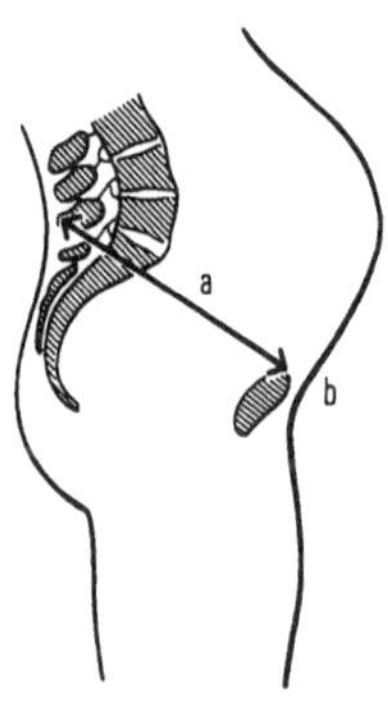

Medidas de la pelvis:
Determinación de la conjugata externa
a: conjugata externa 20 cm; b: borde superior de la sínfisis

Si la diferencia entre la distancia interespinal y la distancia entre crestas ilíacas es menor de 1,5 cm, se debe sospechar una estrechez plana de la pelvis.

menor. **II. medidas int.** (ver fig.): **1.** conjugada anatómica (del promontorio al borde sup. de la sínfisis); **2.** conjugada anatómica verdadera obstétrica: distancia más pequeña entre promontorio y sínfisis, 11 cm; **3.** conjugada diagonal: del borde inf. de la sínfisis al promontorio, 13 cm. **4.** diámetro oblicuo (12,5 cm) entre articulación sacroilíaca y eminencia iliopúbica contralateral (el primer diámetro oblicuo va de atras der. hacia delante izq.; el segundo diámetro oblicuo va de atras izq. hacia delante der.); **5.** diámetro transverso (13,5 cm): distancia máxima entre ambas líneas innominadas (ver pelvis).

La conjugata vera obstétrica mide 1,5 – 2 cm menos que la conjugata vera anatómica.

pelvis menor: obstétricamente es la parte más importante de la pelvis; limitada arriba por la línea innominada, abajo por la salida de la pelvis. Ver pelvis, planos de la; pelvis, medidas de la.

pelvis, planos de la: 1. plano O: borde sup. de la sínfisis, plano de entrada; **2. plano U:**

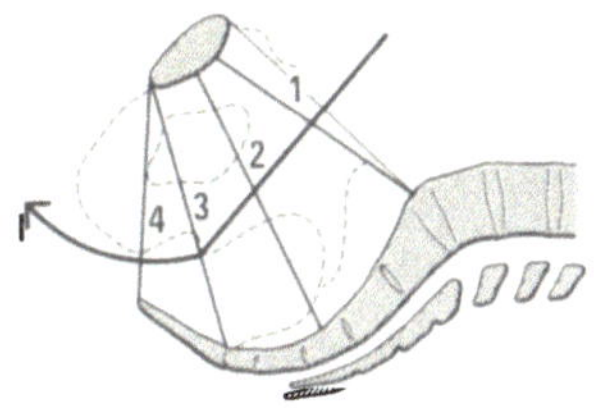

Planos de la pelvis:
Corte sagital medial por la pelvis, con el sistema clásico de planos; el eje pélvico se indica mediante la flecha. 1: entrada de la pelvis; 2: amplitud de la pelvis (centro pélvico); 3: estrechez pélvica; 4: salida de la pelvis

borde inf. de la sínfisis; **3. plano I:** interespinal; **4. plano SP:** de salida de la pelvis.

penetración, test de: sin. test de invasión (de espermatozoides); test para el examen diagnóstico de una esterilidad*. **Formas: 1.** test de Sims*-Huhner (in vivo); **2.** test de Kurzrok*-Miller, tamb. llamado test de invasión cruzado (in vitro); **3.** test de penetración espermático-capilar (modificación del test de Kurzrok-Miller); **4.** test de contacto esperma-moco-cervical. Mediante estos tests se puede conseguir una orientación más detallada para el diagnóstico de la fertilidad del hombre, un factor cervical patológico de la mujer o una den. incompatibilidad de secreciones (esterilidad de etiología inmunológica).

penetrancia: la frecuencia o probabilidad de manifestación de un gen. Para determinar la penetrancia se relaciona el porcentaje de portadores de caracteres, con el número total de portadores de genes que, por su constitución genética, podrían manifestar el carácter en cuestión. Una penetrancia de 100%, se den. tamb. **completa**, un valor menor, **incompleta**. La penetrancia incompleta es muy frecuente, sobre todo, en las anomalías genéticas humanas de transmisión dominante. Ver enfermedades genéticas.

pénfigo agudo del neonato: sin. penfigoide estafilógeno del recién nacido; se da, sobre todo, en neonatos y lactantes jóvenes, por infección de la piel intacta por estafilococos, origina la formación rápida de vesículas subepidérmicas, vulnerables y fácilmente descostrables, hasta del tamaño de nueces, localización preferente en abdomen, pliegues cervicales y axilares, y la región genital, con tendencia a la generalización y paso a la dermatitis* exfoliativa del neonato; ver Lyell, síndrome de.

perforación: apertura de una cavidad cerrada o estructura, traumática (tamb. yatrógena) o espontánea por lesión necrótico-inflamatoria de un tejido; generalmente parte de órganos huecos (p. ej. perforación de una úlcera del cuerpo gástrico, perforación yatrógena del útero, en el legrado de un aborto).

perfusión toulousiana: sin. (fran) perfusion toulousaine; ver parto medicamentoso acelerado.

perihepatitis gonorreica aguda: sin. síndrome de Fitz-Hugh-Curtis, síndrome de Stajano; inflamación gonorreica rara de la cápsula hepática, se caracteriza por un cuadro peritonítico localizado, con dolores violentos en el hipocondrio derecho, fiebre, a veces con escalofríos, tamb. es posible ictericia; complicación precoz o consecuencia tardía de una gonorrea* (insuficientemente tratada), especialmente por salpingitis gonorreica aguda en mujeres jóvenes. **Diagn.:** demostración de Neisseria gonorrhoeae en secreción urogenital. **Dd:** la infección por Chlamydia* trachomatis puede originar un síndrome clínico muy semejante (diagn. serológico).

perimetrio: recubrimiento peritoneal del útero; ver útero; Douglas, fondo de saco de.

perimetritis: inflamación del perimetrio*; seguida de adherencias intraperitoneales, pueden producirse desplazamientos del útero. Ver tamb. parametritis.

perímetro cefálico: el perímetro cefálico horizontal infantil, desde la prominencia occipital ext. a la frente (circunferencia fronto-occipital), mide al nacer más que el perímetro pectoral (a la altura de las mamilas) y más que el perímetro abdominal (a la altura del ombligo); los tres perímetros son casi iguales hasta el segundo año de vida; después, el perímetro pectoral aumenta más rapidamente, mientras que el perímetro cefálico es el que menos aumenta. Ver medidas de la cabeza, fig.

perinatología: especialidad interdisciplinaria de la medicina que se ocupa de lo referente a la madre y especialmente al niño y, como intervalo de tiempo, de lo que corresponde al período* perinatal, de los aspectos de obstetricia, neonatología y pediatría; incluye el reconocimiento clínico, diagnóstico y terapia de alteraciones y enfermedades fetales y neonatales, así como la investigación del desarrollo del niño y de los problemas de la reproducción humana, referentes a ese período.

periné: región entre ano y órganos genitales ext. (periné ant.), importante en obstetricia por las frecuentes roturas. Se den. periné post. la región entre cóccix y ano; ver región perineal.

perineoplastia: sin. perineorrafia; formación artificial del periné. Sutura de un desgarro* perineal.

periné, protección del: maniobras para impedir el desgarro* perineal al nacer la cabeza fetal (ver fig.); p. ej. es importante, en la pre-

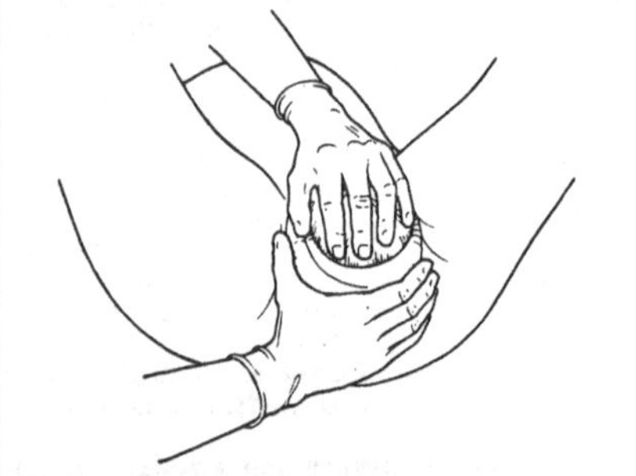

Protección del periné

sentación occipital, dejar entrar en la vulva primero el pequeño segmento occipital sup. Ver episiotomía.

período: intervalo de tiempo, ciclo; en sentido estricto menstruación*. Ver ciclo menstrual.

período embrionario: período del desarrollo prenatal, desde la fecundación (para algunos autores desde la nidación) hasta el final de la fase de la organogénesis (en el hombre hasta el final de la 8ª semana postconcepción); en este período el fruto se den. embrión*; ver tamb. organogénesis, período fetal, período prenatal.

período fetal: intervalo de tiempo del desarrollo prenatal (ver período prenatal) desde el final del período* embrionario (en el ser humano desde el principio de la novena semana de gestación) hasta el nacimiento; el fruto se den. en ese período feto*; el período fetal se caracteriza por el crecimiento de todo el organismo y diferenciación de las funciones de los órganos; ver fetotoxicidad, circulación fetal, maduración pulmonar fetal.

período neonatal: intervalo de tiempo desde la primera inspiración (en un recién nacido vivo) hasta los 7 días de edad (OMS) o, desde el punto de vista funcional, hasta las 4 semanas; ver recién nacido.

período perinatal: intervalo de tiempo entre el final de la 28ª semana de gestación y el 7º día de vida postparto (incluido).

período postparto: tamb. período placentario; tiempo desde la expulsión del fruto hasta 2 horas después de la expulsión de la placenta; ver hemorragia postparto, hemorragia secundaria.

período prenatal: la fase completa del desarrollo desde la fecundación hasta el parto; ver período embrionario, período fetal.

período refractario: ver reacción sexual, ciclo de (tabla).

períodos de vida: división de la vida en fases del desarrollo postparto (hasta llegar a la madurez) y del envejecimiento hasta la muerte; el desarrollo sexual es determinado por la pubertad* y el climaterio*. Para la población de las naciones industrializadas, se suelen usar tablas correspondientes. Debido a la aceleración biológica, la esperanza de vida aumentada y los factores sociales, ha tenido lugar en el siglo XX, un cambio estructural importante en los **períodos de vida de la mujer:** la infancia es más corta por una pubertad más temprana, la fase generativa más larga por una menopausia* más tardía; el número de hijos más ba-

Periodos de vida

Edad	Denominación general	Fases del desarrollo sexual de la mujer	
nacimiento	recién nacido		
desde el 28º día	lactante		
desde el 1er año	niño pequeño	fase de reposo	
desde los 3 años	niño preescolar		
desde los 6 años	niño escolar		
desde los 8 años		prepubertad	
desde los 12 años		pubertad	
desde los 15 años		madurez sexual	
desde los 16 años	adolescente		
desde los 18 años	adulto joven		
desde los 25 años	adulto, fase productiva		
desde los 43 años		premenopausia	
aprox. a los 49 años		menopausia	climaterio
desde los 50 años		postmenopausia	
desde los 65 años	envejecimiento, senilidad		

jo llevó a un acortamiento de la fase familiar y a un alargamiento de la relación postpaternal entre la pareja; la esperanza de más larga vida en mujeres conlleva generalmente tamb. una viudez más larga.

periooforitis: inflamación del periovario (p. ej. en una anexitis*), dando lugar, generalmente, a extensas adherencias en la cavidad peritoneal.

periparto: se manifiesta en el último mes del embarazo, en el parto y puerperio.

perisalpingitis: inflamación del periovario, generalmente dentro del cuadro de una salpingitis*; tiende a la formación de adherencias extensas.

peritonitis: inflamación del peritoneo, local o difusa, séptica o aséptica, aguda o crónica; como **peritonitis primaria** se den. la inflamación, por infección monobacteriana que se manifiesta generalmente en lactantes, por diseminación hemática; la **peritonitis secundaria** se origina generalmente por perforación de órganos abdominales. **Formas: 1. peritonitis libre** o **difusa:** peritonitis aséptica, por agentes mecánico-físicos o químicos, peritonitis infecciosa por microorganismos patógenos, por herida abdominal penetrante, rara vez contusa; diseminación hemática, por el orden de frecuencia: generalmente del canal gastrointestinal, genitales femeninos, vías hepáticas y biliares, páncreas, bazo, nódulos linfáticos mesentéricos, sistema urogenital, pared abdominal, pleura, pericardio y peritonitis diseminada desde los órganos abdominales. **2. peritonitis circunscrita:** inflamación local del peritoneo; origen como en 1.; con absceso peritiflítico, pericolecístico o subfrénico, absceso del fondo de saco de Douglas* (generalmente después de una apendicitis, piosalpinx, peritonitis: la terapia consiste en la apertura transvaginal o transrectal y drenaje), pelviperitonitis*, anexitis* crónica, formación de tumoraciones o ulceraciones del intestino, epiplonitis. **3. peritonitis gonocócica:** por ascenso de gonococos, después de la menstruación, en el sexo femenino. **4. peritonitis crónica exudativa:** poliserositis con transformación callosa de la serosa, en combinación con afección de otras serosas (pericardio, pleura); en infecciones generales sin etiología homogénea; den. por los alemanes «órganos en baño de azúcar». **5. peritonitis tuberculosa:** generalmente secundaria, diseminada o hematógena, más frecuente en adolescentes, 5% de todos los casos de tuberculosis con curso exudativo-seroso, adhesivo-fibrinoso, caseoso-purulento, crónico con brotes agudos. Ver tuberculosis genital. **6. peritonitis actinomicótica:** actinomicosis que parte, generalmente, del ciego.

Diagnóstico: 1. sínt. subjetivos: dolores abdominales fuertes, perforantes o penetrantes (al principio en el lugar de origen, más tarde difusos en todo el abdomen), sin características cólicas. Aumento del dolor con la tos, inspiración profunda, en la incorporación, etc.; en la peritonitis por perforación: inicio brusco (shock). **2.** sínt. generales: emesis, constipación; en el íleo paralítico que se manifiesta después: posibles vómitos fecaloides. Cese de los vómitos por el acotamiento del proceso inflamatorio. En afecciones del peritoneo diafragmático: hipo. Facies abdominal: ojos hundidos, con ojeras; nariz puntiaguda y fría; coloración lívida de la cara. Extremidades pálidas y frías. Pulso: rápido, parvo, blando. Temperatura corporal no característica. Lengua: saburrosa, en casos leves húmeda, en graves seca. Orina: muy concentrada, oliguria, indicanuria, a veces albuminuria. Hemograma: leucocitosis, gran desviación a la izquierda (¡tamb. en ausencia de leucocitosis!). **3.** examen local: dolor a la presión; ausencia de reflejos abdominales; defensa muscular clara; al principio abdomen hundido, más tarde, meteorismo por disminución del peristaltismo. Auscultación: ausencia de ruidos intestinales; a veces exudado (primero matidez lat.) o gas (perforaciones gastrointestinales) en la cavidad peritoneal. **Terapia:** normalmente quirúrgica (de la causa desencadenante de la peritonitis), lavado y drenaje. **Pronóstico:** sin tratamiento: muerte con manifestaciones tóxicas graves; ver abdomen agudo.

peritonitis carcinomatosa: den. incorrecta de carcinosis* peritoneal.

persistencia folicular: persistencia del folículo ovárico maduro después de la fecha de la ovulación, es decir, falta de rotura folicular (ciclo* anovulatorio). La curva de la temperatura basal muestra un curso monofásico. Durante el tiempo de la persistencia folicular, se producen ininterrumpidamente estrógenos, por lo cual no se da la menstruación, y en el endometrio se desarrolla, por la larga estimulación estrogénica, una hiperproliferación (hiperplasia* quístico-glandular). El endometrio hiperproliferado necesita, para su mantenimiento, un aporte cada vez mayor de estrógenos. Con un aporte homogéneo de estrógenos se produce una falta o insuficiencia estrogénica relativa, que conlleva hemorragias* irruptivas. Las hemorragias continuas durante semanas, son posibles en caso de persistencia folicular prolongada.

personalidad, crisis de la: en fases críticas de la vida (edad de oposición, pubertad, climaterio, mitad de la vida), conflictos de superación interindividualmente vividos de forma parecida (búsqueda de identidad, final de la capacidad de reproducción) que provocan, en base a condiciones multifactoriales del desarrollo psicológico, reacciones características; se diferencia de la personalidad neurótica por el comportamiento típico, no anormal, de la persona en la crisis.

pertubación: insuflación, lavado con agua (hidropertubación*); insuflar la trompa de Falopio con el aparato universal de pertubación, para determinar el grado de permeabilidad tubárica. Ver histerosalpingografía, cromopertubación.

¡Siempre debe insuflarse con dióxido de carbono y nunca con aire, para evitar el riesgo de producir una embolia gaseosa mortal!

P

perversión: den. originalmente religiosa para herejía; en el siglo XIX utilizada para un comportamiento sexual «errado» o visto como perjudicial, hoy día en el lenguaje popular utilizada de manera muy crítica. La medicina sexual rechaza un código de comportamiento dicotomizado, por no poder mantenerse científicamente, ya que tal normativa lingüística presupondría la existencia de un comportamiento sexual natural, socialmente deseado y «correcto». En la psicopatología se encasilló la perversión sexual (tamb. psiquiátrico-forense) como prácticas sexuales especializadas con carácter imperativo, bajo la condición de que la satisfacción sexual y/o el orgasmo, sólo puedan ser logrados de esa manera. En el psicoanálisis se utiliza el término perversión, en el marco de la teoría completa de Freud, en el sentido de una desviación o limitación de la libido. Ver comportamiento sexual, desviaciones del.

pesario: (gr pessos piedra en un juego de tabla): **1.** anillo o escudilla de goma dura o material sintético para el tratamiento con pesario*. **2.** sin. pesario* oclusivo; **3.** ver pesarios intrauterinos.

pesario oclusivo: casquete de plástico rígido que es colocado (generalmente por un médico) en el cérvix, después de la menstruación, ahí se adhiere e impide la penetración de los espermatozoides de la vagina al útero; se retira antes de la siguiente menstruación. Este método de contracepción* no ha tenido gran divulgación. Índice de Pearl (en la literatura antigua): 7.

pesarios intrauterinos: sin. dispositivo intrauterino, abrev. DIU, en den. popular espiral; aparato colocado en la cavidad uterina para la contracepción* en sentido amplio, de forma y tamaño variados. **Cuatro generaciones: 1.** DIU metálicos con lámina vaginal en el extremo (se usó hasta los años 30) y, como precursores de los DIU nuevos, el anillo de Gräfenberg, relativamente innocuo (anillo en espiral de alambre de plata usado hoy en día de manera modificada según Hall como anillo de acero, preferentemente en la República Popular China); **2.** DIU innocuos para los tejidos, de materiales sintéticos, se usan desde 1960 en todo el mundo; **3.** DIU de materiales sintéticos envueltos con alambre fino de cobre (efecto contraceptivo adicional, cambio a los 3-5 años), hoy utilizados mayoritariamente; **4.** DIU que contienen gestágenos, con cesión retardada de hormonas al endometrio (efecto adicional de «minipíldora», cambio al 1½ año). **Modo de acción:** no del todo conocido; se crean condiciones desfavorables para la nidación (den. inhibidores de la nidación*). Fiabilidad relativamente alta: índice de Pearl 1,5 a 3. En 1985 llevaban en la RFA aprox. un 10% de las mujeres entre 15 y 45 años un DIU (en China aprox. un 50%). **Efectos secundarios:** las inflamaciones de los anexos (infección* ascendente) son aprox. de 3 a 7 veces más frecuentes que en mujeres sin DIU, embarazos extrauterinos aprox. 10 veces más frecuentes; se han descrito perforaciones del útero. El porcentaje de retiros necesarios del DIU por hemorragias y dolores, y

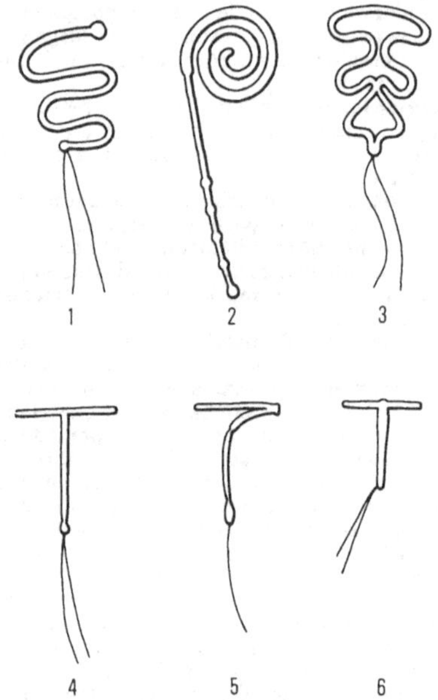

Pesarios intrauterinos:
1: lazo de Lippes; 2: espiral de Margulies; 3: dana Super; 4: T de cobre; 5: 7 de cobre; 6: DIU liberador de progesterona

de expulsiones espontáneas está entre 5 y 25%, por año de aplicación. **Atención:** ¡peligro de aborto séptico, si no se retira inmediatamente el DIU después del inicio de un embarazo! **Contraindicaciones:** niñas jóvenes y nulíparas que, más tarde, desean descendencia.

pesario, tratamiento con: 1. corrección para el tratamiento sintomático de las anomalías de posición de los genitales internos (prolapso* uterino y vaginal) con cuerpos de metal, goma o material sintético, en forma de anillo o escudilla, que se colocan en la vagina. En incontinencia* urinaria, para reponer la región del cuello vesical (ver incontinencia urinaria por stress), se usan pesarios uretrales especiales, p. ej. el de Arabin. **2.** contracepción* mediante pesario* oclusivo o diafragma* vaginal.

pesario vaginal: sin. diafragma* vaginal.

peso al nacer: ver recién nacido, peso del.

Petrussa, índice de: índice para la determinación de la madurez del recién* nacido (ver tabla); ver neonato, signos de madurez del.

petting (ingl): estimulación mutua de los órganos genitales, sin coito*, hasta el orgasmo.

pezón: papila mamaria, mamila; relieve pigmentado y arrugado, orientado levemente en sentido laterocraneal, localizado un poco por debajo de la mitad del pecho, rodeado de la aréola* mamaria. Cerca de la punta del pezón, más clara, desembocan los 12-20 conductos* lácteos en los así den. poros lácteos. El llenado

Indice de Petrussa
Determinación de la edad gestacional de neonatos

Criterio	0 puntos	1 punto	2 puntos
Piel	roja, delgada + edema	roja o edema	rosada
Oreja	sin forma, blanda	hélix doblado sólo por arriba	sólida, completamente formada (hélix completamente doblado)
Pecho	punto	aréola <5 mm	aréola >5 mm
Testículos	inguinales	escrotales altos	descendidos completamente
Labios mayores	<labios menores	=labios menores	>labios menores
Pliegues de las plantas de los pies	distal sólo 1–2	mitad distal	en toda la planta

Edad gestacional en semanas = 30 + puntuación alcanzada

vascular y la contracción de las células musculares lisas debajo del pezón y aréola, producen la erección de la mamila. En un pezón muy plano o invaginado (pezón* invaginado) se puede ver dificultado el acto de succión. Pezones supernumerarios (hipertelia) aparecen preferentemente a lo largo de la línea* láctea, desde la axila hasta la región inguinal; ver mama accesoria.

pezón, cirugía plástica del: cirugía* plástica mamilar reconstructiva, p. ej. después de la mastectomía*.

pezón invaginado: se origina por una desproporción entre la musculatura papilar y la de la aréola (pezón invaginado primario, **congénito**) o por procesos inversores (secundario, especialmente por inflamaciones, precancerosis o carcinomas de mama: pezón invaginado **adquirido**). Un pezón invaginado pronunciado dificulta la lactancia*; en pezones invaginados primarios será posible dar de mamar con un capuchón. **Terapia:** corrección cosmética por cirugía plástica de eversión mamilar después de excluir procesos malignos; posterior a la corrección no será posible amamantar, ya que se cortan los canalículos excretores de los conductos lácteos.

¡Ante un pezón invaginado secundariamente, hay que exluir siempre la existencia de un carcinoma de mama!

pezón retraído: sin. pezón* invaginado.

Pfannenstiel, incisión de (Johann P., ginecólogo, Breslau, 1862-1909): den. incisión transversal de la fascia: la piel, el tejido celular subcutáneo y la fascia, se cortan transversalmente por razones cosméticas (2 a 3 dedos por encima de la sínfisis púbica).

PG: abrev. de prostaglandinas*.

Phthirus pubis (gr phteir piojo): sin. Phthirus inguinalis, ladilla; ver piojos.

PI: abrev. de (ingl) Pearl-index; ver Pearl, índice de.

picnosis, índice de (gr pyknos denso, sólido): índice* cariopicnótico.

piel de naranja: alteración del tejido adiposo subcutáneo en forma de celulitis*, sobre todo en la región glútea y del muslo, en mujeres jóvenes obesas: la piel parece indurada al comprimirla, los poros de los folículos pilosos están agrandados; ver mama, carcinoma de.

pielitis (gr pyelos pelvis): inflamación de la pelvis renal; infección bacteriana de la misma. Mejor pielonefritis* o nefritis intersticial, ya que probablemente no existe una pielitis sin afección del tejido intersticial del riñón. **Formas:** pielitis aguda, pielitis crónica, pielonefritis gravídica, en hipotonía del uréter, de las pelvis renales o compresión del uréter; pielitis retrocongestiva por impedimento del flujo en las vías urinarias excretoras.

pielitis gravídica: ver pielonefritis gravídica.

pielonefritis (gr nephros riñón): forma especial de la nefritis intersticial; infección bacteriana del intersticio del riñón y del sistema de pelvis y cálices renales (pielitis), con

La pielonefritis es la afección más frecuente de los riñones.

afección facultativa y secundaria de los túbulos, vasos y glomérulos. **Agentes** (por frecuencia): E. coli (25-60%), enterococos (5-30%), proteus (10-20%), estafilococos (3-15%), pseudomonas (1-5%), klebsiellas (1-5%). **Disposición:** **1.** factores mecánicos de la congestión urinaria, como obstrucción de las vías urinarias o malformaciones; **2.** infección hematógena (descendiente) en o después de una enteritis, tonsilitis, apendicitis, colecistitis, prostatitis, anexitis; **3.** factores predisponentes como: embarazo, enfermedades metabólicas (diabetes mellitus, gota, abuso de fenacetina) o alteraciones funcionales (reflujo vesicoureteral, parálisis transversal). La pielonefritis, frecuente en lactantes, se explica por la infección por heces (ascendente) durante la edad de pañales. La frecuencia en mujeres es del doble que en hombres, mayoritariamente durante el embarazo (pielonefritis* gravídica). Niños y hombres padecen una pielonefritis, casi siempre, por factores obstructivos u otros factores predisponentes. Se den. **pielonefritis primaria** la enfermedad sin obstrucción u otros factores locales; como **pielonefritis secundaria** se den. la enfermedad por obstrucción u otros factores locales. La **pielonefritis aguda** se caracteriza por fiebre (a veces escalofríos) y dolores en uno o ambos flancos. Los dolores irradian a lo largo del uréter hasta la región genital. Frecuentemente se manifiesta astenia y sed, a veces náusea, vómitos. La **pielonefritis crónica** frecuentemente presenta pocos o ningún sínt. (sínt. gen. no característicos como sentimiento de enfermedad, anorexia, cefaleas). La fiebre es rara y, si se presenta (en aprox. 25% de los casos), subfebril. A veces se observa palidez, sed y poliuria.

Frecuencia llamativa de la pielonefritis en niños de menos de 3 años (en niñas, tres veces más frecuente que en niños).

Diagnóstico: 1. orina: a) análisis de orina orientativo: proteinuria, glucosuria, nitritos (bacteriuria), eritrocitos (hematuria) y evaluación del pH con papel indicador; peso específico; **b)** demostración de una bacteriuria* significativa y examen microscópico de orina: de leucocitos, eritrocitos, células epiteliales, cilindros en el sedimento; **c)** diagnóstico de orina ampliado: determinación cuantitativa del número de leucocitos y eritrocitos, células epiteliales, y cilindros. Determinación del tipo y número de microorganismos, antibiograma. **2. programa de laboratorio estándar:** VSG, hemograma, urea, creatinina, ácido úrico, electrólitos séricos, electroforesis, transaminasas, metabolismo ácido-básico y glucemia. **3. Examen ecográfico:** diagnóstico de una congestión urinaria (hidronefrosis, formación de orina residual), evaluación de anomalías de los riñones. **4. diagnóstico radiológico:** después de atenuarse la fase aguda, se recomienda realizar una urografía intravenosa, para que no pasen por alto alteraciones morfológicas como deformaciones del sistema pielocalicial renal o atrofias parenquimatosas y obstrucciones o malformaciones. Sólo radiológicamente se puede diagnosticar, exclusivamente, la nefritis intersticial. Al sospechar de una alteración pielonefrítica en la urografía intravenosa, se realiza una cistografía de micción, para reconocer un posible reflujo vesicoureteral. **5.** En caso de participación preponderante de las vías urinarias excretoras en la afección, está indicada la cistoscopia. En niñas y mujeres puede ser necesario un examen ginecológico. **6.** En caso de sospecha de una reducción funcional de los riñones, se realiza un diagnóstico renofuncional.

Los signos radiológicos siguientes, son expresión de la **afección del parénquima renal en la infección** de las vías urinarias superiores:
1. el cambio de tamaño del órgano completo así como de su sistema cavitario;
2. cambios de los cálices terminales y de las papilas;
3. ablandamiento de la barrera pielorrenal por reflujos pielorrenales frecuentes y aumentados;
4. en la pielonefritis crónica y esclerosis renal pielonefrítica, la aortografía presenta reducción del parénquima renal y perfusión disminuida del órgano.

El examen radiológico no puede dar, en **ningún caso,** un hallazgo **patognomónico.**

Terapia: en la **pielonefritis aguda,** reposo en cama, hasta la desaparición de la fiebre, suficiente aporte hídrico, quimioterapia antibacteriana, a ser posible, después de realizado el antibiograma (durante el embarazo sólo sustancias quimioterapéuticas que no originen lesiones embrionarias o fetales). En la **pielonefritis crónica,** hay que eliminar quirúrgicamente los factores predisponentes (obstrucciones, malformaciones, reflujo y otros); la quimioterapia antibacteriana debe ser específica, como terapia de shock a dosis altas de antibióticos, alternando con sustancias administrables a largo plazo, de buena tolerancia (terapia de shock intermitente).

Pronóstico: la pielonefritis primaria aguda tiene un pronóstico bueno, en caso de diagnóstico precoz y tratamiento adecuado. Todas las pielonefritis (especialmente las secundarias) tienden a recidivar. Su pronóstico depende mucho de la intensidad del cuidado médico y del tratamiento. Una pielonefritis crónica diagnosticada en un estadio tardío, tiende a evolucionar, primero a la insuficiencia renal compensada y finalmente descompensada.

pielonefritis gravídica: tamb. pielitis gravídica; complicación frecuente en la segunda mitad del embarazo. **Causas:** exacerbación, de una bacteriuria* gravídica asintomática, por: **1.** compresión mecánica de las vías urinarias excretoras, por el útero creciente; **2.** atonía de los uréteres (efecto de la progesterona) y peristaltismo uterino disminuido; **3.** compresión del uréter por el plexo de la v. ovárica; **4.** aumentada multiplicación bacteriana en la orina de la gestante por el cambio del pH y el mayor contenido, sobre todo, de aminoácidos, creatinina, glucosa, lactosa.

PIH: abrev. de (ingl) **p**rolactin **i**nhibiting **h**ormone, prolactostatina; péptido del hipotálamo, de estructura desconocida, posiblemente idéntico a la dopamina; inhibe la secreción de prolactina* del lóbulo ant. hipofisario; ver releasing hormones.

«píldora»: den. popular de las preparaciones hormonales orales para la contracepción* hormonal.

píldora bifásica: ver contracepción hormonal.

píldora masculina: ver espermiogénesis, inhibición de la.

píldora para la mañana siguiente: en lenguaje popular, den. usual para la intercepción* hormonal.

píldora, pausas de: para detectar trastornos prolongados del ciclo* después de dejar de tomar la píldora (síndrome de oversuppression*), se postulaba antes la necesidad de una pausa de píldora, después de 6 a 12 meses de administración de contraceptivos hormonales (ver contracepción hormonal); hoy se considera innecesario, ya que la frecuencia de amenorreas secundarias, después de dejar de tomar la píldora, no es más alta que en otros casos; además se dieron gran número de embarazos no deseados en las pausas y, al administrar los, hoy preferidos, contraceptivos con bajo contenido hormonal, se normalizan generalmente la producción de hormonas y el ciclo menstrual, inmediatamente después de dejar su uso.

píldora secuencial «step up»: ver contracepción hormonal.

píldora trifásica: ver contracepción hormonal.

Pinard, signo de (Adolphe P., ginecólogo, París, 1844-1934): signo del embarazo*, gen. no demostrable antes de 16 semanas de gestación; movimiento pasivo típico del feto en el líquido amniótico, después de aplicar un suave choque al útero con el dedo int. en la exploración bimanual.

piojos: de importancia en medicina: Pediculidae, piojos humanos; insectos que miden de 1 a 3 mm, sin alas, grisáceos, con un cuerpo aplanado dorsoventralmente; el macho es más pequeño que la hembra; son ectoparásitos

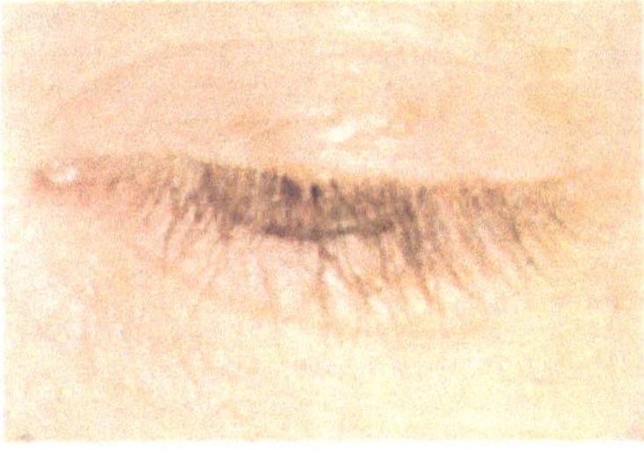

Piojos:
Liendres de la ladilla (Phthirus pubis), en las pestañas

chupadores de sangre, permanentes, estacionarios en el hombre y animales y, en parte, transmisores importantes de enfermedades. **Desarrollo:** huevos (liendres) que se adhieren a pelos o pliegues de la ropa, larva, imago (duración 3-4 semanas). **Ladilla:** Phthirus pubis (sin. Phthirus inguinalis), piojo del pubis, mide de 0,5-1,5 mm (ver fig.); preferentemente en el vello púbico, excepcionalmente en el cabello. Transmisión gen. por contacto sexual; como transmisor de enfermedades prácticamente sin importancia, muere fuera del hombre en 12 horas. **Piojo de la ropa:** Pediculus vestimentorum (sin. Phthirus humani corporis, Phthirus vestimenti); hembra hasta 4 mm de longi-

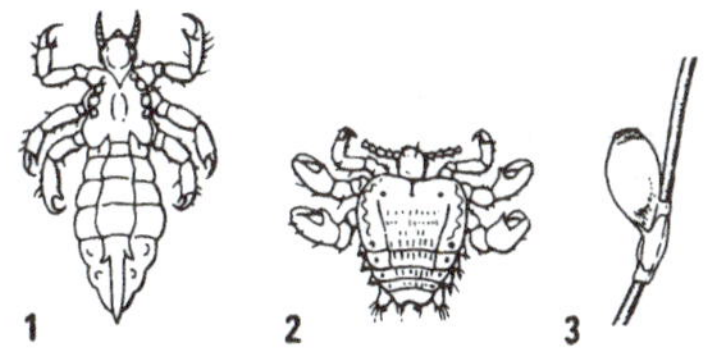

Piojos:
1: Piojo de la ropa; 2: ladilla; 3: liendre (huevo) de un piojo de la cabeza, en un cabello

tud (ver fig.); pone sus huevos, sobre todo, en fibras ásperas, p. ej. lana, tamb. en vello; transmisor pasivo más importante de Rickettsia prowazeki, Rickettsia quintana, Borrelia recurrentis y Yersinia pestis (probablemente activo); los piojos hambrientos no sobreviven más de 10 días, puesta de huevos, hasta el quinto día; los huevos sobreviven 4 semanas, las larvas otra semana más; así, ropa no llevada durante 40 días estará libre de piojos (aunque las heces de piojos con rickettsias permanecen infecciosas hasta al cabo de meses y años). Transmisión interhumana de la infección, por contacto. **Piojo de la cabeza:** Pediculus humanus capitis; hembra hasta 2,7 mm de longitud; fija las liendres en los cabellos; transmisor raro de los agentes patógenos arriba mencionadas, excepto Yersinia pestis. Transmisión al hombre por contacto.

piómetra: acumulación de pus en la cavidad uterina; entre otros, en carcinomas del cuerpo y cérvix uterino (tratamiento con radio intracervical), después de endometritis y colpitis seniles, en tuberculosis endometrial; **terapia:** dilatación del canal cervical y colocación de un drenaje; ver hematómetra.

piosalpinx: ver salpingitis.

piovario: formación de pus en el ovario; ver absceso ovárico, ooforitis.

Piskacek, signo de (Ludwig P., ginecólogo, Viena, 1854-1932): cambios asimétricos de la forma del útero en el embarazo (ver embarazo, signos del): el lugar de la trompa donde se encuentra el huevo, hace más protrusión; la causa es la hiperemia, hormonalmente condicionada, de la región.

piuria: presencia de pus en la orina, con enturbiamiento macroscópico en estrías, por infección purulenta en el tracto urogenital o vecindad. Prueba de los dos frascos: **piuria inicial** con orina turbia en el primero y casi clara en el segundo frasco, indica un proceso uretral; **piuria terminal** con orina casi clara en

P

el primero y turbia en el segundo frasco, indica en el hombre un proceso prostático o de vesículas seminales; **piuria total** indica un proceso vesical, ureteral o renal. Ver leucocituria, bacteriuria, pielonefritis.

placenta: órgano discoide de 15-20 cm de diámetro, 2-4 cm de grosor y aprox. 500 g de peso. **Localización:** normalmente en la parte alta del cuerpo uterino en la pared ant. o post. **Estructura:** La base de la parte fetal es la placa coriónica, recubierta en su cara fetal por el amnios, liso brillante: punto de inserción del cordón umbilical. Los troncos vellosos que salen de la cara uterina de la placa coriónica, se dividen en múltiples vellosidades coriónicas y se unen con la parte materna (o uterina) de la placa basal (derivada de la decidua basal o serotina que se adhiere a la pared uterina). De la placa basal salen los septos placentarios que dividen el órgano en 15-20 lóbulos (cotiledones). El espacio entre las vellosidades (cámara intervellosa) está ocupado por sangre materna: **placenta hemocorial,** es decir, las vellosidades coriónicas fetales (con los vasos fetales) se sumergen en la sangre materna sin que haya comunicación directa entre la circulación materna y la fetal (barrera de la placenta*). **Función:** nutrición del feto (la placenta es el órgano de intercambio de productos metabólicos y gases, entre la sangre materna y la fetal) y como glándula endocrina (ver placenta, hormonas de la). Ver placentón; unidad fetoplacentaria; placenta, insuficiencia de la; placentación, trastornos de la.

placenta accesoria: placenta* succenturiada.

placenta ácreta: placenta*, cuyas vellosidades coriónicas se han adherido fuertemente

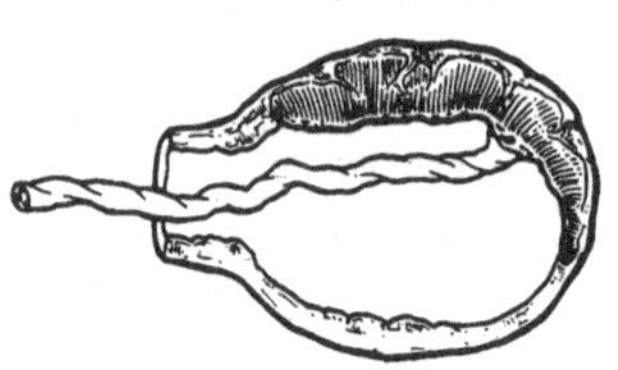

Placenta ácreta

a la musculatura uterina (ver fig.); ver implantación, trastornos de la.

placenta adherente: placenta que no se desprende por motivos funcionales (fig.); ver desprendimiento placentario, trastornos del.

placenta anular: las partes medias placentarias están obliteradas por la falta de los estratos esponjoso y compacto, de la decidua basal.

placenta, barrera de la: barrera biológica para partículas corpusculares y macromoleculares entre la sangre materna y fetal; el paso diaplacentario depende, entre otros, del tamaño molecular de las partículas, su afinidad a las proteínas, solubilidad en lípidos, grado de disociación y carga eléctrica. Aparte de la difusión existen mecanismos de transporte activo.

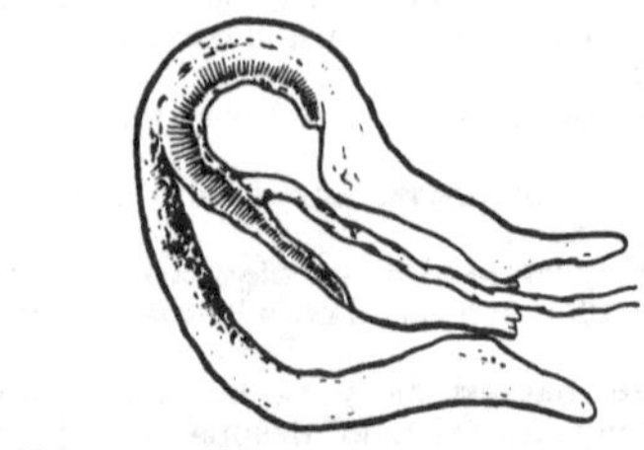

Placenta adherente

placenta bilobulada: tamb. placenta bipartida, placenta lobular; anomalía de forma, se produce por la nidación del huevo en un vértice uterino; así crece la placenta en la pared ant. y post. del útero, originando dos lóbulos (o tres, den. placenta trilobulada, o más, den. placenta multilobulada).

placenta bipartida: sin. placenta* bilobulada.

placenta cervical: ver placenta previa total.

placentación: formación e inserción de la placenta*; desarrollo de las vellosidades placentarias, de los espacios intervellosos y de la relación circulatoria fetomaterna. **Dos fases: 1.** formación de las vellosidades coriónicas hasta las den. vellosidades secundarias; **2.** maduración hasta las den. vellosidades terciarias (sustitución del mesénquima velloso por capilares vellosos). Rara vez hay crecimiento de las vellosidades en el miometrio (placenta* ácreta), en la muscular de la mucosa (placenta* increta) o hasta la serosa del útero (placenta* percreta). **Causas:** frecuentemente lesión de la mucosa uterina, seguida de atrofia endometrial (anamnesis frecuente: legrado, aborto, cesárea, fiebre puerperal). **Sínt.:** trastornos del desprendimiento* placentario. En caso de placentación en el segmento uterino inferior, resultará una placenta* previa.

placentación, trastornos de la: anormalidades cualitativas y de tiempo, de la formación y maduración de las vellosidades placentarias; **formas: 1.** bloqueo de la maduración: inhibición prolongada de la maduración (en parte con diferenciación aberrante) en el primer trimestre. Forma especial: corangiomatosis placentaria (diferenciación mesenquimatosa aberrante: proliferación vascular). **2.** retardo de la maduración de todas las estructuras vellosas en el segundo trimestre. **3.** trastornos disociados de la maduración vellosa: maduración retardada o acelerada de las vellosidades en distintos momentos de la división. **4.** aberraciones de maduración compensatorias: maduración vellosa acelerada por áreas (precoz o excesiva): **Aspecto teratogenético:** comparación entre la fase crítica terminal de una malformación determinada y su correspondiente trastorno de placentación. **1. ciemopatía armónica:** sincronización del bloqueo de maduración placentaria y de una malformación primaria (p. ej. persistencia de estructuras vellosas embrionarias y disrafia dorsal). **2. ciemopatía disarmónica:** antecede un trastorno de la maduración placentaria, seguido de una malformación fetal (en madres diabéticas; p. ej. persistencia de estructuras vellosas fetales y malformaciones de extremidades y/o tubo digestivo). **3. embriopatía primaria:** trastornos del desarrollo (diaplacentarios), manifestados exclusivamente en el feto (p. ej. embriopatía rubeólica). **4. síndromes de malformaciones complejas:** con trastornos de la placentación, en combinación con trastornos del desarrollo primarios y secundarios del fruto (p. ej. síndrome dismélico, embriopatía por talidomida).

placenta circunvalada: grado más grave de placenta* marginada, con formación circular de bolsas en las membranas ovulares y margen placentario doblado.

placenta, desprendimiento previo de la: ver desprendimiento placentario prematuro.

placenta, escintilografía de la: método, antes usado, para la localización de la placenta*; después de administrar radionucleidos de vida corta, se medía la diferencia de actividad radiactiva en el abdomen de la gestante.

placenta extracorial: placenta marginal; anomalía del desarrollo de la placenta, en la que las vellosidades han crecido alrededor del borde placentario, fuera de la placa coriónica. Las membranas* ovulares no se insertan en el borde placentario, sino más hacia el cordón.

placenta fenestrada: forma anómala de la placenta que no representa un aumento del riesgo para el feto.

placenta, hormonas de la: hormonas formadas en la placenta*, que se excretan principalmente a la circulación materna, con la función de mantener el embarazo; **1.** hormonas proteicas: gonadotropina coriónica (HCG*) y lactógeno placentario (HPL*); **2.** hormonas esteroides: estrógenos* y progesterona*. La síntesis de hormonas esteroides en la placenta sólo es posible en caso de aportación de prehormonas fetales y maternas; ver unidad fetoplacentaria.

placenta incarcerada: incarceración de la placenta desprendida, por espasmo del cérvix uterino; ver distocia cervical.

placenta increta: placenta, cuyas vellosidades coriónicas crecen hacia el interior de la musculatura uterina; ver implantación, trastornos de la.

placenta, infarto de la: degeneración placentaria con depósito de fibrina y material fibrinoide, entre otros, en áreas necróticas de la placenta. Los así formados nódulos fibrinosos se reconocen como áreas planas, blanco-amarillentas (infartos blancos). Los den. infartos rojos (raros) se originan por trombosis en el espacio intervelloso. Los infartos pueden llevar, por su extensión, a la muerte* fetal intrauterina.

placenta, insuficiencia de la: situación límite de la función placentaria; como consecuencia de una difusión y/o perfusión reducida con alteración de la unidad* fetoplacentaria; **formas clínicas:** ver tabla. Según el grado de la insuficiencia se puede producir una distrofia* intrauterina o muerte* fetal intrauterina. De ayuda diagnóstica en la insuficiencia, es la determinación de las hormonas de la placenta*.

placenta, localización de la: determinación del lugar de placentación en la pared uterina; dos **métodos: 1.** diagnóstico ecográfico, método de elección; de realización rápida y con riesgo mínimo. Localización, tamaño y grosor de la placenta se pueden determinar así. **2.** antes escintilografía de la placenta*. **Indicaciones: 1.** hemorragias en la segunda mitad de gestación (sospecha de inserción placentaria baja, placenta* previa o desprendimiento* placentario prematuro); **2.** antes de una amniocentesis*. Ver placenta, medición intrauterina del grosor.

placental site tumor (ingl)**:** ver corioepitelioma maligno.

placenta marginal: placenta* extracorial con una banda de fibrina blanquecina, circular, a lo largo de la inserción; la superficie fetal es más pequeña que la materna.

placenta, medición intrauterina del grosor: medida del grosor placentario, mediante diagnóstico por ultrasonidos*; engrosamiento patológico sobre todo en casos graves de en-

P

Insuficiencia de la placenta

Clínica	Función placentaria alterada	Sustrato morfológico frecuente
Insuficiencia placentaria respiratoria aguda	difusión y perfusión	trastorno agudo de perfusión; trastorno de la placentación con estructuras vellosas inmaduras
Insuficiencia placentaria subaguda	difusión (y perfusión)	trastorno de la perfusión subagudo y crónico; trastorno de la placentación con estructuras vellosas inmaduras
Insuficiencia placentaria respiratoria crónica	difusión	trastorno de la placentación con estructuras vellosas inmaduras
Insuficiencia placentaria nutritiva crónica	perfusión (y difusión)	trastorno crónico de perfusión; estructuras vellosas inmaduras y peso bajo de la placenta

fermedad* hemolítica fetal, aumento rápido del grosor con desarrollo de un hidrops fetal y amenaza de muerte* fetal intrauterina (signo de alarma e indicación para la transfusión intrauterina de sangre fetal y provocación del parto).

placenta membranosa: anomalía estructural de la placenta*; el grosor placentario es muy pequeño, de manera que la nutrición del feto puede llegar a ser insuficiente.

placenta multilobulada: ver placenta bilobulada.

placenta percreta: placenta* cuyas vellosidades coriónicas crecen hasta la serosa del útero; ver implantación, trastornos de la.

placenta, pólipo de la: resto placentario persistente, después de la expulsión incompleta de la placenta, alrededor del cual se ha formado una cubierta de coágulos sanguíneos. **Consecuencia:** endometritis, hemorragia, a veces inhibición de la lactación. Ver placenta, restos de la.

placenta previa: localización atípica de la placenta* en el segmento uterino inferior; una mayor o menor parte de la superficie placentaria cubre la pared int. del segmento uterino inferior. Se diferencian **4 grados**; el diagnóstico se puede establecer por definición al encontrarse una dilatación cervical de 3 cm: **1. placenta previa total:** el cérvix int. está completamente cubierto. Si el punto medio placentario se localiza en el cérvix int., se den. placenta previa central; **2. placenta previa parcial:** el cérvix int. está cubierto parcialmente por la placenta; **3. placenta previa marginal:** el borde inferior placentario llega al cérvix int. o lo cubre con un segmento pequeño; **4. inserción baja de la placenta:** la parte placentaria, localizada en el segmento uterino inferior, no alcanza el cérvix int. **Incidencia:** en multíparas, sobre todo en partos sucesivos, en poco tiempo y legrados. **Sínt.:** el sínt. cardinal son las hemorragias, a partir del séptimo mes de gestación como hemorragia de alarma, en el momento del parto como hemorragia materna peligrosa (de los espacios intervellosos) y/o fetal (rotura de vasos vellosos de la parte fetal de la placenta). **Dd:** entre otros, desprendimiento* placentario prematuro, carcinoma de cérvix, pólipo cervical. **Peligros de la placenta previa: 1. para la madre:** hemorragia grave hasta el desangramiento, infección con peligro de sepsis, embolia gaseosa (¡mortal, rara!); **2. para el feto:** hipoxia, shock posthemorrágico, muerte por desangramiento. Ver placenta previa total.

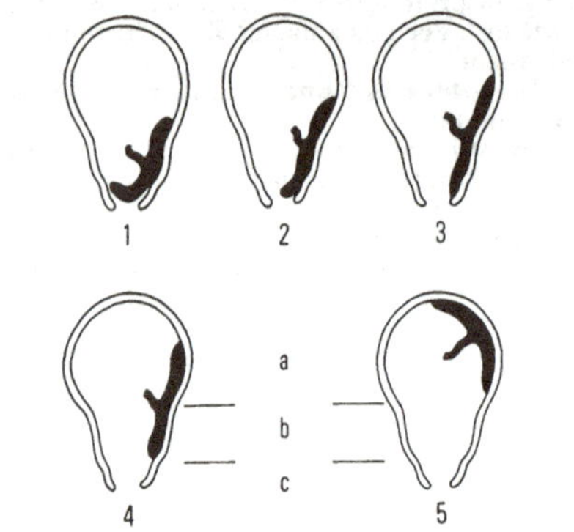

Placenta previa:
1: total; 2: parcial; 3: marginal; 4: inserción baja; 5: normal; a: cuerpo; b: segmento uterino inferior; c: cérvix

¡El diagnóstico de una placenta previa significa máximo peligro de desangrado para la madre y el feto!

placenta previa total: placenta previa cervical; forma especial rara de la placenta* previa, en la cual la placenta se inserta en el canal cervical uterino (ver fig.)

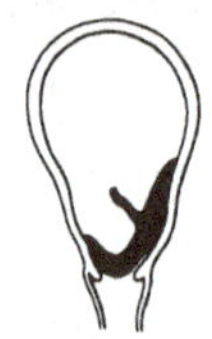

Placenta previa total

placenta, restos de la: partes de la placenta persistentes, en la cavidad uterina, después de la expulsión de la misma; peligro de hemorragia* secundaria y de infección, así como de desarrollo de un corioepitelioma* maligno. Una placenta incompleta o rota, orienta hacia restos placentarios persistentes (p. ej. en una placenta accesoria). En casos dudosos es necesario una palpación postparto. Ver placenta, pólipo de la.

placenta, retención de la: expulsión retardada de la placenta, después del parto; ver desprendimiento placentario, trastornos del; placenta incarcerada.

placenta succenturiada: placenta accesoria, originada por ramificación de la placenta; ver membranas ovulares.

placentitis: ver corionitis.

placentón: den. para la unidad funcional de la placenta (unidad funcional del flujo sanguíneo materno); consta de lóbulos (parte fetal) con la arteria espiral correspondiente y la decidua que la envuelve. Ver placenta.

placopatía: situación final de un trastorno de maduración de la placenta, p. ej. en diabetes mellitus, enfermedad* hemolítica fetal, sífilis congénita.

planificación familiar: control de la natalidad por medio del uso de métodos de contracepción*, que pretende hacer posible, según los deseos de la pareja o de la madre, tener un número de hijos adecuado y controlar los embarazos, según las condiciones de vida correspondientes (paternidad planificada); ver concepción máxima, tiempo de; natalidad, control de la.

plano: área; (obst.) plano a nivel del paso de la cabeza fetal en el parto; ver medidas de la cabeza.

plateau, fase del: ver reacción sexual, ciclo de (tabla).

plateau, fenómeno del: signo importante que indica un proceso maligno de la mama femenina; por infiltración del tejido celular subcutáneo, la mama pierde su forma redondeada (formación de una plataforma). En el estadio inicial del carcinoma de mama*, frecuentemente, se puede hacer visible una invaginación plana por compresión concéntrica de la piel por encima del nódulo palpable (test diagnóstico de Jackson).

Playfair, sonda de (Wilhelm P., médico, Londres, 1835-1905): sonda uterina.

plexo braquial, parálisis del: lesión del plexo cervicobraquial; **1. parálisis sup.** (de Erb o Erb-Duchenne, C_4-C_6): imposibilidad de abducción, rotación ext., flexión del brazo, abducción del hombro, parálisis del diafragma (C_4), insensibilidad de la cara ext. de la parte sup. del brazo; **2. parálisis media** (C_5-C_6): imposibilidad de extensión en el codo y los dedos, de extensión de la mano; **3. parálisis inferior:** (de Klumpke o de Déjerine-Klumpke, C_8-D_1, a veces C_7): imposibilidad de mover los dedos, a veces combinada con el complejo sintomático de Horner. **Causas:** trauma obstétrico (p. ej. en presentación podálica), accidentes (frecuente en motociclistas), fracturas de clavícula, después de radioterapia por carcinoma mamario; después de enfermedad del suero, y otros. Ver parálisis obstétrica.

plexo mesentérico inferior: plexo nervioso que acompaña a las ramas de la a. mesentérica inferior con fibras nerviosas simpáticas del plexo aórtico abdominal y del parasimpático sacro.

plexo mesentérico superior: plexo nervioso que va a lo largo de las ramas de la a. mesentérica sup. con fibras simpáticas del plexo celiaco y parasimpáticas del n. vago.

plexo rectal inferior: plexo nervioso vegetativo; ⟶ a lo largo de las ramificaciones de la a. rectal inferior, a ambos lados, hasta al ano.

plexo rectal medio: prolongación de las fibras nerviosas del plexo hipogástrico inferior (plexo pélvico); ⟶ con las ramificaciones de las aa. rectales medias, a ambos lados del recto.

plexo rectal superior: plexo nervioso, con fibras simpáticas del plexo mesentérico inferior, recibe fibras parasimpáticas sacras, para la inervación del recto.

pliegues rectouterinos: pliegues del peritoneo entre recto y útero; límites lat. del fondo de saco de Douglas*.

pliegues tubáricos: pliegues longitudinales, muy ramificados, de la mucosa de la trompa* de Falopio.

plurigrávida: mujer que ha estado embarazada repetidas veces (de 2 a 5 veces); ver anamnesis obstétrica.

plurípara: mujer que ha parido de 2 a 5 hijos; ver anamnesis obstétrica.

PMSG: abrev. para (ingl) pregnant mare's serum gonadotropin, sin. gonadotropina sérica; hormona gonadotropa del suero de yeguas gestantes (gonadotropina* sérica), de origen placentario, con efecto FSH y LH. Ver gonadotropinas.

Poland, síndrome de (Alfred P., cirujano, Londres, 1820-1872): malformación compleja del grupo de las braquidactilias y síndromes mamorrenales. **Etiología:** supuestamente hereditario, mecanismo aún desconocido. **Sínt.:** anomalía unilateral de la mano (sindactilia, sinbraquidactilia), aplasia homolateral del m. pectoral e hipo o aplasia facultativa de la mamila o mama, en este caso frecuentemente asociado con hipo o aplasia del riñón homolateral.

poliembrioma: tumor germinativo, muy raro, del ovario en mujeres jóvenes; deriva de células embrionarias malignas pluripotenciales que se diferencian teratógenamente a embriones pequeños. Contienen, histológicamente, material embrionario múltiple, con disco germinativo, pequeña cavidad amniótica y saco vitelino. Tamb. se presentan estructuras teratógenas. El tumor es altamente maligno, el pronóstico infausto. Ver tumores ováricos.

polifagia: sin. bulimia*.

poliglobulia del neonato: el recién* nacido sano tiene, en comparación con el niño mayor y el adulto, un número de eritrocitos más alto (5,5 millones por µl) y un hematócrito mayor (hasta de 60%). En determinadas condiciones (deshidratación intrauterina por transfusión, aumento del volumen hemático reactivo, por insuficiencia placentaria, transfusión placentaria secundaria excesiva, en corte tardío del cordón o transfusión maternofetal) se puede producir una poliglobulia del neonato con un hematócrito mayor del 70% y un valor de hemoglobina mayor de 230 g/l (23 g/100 ml) con alteraciones hemodinámicas de riesgo vital, así como: hipocalcemia por disminución relativa del volumen plasmático, hipoglucemia o situaciones parecidas.

polihidramnios: sin. hidramnios*.

polimastia: según el lenguaje clínico actual, corresponde a la mama aberrante o bien aberratio* lactis; ver tamb. politelia.

polimenorrea: menstruación demasiado frecuente, de intensidad y duración normal; el intervalo entre dos ciclos es de menos de 25 días. **Formas: tipo I:** ciclo bifásico con fase de maduración folicular acortada; **tipo II:** ciclo bifásico con fase del cuerpo lúteo acortada; **tipo III:** ciclo* anovulatorio (monofásico-hipotérmico) en el que la hemorragia corresponde a una hemorragia por deprivación. **Diagnóstico:** entre otros, medida de la temperatura basal, citología vaginal, evaluación del moco cervical, eventualmente determinación hormonal. **Terapia:** hormonal substitutiva, especialmente en casos con anemia (por las hemorragias frecuentes) y deseo de descendencia, habiendo una polimenorrea con esterilidad* funcional.

pólipo anal (gr polypous multipediculado): pólipo originado por una papilitis hipertrófica debajo de la línea dentada.

pólipo cervical: tumoración, generalmente

P

benigna (hiperplasia), de la mucosa cervical; corresponde en su estructura y formación al pólipo* uterino. **Sínt.**: hipersecreción de las glándulas del canal cervical (flujo mucoso) o flujo* genital purulento o hemático, hemorragias lentas. Al formarse en la parte inferior del canal cervical o en la región de una mucosa cervical ectropiada, alcanza el pólipo cervical en parte o completamente, la superficie cervical ext., recubriéndose secundariamente de epitelio plano estratificado, den. pólipo de la portio.

pólipo uretral: sin. carúncula uretral: pólipo benigno, generalmente formado en el orificio uretral, recubierto de epitelio de transición uretral; se puede infectar secundariamente o sangrar, por congestiones vasculares. Clínicamente benigno.

pólipo uterino: tamb. adenoma uterino; hiperplasia poliposa, generalmente benigna, local, de la mucosa uterina, partiendo de la capa basal del endometrio* y consistiendo en tejido glandular proliferante y estroma rico en fibras y que, por defectos de receptores de progesterona, no se expulsa en la menstruación* por lo cual puede llegar a tener un tamaño considerable. **Sínt.**: hemorragias uterinas, flujo* genital purulento o hemático, dolores como en las contracciones. **Terapia:** curetaje* y exámen hist. (esporádicamente adenocarcinoma). **Dd.**: hiperplasia* quístico-glandular. Ver tamb. pólipo cervical.

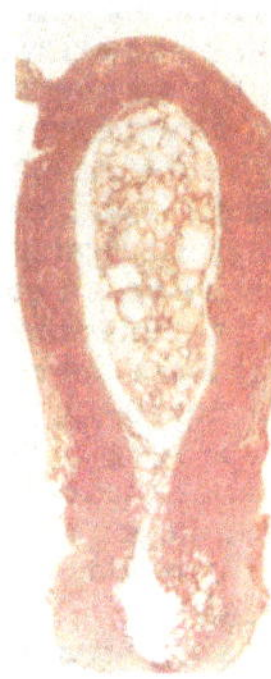

Pólipo uterino:
Corte histológico amplio, por el útero y el hocico de tenca. En la cavidad uterina dilatada, cuelga un pólipo uterino benigno, de quistes múltiples, pediculado, endometrial. La mucosa cervical también está quístico-hiperplásicamente alterada.

pólipo vaginal: pólipo benigno con estroma reblandecido y edematoso, rico en fibras, recubierto por epitelio vaginal estratificado; se produce, entre otros, en el muñón vaginal, después de la extirpación del útero.

poliquístico, síndrome: sin. síndrome de Potter; quistes múltiples en riñón, hígado y páncreas de recién nacidos, hiperplasia congénita; etiología desconocida, frecuente en combinación con otras malformaciones.

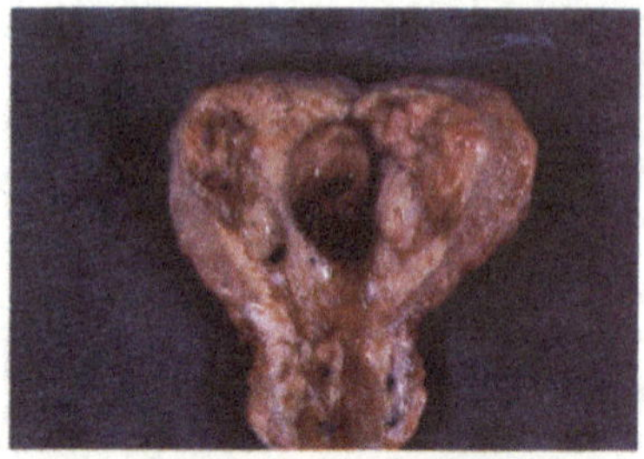

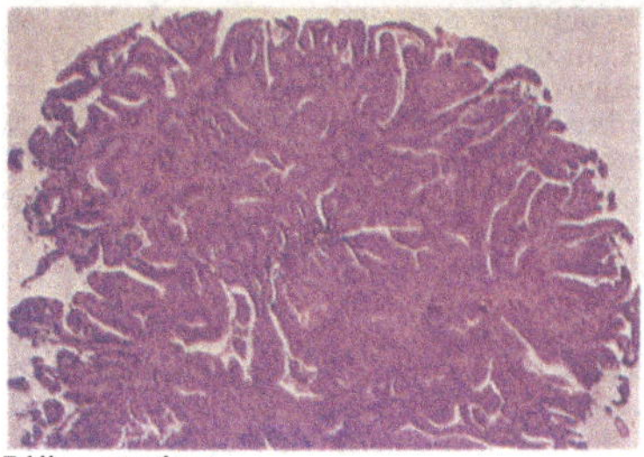

Pólipo uterino:
Hallazgo macroscópico (arriba) y corte histológico (abajo) de un pólipo papilar grande, del endometrio del cuerpo uterino

poliquistosis ovárica: antes se den. síndrome de Stein-Leventhal; el diagnóstico se establece por la tríada: **1. ovario poliquístico** bi o unilateral; frecuentemente se detecta sólo mediante laparotomía y examen histológico. Los ovarios pueden llegar a tener de tres a cuatro veces su tamaño normal, la superficie varía de blanco a gris. En el córtex se encuentran numerosos folículos; la cápsula (túnica albugínea) está engrosada, la médula ovárica hiperplásica. **2. amenorrea** (anovulatoria) u oligomenorrea; también se observan otras alteraciones del ciclo menstrual (hemorragias disfuncionales, etc.). **3. esterilidad;** generalmente aparece un aumento del cociente LH/FSH. Los andrógenos que se encuentran aumentados en pequeño grado, en la mayoría de casos, son de procedencia ovárica o adrenal (frecuentemente combinada). Aparte de alteraciones del equilibrio estrógeno-androgénico, con manifestaciones androgenizantes (hirsutismo), aparecen a menudo trastornos sexuales, adiposis e hipoplasia genital. La **etiología,** hasta el momento, es desconocida. Además de cariotipos normales, también se han detectado en pacientes distintas aberraciones cromosómicas (mosaico XX/XY, XXX). **Atención:** a largo plazo existe en las pacientes un aumentado riesgo a enfermar de carcinoma endometrial (estimulación de estrógenos). **Terapia: 1. hormonal,** por supresión de la síntesis de LH y andrógenos (p. ej. con acetato de ciproterona); en casos de deseo de descendencia, inducción de la ovulación*, a veces corticoides. 2. **quirúrgica,** excisión en cuña de los ovarios; además (si es posible) reducción del peso; ver hipertecosis ovárica.

politelia: presencia de pezones supernumerarios, sin parénquima glandular adyacen-

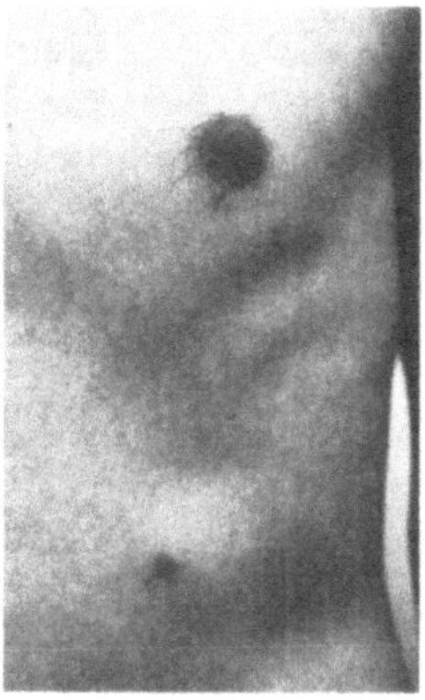

Politelia

te, en la región de la línea* láctea (bilateral) o más ext. (ver fig.); anomalía congénita, atavismo. Ver tamb. polimastia.

politelia-polinefros, síndrome de: combinación de politelia* y/o polimastia* con riñones dobles uni o bilaterales; en manifestaciones unilaterales, generalmente anomalía homolateral del riñón. Los uréteres de los riñones dobles, desembocan generalmente en un uréter común; ver mamorrenales, síndromes.

polución femenina: secreción de las glándulas de Bartholin*, en la fase tardía de la excitación sexual de la mujer (ver reacción sexual, ciclo de); no idéntica a la den. eyaculación femenina en el orgasmo (ver Gräfenberg, zona de).

poros galactóforos: ver pezón, conductos lácteos.

portio: parte; en sentido estricto hocico de tenca, porción vaginal del cérvix (o del útero), parte del cérvix uterino que sobresale en la vagina*; ver cérvix uterino.

portio, adaptador de la: instrumento atraumático, flexible, para el cierre hermético del canal cervical por vacío, para la pertubación, histerosalpingografía, inseminación, colección de sangre menstrual (p. ej. para el diagnóstico de una tuberculosis genital) e hidropertubación.

portio, carcinoma de la: carcinoma del ectocérvix; ver cérvix, carcinoma de.

portio erosión de la: sin. erosión vera o simple del cérvix; den. para un defecto epitelial superficial en el cérvix; hallazgo colposcópico poco claro, no se considera sospechoso (traumático o inflamatorio), si el curso de los capilares en el tejido conjuntivo libre es regular; en caso de dibujo capilar irregular o aumentado, es sospechoso de carcinoma de cérvix*, incipiente (¡biopsia diagnóstica!). Ver colposcopia.

portio, pólipo de la: ver pólipo cervical.

posición anteroposterior alta: posición (o presentación) anómala de la cabeza al iniciarse el parto, en la que la sutura sagital se encuentra aprox. en el diámetro ant.-post. de la entrada pélvica; **1. posición occipital púbica** (posición anteropost. alta ant.) con el occipital dirigido hacia delante; **2. posición occipital sacra** (posición anteropost. alta post.) con el occipital dirigido hacia atrás. **Causas:** anomalías pélvicas. Curso característico del parto, con persis-

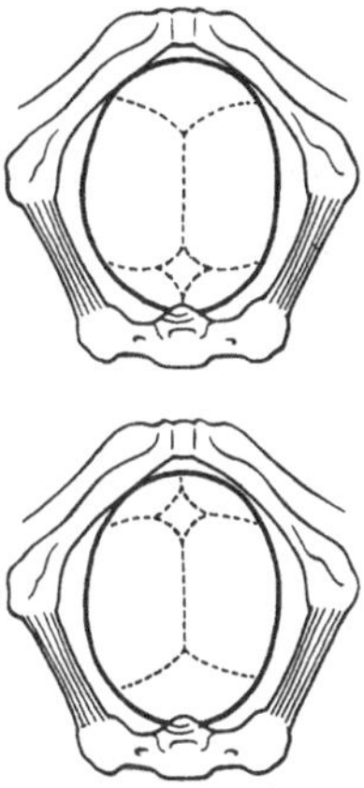

Posición anteroposterior alta:
Posiciones anteroposteriores occipitoilíacas anterior (dorsoanterior, arriba) y posterior (dorsoposterior, abajo)

tencia de la cabeza en la posición anómala durante todo el parto (fig.). Ver postura intrauterina del feto.

posición del feto: posición de la espalda del feto en relación con la pared del útero; ver postura intrauterina del feto.

posición dorsosacra: paciente de espaldas, con las piernas separadas y flexionadas, en ro-

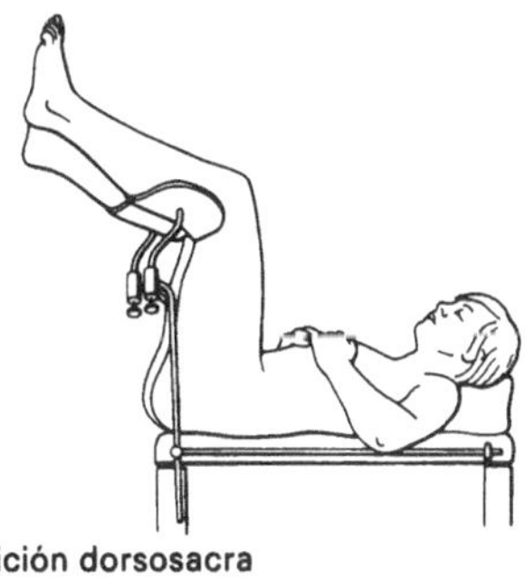

Posición dorsosacra

P

dilla y cadera (nalgas hacia delante hasta el borde de la silla); para intervenciones diagnósticas y terapéuticas en la región vaginal y anorrectal.

posición genocubital: sin. posición mahometana; para fines exploratorios, terapéuticos y quirúrgicos; la paciente se apoya sobre la silla en las rodillas y los codos (p. ej. en la culdoscopia*).

posición obstétrica: para parturientas u operaciones: coxis en el borde de la cama, piernas separadas y sostenidas.

posición obstétrica, regla de la: se coloca a la parturienta siempre del lado en que se encuentra aquella parte fetal que debe bajar, colocarse en el eje pélvico y rotar hacia delante.

posición transversa baja: una de las anomalías de presentación del feto; parto* anormal, en el que se encuentra la sutura sagital transversalmente en el suelo pélvico (fig.); al prolongarse esta situación, el parto se retrasa, por la ausencia de flexión y rotación de la cabeza. **Causa:** anomalías de la pelvis.

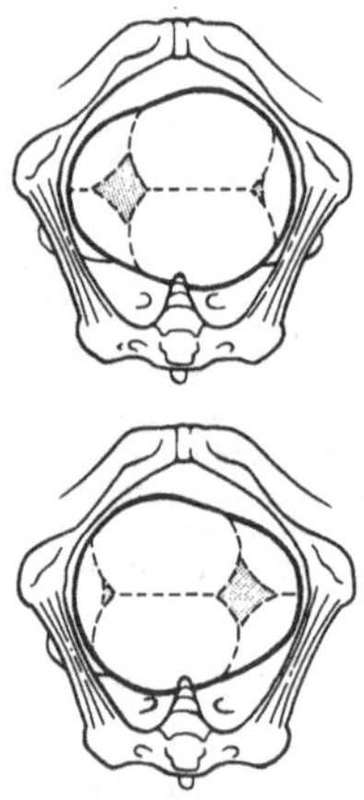

Posición transversa baja:
Aquí las posiciones occipitoilíacas transversales izquierda (arriba) y derecha (abajo)

posición uterina: posición del útero en la pelvis; se define como la relación del extremo inferior del hocico de tenca con las tres dimensiones del espacio. Posibles variaciones en las tres dimensiones: en la sagital (diámetro recto del medio de la pelvis) hacia delante: **anteposición,** o hacia atrás: **retroposición;** en la horizontal (línea interespinal) hacia ambos lados: **lateroposición** o bien, **dextroposición** y **sinistroposición**; en la vertical (eje pélvico) hacia arriba: **elevación* uterina,** hacia abajo: **descenso* uterino (y vaginal).** Ver útero, situaciones del.

postmadurez gravídica: (obst.) se denominaba así antes, un embarazo cuando se había rebasado 7 días o más la fecha probable del parto*, sin que se hubiera iniciado el parto; hoy

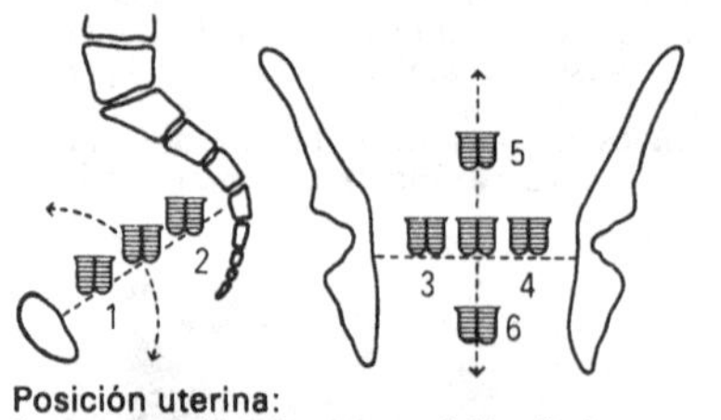

Posición uterina:
1: anteposición; 2: retroposición; 3: dextroposición; 4: sinistroposición; 5: elevación; 6: descenso

se diferencian una **postmadurez verdadera** (prolongación verdadera de la duración del embarazo*) y una **postmadurez relativa** (duración prolongada del embarazo relacionada con una disminución funcional prematura de la placenta). Causa de la rara postmadurez gravídica verdadera, es la excitabilidad disminuida de la musculatura uterina. **Peligros:** en la postmadurez gravídica verdadera y relativa los fetos peligran por la disminución funcional de la placenta (insuficiencia de la placenta*) con posible desarrollo de una hipoxia latente (aumento de la mortalidad perinatal cuanto más se pase la fecha probable del parto). **Profilaxis:** observación prenatal, sobre todo con amnioscopia* y cardiotocografía*, en caso de peligro, discutir la inducción del parto* (¿madurez partal?). Un neonato postmaduro se considera neonato* con factores de riesgo; ver Runge, signos de; sobremaduración, síndrome de; Clifford, síndrome de.

postmenopausia: parte del climaterio* después de la menopausia*.

postmenstruo: ver ciclo menstrual.

postnatal: después del nacimiento.

postparto: tiempo después del parto; p. ej. amenorrea postparto.

postura forzada, síndrome connatal de: ver síndrome postural congénito.

postura intrauterina del feto: para la descripción exacta de la postura del fruto en el útero, se necesitan datos sobre situación, posición, actitud y presentación (ver fig.). **1. la situación** describe la relación entre el eje longitudinal del feto y el del útero: situación longitudinal (99% para el momento del parto, de estos, 96% son presentaciones* cefálicas, 3% presentaciones podálicas); situaciones transversas y oblicuas (juntas el 1%); ver tamb. situación del feto, anomalías de. **2. la posición** describe la relación entre la espalda fetal y la pared interna del útero. **3. la actitud** describe la relación espacial de la cabeza y extremidades, con el tronco fetal: actitud* de flexión y de deflexión, así como la actitud indiferente (entre flexión y deflexión); ver tamb. actitud del feto, anomalías de. **4. la presentación** es la relación de la parte fetal presentada, es decir, la parte conductora con el canal del parto. En presentaciones* cefálicas, se diferencia: presentación* occipital (actitud de flexión), presentación* de vértice (actitud indiferente), pre-

P

sentación* bregmática, presentación* de frente y presentación* de cara (actitudes de deflexión), en presentaciones* podálicas: de nalgas (completa), de nalgas y pies (incompleta), de rodilla y de pies; ver presentación del feto, anomalías de.

Si el dorso (en situación longitudinal) está a la izquierda (derecha) y lateralizado, se den. posición izquierda (derecha), anterior o posterior según la orientación del dorso hacia delante o atrás, etc. En las presentaciones cefálicas, la posición izquierda es dos veces más frecuente que la derecha. **La presentación normal es la posición occipitoilíaca anterior.** En la situación transversa se puede presentar un hombro, entonces se habla de presentación* de hombro; según la posición del dorso se habla de posición transversa dorsoanterior, dorsoposterior, dorsoinferior y dorsosuperior, así como de situación transversa, con la cabeza a la izquierda o derecha; ver tamb. Leopold, maniobras de; Zangemeister, maniobra de.

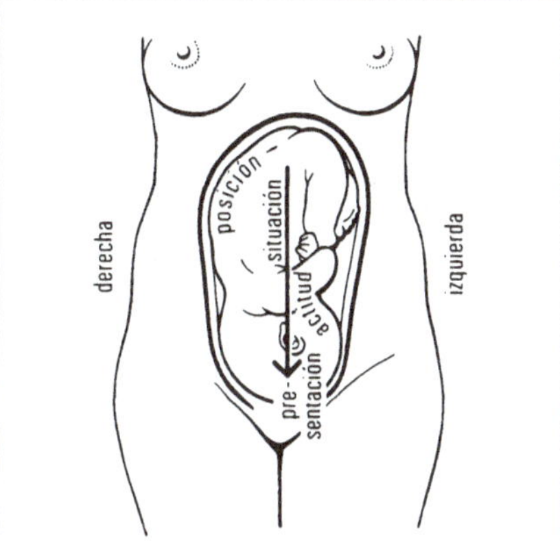

Postura intrauterina del feto

Potter, síndrome de: ver poliquístico, síndrome.

pp.: abrev. para postparto, después del parto.

precancerosis: estadio precursor posible de un carcinoma*, definido clínica y morfológicamente (p. ej. leucoplasia, mastopatía proliferante), o por criterios histológicos (atipia celular y epitelial, displasia epitelial y otros). Se diferencian las precancerosis según su probabilidad estadística de evolucionar a un tumor maligno, en **precancerosis facultativas** (frecuencia baja) y **precancerosis obligadas** (frecuencia alta en intervalos de tiempo relativamente cortos); ver tamb. carcinoma in situ.

preeclampsia: ver gestosis.

pregnandiol: 3α,20α-dihidroxi-5β-pregnano; $C_{21}H_{36}O_2$; metabolito por reducción y principal producto de excreción de la progesterona*; el pregnandiol no tiene prácticamente actividad biológica y es demostrable también en la orina de hombres. Su determinación sirve, sobre todo, para la detección de ciclos ovulatorios (bifásicos) y control en el tratamiento de la esterilidad.

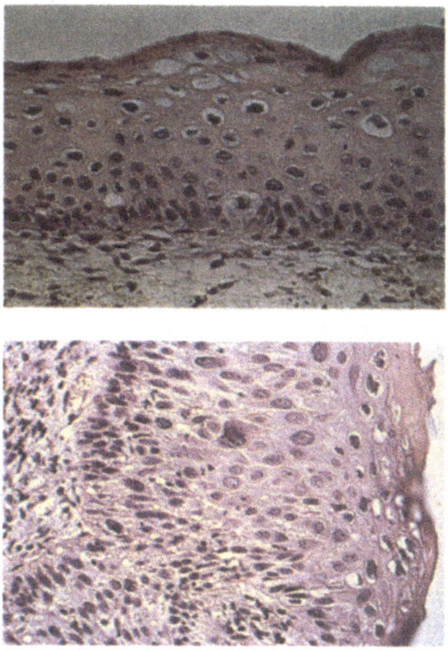
Precancerosis: Displasia leve (arriba) y grave (abajo), del hocico de tenca

pregnandiol, eliminación en el embarazo: determinación de la cantidad excretada diariamente de pregnandiol en la orina de una gestante; se considera un parámetro bioquímico (indirecto) de la función placentaria, ya que es el producto principal de excreción (15-30%) de la progesterona* y el feto no participa en su síntesis (¡por ello no utilizable para la detección de situaciones de peligro fetales!). Una disminución al principio del embarazo, indica un aborto incipiente. Ver unidad fetoplacentaria.

pregnenolona: 3-hidroxipregn-5-en-20-ona; $C_{21}H_{32}O_2$; PM 316,47; la pregnenolona es un producto intermedio, común en la biosíntesis de todas las hormonas* esteroides.

prematuridad-dismadurez, programa preventivo contra la: esquema de puntos para la selección y observación intensa de gestantes, potencialmente amenazadas de parto prematuro, con la finalidad de disminuir la frecuencia de partos* prematuros y neonatos* hipotróficos, mediante un diagnóstico precoz (selección en la consulta obstétrica rutinaria), y una consulta intensa ambulatoria y hospitalaria de las gestantes, potencialmente amenazadas de parto prematuro. Ver embarazo de riesgo.

prematuro: recién* nacido vivo con una **edad gestacional** de menos de 37 semanas completas, postmenstruación. Según el **peso del recién nacido** se distingue además: **1.** prematuro eutrófico (desarrollo intrauterino normal), peso al nacer por encima del percentil 10 (ver recién nacido, fig.); **2.** prematuro hipotrófico (desarrollo intrauterino hipotrófico), peso del recién nacido por debajo del percentil 10 de la edad gestacional correspondiente; ver tamb. parto prematuro.

premenarquía: período del desarrollo de la pubertad*, en niñas antes del comienzo de la menarquía*, caracterizado por la activitad de estrógenos ováricos con la aparición de las características* sexuales secundarias. La no rara gran cantidad de flujo vaginal, es un fenómeno fisiológico.

premenopausia: período del climaterio* antes de la menopausia.

premenstruo: ver ciclo menstrual.

prenatal: antes del nacimiento; ver preparto.

prensa abdominal: compresión del contenido abdominal por la musculatura abdominal, con el diafragma rígido (pulmón insuflado en inspiración, cierre de la laringe), para ayudar a la expulsión del contenido de los órganos abdominales huecos (intestino, vejiga, útero).

preparados bifásicos: ver contracepción hormonal.

preparados contraceptivos combinados: ver contracepción hormonal.

preparto: antes del parto; ver prenatal.

prepuberal: antes de la pubertad*.

prepubertad: período anterior a la aparición del vello púbico (pubarquía); ver pubertad.

prepucio del clítoris: piel que recubre el glande del clítoris*; unión de los plieques ant. y ext. de ambos labios* menores, por encima del clítoris.

presentación: (obst.) relación de la parte fetal presentada, con el canal del parto; es el resultado de actitud y posición; ver postura intrauterina del feto.

presentación braquial: con la bolsa amniótica todavía intacta, se encuentra un brazo o una mano al lado de la cabeza fetal, o, en situación transversa, se presenta el brazo o la mano como parte guía, en el canal del parto.

presentación bregmática: (obst.) una de las actitudes* de deflexión (ver fig.); grado

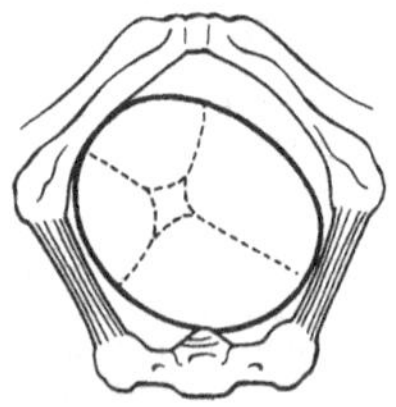

Presentación bregmática:
Aquí en posición occipitoilíaca posterior izquierda

mínimo de deflexión de la cabeza, cursa casi siempre con un parto en posición dorsoposterior (dorso fetal hacia atrás). La parte presentada es la fontanela bregmática o mayor. Parto prolongado, gran peligro de desgarro* perineal. Ver postura intrauterina del feto.

presentación de cara: grado máximo de las actitudes* de deflexión en el parto, con la cara como parte presentada; en niños dolicocéfalos. **Parte conductora:** mentón. La exploración externa muestra tres **rasgos** característicos: **1.** occipucio muy prominente; **2.** pliegue entre

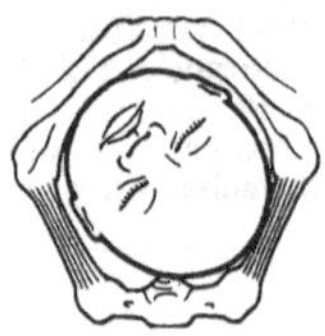

Presentación de cara

cabeza y dorso; **3.** ruidos cardíacos en el lado de las partes pequeñas. Exploración interna: determinación del mentón en un lado, de la región orbitonasal en el otro. **Clasificación: 1.** presentación de cara **mentoposterior** (mentón hacia atrás, parto imposible, si el feto después no rota); **2.** presentación de cara **mentoanterior** (mentón hacia delante). Ver postura intrauterina del feto; Leopold, maniobras de.

presentación de frente: actitud de deflexión (ver fig.), muy raro ($^{1}/_{2000\text{-}3000}$ partos); la frente conduce hasta que haya nacido la cabeza. Debido al diámetro cefálico así máximo (35-36 cm; ver medidas de la cabeza) que tiene que pasar, y a que esa parte de la cabeza es la menos adecuada para el moldeamiento (asinclitismo*), la presentación de frente represen-

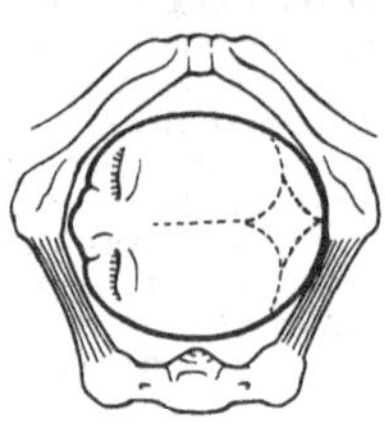

Presentación de frente

ta la presentación menos favorable y la más peligrosa de todas las presentaciones* cefálicas, para el parto vaginal. Ver actitudes de deflexión; postura intrauterina del feto.

presentación de hombro: presentación fetal, en caso de situación* transversa.

presentación del feto, anomalías de: se incluyen: posición* anteroposterior alta, presentación cefálica oblicua (ver asinclitismo), posición* transversa baja, presentación* occipital posterior, distocia* acromial. Ver postura intrauterina del feto.

presentación de nalgas: ver presentaciones podálicas.

presentación de nalgas y pies: ver presentaciones podálicas.

presentación de pies: ver presentaciones podálicas.

presentación de rodillas: forma rara de la presentación podálica.

presentación de vértice: actitud en la cual la parte presentada es la región sagital; actitud indiferente de la cabeza entre flexión y deflexión, sobre todo en niños turricéfalos; ver postura intrauterina del feto.

presentaciones cefálicas: se den. así las posturas del feto en las cuales la cabeza se presenta como parte guía; ver postura intrauterina del feto.

presentaciones podálicas: postura* intrauterina del feto, en la que se presentan las nalgas y/o los pies (3% de todos los partos); el

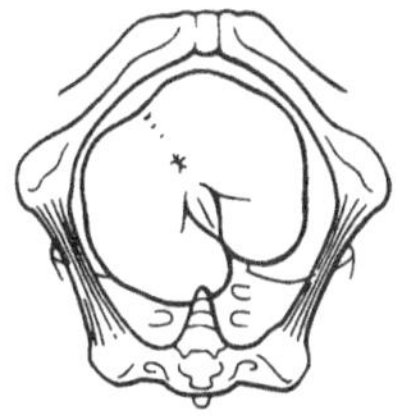

Presentaciones podálicas:
Aquí, presentación de nalgas

parto necesita asistencia especial (ver brazo, forma clásica de liberación del; Bracht, maniobra de; Lövset, método de; ayuda manual; Müller, Veit-Smellie, Wigand-Martin-Winckel, maniobra de). **Clasificación** según la parte presentada en: presentación de nalgas (ver fig.), de pies y de rodillas. Presentación de nalgas completa: las piernas extendidas en las rodillas están flexionadas en la cadera hacia el abdomen del feto. Presentación de nalgas incompleta (de nalgas y pies): aparte de las nalgas, se puede palpar un pie o los dos; esta presentación es la más favorable, ya que posibilita una dilatación de las partes blandas, óptima para la cabeza que sigue. Se habla de presentación de pies o rodillas, completa o incompleta, dependiendo de si se presentan los dos pies (o las dos rodillas) o sólo un pie y rodilla, antes que las nalgas. **Causas:** ausencia de la rotación fetal en el útero, parto prematuro, anomalías de partes blandas y pelvis, embarazo gemelar, placenta de inserción baja. **Procedimiento:** intento de versión externa en la semana 37 ó 38 de gestación; éxito en un 60% de casos.

presentación occipital: presentación en la cual la cabeza fetal está muy flexionada y conduce el occipucio; generalmente el occipucio está en posición delantera (occipital anterior), menos frecuentemente, en posición trasera (occipital posterior, ver fig.), o lateral (occipital transversa); ver postura intrauterina del feto.

preservativo: sin. condón; medio mecánico de caucho fino (látex) para la contracepción* que se coloca sobre el pene para el acto sexual, a menudo con lubrificantes o espermicidas*. Una ventaja de los preservativos es una cierta protección contra la transmisión de enfermedades* venéreas, hoy día especialmente contra el SIDA*. Según estadísticas recientes, sobre

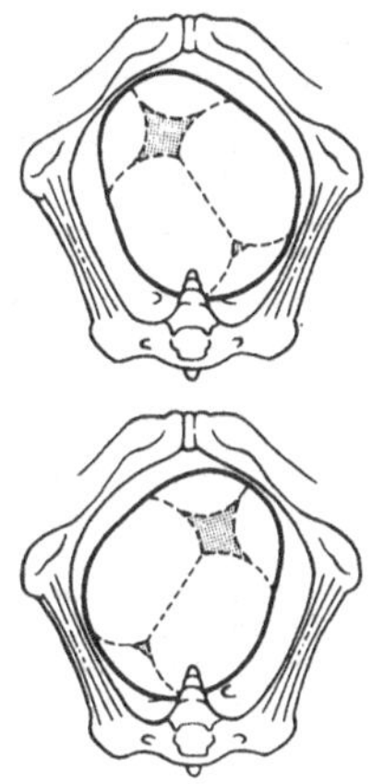

Presentación occipital:
Aquí en posición occipitoilíaca posterior izquierda (arriba) y derecha (abajo)

todo en Inglaterra (donde utilizan el preservativo el 30% de las parejas), la fiabilidad, empleando preservativos de marca, antes de alcanzar la fecha de vencimiento y con manipulación correcta, es relativamente alta; índice de Pearl: aprox. 3. En alergias contra látex, se puede producir un eccema por contacto.

PRH: abrev. de (ingl) **p**rolactin **r**eleasing **h**ormone; hormona liberadora de prolactina; se postula que es un péptido hipotalámico de estructura desconocida, estimulante de la secreción de prolactina* del lóbulo ant. hipofisario; ver releasing hormones.

primigrávida: mujer embarazada por primera vez (durante el embarazo se considera nulípara*); ver anamnesis obstétrica.

primípara: mujer que pare por primera vez; ver anamnesis obstétrica.

probabilidad mutacional: número de mutaciones espontáneas o inducidas, ocurridas durante un intervalo de tiempo determinado, observado en una prueba al azar de células; ver mutación.

progesterona (INN): progesteronum (INN-L), progesterone (INN-E), 4-pregnen-3,20-diona (IUPAC); CAS-No. 57-83-0; $C_{21}H_{30}O_2$; PM 314,51; hormona fisiológica del cuerpo lúteo, gestágeno natural más importante, se sintetiza principalmente en el cuerpo* lúteo y en la placenta (tamb. en las suprarrenales); precursor

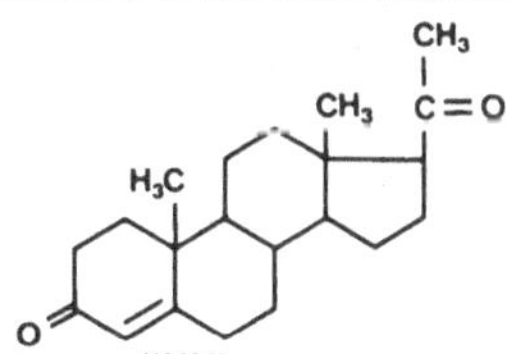

Progesterona (INN)

importante de las hormonas* esteroides, vida media biológica aprox. 20 min. El metabolito principal, el pregnandiol, se excreta con la orina como glucurónido (antes se determinaba en orina para la confirmación del embarazo o para el diagnóstico de un ciclo anovulatorio). La progesterona influye, junto con o después de la participación de los estrógenos*, sobre los órganos de reproducción en la regulación de casi todas las funciones de reproducción femeninas, determina las características especiales de la fase luteínica del ciclo* menstrual, prepara el organismo para el embarazo, crea las condiciones necesarias para la concepción y nidación, tiene efectos mantenedores del embarazo e induce, entre otros, los cambios típicos en la composición y naturaleza de la secreción cervical y del epitelio vaginal. La progesterona posee, independientemente de los estrógenos, un efecto termogénico (aumento de la temperatura corporal en aprox. 0,4-0,6 °C; ver temperatura basal). **Valores normales** (en pg/ml de suero; valores estándar: espectrometría de masas): en mujeres: en la fase de maduración folicular del ciclo menstrual, 1.500; en la fase luteínica, 3.000-20.000; en el embarazo, 15.000-50.000 (primer trimestre) y 50.000-200.000 (tercer trimestre); en hombres: menos de 1.000.

progesterona, test de: ver gestágeno, test de.

prolactina: antes tamb. den. hormona luteotropa (LTH); proteohormona lactotropa monocatenaria de 198 aminoácidos; sintetizada en las células acidófilas del lóbulo ant. hipofisario; PM aprox. 23.000, además existen formas de PM más elevado en la hipófisis y suero (den. big prolactin o big big prolactin), cuyo significado fisiológico es desconocido aún. Prolactina estimula el crecimiento glandular mamario e impulsa (en presencia de cortisol) la producción de leche (lactación*), bajo el efecto previo de estrógenos y progesterona en la glándula mamaria. La secreción de prolactina del lóbulo ant. hipofisario se inhibe por PIH; PRH, TRH, estímulo mamilar mecánico (estímulo por succión), intervenciones quirúrgicas así como stress y hambre estimulan su secreción. La determinación de la prolactina sérica se realiza por radioinmunología. Ver hiperprolactinemia, prolactinoma.

P

prolactina, factores inhibidores de: ver PIH.

prolactina, inhibidores de: sustancias (farm.) que inhiben la lactación fisiológica (postparto) y la galactorrea patológica; como inhibidor de prolactina fisiológico actúa la dopamina, por receptores específicos en las células secretores de prolactina de la hipófisis*. Los agonistas de la dopamina, bromocriptina* y lisurida*, supuestamente, tienen además un efecto hipotalámico. **Aplicaciones terapéuticas:** en trastornos de la fertilidad prolactina dependientes, síndrome premenstrual, mastitis y para el cese primario y secundario de la lactancia; en el microprolactinoma, acromegalia y síndrome de Parkinson.

prolactinoma: macro o microadenoma del lóbulo ant. hipofisario, con secreción autónoma de prolactina* (hiperprolactinemia*) y **sínt.** correspondientes, sobre todo amenorrea*, galactorrea*, trastornos de la potencia y libido; raro; en caso de tumor ocupante de espacio, puede producir insuficiencia* adenohipofisaria (parcial), alteraciones visuales (quiasma óptico) y cefaleas. **Diagnóstico:** tomografía (computarizada) de la silla turca, determinación de prolactina sérica (comprobado con valores sup. a 200 μg/l). **Terapia:** inhibidores de prolactina*, extirpación quirúrgica (transesfenoidal o frontal), irradiaciones.

prolapso anal: salida de la mucosa anal (plegamiento radial), generalmente combinado con hemorroides* (fenómeno de congestión, en

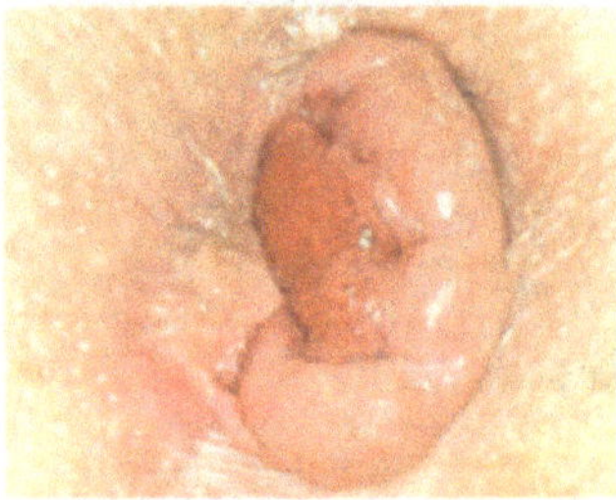

Prolapso anal

debilidad congénita del tejido conjuntivo). **Tipo I** (prolapso anal falso): salida de mucosa anal sobrante, por el ano. **Tipo II** (prolapso anal incompleto): salida de una intususcepción de todas las capas del recto. **Tipo III** (prolapso anal verdadero o completo): hernia por deslizamiento del peritoneo del fondo de saco de Douglas, congénito (niños) o adquirido (adultos). La terapia depende del hallazgo individual (conservadora, quirúrgica o por inyección de soluciones esclerosantes).

prolapso del cordón: complicación peligrosa, en la que una o varias asas del cordón se encuentran delante de la parte fetal presentada, después de la rotura de la bolsa amniótica

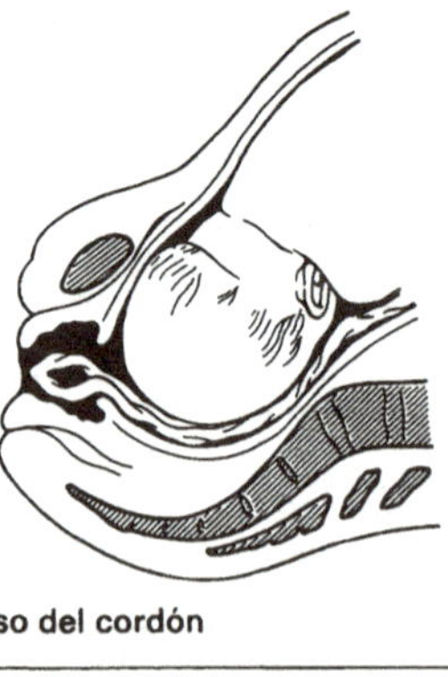

Prolapso del cordón

(fig.). **Causas:** cierre insuficiente del segmento uterino inf. por la parte presentada (pelvis estrecha, presentación de pies, situación transversa, etc.). Se favorece por una gran cantidad de líquido amniótico, cordón largo, placenta de inserción baja, y otros. Ver onfaloproptosis.

prolapso de mucosa uretral: prolapso senil de la mucosa uretral del meato; causa frecuente de hemorragias genitales, de etiología desconocida, en ancianas (excoriaciones superficiales por ropa interior o hules); extirpación con aguja eléctrica o cauterizador.

prolapso parcial: ver prolapso uterino y vaginal.

prolapso rectal: ver prolapso anal.

prolapso uterino y vaginal: grado mayor de descenso uterino (y del vaginal); los órganos genitales, o parte de ellos, salen de la vulva.

1. Prolapso parcial: sólo una parte del útero (p. ej. sólo el hocico de tenca) o del útero y de la vagina, están fuera de la vulva.

2. Prolapso total: todo el canal vaginal está invertido y fuera de la vulva. El útero descendido acorta la vagina, lo que produce la exvaginación de la pared ant. o post. de la vagina: **descenso vaginal ant. y. post.** Por la unión de la pared vaginal con la de la vejiga, por tejido perivesical, cualquier descenso de la pared ant. de la vagina produce un **cistocele** (descenso del suelo vesical). El **rectocele** producido por el descenso de la pared post. de la vagina (descenso de la pared ant. del recto) suele ser menos pronunciado, debido a la unión por tejido conjuntivo más laxo con el recto. Signo acompañante frecuente del descenso y prolapso es la **elongación del cuello uterino. Causas:** insuficiencia del suelo pélvico (p. ej. después de partos, relajación del aparato ligamentoso, abdomen péndulo. **Sínt.:** sensación de pesadez y compresión, dolores de espalda, molestias vesicales (incontinencia urinaria relativa, den. incontinencia* urinaria por stress); polaquiuria (en descenso grave, molestias de la micción frecuentemente por obstrucción, hasta anuria); frecuentemente cistitis, flujo* genital; a veces se forma una **úlcera por decúbito**, de la que puede sangrar fuertemente. **Terapia:** gen. cirugía plástica vaginal (ver colporrafia), en determinados casos, histerectomía vaginal; en impedimentos quirúrgicos, tratamiento con pesario*. Ver descenso uterino y vaginal.

¡De una úlcera por decúbito puede desarrollarse un carcinoma!
¡En caso de mínima sospecha: biopsia!

prolapso vaginal: la vagina sale de la vulva; gen. combinado con un cistocele o rectocele (ver prolapso uterino y vaginal). Si las paredes vaginales han descendido sin salir de la vulva, se habla de **descenso vaginal**; ver descenso uterino y vaginal.

proliferación, dosis de: dosis total necesaria de estrógenos*, para estimular la proliferación de la capa funcional del endometrio* lo suficiente como para permitir la transformación secretora por gestágenos*; ver transformación, dosis de.

proliferación, fase de: tamb. fase de maduración folicular; ver ciclo menstrual.

promiscuidad (lat promiscuus mezclado): comportamiento sexual caracterizado por el cambio frecuente de pareja; ver hipersexualidad.

promontorio: prominencia de la columna vertebral a nivel lumbosacro, orientado ventralmente hacia la pelvis; producido por la angulación pronunciada de la columna lumbar con el sacro*; se den. promontorio, el vértice de este ángulo o el punto ventralmente más prominente del sacro, gen. el borde ventral del disco entre la quinta vértebra lumbar y el sacro.

promontorio pubiano: monte de Venus, panículo adiposo de la región genital ant. con vello púbico en forma triangular, característica en la mujer; ver genitales.

proporcionalidad sexual: relación entre los nacimientos de varones y los de hembras; gen. expresada con el número de nacimientos de varones por 100 de hembras. En la población blanca aprox. de 106, aumenta en tiempos de guerra y crisis, tambien presenta diferencias étnicas. Se distingue la proporcionalidad sexual secundaria (de nacimientos) de la primaria (de fecundaciones).

prostaglandinas: abrev. PG; término que engloba numerosas sustancias naturales (y semisintéticas), parecidas a hormonas (hormonas tisulares o sustancias mediadoras), que varían muy poco en su estructura; químicamente derivadas del ácido propiónico; se demostraron por primera vez en el líquido seminal y las glándulas sexuales, más tarde en casi todos los órganos. El ácido araquidónico, liberado por fosfolipasas de los lípidos de las membranas es, entre otros, un precursor de las PG. Hasta ahora se conocen, por lo menos, 5 grupos con numerosos subgrupos; de importancia fisiológica son las PGE_2, $PGF_{2\alpha}$ y PGI_2 (prosta-

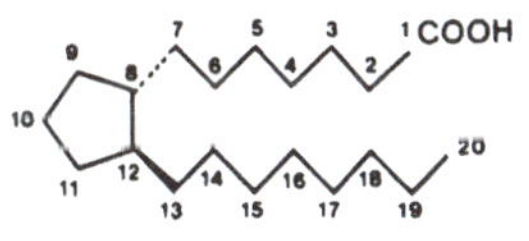

Prostaglandinas:
Ácido prostánico

ciclina). **Efectos:** múltiples, en parte antagónicos a los efectos de las catecolaminas, sobre el tono de la musculatura lisa y el sistema cardiovascular (efectos hipo o hipertensores), inhibición de la agregación plaquetaria, disminución de la secreción gástrica, aumento de la síntesis y liberación de determinadas hormonas tisulares y de la secreción hormonal de distintos órganos endocrinos (tiroides, paratiroides, corteza suprarrenal, ovario), efectos citoprotectores. Las PG tienen un papel patofisiológico en la producción de fiebre, dolores e inflamaciones. La síntesis de PG se estimula por

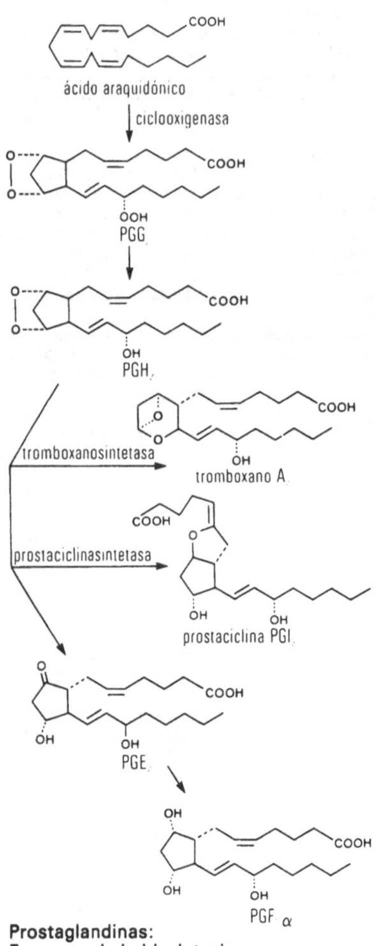

Prostaglandinas:
Esquema de la biosíntesis

muchas sustancias fisiológicas, cuya liberación, a su vez, es estimulada por PG (p. ej. hormonas tisulares); a los inhibidores pertenecen, entre otros, los antiflogísticos no esteroides. **Aplicación terapéutica:** asma bronquial, úlceras gástricas (inhibición de la secreción y protección de la mucosa), enfermedades circulatorias; (obst.) para provocar el parto, como abortivo, en atonías de útero (hemorragias secundarias por atonía). **Efectos secundarios:** entre otros, náuseas, dolores cólicos, y diarreas.

protección gonadal: (radiol.) recubrimiento de las gónadas con plomo o material que absorbe radiaciones, para minimizar la dosis* gonadal en el empleo de radiación ionizante (especialmente rayos X), gen. con cápsula testicular o tabla ovárica. Otra medida protectora es la limitación estrecha, por un diafragma cerca del objeto, dél cono de rayos.

prurigo gestacional (lat prurire, pruritum picar): prurigo* simple subagudo que se manifiesta en el segundo trimestre del embarazo, desaparece después del parto; ver tamb. prurito gravídico.

prurigo simple subagudo: sin. liquen urticariado, urticaria papulosa crónica; pápulas fuertemente pruriginosas, rojas claras, de 5 mm, que se manifiestan en brotes y que al rascarse dejan costras parduzcas. **Localización:** sobre todo en superficies de extensión de las extremidades. **Causas:** enfermedades gástricas, intestinales, hepáticas, parasitarias, trastornos hormonales, embarazo (prurigo* gestacional), leucemia, linfogranulomatosis, diabetes mellitus, uremia y otros.

prurito anal: picazón en la región anal. **Causas:** entre otras, hemorroides, eccema anal, infecciones micóticas, en prolapso anal, anitis, proctitis, fístula anal, alergia a ciertos alimentos, enterobiasis, alergia por contacto (p. ej. detergentes).

prurito gravídico: comezón o picazón generalizada que se manifiesta en el último trimestre del embarazo; originado por colestasis en predispuestas, a veces, con ictericia colestática; desaparece en pocos días después del parto; ver prurigo gestacional.

prurito vulvar: picazón generalmente fuerte en la vulva*, sobre todo nocturno, por la dilatación capilar (calor de la cama); el prurito vulvar **primario** (esencial, idiopático) tiene seguramente un origen psicosomático, el **secundario** es un síntoma, entre otros, de diabetes mellitus, falta de estrógenos (climaterio, postmenopausia), craurosis* vulvar, leucoplasia* vulvar, flujo* genital, enterobiasis, parasitosis (ladillas, scabies), higiene insuficiente o excesiva.

Pschyrembel, signo del embarazo de (Willibald P., ginecólogo y lexicógrafo médico, Berlín, 1901-1987): uno de los signos del embarazo*, demostrable del segundo al cuarto mes de gestación; se palpa en el cérvix del útero gestante, un núcleo duro envuelto en tejido periférico más blando (el así den. signo de la barrita envuelta en tela; ver fig.).

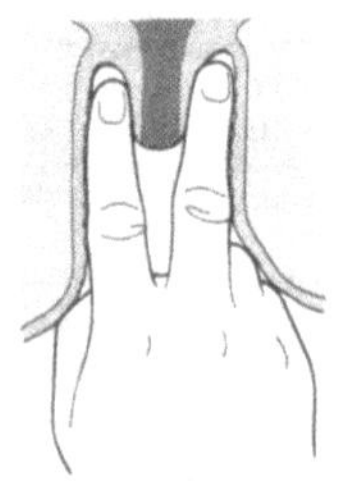

Signo del embarazo de Pschyrembel

pseudo-: ver seudo-.

psicosis gravídica: sin. psicosis gestacional; psicosis que se manifiesta durante el embarazo, frecuentemente en forma de depresiones* endógenas. **Incidencia:** cuadro raro; los trastornos psíquicos suelen presentarse después del parto (ver psicosis puerperal), ya que el embarazo parece tener efectos psicoestabilizadores (sobre todo en el 2° trimestre). Las psicosis gravídicas tienen, a veces, un curso prolongado con pronóstico dudoso. **Terapia:** según el cuadro, neurolépticos y/o antidepresivos, teniendo en cuenta las contraindicaciones (¡paso de la barrera placentaria!).

psicosis postaborto: enfermedad psíquica, después de un aborto; en sentido estricto una **psicosis sintomática**; en sentido amplio se incluyen tamb. depresiones y otros trastornos; ver depresiónes psicógenas.

psicosis puerperal: psicosis postparto; término no exactamente definido ni utilizado nosológicamente de manera unitaria, pero imprescindible en clínica; frecuencia: aprox. $^{1\text{-}2}/_{1000}$ partos, comienzo generalmente en las primeras dos semanas, rara vez 6-12 semanas postparto. **Sínt.:** frecuentemente cambio brusco del cuadro: inicio abrupto con un estadio maníaco o depresivo, intranquilidad pronunciada, excitación fuerte y, sobre todo, una confusión no observada antes (amencia); trastornos del sueño, crisis de pánico, perplejidad, agnosia para las personas, desorientación, alucinaciones auditivas y ópticas, así como ideas delirantes sobre la situación de vida actual; empeoramiento nocturno. Duración normal 2-3 semanas, a veces meses (especialmente en síndromes depresivos). **Causas:** probablemente combinación de una disposición correspondiente, cambios endocrinos y aspectos psicodinámicos. **Terapia:** psicofármacos, después del final de la lactancia (neurolépticos de alta o baja potencia, en caso necesario añadiendo tranquilizantes durante corto espacio de tiempo), psico y socioterapia. Protección de estímulos exteriores. Es favorable la hospitalización conjunta de madre e hijo para evitar una neurotización secundaria. **Pronóstico:** a corto plazo, bueno. La recidiva en el puerperio es poco frecuente, pero la coterapia psiquiátrica es recomendable. Recidivas independientes del puerperio (psicosis afectivas y esquizoafectivas) son más frecuentes.

pubarquía (lat pubes virilidad; gr arche comienzo): sin. pubescencia comienzo del crecimiento del vello púbico (efecto androgénico), en la pubertad*.

pubertad (lat pubertas madurez sexual): período de desarrollo de una persona joven desde el comienzo de la formación de las características sexuales secundarias (ver tamb. telarquía, pubarquía, menarquía), hasta adquirir la madurez sexual. La maduración sexual cursa con cambios profundos del cuerpo, psíquicos y sociales. **Desarrollo cronológico** en dos fases: 1ª fase (en Europa) en niñas entre 10,5 y 13,5 años y en niños entre 12 y 15 años; 2ª fase en niñas entre 13,5 y 15,5 años y en niños entre 15 y 17 años. El pico de la pubertad en niñas, es la menarquía. El **desarrollo físico** se caracteriza, aparte de la formación de las características* sexuales secundarias, por un brote de crecimiento, que ocurre en niñas en el 12° y en niños en el 14° año de vida. Frecuentemente se manifiesta una acné* vulgar. El **desarrollo psíquico** se caracteriza por sentimientos de inseguridad, hasta tendencias al suicidio. Una influencia decisiva en el desarrollo psíquico tienen los factores del entorno. Ver Tanner, estadios de; períodos de vida.

Pubertad
Proceso cronológico del desarrollo del cuerpo femenino en la pubertad

Edad	Características	Estadio de Tanner
hasta los 8 años	Situación infantil	B 1, P 1
10 – 11 años	Telarquía Aumento del crecimiento en talla Maduración de la mucosa vaginal	B 2, P 1
11 años	Pubarquía Primer hueso sesamoideo del pulgar	B 2, P 2
11 – 12 años	Crecimiento en talla máximo	B 3, P 3
13 años	Menarquía Ciclos irregulares anovulatorios Vello axilar	B 4, P 4
14 – 15 años	Ciclos regulares ovulatorios Embarazo posible	B 5, P 5
16 – 17 años	Final del crecimiento	

pubertad precoz: desarrollo sexual precoz, con manifestación de signos de madurez sexual, en niñas antes del 8°, en niños antes del 10° año de vida. Forma central (pubertad precoz verdadera hipotalámica) con desarrollo precoz, isosexual, en procesos orgánicos del diencéfalo (p. ej. pinealoma) o idiopático (regulación hipotalámica errada); la concepción es posible. La forma periférica hoy día se denomina seudopubertad* precoz. Aparte del asesoramiento y explicación, se ha utilizado una inhibición medicamentosa del desarrollo sexual precoz, por medio de administración de gestágenos o de una sustancia antiandrogénica, como el acetato de ciproterona, con éxito limitado. Ver McCune-Albright, síndrome de.

pubertad tardía: retraso de la pubertad (2-3 años después de la edad promedio) con valor patológico discutido. **Causas: 1.** retraso idiopático de maduración; **2.** desnutrición, enfermedades generales; **3.** causas ováricas (hipogonadismo, disgenesia gonadal, hipoplasia ovárica, tumores, quistes, torsión mesoovárica); **4.** cau-

P

sas centrales (tumores hipotalámicos, inflamaciones, traumatismos). La edad ósea está retrasada en 2,5 años o más, con respecto a la edad promedio, por la ausencia de la influencia de las hormonas sexuales en la maduración ósea. **Diagnóstico:** falta de telarquía, del desarrollo genital y de los senos y vello axilar; en niñas hasta el final del 14º año de vida, se puede esperar durante un corto espacio de tiempo, después de excluir las formas patológicas, o realizar un tratamiento con estrógenos y gestágenos, según el ciclo.

pubiotomía: sección del hueso púbico al lado de la sínfisis; método antes practicado en partos prolongados, hoy obsoleto.

pubis: **1.** región púbica (parte media inferior del hipogastrio); **2.** hueso pubis (porción ant. del hueso coxal o ilíaco); partes: cuerpo, ramas inf. y sup.

pudendo, anestesia del: anestesia local del n. pudendo (segmentos S_2-S_3) en la región de la espina isquiática, para intervenciones vaginales y obstétrico-ginecológicas. Antes vía transperineal, hoy preferentemente transvaginal, utilizando una aguja especial (según Saling) como guía. Aplicación p. ej. para la facilitación del parto*, durante el período de expulsión en partos espontáneos, así como, en partos con fórceps, vacuoextracción, episiotomía* y sutura perineal. Aun siendo una técnica sencilla, tiene el inconveniente de producir frecuentemente analgesia insuficiente; son necesarias cantidades elevadas de anestésico local (20-25 ml), con la toxicidad correspondiente; además hay que anestesiar tamb. el n. genitofemoral por infiltración local, ya que inerva el tercio ant. de los labios mayores.

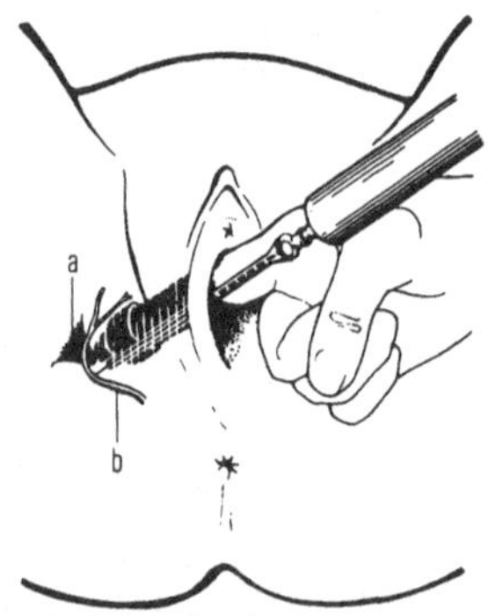

Anestesia del pudendo:
a: espina isquiática; b: n. pudendo

pudendo, neuralgia del: den. para el dolor circunscrito en la región genital.

puerperio: intervalo de tiempo desde el parto hasta la desaparición de los cambios gestacionales y del parto, en la madre (ver involución, fase de la); duración 6-8 semanas (puerperio temprano: los primeros 7 días). En caso de desearlo la madre, comienza la lactancia*. **Reacciones psíquicas:** en aprox. la mitad de las puérperas, alrededor del tercer día postparto, llantos (síndrome del tercer día); duración: unas horas, hasta pocos días. **Sínt.:** falta de energía, disminución de la capacidad de concentración, hipersensibilidad y humor depresivo, con llantos. **Causas:** cambio del metabolismo hormonal, en especial disminución rápida de estrógenos y progesterona. **Terapia:** psicoterapia coadyuvante.

pulmón húmedo, síndrome del: ver wet lung syndrome.

pulso velloso: movimientos sincrónicos de las vellosidades placentarias con las pulsaciones de la sangre materna.

punción, citología por: después de la biopsia con aguja, se vierte el contenido de la aguja sobre un portaobjetos, para el análisis citológico en busca de células potencialmente cancerosas. Método rutinario de diagnóstico e intervención de poco gravamen que se utiliza en la biopsia de hígado, pulmones, nódulos linfáticos, riñones, próstata, mama, otras glándulas, hueso, en quistes de ovario y derrames, p. ej. en el fondo de saco de Douglas; se puede realizar de forma ambulatoria. Ver citología; mama, citología de.

punción exploratoria: punción de cavidades del organismo (cavidad pleural, abdominal, del fondo de saco de Douglas) y de abscesos, con una aguja de inyección, trócar o cánula especial, para la extracción de líquido para el diagnóstico. Ver Douglas, punción del fondo de saco de.

punteado, imágenes en: (gin.) hallazgo colposcópico sospechoso; áreas de niveles cambiantes que se encuentran en la superficie de la portio, negativas al yodo, de superficie tuberosa fina, en las que pueden verse numerosas terminaciones capilares, en forma de puntos rojos; presentación en foma del así den. fondo leucoplásico (base de tejido conjuntivo después de la eliminación de la capa córnea), pero también independientemente de la leucoplasia*. Ver colposcopia.

PUPPP, síndrome: abrev. de (ingl) pruritic urticarial papules and plaques of pregnancy; cuadro clínico dermatológico con exantema prurítico-urticarial, de etiología desconocida; aparece en el último tercio del embarazo.

pureza, grados de: ver flora vaginal.

Q

queratoma climatérico: sin. síndrome de Haxthausen; hiperqueratosis simétrica en las palmas de las manos y plantas de los pies; aparece en o poco después del climaterio; frecuentemente acompañado de adiposis.

quernictero (alem Kern núcleo): ver ictericia nuclear.

Queyrat, eritroplasia de: interpretado antes como precancerosis, hoy como carcinoma* in situ del epitelio de transición y de la mucosa, con focos redondos u ovales, húmedos brillantes, bien demarcados, rojo obscuros, de consistencia aterciopelada, poco elevados; tamaño hasta una moneda. Corresponde histológicamente a la enfermedad de Bowen*, no rara vez se transforma en un epitelioma espinocelular con metástasis precoces. **Localización:** glande, hoja prepucial interna, clítoris, vulva, rara vez mucosa bucal y comisura posterior. **Dd:** balanitis, vulvitis crónica de células plasmáticas. **Terapia:** excisión, eventualmente radiación, con controles rigurosos.

química, contracepción: ver espermicida.

quinestrol (INN): quinestrolum (INN-L), quinestrol (INN-E), 3-ciclopentiloxi-17α-etinilestra-1,3,5(10)-trien-17β-ol (IUPAC); CAS-N° 152-43-2; $C_{25}H_{32}O_2$; PM 364,57; estrógeno sintético. Ver estrógenos.

quiste de alquitrán: tambien quiste de chocolate; quiste* endometrial del ovario (bilateral), frecuentemente adherente al tejido adyacente que contiene productos residuales de la sangre, condensados y alquitranados. Ver quistes ováricos.

quiste de chocolate: sin. quiste* de alquitrán.

quiste endometrial: quiste fuera del endo y miometrio (allí llamados quistes adenomiosos), que se originan por congestión del sangrado menstrual y secreción de glándulas endometriales ectópicas rodeadas de estroma citógeno. **Localización:** frec. en el ovario, donde, al persistir, se transforma en un quiste* de alquitrán, tamb. en la región de la pelvis menor, sobre todo en trompa, mesosalpinx y alrededores del útero. Ver tamb. endometriosis, adenomiosis.

quiste folicular: se forma por crecimiento de un folículo en el ovario*, en ausencia de ovulación* (persistencia* folicular), por producción aumentada de líquido folicular, con tamaño hasta de una pelota de tenis (quiste por retención); por lo general, involuciona al cabo de 1 ó 2 meses; ver quistes ováricos.

quiste lúteo: quiste* folicular tapizado con células luteínicas de la granulosa*, que se origina de un folículo atrésico «no roto» (ver ovulación); frecuentes en casos de mola* hidatídica, corioepitelioma* maligno, tamb. después de una larga administración de gonadotropinas* en altas dosis. Ver quistes ováricos.

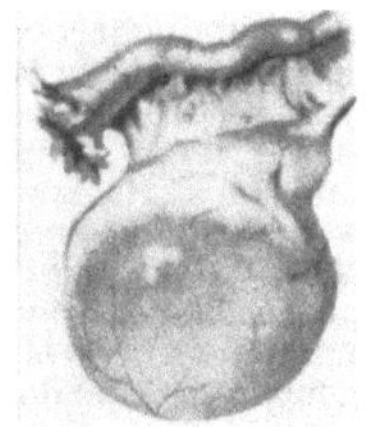

Quiste folicular

quiste mesonefroide: ver Gartner, quiste del conducto de.

quiste ovárico-dermoide: quistes pequeños, frecuentemente localizados en la corteza del ovario, tapizados con epitelio cúbico simple del epitelio mesovárico, el cual invagina en la corteza ovárica. Después de estrangularse las invaginaciones, se forman quistes por un mecanismo de congestión de la secreción.

quiste paraovárico: son quistes disontogenéticos (quistes* por retención), que provienen del paraovario* y, en ciertas circunstancias, de tejido ovárico heterotópico; se localizan siempre en el ligamento* ancho del útero; pueden crecer también pediculados. Ver tamb. quistes ováricos.

quistes ováricos: quistes* por retencion o funcionales, localizados en el ovario, de etiología diversa, sobre todo quiste* folicular, quiste* lúteo y de alquitrán, cuya sintomatología clínica es muy semejante a la de los verdaderos tumores* ováricos quísticos, teniendo que ser descartados en el dd.; ver tamb. quiste paraovárico, ovario poliquístico.

quistes por retención: quistes originados por retención de la secreción de glándulas o de parte de ellas, por ello quistes falsos; p. ej. ateroma, mucocele, ránula, quiste mucoso, quiste de conducto lácteo, quiste ovárico.

quiste tuboovárico: fusión de un quiste ovárico con una trompa inflamada (gen. sactosalpinx) con formación de una cavidad quística común; mayoritariamente consecuencia de una anexitis* crónica.

quistoma: ver adenoma quístico.

R

radiación de contacto: terapia por radiación con una fuente radiactiva próxima al tumor; p. ej. por implantación (agujas, cápsulas) o inyección de suspensiones que contienen radionucleidos; ver tamb. terapia con radio; afterloading, procedimiento de.

radiaciones, daños genéticos por: modificaciones en el material genético (cromosomas* o ADN), inducidas por rayos ionizantes, que se pueden manifestar con efectos mutágenos o cancerígenos presentándose, como todo tóxico, estrictamente dependiente de la dosis. Una sumación de altas dosis de rayos (cancerígenos), en cortos períodos de tiempo, se debe considerar como probable. La posibilidad de un efecto aditivo (de pequeñas dosis en largos períodos de tiempo) en la actualidad, no se puede evaluar científicamente.

radiación infrarroja, coagulación por: procedimiento para el tratamiento ambulatorio y poco doloroso, de transformaciones benignas del hocico de tenca, asi como la restañación de hemorragias del hocico de tenca, vagina y vulva. **Principio:** un haz de luz semejante al rayo laser, producido por una lámpara halógena de Wolframio, provoca una coagulación térmica con aprox. 100 °C.

radiación intracavitaria: terapia por radiación* de radionucleidos introducidos en una cavidad del organismo (p. ej. útero, peritoneo). Ver tamb. terapia con radio, radiación de contacto.

radiación, terapia por: **1.** en sentido estricto, empleo de rayos ionizantes para el tratamiento (curativo o paliativo) de neoplasias malignas (en condiciones tamb. benignas), aislada o combinada con medidas quirúrgicas o quimioterapeúticas. Se utilizan sobre todo radiaciones gama (tamb. rayos X), radiaciones neutrónicas, protónicas (a veces tamb. pi-mesónicas), en determinadas áreas, radiaciones de «electrones rápidos» y alfa. Objetivo de la terapia por radiación es una destrucción máxima del tejido tumoral y, al mismo tiempo, máxima indulgencia del tejido sano adyacente. Para ello tiene que mostrar el tejido tumoral una mayor sensibilidad a la radiación que el tejido sano (esto es generalmente el caso en tumores de crecimiento rápido y bien diferenciados), o se tiene que aumentar selectivamente la dosis de radiación en el tumor, bajo elección de la geometría radioterapéutica, más apropiada, p. ej.: radiación int. o ext.; utilización de radiación de diferente alcance; utilización de fuentes radiactivas fijas o móviles (en la radiación pendular se cruzan los haces de rayos emitidos por una fuente radiactiva móvil, en el área del tumor, mientras que el tejido adyacente permanece indemne). Finalmente se puede conseguir una mayor destrucción del tejido tumoral, eligiendo una distribución adecuada de las dosis, en el tiempo (p. ej. fraccionamiento). Ver tamb. radiación de contacto; «telecurie», terapia.

2. en sentido amplio todo empleo de ondas electromagnéticas con fines terapéuticos (p. ej. microondas, radiación infrarroja, luz del espectro visual).

rágades anales (gr rhagas, rhagados grieta): defecto epitelial superficial, lineal, casi siempre de transcurso radial hacia el ano, frec. doloroso, urente y pruriginoso; no debe ser confundido con las fisuras* anales. No rara vez concomitante con eccema anal, hemorroides o infecciones micóticas (candidiasis, etc.).

rama dorsal: rama posterior más delgada de un nervio espinal corto (ver nervios* espinales); inerva la piel y la musculatura autóctona de la espalda; lleva fibras sensibles, motoras y vegetativas; se divide en una rama medial y otra lateral.

rama ovárica: *a. uterina; ⟶ a lo largo del lig. ovárico hasta el ovario; forma con la rama tubárica (*a. uterina) la anastomosis den. arcada ovárica hacia la a. ovárica (*aorta abdominal).

rama tubárica: *a. uterina; ⟶ en el mesosalpinx; se anastomosa con la a. ovárica (*aorta abdominal).

rama ventral: rama anterior, gruesa, de un nervio espinal (ver nervios* espinales); forma plexos en las regiones cervical y lumbosacra (cervical, braquial, lumbar, sacro), en cuya formación no participa el tronco entero del n. espinal propiamente dicho; en la región torácica, corren las ramas ventrales como nervios intercostales, sin formar plexos.

raquitis: tamb. raquitismo; trastorno del metabolismo de calcio y fosfatos, con calcificación ósea deficiente y malformaciones esqueléticas, en la primera infancia; según el efecto terapéutico (o profiláctico) de la vitamina D, se diferencian: raquitis por carencia de vitamina D y raquitis vitamina D resistente.

1. La **raquitis por carencia de vitamina D** se produce por falta de rayos ultravioletas (anactinosis): los rayos de Dorno (280-310 nm), fotoquímicamente activos, transforman por ruptura del anillo la 7-dehidrocolesterina, sintetizada en el organismo y acumulada en la epidermis, en vitamina D. La substancia activa en sí parece ser, según nuevas investigaciones, un producto oxidativo de la vitamina D (25-hidroxicolecalciferol). La carencia de vitamina D (sobre todo en los meses de invierno) reduce, entre otras, la resorción intestinal de calcio,

y el intercambio del mismo entre la sangre y el esqueleto, lo que trae como consecuencia un hiperparatiroidismo secundario, con movilización del calcio óseo y secreción renal de fosfato aumentados.

Clínicamente se encuentran en primero plano los síntomas óseos, rara vez se observa antes del tercer mes de vida, generalmente en el segundo año y, excepcionalmente, en niños mayores (como **raquitis tardía**). Después de una inquietud general, irritabilidad, trastornos del sueño, sudación en la frente, se desarrolla una hipotonía muscular creciente. Como primer síntoma óseo se observa una tabes craneal. Las zonas de crecimiento metafisarias de los huesos largos se hallan engrosadas por trastornos del catabolismo del cartílago e inclusión de osteoide, no calcificado, p. ej. la así llamada roséola raquítica, en el límite ósteo-cartilaginoso de las costillas, ensanchamientos caliciformes en los extremos distales de los huesos largos (dedos en collar de perla, en muñecas y tobillos: signo de Marfan), deformaciones cuadradas en las protuberancias frontal y parietales del cráneo, junto con el aplanamiento por craniotabes del occipital (caput quadratum), torsiones y deformaciones de las partes

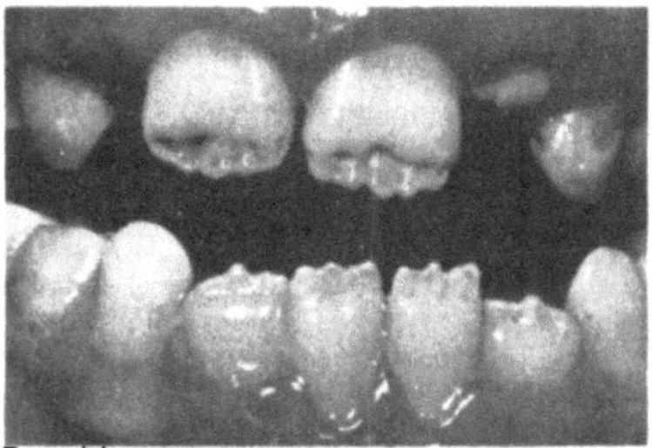

Raquitis:
Hipoplasia del esmalte dental, como consecuencia tardía de la raquitis por carencia de vitamina D

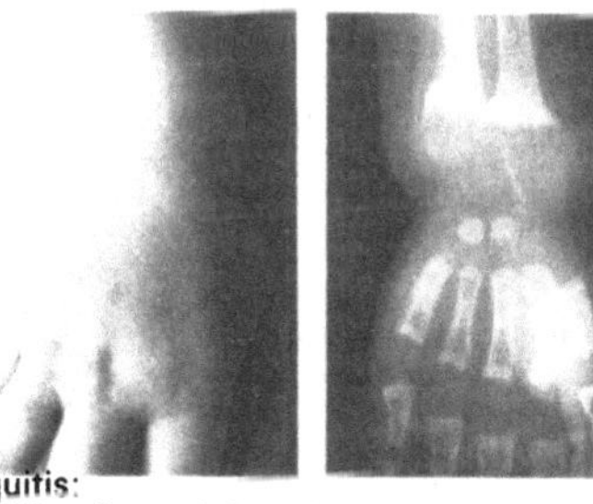

Raquitis:
Modificaciones típicas del esqueleto de la mano, con formación de protuberancias dobles (crecimiento discrepante) en los extremos distales de cúbito y radio

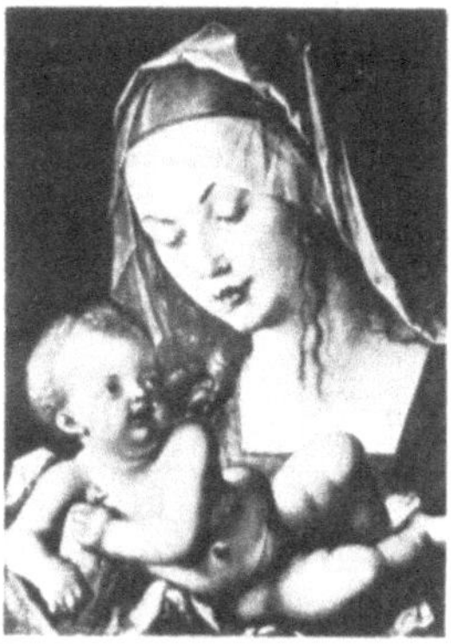

Raquitis:
El cuadro de Albrecht Dürer «Maria con el niño» (1512, Museo de Arte Histórico de Viena) muestra un cuadro completo de raquitismo por carencia de vitamina D, con caput quadratum, deformación del tórax, pared abdominal laxa e hinchazón de las epífisis (protuberancias dobles), en las muñecas y tobillos.

restantes del esqueleto (cifosis, tórax en campana, estrechez de la pelvis, etc.). La maduración del esqueleto del lactante raquítico está retardada, tamb. la irrupción de los dientes de leche es tardía e irregular.

Terapia: administración oral (parenteral sólo en casos de trastornos de resorción) de vitamina D; control óseo (radiológico) y de laboratorio. A través de una profilaxis sistemática con vitamina D, se puede evitar la raquitis carencial de vitamina D. La administración diaria, prolongada, de 400-1000 UI a partir de la segunda semana de vida, corresponde aprox. a los requerimientos fisiológicos. Prematuros están espécialmente predispuestos a la raquitis, debido al aumento adicional del crecimiento relativo, con su mayor requerimiento mineral. Dosis incontroladas de vitamina D son peligrosas para los niños, debido a la intoxicación por la misma (nefrocalcinosis).

2. una **raquitis vitamina D resistente** no responde al suministro de dosis terapéuticas de vitamina D.

raspado: ver abrasión, curetaje.

raspado postparto: «repalpación» instrumental, para ganar material abortivo o restos placentarios del útero; con una cureta obtusa grande, se raspa sistemáticamente la cavidad uterina. Ver tamb. aborto incompleto.

RDS: abrev. de (ingl) respiratory distress syndrome; ver disnéico del neonato, síndrome.

reacciones contráctiles, tipos de: modificaciones de la frecuencia cardíaca fetal, bajo la influencia de las contracciones* uterinas; 3 tipos: **1.** desaceleración precoz (Dip I, early deceleration): simultaneidad del comienzo de las contracciones y de la disminución de la frecuencia cardíaca (signo de compresión craneal, innocua). **2.** desaceleración tardía (Dip II, late deceleration): disminución retrasada de la frecuencia cardíaca, respecto al comienzo de las contracciones y frecuencia cardíaca baja durante todo el transcurso de las mismas; cau-

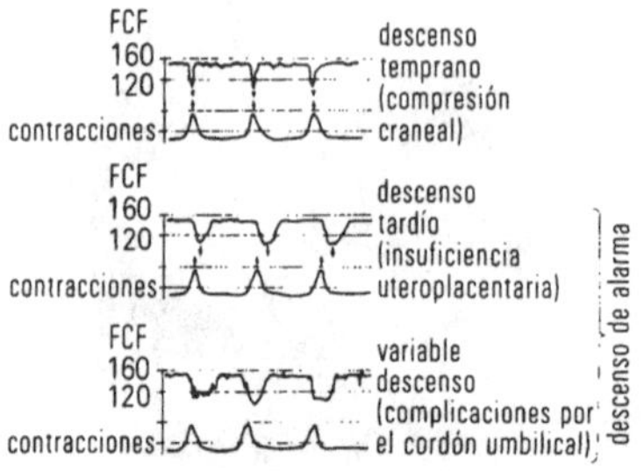

Tipos de reacciones contráctiles
FCF: frecuencia cardiaca fetal

sa: entre otras, insuficiencia de la placenta*, aguda. **3.** desaceleración variable (Dip II, variable deceleration): modificaciones de la frecuencia cardíaca, variables, en su forma y en su relación con el transcurso de las contracciones uterinas, a veces en dependencia con complicaciones debidas al cordón* umbilical. Ver cardiotocografía, tocografía.

reacción sexual, ciclo de: cambios fisiológicos durante la relación* sexual y la masturbación* que se describen como el transcurso de fases de un ciclo (ver tabla). A pesar del transcurso fásico semejante en mujer y hombre, durante el ciclo de reacción sexual, este no tiene necesariamente que transcurrir sincrónicamente; a esto se debe que muchos trastornos* sexuales funcionales, se interpretan hoy como deficiencias en el trato de esas diferencias fisiológicas. A pesar de la constancia relativa del proceso fisiológico, varía ampliamente, intra e interindividualmente, la cualidad de la experencia vivida y la satisfacción que se alcanza, en dependencia con factores psíquicos.

Read, procedimiento de (Grantley Dick-R., ginecólogo, Londres, 1890-1950): procedimiento para conseguir un parto poco doloroso. Esta meta se alcanza, más o menos con éxito, por medio de una preparación sistemática de la embarazada; consiste en una combinación de aclaración sobre los procesos en el parto, gimnasia, ejercicios respiratorios y relajantes. Ver también parto, preparación psicoprofiláctica al.

reanimación intrauterina: tratamiento de una hipoxia fetal, durante el parto, por medio de la inhibición medicamentosa de las contracciones (ver tocólisis) y de cambios de posición de la madre (lateralización, pelvis hacia arriba), transitoriamente hasta una operación obstétrica de urgencia, o para evitarla así.

reanimación primaria (obst.): medidas de reanimación del estado depresivo* del neonato, inmediatamente después del nacimiento; p. ej. aspiración de boca, faringe, tráquea, estómago, intubación y respiración artificial (p. ej. método bifásico según Semm y Kriess: 1. despliegue del pulmón asfíctico con sobrepresión, 5-20 sec., en caso necesario, repetidas veces; 2. respiración artificial con presión cambiante), terapia con tampón, tratamiento del shock, evitar la pérdida de temperatura corporal; ver tamb. diagnóstico del estado del neonato.

rebound effect (ingl): efecto de repercusión, de rebote; mecanismo de regulación hormonal, den. también **efecto inhibitorio.** Ejemplo: por aplicación de hormonas esteroides en dosis determinadas por largo tiempo, se puede inhibir, por feedback* negativo, la secreción de los correspondientes factores u hormonas de liberación* en el lóbulo anterior de la hipófisis (adenohipófisis); al interrumpir bruscamente el suministro de la hormona esteroide, se da una sobresecreción explosiva del factor de liberación, por medio del cual los órganos diana (glándulas germinativas, corteza suprarrenal), pueden ser estimulados a una síntesis hormonal mayor que antes de la administración de la hormona.

receptores estrogénicos: ver receptores hormonales.

receptores hormonales: receptores generalmente específicos para una hormona* determinada, localizados en las membranas o citoplasma de las correspondientes células diana; forman enlaces reversibles con la hormona circulante en la sangre. Su efecto está mediado por diferentes reacciones bioquímicas, secundarias, en la célula. Muchas hormonas (p. ej. proteicas) forman enlaces con receptores de membrana, lo cual conduce a la activación de la adenilciclasa (tamb. localizada en la membrana), con el subsecuente aumento de la concentración intracelular de AMP cíclico (den. segundo mensajero); como consecuencia se puede, a través de proteoquinasas, llegar a una activación o inhibición de enzimas, a la inducción o represión de la síntesis de RNA o biosíntesis proteica (enzimas) en los ribosomas, o a un aumento inmediato de la permeabilidad celular. Un efecto semejante, en parte antagónico, lo posee el GMP cíclico, el cual se origina, bajo influencia hormonal, a partir de GTP. Las hormonas esteroides reaccionan con receptores hormonales citoplasmáticos formando un complejo activado, que origina en el núcleo celular, por medio del desprendimiento de proteínas cromatínicas del ADN, una inducción o represión de la biosíntesis proteica.

Debido a que el crecimiento de determinados tumores malignos hormonosensibles es favorecido por hormonas sexuales femeninas (p. ej. carcinoma de mama*) o masculinas (p. ej. carcinoma de próstata), son de importancia, desde el punto de vista médico sobre todo, los receptores de hormonas esteroides (receptores androgénicos, estrogénicos y progestagénicos); a través del bloqueo de receptores hormonales con antiestrógenos* o antiandrógenos*, se puede alcanzar, terapéuticamente, una inhibición del crecimiento de tumores (y de sus metástasis) receptorpositivos. El análisis de receptores hormonales es complejo; es importan-

Ciclo de reacción sexual
Cambios somáticos en mujeres y hombres

Fase	Ambos sexos	Mujeres	Hombres
Fase de excitación	señales del inicio de la excitación: aumento de la frecuencia cardíaca, de la presión arterial, de la frecuencia y amplitud respiratoria	lubricación de la vagina hiperemia de los órganos de la pelvis extensión y dilatación de la vagina ascenso del cérvix tumefacción del diámetro del clítoris aumento y apertura de los labios erección de las mamilas enrojecimiento de la piel (el llamado „sex flush")	erección del pene elevación de los testículos dilatación del orificio uretral a veces erección de las mamilas y enrojecimiento de la piel (el llamado „sex flush")
Fase del plateau	señales de excitación aumentada tono muscular aumentado pérdida de control creciente	dilatación de la vagina (fenómeno del pabellón) retracción del clítoris bajo el prepucio aumento del tamaño y tinción, en rojo vivo, de los labios menores (el llamado „sex skin") estrechamiento e hiperemia de la entrada vaginal (formación del mango orgásmico) ampliación de las mamilas secreción de las glándulas de Bartolin	aumento de tamaño y enjorecimiento del glande del pene secreción de las glándulas de Cowper aumento del tamaño y rotación de los testículos dilatación de la parte prostática de la uretra
Fase del orgasmo	cúspide de la excitación física: contracciones musculares generalizadas, cambios, diversamente pronunciados, del estado de conciencia	contracciones rítmicas del mango orgásmico, del útero y de la musculatura pélvica a veces eyaculación de glándulas parauretrales	eyaculación con contracciones rítmicas de la musculatura pélvica
Fase de resolución	disminución de la frecuencia cardíaca, presión arterial, frecuencia respiratoria y tono muscular regresión del enrojecimiento de la piel	disminución del tamaño del clítoris y labios descenso del techo vaginal y útero con sumersión del cérvix en un posible «pool espermático»	regresión de la erección del pene disminución del tamaño y descenso de los testículos
Fase refractaria		(no manifiesta en mujeres; es posible el ingreso inmediato en una nueva fase de excitación o del plateau)	duración individual de sensibilidad disminuida a estímulos sexuales

te su determinación en condiciones estandarizadas. Ver tamb. antigestágenos, EGF.

recién nacido: niño nacido vivo, en el período desde la primera inspiración (llanto), hasta la edad de cuatro semanas; teniendo en cuenta la **duración del embarazo*** (edad gestacional), se clasifican los recién nacidos en diferentes grupos: **1.** nacidos antes de término (prematuros): duración del embarazo menos de 37 semanas (menos de 259 días); **2.** nacidos a término (maduros): duración del embarazo entre 37 y 42 semanas (259-293 días); **3.** nacidos postérmino (postmaduros): más de 42 semanas (294 días). Atendiendo al **peso del neonato*** se diferencian: **1.** recién nacido de bajo peso (RNBP) (menos de 2500 g); **2.** recién nacido de peso normal (2500 a 4500 g); **3.** recién nacido con sobrepeso (más de 4500 g). Según la duración del embarazo y peso al nacer se evalúa, por medio de curvas estandarizadas (ver fig.), el **nivel de desarrollo del recién nacido**. Si se encuentra el peso de una semana gestacional determinada, dentro del percentil 10 al 90, se considera eutrófico. Si el peso se encuentra por debajo del

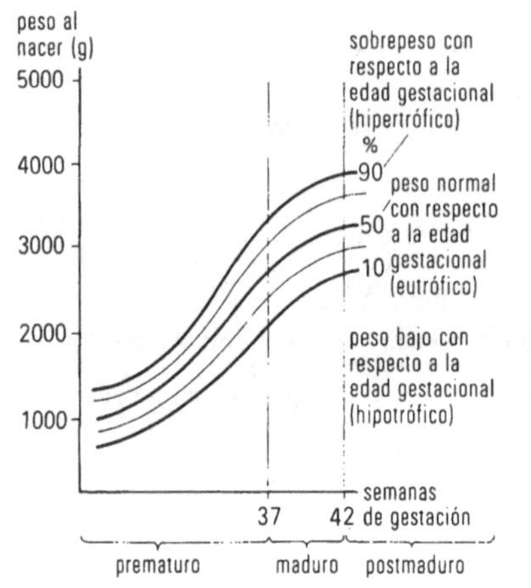

Recién nacido:
Clasificación según edad gestacional y peso al nacer

percentil 10, se den. recién nacido hipotrófico (small for date). En el otro caso (peso por encima del percentil 90), se habla de un recién nacido hipertrófico (large for date).

La vida intrauterina con nutrición parenteral y respiración placentaria, se termina con la ligadura del cordón umbilical. En el parto se pueden producir traumatismos del parto*. El **período neonatal** se caracteriza por los cambios de la vida intra a la extrauterina. La adaptación perinatal* con la repentina necesidad de asunción de las funciones placentarias por los órganos todavía funcionalmente inmaduros (piel, pulmones, hígado, riñones, estómago, intestino, SNC) y los cambios de la circulación sanguínea, caracterizan las **particularidades fisiológicas** de este período: la **pérdida fisiológica** de peso puede alcanzar en los primeros 3-5 días, hasta el 10% del peso al nacer; las **variaciones de temperatura** debidas a la todavía no completa función de termorregulación*; la **respiración** superficial y a veces irregular hasta la maduración completa del centro respiratorio bulbar y desarrollo de las funciones pulmonares; la **ictericia* del neonato**, fisiológica por la inmadurez del hígado; la disposición a edemas y tendencia a la acidosis, por la disminuida eficiencia renal; la paulatina **adaptación del tracto gastrointestinal** (capacidad, enzimas de digestión, absorción) a la alimentación oral; los **reflejos* primitivos** del recién nacido, por falta de función cerebral y de las vías piramidales, como signos de la inmadurez del SNC; la **adaptación del sistema cardiocirculatorio** (circulación* sanguínea) a las condiciones del adulto; glucosuria neonatal.

Por todos estos factores de stress, el recién nacido está especialmente predispuesto a determinadas enfermedades. Los llamados trastornos de adaptación, son complicaciones en el período neonatal (p. ej. deshidratación, hiperbilirrubinemia* del neonato, enfermedad* hemorrágica del neonato, edemas, tetania* del neonato, trastornos de la nutrición del lactante). Además pertenecen a este período las enfermedades del cordón umbilical, y los síndromes de malformación, ya detectables; tamb. existen una serie de infecciones peculiares en el recién nacido (estafilodermias, pénfigo* agudo del neonato, dermatitis* exfoliativa del neonato, gonoblenorrea*, oftalmía* neonatal, sepsis, herpetosepsis* del neonato). Ver tamb. diagnóstico del estado del neonato.

recién nacido, diagnóstico del estado del: ver diagnóstico del estado del neonato.

recién nacido, peso del: en varones 3400 g como promedio, en hembras 3200 g, sin embargo con una fluctuación de amplio margen fisiológico; ver tamb. neonato de escaso peso; lactante, evolución del peso del.

Reclus, enfermedad de (Paul R., cirujano, París, 1847-1914): ver mastopatía.

recto: segmento del colon terminal, de 15-20 cm de longitud, que nace del colon sigmoides, a la altura del borde superior de la tercera vértebra sacra. Posee, en el ser humano, dos curvaturas constantes en el plano sagital: flexura sacra, convexa hacia atrás, encara la curvatura del sacro, flexura perineal, convexa hacia delante. Por encima del pliege de Kohlrausch, se encuentra cubierto, por delante y a ambos lados, por peritoneo (retroperitoneal), debajo del repliege peritoneal, se encuentra extraperitoneal.

recto, carcinoma de: forma de carcinoma del colon. 70-90% de todos los carcinomas colorrectales se presentan en la parte distal del colon y recto. El carcinoma de recto aparece con mayor frecuencia, en ambos sexos, entre los 50 y 70 años de vida. **Etiología:** se desarrolla, frecuentemente, de pólipos intestinales adenomatosos o vellosos; algunas formas de poliposis del intestino grueso, se consideran precancerosis*. **Histología:** adenocarcinoma (aprox. 90%), carcinoma coloide (aprox. 10%), rara vez carcinoma de epitelio plano (en la región anal) y otros. **Metastatización** por vía linfática, se presenta relativamente tarde, dependiendo de la localización del tumor primario: en el tercio sup. del recto a los linfáticos mesentéricos; en el tercio medio además a los linfáticos pélvicos y en el tercio inf. tamb. a los inguinales. La metastatización por vía sanguínea, se da a través de la circulación portal, primero al hígado (luego pulmón y esqueleto); el carcinoma de recto, de localización baja, da metástasis sobre todo a través de ramas de la v. cava inf. a los pulmones. **Sint.:** irregularidades de la defecación (obstipación, diarrea), pérdida de sangre y moco, meteorismo, flatulencia, sensación de presión en la región del periné, más tarde anemia, pérdida de peso. Junto a hemorragias ocultas tamb. pueden presentar-

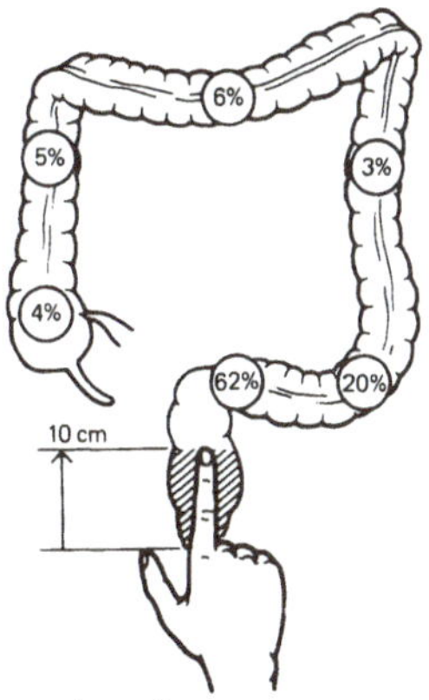

Carcinoma de recto:
Casi dos tercios de todos los carcinomas de colon, se localizan en la región rectosigmoidea; cerca de un tercio de los carcinomas de recto, son accesibles a la palpación digital.

se hemorragias masivas. El carcinoma de recto puede irrumpir en vejiga y vagina (formación de fístulas). **Diagnóstico:** por demostración de presencia de sangre oculta en las heces; inspección rectal (cerca de un tercio de los carcinomas rectales puede ser palpado con el dedo); rectoscopia (rectosigmoidoscopia) con biopsia; examen radiológico, con enema de

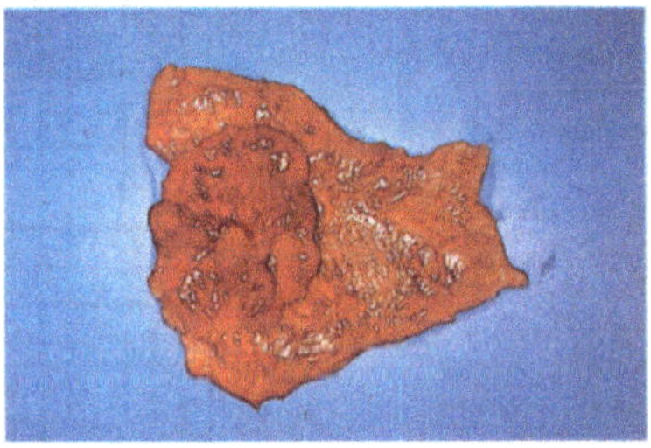

Carcinoma de recto poliposo de base ancha:
La mayoría de los carcinomas de recto se pueden palpar digitalmente, sin embargo, su malignidad, debido a su crecimiento profundo, se asegura generalmente en cortes histológicos secuenciales; biopsias superficiales por punción son insuficientes.

contraste. **Terapia:** (quirúrgica) resección en bloque, incluyendo los nódulos linfáticos regionales que drenan el órgano, con un margen de seguridad de 5 cm (operación de Dixon); en el tercio distal, amputación abdominoperineal del recto con implantación de un ano artificial en la región del sigmoides (operación de Miles), en caso de carcinoma de recto pequeño, a veces, excisión local, electrorresección paliativa; resección crioquirúrgica o con cirugía por laser; a veces irradiación pre o postoperatoria.

rectocele: protrusión herniaria de la pared posterior de la vagina, poco por encima del introito vaginal inferior, por debilidad del tabique rectovaginal; frecuentemente combinado con una protrusión del fondo de saco de Douglas con herniación del intestino (Douglascele, enterocele). Ver tamb. prolapso uterino y vaginal.

rectoscopia: examen endoscópico del recto, y a veces del colon sigmoides (rectosigmoidoscopia), con el **rectoscopio,** un tubo rígido (o flexible) con insuflación de gas en el recto, en posición dorsosacra, genocubital o lateral; método de exploración más importante para el diagnóstico precoz del carcinoma de recto* (después de la palpación); además, obligatoria para la exclusión de la irrupción de un tumor (p. ej. en el carcinoma de colon o vagina), sobre todo, en el diagnóstico de carcinomas del aparato genital femenino.

red ovárica: rete ovarii; red de mallas epiteliales, sólidas o huecas, en el hilio del ovario*; embriológicamente homóloga a la red testicular (rete testis).

refertilización: den. para procedimientos quirúrgicos para recuperar la fertilidad (operación contra la esterilidad*); con el empleo de técnicas microquirúrgicas en la reconstrucción de la trompa uterina, se obtienen éxitos en más de 50% de los casos, pero con un riesgo mucho mayor de embarazos* extrauterinos; con empleo de métodos quirúrgicos modernos en el hombre, las probabilidades de una recanalización, después de la ligadura de los conductos deferentes, son significativamente mayores a lo hasta ahora supuesto, siendo posible, no obstante, la aparición de autoanticuerpos antiesperma que perjudican el restablecimiento de la fertilidad*.

reflejo mamilar: erección del pezón* al estímulo de la aréola mamaria por contacto.

reflejos primitivos del neonato: numerosos reflejos y automatismos presentes fisiológicamente durante las primeras semanas y/o meses de vida, los cuales, con la creciente madurez de las estructuras filogénicamente más jovenes del SNC (neoestriato, corteza cerebral y vía piramidal), se pierden poco a poco. Característico para los reflejos primitivos del neonato, cuya falta o asimetría, así como su prevalencia prolongada, indican la presencia de un trastorno cerebral (ver tamb. parálisis cerebral infantil), son las amplias zonas reflexógenas y la respuesta poco diferenciada al estímulo con movimientos complejos (propiedad del núcleo pálido). Los estímulos son recogidos principalmente por receptores de la piel y del laberinto; el arco reflejo corre a través del tálamo y pálido, sin participación de la corteza cerebral. Como reflejos primitivos del neonato cuentan, sobre todo, los reflejos para la ingestión de alimentos, del sentido de la posición, de movimientos y del equilibrio. **1.** reflejos primitivos para la ingestión de alimentos son, entre otros, el **reflejo de búsqueda** (ver

R

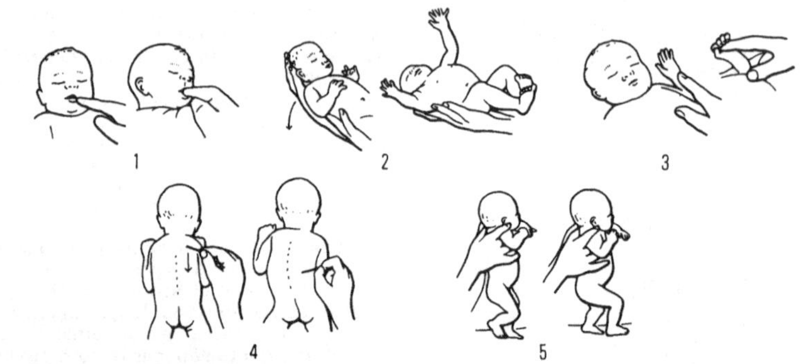

Reflejos primitivos del neonato:
1: reflejo de búsqueda; 2: reflejo de Moro (abrazo); 3: reflejo palmar de agarre; 4: reflejo de la espina dorsal de Galant; 5: fenómeno de andar

fig.): el acariciar la mejilla induce a torcer la boca y voltear la cabeza en dirección al estímulo; rozar los labios induce a prolapsar los labios **(fenómeno bucal)** y a fuertes movimientos de succión **(reflejo de succión).** Como un reflejo primitivo de los que desaparecen cerca del tercer mes de vida, cuenta tamb. el **reflejo deglutor**; se observa al dar de comer. **2.** reflejos primitivos del sentido de la posición y movimientos y del equilibrio son, entre otros, el **reflejo palmar de asirse**, agarrarse (ver fig.): rozar la superficie palmar de la mano induce, en el primer medio año de vida, la flexión de los dedos y (bajo tensión reforzada), el cierre del puño. Análogamente se puede provocar en la planta del pie (hasta cerca del 1° mes de vida) el **reflejo plantar de agarre**; el **fenómeno de andar** (ver fig.): al contactar la planta de los pies del niño, sostenido en vertical, respecto a una superficie, el neonato (primer mes) hace movimientos ambulatórios (análogos a los movimientos de gateo en decúbito prono). La presión repentina sobre la planta de los pies o contacto en toda su superficie, provoca la extensión de todas las articulaciones de la pierna correspondiente (disposición para la actitud erecta) y, al mismo tiempo, flexión de rodilla y cadera de la otra: se den. **reflejo de la incorporación** (hasta el sexto mes de vida); **reflejo de la espina dorsal de Galant** (ver fig.): el rozar la espalda lateralmente a la columna vertebral, induce la torsión de la misma, donde la concavidad mira al lado estimulado (desparece del tercer al sexto mes); **reflejo cervical tónico-asimétrico** (hasta el sexto mes): la rotación hacia un lado de la cabeza, induce una extensión del brazo del mismo lado con aumento del tono y, al mismo tiempo, flexión del brazo del lado contrario y disminución del tono (postura de esgrima). Frecuentemente son demostrables movimientos equivalentes tamb. en la extremidad inf.; **reflejo cervical tónico-simétrico**: inclinación de la cabeza hacia atrás, induce la extensión y aumento del tono de las extremidades sup. y, al mismo tiempo, flexión y disminución del tono de las inf. Al inclinar la cabeza hacia delante, se invierte este complejo motórico. Al persistir este reflejo patológico, el niño no puede gatear, sólo saltar como una rana; **reflejo tónico cuello-extremidades:** rotación pasiva de la cabeza, induce la flexión de la pierna del lado opuesto (hasta el 6° mes). Estos refle-

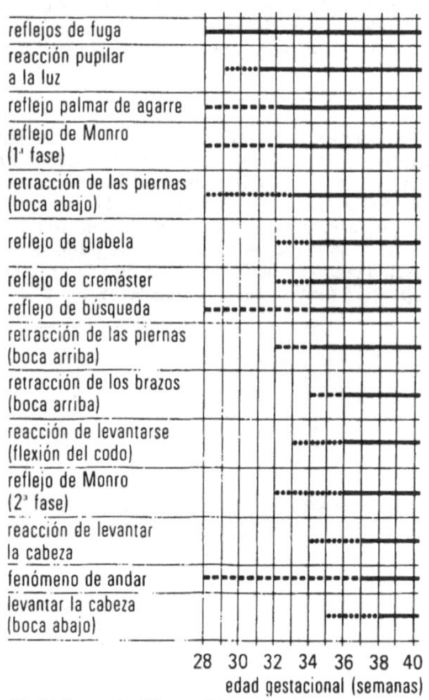

Reflejos primitivos del neonato:
Desarrollo de diversos reflejos y automatismos motores en el lactante; punteado: no presente en todo caso; línea incompleta: desarrollo del patrón inmaduro al maduro; raya: desarrollado

jos tónicos del cuello, se realizan al cambiar la posición de la cabeza con respecto al tronco, los reflejos tónicos del laberinto, al cambiar la posición de cabeza y tronco en el espacio. El **reflejo de Moro** (abrazo, fenómeno de conmoción): al sacudir repentinamente la superficie o al dejar caer hacia atrás abruptamente la cabeza, el niño abre los brazos con dedos extendidos (1ª fase) y a continuación los lleva lenta y nuevamente al pecho (2ª fase); desaparece entre el 3° y 6° mes. La respuesta al estímulo del reflejo plantar (rozar la planta del pie), observada en neonatos y lactantes (cada vez más raro también en la edad preinfantil), consiste, antes de la maduración del sistema piramidal, en la retracción de la pierna (reflejo de fuga), elevación del borde externo del pie (signo de Monakow) y dorsoflexión de uno o varios dedos del pie. Lo último corresponde probablemente al signo de Babinski (I). Los **reflejos de fuga** se pueden provocar en todo el cuerpo de prematuros inmaduros. El reflejo de la glabela responde al golpeo de la frente, con un pestañeo (también excluye una parálisis facial). La presencia de ciertos automatismos y reflejos (ver fig.) permite una determinación de la madurez neurológica, análoga a la morfológica (ver neonato, signos de madurez del).

Regad, síndrome de: aparición aguda, o en intervalos, de una torsión* pedicular de la trompa, en la mayoría de los casos unilateral y generalmente en relación con un tumor o quiste de ovario. **Síntomas** clínicos variables, como expresión de la irritación peritoneal, hasta shock peritoneal, siendo palpable un tumor de anexos, doloroso a la presión. **Pronóstico:** favorable en caso de intervención precoz (límite de ocho horas).

región anal: área del periné situada detrás de la línea que une los isquiones.

regiones inguinales: partes laterales del hipogastrio*, situadas por fuera de la línea medioclavicular, por encima de los ligg. inguinales y por debajo de la línea que une ambas espinas ilíacas anterosuperiores.

regiones laterales: áreas de la superficie abdominal, situadas a la altura de la región umbilical, por fuera de las líneas medioclaviculares.

región glútea: área de las nalgas, región de los mm. glúteos.

región perineal: área situada entre la sínfisis púbica, coxis y ambos isquiones; la línea que une los dos últimos, divide a ésta en la región anal* (post.) y región urogenital* (ant.).

región púbica: región de los genitales ext.; parte media del hipogastrio; localizada entre las dos líneas medioclaviculares, por encima de los ligg. inguinales y la sínfisis púbica, por debajo de la línea que une las dos espinas ilíacas anterosup. (línea interespinal).

región sacra: rombo sacro, área sobre el hueso sacro, limitada por la espina dorsal de la 5ª vértebra lumbar, la punta del sacro y dos fóveas lat., por encima de las espinas ilíacas posterosup. Ver tamb. Michaelis, rombo de.

región umbilical: región alrededor del ombligo; limitada lateralmente por las líneas medioclaviculares, abajo por la línea* interespinal (entre ambas espinas ilíacas anterosup.) y arriba por la línea que une el punto más caudal de ambos arcos costales.

región urogenital: área de la región perineal que se localiza por delante de la línea que une ambos tubérculos isquiáticos.

registro cardíaco instantáneo: forma de indagación electrónica de la frecuencia, en el registro cardíaco del feto. La frecuencia cardíaca se determina por el intervalo entre dos acciones cardíacas (un período cardíaco). Este tipo de registro se den. método de «golpe a golpe» (beat-to-beat). La frecuencia cardíaca tamb. se puede obtener durante un período de tiempo más largo que el de un período cardíaco. Las acciones cardíacas que se suceden durante ese tiempo se suman, y se calcula de ellas una media (registro promediado, registro cardíaco integrado). De este modo resulta un aplanamiento de las variaciones, a corto plazo (oscilaciones*).

registro cardíaco integrado: ver registro cardíaco instantáneo.

registro oncológico: registro especial, llevado generalmente por centros oncológicos, con el fin de determinar las enfermedades cancerosas en una población. **Tres formas básicas: 1. registro oncológico con orientación epidemiológica:** registro orientado a abarcar la totalidad de una población; sirven a la investigación y estadística; p. ej., para la obtención de datos importantes de morbilidad, como incidencia y prevalencia. **2. registro especial de órganos** de anatomía patológica: reúnen informaciones sobre determinadas formas de tumores. Sirven para el diagnóstico y se ocupan de la estandarización de la nomenclatura, de clasificación y división en estadios. **3. registro de asistencia médica posthospitalaria:** abarca a todos aquellos pacientes diagnosticados y tratados en el ámbito hospitalario o centro oncológico y se ocupan de una asistencia médica posthospitalaria óptima. Las formas mixtas de registro son usuales.

reglas: den. popular de las hemorragias funcionales y fisiológicas del útero, en la menstruación*.

reglas, anomalías de las: ver ciclo, trastornos del.

regresión caudal, síndrome de: malformaciones que se presentan frecuentemente en niños de madres diabéticas, caracterizadas, sobre todo, por una hipo o agenesia de la parte distal de la columna vertebral y de los fémures. Se pueden añadir malformaciones de órganos int. y poli y sindactilias de los dedos de los pies. Ver tamb. embriofetopatía diabética.

relación sexual: 1. esencialmente toda comunicación o interacción entre personas que incluye o anima una reacción sexual, sobre todo el contacto genital, oral, anal y la masturbación mutua, pero tamb. actos sadomasoquistas o fetichistas; **2.** en sentido estricto, coito, es decir, la unión de los genitales femeninos y masculinos; ver tamb. reacción sexual, ciclo de.

relación sexual genital: acto sexual con estimulación mutua, por la unión de los genitales; en la relación sexual genital heterosexual, predominantemente como coito*.

relación sexual genitoanal: ver coito anal.

relación sexual oral: acto sexual con estimulación oral de la vulva (cunnilingus*), del pene (fellatio*) o del ano (anilingus*).

release inhibiting factors (ingl): tamb. den. inhibiting hormones (IH) así como **estatinas**; neurosecreciones producidas en el hipotálamo* (releasing* hormones), las cuales inhiben la liberación de las hormonas producidas en el lóbulo ant. de la hipófisis.

releasing factors (ingl): den. tamb. releasing hormones (RH) así como **liberinas**; neurosecreciones (releasing* hormones) producidas en el hipotálamo, las cuales estimulan la liberación de las hormonas producidas en el lóbulo ant. de la hipófisis.

releasing hormones (ingl): den. para las hormonas liberadoras (liberinas) e inhibidoras (estatinas), producidas en el hipotálamo, para la regulación de las hormonas adenohipofisarias, ver tabla; son péptidos de cadena corta y bajo peso molecular, sintetizados en diversas regiones de los núcleos hipotalámicos (núcleos ventromedial y premamilar, áreas preóptica y supraquiasmática). Las mayores concentraciones se encuentran en el tallo hipofisario, donde las releasing hormones son emitidas, a través de la red neurovascular, al sistema porta de la hipófisis. El efecto sobre el lóbulo ant. de la hipófisis está mediado por receptores* hormonales; releasing hormones estimulan allí tamb. la síntesis hormonal.

reproducción, toxicología de la: área de la toxicología en la que se investiga la influencia de factores químicos y físicos, sobre la reproducción (fertilidad masculina y femenina, desarrollo prenatal, desarrollo postnatal de los órganos de la reproducción); ver tamb. toxicología prenatal.

resección cuadrántica: llamada tamb. operación milanesa de la mama; operación radical limitada según Veronesi para el tratamiento quirúrgico del carcinoma pequeño de mama*. **Técnica:** tilectomía* que se amplía a lo largo de por lo menos un cuadrante, bajo inclusión del segmento mamilar correspondiente, con extracción de los nódulos linfáticos axilares y radiación del cuerpo glandular restante. Ventaja sobre la mastectomía*: conservación de la mama; desventaja: riesgo de formación de recidivas locales, en caso de crecimiento multicéntrico del carcinoma.

resistencia androgénica: ver feminización testicular.

resolución, fase de: ver reacción sexual, ciclo de (tabla).

retención láctea: ver galactostasis.

retención urinaria: imposibilidad de orinar, a pesar de tener la vejiga llena; den. tamb. bloqueo urinario, anuria postrenal. **Causas:** (gin.) obstrucción localizada debajo de la vejiga urinaria (prolapso masivo con mecanismo de llave-prensa, grandes miomas) o atonía del m. detrusor (después de extensas operaciones radicales, distensión crónica en obstrucción infravesical); (obst.) casos de partos laboriosos con compresión de la uretra, por la parte presentada del niño.

retinacula uteri: ligamentos suspensorios del útero* (ver fig.); tractos tensos de tejido

Releasing hormones

Releasing hormones hipotalámicas[1]	Hormonas del lóbulo anterior de la hipófisis	Efectos
Hormonas somatotropas		
SRH/SIH	somatotropina (STH)	crecimiento óseo; movilización de reservas de grasas y glucógeno
MRH	hormona estimulante de los melanocitos (MSH)	extensión de los melanocitos
(PRH)/PIH	prolactina	producción de leche; en animales, provocación del celo
Hormonas glandulotropas		
Hormonas gonadotropas		
LH (FSH)-RH	hormona luteinizante y estimulante de las células intersticiales (LH/ICSH)	producción de hormonas sexuales en ovario y testículo
	hormona foliculoestimulante (FSH)	desarrollo y maduración de las células sexuales
Hormonas metabolotropas		
TRH	hormona tireotropa (TSH)	producción de hormonas tiroideas
CRH	hormona adrenocorticotropa (ACTH)	producción de hormonas corticales en la glándula suprarrenal

(1) Los releasing hormones (RH) y release inhibiting hormones (IH) tienen abreviaturas que se derivan del nombre inglés de las hormonas correspondientes del lóbulo anterior hipofisario.

R

conjuntivo que rodean el cuello uterino, transcurriendo por el tejido conjuntivo subperitoneal (parametrio*), y que contienen musculatura lisa; arrancan predominantemente del cérvix* uterino, para anclar así flexiblemente la matriz. Como importantes tractos pares, se extienden los ligamentos cardinales uterinos (ver ligamento ancho del útero), en forma de abanico, hasta las paredes laterales de la pel-

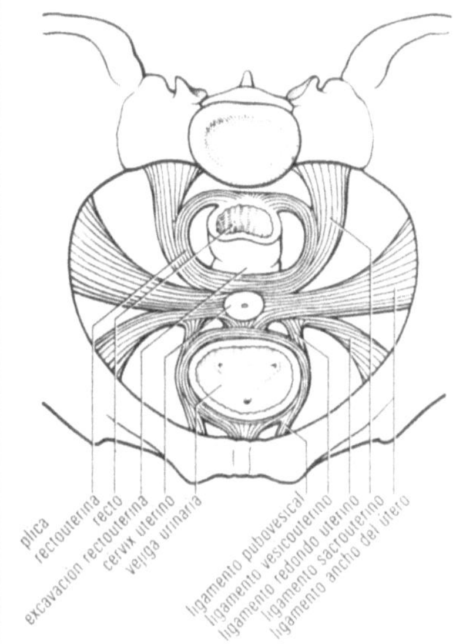

Retinacula uteri

vis, el ligamento* pubovesical hacia delante y la plica rectouterina (ver Douglas, fondo de saco de) hacia atrás. Tamb. el ligamento* redondo uterino, que propiamente no pertenece a los ligamentos del retináculo uterino, contribuye a la fijación de la matriz, en tanto que mantiene el cuerpo hacia delante. Los ligamentos del retináculo uterino impiden un desplazamiento uterino hacia arriba, durante las contracciones del parto.

retroacción, mecanismo de: ver feedback.

retroflexión uterina: inclinación post. del cuerpo uterino hacia el cérvix. **Formas: 1.** retroflexión uterina móvil (puede levantarse en la exploración); **2.** retroflexión uterina fija (debido a adherencias a órganos vecinos, no se deja erigir). **Etiología:** a) inflamaciones precedentes; b) endometriosis*. Una indicación quirúrgica sólo se da en caso de síntomas manifiestos (ver ventrofijación uterina); ver tamb. flexión uterina, versión uterina, posición uterina.

retroflexión uterina gravídica: existiendo una retroflexión* uterina, después de iniciarse la gestación, puede faltar, en algunas casos, la incorporación del útero y conducir a la aparición de fenómenos estrangulantes (la llamada retroflexión uterina gravídica incarcerada).

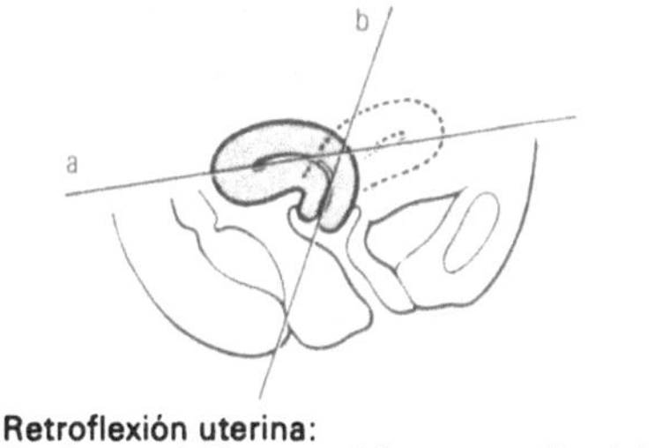

Retroflexión uterina:
Aquí en posición normal de anteversión del útero; a: eje del cuerpo uterino; b: eje del cuello uterino

Consecuencia: compresión de la uretra con iscuria paradójica que, sin tratamiento, lleva al aborto.

retroplacentario: «detrás de la placenta», o sea, localizado entre placenta y pared uterina; p. ej. hematoma retroplacentario.

retroposición uterina: dislocación de todo el útero hacia atrás: ver posición uterina.

retropúbico: localizado detrás de la sínfisis.

retroversión uterina: ver versión uterina.

Rh, desensibilización: ver anti-D, profilaxis.

Rhesus: ver Rh.

Rh, incompatibilidad: incompatibilidad serológica en el sistema Rh* de grupos sanguíneos; de importancia en obst. en la combinación madre Rh-negativa y padre Rh-positivo; en fetos Rh-positivos y sensibilización precedente de la madre, existe el peligro de una enfermedad hemolítica fetal; ver tamb. microtransfusión, enfermedad hemolítica del neonato.

Rh, sistema: sin. sistema Rhesus, grupo sanguíneo Rh, factores Rh; cualidades hereditarias de grupos sanguíneos, en la superficie del eritrocito humano. Los diferentes **antígenos Rh** (p. ej. C, C^w, c, D, E, e) son termolábiles (posiblemente proteínas). Son demostrables con utilización de antisueros humanos, en tests de hemoaglutinación o de conglutinación; en total son conocidos más de 40 antígenos Rh. La **herencia** es autosómica, codominante. El sistema Rh tiene importancia práctica en la determinación de los grupos sanguíneos y en pruebas cruzadas, antes de transfusiones (posible causa de un incidente transfusional o de una enfermedad hemolítica del neonato o del feto), en la determinación de la paternidad*, en la medicina forense, así como en anemias hemolíticas inmunológicas.

riesgos genéticos, familias con: familias en las que existe una probabilidad aumentada de tener niños enfermos; requisito para el reconocimiento del riesgo aumentado es: **1.** que al menos uno de ambos padres o uno de sus parientes inmediatos, sobre todo sus padres o hermanos, padezcan una enfermedad de etiología genética; **2.** que de la unión de ambos padres ya haya nacido un niño que padece de una enfermedad genética. El diagnóstico exacto de una serie de enfermedades específicas con etiología genética, se puede obtener durante el embarazo precoz por amniocentesis* o biopsia coriónica, p. ej. en casos de fibrosis quística, distrofia muscular progresiva tipo Duchenne (a veces incluyendo un diagnóstico geneticomolecular y exploración de los padres). Ver tamb. consulta genética, diagnóstico prenatal.

riñón pélvico: ver esplacnoptosis renal.

Ritgen, maniobra de (Ferdinand von R., ginecólogo alemán, 1787-1867): sin. maniobra retroperineal (ver fig.); el obstetra acelera la salida de la cabeza apretando indirectamente la cabeza entre ano y punta del coxis.

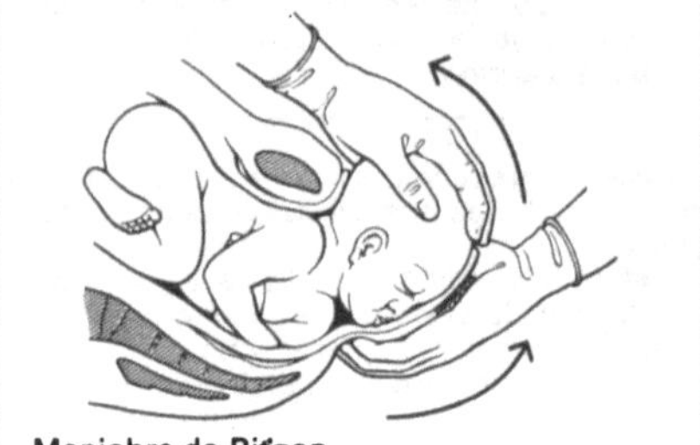

Maniobra de Ritgen

ritmo cardíaco fetal: ver embriocardia.

ritmo, método del: sin. método de Ogino-Knaus; según este, la ovulación* en la mujer ocurre siempre el día 15 (Knaus), o entre el día 12 y 16 (Ogino), antes del comienzo de la menstruación siguiente. En ello se basa el método de la contracepción*, a través de períodos de abstinencia, con ayuda de un calendario menstrual (método del calendario) con el cual se fijan, por medio de una fórmula, los días fértiles individuales de la mujer. **Ventaja:** libre de efectos secundarios somáticos; **desventaja:** poco seguro (índice de Pearl, según datos de la literatura, entre 14 y 40). Al desearse una contracepción natural, se deben usar preferentemente otros métodos.

Robin, síndrome de (Pierre R., odontólogo, París, 1867-1950): trastorno congénito del desarrollo, de etiología desconocida, con microgenia, glosoptosis, así como, a veces, microglosia y hendidura palatina, frecuentemente combinado con otras malformaciones de órganos; elevada mortalidad en edad de lactante por la dificultad respiratoria. La terapia inmediata consiste en una extensión intermitente de la mandíbula, con un asa de alambre en el centro de la misma.

rodillas, presentación de: ver presentación de rodillas.

Roederer, evolución espontánea de (Johann R., obstetra, Gotinga, 1727-1773): ver conduplicato corpore, nacimiento; evolución espontánea.

Roederer, presentación cefálica de: en caso de estrechez pélvica global (ver pelvis estrecha), disminución máxima de la cabeza del niño, por medio de una flexión extrema de la cabeza, de manera que la pequeña fontanela se encuentre en la línea guía de la entrada pélvica.

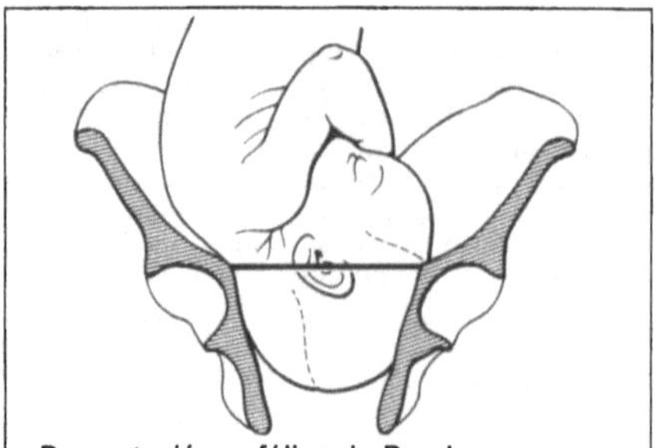

Presentación cefálica de Roederer

Rohr, fibrinoide de (Karl R., ginecólogo, Berna, 1863-1930): cinta de fibrina superior de la placenta; limita con el espacio intervelloso.

Rokitansky-Küster, síndrome de (Carl von R., patólogo, Viena 1804-1878; Hermann K., ginecólogo): sin. síndrome de Mayer-Rokitansky-Küster-Hauser; anomalía congénita de los genitales femeninos, debida a una malformación por inhibición del conducto de Müller* (2° mes embrionario); etiología poco clara. **Sínt.:** hipoplasia de los genitales externos, aplasia o atresia vaginal, útero rudimentario dividido (útero bicorne) el cual generalmente sólo está constituido por una fina malla de tejido sin luz, ovarios elevados (ver fig.); de aquí se explica la amenorrea primaria, la incapacidad para el coito y la esterilidad primaria. No estando perturbada la función ovárica, las características sexuales secundarias están desarrolladas normalmente. Malformaciones facultativas adicionales, afectan los riñones (riñón único distópico, aplasia renal) y las vías urinarias. Cariotipo XX normal.

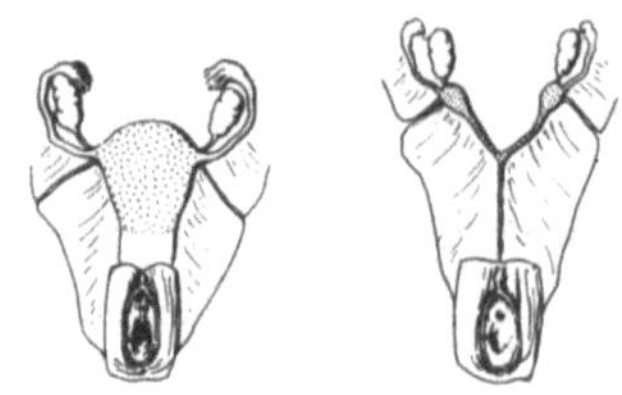

Síndrome de Rokitansky-Küster: izq.: situación normal; der.: síndrome de Rokitansky-Küster

rooming-in (ingl): alojamiento de neonato y madre en el mismo cuarto; el contacto continuo, desde la temprana infancia, tiene importancia esencial para el lazo confidencial madre-hijo. El padre tamb. debe poder estar presente, frecuentemente. En la práctica obstétrica deben ofrecerse las posibilidades correspondientes.

Rosenfeld, síndrome de (Eugene D. R., médico, Nueva York): síndrome paraneoplásico con hipoglucemia paroxística de alto grado, en seudomixomas del ovario, del apéndice o del peritoneo, generalmente acompañado de ascitis; la concentración sanguínea de insulina es normal. Las causas del síndrome de Rosenfeld no están aclaradas.

Rosenmüller, órgano de: sin. epioóforo*.

Rössle, síndrome de (Robert R., patólogo, Berlín, 1876-1956): síndrome de disgenesia gonadal, en individuos con fenotipo femenino, con enanismo u otras anomalías con cariotipo diverso (combinaciones X0, XX/X0 o XY/X0 posibles). Los **sínt.** de la falta del desarrollo sexual corresponden a los del síndrome de Swyer*, aunque se diferencia del enanismo, por extremidades muy largas y por el cariotipo. **Diagnóstico:** (radiol.) desarrollo tardío de los centros de osificación; ver tamb. disgenesia gonadal.

rotación espontánea: transformación espontánea de una presentación transversa en longitudinal; ver evolución espontánea.

Rotor, síndrome de: corresponde clínicamente casi al síndrome de Dubin*-Johnson, con una alteración excretoria de bilirrubina* menor (autosómico dominante (?), sin acumulación hepática de pigmentos). **Diagnóstico:** test de bromosulfataleína patológico; en la colecistografía oral se visualiza la vesícula. ¡La contracepción* hormonal está contraindicada!

Rotter-Halsted, operación de: ver Halsted, operación de.

rotura tubárica: ver embarazo tubárico.

rotura uterina: se produce, cuando por un impedimento insuperable el feto solo puede bajar hasta el segmento uterino inferior. **Formas:** rotura uterina completa: rotura del útero y peritoneo; rotura uterina incompleta: rotura extraperitoneal, el peritoneo queda indemne; rotura uterina silente: curso silente sin sintomatología típica; rotura uterina espontánea: sin mecanismo traumático ext.; rotura uterina violenta: producida por operaciones obstétricas. **Causas:** rotura de cicatrices (p. ej. después de cesáreas, legrado, aborto), pelvis* estrecha, presentación* intrauterina imposibilitante del parto, tamaño anormal de la parte presentada (p. ej. hidrocéfalo), malformaciones uterinas, etc. **Sínt. de la amenaza de rotura uterina:** subida del anillo de Bandl*, tensión y dolor a la presión en el segmento uterino inferior, contracciones tetánicas, intranquilidad; hipoxia fetal. Ver tamb. cérvix, desgarro de.

rubéola: infección viral, generalmente banal; peligro grave para el fruto, sobre todo en las tres primeras semanas de gestación, en caso de contraer la enfermedad la madre (ver embriopatía rubeólica). **Agente:** virus de la rubéola, transmisión aérea. **Epidemiología:** mayor frecuencia de morbilidad en niños entre 3 y 10 años; la posibilidad de contagio se inicia de 2 a 4 días antes del exantema típico y dura, como máximo, hasta el final del estadio exantemático. El índice de contagiosidad es relativamente pequeño. **Período de incubación:** aprox. 12-21 días. **Clínica:** después del pródromo (2 días) con sínt. leves de catarro en las vías respiratorias sup., se manifiestan linfomas no dolorosos (del tamaño de guisantes a poco más grandes, en la nuca y retroauriculares, más tarde generalizados), simultáneamente o poco después, se manifiesta el exantema (al principio facial, después en el tronco) en forma de manchas rosáceas, poco elevadas y no confluyentes, del tamaño de lentejas, en ocasiones con un halo anémico; desaparece al cabo de 2 a 3 días. Mientras tanto en la faringe se manifiesta una mancha exantemática. Fiebre de 38 °C de pocos días, en la mitad de casos, esplenomegalia; reducción poco importante del estado general. El curso de la enfermedad no tiene casi nunca complicaciones; raras veces se han observado encefalitis y artralgias de varias articulaciones. Lesiones tardías y muertes son excepcionales. El **diagnóstico** se puede servir del hemograma (leucocitosis en el pródromo, en la fase clínica leucopenia con linfocitosis relativa, sobre todo con aumento de las células plasmáticas). **Profilaxis rubeólica:** desde 1981 se recomienda en Alemania Federal, independientemente del sexo, la **inmunización activa** de todos los niños junto con la vacuna contra el sarampión-parotiditis; a los 10-14 años, repetición de la vacuna antirrubeólica. Antes de un embarazo planeado, se debe controlar en todo caso el título de anticuerpos antirrubeólicos (test de hemaglutinación 1:32 o más). En caso de no existir anticuerpos en el suero de una mujer embarazada, se puede realizar una inmunización pasiva (p. ej. en caso de contacto con una persona con rubéola) los primeros 4 días del período de incubación con una hiperinmunoglobulina antirrubeólica, que se debe de administrar de nuevo 6 semanas después, en caso de infección antes de la 6ª semana de gestación.

rubéola congénita: sin. síndrome de Gregg, síndrome de malformación embriopática por infección intrauterina con el virus de la rubéola, en caso de contraer la enfermedad la madre, en los tres primeros meses del embarazo. La constelación sintomatológica y su gravedad se orientan según el momento de infección materna (en el primer mes, sobre todo anomalías oculares, en el segundo, malformaciones cardíacas y anomalías del SNC, en el tercero, lesión del oído int.); ver tabla, página siguiente. Según conocimientos recientes, tamb. existe peligro para el feto en la fase tardía del embarazo **(fetopatía rubeólica). Sínt.:** ojos: sobre todo cataratas congénitas, glaucoma facultativo, microftalmía, alteraciones del fondo de ojo (seudorretinitis pigmentosa); corazón: sobre todo defectos del septo y persistencia del conducto arterioso de Botal, estenosis pulmonar; SNC: microcefalia, desarrollo psicomotor retardado, y otros sínt. de lesión del SNC (alteraciones de la motilidad, ataques epilépticos); oídos: sobre todo sordera del oído int. Como expresión de una infección florida en el parto: hepatosplenomegalia, púrpura trombocitopénica, anemia y otros. Infecciosidad del lactante persistente, hasta meses después del parto. **Diagnóstico:** demostración de anticuerpos IgM antirrubeólicos específicos en suero del niño (y materno), examen del líquido cefalorraquideo (facultativo, encefalomielitis con pleiocitosis y aumento de proteí-

R

Rubéola congénita
Tipo y frecuencia de las malformaciones por infección rubeólica prenatal

Síntomas de la embriopatía rubeólica clásica (síndrome de Gregg):	
Malformaciones cardíacas	52 – 88%
Ductus arteriosus persistente	
Estenosis aórtica	
Defecto del septo ventricular	
Defectos oculares	50 – 55%
Catarata (uni y bilateral)	
Retinopatía	
Glaucoma	
Lesiones auditivas (uni y bilaterales; sensorioneural)	⩾50%
Otros síntomas de la infección rubeólica congénita:	
Lesiones cerebrales	
Microcefalia, desarrollo psicomotor y mental retardado	40 – 50%
Encefalitis (panencefalitis) hasta los 10 años (con sordera central)	frecuente
Lesiones viscerales	
Hepatoesplenomegalia	60%
Púrpura trombocitopénica	45%
Alteraciones óseas (trastornos de calcificación)	30%
Trastornos del desarrollo y crecimiento (distrofia, peso natal inferior a 2500 g)	60%
Letalidad	13 – 20%

nas, demostración del virus). Profilaxis: ver rubéola.

Rubin, prueba de (Isidor Clinton R., ginecólogo, 1883-1958): ver pertubación.

Runge, signos de (Hans R., ginecólogo, Heidelberg, 1892-1964): signos objetivos de postmadurez gravídica del niño: **1.** coloración amarillenta de la piel del niño, del saco amniótico o del cordón umbilical; **2.** manos de lavandera; **3.** desconche o descamación de la epidermis; **4.** enrojecimiento de los labios o del escroto; **5.** falta de vérnix caseosa; **6.** distrofia. Ver tamb. postmadurez gravídica; sobremaduración, síndrome de.

R

S

saco amniótico: membranas* ovulares que rodean el fruto y el líquido amniótico; derivan en parte del feto y en parte de la madre.

saco vitelino: (embriol.) tamb. saco de dotter; espacio con líquido (saco vitelino primario; octavo día) formado por células del endodermo del blastocisto*, a lo largo de la membrana de Heuser; se desprende del citotrofoblasto* alrededor del día 13, localizándose como saco vitelino secundario en la así formada cavidad coriónica (ver corion); en el hombre sólo tiene importancia en la fase embrionaria precoz, diámetro máximo 5 mm. El **conducto onfalomesentérico** (conducto de dotter), comunicación entre saco vitelino y embrión (intestino medio embrionario), se encuentra dentro del anillo umbilical primitivo y se oblitera hacia el final del tercer mes. El resto rudimentario del conducto, es el divertículo de Meckel.

saco vitelino, tumor del: tumor altamente maligno de células germinativas del ovario (ver tumores ováricos), mayoritariamente en edad infantil y juvenil, diferenciación extraembrionaria histogenética de estructuras del saco vitelino y hojas vitelinas; frecuentemente tumor coloide, con estructuras microscópicas variadas (tipo microquístico, mixomatoso, de células sólidas, alvéolo-glandular y polivesículo-vitelino); sintetiza alfafetoproteína*. Metastatización linfógena y hematógena precoz.

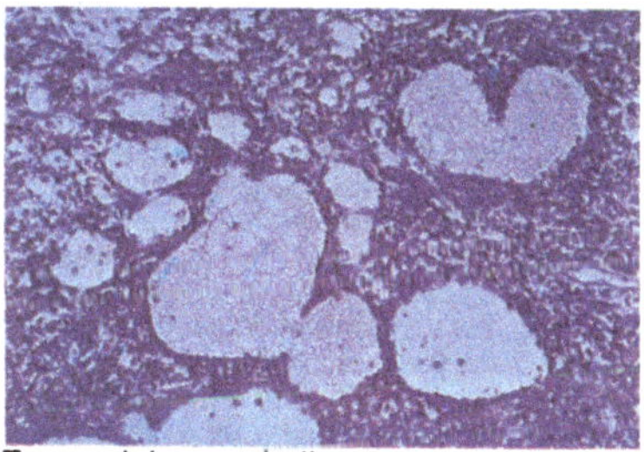

Tumor del saco vitelino:
Forma polivesicular, ovario

sacralgia: den. general para dolores en la región lumbar media e inf.; se manifiesta por fatiga y cansancio de los mm. erectores del tronco (constitución asténica, neurastenia), cambios estáticos (embarazo*, tacones demasiado altos), lumbago, isquialgia, varices de las vv. pélvicas (dolores aumentan en decúbito), enfermedades ginecológicas (cambios de posición uterina, parametritis*, tumores* ováricos), enfermedades ortopédicas, sobre todo de la columna vertebral (espondilosis, tumores). Sacralgia unilateral, sobre todo, en proctitis, sigmoiditis, dismenorrea*, parametritis post. Las enfermedades ginecológicas rara vez causan sacralgia.

sacro: hueso sacro; parte de la columna vertebral y del anillo pélvico, sobre el que se transmite la carga del tronco. Se origina por la fusión de 5 vértebras sacras, con restos costales, que se estrechan acusadamente en dirección caudal; las líneas de soldadura forman, en el lado cóncavo (cara pelviana), cuatro líneas transversas, ásperas. La cara post. convexa, (cara dorsal) presenta como resto de las apófisis espinosas la cresta sacra mediana, encontrándose a ambos lados las líneas de las apófisis articulares fusionadas (tubérculos posteroint.); el extremo craneal lo representa la apófisis articular sup., articulada con la 5ª vértebra lumbar; el inf. se atrofia para formar el asta del sacro. Entre las dos astas se abre el orificio inf. del conducto sacro (hiato sacro). Sus canales orientados lat., correspondientes a los agujeros transversos, conducen a los agujeros sacros ant. en la cara pelviana, por donde salen las ramas ventrales de los primeros cuatro nn. sacros (ver nervios espinales). Los canales tienen otra salida dorsal, los agujeros sacros post., para la salida de las ramas dorsales. La parte lat., con la carilla articular para la articulación sacroilíaca, se forma por la fusión de los restos costales y de las apófisis transversas, cuyos bordes dorsales forman los tubérculos posteroext. Lateralmente, se aprecia la tuberosidad sacra, originada por la tracción de fuertes ligamentos. En el paso lumbo-sacro son muy frecuentes las anomalías de fusión.

sactosalpinx: ver salpingitis.

sadismo: desviación del comportamiento* sexual, en la que se alcanza la excitación y satisfacción sexual sólo con humillación psíquica, subordinación, maltrato físico o flagelación del otro. Antagonismo: masoquismo*; ver sadomasoquismo. Hay que diferenciar el sadismo por acuerdo mutuo o en contra de la voluntad del otro, en el sentido de una violación* o lesión corporal.

sadomasoquismo: término génerico para sadismo* y masoquismo*; hace ver que no existe un antagonismo estricto entre los dos comportamientos, sino una complementariedad. Parejas de sadomasoquistas cambian frecuentemente de papel.

Saling, esquema de (Erich S., ginecólogo, Berlín, nacido en 1925): esquema de puntos para el diagnóstico* del estado del neonato. El den. esquema principal sirve para la evalua-

Esquema de Saling

Esquema principal: niño en condiciones óptimas: 12 puntos

Criterio	Evaluación 2 puntos	1 punto	0 puntos
Cordón umbilical	lleno	medio lleno	vacío
Color de la piel del tronco	rosácea	cianótica	pálida
Tono y movimientos	buenos	disminuidos	faltan
Respiración	libre	alterada	falta
Frecuencia cardíaca	más de 100	menos de 100	falta
Reacción a estímulos	buena	disminuida	falta

Esquema secundario: niño en condiciones óptimas: 4 puntos

Criterio	Evaluación 2 puntos	1 punto
Primera inspiración	después de 20 segundos como máximo	más tarde
Primer grito	después de 1,25 minutos como máximo	más tarde
Respiración periódica	después de 1,5 minutos como máximo	más tarde
Enrojecimiento de la piel	después de 5,25 minutos como máximo	más tarde

ción simple del niño inmediatamente después del parto, el den. esquema secundario, para la evaluación de las características más importantes de adaptación, después del parto (ver tabla). Valoración: Esquema principal/secundario en puntos; niño en estado óptimo = $^{10}/_{4}$. El resultado más fiable se obtiene incluyendo el pH sanguíneo (sangre umbilical) en la valoración del niño; así se puede diferenciar un estado depresivo* del neonato por hipoxia (¡ninguna hipoxia sin acidosis!) o por otras causas, p. ej. narcóticos, intervención quirúrgica grave, etc; ver tamb. acidosis metabólica intrauterina primaria; Apgar, índice de.

salpingectomía: extirpación de una trompa* de Falopio.

salpingitis: inflamación de una trompa* de Falopio. **Etiología/patogenia:** generalmente infección* ascendente de las regiones genitales inf., casi siempre en edad de madurez sexual, sobre todo en la menstruación* (por la apertura del canal cervical y cambios del medio vaginal) y postparto (con el canal cervical muy abierto y loquios infectados, endometritis puerperal), intervenciones intrauterinas (p. ej. legrado, histerosalpingografía, colocación de DIU, interrupción del embarazo); se origina por ausencia de asepsia y cronificación bacteriana. **Agentes:** Neisseria gonorrhoeae, bacterias aerobias y anaerobias (infecciones mixtas), micoplasmas, clamidias, rara vez, Mycobacterium tuberculosis por vía hemática (salpingitis tuberculosa). **Patología:** al principio infección clínicamente muda de la mucosa tubárica (endosalpingitis), que puede curar sin secuelas; en defectos epiteliales y ulceraciones, se pueden dar adherencias fibrinosas (trastornos del transporte del óvulo, favorecimiento de un embarazo* tubárico). En caso de afección de la musculatura (salpingitis en sentido estricto), hiperemia, infiltración leucocitaria e inflamación de la pared tubárica, a veces cierre de la trompa **(sactosalpinx)** y retención del exudado sero-fibrinoso **(hidrosalpinx),** purulento **(piosalpinx)** o con hemorragia **(hemosalpinx).** En caso de cronificación, se extiende (anexitis). El engrosamiento nodular de la trompa en la parte ístmica (se supone consecuencia de inflamaciones más o menos curadas), es signo de la **salpingitis ístmica nodosa. Clínica:** en salpingitis aguda: fiebre, dolores en hipogastrio y fosas ilíacas, signos de irritación peritoneal, resistencia abdominal circunscrita, dolor típico al mover el cérvix por palpación; a veces, resistencia elástica con dolor a la presión en la región de los anexos; signos de inflamación en el diagnóstico por laboratorio. La salpingitis crónica se desarrolla después de un estadio subagudo, caracterizado por molestias paulatinamente menores; se produce la organización conectiva de los depósitos fibrinosos y adherencias (p. ej. quiste tuboovárico), fijación de la trompa y limitación de la movilidad uterina (retroflexión* uterina); sínt. típicos son: la dismenorrea, algopareunia y dolores en la actividad física y defecación. ¡En dificultades de dd, se debe realizar una laparoscopia! **Terapia:** al principio conservadora con antibióticos de amplio espectro, glucocorticoides, antiflogísticos y medidas físicas favorecedoras de la absorción; en determinados casos salpingectomía. **Atención:** ¡sólo en el caso de una terapia precoz, se puede esperar una restitución completa y conservación de la actividad tubárica! **Complicaciones:** sobre todo ooforitis, pelviperitonitis, absceso del fondo de saco de Douglas. **Pronóstico:** esterilidad en el 20-30% de los casos.

salpingitis profluente: salpingitis* con vaciamiento temporal masivo, en un sactosalpinx, de la secreción congestionada, por una estenosis valvular desde el segmento uterino de la trompa al útero.

salpingitis tuberculosa: infección tubárica, generalmente bilateral, por diseminación (sobre todo hematógena) de Mycobaterium tuberculosis desde procesos tuberculosos en pleura o pulmón; afección sobre todo de la mucosa (ver fig.) y paso a una endometritis* tuberculosa. **Complicaciones:** frecuentemente esterilidad*; en caso de concepción: embarazo* extrauterino frecuente; ver tamb. tuberculosis genital.

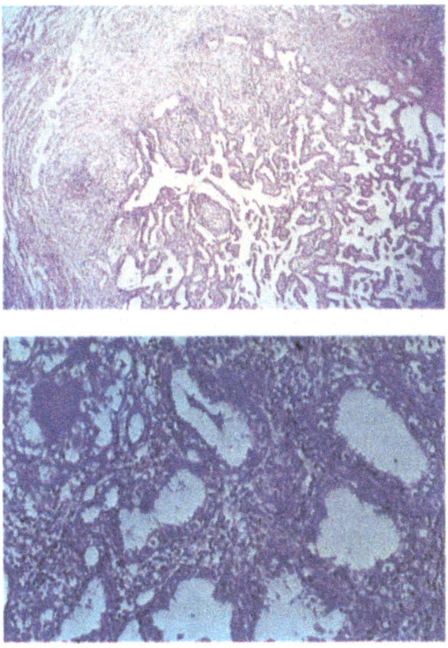

Salpingitis tuberculosa:
Examen general histológico (arriba) y a gran aumento (abajo)

salpingociesis: ver embarazo tubárico.

salpingografía: ver histerosalpingografía.

salpingólisis: desbridamiento quirúrgico de adherencias de la trompa, con sus alrededores, en caso de esterilidad*.

salpingooforectomía: extirpación quirúrgica de una trompa, con su ovario correspondiente.

salpingostomatoplastia: sin. salpingostomatotomía, plastia tubárica; operación de formar un nuevo orificio abdominal de la trompa de Falopio; después de extirpar el extremo cerrado o alterado, se realiza una anastomosis término-terminal microquirúrgica o una fimbrioplastia (ver fimbriólisis).

salpingotomía: apertura de la pared tubárica, p. ej. en la operación conservadora de un embarazo* tubárico, antes empleado en estenosis tubáricas (hoy se emplea la resección del segmento, con anastomosis término-terminal subsiguiente).

salpinx (gr trompeta): salpinge, trompa* de Falopio; sólo usado en palabras compuestas.

sapremia puerperal: ver fiebre puerperal.

sarcoma botrioideo: tumor mixto mesodérmico maligno, oval, del cérvix o vagina (histológicamente un rabdomiosarcoma embrionario, variación juvenil del tumor mixto de Müller*, maligno); en niñas: metástasis por diseminación por vía linfática y hematógena. Pronóstico fatal.

sarcoma deciduocelular: ver sarcoma uterino.

sarcoma endometrial: ver sarcoma uterino.

sarcoma uterino: sarcoma del cuerpo uterino; a los sarcomas **endometriales** pertenecen: **1.** tumores malignos mesenquimatosos: sarcomas del estroma de diferentes grados de malignidad (dependiente del índice mitótico), sarcomas de células mixtas (condro, osteo, rabdomiosarcomas y otros); **2.** tumores mesodérmicos malignos: adenosarcoma, carcinofibroma, cistoadenofibroma papilar maligno, tumores mixtos malignos de Müller. En los sarcomas uterinos del miometrio, se trata normalmente de leiomiosarcomas.

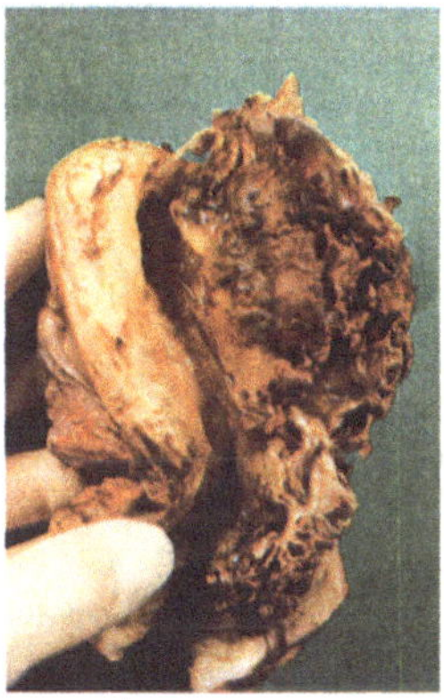

Sarcomas uterinos:
Tumor mixto uterino de Müller, maligno

satiriasis (gr satyr figura mitológica): den. para la hipersexualidad* en hombres; ver tamb. donjuanismo.

Scanzoni, maniobra de (Friedrich S., ginecólogo, Würzburg, 1821-1891): extracción* con fórceps, colocando dos veces el fórceps; para partos en presentación occipital posterior.

Schaudinn, enfermedad de (Fritz R. Sch., zoólogo, Hamburgo, 1871-1906): término en desuso para la sífilis*.

Schauta-Stoeckel, operación de (Friedrich Sch., ginecólogo, Viena, 1849-1919): sin. operación de Schauta-Amreich; extirpación radical del útero, vía vaginal, por carcinoma de cérvix*, llevándose todo lo posible del tejido parametrial; hoy día abandonada en favor de la operación de Wertheim*-Meigs, por no tener posibilidad de extirpar el tejido adiposo y linfático de la pelvis menor y para disminuir el riesgo operatorio en la laparotomía.

Schauta-Wertheim, operación de: operación del prolapso uterino; ver prolapso uterino y vaginal.

Schiller, prueba de yodo de (Walter Sch., ginecólogo, patólogo, Viena, 1887-1960): método para demostrar y localizar áreas epiteliales sospechosas en la región del cérvix, aplicando una disolución de Lugol al 3-5%; posibilita la diferenciación entre epitelio plano normal (con glugógeno, coloración pardo oscuro) e inmaduro (sin o con poco glucógeno, pardo claro a ocre, «yodo-negativo»); se usa complementando la colposcopia* y colpocitología*, así como para la excisión* exploratoria dirigida.

Schimmelbusch, enfermedad de: den. adenosis esclerosante, ver mastopatía.

Schröder, signos de (Karl Sch., ginecólogo, Berlín, 1838-1887): signo de desprendimiento* placentario; subida del fondo uterino más allá del ombligo (generalmente hacia la der.), volviéndose estrecho y angulado.

Schuchardt, incisión de (Karl Sch., cirujano Stettin, 1856-1901): incisión por la vagina, anillo vulvar y periné, llevado tan profundo como es necesario, para incidir tamb. la musculatura profunda del suelo pélvico; incisión auxiliar en intervenciones obstétricas (ver fig.). Ver tamb. episiotomía.

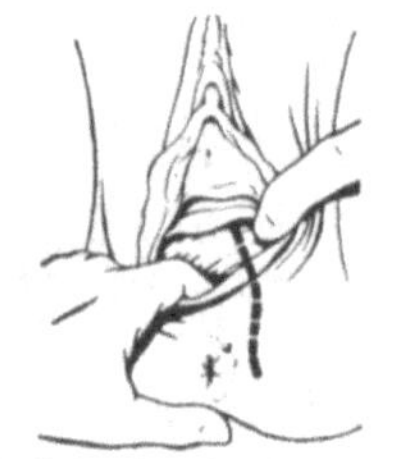

Incisión de Schuchardt

Schultze, modo de (Bernhard Sch., ginecólogo, Jena, 1827-1919): desprendimiento placentario en su punto medio; salida de forma cuboide con la cara fetal; más frecuente que el modo de Duncan*.

Schwarzenbach, maniobra de: la cabeza fetal, situada en el suelo de la pelvis, se palpa entre la punta del cóccix y ano.

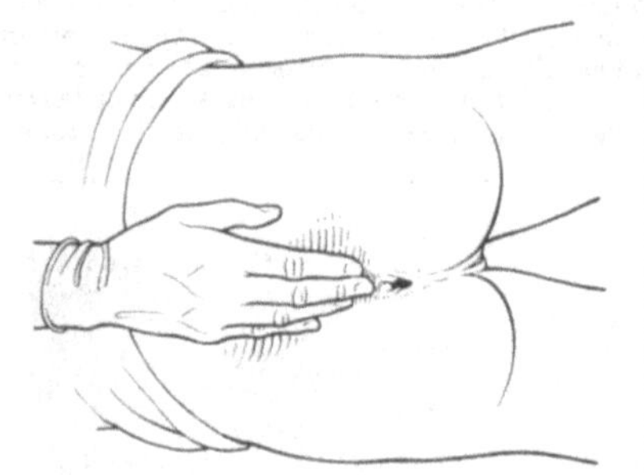

Maniobra de Schwarzenbach

second look operation: intervención repetida al cabo de aprox. 6 meses, después del tratamiento quirúrgico primario de carcinomas de estómago, colon y, sobre todo, de ovario; se intenta extirpar todos los focos carcinomatosos (sobre todo metástasis en nódulos linfáticos) de todo el peritoneo. **Significado:** permite, en ausencia macroscópica de recidivas, la finalización de una terapia citostática; quizás aumento del índice de supervivencia. En recidivas clínicas más tardías, se puede realizar, al cabo de un intervalo de tiempo semejante, una «third look operation».

secreción, fase de: tamb. fase del cuerpo lúteo o fase luteínica; ver ciclo menstrual.

secundípara: mujer que pare por 2ª vez.

segmentación: (embriol.) divisiones mitóticas repetidas del cigoto*, en células cada vez más pequeñas (blastómeras*), hasta el estadio de mórula*.

segmento uterino inferior: abrev. SUI, istmo del cuello uterino; sostiene al fruto, en el embarazo; en el parto pertenece al conducto dilatante.

S

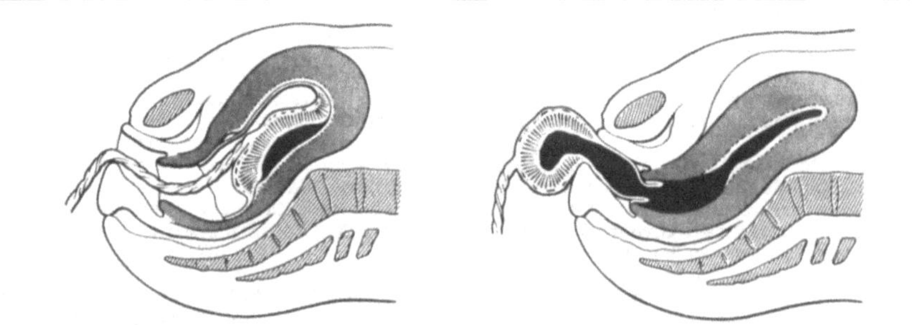

Modo de Schultze, de desprendimiento placentario

self demand feeding (ingl): lactancia* cuando lo desea el niño, según sus necesidades, es decir, sin tiempos fijos; desde el punto de vista psicosomático, favorable para evitar ansias en el recién nacido, satisfaciendo pronto sus primeras necesidades (hambre).

semen: ver esperma.

semicastración: extirpación quirúrgica unilateral de las gónadas*.

seminoma: tumor maligno del testículo, del tejido germinativo (germinoma); por su histología parecida, tamb. usado para el disgerminoma* de la mujer.

Semmelweis, procedimiento de (Ignaz S., ginecólogo, Viena, 1818-1865): desinfección de manos (originalmente con cloruro de cal) antes de la exploración de la parturienta; profilaxis de la fiebre* puerperal.

senilidad: edad senil; procesos de envejecimiento acontecen durante toda la vida, predominando, a una edad avanzada, sobre los procesos de crecimiento y renovación y afectando sobre todo a la composición histológica (pérdida de elasticidad de la piel, órganos circulatorios y locomotores; involución de los órganos int.), con disminución de la capacidad física. Los factores genéticos, ambientales, de riesgo (alteraciones metabólicas, tabaco, alcohol, hipertensión, stress) y la situación psicosocial, influyen en el proceso de envejecimiento. La senilidad se caracteriza por la mayor incidencia de enfermedades dependientes de la edad y una disminuida capacidad de compensación de los sistemas de órganos; su inicio se ha colocado, en las naciones industrializadas, al período de vida más allá de los años 70-80; ver tamb. períodos de vida.

seno mamario: la depresión entre las dos mamas.

senos lactíferos: ver conductos lácteos.

seno urogenital: segmento ant. de la cloaca embrionaria; se divide en una parte sup. (desarrollo de la vejiga), una parte pélvica (desarrollo de la uretra en el sexo femenino, de las partes int. uretrales en el sexo masculino), y una parte ext. (desarrollo del vestíbulo vaginal en el sexo femenino, partes ext. de la uretra en el sexo masculino).

sepsis gonocócica benigna: sin. infección gonocócica diseminada. **Sínt.:** tríada de fiebre, artralgias y manifestaciones en la piel (pústulas hemorrágicas acrales o cerca de articulaciones). **Causas:** diseminación hematógena de Neisseria* gonorrhoeae, p. ej. en anexitis o prostatitis gonorreica, con vasculitis local. Son factores predisponentes las características microbiológicas de la cepa de gonococos causante y características inmunológicas del paciente.

sepsis herpética del neonato: ver herpetosepsis del neonato.

sepsis puerperal: ver fiebre puerperal.

Sertoli-Leydig, tumor de células de: sin. androblastoma*.

seudoelefancia neuroartrítica: sin. trofoedema*.

seudoembarazo: den. para: **1. embarazo imaginado**, neurosis psicógena con sínt. similares al embarazo (ausencia de menstruación, aumento del diámetro abdominal); **2.** el llamado **embarazo artificial**; ver seudogravidez inducida.

seudogonococos: diplococos gramnegativos del grupo de las Neisserias* o bacilos cocoides gramnegativos de la tribu Mimeae; muy fáciles de confundir morfológicamente y por su reacción en la tinción con Gram. Sólo métodos bioquímicos y serológicos permiten una diferenciación segura de la Neisseria* gonorrhoeae. Seudogonococos se consideran patógenos facultativos y pueden producir una uretritis no gonocócica; ver tamb. gonorrea.

seudogravidez: sin. seudoembarazo*.

seudogravidez inducida: principio de terapia hormonal, con administración de combinaciones de estrógenos-gestágenos en dosis altas, en un período de 8-12 semanas. **Indicaciones:** entre otras, hipoplasia genital, síndrome de Sheehan (ver insuficiencia adenohipofisaria), amenorrea* hipotalámica (inducción de ciclos espontáneos por un rebound* effect negativo), endometriosis* (dosis crecientes para reprimir la hemorragia menstrual). Ver tamb. seudoembarazo.

seudohermafroditismo: existencia conjunta de las gónadas de un sexo con genitales y caracteres sexuales secundarios del otro, coincidiendo el sexo gonadal con el cromosómico; en el seudohermafroditismo femenino (cariotipo 46,XX; ovarios), la apariencia ext. es predominantemente masculina; p. ej. en el síndrome adrenogenital congénito o adquirido, o como consecuencia de efectos androgénicos en el embarazo (terapia hormonal, tumor materno, secretor de hormonas); en el seudohermafroditismo masculino (cariotipo 46,XY; testículos), los genitales ext. y los caracteres sexuales secundarios son predominantemente femeninos, tamb. con feminización testicular, síndrome de Reifenstein, de Swyer, adrenogenital congénito; ver intersexualidad (tabla).

seudomama: existencia de una mama supernumeraria con pezón y aréola; contiene tejido adiposo en vez de parénquima glandular; anomalía congénita.

seudomenstruación: hemorragia parecida al sangrado menstrual, producida por una disminución del nivel de estrógenos o carencia relativa de los mismos, en un ciclo* anovulatorio; ver tamb. hemorragia por deprivación.

seudomixoma peritoneal: aglomeración de masas gelatinosas (seudomucina*) en la cavidad peritoneal, con hinchazón del abdomen y, a veces, trastornos de la función intestinal, generalmente después de la rotura de adenomas* quísticos mucinosos o adenocarcinomas* quísticos del ovario, por implantación de células tumorales productoras de moco, en todo el peritoneo; lleva (también en caso de benignidad y vaciamientos quirúrgicos repetidos, del peritoneo) frecuentemente a la muerte por caquexia progresiva, después de un proceso de muchos años; ver figura, página siguiente.

seudomucina: sin. metalbúmina, paralbúmina; mucoide en adenomas* quísticos mucinosos y adenocarcinomas* quísticos, no precipita con ácido acético.

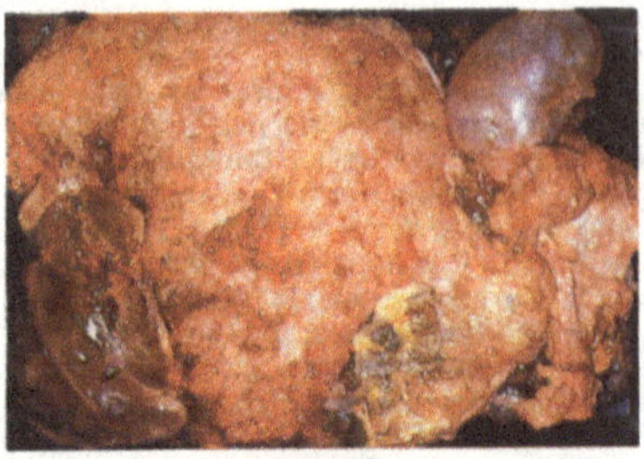

Seudomixoma peritoneal:
Masas de moco y quistes proliferantes, de un adenoma quístico seudomucinoso del ovario llenan, por completo, la cavidad peritoneal abierta.

seudopubertad precoz: tamb. den. forma periférica de la pubertad* precoz, desarrollo precoz, iso o heterosexual. **Causas:** no hipofisarias, sino en otras glándulas secretoras de hormonas (germinativas, suprarrenales). En la seudopubertad precoz no se produce (al contrario que en la pubertad pecoz auténtica) ovulación o espermatogénesis; ver tamb. granulosa, tumor de células de la; adrenogenital, síndrome.

seudosíndrome de Klinefelter: desarrollo de un hipogonadismo* hipogonadotropo por alteraciones esclerosantes de los testículos, manifestándose en la tercera a cuarta década. Pérdida de la libido y potencia, aspermia. Las causas de la esclerosis tubular, con pérdida de células secretoras de andrógenos, son desconocidas; la sintomatología clínica se parece a la del síndrome de Klinefelter*. El cariotipo del paciente es normal (46,XY).

seudosíndrome de Meigs: ver Meigs, síndrome de.

sexo: clasificación de individuos de especies bisexuales, en masculinos y femeninos, según diferentes criterios. En el hombre se diferencian: **1. sexo cromosómico** (tamb. sexo genético; ver sexo nuclear): células con el cromosoma Y se consideran masculinas, sin cromosoma Y femeninas (ver tamb. sexo, determinación cromosómica del). **2. sexo gonadal:** individuos con ovarios se consideran femeninos gonadalmente, con testículos masculinos, con glándulas germinativas mixtas como intersexuales. **3. sexo genital:** clasificación según el aspecto de los genitales ext. y caracteres sexuales secundarios (sexo fenotípico).

Aparte de estos criterios determinantes del **sexo somático** de un individuo, se determina el **sexo psicosocial** por: **4. sexo psíquico**, es decir, la autoidentificación como femenino o masculino, proceso que tiene lugar hasta el cuarto año de vida como máximo, sin poder corregirse (ver tamb. intersexualidad). **5. sexo social**, es decir, la clasificación sexual y rol dado por el ambiente (entre otros, como sexo jurídico). Las contradicciones entre el sexo genital, psíquico y social, pueden afectar seriamente la psiquis de la persona.

sexo cromosómico: tamb. sexo genético; ver sexo, determinación cromosómica del.

sexo, determinación cromosómica del: determinación del sexo somático por los genes determinantes del sexo, localizados en los gonosomas*. En el sexo femenino (homogamético) se producen, en la meiosis*, sólo gametos* idénticos con 22 autosomas* y un cromosoma X, en el sexo masculino (heterogamético), al contrario, se producen dos tipos de gametos (espermatozoides*), que tienen 22 autosomas cada uno, pero la mitad un cromosoma X y la otra un cromosoma Y. En la fertilización del óvulo* con un espermatozoide portador de un cromosoma X, se produce un cigoto* femenino, y si lleva un cromosoma Y, un cigoto masculino.

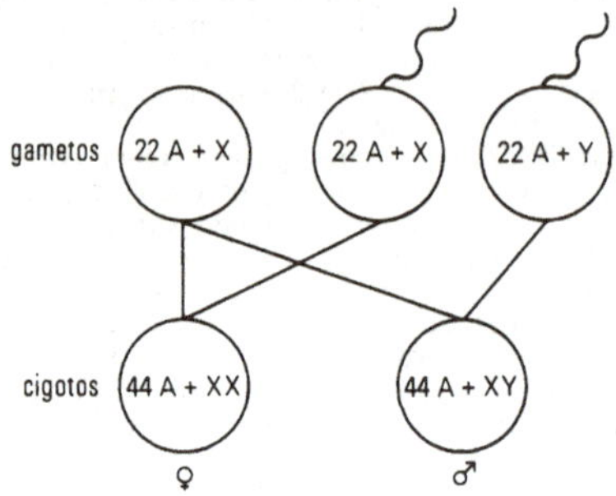

Determinación cromosómica del sexo:
A: autosomas; X, Y: gonosomas

sexo genital: ver sexo; ver tamb. características sexuales.

sexo gonadal: ver sexo.

sexo nuclear: resulta de la combinación de cromosomas sexuales de las células del organismo; en los núcleos en reposo de casi todos los tejidos, se puede determinar el sexo mediante las características siguientes: **1. cromatina X:** cromatina* sexual en el 40-80% de núcleos celulares de individuos con cromosomas XX (cromatina-X-positivos); en individuos con un cromosoma X, falta (cromatina-X-negativos). **2. drumstick:** formación especial

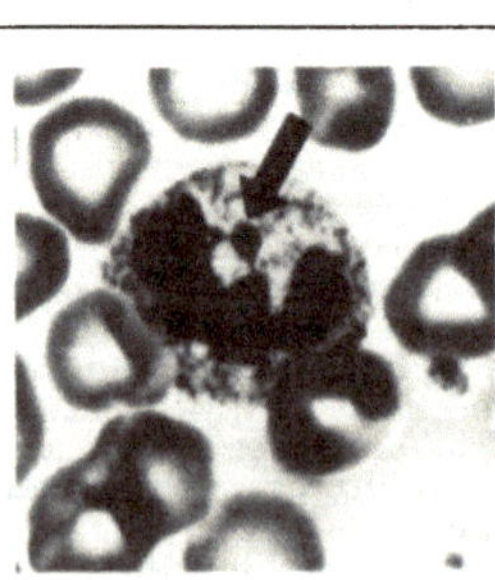

Sexo nuclear:
Granulocito neutrófilo segmentado con drumstick

en forma de palillo de tambor en los núcleos de leucocitos segmentados, en personas con dos cromosomas X (generalmente en mujeres) en aprox. el 3% (drumstick-positivos), personas con un solo cromosoma X, son drumstick-negativos). 3. **cromatina Y:** cuerpo Y en los nú-

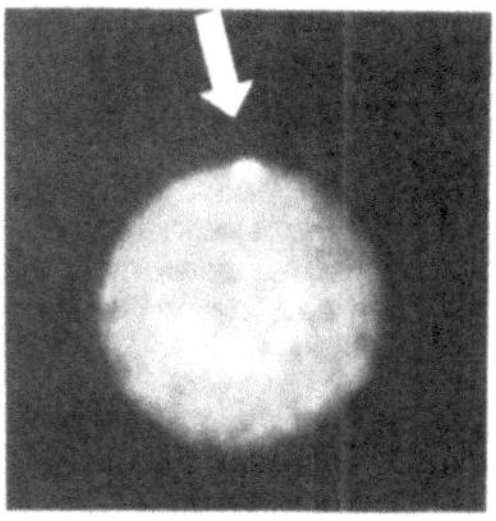

Sexo nuclear:
Linfocito con cromatina Y

cleos en reposo, en personas con un cromosoma Y, en el 30-70% de los núcleos demostrable por microscopia de fluorescencia (cromatina-Y-positivos); al faltar el cromosoma Y: cromatina-Y-negativos. Ver tamb. cariograma.

sexo, reconocimiento prenatal del: hasta hace poco sólo fue posible en el diagnóstico morfológico nuclear, la prueba negativa de un sexo nuclear masculino por exclusión de células Barr positivas. Hoy día se ha llegado a hacer la prueba positiva del sexo* nuclear masculino. **Determinación:** se examinan células epiteliales amnióticas obtenidas por amniocentesis*. El método se basa en la coloración específica del cromosoma Y mediante cromos fluorados del grupo de atebrina (cromatina Y). Así destaca microscópicamente el cromosoma Y del núcleo celular, por una fluorescencia cromatínica muy fuerte. En las células femeninas, generalmente no se observa un cuerpo fluorescente. El reconocimiento prenatal del sexo por este método es posible en el primer trimestre del embarazo; mediante el diagnóstico por ultrasonidos* no se puede determinar antes de la 20ª semana de gestación.

SHBG: abrev. para (ingl) **s**ex **h**ormone **b**inding **g**lobuline (globulina transportadora de hormonas sexuales); betaglobulina formada en el hígado, con un PM de 52.000, se combina con aprox. 70-80% de las hormonas* sexuales circulantes en sangre, con afinidad alta para la dihidrotestosterona (DHT), testosterona, estradiol, dehidroepiandrosterona, con afinidad escasa para la androstendiona y estrona. **Valores normales** (nivel sérico en µg/100ml; estándar de referencia: 1 mol de DHT corresponde a 1 mol de SHBG): mujeres 1,1-3,38, en el embarazo 5,81-11,05; hombres 0,31-2,39.

Sheehan, síndrome de: sin. síndrome de Simmonds-Sheenan; insuficiencia* adenohipofisaria postparto.

Shirodkar, operación de: ver cerclaje.

shock bacteriano: ver endotoxina, shock por; shock tóxico, síndrome de.

shock séptico-tóxico: ver endotoxina, shock por; shock tóxico, síndrome de.

shock tóxico: ver endotoxina, shock por; shock tóxico, síndrome de.

shock tóxico, síndrome de: (ingl) toxic shock syndrome (TSS); síndrome descrito por primera vez en 1978, consistente en: fiebre elevada, síntomas cutáneos y mucosos (conjuntivitis, exantema escarlatiniforme, más tarde descamación palmoplantar), shock hipovolémico, en determinadas circunstancias, con diarrea y vómitos, estupor, insuficiencia hepática y renal; fue observado por primera vez en los EE.UU., en mujeres jóvenes, en dependencia temporal con el empleo de tampones de material sintético (la así den. enfermedad del tampón), y más recientemente en ambos sexos, con frecuencia tras infecciones estafilocócicas. **Causa:** presumiblemente una toxina, casi siempre del Staphylococcus aureus (enterotoxina F, exotoxina C); las toxinas formadas por otros microorganismos, en condiciones apropiadas para ello, entran en consideración en casos aislados. **Atención:** se han descrito evoluciones graves y casos de muerte. **Terapia:** medidas terapéuticas del shock (reposición de volumen y de electrólitos), antibióticos, inmunoglobulina. Ver endotoxina, shock por.

Shute, fórceps de: (obst.) den. fórceps paralelo, se caracteriza por su moldeamiento adaptable a cualquier forma y tamaño de la cabeza, y por una presión biparietal disminuida. Ver tamb. extracción con fórceps.

sialismo: aumento patológico de saliva que fluye fuera de la boca; en irritación local, alteraciones nerviosas, embarazo y otros; ver tamb. tialismo gravídico.

SIDA: abrev. para **s**índrome de **i**nmuno**d**eficiencia **a**dquirida; descrito por primera vez en 1981, como cuadro patológico independiente; síndrome de deficiencia inmunológica, adquirido por infección con un retrovirus neuro y linfotrópico; se caracteriza por enfermedades persistentes o recidivantes (manifestándose sólo en estadios avanzados) que denotan deficiencias en el sistema inmunológico celular, o por la manifestación de un sarcoma de Kaposi, habiéndose demostrado el virus o anticuerpos. Se considera como orientación diagnóstica más importante, la manifestación de infecciones difíciles de dominar terapéuticamente o letales, por agentes oportunistas y parásitos. Además se observan diferentes tumores malignos, sobre todo del sistema reticuloendotelial, y enfermedades autoinmunes y neurológicas. **Epidemiología:** los primeros casos se observaron en EE.UU. sobre todo en cuatro grupos: hombres homosexuales con diferentes parejas, drogadictos, hemofílicos y personas del Caribe. Estos grupos (con excepción del último, cuyo riesgo de enfermar ya no se distingue del de otros grupos) se consideran hoy día aún como grupos principales de riesgo, ya que la enfermedad se transmite, sobre todo, por contactos sexuales, sangre y productos sanguíneos. Hoy día afecta, con incidencia creciente, a personas no clasificadas en ninguno de estos grupos de riesgo. La incidencia crece aún rápidamente; se cree que se duplica el número de

S

casos en 13 meses. En marzo de 1988 se conocían en EE.UU. 55.167 casos, con un porcentaje creciente de personas no pertenecientes a ningún grupo de riesgo. En Centroáfrica parece estar infectada gran parte de la población, se temen 100.000 enfermos y un múltiplo de infectados. La epidemia del SIDA africana carece de los indicadores de riesgos característicos para América del Norte y Europa Occidental, por afectar toda la población sexualmente activa y a niños de menos de 5 años (supuestamente tamb. por inoculación yatrógena).

Etiología/patogenia: infección por HIV* (HIV-I, antes LAV/HILV-III) y supuestamente por otros retrovirus (entre otros, HIV-II o LAV-II, aislado por primera vez en 1986 en pacientes de África central); el HIV-I es un retrovirus con un polimorfismo genético marcado (variabilidad de antígenos), inactivable rápidamente por medidas usuales de desinfección. Células diana son los monocitos y macrófagos de la sangre periférica y del sistema reticuloendotelial, así como las células (linfocitos) T helper; la infección persistente lleva, por una estimulación antigénica continua, a procesos inflamatorios celulares (p. ej. de la neuroglía, con alteraciones neuropatológicas del SNC), así como por la destrucción de células infectadas durante la multiplicación del virus, entre otras, a una depresión de la inmunidad celular, que se expresa sobre todo por una disminución de los linfocitos T (T_4) helper (antígeno CD4+) y, después de un aumento pasajero, de los linfocitos T (T_8) supresores (antígeno CD8+, relación normal CD4+/CD8+ = 2,13 ± 0,92). Una hiperproducción de inmunoglobulinas no específicas producidas por linfocitos B, probablemente originada por la disminución de células T_4-helpers, lleva tamb. a la disminución del sistema inmunológico específico. Además tiene importancia el que, al parecer, el virus no sólo ataca a linfocitos T maduros, sino tamb. a sus células blásticas (¿«reservorio de virus»?).

Infección: ha sido demostrado el HIV en tejido linfático, sangre, líquido seminal, secreción vaginal, saliva y leche materna de personas infectadas. Epidemiológicamente segura sólo es la transmisión por inoculación parenteral de líquidos, sangre o preparados sanguíneos que contienen el agente, sobre todo en contactos sexuales (lesiones de la mucosa), y por inyecciones y transfusiones. Aun en estas condiciones, parece ser nítidamente menor la infecciosidad de este agente que la del virus de la hepatitis B. La transmisión pre y perinatal es posible. Las personas infectadas desarrollan, al cabo de 4-7 semanas (como mínimo), anticuerpos séricos demostrables, que se orientan principalmente hacia sustancias interiores del virus y no inhiben el virus infeccioso (anticuerpos no neutralizantes); hay hallazgos indicadores de que la mayoría de esas personas son contagiosas.

Período de incubacion: ½-8 años de media, posiblemente mucho más. Se cree que sólo una parte de los infectados desarrollarán un cuadro completo.

Clasificación en estadios y sintomatología: ver tabla. En el embarazo existe una probabilidad mayor en mujeres HIV positivas para el desarrollo de una enfermedad asociada al HIV. En aprox. el 80-90% de recién nacidos HIV infectados, se manifiestan síntomas en los primeros 18 meses de vida.

Diagnóstico: demostración de anticuerpos específicos mediante tests serológicos específicos, sobre todo para la demostración de anticuerpos séricos contra proteínas capsulares de virus HIV-I cultivados (ELISA, tamb. apropiado para el screening), contra proteínas virales, después de su separación electroforética (método de Western blot o Inmunoblot), o un test de confirmación, para la demostración de material viral en células de cultivo infectadas,

Según la situación actual, con respecto a la discusión sobre la base jurídica del test de anticuerpos anti-HIV, se recomienda realizar exámenes serológicos sólo después de informar al paciente y con el consentimiento del mismo.

por inmunofluorescencia indirecta. Un número reducido de portadores HIV-I no se detecta serológicamente (negatividad serológica falsa); la demostración directa es posible, pero muy laboriosa. Por una reactividad cruzada sólo parcial de las proteínas nucleares virales de HIV-I y HIV-II, generalmente no se detectan infecciones HIV-II con screenings HIV-I. Un parámetro seguro para una inmunodeficiencia avanzada es la anergia cutánea, es decir, la falta de reacción cutánea, esperada, en el test de tuberculina o similares (sobre todo en un test múltiple con varios antígenos). Una reacción normal parece excluir un estadio precoz. En estadios avanzados se encuentra, aparte de un cociente CD4+/CD8+ disminuido (< 0,5), frecuentemente una leucopenia, trombopenia, anemia leve. Hallazgo típico de la histología de nódulos linfáticos, es una hiperplasia folicular con linfopenia; en el examen histológico del timo, atrofia total con falta casi completa de corpúsculos de Hassal. Como «efecto secundario» de la falta de reacción inmunológica normal, se hace cada vez más difícil la evaluación de los hallazgos clínico-serológicos (falta del aumento de la tasa de anticuerpos en diversas infecciones). El dd del SIDA y la mal definida enfermedad de Nezelof, síndrome de DiGeorge, de Wiskott-Aldrich, de Louis-Bar y otras disproteinemias, puede ser difícil.

Terapia: en la actualidad, no se conoce una terapia específica contra el SIDA. Lo más importante del tratamiento (aún) es luchar, lo mejor posible, contra las infecciones oportunistas de peligro vital y neoplasias. Recientemente se usan, con cierto éxito, inhibidores de la transcriptasa inversa, típica del retrovirus (sintetiza una copia ADN del ARN viral que se integra en el genoma de la célula infectada): aumento del tiempo de supervivencia, infecciones oportunistas menos frecuentes, aumento del peso, mejoramiento de la calidad de vida. Como estas sustancias (acidotimidina, foscarnet) sólo inhiben la multiplicación del virus, hay que administrarlas de por vida; el efecto secundario más grave es la anemia (secundaria). Además se estudian moduladores y estimuladores del sistema inmunológico, como interferones, interleukinas y otras sustancias. **Vacunación:** distintos grupos de trabajo han desarrollado métodos para la producción de vacunas, posiblemente inmunizantes o atenuantes, de la evolución de la enfermedad. Se ha iniciado el ensayo clínico en grupos pequeños de personas no infectadas y enfermos. Por la gran variabilidad antigénica del agente, hay que esperar grandes dificultades en el desarrollo de vacunas. **Pronóstico:** La letalidad de la enfermedad manifiesta llega (hoy día) al 100%. Pacientes que padecen exclusivamente del sarcoma de Kaposi cutáneo, sin afección del tracto gastrointestinal (¡peligro de hemorragia!), tienen un pronóstico relativamente favorable en cuanto al tiempo de supervivencia (>3 años). **Profilaxis:** La única medida coherente sería evitar estrictamente el contacto con sangre, productos sanguíneos, esperma y otros líquidos orgánicos de personas infectadas. Por ello, desde mediados de 1985, se efectúan controles de anticuerpos HIV-I en los donantes sanguíneos. En cuanto a la transmisibilidad sexual, se recomiendan prácticas sexuales de poco riesgo (sin intercambio de líquidos orgánicos) y el uso de preservativos.

En el cuidado de pacientes con SIDA y en el trabajo con material de laboratorio, deben cumplirse las medidas de protección usuales para infecciones de hepatitis B. Según conocimientos actuales, no existe peligro de contagio directo por contacto no sexual.

sifílide: den. para las diversas manifestaciones cutáneas de los estadios secundario y terciario de la sífilis*.

sífilis: sin. lúes (venérea), enfermedad de Schaudinn; el denominado chancro duro. **Agente causal:** Treponema* pallidum. **Transmisión** generalmente por contacto sexual, sólo excepcionalmente en forma indirecta. **Diagnóstico: demostración microscópica directa** del Treponema pallidum, mediante microscopia de campo* oscuro, en el exudado de la lesión primaria o en el obtenido por punción de ganglios linfáticos. **Serología: 1.** test de la TPHA*: se torna reactivo unas tres semanas después de la infección. Principio: en caso positivo, aglutinación microscópicamente visible de los eritrocitos preparados, puestos en contacto con el suero del paciente (treponemas adheridos). Test de ejecución simple, por lo general sólo suficiente para el diagnóstico de rutina. **2.** test de FTA*-abs: se torna reactivo ya a

SIDA
Clasificación en estadios según la definición del CDC
(Centers for Disease Control, Atlanta/EE.UU.)

Estadio		Síntomas y enfermedades
I	Infección HIV aguda	sintomatología como en mononucleosis (unos días hasta varias semanas)
II	Infección HIV asintomática	faltan
III	Linfadenopatía generalizada persistente	linfomas de duración mayor a tres meses en dos partes diferentes del cuerpo, como mínimo
IV	Otras enfermedades asociadas a la infección HIV	
	A Síntomas generales (AIDS-related complex)	sudor nocturno, brotes de fiebre, diarrea (sin demostración de agentes), pérdida de peso, anorexia, alteraciones dérmicas, prurito, caida del pelo
	B Síntomas neurológicos	síndrome demencial (mutismo, incontinencia, paraplejía, polineuropatía, mielopatía)
	C Infecciones secundarias	neumonía por Pneumocystis carinii, criptosporidiosis crónica, toxoplasmosis, estrongiloidiasis extraintestinal, isosporidiosis, criptococosis, micosis candidiásica (oral, esofágica, bronquial, pulmonar), infecciones por micobacterias (M. avium intracellulare), tuberculosis, nocardiosis, bacteriemia salmonelósica recidivante, zoster (varios dermatomas), citomegalia, alteraciones orales parecidas a la leucoplasia, leucoencefalopatía multifocal progresiva
	D Enfermedades malignas	sobre todo linfomas no-Hodgkin, linfoma de Burkitt, sarcoma de Kaposi, linfomas primarios del SNC
	E Otras enfermedades	p. ej. trombocitopenia

S

las 2-3 semanas después de la infección. Principio: treponemas muertos son puestos en contacto con suero del paciente sobre un portaobjetos, visualizando microscópicamente la reacción, o los posibles anticuerpos presentes, mediante antiglobulina humana marcada fluorescentemente. Ambos tests son prácticamente equivalentes debido a su elevada especificidad, y tan sensibles que, incluso tras la curación de una sífilis, con frecuencia permanecen reactivos durante toda la vida, por lo que solamente son apropiados para la demostración de la infección por treponemas (también tropicales, ¡lo que hay que tener en cuenta en determinados casos!), y no para valorar el resultado terapéutico. Han sido descritos resultados falsos positivos (aprox. 0,1-0,2%) en caso de enfermedades autoinmunes (lupus eritematoso, artritis reumatoide) y de mononucleosis infecciosa. **Valoración de la actividad** de una sífilis (necesidad de tratamiento): mediante el **test VDRL** (desarrollado por los Venereal Disease Research Laboratories, EE.UU.): se torna reactivo aprox. a partir de la 5ª semana. Demostración de un anticuerpo lipoide inespecífico (reagina) mediante antígenos de cardiolipina estandarizados (corazón bovino) (reacción de microfloculación). Test menos específico y sensible (resultados biológicos falsos positivos, entre otros casos en el de enfermedades acompañadas de alteraciones severas de las proteínas sanguíneas y en el embarazo). Un procedimiento comparable es la reacción de **fijación de cardiolipina-complemento** según Kolmer. La evaluación del éxito terapéutico acontece en función de la evolución de los anticuerpos: el título desciende después de algunos meses, en caso de resultado terapéutico positivo, pero no siempre se torna negativo. Tanto en caso de duda como para delimitar claramente una sífilis connatal, se emplea el **test de IgM-FTA** en la forma modificada de 19-S-IgM*-FTA-abs, que posibilita la demostración de anticuerpos IgM específicos del treponema. Si se sospecha una neurosífilis: **serología luética con líquido cerebroespinal** y, además, junto al diagnóstico habitual del liquor, demostración suplementaria y valoración de la producción local de anticuerpos en el SNC, mediante inmunodifusión o determinación de los cocientes de albúmina y del índice TPHA. **Clínica:** se distingue entre la sífilis adquirida (acquisita) y la denominada sífilis congénita (connata).

I. sífilis adquirida: subdivisión en **sífilis temprana** o estadios primario y secundario con sífilis latente (seropositiva) y **sífilis tardía** o estadio terciario, con **neurosífilis** o estadio cuaternario. A continuación se describe la semiología típica de la sífilis no tratada que, por lo demás, cada vez se da más raramente (transformación epidemiológica, tratamiento antibiótico, entre otros factores). **1. sífilis temprana. Estadio primario (lúes I):** ya a las pocas horas, tras la infección, se encuentran agentes causales en sangre. Después de una incubación de, por término medio, tres semanas se desarrolla en el lugar de penetración, partiendo de una pápula que se degrada rápidamente, la típica úlcera primaria, aprox. del tamaño de una moneda, indurada (chancro duro) e indolora, es decir, la **afección sifilítica primaria** (AP). La AP (rara vez varias) puede aparecer en cualquier lugar del cuerpo, con o sin edema acompañante, estando casi siem-

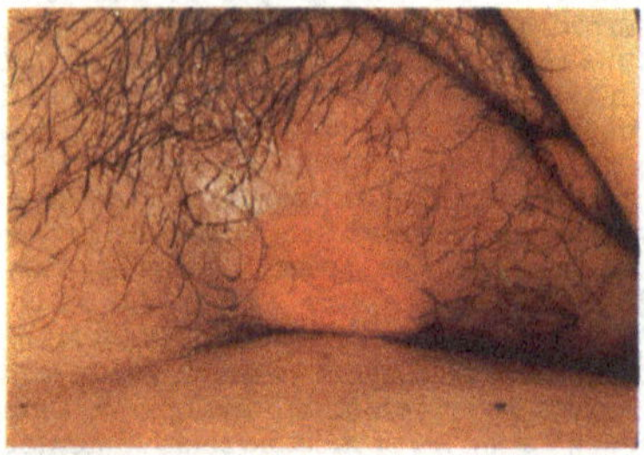

Sífilis:
Afección primaria

pre localizada en los genitales o en la región oral. Aprox. unas 6 semanas después de la infección, acontece una tumefacción de los ganglios linfáticos regionales (dura, indolora, movible, claramente delimitables recíprocamente: **complejo sifilítico primario**). **Estadio secundario (lúes II)** a partir de la 8ª a 12ª semana después de la infección, durando unos dos años. **Semiología del estadio secundario temprano** (unos tres meses): manifestaciones generales (dolores de cabeza y de los miembros, aceleración de la velocidad de sedimentación de los eritrocitos, fiebre, sensación general de enfermedad); tumefacción generalizada de los ganglios linfáticos (poliescleradenitis); exantema macular no pruriginoso (roséola); más raramente, arteritis, meningoencefalitis (forma de la **lúes cerebroespinal** perteneciente al estadio secundario), periostitis, entre otras manifestaciones oftálmicas, iritis, ictericia sifilítica precoz. **Semiología del estadio secundario tardío:** al principio exantemas cutáneos generalizados, después circunscritos, maculopapulosos (más rara vez maculoescamosos o maculopustulosos); sifílide palmoplantar (exantema psoriasiforme en manchas en las

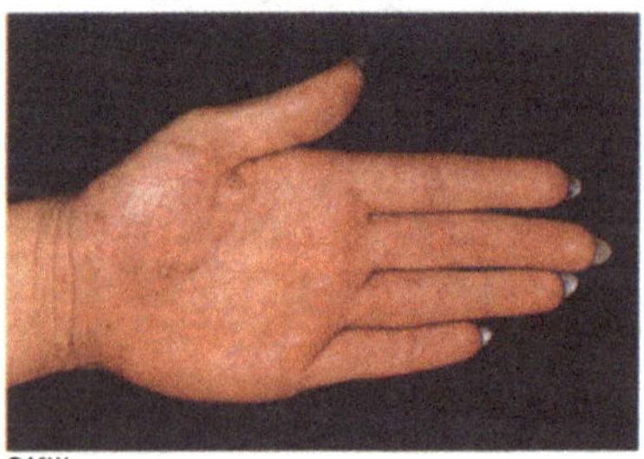

Sífilis:
Eflorescencias del estadio secundario, en la palma de la mano

S

Sífilis
Esquema orientador para la evolución de la sífilis adquirida

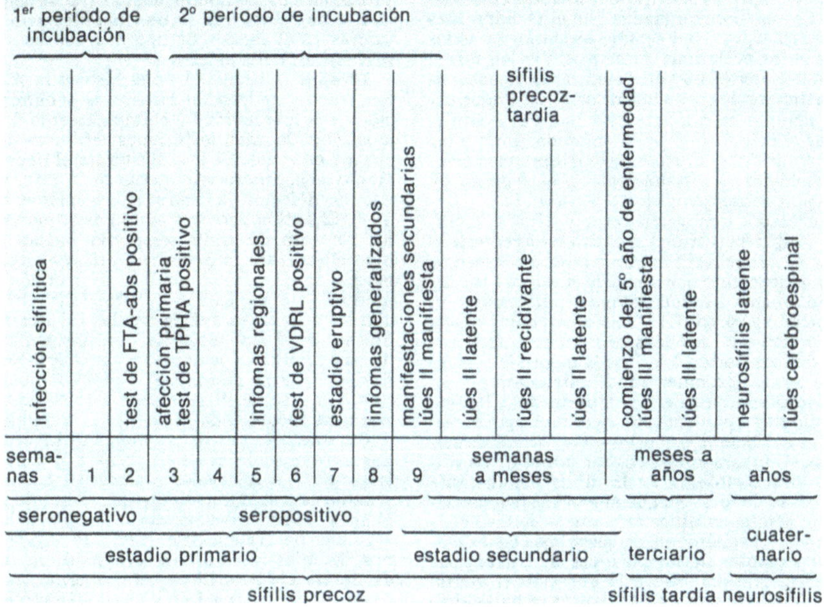

palmas de las manos y plantas de los pies); pápulas perianales y perigenitales, húmedas, proliferantes, ricas en treponemas: los condilomas* anchos y las eflorescencias de la mucosa, altamente infecciosas (plaques muqueuses); angina sifilítica, alopecia específica, leucoderma sifilítico (entre otros lugares en el cuello: el denominado collar de Venus). **Formas específicas del estadio secundario: sífilis decapitata o d'emblée:** sífilis transmitida p. ej. por transfusión sanguínea, en cuyo caso aparecen rápidamente las manifestaciones del período secundario (¡ninguna afección primaria!). **Sífilis latente** (seropositiva): aprox. 2 años después de la infección, desaparecen todas las manifestaciones clínicas del estadio secundario, por regla general sin secuelas, siendo la sífilis demostrable sólo serológicamente. Con todo, son posibles las recidivas (casi siempre manifestaciones cutáneas escasas, siendo sin embargo mayores los focos aislados, con formas anulares, etc.). Probablemente sólo hay que contar con manifestaciones tardías de la sífilis en una parte (aprox. 30%) de los pacientes afectos de sífilis latente. **2. sífilis tardía. Estadio terciario (lúes III):** comienzo unos cinco años después de la infección. De presentación rara, hoy en día (hallazgo casual); por regla general, reacciones serológicas muy positivas (hiperergia) en sangre. Los treponemas son parcialmente demostrables en las modificaciones granulomatosas, pero los pacientes no son contagiosos. **Síntomas cutáneos, mucosos** y **orgánicos:** nódulos sifilíticos en la piel, más raramente en las mucosas (sifílides cutáneas o subcutáneas) con tendencia a la ulceración y a la curación cicatrizal, pudiendo afectar a cualquier órgano interno, en la forma conocida como **gomas** (granulomas proclives a la fusión con formación de defectos), prefiriendo los huesos (periostitis gomosa), septo nasal, paladar duro y blando (dd: tuberculosis cutánea); inflamaciones con fibrosis intersticial (glositis, orquitis, etc.). Una complicación tardía, que aparece unos 30 años después de la infección primaria, es la **mesoaortitis luética** (histología: necrosis parietal en la región de la adventicia y de la media, con destrucción de las fibras musculares lisas y elásticas). Esta afección asienta preferentemente en la rama ascendente de la aorta, con una ectasia aórtica de instauración progresiva (aneurisma). Complicación peligrosa: ¡ruptura! **Estadio cuaternario (neurosífilis):** los signos de sífilis del SNC aparecen unos 10-20 años después de la infección primaria. Formas: **neurosífilis latente** en pacientes no llamativos, neurológicamente, o en pacientes con hallazgos neuropsiquiátricos anormales, que presentan una serología positiva del liquor cefalorraquídeo; **tabes dorsal** (afección sifilítica de la médula espinal); **parálisis progresiva** (degeneración de la sustancia gris cerebral). Tabes y parálisis son también incorrectamente denominadas manifestaciones metasifilíticas o sífilis parenquimatosa; las afecciones sifilíticas de los vasos sanguíneos cerebra-

S

les (sífilis cerebroespinal o meningovascular) y de la sífilis cerebral gomosa, ostentan una sintomatología neurológica muy diferente, según el lugar de asiento del foco de enfermedad, y son compendiadas por el término **lúes cerebroespinal** del estadio terciario. En todos los casos evolutivos de neurosífilis (en forma única o mixta), hoy más bien raros, se encuentra una serología luética de sangre y liquor, casi siempre claramente reactiva. Para confirmar el diagnóstico se recomienda, junto a las exploraciones clínico-neurológicas, otorrinolaringológicas y oftalmológicas, el registro de los potenciales evocados; además el EEG y, dado el caso, la tomografía computarizada. **II. sífilis congénita** (ver fig.): **adquirida intrauterinamente**, es decir, sífilis transmitida diaplacentariamente al feto por la madre enferma e insuficientemente tratada **(fetopatía sifilítica)** y en concreto a partir del 5° mes de embarazo. Si la infección acontece más tempranamente en caso de lúes florida I ó II de la madre (sífilis fetal), se da una muerte fetal intrauterina y un parto prematuro de feto muerto (feto, líquido amniótico y placenta son ricos en treponemas) en el 6°-7° mes; los abortos en los primeros meses del embarazo, no se deben nunca a una sífilis. **Sintomatología de la sífilis del lactante** (en caso de fetos menos afectados, nacidos vivos): pénfigo sifilítico (exantema bulloso y ulceroso, especialmente en las palmas de las manos y plantas de los pies; ver fig.); surcos de Parrot, consecuentes a la curación cicatrizal de pápulas costrosas y de fisuras radiales alrededor de la boca; coriza sifilítica (catarro nasal purulento, «roncador», debido a la afección de la mucosa nasal); hepato y esplenomegalia, anemia. **Sintomatología de la sífilis congénita tardía** (caso de que la sífilis se manifieste en la edad infantil tardía): **tríada de Hutchinson,** con sordera del oído interno, queratitis parenquimatosa y dientes en tonel (excavación semilunar de los bordes cortantes y forma en tonel de ambos incisivos medios superiores, de la dentadura perenne). Todos los signos restantes de una sífilis congénita, todavía demostrables en la vida ulterior, son denominados como **estigmas sifilíticos** (p. ej., tibias en sable y nariz en silla de montar, debido a la participación ósea). Rara vez se dan manifestaciones tardías en el sentido de una neurosífilis o de una mesoaortitis luética.

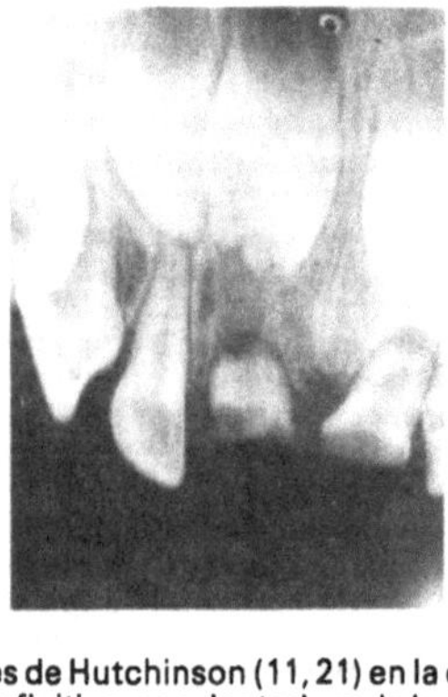

Sífilis:
Dientes de Hutchinson (11, 21) en la dentadura definitiva, con dentadura de leche atrofiada

Terapia: la finalidad, en el caso de la sífilis temprana y de la sífilis latente, es la eliminación de la infectividad y el impedimento de la aparición de manifestaciones sifilíticas terciarias; en el caso de la sífilis tardía, el impedimento de la progresión ulterior de la enfermedad (los defectos ya instaurados son irreversibles). El antibiótico de elección es la penicilina. En caso de sífilis temprana, bastan las inyecciones intramusculares diarias de un preparado depot a medio plazo (p. ej., 1 millón de unidades de penicilina-clemizol) durante 14 días. Son también suficientes las inyecciones únicas a dosis elevadas, intramusculares (unos 2,4 millones de unidades) de un preparado depot a largo plazo (p. ej., penicilina-benzatina). En caso de sífilis latente y de sífilis terciaria, se recomienda prolongar el tratamiento durante 3-4 semanas (o bien tres inyecciones intramusculares de un preparado depot a largo plazo, a intervalos semanales). La neurosífilis es tratada mediante infusiones de penicilina, a dosis elevadas, durante unos 10 días, seguidas de tratamiento mediante inyecciones. Quimioterapia alternativa (p. ej., en caso de alergia a la penicilina): cefalosporina, tetraciclina, eritromicina. Debido a su menor eficacia, en comparación con la penicilina, se recomienda una prolongación del tratamiento a 3-4 semanas. Control del resultado terapéutico: serológico (test VDRL, ver más arriba).

Silvestrini-Corda, síndrome de: denominación genérica de los trastornos de las funciones endocrinas y de especificidad sexual, consecuentes a un metabolismo alterado de estrógenos y andrógenos, en caso de cirrosis hepática, que en la mujer conducen al síndrome hepatoovárico* y en el varón, al síndrome hepatotesticular.

Simonart, bridas de (Pierre-J. S., ginecólogo, Bruselas, 1817-1884): ver bridas amnióticas.

Sims, espéculo de (James, S., ginecólogo, Nueva York, 1813-1883): espéculo doble, para la exploración vaginal.

Sims-Huhner, test de (Harry M. S., ginecólogo, Boston; Max H., urólogo, Nueva York, 1873-1947): sin. test postcoital; forma del test de penetración*, sirve para evaluar la capacidad de fecundación masculina. El test sólo se debe realizar en la fase preovulatoria. **Práctica:** 2, 4 y 6 horas después de la cohabitación se extrae moco del canal cervical y se examina, observando la existencia y número de espermatozoides móviles. **Evaluación:** con espermatozoides numerosos, normales y móviles, se considera positivo; es decir, el esperma se considera probablemente fértil. Si el test en la fase preovulatoria es varias veces negativo, puede existir una den. incompatibilidad de secreciones (con espermiograma y función ovárica normales); entonces se puede realizar el test de invasión cruzado, in vitro (test de Kurzrok*-Miller).

Sims, sonda uterina de: sonda con graduación, para medir el tamaño del útero.

sincitio: organización celular originada por fusión de células individuales o por endomitosis, no tiene límites celulares; existe en el organismo humano en forma de sincitiotrofoblastos de la placenta, en las fibras musculares estriadas y en la musculatura cardíaca.

sincitiotrofoblasto: ver trofoblasto.

sinclitismo: presentación axial, correcta, de la cabeza fetal; si está en la entrada pélvica o

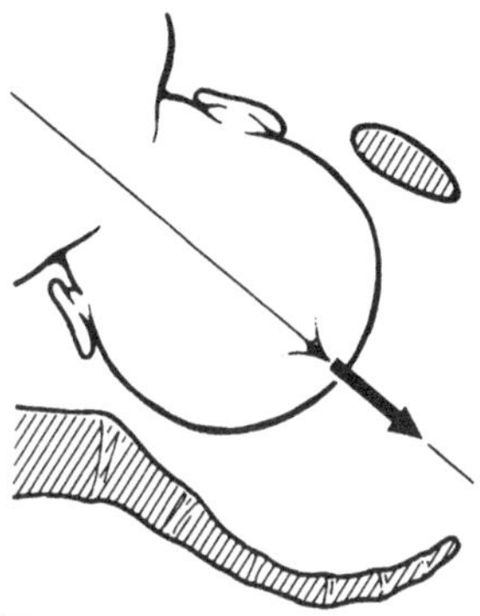

Sinclitismo:
Presentación sinclítica (axial correcta) de la cabeza, en la entrada pélvica; recta: línea guía

ya ha aparecido con un segmento pequeño de la cabeza, se ve la sutura sagital en el eje pélvico (ver fig.). Ver tamb. asinclitismo.

síndrome adrenogenital: ver adrenogenital, síndrome.

síndrome poliquístico: ver poliquístico, síndrome.

síndrome postural congénito: den. genérica para deformaciones craneales, faciales, maxilares y en los pies, frecuentemente con impresiones unilaterales en partes blandas y huesos, por una postura intrauterina obligada; generalmente por piernas dobladas e impresiones de los pies. La columna vertebral está afectada secundariamente (escoliosis y torsiones atípicas, fig.). Las **deformaciones** provocan que el niño adopte posturas preferenciales especiales, por las que se ve afectada la formación de los huesos del cráneo y de la cara. En la torsión de la columna convexa hacia la der., se produce una escoliosis facial cóncava hacia la izq. con lateralización izq. y rotación der. de la cabeza, y viceversa. Con diferente intensidad se registra el síndrome postural congénito en el 15-20% de los neonatos. En el período neonatal son reversibles estas posturas predilectas, e influenciables por posturas contrarias. Dd: hemihipertrofias faciales, gigantismo parcial (síndrome de Curtius* I), síndrome de Romberg (hemiatrofia facial progresiva) y

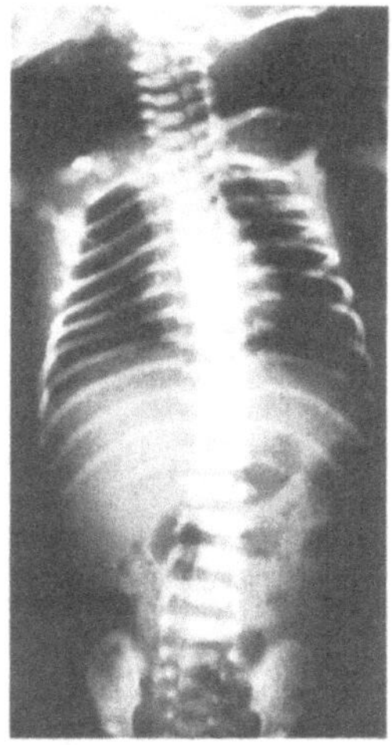

Síndrome postural congénito:
Radiografía de la columna de un lactante, con marcada torsión

hemicranias orofaciales; pero tamb. displasias musculares (p. ej. el cuello torcido congénito).

síndrome premenstrual: cambios físicos y psíquicos característicos, de intensidad individualmente variada, que suceden de 7-10 días antes de la menstruación*; desaparecen al iniciarse la hemorragia. **Sínt.:** nerviosismo, afectabilidad (tamb. acciones incontroladas), destemple psíquico, depresión, tensiones dolorosas e hinchazón de los pechos, sensación de pesadez y molestias digestivas, cefaleas y dolores de espalda, alteraciones dérmicas y oleadas de calor, aumento de peso e inflamación de articulaciones. **Causas:** prácticamente desconocidas; se sospechan factores psicodinámicos y endocrinos.

síndrome pulmonar del neonato: ver membranas hialinas, síndrome de las; disneico del neonato, síndrome.

síndromes mamorrenales: ver mamorrenales, síndromes.

síndromes paraneoplásicos: ver paraneoplásicos, síndromes.

síndromes trisómicos: ver trisómicos, síndromes.

sinequia de la cavidad uterina (gr synechein comunicar): fuertes adherencias, hasta soldadura, de ambas paredes uterinas; en ciertos casos con necrosis de todo el endometrio. **Causas:** tuberculosis genital, curetaje incorrecto (síndrome de Asherman-Fritsch), cauterizaciones y otras.

sínfisis: comunicación interósea por cartílago fibroso. Sobre todo usado para la sínfisis púbica.

sínfisis, lesión de la: dolores del anillo pélvico, sobre todo de la sínfisis, durante el embarazo o después del parto. **Causas:** funcionales (relajación de la sínfisis* en el embarazo, fisiológica) o traumáticas (en complicaciones intraparto, en el 10% de los casos), frecuentemente combinado con rotura de la sínfisis*.

sínfisis púbica: disco de cartílago fibroso en el espacio interpúbico (lig. interóseo) que contiene una cavidad int.

sínfisis, relajación de la: aflojamiento del cartílago de la sínfisis púbica y de las articulaciones ileosacras en el embarazo (por estrógenos); si es excesiva, produce un cuadro patológico característico; ver tamb. sínfisis, lesión de la.

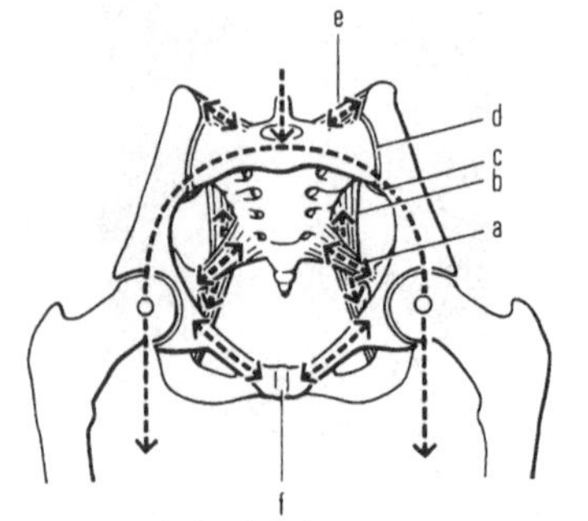

Relajación de la sínfisis:
Representación esquemática de la construcción en curva de la pelvis y de las fuerzas de compresión y distracción, en la sínfisis y los ligamentos
a: lig. sacroespinal; b: lig. sacrotuberoso; c: ligg. sacroilíacos ant.; d: articulación sacroilíaca; e: ligg. sacroilíacos interóseos y post.; f: disco interpúbico

sínfisis, rotura de la: ocurre intraparto o en fracturas pélvicas. **Consecuencia:** inestabilidad de la pelvis; ver tamb. sínfisis, lesión de la.

sinistroposición: ver posición uterina.

sinistroversión: ver versión uterina.

sistema hipotálamo-hipofisario: (neurofisiol.) sistema central regulador del organismo; representa la comunicación entre el SNC y el sistema endocrino (ver fig.); ver tamb. hipotálamo, hipófisis, releasing hormones.

situación del feto: ver postura intrauterina del feto.

situación del feto, anomalías de: cada situación del fruto que no sea la longitudinal; sobre todo la transversa y oblicua y las presentaciones podálicas que, aunque sean longitudinales, se incluyen en las situaciones anómalas.

situación longitudinal: ver postura intrauterina del feto.

situación oblicua: forma de situación* transversa del feto; ver postura intrauterina del feto.

situación transversa: situación del feto (en el 1% de los partos) en la cual el eje longitudinal del niño forma con el eje longitudinal del cuerpo materno, un ángulo agudo (situación oblicua) o recto (fig.). **Incidencia:** sobre todo en multíparas, también en parto* prematuro, pelvis* estrecha. Situación imposibilitante del parto, por ello con peligro vital para madre e hijo, si no se da asistencia a tiempo como, p. ej., la versión* o cesárea*; **situaciones transversas prolongadas o comprimidas** tienen el peligro de rotura* uterina. Esporádicamente se puede producir una rotación* espontánea. Ver postura intrauterina del feto.

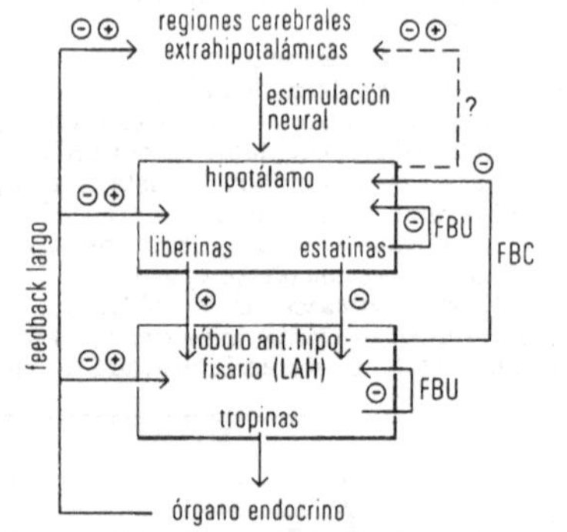

Sistema hipotálamo-hipofisario:
Esquema de los procesos de regulación.
FBU: feedback ultracorto; FBC: feedback corto

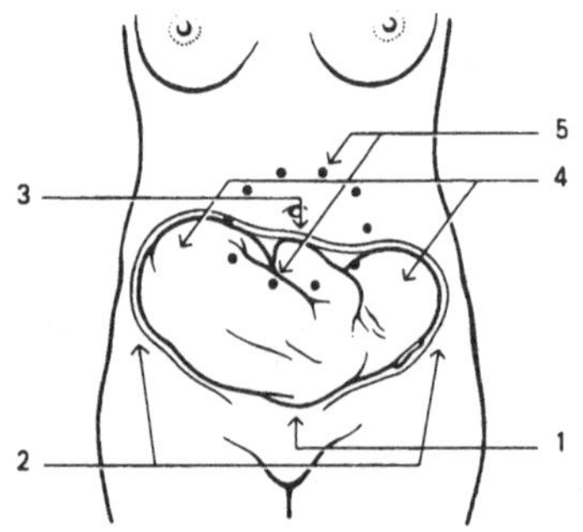

Situación transversa:
Las 5 características de la situación transversa en la exploración externa: 1: falta de parte presentada; 2: abdomen extendido transversal en vez de longitudinalmente; 3: fondo uterino más bajo de lo normal; 4: partes grandes en los lados, en un lado la cabeza, en el otro las nalgas; 5: ruidos cardíacos más intensos en la región del ombligo

Skene, conductos de (Alexander S., ginecólogo, Brooklyn, 1838-1900): eminencias glandulares detrás de la desembocadura uretral ext. de la mujer, derivadas del seno urogenital primitivo; corresponden a la próstata del hombre.

skin expander (ingl): ver mama, prótesis de.

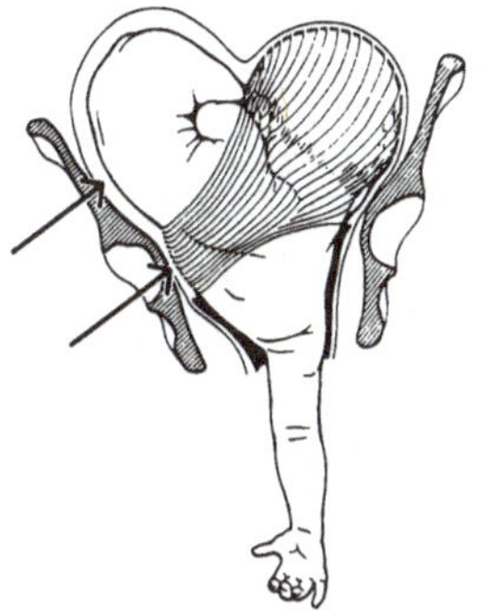

Situación transversa prolongada: El hombro se ha colocado en la pelvis menor (con o sin presentación del brazo). Dilatación del segmento uterino inferior, fuerza de las contracciones (duración, amplitud) aumentada. ¡Riesgo de rotura uterina!

slow starter (ingl): forma de la hipodinamia* uterina primaria: la parturienta tiene, durante 24 horas, contracciones periódicas y espontáneas, alternadas con períodos de inactividad uterina, sin progreso del parto (en el 2-3% de todos los partos).

small for date baby (ingl): sin. neonato* hipotrófico.

smear (ingl): ver frotis vaginal.

sobremaduración, síndrome de: den. global para las alteraciones características del neonato (ver Runge, signos de), del cordón, de las membranas amnióticas (coloración verdosa) y del líquido amniótico (meconial), en la postmadurez* gravídica, auténtica o relativa.

sofocos: ver climaterio.

sol poniente, fenómeno del: (pediatría) hundimiento parcial de partes bajas de la córnea, detras del párpado inf. (fig.); fisiológico en prematuros con megacéfalo, signo patológico precoz en la hidrocefalia* infantil.

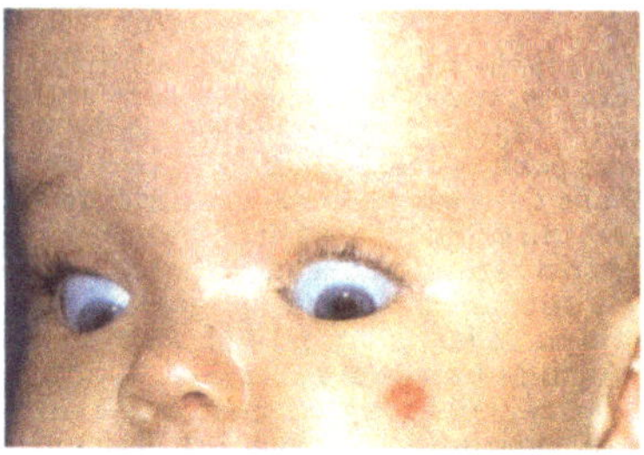

Fenómeno del sol poniente, en hidrocefalia (sobre el malar izq. un hemangioma)

somatotropina coriónica humana: abrev. SCH; sin. HPL*.

sonda de vacío intrauterina: capuchón para el cérvix uterino, con vacuo, para la movilización del útero durante la pelviscopia*.

sonografía: den. global para distintos métodos de diagnóstico* por ultrasonidos.

soplo umbilical: ruido sibilante, sincrónico con los ruidos cardíacos fetales; se produce por un impedimento al flujo sanguíneo en: los vasos umbilicales, el nudo* umbilical y enlace del cordón* umbilical.

soplo uterino: siseo audible en los vasos uterinos amplios, con la frecuencia del pulso materno, a partir del 4° o 5° mes de gestación.

Sorgius, nódulo linfático de: nódulos linfáticos pectorales en el borde libre del m. pectoral mayor (ver axila, ganglios linfáticos de, fig.); drenan, sobre todo, la linfa de la glándula mamaria. En el carcinoma de mama*, metastatización precoz hacia estos nódulos.

Spector, síndrome de: ver disnéico del neonato, síndrome.

spotting (ingl): ver hemorragia de manchado.

Stajano, síndrome de: sin. síndrome de Fitz-Hugh-Curtis; ver perihepatitis gonorreica aguda.

Steiner, síndrome de (Gabriel S., neurólogo): combinación del síndrome de Curtius* I (gigantismo unilateral) con esquizofrenia.

Stein-Leventhal, síndrome de (Irving F. S., ginecólogo, nacido en 1887): den. antigua para poliquistosis ovárica.

Steinthal, estadios de (Karl St., cirujano, Heidelberg, 1859-1927): clasificación antigua de los estadios del carcinoma de mama*: **I:** limitado a la glándula; **II:** con infiltración local; **III:** metástasis en nódulos linfáticos regionales (axilares, supraclaviculares, mediastínicos); **IV:** metástasis a distancia.

Stewart-Treves, síndrome de: sarcoma angioplásico muy maligno que se desarrolla, de un linfedema* crónico, en las extremidades; se inicia con un nodulillo rojizo, que crece rápidamente, y hemorragias petequiales, teleangiectasias y pronto nuevos nódulos en la periferia. Pueden haber nódulos del tamaño de una ciruela que degeneran como un tumor y vacían líquido serohemático. **Causas:** linfedema crónico postmastectomía y radiación por carcinoma mamario; raras veces postinfección. El síndrome se produce como media 9 años después del inicio del linfedema. Ver tamb. linfedema.

Stoeckel, síndrome de (Walter St., ginecólogo y obstetra, Marburg, 1871-1961): el ensanchamiento de órganos huecos con musculatura lisa (p. ej. útero, intestino y uréteres), en el embarazo, por efecto de la progesterona.

Strassmann, operación de (Paul St., ginecólogo, Berlín, 1866-1938): forma de metroplastia* en infertilidad*, abortos habituales o partos prematuros, sobre todo por úteros dobles, sin o con septo (ver útero, malformaciones del). **Técnica:** incisión transversal del fondo uterino, abriendo ambos cuernos (en caso necesario resección del septo). Cierre del útero con sutura sagital, excluyendo el endometrio.

Strassmann, signos de: ver cordón umbilical, signos del.

S

Sturmdorf-Bonney, plastia de (Arnold St., ginecólogo, 1861-1934): técnica especial de sutura, para el cubrimiento de labios excididos del cérvix uterino; p. ej. después de una amplia conización* o amputación del hocico de tenca.

subinvolución uterina: involución, no completa, del útero durante el puerperio. **Causas:** sobre todo por dilatación excesiva (p. ej. en embarazos gemelares, hidramnios), musculatura uterina laxa (multíparas), después de alumbramiento manual, estimulación hormonal deficiente. Consecuencias posibles: loquiómetra*, hemorragias, endometritis.

succión débil: desarrollo deficiente del reflejo de succión, p. ej. en prematuros*, lesiones cerebrales adquiridas perinatalmente (p. ej. hemorragias intracraneales, ictericia nuclear), infecciones; tamb. puede ser consecuencia de la toma de medicamentos por la madre.

suelo pélvico: función doble: formar el cierre inf. resistente de la cavidad pélvica y dejar paso para el tracto intestinal y urogenital, con máxima capacidad de dilatación en partos; por ello tiene una construcción compleja, con músculos en varias capas, reforzados por fascias, convexos hacia abajo. El diafragma pélvico es la capa muscular sup. de mayor área y el elemento más fuerte del suelo pélvico. La capa muscular se forma dorsalmente por el músculo* coccígeo, par, pero principalmente por ambos lados por el músculo* elevador del ano; esta capa está cubierta por la aponeurosis pélvica profunda por dentro y la aponeurosis pélvica superficial por fuera (ver tamb. fascia pélvica, fosa isquiorrectal). Las fibras mediales del elevador del ano, limitan una hendidura para el paso del tracto intestinal y urogenital (puerta de los elevadores). Caudalmente a esta hendidura, se encuentra el diafragma urogenital como segundo piso; realmente señala esta capa muscular hacia abajo y delante, encontrándose entre las dos ramas púbicas inf., y forma la pared ant. del embudo del suelo pelviano; mayoritariamente está formada por el músculo* transverso profundo del periné; cranealmente se cubre por la fascia sup. del diafragma urogenital, caudalmente por la fascia inf. del diafragma urogenital. Algunas fibras del m. transverso profundo del periné rodean la pars membranácea de la uretra, como esfínter de la uretra. Entre el borde de ant. de la capa muscular y el arco púbico se encuentra el lig.* transverso del periné, entre su borde post. y el recto, el centro tendinoso del periné, lleno de tejido conjuntivo y musculatura lisa. Está conectado a ambos lados por el músculo* transverso superficial del periné (variable) con la rama isquiática del coxal. Desde abajo, como tercera capa muscular, están el

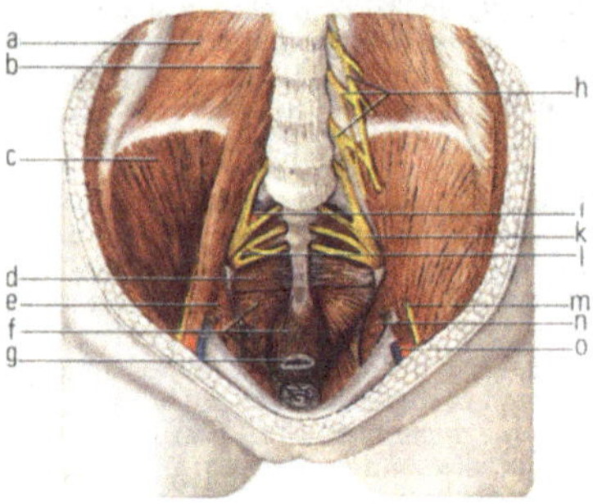

Suelo pélvico:
Musculatura del suelo pélvico de la mujer, vista desde arriba:
a: m. cuadrado lumbar; b: m. psoas mayor; c: m. ilíaco; d: m. coccígeo; e: m. obturador int.; f: m. elevador del ano, g: recto, vagina, uretra; h: plexo lumbar; i: vasos glúteos sup.; k: plexo sacro; l: vasos glúteos inf.; m: n. femoral; n: nn. y vasos obturadores; o: vasos femorales

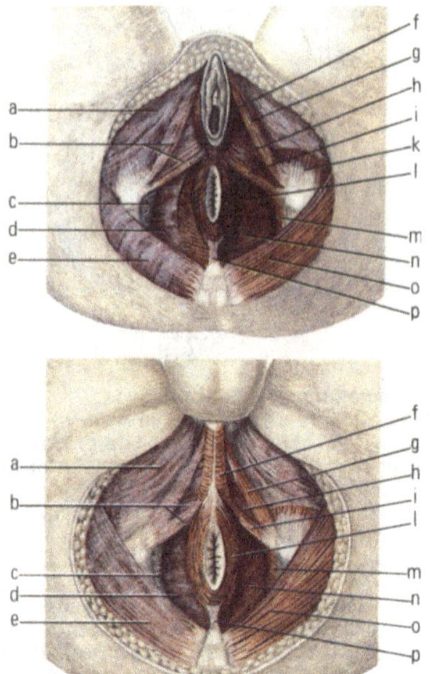

Suelo pélvico:
Musculatura de la mujer (arriba) y del hombre (abajo), vistas desde el periné; en la mitad izq. del cuadro se ven las fascias.
a: fascia lata; b: fascia inf. del diafragma urogenital; c: fascia obturadora con canal de Alcock; d: aponeurosis superficial de la pelvis; e: fascia glútea; f: m. bulbocavernoso; g: m. isquiocavernoso; h: m. transverso profundo del periné; i: m. transverso superficial del periné; k: m. semitendinoso y m. bíceps femoral; l: m. esfínter ext. del ano; m: m. obturador int.; n: m. elevador del ano; o: m. glúteo mayor; p: lig. anococcígeo

esfinter ext. del ano y el m. bulboesponjoso, que forman la capa esfinteriana en la mujer, y a ambos lados, el músculo* isquiocavernoso. Ver tamb. prolapso uterino y vaginal.

suero sifilífero: exudado que sale al frotar las lesiones primarias de la sífilis*; se examina con microscopia de campo* oscuro, demostrándose Treponema* pallidum.

sufrimiento fetal: ver fetal distress.

sulcus interlabialis: ver cisura interlabial.

sulprostona (INN): sulprostonum (INN-L), sulprostone (INN-E), (Z)-7-{(1R,2R,3R)-3-hidroxi[(E)-(3R)-3-hidroxi-4-fenoxi-1-butenil]5-oxociclopentil}-N-metilsulfonil-5-heptenamida (IUPAC); CAS-N° 60325-46-4; $C_{23}H_3NO_7S$; PM 465,61; derivado de la prostaglandina E_2; estimulante, sobre todo, en la musculatura lisa del útero. **Aplicaciones terapéuticas:** relajación y ablandamiento del cérvix uterino (administración intramural-intracervical), y para favorecer el desprendimiento y expulsión de la placenta, en el marco de una inducción de aborto o parto, en muerte fetal intrauterina o aborto sin expulsión (sólo por especialistas en hospitales muy bien equipados). Ver tamb. prostaglandinas.

superfecundación: fecundación de un segundo óvulo en el mismo ciclo, por coitos diferentes; gemelos* biovulares (mellizos); ver tamb. superfetación.

superfetación: fecundación de un segundo óvulo en uno de los ciclos posteriores; conocimientos recientes, sobre la impermeabilidad del moco cervical en el embarazo, demuestran la improbabilidad de la superfetación en el hombre; ver tamb. superfecundación.

super hembra, síndrome de la: sin. síndrome de triple*-X.

superinvolución: comparada con lo fisiológico, involución excesiva de un órgano; p. ej. superinvolución del útero.

superovulación: inducción de la ovulación*, hormonal, que conlleva la maduración de varios folículos, p. ej. para la fertilización in vitro.

supositorios vaginales: (farm.) preparados farmacéuticos, comprimidos, dosificados individualmente, para la aplicación local, introduciéndose en la vagina; la sustancia de relleno, generalmente, es la lactosa, a veces aditivos efervescentes o espumosos (ténsidos) para una liberación acelerada de sustancias efectoras; se usan sobre todo espermicidas*, hormonas o antibióticos.

surfactante: de (ingl) surface active agent (sustancia superficialmente activa), den. global mnemotécnica; sin. factor antiatelectásico; mezcla de lípidos, proteínas e hidratos de carbono, cubre la superficie epitelial de los alvéolos pulmonares y disminuye, por sus características superficialmente activas, la tensión superficial en la interfase tejido pulmonar-aire. **Función:** el surfactante impide el colapso de los alvéolos en la espiración. Lugar de formación son las células epiteliales cúbicas alveolares (neumocitos tipo II); síntesis y almacenamiento se realizan en el retículo endoplásmico y aparato de Golgi. Después de la salida de la célula por secreción merocrina, se esparce el

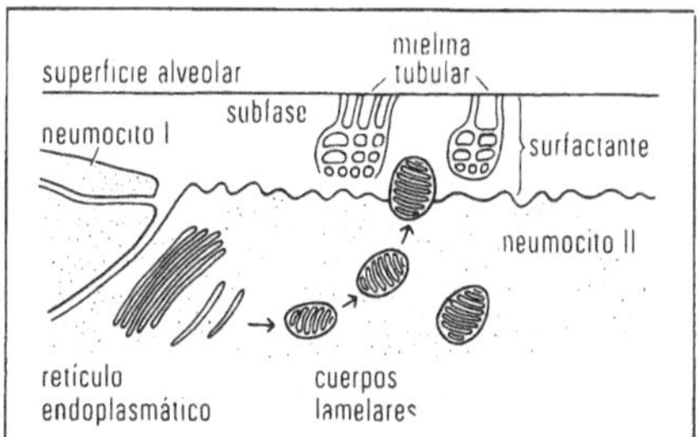

Esquema de la síntesis de surfactante: Se realiza en los neumocitos II (células cúbicas secretoras alveolares). Se almacena en el citoplasma de los neumocitos, en forma de cuerpos lamelares, que se excretan y se desarrollan en la superficie alveolar.

surfactante, como capa monomolecular, en la superficie epitelial. La producción de surfactante en la maduración* pulmonar fetal bioquímica (muy marcada después de la 35ª semana de gestación) se puede examinar mediante métodos de diagnóstico prenatal de la madurez* pulmonar. Una madurez pulmonar deficiente o una deficiencia postparto de surfactante, lleva al síndrome disneico* del neonato.

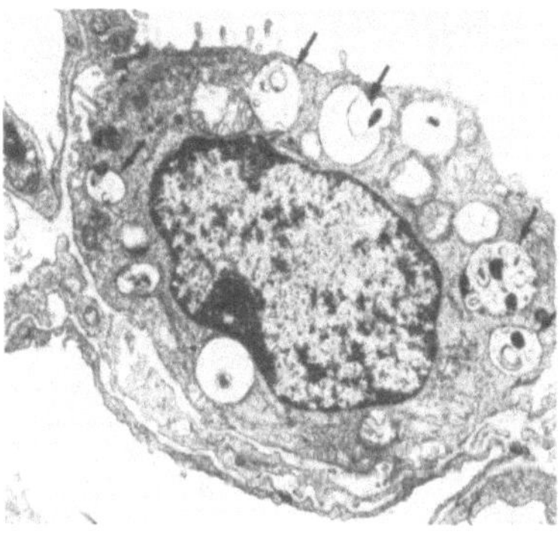

Surfactante:
Microscopia electrónica de un neumocito II: forma intracitoplasmática de almacenamiento del surfactante como cuerpos lamelares osmiófilos (flechas), en la superficie microvellosidades típicas, cuya función probablemente sea receptora

sutura: 1. adaptación con hilo. 2. conexión interósea inmóvil, en la que dos bordes óseos se juntan mediante capas delgadas de tejido conjuntivo, sobre todo en los huesos del cráneo.

sutura coronal: conexión entre los huesos frontal y parietales.

sutura frontal: tamb. sutura metópica; entre las dos partes del hueso frontal; desaparece generalmente entre el primero y segundo año

S

de vida; frecuentemente persiste un resto de sutura por arriba de la raíz nasal.

sutura lambdoidea: entre los huesos occipital y parietales.

sutura sagital: en la línea media entre los dos huesos parietales.

Swyer, síndrome de: sin. disgenesia* gonadal aislada; en individuos fenotípicamente femeninos, generalmente con cariotipo masculino (46, XY). **Sínt.:** manifestación de las alteraciones en la pubertad, con falta de desarrollo sexual (infantilismo genital), amenorrea y esterilidad primaria. Generalmente crecimiento normal, a veces gigantismo eunucoide (ver tamb. Rössle, síndrome de). Gónadas no demostrables, pero crestas embrionarias existentes, que tienden a la malignización. **Diagnóstico:** hallazgos endocrinológicos que corresponden a un hipogonadismo hipergonadotrópico, con disminuida concentración sérica de estrógenos, excreción urinaria de 17-cetosteroides normal o disminuida, y muy aumentada de FSH. Cariotipo generalmente XY, mosaicos XY/X0 y XX/X0 posibles.

T

tabaco: por la gran extensión del consumo de tabaco, las consecuencias patológicas tienen una importancia social elevada; en el humo existen N-nitrosaminas, compuestos carbonados policíclicos y aromáticos como formaldehído, ácido cianhídrico, cadmio y otros metales pesados (en parte, en concentraciones altas). La nicotina* y el monóxido de carbono contienen varios compuestos **cancerígenos**: el alquitrán puede producir, con una latencia de 15-20 años, carcinoma de la faringe, laringe, bronquios, pulmones, esófago, estómago, intestino y vejiga. **Sustancias irritantes de mucosas** (aldehídos, fenoles, ácidos y amoniaco) producen, con efecto crónico, bronquitis crónica (tos del fumador) y gastritis crónica. **Monóxido de carbono:** en el humo de cigarrillos 1-3%, pipa 2% y puro 6%. En la sangre en fumadores moderados, 5% de CO-Hb, en abusos de tabaco hasta 15%; con ello, disminución de la capacidad física. Fumando en el embarazo, existe un riesgo aumentado de partos prematuros (ver nicotina, tabla) y un peso disminuido al nacer. En el hombre es posible una lesión de la espermiogénesis.

tabique del cuerpo cavernoso: ver cuerpo cavernoso.

tabique rectovaginal: capa de tejido conjuntivo, entre recto y pared post. de la vagina.

tabique uretrovaginal: ver tabique vesicovaginal.

tabique vesicovaginal: capa de tejido conjuntivo entre vejiga y pared ant. de la vagina; pasa a ser en su parte inf. el tabique uretrovaginal, que une la pared uretral fuertemente a la pared ant. de la vagina. Ver tamb. arrugas vaginales.

talidomida, embriopatía por: sin. síndrome dismélico, de Wiedemann-Lenz; síndrome embriopático-malformativo, sobre todo con anomalías graves en las extremidades, después de la toma de talidomida (un hipnótico), en el embarazo precoz, frecuente en los años 1958 y 1959; después de haber prohibido fármacos con talidomida, se observa rara vez. **Etiología/pat.:** efecto teratógeno de la talidomida (α-talimidoglutaramida) en la 4ª a 6ª semana embrionaria. **Sínt:** dismelia*, sobre todo en las extremidades sup., de distinta localización y extensión, desde hipoplasias mínimas aisladas hasta amelia; malformaciones craneales: disostosis hasta anostosis, frecuentemente con sordera, microftalmía, coloboma, múltiples alteraciones de nn. cerebrales (pares III, IV, VI, VII); nevus arácneos centrales en la cara; malformaciones de órganos int.; desarrollo mental generalmente normal. **Pronóstico:** letalidad aumentada en la edad infantil precoz.

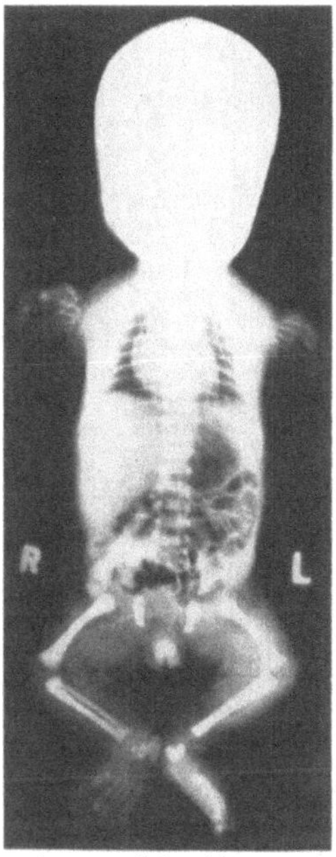

Embriopatía por talidomida:
Focomelia de las extremidades superiores

tamaño fetal: medidas del feto, que se toman a base de índices, en el diagnóstico por ultrasonidos* y que se interpretan con ayuda de percentiles, correspondientes a la duración del embarazo; ver fig., pág. siguiente. Ver tamb. cefalometría* intrauterina.

tamoxifeno: 2-(4-(1,2-difenil-1-butenil)-fenoxi)-N,N-dimetiletanamina; $C_{26}H_{29}NO$; PM 371,53; antiestrógeno no esteroide, sintético, transisomérico, agonista parcial de estrógenos (en el isómero cis falta totalmente el componente antiestrogénico); tiene un efecto inhibidor competitivo de receptores estrogénicos, y estimulador de receptores progestagénicos. **Aplicaciones:** en carcinomas de mama hormono-dependientes, para la inducción de la ovulación. Ver antiestrógenos.

tampón: de algodón, gasa u otros materiales. **Aplicación:** p. ej. en el tratamiento de heridas, higiene de la menstruación*; ver tamb. shock tóxico, síndrome de.

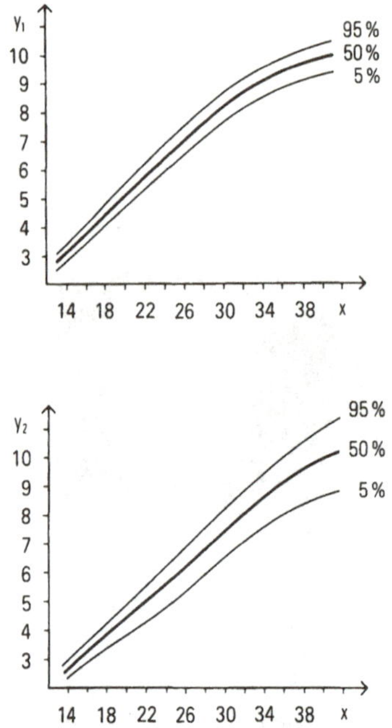

Tamaño fetal:
Curvas estandarizadas para el crecimiento; desarrollo del diámetro biparietal (DBP, arriba) y del diámetro abdominotransverso (DAT, abajo) en centímetros (y_1, y_2) durante el embarazo (x: semanas de embarazo)

tampón, enfermedad del: den. popular incorrecta para el síndrome de shock* tóxico.

Tanner, estadios de: clasificación del desarrollo de las mamas y del vello púbico de la niña: ver tabla. Ver tamb. mama, fig.

tapón mucoso cervical: cierre del canal cervical por moco* cervical.

TB: abrev. para temperatura* basal.

teca folicular (gr theke caja): tejido conjuntivo ovárico que rodea el folículo de Graaf; se diferencia, durante la maduración folicular, en una capa int. que rodea el folículo y produce estrógenos (teca int.), y en una teca ext., fibrosa, que se continúa con el estruma ovárico.

tecomatosis: ver hipertecosis ovárica.

telalgia (gr thele pezón; algos dolor): dolores en el pezón.

telarquía: desarrollo gradual del pezón y de la glándula mamaria en la pubertad*, con efecto creciente de estrógenos. Estadios del desarrollo mamario: ver Tanner, estadios de. Ver tamb. pubarquía, menarquía.

"telecurie", terapia: sin. telegammaterapia; den. global para métodos de terapia por radiación*, en los que la distancia entre el foco de irradiación y la piel sea por lo menos 50-80 cm. Se usa sobre todo cobalto-60 (den. telecobaltoterapia). Las ventajas de este método son la posibilidad de la irradiación móvil (sin lesión del tejido sano), y (aplicando radiaciones de alta energía) una pérdida menor de energía en mayores profundidades, a la vez menor dispersión (dosis mínima en la piel).

telorragia: hemorragia del pezón; ver mama sangrante.

temperatura basal: medida inmediatamente después de levantarse la mujer (rectal u oral); tiene una elevación de 0,4-0,6 °C aprox. un día después de la ovulación. El aumento de la temperatura basal expresa el efecto termogénico de la progesterona. La temperatura sigue aumentada en la fase de secreción del ciclo* menstrual por el efecto de la progesterona, baja justo antes de la menstruación y sigue baja en la fase de proliferación: ciclo bifásico (fig.). Es el medio más importante para el diagnóstico y tratamiento de trastornos del ciclo* y esterilidad*, y condición para el método de la temperatura* basal, para la contracepción. Embarazo probable en caso de amenorrea y persistencia de la temperatura elevada.

temperatura basal, método de la: observación autónoma de la temperatura* basal de la mujer, para la determinación de los días fértiles en el ciclo* menstrual. La ovulación*

T

Estadios de Tanner
Características del desarrollo de niñas en la pubertad

Desarrollo mamario	Vello púbico
B 1 Cuerpo glandular no palpable	P 1 No existe
B 2 Elevación de mama y papila, aréola aumentada	P 2 Pocos pelos en los labios mayores, no detectables en fotos de todo el cuerpo
B 3 Cuerpo glandular más grande que aréola	P 3 Vello más abundante de extensión limitada
B 4 Glándula debajo de la aréola sale más que el resto	P 4 Pelo fuerte, menos extenso
B 5 Mama madura: regresión del resalte areolar al contorno mamario general	P 5 Pelo fuerte y extendido, paso a los muslos, por arriba limitado horizontalmente
	P 6 Vello triangular, extensión casi viril hacia el ombligo

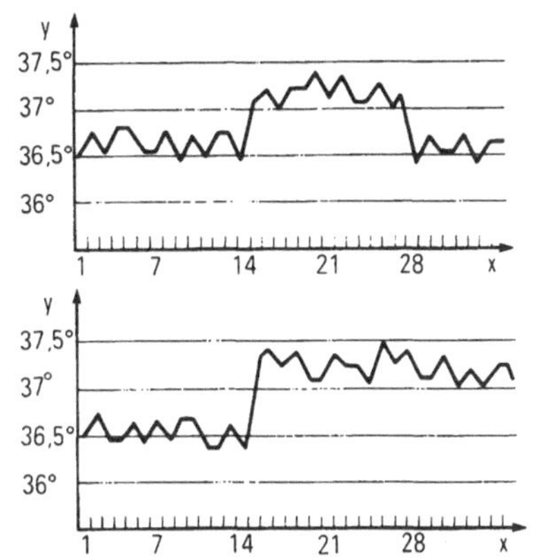

Temperatura basal:
Curso normal (arriba) y en caso de gestación (abajo); x: día del ciclo; y: temperatura (°C)

ocurre 1 ó 2 días antes del aumento (a mitad de ciclo) de la temperatura. A partir del tercer día de la fase hipertérmica, hasta la menstruación* siguiente, la concepción* es imposible (días infértiles seguros, den. forma estricta del método). Hay un segundo período infértil del ciclo: desde la menstruación hasta 6 días antes del aumento de temperatura, más precozmente observado (den. forma ampliada del método). **Ventaja:** Como todos los métodos de contracepción* natural, sin efectos secundarios somáticos, bastante fiable (índice de Pearl: 1-3). Ver tamb. concepción máxima, tiempo de.

temperatura matinal: sin. temperatura* basal.

temperatura rectal: temperatura medida en el recto; normal 37,0-37,4 °C; ver tamb. temperatura basal.

tentigo: ver clítoris.

terapia con radio: terapia por radiación empleando radio-226 en forma de agujas de radio que se colocan en contacto directo con el tejido tumoral (radiación* de contacto), de manera que se alcanza una alta dosis en el foco. Principal área de uso: radiación de tumores de los genitales femeninos, frecuentemente en combinación con terapia telecurie* percutánea.

terapia contrahormonal: tratamiento de una paciente con hormonas sexuales masculinas (andrógenos) o antiestrógenos*, o de un paciente con hormonas sexuales femeninas (estrógenos, gestágenos) o antiandrógenos*, gen. como tratamiento aditivo o paliativo en tumores malignos hormonosensibles (ver receptores hormonales), o para la castración hormonal (farmacológica).

terapia contrasexual: ver terapia contrahormonal.

terapia de pareja: ver terapia sexual.

terapia hormonal paradójica: ver terapia contrahormonal.

terapia sexual: den. genérica para medidas psicológico-terapéuticas o consultivas, para modificar trastornos* sexuales funcionales, en cuanto son vividos así, por los afectados o parejas. Técnicas psicoterapéuticas típicas: trabajar en la autoimagen del cuerpo, masturbación autoexploradora, desensibilización sistemática de ansias (complementarias) en la pareja, entrenamiento afectivo de comunicación, prohibición temporal del coito, ayudas a la separación. Frecuentemente se debe realizar un tratamiento de la pareja, debido a que, muchas veces, la situación conflictiva no es el resultado de un problema individual.

teratogenicidad: capacidad de un agente, en caso de una dosis suficiente, de producir una malformación* congénita (anomalía macroscópica). El efecto teratógeno se produce, por definición, siempre prenatal y después de la implantación; se trata de un caso especial de efecto embriotóxico. Se conocen **tres tipos** de agentes teratógenos: **1.** ciertas sustancias químicas; **2.** ciertos factores físicos (p. ej. radiación ionizante); **3.** ciertas causas biológicas (p. ej. virus de la rubéola). Los tres tipos de agentes teratógenos pueden producir los efectos correspondientes tamb. en el hombre. En agentes químicos o físicos, la incidencia depende de la dosis. Puesto que hay malformaciones congénitas espontáneas en el hombre, los efectos dependientes de factores teratógenos definidos, se manifiestan como incrementos de una incidencia básica. Probablemente hay un umbral, debajo del cual no es biológica y médicamente relevante, el efecto exógeno externo (dosis del umbral). A las sustancias químicas con un potencial teratógeno para el hombre, pertenecen p. ej. la talidomida, metotrexato, andrógenos, retinoides y alcohol; efectos físicos con potencial teratógeno tienen p. ej. rayos X e isótopos radiactivos. Ver tamb. embriotoxicidad.

teratogenicidad inducida por radiaciones: producción de un efecto teratógeno (malformación* congénita) por radiación ionizante (rayos X, radiaciones neutrónicas o isótopos radiactivos). Los efectos prenatales tóxicos correspondientes, después de dosis altas de radiaciones, están bien documentados en el hombre (radiación terapéutica, víctimas de bombas atómicas). Los resultados más marcados son: microcefalias y retardos mentales. Los datos asequibles, hasta ahora, no confirman un riesgo aumentado de padecer anormalidades macroscópicas o disfunciones consecuente a exposiciones agudas a dosis inferiores a los 0,05 Gy (5 rd). Ver. tamb. embriotoxicidad por radiaciones, teratogenicidad.

teratoma: tumor mixto congénito, producido a partir de las tres hojas embrionarias, más frecuente en las gónadas y a lo largo de la cresta germinal, deriva (por partenogénesis después de la primera división meiótica) de células germinativas, por lo cual hay que incluirlo en el grupo de malformaciones dobles parasitarias (ver fig.); se diferencia el teratoma maduro, de tejidos diferenciados (teratoma adulto, frecuentemente como dermoide*), y el teratoma sólido, primariamente maligno, que contiene células primordiales, indiferenciadas (te-

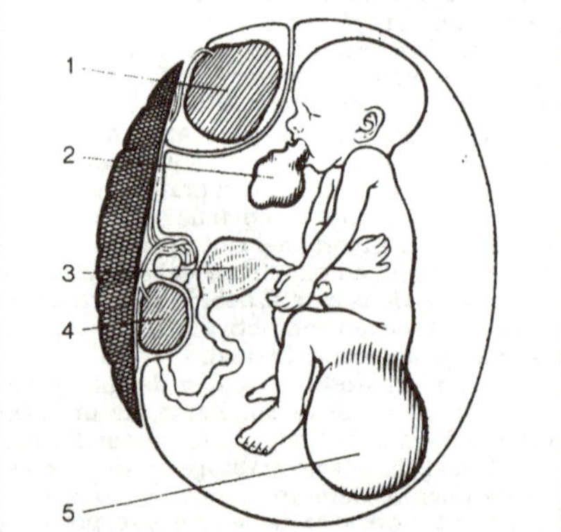

Teratomas:
1: arcadio amorfo con amnios propio y líquido amniótico propio; diagnóstico diferencial con el teratoma placentario; 2: epignato; 3: teratoma del cordón umbilical; 4: teratoma placentario; 5: teratoma coccígeo

ratoma embrionario); ver estruma ovárico.

teratoma coccígeo: teratoma* localizado caudalmente en la pelvis.

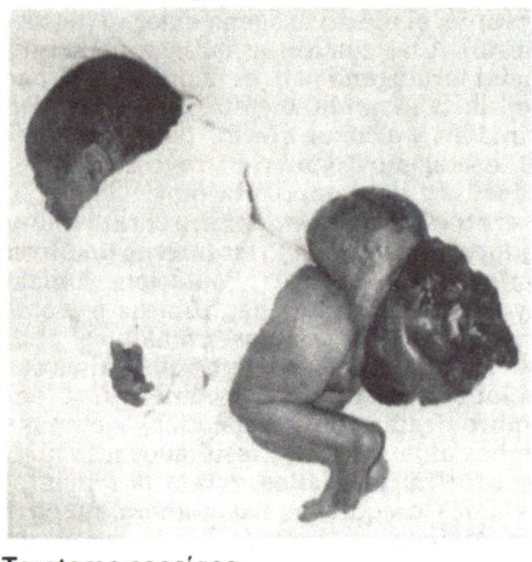

Teratoma coccígeo

tercer día, síndrome del: ver puerperio; ver tamb. depresión puerperal.

termografía: método fotográfico que hace visible el calor irradiado por cuerpos. **Principio:** se registran la temperatura absoluta y la distribución de la temperatura en la superficie de la piel, detectándose mínimas diferencias (de aprox. 0,08 °C). En la teletermografía se registra la radiación infrarroja emitida por la piel, mediante una cámara especial de infrarrojos (blanco y negro o de color), lo que hace posible la detección de los den. focos calientes (hot spots), comparando el lado izquierdo con el derecho. La termografía de placa (de contacto) se basa en que ciertos cristales líquidos (p. ej. de colesterina) absorben diferentes colores a diferentes temperaturas. Una placa u hoja se aplica a la región correspondiente, y se fotografía, en color, para la documentación. Se representan sobre todo estructuras patológicas de vasos y focos calientes. La termografía de placa se usa sobre todo como método adicional en

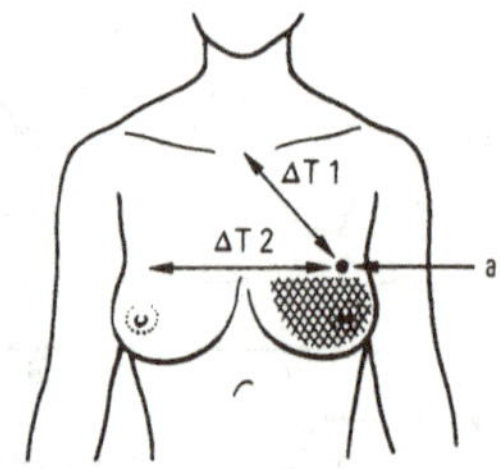

Termografía:
Criterios para la evaluación de la teletermografía de Bourjat:
Punto de estimulación (= hot spot, a), región hipertérmica de la piel, por encima del tumor; ΔT2: diferencia de temperatura entre tumor y región correspondiente de la mama contralateral (patológico por encima de 2 °C; ΔT1: diferencia de temperatura entre tumor y punto de referencia (patológico por encima de 1,5 °C); área rayada: hipertermia global; coincidencia entre punto de estimulación y hallazgo clínico/radiológico; diferencia de lados de la topografía térmica de ambas mamas

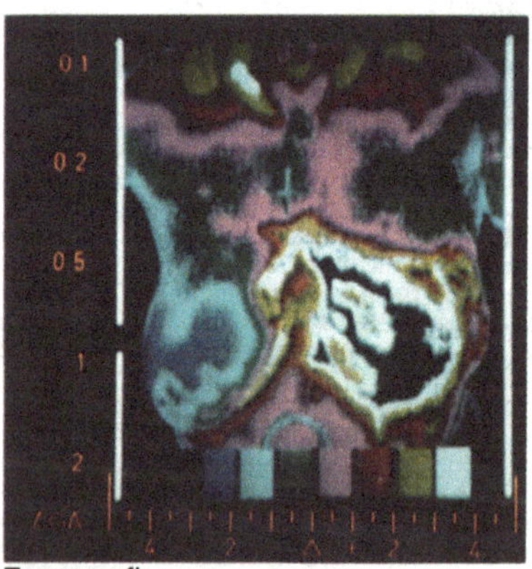

Termografía:
Termografía infrarroja de color, con inflamación y formación de un absceso de la mama izq. El escalonamiento de colores se indica debajo de la imagen. Dos colores vecinos representan una diferencia de temperatura de aprox. 1 °C cada vez.

la mamografía*. Las diferencias de temperatura se producen por diferente irrigación, p. ej. en alteraciones del riego arterial, procesos inflamatorios óseos o tumores malignos. Con la termografía se detectan p. ej. tumores mamarios de menos de 1 cm de diámetro; pero no se puede diferenciar con la misma una inflamación de un tumor. Por el peligro de falsos negativos, sólo es un método apto para el diagnóstico precoz del carcinoma mamario en colectivos sanos cuando se aplica por examinadores experimentados.

termografía de contacto: método de termografía*.

testosterona (INN): testosteronum (INN-L), testosterone (INN-E), 17β-hidroxi-4-androsten-3-ona (IUPAC); CAS-N° 58-22-0; $C_{19}H_{28}O_2$; PM 288,47; andrógeno natural más

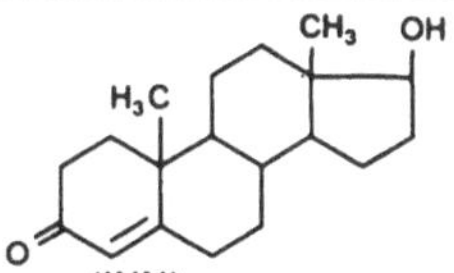

Testosterona (INN)

potente; forma más importante de síntesis y transporte de los andrógenos*. La testosterona tiene una gran importancia para el desarrollo del individuo masculino. **Valores normales** en suero (en ng/ml): hombres 2,8-8,2; mujeres 0,1-1,0. **Aplicaciones terapéuticas:** entre otras, para la inhibición del crecimiento, en niños con gigantismo constitucional.

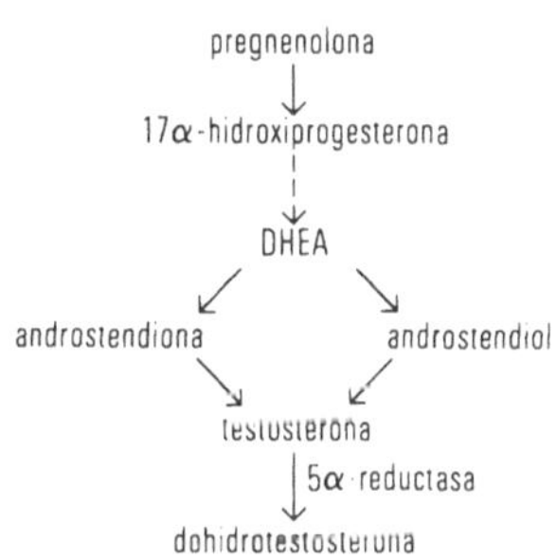

Testosterona:
Esquema de la biosíntesis

tétanos del neonato (gr tetanos tensión): forma del tétanos, producido por infección del ombligo con Clostridium tetani; empieza con sínt. generales como intranquilidad, pérdida de ganas de beber, seguido de los sínt. típicos del tétanos; letalidad muy elevada.

tialismo gravídico (gr ptyalon saliva): sin. hipersalivación en el embarazo (generalmente en el segundo al cuarto mes); se origina probablemente por una actividad parasimpática aumentada. Según una clasificación antigua, forma de preeclampsia; ver gestosis.

tialorrea: ver sialismo.

tiempo de embarazo, dictamen del: dictamen pedido por el juez al obstetra, en el marco de un dictamen de paternidad, sobre la coincidencia entre signos de maduración del niño y la duración* del embarazo, indicada; a veces se usan datos del ciclo (períodos fértiles y no fértiles del ciclo). La evaluación bioestadística da las probabilidades de postmadurez gravídica o prematuridad. Ver tamb. neonato, signos de madurez del; grupo sanguíneo, dictamen del.

tilectomía: excisión local de un carcinoma de mama* (con mucho tejido sano) con exéresis obligada de los nódulos linfáticos axilares, mediante una incisión secundaria, e irradiación ulterior de la axila (10 Gy o 1000 rd). La condición es la existencia de un carcinoma mínimamente invasivo (diámetro < 5 mm), sin infiltración de piel, pared torácica y pezón, y sin hallazgo palpatorio patológico de los nódulos linfáticos. El método está discutido por sus posibles recidivas; ver tamb. mama, operaciones conservadoras de la; mastectomía.

timpanía uterina: tamb. timpanismo uterino; ver fisómetra.

tireotropina coriónica humana: abrev. TCH; ver HCT.

TNM, clasificación en períodos: clasificación de tumores según tres componentes: tumor primário (T), ganglios linfáticos regionales (N) y metástasis (M); se denotan las dimensiones y el grado de ataque por números subíndice; p. ej., un carcinoma de cervix, limitado al mismo, sin afección de ganglios linfáticos regionales ni metástasis, se denota como $T_1N_OM_O$.

tococardiografía: ver cardiotocografía.

tocografía: representación del curso de las contracciones; registro de los cambios del tono uterino; bien como **tocografía externa**, desde la pared abdominal materna (cambios relativos de valores de presión), o como **tocografía interna,** desde la cavidad uterina (valores absolutos). Las contracciones* se evalúan por su intensidad, duración, pausas y frecuencia. Se distinguen **tres tipos fisiológicos de contracciones: tipo I** con aumento gradual de presión y disminución rápida (predomina en las contracciones precoces); **tipo II** con aumento y disminución constante (en el período de apertura y expulsión); **tipo III** con subida repentina y bajada gradual (en el período de expulsión); ver contracciones, fig. Ver tamb. cardiotocografía.

tocólisis: inhibición de contracciones; tratamiento de las contracciones demasiado precoces o excesivas. **1. medicación a largo plazo,** p. ej. en contracciones precoces; cirugía en el útero gestante (cerclaje*, transfusión* fetal), amenaza de parto* prematuro; sobre todo con β_2 simpaticomiméticos (fenoterol*); a veces, además, con inhibidores de las prostaglandinas, sedantes, espasmolíticos. Tamb. se puede dar con éxito la progesterona, que sensibiliza los receptores β-adrenérgicos; en la tocólisis intravenosa se recomienda el sulfato de magnesio (cardioprotector con efecto tocolítico). **2. medicación a corto plazo:** con β_2-simpaticomi-

T

méticos, sobre todo en complicaciones intraparto, por actividad contráctil patológica (reanimación* intrauterina). **Contraindicaciones:** ver tabla.

Tocólisis Contraindicaciones
Fiebre
Hemorragias vaginales
Sospecha de placenta previa
Hipertireosis, tireotoxicosis, hipertrofia significativa del tiroides
Malformaciones cardíacas, enfermedades cardíacas inflamatorias (miocarditis)
Arritmias taquicárdicas
Diabetes mellitus
Hipercalcemia
Hepatitis
Enfermedades renales (retención hídrica)
Gestosis EPH
Semana de gestación 37/38
Dilatación del cérvix 4 cm o más

tocolíticos: fármacos inhibidores de la contracción uterina; ver tocólisis.

tocología: ciencia que se ocupa de los partos, obstetricia.

tonos cardíacos del feto: audibles, con un estetoscopio* obstétrico, a partir del 6° al 7° mes, en determinados lugares del abdomen; frecuencia 120-160/min; ver latido fetal.

TORCH, complejo: (ingl) den. mnemotécnica para las infecciones prenatales más importantes del ser humano: toxoplasmosis*, otras (sífilis*, listeriosis*), rubéola*, citomegalia*, herpes* simplex; ver infección prenatal, infección perinatal.

torsión pedicular: complicación más frecuente en tumores pediculados, sobre todo tumores* ováricos. **Consecuencias** de aparición muy rápida: disminución del retorno venoso, aglomeración sanguínea por congestión, alteraciones nutritivas hasta la necrosis. Si hay adherencias con el intestino, existe posibilidad de migración de gérmenes al tumor (abdomen* agudo, peligro de vida).

T

¡Cada tumoración ovárica móvil, pediculada, significa un **peligro agudo de vida** por torsión pedicular!

toxicología prenatal: se ocupa de la toxicología de reproducción*, en la que se investigan alteraciones del desarrollo prenatal producidas, exógenamente, por agentes químicos o físicos.

toxicosis: (obst.) den. toxicosis del embarazo; ver gestosis.

Toxoplasma gondii: protozoario alargado, oval, en forma de hoz o rodaja de naranja, generalmente con núcleo excéntrico, cuerpos de volutina (ver fig.); 3-5 μm; reproducción por endodiogenia; **desarrollo cíclico** con esquizogonia (agamogonia) y gamogonia, en el epitelio del intestino delgado del huesped definitivo (¡sólo gatos!); excreción de ooquistes con las heces, esporogonia (división reduccional) en el ambiente; desarrollo acíclico con fase proliferante (seudoquistes) y fase quística (taquizoides y bradizoides) en el huésped intermedio (hombre, perro, otros mamíferos y aves omnívoros y herbívoros). Infección humana por: **1.** seudoquistes o quistes de alimentos (carne, huevos); **2.** ooquistes de heces de gato; **3.** prenatal (diaplacentario, hematógeno o por seudoquistes del endometrio). **Demostración: 1.** (serológica) test de Sabin-Feldmann, inmunofluorescencia indirecta, reacción de fijación del complemento; **2.** demostración del agente: directa muy difícil (sedimento del líquido cefalorraquídeo, punción esternal): a) preparado microscópico por frotis; b) el examen en animales es más sensible: patógeno para los animales usuales de laboratorio, en especial para ratones blancos y hámster; demostración microscópica y serológica de parásitos. Material de resección (tamb. nacimientos muertos): cerebro, ojos, hígado, bazo, pulmón; suspensión de órganos (¡sin fijación previa!), examen histológico.

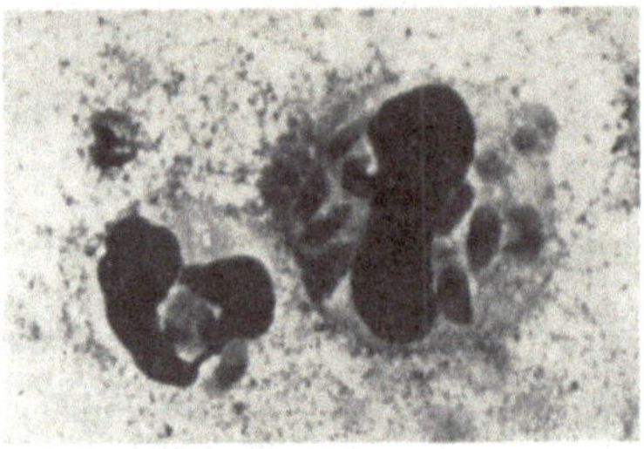

Toxoplasma gondii

toxoplasmina: antígeno para el test cutáneo específico, de toxoplasmosis*.

toxoplasmosis: zoonosis producida por la infección con Toxoplasma* gondii. Está demostrado, en la población, un índice de infección alto, con diferencias regionales marcadas. **Anatomía patológica:** el agente produce focos de inflamación circunscritos, posiblemente necrosis. De vida intracelular, forma los den. seudoquistes. En el período fetal y en edad infantil, hay una afinidad por el SNC (forma cerebral). Las alteraciones granulomatosas cerebrales pueden curar, con calcificaciones radiológicamente demostrables. En edades más avanzadas desaparece la afinidad por el SNC. Entonces se pueden demostrar manifestaciones inflamatorias en casi todos los órganos int. (forma visceral). **Clínica: 1. en el curso agudo** (y subagudo), linfomas o linfadenitis, especialmente cervicales, fiebre no característica, angina, sínt. gripales, en casos graves cefaleas, meningismo y meningoencefalitis; **2. en cursos crónicos,** fiebre (muy raro, en brotes), a ve-

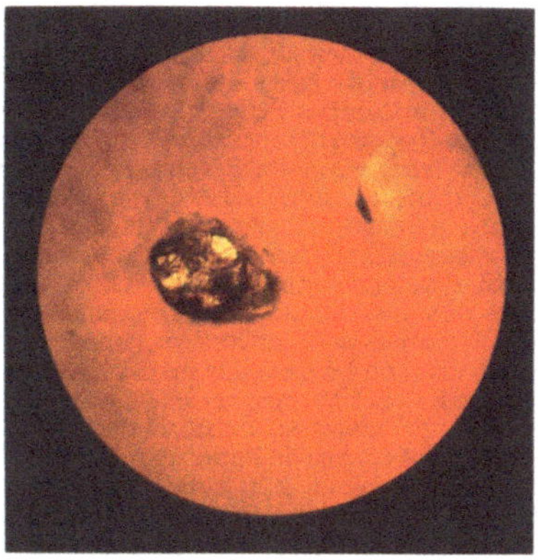

Toxoplasmosis:
Foco cicatrizal coriorretinal paracentral

ces con artralgias, cefalalgias, alteración psíquica, manifestaciones orgánicas en nódulos linfáticos, hígado, bazo, ojo (iridociclitis, coriorretinitis, ver fig.), SNC.

Toxoplasmosis y embarazo: en una embarazada con parasitemia, los agentes pueden llegar por la placenta y cordón umbilical al organismo fetal. El paso, preferentemente en el segundo o tercer trismestre, puede producir la fetopatía toxoplásmica (partos prematuros o muertos). **Sínt.: 1. de la toxoplasmosis congénita:** hidrocéfalo, coriorretinitis, calcificaciones en el cerebro, ictericia, hepatoesplenomegalia; **2. de la así llamada toxoplasmosis congénita latente:** título de anticuerpos en suero durante mucho tiempo, sin manifestaciones patológicas. Al cabo de semanas o meses, manifestaciones típicas: coriorretinitis, hidrocéfalo leve, tendencia a la tetania, nistagmo, rigidez de extremidades, atetosis, pocas ganas de beber y desarrollo mental retardado. **Orientaciones:** sólo existe peligro para el fruto en el caso de una infección primaria por toxoplasmas, durante el embarazo, en el primer trimestre,

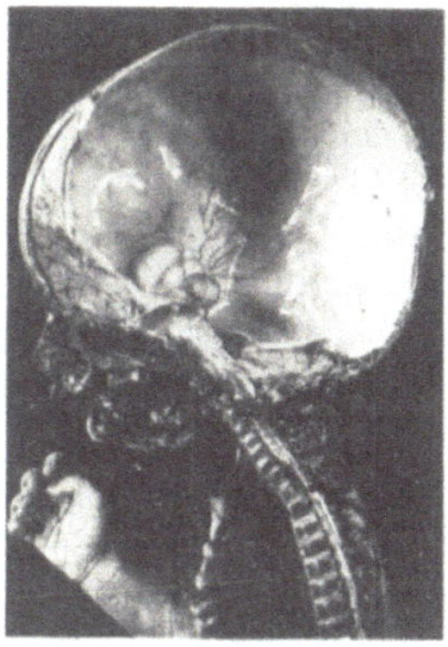

Toxoplasmosis:
Hidrocéfalo grande, en la fetopatía toxoplásmica

muy raro. Se supone una infección primaria de la gestante, si el título de anticuerpos, inicialmente negativo, se vuelve positivo durante el embarazo. En este caso se recomienda el tratamiento quimioterápico, tamb. en el segundo y tercer trimestre, aunque sea dudosa la afección seria del niño. **Prevención:** no comer carne cruda o poco cocinada (cuidado tamb. con los preparativos) y no tratar con gatos, sobre

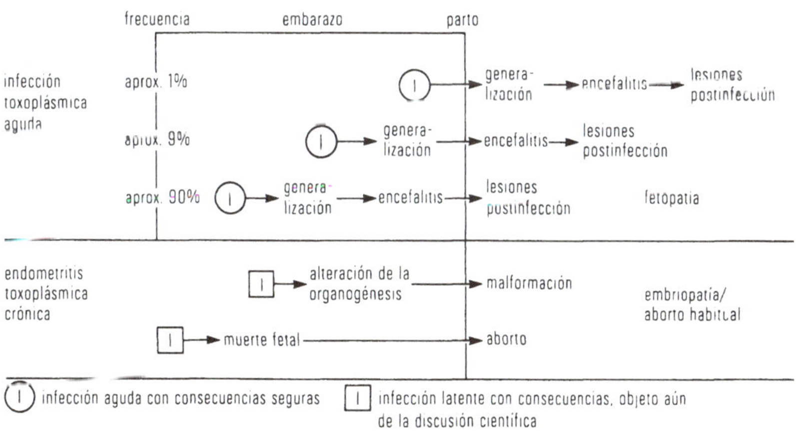

Toxoplasmosis:
Posibilidades del curso de infecciones prenatales por Toxoplasma gondii

Toxoplasmosis
Demostración combinada de IgM e inmunofluorescencia indirecta (IFI) para la determinación de la tasa de inmunoglobulinas para el diagnóstico de la toxoplasmosis

Hallazgo IgM	Técnica de inmunofluorescencia indirecta estandarizada (título de Ig; UI)	Valoración
–	≧ 300	posiblemente transmisión transplacentaria de anticuerpos maternos; examen de control después de 3 meses
+	≧ 300	sospecha de infección toxoplásmica
– ó +	≧1000	sospecha de infección toxoplásmica

todo sus heces, aunque sólo existe infecciosidad hasta que el gato comienza a sintetizar anticuerpos.

Una infección por Toxoplasma gondii materna, **antes** de la gestación, no presenta peligro para el fruto, y **no** es necesario tratarla, independiente del título de anticuerpos demostrado.

T

TPHA, test de: test de hemaglutinación de Treponema pallidum; test muy específico y sensible, pasivo, para la demostración de anticuerpos antitreponémicos; se hace reactivo de 3 a 4 semanas postinfección. Se vuelve negativo, después del tratamiento, sólo si éste se inició en los primeros meses postinfección; ver tamb. sífilis.

transexualismo: desarrollo de una identidad sexual contraria al sexo* somático. Los transexuales tienen un sexo somático claramente masculino o femenino (ver tamb. intersexualidad), pero psíquicamente se sienten pertenecientes al sexo opuesto, en todos los aspectos. El transexualismo existe en ambos sexos, y hay que diferenciarlo claramente de la homosexualidad* y del transvestismo*; transexuales se sienten generalmente heterosexuales, frecuentemente existe un sufrimiento importante. El diagnóstico y la terapia son interdisciplinarios, por grupos de trabajo experimentados. Transformaciones hormonales y técnicas quirúrgicas plásticas sirven para una transformación* sexual, deseada por muchos transexuales.

transferencia embrionaria: por primera vez se logró la técnica ginecológico-embriológica de la transferencia embrionaria en 1977/78 por los británicos Patrick Steptoe y Robert Edwards. **Técnica: 1.** inseminación* extrauterina: por laparoscopia o directamente con ecografía, transabdominal o transvesicalmente, se extraen folículos maduros de uno de los ovarios (estimulados hormonalmente) y se fecundan in vitro con espermatozoides. **2.** el cigoto (el así den. niño de probeta) se implanta después de cultivarlo 2 días in vitro, generalmente en el estadio de 4 ó 8 células, en el útero preparado con hormonas, para la nidación* (transferencia embrionaria en sentido estricto). **Indicaciones:** en el caso de impermeabilidad absoluta de las trompas, y habiendo por lo menos un ovario y útero funcional. Aparte de las dificultades técnicas (capacitación y sincronización), la transferencia embrionaria es éticamente problemática, habiendo necesidad de una regulación jurídica, sobre todo en el caso de la inseminación* heteróloga e implantación en una «madre de alquiler»; ver tamb. fertilización in vitro.

transferencia embrionaria intratubárica: (ingl) gamete intra fallopian transfer (abrev. GIFT); método de fertilización* in vitro, en el caso de haber, por lo menos, una trompa permeable; óvulos extraidos por laparoscopia se unen a espermatozoides en un tubito de plástico, y se instilan inmediatamente en la trompa. **Indicaciones:** esterilidad* inmunológica e idiopática (después de excluir la esterilidad psicógena).

transformación, dosis de: la cantidad de gestágenos* necesaria para la transformación secretora de un endometrio totalmente proliferado, seguido de una hemorragia por deprivación parecida a la menstruación (p. ej. después de la castración, para producir ciclos artificiales); ver tamb. proliferación, dosis de.

transformación sexual: den. popular, no muy correcta, para las intervenciones hormonales y quirúrgico-plásticas, para corregir el sexo gonadal y genital, en casos de un transexualismo* auténtico. **Indicación** para una transformación sexual es generalmente: conflictos psicosociales del paciente y un alto grado de sufrimiento individual. La transformación sexual se realiza generalmente en **dos fases: 1.** tratamiento previo con hormonas* sexuales del sexo elegido; **2.** cirugía plástica, con extirpación de las gónadas (castración*), formación de vulva y vagina (ver colpoplastia) y mamoplastia* (transformación sexual hombre a mujer); o colpohisterectomía vaginal con ovariectomía y cierre del introito vaginal; formación de un escroto con prótesis testiculares y un penoide del tejido del clítoris, con una uretra alargada, y mastectomía* subcutánea, con reducción mamilar (transformación sexual mujer a hombre). Los resultados funcionales de la transformación sexual hombre a mujer son mejores que en el caso inverso; la formación de un penoide, mediante plastia por pedículos de piel, no tiene resultados muy satisfactorios; por ello no se realiza frecuentemente. Una indicación restrictiva y un cuidado psíquico intenso del paciente, son condiciones imprescindibles.

transformación, zona de: ver zona de transformación.

transfusión fetal: sin. transfusión intrauterina, intraperitoneal, transabdominal, transuterina; infusión de sangre del grupo 0 Rh negativo, a la cavidad abdominal del feto intrauterino. El método se basa en que el peritoneo fetal es muy permeable para los eritrocitos. Los hematíes Rh negativos no destruibles por los anticuerpos anti-Rh maternos, alcanzan, a través del peritoneo, la sangre fetal. **Indicaciones:** la transfusión fetal sólo se realiza si hay sospecha de gravísimas lesiones del niño por incompatibilidad Rh, en la enfermedad* hemolítica fetal. La exploración espectrofotométrica del líquido amniótico, sacado por amniocentesis, informa sobre el estado fetal (ver líquido amniótico, espectrofotometría del).

transfusión fetomaterna: paso de grandes cantidades de sangre fetal desde los vasos vellosos placentarios, a la circulación materna (en aprox. el 5% de los casos, más de 10 ml), por defecto placentario, durante la gestación o parto; puede producir anemia, en el niño, con las consecuencias correspondientes y (dado el caso) la sensibilización anti-D materna; ver anti-D, profilaxis. Ver tamb. microtransfusión.

transperineal: a través del periné; p. ej. resección prostática transperineal.

transplacentario: a través de la placenta*; ver tamb. placenta, barrera de la.

transporte ovular: ver óvulo, transporte del.

transvestismo (lat vestis vestido): llevar vestimenta del sexo contrario; en sentido estricto el deseo de llevar ropa del sexo contrario, combinado con excitación sexual. Hay que diferenciar el transvestismo del transexualismo* y homosexualidad*. El transvestismo es mucho más frecuente en hombres que en mujeres, la mayoría de travestis se comportan heterosexualmente; ver tamb. fetichismo.

trastornos sexuales funcionales: sin. disfunciones sexuales; alteraciones en el ciclo de reacción sexual, que los afectados (o sus compañeros) sienten como perjudiciales, sin que sea posible generalmente encontrar una clara causa somática. **Sistemática** idéntica para ambos sexos: **1. trastornos de la fase de excitación:** falta de erección en el hombre (impotencia eréctil); falta de lubrificación vaginal en la mujer (lubrificación* deficiente, antes falsamente den. frigidez*). **2. trastornos del control sobre el momento del orgasmo:** eyaculación precoz o retardada, subjetiva, en el hombre; orgasmo tardío en la mujer, subjetivo (antes den. tamb. frigidez) **3. falta de orgasmo:** en el hombre tamb. llamado falta de eyaculación (eyaculación deficiente); en la mujer anorgasmia*. Otra forma de trastorno de interacción sexual es el **vaginismo***.

Los trastornos sexuales funcionales, frecuentemente, pueden ser eliminados por una instrucción y consulta individuales, a veces combinado con una terapia* sexual.

trasudación: 1. (obst.) trasudación fisiológica por el epitelio vaginal, de importancia para la lubrificación del introito vaginal, aparte de la secreción de las glándulas de Bartholin*; ver tamb. lubricación. 2. trasudados en general.

tratamiento hormonal ciclo dependiente: tratamiento con estrógenos y gestágenos según la situación fisiológica en el ciclo* menstrual; ver tamb. proliferación, dosis de; transformación, dosis de.

traumatismos obstétricos: sin. traumatismos del parto*.

Treponema pallidum: sin. Spirochaeta pallida, den. espiroquetas sifilíticas; parásito de tejidos. **Morfología:** entre 6 y 24 espiras (como

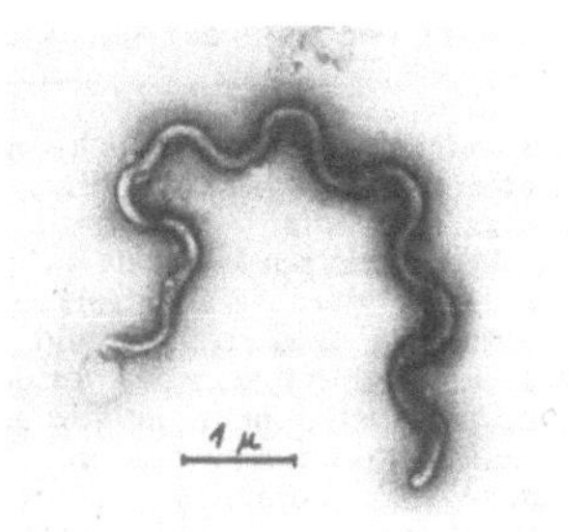

Treponema pallidum:
Fotografía de microscopia electrónica

dientes de sierra), movimiento típico rotatorio alrededor del eje longitudinal. **Demostración:** en el suero* sifilífero (estadio primario de la enfermedad) por examen por microscopia de campo* oscuro. Demostración serológica: ver sífilis. **Epidemiología:** la fuente de infección es el hombre, transmisión preferente por contacto sexual, raras veces por objetos.

triángulo de Scarpa: región del muslo, limitada por el m. sartorio, m. adductor magno y lig. inguinal; cranealmente, corresponde a la región subinguinal, limitada por el lig. inguinal, m. sartorio y m. pectíneo.

Trichomonas urogenitalis: sin. Trichomonas vaginalis; 8-12 × 15-30 μm, parecidos a Trichomonas hominis, pero más grande; comensales patógenos facultativos de los órganos genitales femeninos (en el moco vaginal ácido) y masculinos; su reproducción rápida produce la tricomoniasis*. Transmisión preferente por contacto sexual. **Demostración: 1.** examen microscópico del frotis vaginal y uretral (nativo o con tinción Giemsa); **2.** serológico: reacción de fijación del complemento, inmunofluorescencia, hemaglutinación; **3.** cultivo; ver tamb. la fig., pág. siguiente.

tricloroetileno: $Cl_2C{=}CHCl$; anestésico volátil de los hidrocarburos halogenados, con buen efecto analgésico. La administración sólo es posible en sistemas de anestesia abiertos, ya que el tricloroetileno forma fosgeno con la cal CO_2-absorbente. **Uso:** en obstetricia, p. ej., para la preparación al parto* durante el período de

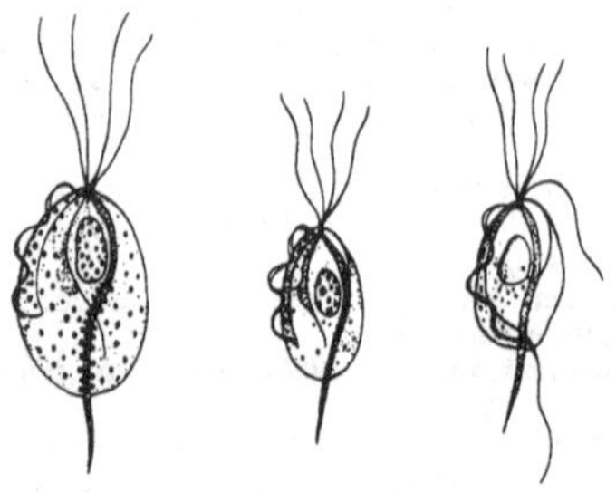

Tricomonas:
Distintas tricomonas patógenas humanas: Trichomonas vaginalis (izq.); Trichomonas tenax (medio); Trichomonas hominis (der.)

dilatación; amortigua, como todos los narcóticos inhalatorios halogenados volátiles, la actividad uterina, dependiente de la dosis; es desplazado cada vez más por la anestesia* peridural. Ver tamb. gas hilarante, anestesia local.

tricomonas (gr trix, trichos pelo; monas unidad): género de protozoos con varios flagelos, en forma de pera, ver fig.; distintas especies, se encuentran en cavidades del organismo humano. Ver Trichomonas urogenitalis.

tricomoniasis: enfermedad urogenital por infección, sobre todo de vejiga y vagina, por Trichomonas* urogenitalis. **Sínt.:** cistitis y uretritis en el hombre, en la mujer sobre todo colpitis* con flujo* genital purulento, espumoso, de mal olor y prurito grave. **Terapia:** tricomonicidas (sobre todo metronidazol); tratamiento tamb. de la pareja. Ver tamb. ETS.

trillizos: ver múltiples.

trimestre: intervalo de tres meses; en el embarazo división en primer, segundo y tercer trimestre; ver tamb. embarazo, duración del.

trimetilamina: $(CH_3)_3N$, amina terciaria; gas incoloro, p. ej. en la secreción vaginal, en la salmuera de arenque y en plantas (Chenopodium).

triple-X, síndrome de la: sin. superfeminismo; pertenece a las trisomías*, mutación genética con tres cromosomas X, por non*-disjunction. **Sínt.:** mujeres con fenotipo femenino (frecuentemente fértiles, pero tamb. con hipogonadismo e hipogenitalismo) y oligofrenia variable; a veces con ataques epilépticos y otras malformaciones orgánicas. Los descendientes masculinos de pacientes fértiles presentan, frecuentemente, un síndrome de Klinefelter*.

trisomía: mutación genética, en la que en la serie cromosómica diploide normal, existen uno (trisomía **simple**) o varios (trisomía **doble,** etc.) cromosomas tres veces; ver trisómicos, síndromes; ver tamb. aberraciones cromosómicas.

trisómicos, síndromes: término gen. para cuadros patológicos a base de una trisomía cromosómica. **Etiología/patogenia:** se produce por una meiosis errónea del óvulo o espermatozoide (non*-disjunction); resultan células hijas con un número cromosómico hipohaploide (22) e hiperhaploide (24), cuya fusión con un gameto normal haploide (23) del otro sexo, da un cigoto con un cromosoma triple. Mientras la falta de un autosoma excluye seguramente una embriogénesis normal, es posible la supervivencia con un gonosoma único. La etiología de la non-disjunction en detalle, es desconocida. Pero parece tener importancia la edad de la parturienta, con la que se incrementa la predisposición.

Una trisomía autosómica, generalmente, es un factor letal; sólo en determinados casos es compatible con la vida. Se incluye en las trisomías autosómicas clínicamente más importantes, el síndrome de Patau (trisomía 13, 14 ó 15), el síndrome de Edwards (trisomía 17 ó 18) y el síndrome de Down (trisomía 21). Las trisomías gonosómicas, clínicamente más importantes, son el síndrome de Klinefelter (trisomía XXY), la trisomía XXX y la trisomía XYY.

Sínt.: mientras el síndrome de Down y el de Klinefelter se caracterizan por una sintomatología específica, las demás trisomías muestran un cuadro multifacético, facultativo con anomalías acompañantes, muy variables. Los síntomas de base comunes a las trisomías, incluyen - pero con gravedad variable - anomalías cerebrales (desarrollo mental retardo, ataques epilépticos y trastornos del tono muscular), cardíacas (cianóticas o no), renales, genitales, oftálmicas, óseas, de manos y pies (sobre todo hexadactilia), así como una grieta de cuatro dedos y una displasia craneofacial del pabellón auricular.

trofoblasto: (embriol.) blastodermo; pared ext., celular del blastocisto* que en la nidación*

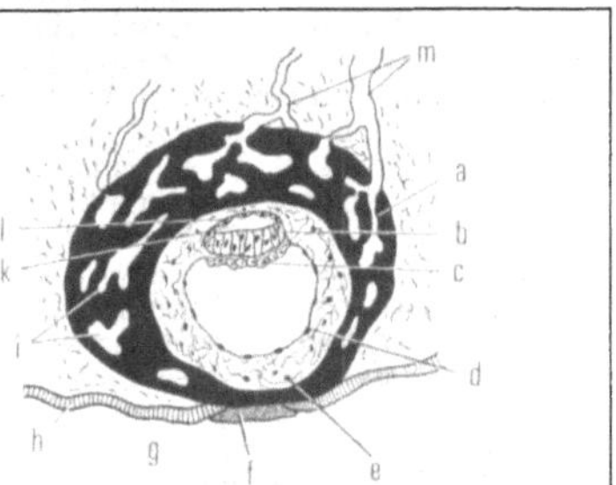

Trofoblasto:
Representación esquemática de un cigoto humano, de 12 días de edad
a: trofoblasto; b: ectodermo germinativo; c: endodermo primario; d: membrana de Heuser; e: mesénquima extraembrionario; f: coágulo terminal; g: cavidad uterina; h: epitelio uterino; i: lagunas hemáticas; k: cavidad amniótica; l: amnios; m: seno capilar

penetra en el endometrio uterino y se diferencia en dos capas: sincitiotrofoblasto, como capa ext. multinuclear, y citotrofoblasto*, como capa int. de células uninucleares. Por transformación de los vasos capilares del endometrio, se origina la circulación uteroplacentaria en el trofoblasto el día 11 ó 12 postfecundación.

trofoblasto, tumores del: tumores producidos por células del sincitio o citotrofoblasto (trofoblasto*) de la placenta*, o por células germinativas de ambos sexos; en los tumores de trofoblasto en el embarazo, se distinguen tres formas principales: mola* hidatídica, corioadenoma* destruens y corioepitelioma* maligno.

trofoedema: sin. seudoelefancia neuroartrítica, síndrome de Nonne-Millroy-Meige; edema crónico de las partes distales de las extremidades (mayoritariamente sólo en piernas y pies), generalmente manifiesto en el nacimiento; familiar; de naturaleza pálida, gruesa y no dolorosa, con predisposición a padecer infecciones secundarias y tumoraciones tróficas, acompañado de crecimiento disminuido, acromicria, infantilismo, hipogenitalismo y adiposidad. **Etiología:** transmisión autosómica dominante con penetración incompleta y expresividad variable.

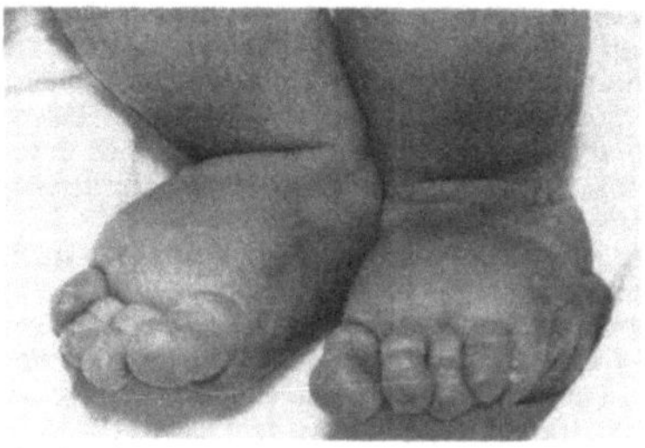

Trofoedema

trombosis: coagulación sanguínea intravasal (generalmente venas, pero tamb. arterias). **Patogénesis:** compleja: los factores importantes para el origen de una trombosis («tríada funcional trombogénica»): **1.** lesión de la pared vascular; **2.** hipercoagulabilidad; **3.** volumen por minuto alterado (tríada de Virchow). Otros factores predisponentes son: edad avanzada, sobrepeso, alteraciones hormonales (embarazo, contracepción hormonal, síndrome de Cushing), sustancias tromboplásticas en traumatismos, inflamaciones, operaciones, tumores malignos y condiciones climatológicas. **Curso clínico:** una trombosis se ve favorecida por el prolongado reposo en cama; por secuestro de material trombótico, pueden producirse tromboembolias en el sistema arterial y venoso (temida complicación postquirúrgica); una tromboflebitis puede desarrollarse por infección bacteriana secundaria. Frecuentemente aparece en las extremidades inf. La trombosis de las vv. profundas **(flebotrombosis)** es menos sintomática, pero con peligro de embolia mucho mayor que la trombosis de las venas superficiales **(varicotrombosis). Sínt. locales y puntos de dolor a la presión** (ver fig.): aparte de dolores y sínt. de congestión en el área afectada: **1.** sensación de pesadez, parestesias en las piernas; dolor en la pantorrilla, sobre todo con la dorsiflexión del pie (signo de Homans); **2.** dolor a la presión sobre la vena (se explora comparando ambos lados, con las piernas relajadas); dolor plantar tibial (signo de

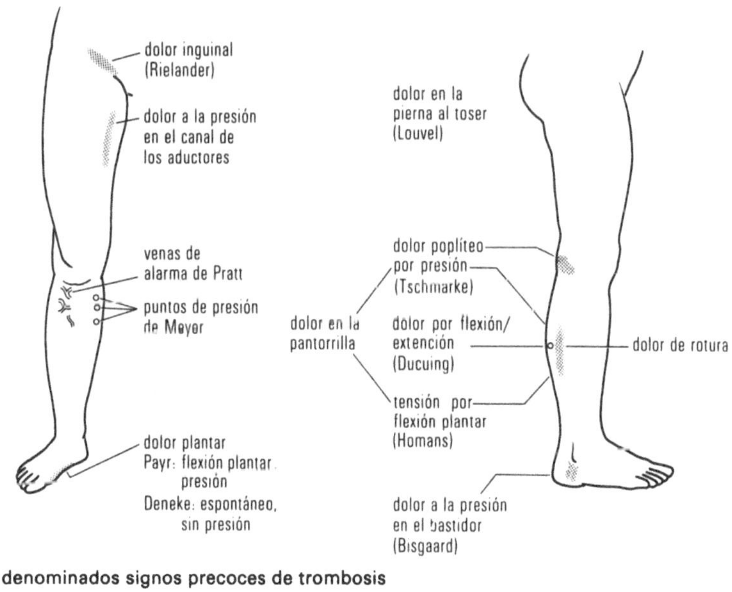

Los denominados signos precoces de trombosis

Payr), dolor a la presión detrás del maléolo (signo de Bisgaard), en los puntos de presión de Meyer, a lo largo de las venas afectadas, medialmente a la cresta tibial, y dolor por el manguito neumático insuflado a más de 100 mmHg (test de Lowenberg-May), indican una trombosis de venas de la pierna; dolor a la presión en el hueco poplíteo indica una trombosis de la v. poplítea; dolor a la presión en la región inguinal indica una trombosis de la v. femoral. Todos los signos mencionados de una flebotrombosis no son criterios diagnósticos seguros. **Sínt. generales:** aumento de la frecuencia del pulso, con temperaturas normales o subfebriles, al principio; en la tromboflebitis con signos gen. de inflamación. **Diagnóstico:** **1.** flebografía; **2.** test de fibrinógeno con radioyodo; **3.** diagnóstico por ultrasonidos*. Cualquier diagnóstico precoz, es tardío en cuanto al riesgo de embolia: ¡el 80% de todas las embolias pulmonares fulminantes son letales en las primeras 2 horas! **Profilaxis:** por prevención primaria o secundaria, p. ej. dieta (reducción del peso), movilización precoz (postquirúrgica), low* dose heparinization (en caso de riesgo); profilaxis antiembólica. **Terapia:** fibrinólisis*, trombectomía quirúrgica; sólo tienen esperanzas de éxito en la fase precoz, y siendo intensas. **Complicaciones:** embolia o curación deficiente (síndrome postrombótico).

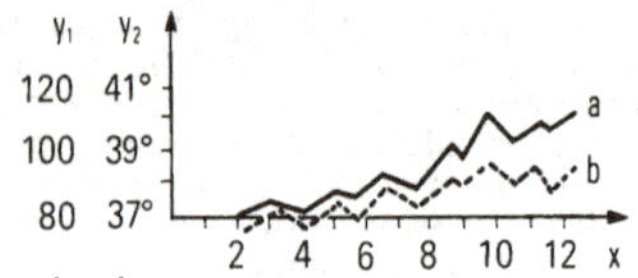

Trombosis:
Curva idealizada de temperatura y pulso, signos precoces de la flebotrombosis
x: días; y_1: pulso/min; y_2: temperatura (° C); a: pulso creciente (Mahler); b: temperatura subfebril (Michaelis)

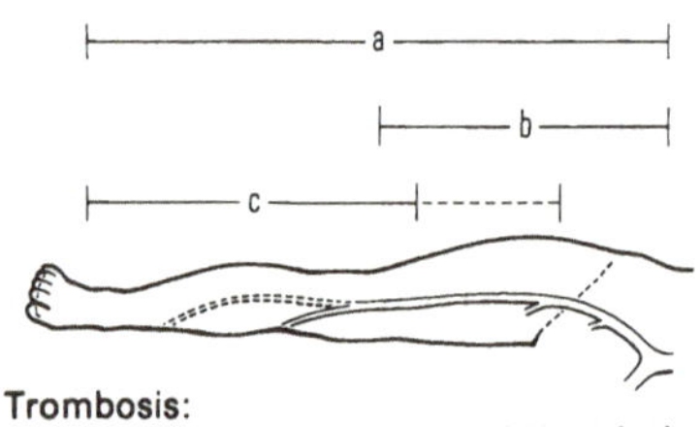

Trombosis:
Validez de tres métodos para el diagnóstico de la trombosis profunda de las extremidades inferiores: flebografía (a), ecografía (b), y test del fibrinógeno con radioyodo (c)

La más mínima sospecha de una trombosis profunda debe ser aclarada, diagnósticamente, lo **antes posible**.

trombosis pélvica: trombosis* de las grandes venas pélvicas; sobre todo en mujeres embarazadas, puérperas y después de intervenciones quirúrgicas. Peligrosa por la posibilidad de una embolia* pulmonar (tamb. repetida). Se origina por la formación de trombos en la v. ilíaca int. o ext.; trombos generalmente blandos, no inflamatorios, que cierran estas venas parcial o completamente. Crecimiento rápido descendente a la v. femoral, raras veces acendente a la v. cava inf. **Sínt.:** dolor espontáneo y a la presión en la región inguinal, linfedema de la pierna hasta piel lata (flegmasia coerulea dolens), signo de Mahler, temperatura aumentada. **Etiología:** principalmente la absorción venosa de material tromboplástico de la placenta y decidua, en traumatismos placentarios (sobre todo después de la maniobra de Credé* o de Kristeller*).

trompa: **1.** sin. trompa* de Falopio o uterina; **2.** sin. trompa de Eustaquio.

trompa de Falopio: canal de comunicación del fondo uterino a los alrededores del ovario, de 15 cm de largo, que sirve para la recepción y transporte del óvulo y, después de la fecundación, para la nutrición y transporte del cigoto al útero. **Partes:** parte uterina, istmo tubárico, ampolla tubárica, infundíbulo con fimbrias. La ampolla se ensancha lateralmente para formar el infundíbulo, que termina en una corona de fimbrias (orificio abdominal). Las fimbrias abrazan el ovario en la ovulación y reciben el óvulo después de la rotura folicular. Medialmente sigue el istmo, que pasará a la parte uterina (intramural), desembocando, por el orificio uterino, en la cavidad uterina.

Histología: túnica mucosa: frecuentemente plegada longitudinalmente y tendiendo a adherirse después de inflamaciones, tiene en su epitelio simple, cúbico a cilíndrico, células glandulares y ciliares (ciclodependientes), estas últimas, con cilios que se mueven hacia el

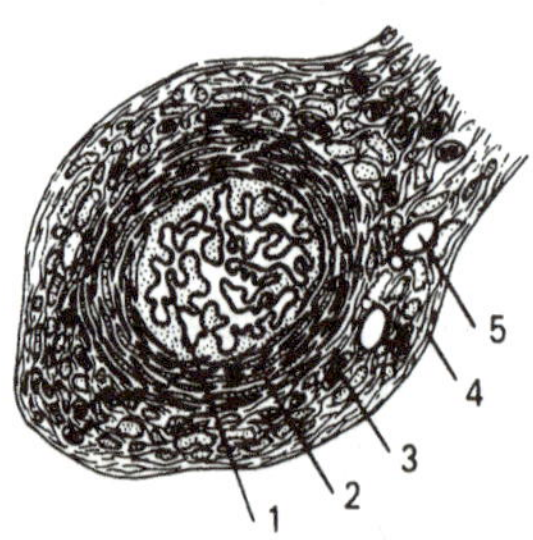

Trompa de Falopio, histología:
1. endosalpinx con células ciliadas y secretorias; 2 y 3: capa muscular (miosalpinx), ordenada por dentro con espiras planas, por fuera empinadas; 4: serosa (perisalpinx); 5: vasos sanguíneos

útero, facilitando la orientación a los espermatozoides que nadan contra la corriente. En la túnica muscular (más fuerte hacia el útero), se distingue con dificultad en la musculatura lisa, ordenada en espirales, una capa anular media y una capa longitudinal int. y ext. La tela subserosa laxa está recubierta por la túnica serosa, del peritoneo de la trompa (intraperitoneal) situado en el borde libre del ligamento* ancho del útero. Ver tamb. útero.

trompas accesorias: ramas generalmente salientes de la trompa de Falopio; tamb. como terminaciones fímbricas accesorias; las características de la pared y recubrimiento epitelial se parecen a las de la trompa principal. En caso de estrangulaciones de trompas accesorias se pueden producir quistes. Hallazgo generalmente no significativo, a veces de importancia en el diagnóstico de la infertilidad.

trompa uterina, infundíbulo de la (lat infundibulum embudo): parte inicial en embudo, de la trompa cerca del ovario*; sus bordes forman las fimbrias*, en su boca está el orificio tubárico abdominal; ver tamb. fimbrias ováricas.

trompa uterina, orificio abdominal de la: abertura de la trompa* de Falopio en la cavidad abdominal; ver tamb. trompa uterina, infundíbulo de la.

tubérculo genital: agrupación celular mesenquimatosa, que se produce en la 4ª semana de la embriogénesis, sexualmente indiferente. En el sexo masculino se desarrolla de ahí el pene, en el femenino el clítoris; ver tamb. genitales.

tuberculosis genital: tuberculosis de los órganos genitales; **1. en la mujer:** la forma más frecuente es la **tuberculosis tubárica,** en la que se distingue una tuberculosis ext. (parte de una tuberculosis peritoneal: afecta sólo la serosa, las demás capas de la pared están libres), y una tuberculosis int. (afección de mucosa y musculatura, serosa libre; vía de infección hematógena); sólo la última forma es den. correctamente tuberculosis tubárica (salpingitis* tuberculosa). El útero se ve afectado en el 60-70% de los casos, el ovario en el 10%; por descenso o por vía linfática se produce una endometritis* tuberculosa. Los procesos tuberculosos en cérvix y portio, son raros. La tuberculosis genital femenina es bastante frecuente y no siempre diagnosticada. **Diagnóstico:** demostración del germen en la sangre menstrual. **2. en el hombre:** preferentemente en forma de una **tuberculosis urogenital,** que se origina por un proceso tuberculoso en las vías urinarias.

tumor borderline: carcinoma no invasivo; la denominación se usa preferentemente para un cistoma ovárico que está tapizado por epitelio atípico, asentado en membranas basales aún intactas. Malignidad potencial; ver adenoma quístico.

tumor cefálico: ver caput succedaneum.

tumores ováricos: hay que diferenciar los tumores verdaderos del ovario* (blastomas) de los quistes* ováricos. **Clasificación: 1.** tumores ováricos primariamente epiteliales (más del 70%): tumores serosos, mucinosos, endometroides y de células claras, benignos y (potencialmente) malignos, sobre todo el adenoma* quístico, adenocarcinoma* quístico, tumor de Brenner*. Los carcinomas ováricos indiferenciados forman un grupo especial, cuyos células no derivan de ningún tejido materno determinado; **2.** tumores ováricos primariamente mesenquimatosos: sobre todo el fibroma* ovárico; ver tamb. fibroadenoma*; **3.** sex-cord tumores, derivando de la cresta germinativa; se distinguen femeninos (tumor de células de la granulosa*, tumor de células* tecales), masculi-

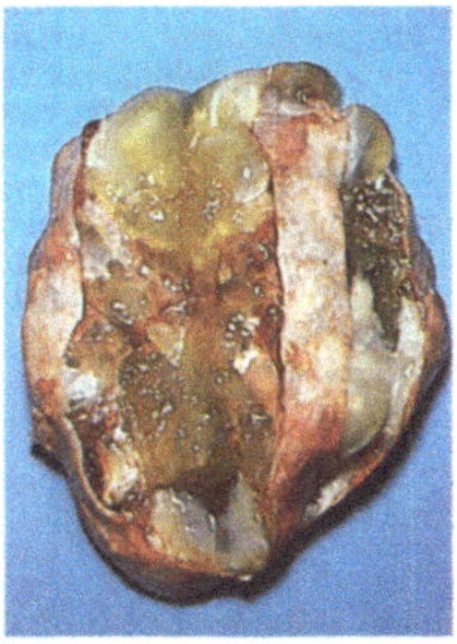

Tumores ováricos:
Cistoadenoma mucinoso, multilocular, lleno de moco gelatinoso espeso

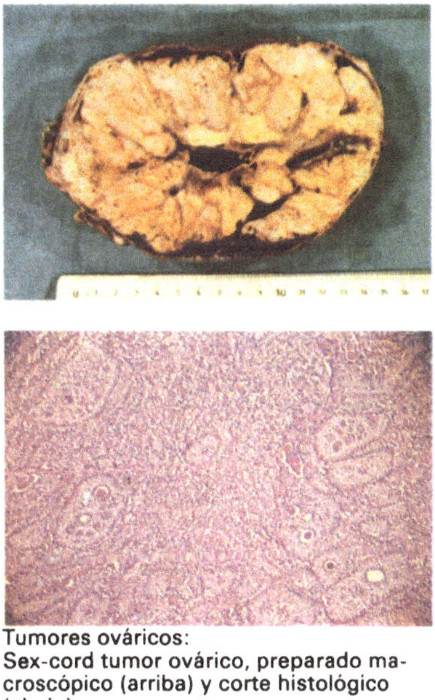

Tumores ováricos:
Sex-cord tumor ovárico, preparado macroscópico (arriba) y corte histológico (abajo)

nos (androblastoma*) y formas mixtas (ginandroblastoma*); 4. tumores de células germinales, que consisten en células germinativas inmaduras (disgerminoma*, ginandroblastoma*) o de células embrionarias (teratoma*, dermoide*, estruma* ovárica, carcinoma* embrionario, poliembrioma) o extraembrionarias (tumor del saco* vitelino, corioepitelioma* maligno); tumores ováricos originados por metástasis; secundarios, sobre todo en: carcinomas mamarios, del tracto gastrointestinal (tumor de Krukenberg*), carcinoma del cuerpo uterino.

¡Cada tercer tumor ovárico es o será un carcinoma!

¡Los tumores ováricos no originan, al principio de su desarrollo, síntomas precoces, independientemente de sus características! **Sínt.** detectables se manifiestan relativamente tarde: sobre todo trastornos del ciclo*, dismenorrea* y hemorragias postmenopaúsicas (sínt. guía en los tumores ováricos sintetizadores de hormonas), dolores difusos en hipogastrio y fosas ilíacas, aumento del perímetro abdominal, y reducción del bienestar general. **Diagnóstico:** exploración* bimanual, lavado del fondo de saco de Douglas (citología* por lavado), ecografía, laparoscopia, laparatomía exploratoria, tomografía computarizada. **Dd:** sobre todo mioma uterino, embarazo intra y extrauterino, tumores intestinales. **Complicaciones:** torsión pedicular, rotura (a veces carcinosis* peritoneal, seudomixoma* peritoneal). **Terapia:** ¡cualquier tumor ovárico clínicamente demostrado debe de ser extirpado y evaluado histológicamente! La extensión de la intervención se determina, sobre todo, por el tipo de tumor (en caso necesario, segunda intervención con extirpación de ambos anexos, histerectomía, etc.); terapia coadyuvante con citostáticos*. Ver tamb. second look operation; Regad, síndrome de; Rosenfeld, síndrome de.

tumores vaginales: tumores primitivos de la vagina, no muy frecuentes; a los benignos pertenecen tumores epiteliales (condilomas acuminados, más raramente papilomas) y conjuntivos (fibromas, fibromiomas), generalmente de etiología viral. El tumor vaginal maligno más importante es el carcinoma* vaginal. Tumores vaginales malignos mesenquimatosos, generalmente, son sarcomas* botrioideos en edad infantil. El raro melanoma maligno de la piel vaginal (preferentemente localizado en el tercio inf.) tiene, por su tendencia a metastatizar precozmente por vía linfógena y hematógena, un pronóstico muy malo.

túnica albugínea: envoltura poco elástica, blanquecina, consistente, de capas de fibras fuertes de colágeno. **Presencia:** testículo, cuerpos cavernosos, poco desarrollada en el ovario y cuerpos esponjosos.

Turner, síndrome de: sin. síndrome de Ullrich-Turner, subforma del síndrome de Ullrich-Bonnevie; infantilismo por disgenesia* gonadal, con hipogonadismo* hipergonadotropo, habiendo una alteración de los gonosomas en individuos fenotípicamente femeninos, generalmente monosomía* gonosomal (45,X0) o derivados (p. ej. mosaico 45,X0/46,XX) y otras aberraciones* cromosómicas. Se den. síndrome de Noonan* (seudosíndrome de Turner) el síndrome clínicamente parecido, pero sin aberraciones cromosómicas demostrables. Aparte del síndrome de Turner típico, con fenotipo femenino, puede existir - muy raras veces - con el mosaico cromosómico correspondiente (45,X0/46,XY o 45,X0/47,XYY), un **síndrome de Turner masculino,** en el que el cromosoma Y es responsable del desarrollo de las características sexuales masculinas (desarrollo del pene casi normal, con escroto «vacío»). El 95% de los fetos con cariotipo 45,X0 mueren intrauterinamente. **Sínt.:** linfedemas de manifestación precoz (dorsos de manos y pies), enanismo con amenorrea* primaria, cuello de esfinge (corto, con pliegues cutáneos mastoideoacromiales), tórax plano con mamilas muy distantes entre sí, y otras malformaciones facultativas (malformaciones cardíacas congénitas, sobre todo estenosis del istmo aórtico), tamb. en combinación con el síndrome de Marfan. En caso de

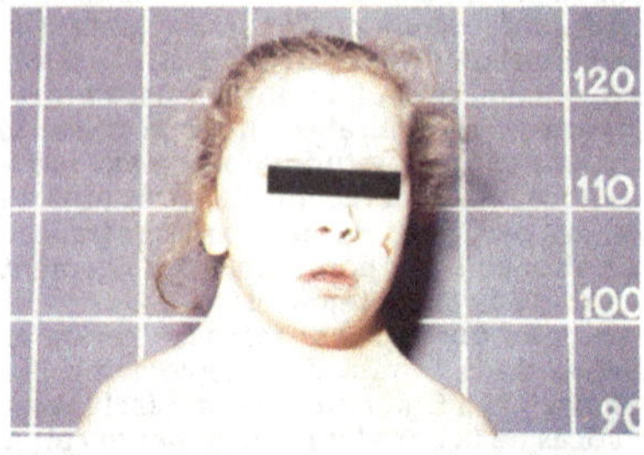

Síndrome de Turner en una niña de 9 años de edad

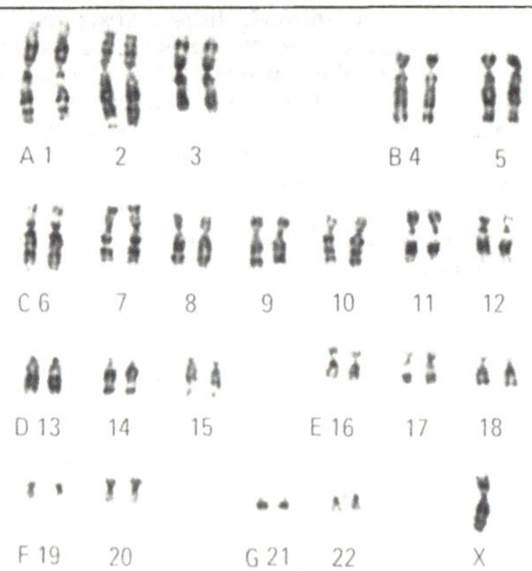

Síndrome de Turner, cariograma

existir ovarios, involucionan progresivamente, pero por lo general sólo hay tractos conectivos. **Incidencia:** 1 caso por 2500-2700 nacimientos. **Diagnóstico:** lo más importante es el análisis cromosómico (cariograma*). La cromatina* sexual sólo es negativa en pacientes X0. **Terapia:** sobre todo tratamiento síntomático del enanismo e infantilismo con anabólicos y estrógenos; en caso necesario correción quirúrgica del cuello de esfinge.

T

U

úlcera aguda de vulva: tumoración solitaria o múltiple, muy dolorosa, generalmente antes de los 25 años; se puede demostrar el bacilo de Lipschütz (Bacillus crassus); pero éste no es el agente causante. Frecuentemente escalofríos, fiebre. **Localización:** sobre todo el lado int. de las ninfas (labios menores). **Etiología/patogenia:** desconocida (¿variante de una aftosis?).

úlcera blanda: den. chancro blando. **Germen:** Haemophilus ducreyi; 1-3 días después de la infección (casi siempre venérea) aparecen en el lugar de inoculación múltiples (raras veces única) tumoraciones blandas, redondas u ovales, dolorosas, del tamaño hasta una moneda, con bordes espinosos. **Localización:** sobre todo labios mayores y menores (en el hombre glande, frenillo y prepucio). Frecuentemente inflamaciones de los nódulos linfáticos inguinales, que erupcionan a través de la piel. **Diagnóstico:** frotis del borde ulceroso. Tinción Gram o Giemsa; en el preparado microscópico, ordenación de las bacterias en banco de peces; autoinoculación: transmisión por pus en escarificaciones, tapar el lugar de vacunación: al cabo de 1-2 días se producen úlceras blandas. **Terapia:** sulfonamidas de efecto prolongado, cotrimoxazol. **Dd:** sífilis, herpes genital, en mujeres úlcera aguda de vulva. La úlcera blanda es rara en Europa central.

úlcera mixta: úlcera* blanda con afección simultánea primaria de sífilis* (den. úlcera dura).

Ullrich-Feichtiger, síndrome de (Otto U., pediatra, Bonn, 1894-1957): sin. discraneopigofalangia; síndrome de malformaciones congénitas, con dismorfia facial típica, sordera, polidactilia y disgenitalismo; muy raro. **Etiología:** desconocida. **Sínt.:** faz característica con la frente resaltada, ojos hundidos con hendidura palpebral estrecha, microftalmía, boca grande con microgenia y displasias del pabellón auricular; sordera; polidactilia, generalmente en forma de una hexadactilia; anomalías genitales (hipospadia, vagina y útero septados), malformaciones facultativas de órganos int.; desarrollo psicomotor normal.

ultrasonidos, diagnóstico por: método diagnóstico con aplicación de ondas ultrasónicas; según el tipo de producción se distingue la ecografía y el método Doppler. **1. ecografía:** un cristal piezoeléctrico es el emisor de ultrasonidos, estimulado a emitir ondulaciones mecánicas de frecuencia constante por una alta frecuencia. El cristal productor de ondulaciones tamb. es el receptor de ecos. El intervalo de tiempo entre el impulso emitido y las ondas reflejadas recibidas (ecos) es proporcional a la profundidad de la capa reflectora. Los impulsos ecográficos se transforman en eléctricos, se amplifican y se representan en una pantalla; se distingue el método unidimensional de imágenes A, y el método bidimensional de imágenes B. En las imágenes A (ver fig.) se representan las ondas ecográficas por oscilografía. Por la distancia entre las amplitudes se puede deducir la profundidad de las áreas reflejadas, p. ej. para la determinación obst. del diámetro biparietal fetal (cefalometría* intrauterina). En las imágenes B (ver fig.), el impulso ecográfico emitido se mueve automáticamente a lo largo de una línea, se «palpa» un área y se representa en la pantalla, reproduciéndose los ecos en el lugar correspondiente como puntos luminosos, más claros cuanto más intenso sea el eco (escala de grises). Con una frecuencia de representación periódica sup. a la capacidad de diferenciación del ojo humano (imagen B rápida), se pueden hacer visibles movimientos, p. ej. para la observación de movimientos fetales, elección de un lugar de punción para la amniocentesis*, detección de movimientos cardíacos fetales, medida del feto, demostración de anomalías (como p. ej. anencefalia, disrafias, onfaloceles, hidrocéfalo, malformacio-

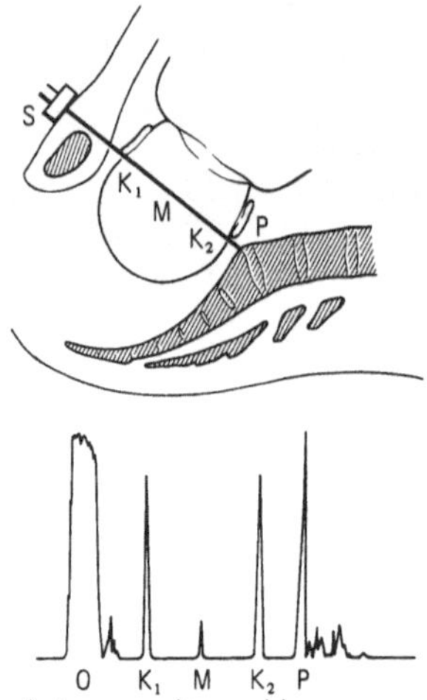

Diagnóstico por ultrasonidos: Método de imágenes A de Kratochwil. S: cabeza ecográfica; O: eco inicial de la pared abdominal; K_1 y K_2: paredes craneales fetales; M: eco medio; P: promontorio

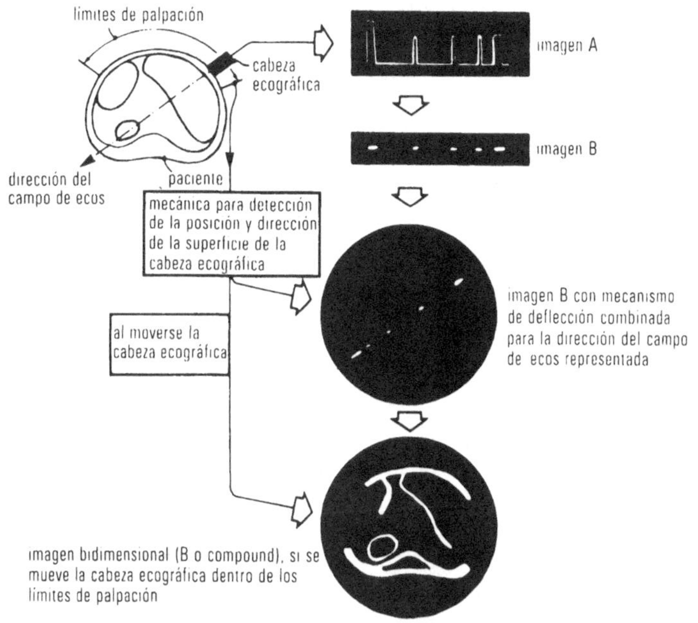

Diagnóstico por ultrasonidos:
Bases de la representación ecográfica bidimensional, comparación de imágenes A y B

nes renales, síndrome poliquístico), evaluación de la cantidad de líquido amniótico (p. ej. oligoamnios, hidramnios), diagnóstico de embarazos gemelares. En ginecología, es posible la detección y diferenciación de tumores quísticos y sólidos.

2. método Doppler: un cristal piezoeléctrico emite contínuamente ondas ultrasónicas de frecuencia constante. Si el haz de ondas choca con una interfase en movimiento, se refleja una parte de las ondas con frecuencia cambiada (efecto Doppler). La interferencia entre la frecuencia del haz aferente y la del reflejado, produce un tono que se hace audible por amplificación. El método Doppler se usa p. e. para detectar los ruidos cardíacos fetales en el embarazo precoz (aprox. a partir de la semana 10-12 de gestación), para la observación periódica y continua de los ruidos cardíacos fetales en el embarazo, durante el parto, así como para la localización del cordón umbilical y de la placenta.

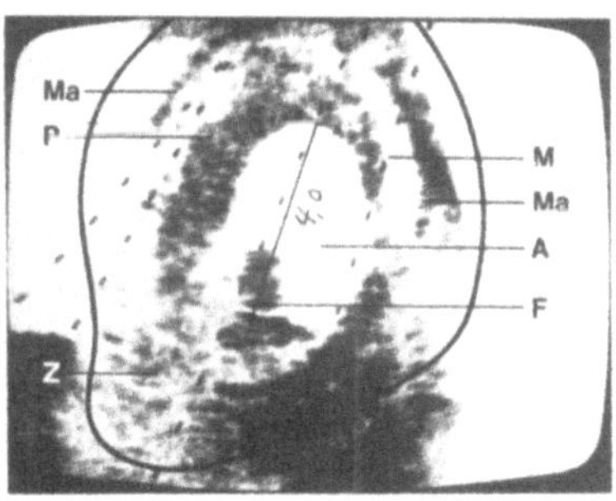

Diagnóstico por ultrasonidos:
Cavidad amniótica en un corte longitudinal, en la 9ª semana de gestación. M: miometrio; Ma: pared uterina externa; F: partes fetales; A: cavidad amniótica; P: placenta; Z: canal cervical

unidad fetoplacentaria: mejor, unidad fetoplacentomaterna, ya que la placenta, en lo que respecta a la síntesis de hormonas esteroides, es una glándula incompleta productora de hormonas (estrógenos, progesterona), que depende de la obtención de precursores de mayor peso molecular (dehidroepiandrosterona o su sulfato, 16-α-hidroxidehidroepiandrosterona, colesterina, pregnenolona) de parte del feto (solo él dispone de la importante C-16-hidroxilasa) y de la madre (unidad endocrina funcional; ver fig., pág. siguiente); ver placenta, hormonas de la; estrógeno, eliminación renal durante el embarazo.

Ureaplasma urealyticum: ver micoplasmas.

uréter: conducto musculoso de unos 4 mm de espesor y 30 cm de longitud, va desde la pelvis renal, de la que procede por adelgazamiento en forma de cono (el infundíbulo, para for-

U

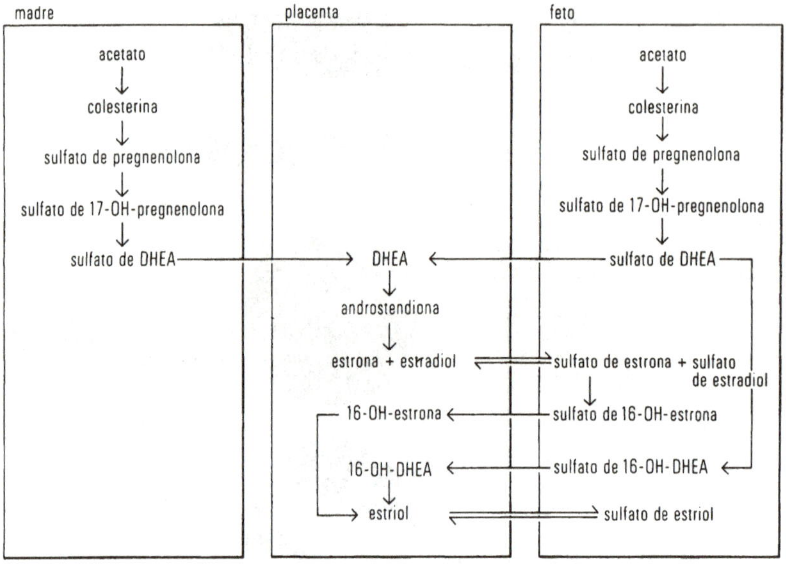

Unidad fetoplacentaria:
Esquema de la síntesis de estrógenos, en el embarazo

mar el primer estrechamiento fisiológico den. cuello o istmo), hasta la vejiga urinaria; con frecuencia presenta variantes y malformaciones. **Secciones:** porción abdominal (huso principal), situada retroperitonealmente sobre el

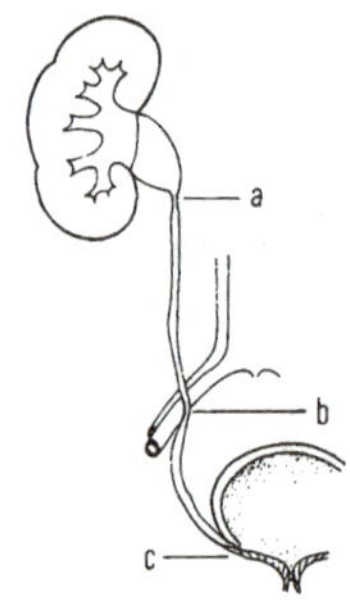

Uréter:
Estrechamientos fisiológicos; a: cuello o istmo (1er); b: cruce vascular (2°); c: transición ureterovesical (3er)

músculo psoas en el relieve de la pared abdominal post.; el uréter der., situado más lateralmente, cruza por delante la arteria ilíaca externa y pasa por debajo de la raíz mesentérica. El uréter izq. pasa por debajo del origen del mesocolon sigmoide y sobre la arteria ilíaca común. Ésta, o bien la arteria ilíaca ext., ocasionan el segundo estrechamiento fisiológico (porción ilíaca). Porción pélvica (huso pelviano): desde la línea terminal (ver pelvis) a lo largo de la pared pélvica lat., pasando, en el varón, por debajo del conducto deferente, y en la mujer, por debajo de la arteria* uterina a unos 2 cm de distancia del útero; desemboca en la vejiga a través del orificio ureteral (porción vesical), el tercer estrechamiento fisiológico, en el que pueden permanecer retenidos cálculos, como en los dos precitados. **Histología:** el lumen, de pliegues longitudinales, está recubierto por

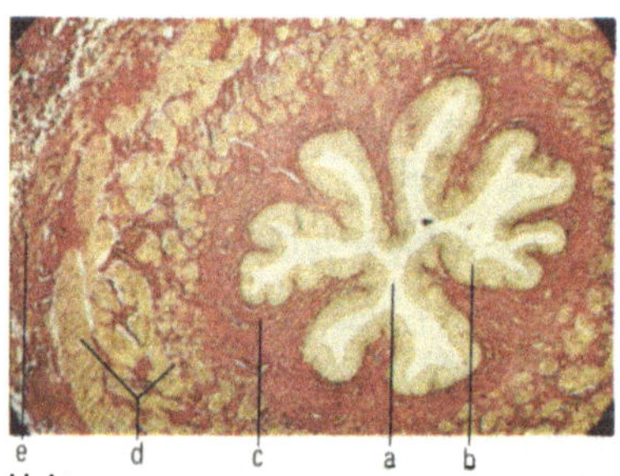

Uréter:
Sección histológica a través del uréter (tinción de van Gieson). a: luz; b: epitelio de transición plegado; c: tejido conectivo de la capa muscular propia; d: musculatura lisa de recorrido en espiral: e: adventicia colágena con nervios vegetativos y vasos sanguíneos

una mucosa portadora de epitelio de transición; la túnica muscular que envuelve el tejido conectivo de la mucosa, presenta cranealmente un estrato longitudinal interno y un estrato anular externo, a los que caudalmente se añade una capa longitudinal más externa. Esta disposición de la musculatura lisa en estratos que van aumentando en forma espiral, propulsa la orina en dirección a la vejiga, mediante movimientos peristálticos rítmicos. La túnica adventicia contiene tejido conectivo laxo.

uretra: vía de excreción en el vaciamiento vesical. **1. uretra femenina:** la corta uretra femenina (2,5-5 cm) comienza en el orificio uretral interno de la pared vesical, transcurriendo en la mujer en posición de decúbito supino casi horizontalmente por delante de la pared frontal de la vagina, estando sólidamente unida a la misma mediante el septo uretrovaginal. A su paso por el diafragma urogenital está rodeada por el músculo estriado esfinteriano de la uretra, una derivación del músculo transverso profundo del periné, desembocando junto a los conductos parauretrales (conductos de Skene*) 2-3 cm por detrás del glande del clítoris y delante del orificio vaginal en el orificio uretral externo, de forma asteroide o en ranura (lugar más estrecho) a nivel del vestíbulo* vaginal. La mucosa fruncida en pliegues longitudinales por redes venosas, posee, en sentido craneal a caudal, primero un epitelio de transición, luego un epitelio cilíndrico en varias filas y finalmente un epitelio plano poliestratificado, no queratinizado. En las cavidades de la mucosa (lagunas uretrales) desembocan frecuentemente glándulas mucosas (glándulas uretrales). **2. uretra masculina:** la uretra masculina, de unos 24 cm de longitud sirve, a partir de la desembocadura del conducto eyaculatorio, tanto para la micción como de vía para el semen. **Segmentos: 1.** orificio uretral int.; **2.** parte prostática (3-4 cm), por dentro de la próstata; **3.** parte membranosa (1 cm), rodeada por el músculo esfinteriano de la uretra y que penetra a través del diafragma urogenital; **4.** parte esponjosa (20 cm), en el cuerpo esponjoso; **5.** orificio uretral ext.

uretritis: inflamación de la mucosa uretral, dado el caso tamb. de capas más profundas (periuretritis, cavernitis); **1. uretritis abacteriana** (después de irritación mecánica o química, a veces alérgica); **2. uretritis gonorreica** (la así den. uretritis específica): ver gonorrea; **3. uretritis no gonorreica** (la así den. uretritis inespecífica) es la infección más frecuente entre las transmitidas por contacto sexual en los paises industrializados, provocada por Chlamydia* trachomatis, Ureaplasma urealyticum, pero tamb. por tricomonas*, micoplasmas*, cándida o virus de herpes; el **diagnóstico** se establece predominantemente por exclusión de Neisseria* gonorrhoeae en la secreción uretral, puesto que la demostración de agentes etiológicos no gonorreicos va unida a un despliegue considerable y con frecuencia, no proporciona resultados claros. **Terapia:** ver gonorrea; en caso de uretritis no gonorreicas cotrimoxazol o tetraciclina; si la uretritis es herpética, eventualmente aciclovir.

uretrocistografía: combinación de cistografía con uretrografía. **Empleo:** para el diagnóstico de cambios de la posición de los genitales femeninos y en casos de incontinencia* urinaria. La representación de la uretra puede ser mejorada mediante catéteres blandos, positivos a los rayos X.

uretrometría: tamb. esfinterometría; técnica de exploración urodinámica para juzgar la función oclusora del tracto urinario inf.; las medidas variables son la presión intrauretral y la longitud de la uretra. Si se registra simultáneamente la presión intravesical, partiendo del perfil de la presión uretral, puede calcularse la presión del cierre de la uretra. El registro de la presión uretral es posible en diferentes condiciones de sobrecarga (p. ej., condiciones de esfuerzo por tos, prensa abdominal). **Empleo diagnóstico:** para diferenciar las distintas formas de incontinencia* urinaria.

urticaria papulosa crónica: sin. prurigo* simple subagudo.

útero: matriz; órgano muy musculoso en forma de pera, algo aplastado en dirección dorsoventral, que se encuentra entre la vejiga y el recto; longitud máxima de 7-9 cm en estado no grávido. El **cuerpo uterino,** con su cúpula **(fondo uterino)** sobrepasando las desembocaduras bilaterales de los oviductos, está flexionado ventralmente con respecto al **cérvix**

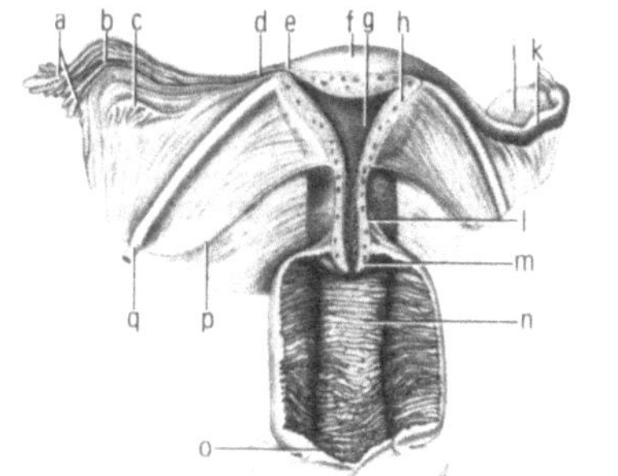

Útero:
Anatomía de los órganos genitales internos femeninos:
a: fimbrias de las trompas; b: ampolla; c: epoóforo; d: istmo del oviducto; e: porción uterina de la trompa; f: fondo uterino; g: cavidad uterina; h: cuerpo uterino; i: ovario; k: trompa uterina (trompa de Falopio, oviducto); l: cuello uterino; m: porción vaginal del cérvix; n: vagina; o: carúnculas himenales; p: margen de la sección de peritoneo; q: ligamento redondo uterino

(cuello) **uterino** (anteflexión). La porción de unión **(istmo uterino)** de unos 0,6 a 1 cm de longitud, parece pertenecer anatómicamente al cérvix, pero ostenta mucosa del cuerpo y es incluido en la cavidad uterina a partir del tercer mes de embarazo (el den. segmento uterino inferior). El cérvix* uterino, igualmente inclinado ventralmente respecto al eje vaginal (anteversión) protruye con su segmento caudal **(porción vaginal)** en forma cónica en la vagina, rodeado por la bóveda vaginal **(fórnix vaginal)**, dividida por el cérvix, dirigido oblicuamente hacia la pared vaginal posterior, en una bóveda vaginal ant. plana y en una bóveda vaginal post. más elevada (fórnix vaginal post.). El lumen plano y triangular del útero **(cavidad uterina)**, que comunica con la cavidad abdominal a través de las trompas (oviductos), pasa, estrechándose, al canal ístmico con el orificio cervical interno (orificio interno del canal ístmico). El canal cervical que lo continúa, desemboca en la porción vaginal mediante el orificio uterino externo (orificio cervical externo), en forma de fosita en la nulípara* y que, postparto, adopta la forma de una hendidura con un labio anterior y un labio posterior del **hocico de tenca.**

Histología: la mucosa uterina (endometrio*), presenta un epitelio prismático monoestratificado y, en algunos lugares y momentos, ciliado. El tejido conectivo de la mucosa, pobre en fibras y rico en células y vasos, permite distinguir una lámina funcional alta cambiante, principalmente implicada en el ciclo* menstrual, de una lámina basal de 1 mm de espesor, que sirve para la regeneración y que se asienta directamente sobre la capa muscular (miometrio), sin submucosa intermedia. Las glándulas del cuerpo uterino, tubulares, secretantes de moco y glucógeno, penetran hasta el miometrio. La mucosa de epitelio cilíndrico que reviste el canal cervical y que, en contraste con la mucosa lisa del cuerpo uterino, forma repliegues (plicae palmatae; endocérvix), participa en las modificaciones cíclicas, casi exclusivamente, mediante la composición cambiante del moco* cervical producido por sus glándulas mucosas ramificadas (glándulas cervicales). La frontera* epitelial abrupta, con el epitelio plano pluriestratificado no queratinizado que recubre la porción vaginal (ectocérvix), se deplaza dependiendo de la edad (eversión* cervical). En la túnica muscular desarrollada (miometrio) que está en comunicación con la musculatura lisa de sostén del útero (ver retinacula uteri, parametrio), los haces de células musculares lisas están dispuestos de tal manera en tres estratos de delimitación difusa, que posibilitan el extraordinario aumento de tamaño del órgano durante el embarazo, la expulsión del feto y la retracción postnatal (involución* uterina).

El **recubrimiento peritoneal** (serosa, perimetrio) alcanza la superficie anterior, que descansa sobre la vejiga urinaria (facies vesical), hasta el istmo uterino hacia abajo, rodeando a la vejiga urinaria y formando la excavación vesicouterina. En la parte posterior (facies* intestinal), el peritoneo desciende hacia el cérvix, y desde éste hasta la bóveda vaginal posterior (ver también Douglas, fondo de saco de); con ello, la parte del cuerpo uterino se encuentra situada intraperitonealmente, y la parte cervical en parte retro y en parte extraperitonealmente.

útero, altura del fondo del: altura del fondo

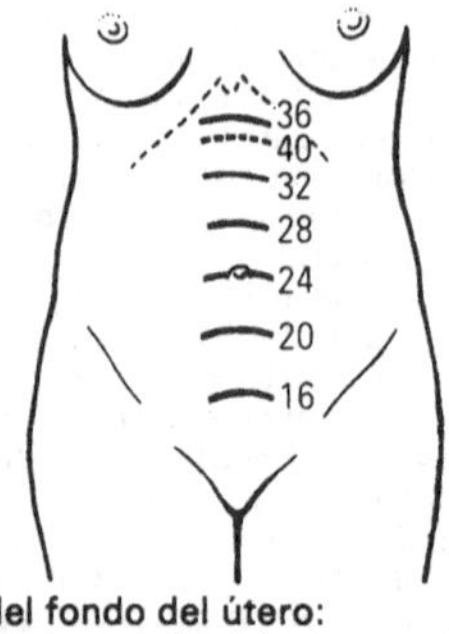

Altura del fondo del útero:
Aumento de tamaño del cuerpo uterino; las líneas señalan el borde sup. del útero y las cifras indican las correspondientes semanas de embarazo.

uterino durante el embarazo, por separado y en la fase de involución*: ver fig.; ver tamb. Leopold, maniobras de.

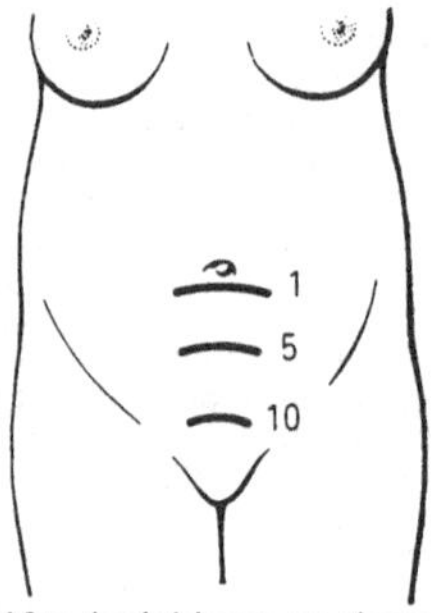

Altura del fondo del útero en el puerperio:
Las cifras denotan los días posteriores al parto.

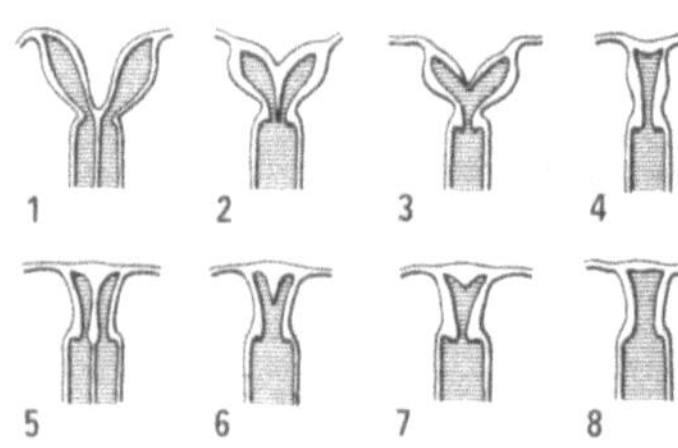

Malformaciones del útero:
1: útero didélfico o doble separado y vagina doble; 2: útero bicorne doble (tamb. con vagina doble); 3: útero bicorne con cuello único; 4: útero arcuato, insinuación débil de útero bicorne; 5: septo doble con septo vaginal; 6: útero septado doble; 7: útero subseptado; 8: útero biforado

útero, carcinoma de: cáncer de la matriz; subdivisión en: **1. carcinoma de cérvix*** (carcinoma del cuello uterino); **2. carcinoma*uterino** (carcinoma de endometrio, carcinoma del cuerpo de la matriz).

útero infantil: detención del desarrollo del útero, en un estadio infantil.

útero, involución del: ver involución uterina.

útero, malformaciones del: malformaciones dobles del útero (ver fig.), originadas por disposición deficiente de los conductos de Müller*.

útero, situaciones del: para describir la situación uterina, se comprueban los criterios siguientes: **1.** posición del útero en la pelvis (posición* uterina); **2.** inclinación del útero en su totalidad (versión* uterina); **3.** plegamiento del cuerpo uterino respecto al cérvix (flexión* uterina). Fisiológicamente se da una anteversión con anteflexión, pero en 10-20% de todas las mujeres, una retroflexión o una retroversión.

útero tetánico: contracciones uterinas espasmódicas; contracción mantenida de la matriz, contracciones* uterinas intensas, duraderas, no interrumpidas por pausa alguna; ¡grave peligro para el niño!

útero, timpanismo del: ver fisómetra.

útero-trompa, ángulo: lugar de salida del oviducto (trompa* de Falopio) desde el borde lateral de la matriz, por encima de la transición del fondo uterino, al cuerpo del mismo (ver útero). Aquí convergen también el ligamento* ancho del útero, de origen ventral y el ligamento* ovárico, de origen dorsal.

U

V

vacuoextractor: aparato para sacar la cabeza del niño (extracción por vacío, forma de parto* quirúrgico: se emplea hoy preferencialmente con respecto a la extracción con fórceps*. El componente principal es la campana plana metálica de aspiración que se aplica sobre el cuero cabelludo de la cabeza infantil, fijándose firmemente a ella, al producirse una presión negativa. Cuando la cabeza ha salido, se anula el vacío mediante la apertura de una válvulva y se retira la campana de aspiración. En el niño se encuentra, por lo regular, un caput* sucedaneum, correspondiente a la forma del vacuoextractor.

vagido uterino: «llantos» del niño en algún momento del parto, a consecuencia de la penetración de aire (partos prolongados); por regla general se da más bien una aspiración* audible, de sangre y líquido amniótico.

vagina: conducto conectivo-musculoso de unos 8 a 10 cm de longitud, aplastado en sentido ventrodorsal. Comienza en el orificio vaginal, que desemboca hacia fuera, en el vestíbulo* vaginal; el extremo superior abarca de tal forma la porción vaginal del útero, que se originan una bóveda vaginal posterior grande, una pequeña lateral y un fondo de saco vaginal anterior (fórnix vaginal). La pared anterior de la vagina está sólidamente unida con la vejiga urinaria y la uretra*, mediante el septo uretrovaginal y el septo vesicovaginal; la pared posterior está unida al recto, mediante el septo rectovaginal. La bóveda vaginal post. alcanza hasta el fondo de saco de Douglas. Función de la vagina: órgano de protección para los órganos genitales más internos, órgano de apareamiento, canal del parto. Ver mucosa vaginal; lubricación; arrugas vaginales; Müller, quiste epitelial de.

vagina artificial: vagina preparada mediante cirugía plástica, en caso de malformaciones vaginales (p. ej. ginatresia*, síndrome de Rokitansky*-Küster), o en caso de transformación* sexual de hombre a mujer; ver colpoplastia.

vagina, fondos de saco de la: ver fórnix vaginal.

vagina septa: ver malformaciones vaginales.

vaginismo: espasmo vaginal; intensa sensibilidad de la entrada de la vagina, al contacto o a la introducción del dedo, del pene en el coito* o del espéculo. Proceso defensivo muscular reflejo, con contracciones del músculo bulbocavernoso y del músculo elevador del ano y con rotación interna de los muslos. Las causas son, casi siempre, psicógenas. Terapéuticamente se encuentra en primer plano el consejo (en caso favorable, de la pareja) y eventualmente la psicoterapia; pueden ser empleados ejercicios corporales (introducción de dilatadores) como terapia de apoyo.

vaginitis: ver colpitis.

vaginoplastia: operación plástica, con formación de un rafe en el suelo vesical por elevación del cuello de la vejiga urinaria (vagina anterior) y elaboración de un rafe en la musculatura perineal (vagina posterior), con la finalidad de robustecer el periné, en caso de descenso* uterino y vaginal, de prolapso* uterino y vaginal y de incontinencia* urinaria.

vaginoscopio de balón: vaginoscopio recubierto de un manguito hinchable; con el vaginoscopio de balón, puede visualizarse mejor el hocico de tenca en la ginecología pediátrica; especialmente adecuado para la extracción de cuerpos extraños de la vagina de niñas pequeñas.

vaginosis bacteriana: colonización atípica de la vagina, con predominio de la Gardnerella* vaginalis, frecuentemente en combinación con Staphylococcus aureus, estreptococos,

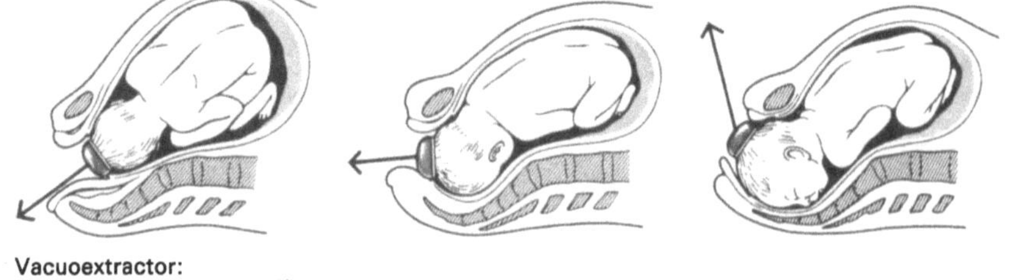

Vacuoextractor:
Salida de la cabeza del niño

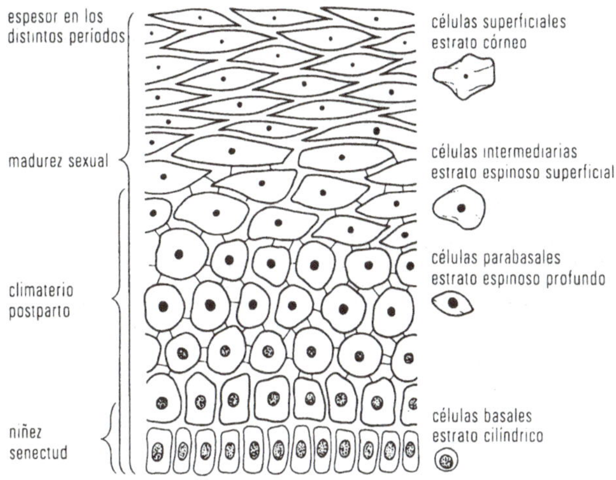

Vagina:
Estructura del epitelio y espesor del mismo, en las diferentes etapas de la vida

Escherichia coli, bacteroides, etc. **Sintomatología:** flujo* genital gris-blanquecino, olor similar al del pescado (por ello también den. colpitis amínica). **Diagnóstico:** hallazgo atípico en el microscopio de contraste de fase o de campo oscuro. **Terapia:** local con antisépticos, eventualmente oral con metronidazol (tratamiento simultáneo del compañero sexual).

válvula espiral: tamb. denominada pliegue espiral, válvula de Eustaquio, válvula de Heister; conduce, en la circulación* sanguínea fetal, desde la vena cava inferior, a través del foramen oval abierto, hasta la aurícula izq.

varicela: enfermedad infecciosa exantemática que se da por infección primaria de personas no inmunes, con el virus de la varicela*-zoster. **Fuente infecciosa:** secreción nasal y faríngea, heces y orina de pacientes con varicela y (más rara vez) de enfermos con zoster. **Transmisión:** infección por gotas y por contacto con secreciones; enfermedad infantil (rara vez varicela de los adultos) con elevada contagiosidad (2 días antes, hasta 5 días después de la aparición del exantema). La enfermedad confiere, por lo general, una inmunidad permanente; ver zoster. **Clínica:** tiempo de incubación de 12 a 21 días; casi siempre faltan los pródromos; fiebre moderada y exantema moderado, pruriginoso, de aparición en brotes y de extensión centrípeta en rostro, cuero cabelludo y tronco; generalmente participan también las mucosas. Cuadro polimorfo (el den. mapa de estrellas de Heubner): máculas del tamaño de una cabeza de alfiler se tornan, en espacio de horas, en pústulas con costras amarillo-parduzcas fijas a la piel y que se desprenden a las dos o tres semanas. **Pronóstico:** por lo general favorable; curación sin cicatrices. **Complicaciones:** formación de cicatrices en caso de impetiginización; otitis media, neumonía atípica, meningoencefalitis, mielitis aguda, miositis, nefritis. Al enfermar en el primer trimestre de embarazo, se dan rara vez (1%) malformaciones del niño (hidrocefalia, catarata, coriorretinitis). En caso de infección en el embarazo tardío, 25% de los neonatos enferman de varicela.

Las infecciones por varicela pueden inducir embriopatías en los tres primeros meses de embarazo. Si se da una infección en la 5ª semana de embarazo, se producen cataratas; en las semanas 5ª a 7ª, malformaciones cardíacas; y en las semanas 5ª a 12ª, lesiones del oído interno.

Diagnóstico: clínico; demostración del virus; serológico por demostración de anticuerpos. **Dd:** estrófulo, herpangina, zoster generalizado, sifílides* pustulosas. **Terapia:** sintomática, alivio del prurito; en caso de impetiginización, antibióticos locales. **Profilaxis:** en caso de embarazadas, recién nacidos y de pacientes con defensas orgánicas debilitadas, en contacto con enfermos de varicela, administración de inmunoglobulina contra el zoster. **Vacunación:** ver varicela-zoster, virus de.

varicela-zoster, virus de: virus ADN de la subfamilia alfa de los Herpetoviridae; cuerpos alargados ovales a redondeados, con un diámetro de 150 a 200 nm; causantes de la varicela* (infección primaria de personas no inmunes) y del zoster* (reinfección, en caso de inmunidad parcial, o reactivación de virus persistentes en las células gliales, cuando se dan disminuciones de la resistencia orgánica). **Transmisión:** infección por gotas y por contacto con secreciones. **Diagnóstico:** demostración por microscopia electrónica en tejido de la base de vesículas frescas. **Vacunación:** vacuna en fase de experimentación.

varicosis gravídica: varicosis en la región de la vulva y de las extremidades inferiores, originada durante el embarazo por incremento de la perfusión sanguínea del útero, con formación de colaterales y modificaciones de la presión hidrostática. **Complicaciones:** trombosis, tromboflebitis; medias-pantalón profilácticas, eventualmente low* dose heparinización. Ver trombosis; adaptación materna al embarazo.

VATER, síndrome de: síndrome malformativo grave, complejo, cuya denominación (ingl) resume mnemotécnicamente las anomalías más frecuentes en el mismo: vertebral defects, anal atresia, tracheo-esophageal fistula and atresia, renal and radial defects (defectos vertebrales, atresia anal, fístula y atresia traqueoesofágicas, defectos renales y del radio); es posible su asociación con malformaciones adicionales del corazón, de los vasos sanguíneos y de las extremidades. Inteligencia normal; ninguna anomalía cromosómica. Aunque se conocen modos hereditarios dominantes para cada una de las anomalías, hasta ahora no se han encontrado indicios de que el complejo sea hereditario, en su totalidad. Para la adjudicación diagnóstica se requiere la presencia de, por lo menos, tres grupos de síntomas.

Veit-Smellie, maniobra de (Gustav von V., ginecólogo, Rostock, Bonn, 1824-1903; William S., ginecólogo, Londres, 1697-1763): tamb. maniobra de Mauriceau-Veit-Smellie; maniobra obstétrica para sacar la cabeza, en caso de presentación* podálica; una mano sujeta al niño por encima de los hombros (precaución: parálisis del plexo* braquial). El dedo índice de

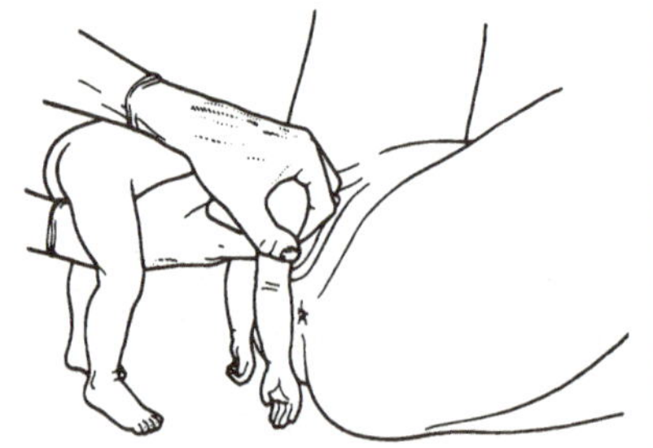

Maniobra de Veit-Smellie:
Primer acto: tracción, primero horizontal, y luego hacia el suelo, hasta el límite nuca-cabello

la otra mano es introducido en la boca del niño, donde el tronco en decúbito prono descansa sobre el antebrazo (ver fig.). Ver tamb. ayuda manual.

vejiga irritable: den. muy imprecisa para un estado de irritación crónica, del tracto urinario inferior, de presentación sobre todo en mujeres, y designado de muchas otras formas: (ingl) irritable bladder, cistalgia, neuralgia vesical, vejiga neurógena (neurosis vesical), síndrome uretral. **Sintomatología:** disuria, tenesmo urinario, polaquiuria, dolores suprapúbicos y molestias difusas en posición sedente. Se da frecuentemente una discrepancia acentuada entre las intensas quejas del paciente y los hallazgos objetivos. **Dd:** infecciones* urinarias y modificaciones del tracto urinario inferior, enfermedades de órganos pelvianos vecinos, del sistema nervioso central y de la médula espinal (p. ej., esclerosis múltiple). **Causas** más frecuentes: trastornos del sistema psicovegetativo o endocrino (la denominada vejiga irritable neuro-hormonal). **Terapia:** junto a la terapia estrogénica local y sistémica, intento de influir la alteración general reguladora del sistema psicovegetativo.

¡En cualquier caso, la vejiga irritable es solamente un síntoma, no una entidad nosológica autónoma!

vejiga postradiación: consecuencias morfológicas y funcionales en la vejiga, después de la terapia por radiación, percutánea o intracavitaria, de la pelvis menor, con lesión celular, trastornos circulatorios tisulares y necrosis. Se distinguen: **1. reacciones postradiación tempranas:** manifestaciones irritativas de distinta relevancia, entre otras causas, debidas a lesiones celulares de la mucosa; **2. reacciones postradiación tardías:** atrofia de la mucosa, formación de teleangiectasias, úlcera crónica de la mucosa; **3. lesiones crónicas postradiación:** alteraciones de la musculatura vesical, aparición de la den. vejiga atrófica; a veces formación de fístulas (fístulas vesicales, fístulas urogenitales).

vello pubiano: pubes; vello del monte de Venus (en la mujer).

vellosidades: (anat.) villi; excrecencias que aumentan la superficie celular, en caso de intercambio intenso de sustancias, como p. ej. en el caso de las vellosidades del intestino delgado (villi intestinales), vellosidades coriónicas de la placenta*. Al madurar la placenta, la superficie interna de las vellosidades alcanza de 11 a 14 m^2.

vena cava inferior, síndrome de: formas: 1. síndrome de shock en decúbito supino, síndrome de compresión aortocava, (ingl) supine position syndrome; sintomatología de shock (palidez, sudor, disnea, reducción del volumen minuto cardíaco) en el embarazo, consecuente a la compresión de la vena cava inferior por el útero (especialmente en decúbito supino), con reducción del volumen venoso de retorno al corazón y disminución (consecuente) del volumen minuto cardíaco, decreciendo, entre otras cosas, la perfusión sanguínea del útero. Si esta disminución alcanza un valor crítico (por debajo de 100 ml/min/kg, según Künzel), decrece el suministro fetal de oxígeno (disminución de la frecuencia cardíaca fetal). En un 30-40% de las embarazadas se presentan formas leves del síndrome de la vena cava inferior, en el último trimestre del embarazo en posición de decúbito supino. **2.** trombosis* de la vena cava inferior; complicación, en caso de trombosis venosa bilateral, de las venas de las piernas y de la pelvis. **Sintomatología:** dependiendo de su extensión, dolores en la región lumbar, edema de la mitad inferior del cuerpo, anuria.

ventosa obstétrica: ver vacuoextractor.

ventrofijación uterina: fijación de la matriz a la pared abdominal anterior; en caso de retroflexión* del útero; hoy en día procedimiento poco habitual. Ver histeropexia, antefijación uterina.

vérnix caseosa: untuosidad de la piel del recién* nacido (secreción de las glándulas sebáceas, células epiteliales, lanugo, colesterina), que facilita el deslizamiento del feto durante el parto y lo protege frente a la pérdida de calor; la falta de vérnix caseosa es un indicio de postmadurez* gravídica.

verruga común, virus de la: ver virus papilomatoso.

versión: (obst.) la modificación artificial de la presentación* del niño para posibilitar o facilitar el parto*; **versión externa:** mediante maniobras desde la pared abdominal; **versión interna:** con la mano introducida en la matriz; **versión combinada** o versión de Braxton*-Hicks. La versión es la maniobra más peligrosa para la mujer durante el parto, y hoy está ampliamente sustituida por la cesárea*; ver extracción manual.

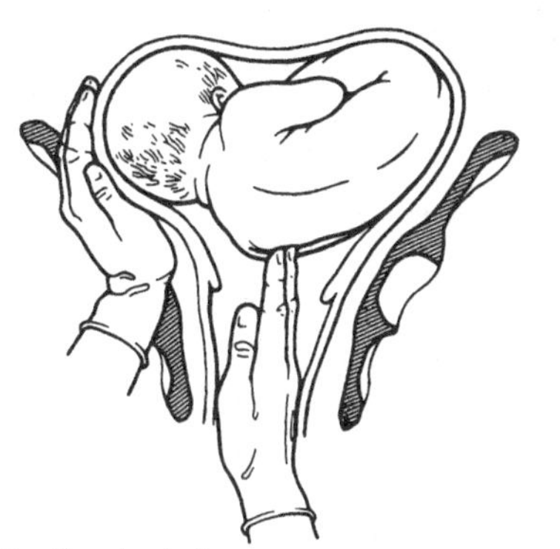

Versión obstétrica:
Versión interna, en caso de situación transversa (1er tiempo); mano externa sobre la cabeza, mano interna sobre el hombro

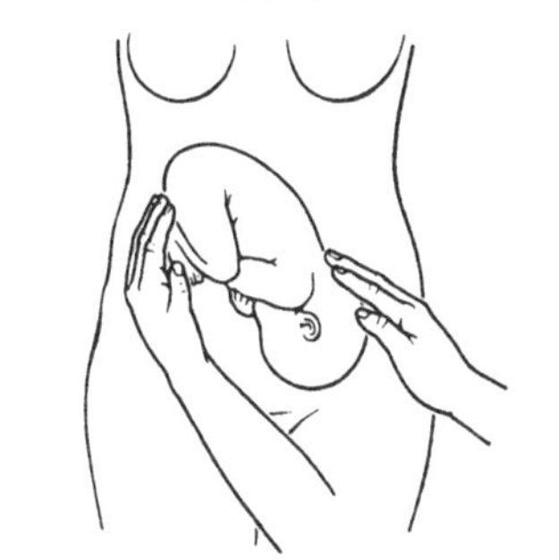

Versión obstétrica:
Versión externa sobre la cabeza, en situación transversa. Aquí se ha conseguido la versión hasta la presentación oblicua.

versión bidactilar: ver Braxton-Hicks, versión de.

versión espontánea: ver rotación espontánea.

versión uterina: inclinación del útero en la cavidad pélvica; definida por la relación de la prolongación del eje virtual del cuello uterino, respecto al eje longitudinal del cuerpo humano (ver fig.). El eje del cuello uterino queda delante o detrás del eje corporal: anteversión o retroversión; si ambos ejes, el del cuello uterino y el corporal, coinciden, entonces el útero está «enderezado»; inclinación del cuello hacia uno de los lados: versión lateral, o bien versión der. o izq. (dextroversión, sinistroversión). Ver útero, situaciones del; posición uterina.

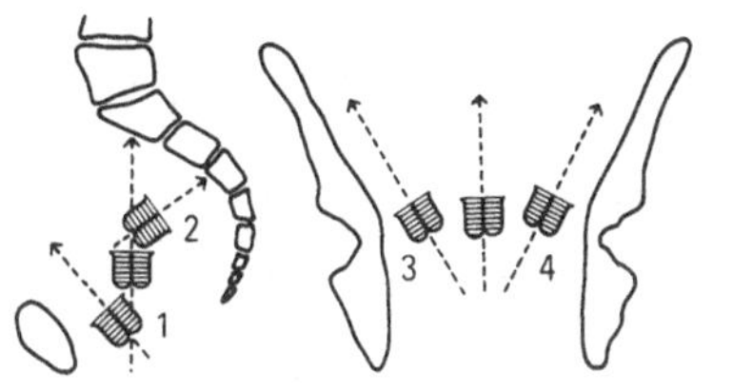

Versión uterina:
1: anteversión; **2**: retroversión; **3**: dextroversión; **4**: sinistroversión uterina

vértice, presentación de: ver presentación de vértice.

vesículas herpéticas: ver herpes simple.

vestíbulo vaginal: espacio previo común, abarcado por los labios menores, en el que desembocan tanto la vagina* mediante el orificio vaginal, como la uretra* mediante el orificio uretral externo.

vetrabutina (INN): vetrabutinum (INN-L), vetrabutine (INN-E), 1-(3,4-dimetoxifenil)-N,N-dimetil-4-fenilbutilamina (IUPAC); CAS-Nº 3735-45-3; $C_{20}H_{27}NO_2$; PM 313,48. **Empleo:** relajante del útero.

violación: en sentido amplio toda acción sexual impuesta contra la autodeterminación sexual de un individuo, especialmente en contra de la voluntad y resistencia del mismo y empleando amenazas y/o violencia física y/o psíquica.

virginidad: estado previo al primer coito en la mujer, para el que, en muchos círculos culturales, se requiere como condición indispensable un himen* intacto (virginidad anatómica); en sentido amplio se considera también como virginidad el estado consecuente a la desfloración* no coital (virginidad técnica). Se puede restituir la virginidad anatómica mediante himenoplastia, entre otras circunstancias, donde esté indicado psicosocialmente.

virilización: **1.** denominación genérica para los síntomas de masculinización de la mujer: aparición de características* sexuales secundarias masculinas (hirsutismo*, hipertrofia del clítoris*, seborrea, acné, alopecia, cambio de la voz), regresión eventual de las características sexuales secundarias femeninas (desfeminización*) como expresión de una actividad incrementada de las hormonas androgénicas (androgenización*); en niñas, síntomas de seudohermafroditismo* femenino. **Causas:** síndrome adrenogenital*, efectos medicamentosos, constitucionales. **2.** en el caso de niños, sinónimo para pubertad* precoz.

virus de la rubéola: virus ARN de la familia de los Togavirus. Tamaño de unos 60 nm, estructura icosaédrica. Posee una cubierta viral y es sensible al éter; agente causal de la rubéola*. **Transmisión:** probablemente infección por gotículas. **Cultivo:** en huevo (corioalantoides), conseguido por primera vez por Anderson (Melbourne, 1955). **Serología:** inmunidad vitalicia, independiente de la del sarampión y la escarlatina. Transmisible a monos, en experimentación animal.

virus oncógenos: virus con la particularidad de transformar neoplásicamente células humanas y animales in vivo o in vitro. Las propiedades oncogénicas de los virus fueron demostradas por primera vez en 1911 en el sarcoma de Rous de la gallina. Hasta ahora se conocen más de 100 virus diferentes, con potencialidad oncogénica; todos ellos son miembros de la familia de virus con ADN doble, o de la de los retrovirus. Las neoplasias por virus se originan solamente en organismos inmunoincompetentes; la transformación acontece posiblemente por disregulación de genes* oncogénicos celulares o por inclusión en las células de oncógenos extraños. Los virus siguientes, entre otros, son relacionados con la patogenia de tumores humanos: virus del herpes simple tipo 2 (carcinoma del cérvix), citomegalovirus (carcinomas del tracto urogenital, sarcoma de Kaposi), virus del papiloma humano (carcinoma del cérvix), retrovirus (HTLV 1,2; linfoma de células T humanas).

virus papilomatoso: agente causal del condiloma* acuminado, perteneciente al grupo de los virus del papiloma humano (tipo 6). Transmisión por infecciones de contacto, en caso de lesión cutánea previa, tiempo de incubación, presumiblemente, de 3 a 6 meses.

volumen tumoral, tiempo de duplicación del: período en el que se duplica el tamaño de un tumor; un tumor clínicamente demostrable, ha consumido ya, por regla general, dos tercios de su tiempo de crecimiento total. Para el carcinoma de mama, p. ej., se presupone un tiempo promedio de duplicación del volumen tumoral de 200 días, precisando, pues, un nódulo palpable (diagnóstico «precoz») para su desarrollo más de 15 años; por ello, en 20% de estos casos ya son demostrables metástasis.

vómito del embarazo: ver hiperemesis gravídica.

voyerismo: sin. escopofilia, la contemplación secreta, frecuentemente compulsiva y unida a excitación sexual, de la desnudez y las acciones sexuales de otros; se denomina también **autoescopofilia** cuando está orientada al propio cuerpo; ver exhibicionismo.

vulva: órganos genitales femeninos externos; ver genitales.

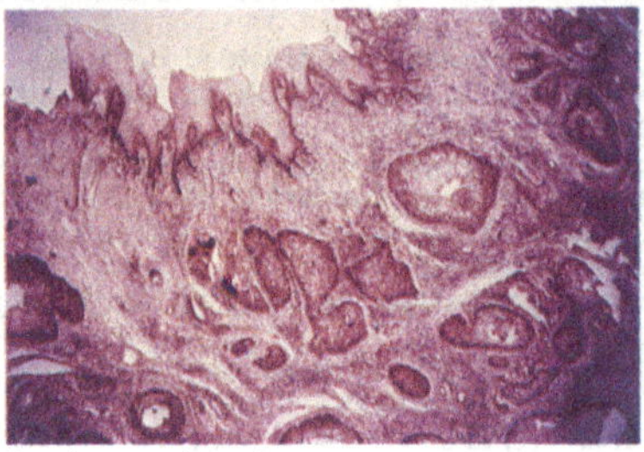

Carcinoma de vulva:
Carcinoma vulvar de epitelio de células planas cornificadas

vulva, carcinoma de: carcinoma, histológicamente, casi siempre, de células epiteliales planas cornificadas, de aparición predominante en mujeres de 60 a 80 años y que se presenta en la región de la vulva* (aprox. 4% de todos los carcinomas genitales femeninos), localizándose con frecuencia máxima en los labios mayores; debido a la extraordinaria riqueza de la vulva en vasos linfáticos, se dan metástasis linfógenas tempranas, casi siempre primero en los ganglios linfáticos inguinales. Clasificación TNM y estadios FIGO: ver tabla. Se consideran como precancerosis* del carcinoma vulvar: la craurosis* vulvar y la leucoplasia* de la vulva. Terapia: excisión electroquirúrgi-

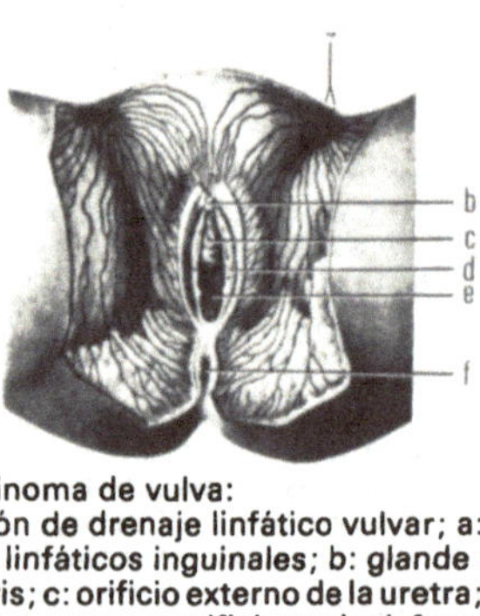

Carcinoma de vulva:
Región de drenaje linfático vulvar; a: ganglios linfáticos inguinales; b: glande del clítoris; c: orificio externo de la uretra; d: labios menores; e: orificio vaginal; f: ano

V

Carcinoma de vulva
Clasificación TNM y estadios FIGO
(versión abreviada)

UICC		FIGO
T1	≦2 cm	I
T2	>2 cm	II
T3	uretra inferior/vagina/ periné/ano	III
T4	uretra superior/vejiga/ recto/pared pélvica	IV (parcial)
N1	homolateral/móvil	–
N2	bilateral/móvil	–
N3	fijo	–

Sospecha de carcinoma de vulva.
1. Pequeñas formaciones semejantes a verrugas,
2. Pequeños nódulos erosionados,
3. Pequeñas hemorragias que se suponen consecuentes al efecto de rascado en regiones pruriginosas, tratándose en realidad ya de ulceraciones mínimas y pequeñas de un carcinoma vulvar.

ca o vulvectomía*, eventualmente irradiación ulterior.

vulvectomía: extirpación quirúrgica de los labios mayores y menores, en caso de precancerosis* en la región de la vulva (craurosis* vulvar, leucoplasia* vulvar); en caso de carcinoma* vulvar, casi siempre extirpación suplementaria de los ganglios linfáticos inguinales y, a veces, de los pelvianos.

vulvitis: modificaciones inflamatorias de la vulva*, de etiología variada. La **vulvitis primaria** aislada, está condicionada principalmente por reacciones alérgicas (jabones y medios de lavado, fibras sintéticas, medicamentos, etc.), pero también por herpes genital, condiloma acuminado, etc; la más frecuente es, con todo, la **vulvitis secundaria,** consecuente a otras enfermedades genitales, acompañadas de flujo genital (entre otras, colpitis*) y, también, como manifestación parcial de enfermedades dermatológicas generales (p. ej., psoriasis vulgar), infecciosas (entre otras, sífilis) o metabólicas (p. ej., diabetes mellitus). En niñas, a veces, debida a oxiuros. **Sintomatología:** enrojecimiento, tumefacción, prurito intenso (prurito* vulvar), escozor doloroso; a veces tumefacción de los ganglios linfáticos inguinales. Ver vulvovaginitis, bartolinitis, úlcera aguda de la vulva.

vulvovaginitis: inflamación aguda o crónica de la vulva (ver vulvitis) y de la vagina (ver colpitis), con sus síntomas correspondientes.

vulvovaginitis candidomicótica: vulvovaginitis* causada, en la mayoría de los casos, por Candida albicans, pero tamb. por otros hongos del grupo cándida, con fuerte enrojecimiento inflamatorio y la típica saburra grisblanquecina a manera de césped, que se presenta típicamente (pero no siempre) en zonas de la vulva y pared vaginal, incluso el hocico de tenca, después de cuya eliminación, no rara vez, se presentan hemorragias; frecuente en la edad lactante y en pacientes con diabetes mellitus, inmunosupresión, leucemia y otras enfermedades consuntivas, así como después de una terapia con antibióticos, glucocorticoides, preparados hormonales (contracepción hormonal) y citostáticos. Durante el embarazo se debe contar con una presentación frecuente de la misma; el peligro de infección para el recién nacido, está en discusión.

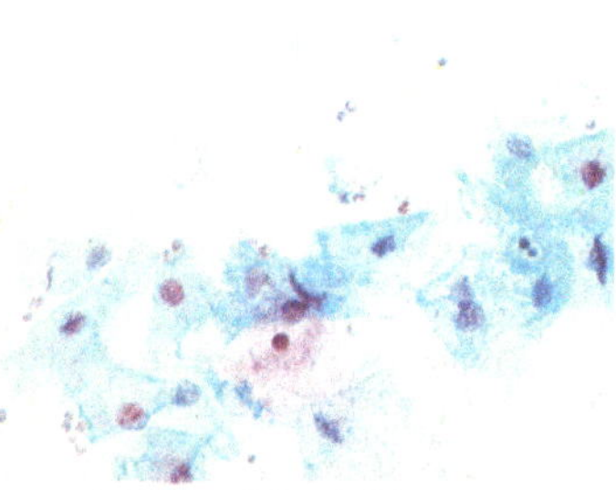

Vulvovaginitis candidomicótica: Diagnóstico colpocitológico con pequeñas células germinativas redondas, con bordes pronunciados

vulvovaginitis del neonato: vulvovaginitis* producida por bacterias, rara vez por tricomonas u hongos del grupo cándida, a base del flujo neonatal (catarro descamativo) en niñas recíen nacidas; la infección se contrae, posiblemente, durante el parto o por propagación de gérmenes de la región anal.

vulvovaginitis gonorreica infantil: vulvovaginitis* gonorreica que se presenta en niñas antes de la pubertad, con flujo* genital purulento, normalmente tamb. gonorrea* rectal, rara vez con participación del endometrio; es favorecida por la falta de estimulación estrogénica del epitelio vaginal.

vulvovaginitis gonorreica senil: vulvovaginitis* gonorreica favorecida por la atrofia senil del epitelio vaginal (carencia de estrógenos) con pérdida de la acidez protectora de la vagina, en mujeres a partir del climaterio; se produce como consecuencia de una infección primaria de la vagina con Neisseria gonorrhoeae y participación secundaria de la vulva; ver tamb. gonorrea.

vulvovaginitis herpética: vulvovaginitis* causada por infección con herpes genital (ver herpes simple) que se manifiesta con vesículas y erosiones de la vulva, vagina y portio; recidivas frecuentes. En embarazadas con herpes* gestacional prevalece el peligro de infección para el niño, durante el parto; ver tamb. herpetosepsis del neonato.

vulvovaginitis infantil: vulvovaginitis*, casi exclusivamente bacteriana, en niñas antes de la pubertad; es favorecida por la falta de estimulación estrogénica del epitelio vaginal, en un medio vaginal neutro o alcalino.

W

Walthard, islotes de (Max W., ginecólogo suizo, 1867-1933): nidos epiteliales dispersos en la región del mesovario, del mesosalpinx o debajo de la serosa tubárica; se originan a partir de restos de los conductos de Wolff o de Müller. Casi siempre representan hallazgos sin importancia clínica, en la investigación histológica de los órganos.

Wermer, síndrome de (Paul W., médico): poliadenomatosis endocrina hereditaria; endocrinopatía condicionada genéticamente, con adenomas múltiples en numerosos órganos endocrinos (hipófisis, tiroides, suprarrenales, páncreas, etc.). La sintomatología clínica variopinta se explica por las diversas alteraciones funcionales hormonales, como hipocalcemia, hipoglucemia, etc.; frecuentemente se instaura un hipogonadismo* hipogonadotropo secundario, con oligohipomenorrea, impotencia y atrofia de los órganos genitales externos e internos. Manifestación, casi siempre, en la edad adulta. Es posible una degeneración maligna del adenoma.

Wertheim-Meigs, operación de: (Ernst W., ginecólogo, Viena, 1864-1920): operación abdominal radical del carcinoma de cérvix*, que sustituyó ampliamente a la extirpación radical del útero por vía vaginal (operación de Schauta*-Stoeckel); técnica operatoria: después de exponer los uréteres, extirpación del útero incluyendo el tejido parametrial y paravaginal, así como los ligamentos sacrouterinos y un gran manguito vaginal; además, vaciamiento del tejido adiposo y linfático regional en la pelvis menor, a lo largo de los grandes vasos pelvianos y en la fosa obturatriz.

wet lung syndrome (ingl): síndrome del pulmón húmedo; síndrome disneico* del neonato, consecuente a retención intraalveolar de líquidos; el pulmón fetal contiene, en sus cavidades huecas, unos 30 ml por cada kg de peso corporal, de líquido similar al plasma. Una parte importante es exprimida durante el parto vaginal espontáneo en presentación cefálica, siendo sustituida pasivamente por una cantidad idéntica de aire, tan pronto como el tórax sale del canal del parto. El líquido que ha permanecido en los alvéolos es reabsorbido rápidamente, si la presión oncótica en los capilares es superior a la hidrostática; este transporte está retrasado, entre otros casos, en el de los prematuros* y en los niños extraídos mediante cesárea*.

Wharton, gelatina de (Thomas W., anatómico, Londres, 1614-1673): tejido básico, gelatinoso, del cordón* umbilical, compuesto de pocas células mesenquimatosas y muchos polisacáridos. Rodea los vasos umbilicales formando un estrato elástico de protección.

White, esquema de: esquema para la clasificación de diabéticas embarazadas y la valoración de la esperanza de supervivencia fetal (ver tabla); ver tamb. diabetes gestacional.

Wiedemann-Lenz, síndrome de: sin. embriopatía por talidomida*.

Wigand-Martin-Winckel, maniobra de (Justus Heinrich Wigand, obstetra, Mannheim, 1769-1817; August Eduard M., ginecólogo, 1847-1933; Franz von W., obstetra, 1837-1911): maniobra habitual en la presentación* de nalgas con niño aún no nacido del todo, para desplazar una cabeza infantil (grande) en una pelvis (estrecha); tras introducir lateralmente en la vagina la mano del obstetra junto a la parte ventrotorácica del niño, se hace girar alrededor del eje transversal la cabeza del mismo, que se encuentra en la salida de la pelvis, introduciendo el dedo medio en su boca. En caso de

Esquema de White
Clasificación de diabéticas embarazadas y de la esperanza de supervivencia fetal

Clase	Anamnesis, hallazgos	Esperanza aproximada de supervivencia fetal
A	Desviación leve del test de tolerancia a la glucosa	casi 100%
B	Comienzo después de los 20 años de edad; menos de 10 años de duración; ninguna lesión vascular	67%
C	Comienzo entre los 10 y los 19 años de edad; duración de 10 a 19 años o lesiones vasculares leves	48%
D	Comienzo antes de los 10 años de edad; más de 20 años de duración o lesiones vasculares conspicuas	32%
E	Arterias pélvicas calcificadas	13%
F	Glomerulosclerosis diabética, retinopatía diabética	3%

que la pelvis sea globalmente estrecha, la cabeza del niño es flexionada al máximo (presionando los pómulos con el segundo y cuarto dedos). Sie la pelvis es plana (o la pelvis normal y la cabeza grande), la cabeza se extiende de tal modo que su diámetro bitemporal pueda superar la estrechez pélvica (conjugada verdadera) y ser desplazada hasta la pelvis menor mediante tracción y presión externas (sobre la pared abdominal, por un auxiliar o, mejor aún, mediante la mano libre del obstetra). Si la cabeza se encuentra en el suelo de la pelvis, se extrae empleando la maniobra de Veit*-Smellie. **Atención:** riesgo para el niño si la maniobra se prolonga más de 4-5 minutos — ¡posibilidad de lesiones craneales!

Wilson-Mikity, síndrome de (Miriam W., pediatra, Los Angeles, nacida en 1922; Viktor M., radiólogo, Los Angeles): neumonía mononuclear intersticial fibrosante, focalizada; síndrome disneico de presentación predominante en prematuros, pero ocasionalmente también en neonatos maduros en las primeras semanas de vida. **Sintomatología:** disnea progresiva, cianosis, ataques apneicos frecuentes, rara vez tos; ausencia de fiebre. **Etiología:** hasta ahora desconocida. **Anatomía patológica:** fibrosis septal por aumento del tejido conectivo intersticial, atrofia, engrosamiento y resquebrajamiento de fibras elásticas, a veces infiltración monocítica; ausencia de membranas hialinas. **Diagnóstico:** hallazgo auscultatorio negativo o escaso (crepitación leve); radiología: dibujo pulmonar intensificado, en sentido hiliófugo («panal de abejas»), enfisema pulmonar, entre otras localizaciones, basal y retroesternal; hematología: eosinofilia pasajera. **Terapia:** a veces es necesaria la respiración asistida con oxígeno. **Pronóstico:** incierto; si el neonato sobrevive al período perinatal, se instaura, con frecuencia, una insuficiencia respiratoria progresiva con taquipnea grave (60-100/min); aprox. el 60% de los niños fallecen a consecuencia de insuficiencia respiratoria e insuficiencia cardíaca derecha, o bien debido a infecciones pulmonares. Ver disneico del neonato, síndrome.

Winter-Kohn-Mellmann-Wagner, síndrome de (Jeremy W., pediatra, Winnipeg/Canadá; Gertrude K., William J.M., Seymour W., médicos, Filadelfia, EE.UU.): sin. síndrome otourogenital; síndrome malformativo complejo, presumiblemente hereditario, con anomalías del oído medio (sordera profunda de conducción), del tracto urinario (hipo o aplasia de riñones y uréteres) y de los órganos genitales (hipo o aplasia de la vagina, del útero, de las trompas y de las gónadas), amenorrea primaria; ginecotropía.

Wolff, conducto de (Kaspar W., anatómico, fisiólogo, Berlín, Petersburgo, 1733-1794): sin. conducto mesonéfrico; se origina, en un principio, a partir de la unión de los canalículos del riñón primordial (conducto pronéfrico, uréter primitivo), creciendo después autónomamente hasta la cloaca; después de la desaparición de los riñones primordiales es incluido por el riñón primitivo (conducto mesonéfrico). En el sexo masculino el conducto de Wolff evoluciona a conducto del epidídimo, conducto deferente y vesícula seminal; en el sexo femenino, la parte inicial se mantiene como conducto largo del epoóforo, atrofiándose el resto hasta formar los conductos rudimentarios de Gartner*.

XY

xerografía (gr xeros seco, árido): procedimiento fotoeléctrico de impresión en seco. **Principio:** una placa de metal (aluminio) recubierta con un semiconductor eléctrico (selenio amorfo) es cargada electrostáticamente en forma homogénea. Tras su irradiación, p. ej. con rayos X, se produce una descarga en la superficie de la placa, que corresponde a la absorción del objeto atravesado por los rayos. Esta imagen electrostática o imagen de carga, es hecha visible mediante un polvo coloreado de resina sintética (polvo colorante, casi siempre azul) y transmitida después sobre un papel especial, mediante un procedimiento de copia. Debido a su calentamiento penetran en el estrato las partículas del polvo colorante, siendo fijadas allí. El enjuiciamiento del xerograma se efectúa con luz diurna. **Ventaja:** entre otras, el resalte de los contornos y una buena capacidad de resolución. **Inconveniente:** entre otros, pérdida de los matices de las estructuras finas, vecinas a otras más groseras.

xeromamografía: xerorradiografía de la mama; por regla general como procedimiento diagnóstico suplementario de la mamografía* convencional, con las siguientes ventajas en lo que concierne a la valoración diagnóstica: todas las estructuras, tanto las que presentan grandes como las que presentan pequeñas diferencias de absorción, son diferenciables en la misma toma, debido al efecto de intensificación de los contornos. Las modificaciones tumorales (límites tumorales, excrecencias, engrosamientos próximos a la pared torácica) y microcalcificaciones*, pueden por ello ser claramente representadas (ver fig.). La dosis radiactiva es menor que con la mamografía (disminución de dosis por elevación de la tensión de toma hasta 150 kV y filtrado suplementario, posible p. ej. con 0,5 mm de cobre). Ver xerografía.

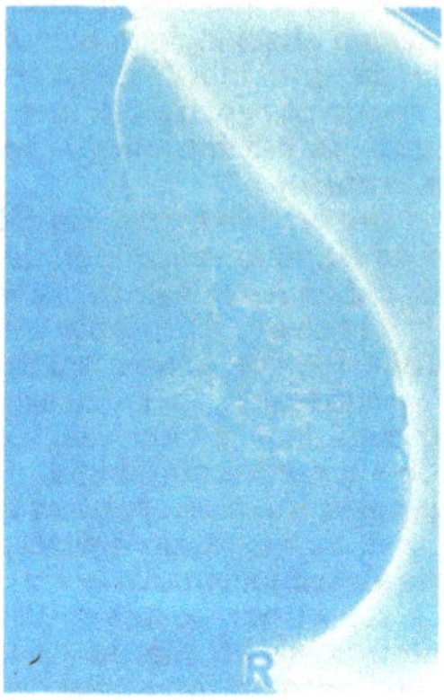

Xeromamografía:
Carcinoma de mama sólido y escirroso, proliferante en las fisuras linfáticas; toma oblicua de la mama derecha

yodo, prueba de: ver Schiller, prueba de yodo de.

Youssef, síndrome de (Abdel Fattah Y., ginecólogo, El Cairo): fístula vesicouterina consecuente a una lesión de la pared supraístmica del útero durante la cesárea*. **Sintomatología:** manifestación, algunas semanas después de la cesárea, de hematurias cíclicas periódicas sin otras molestias (amenorrea aparente); por regla general ninguna incontinencia urinaria. **Diagnóstico:** representación radiográfica de la fístula vesicouterina, mediante instilación de opacificante en la cavidad uterina.

Z

Zangemeister, maniobra de (Wilhelm Z., ginecólogo, Königsberg, 1871-1930): maniobra ginecológica en la que se coloca una mano sobre la sínfisis y la otra en la región de la cabeza del niño, que se encuentra por encima de la sínfisis; si la cabeza se encuentra a la misma altura que la sínfisis o incluso la sobrepasa, se trata de una desproporción* entre cabeza y pelvis. Complemento de las maniobras de Leopold* (la así denominada quinta maniobra de Leopold).

zona de transformación: (gin.) zona de transformación fisiológica de la mucosa cervical ectrópica (eversión* cervical) de la portio (de epitelio cilíndrico a epitelio plano pluriestratificado no cornificado), se denomina como zona de transformación **abierta** o **cerrada** (referida a las desembocaduras de los conductos de las glándulas cervicales), la última con formación de quistes de retención (huevos de Naboth). La zona de transformación atípica debe ser considerada como hallazgo colposcópico sospechoso: zonas negativas al yodo con engrosamiento epitelial, desembocaduras cerradas de los conductos glandulares y brotes capilares irregulares (vasos en alfiler capilar). Ver frontera epitelial, colposcopia.

zonas erógenas: regiones de la superficie corporal, de localización típica, cuya estimulación puede inducir una excitación sexual y cuya sensibilidad varía individualmente; especialmente región genital y anal, pecho y pezones, nalgas, cara interna de los muslos, espalda, cuello, boca, labios, orejas, lengua, etc.

zoosteroles: grupo de sustancias a las que, entre otras, pertenecen la colesterina y los ácidos biliares de ella derivados, las hormonas* sexuales maculinas y femeninas, los esteroides de la corteza suprarrenal y los digitaloides aislados de las glándulas cutáneas de los sapos (bufotalina y gamabufotoxina).

zoster (gr cinturón): sin. herpes zoster; enfermedad viral neurotropa, consecuente a reinfección con virus de varicela*-zoster, en caso de inmunidad parcial frente a los mismos (tiempo de incubación, 7-14 días), o por reactivación de los virus persistentes en las células gliales de los ganglios espinales, cuando disminuye la resistencia orgánica; máximo de presentación: entre los 60 y 70 años. **Clínica:** después de un estadio prodrómico con decaimiento y fiebre leve (rara vez fiebre de zoster), presentación aguda de un exantema, por regla general monolateral, rara vez bilateral, localizado, en forma de banda, en un principio maculopapuloso y más tarde vesiculopustuloso, en la región de inervación de un ganglio espinal sensitivo (zoster segmentario) o de varios de ellos (zoster múltiple unilateral o bilateral), o bien de sus homólogos en la región de la cabeza (zoster ótico, zoster oftálmico). En ocasiones el exantema puede estar precedido por escozor violento muy doloroso, que más tarde lo acompaña e incluso persiste, tras la desaparición del mismo (neuritis postzoster). Los ganglios linfáticos regionales están regularmente involucrados. En aprox. la mitad de los casos están afectados segmentos torácicos (zoster intercostal). Si no se dan hemorragias, ulceraciones ni necrosis (zoster hemorrágico, zoster gangrenoso), el zoster cura sin cicatriz en 2-3 semanas. Por regla general deja una inmunidad permanente; con todo, se dan repeticiones de la enfermedad. **Complicaciones:** hiperestesias y manifestaciones de parálisis, si están involucrados el nervio oculomotor y el nervio facial; erupciones en la región de la mucosa bucal en caso de zoster de la 2ª y 3ª rama del trigémino; lesión de órganos, en caso de zoster oftálmico y de zoster ótico; meningitis (zoster meníngeo); encefalitis por zoster; zoster generalizado. **Diagnóstico:** clínico; demostración del virus; demostración serológica de anticuerpos. **Dd:** herpes* simple, impétigo infeccioso, pleurodinia, pleuritis, prolapso de un disco intervertebral, otalgia, cistitis. **Terapia:** sintomática: tratamiento local, analgésicos, dado el caso virostáticos (citarabina, aciclovir*). **Profilaxis:** inmunoglobulina contra el zoster. Ver varicela.

Zweifel, maniobra de (Paul Z., ginecólogo, Leipzig, Erlangen, 1848-1927): aproximación y compresión, con ambas manos, del cuerpo uterino y del cérvix (a través de la pared abdominal, desde arriba) para coartar una hemorragia* secundaria atónica.

Índice de ilustraciones y referencias

La redacción agradece a los científicos, institutos y editoriales relacionados a continuación, la amable licencia concedida para poder utilizar los modelos de las distintas ilustraciones que figuran en este texto, y se permite observar, al mismo tiempo, que la cita de la fuente, en cada caso, corresponde exclusivamente a la figura y no comprende necesariamente las voces correspondientes. A continuación vienen relacionados todos aquellos términos que se complementan con ilustraciones. En cada caso, se acompañan de uno o varios números que remiten al índice de referencias, donde viene relacionado el origen de cada figura.

Ilustraciones

Referencias

[1] colección de la Dra. G. Albrecht, Médica jefe del Departamento de Dermatología del Hospital de Berlín Spandau
[2] tomado de Alken, C.F.; Sökeland, J.: Urologie. 9ª edición. Stuttgart, Nueva York: Thieme, 1983
[3] según Pädiatrie in Praxis und Klinik, tomo I, editado por K.D. Bachmann y otros. Stuttgart: Fischer, 1978
[4] según Beck, Terinde y Freundl
[5] según Bickel
[6] modificado según Bickenbach y Döring
[7] según Bokelmann y otros
[8] según Bourjat
[9] según Bretscher
[10] tomado de Buddecke, E.: Grundriß der Biochemie. 6ª edición. Berlín, Nueva York: de Gruyter, 1980
[11] según Buddecke, E.: Grundriß der Biochemie. 7ª edición. Berlín, Nueva York: de Gruyter, 1985
[12] según Caldeyro-Barcia
[13] colección de la Dra. G. Dallenbach-Hellweg, Instituto de Patología, Mannheim
[14] según Döring, G.K.: Empfängnisverhütung. 8ª edición. Stuttgart: Thieme, 1981
[15] según J.W. Dudenhausen
[16] según Evans y Glass
[17] colección de Dr. R. Gossrau y Dr. J. Merker, Instituto de Anatomía de la Universidad Libre de Berlín
[18] colección del Dr. R. Gros, Departamento de Ginecología del Hospital Municipal de Wetzlar
[19] tomado de Gros, R.: Die weibliche Brust. Berlín, Nueva York: de Gruyter, 1987
[20] colección del Dr. H. Hahn, Insituto de Microbiología Médica de la Universidad Libre de Berlín
[22] según Hauser y Schneider
[23] diseno de la Dra. S. Heil, Munich
[24] colección del Hospital Pediátrico de Berlín-Charlottenburg (Director médico: Dr. H. Helge)
[25] según Hertig y Rock
[26] tomado de Hunnius Pharmazeutisches Wörterbuch. 6ª edición. Berlin, Nueva York: de Gruyter, 1986
[29] colección del Dr. G. Klingmüller, Bonn
[30] según Korte
[32] según Kepp, R.: Lehrbuch der Gynäkologie. 13ª edición. Stuttgart: Thieme, 1980
[33] según Lehrbuch der Geburtshilfe und Gynäkologie, editado por K. Knörr y otros. 2ª edición. Berlín: Springer, 1982
[34] según F. Kubli
[35] colección del Dr. J. Kunze, Hospital Pediátrico de la Universidad Libre de Berlín (Charlottenburg)
[36] según Langmann, J.: Medizinische Embryologie. 5ª edición. Stuttgart: Thieme, 1977
[37] según W. Leistenschneider
[40] según H. Martius
[41] según Meermann, R.; Vandereycken, W.: Therapie der Magersucht und Bulimia nervosa. Berlín, Nueva York: de Gruyter, 1987
[43] colección del Dr. K. Morgenroth, Instituto de Patología de la Universidad de Bochum
[44] según Murken
[45] según el Carnet de Maternidad (Mutterpaß), elaborado por la Comisión Federal de Médicos y Cajas de Salud
[46] según Ocklitz y otros
[48] según W. Ohler
[49] colección del Dr. O. Oppel, Hospital Oftalmológico del Hospital Municipal de Wuppertal
[50] según Paulussen y Niesen
[51] colección del Dr. E. Petri, Hospital Municipal de Idar-Oberstein
[52] colección del Dr. D. Petzoldt, Hospital Dermatológico de la Universidad de Heidelberg
[53] tomado de Pschyrembel, W.: Praktische Geburtshilfe. 14ª edición. Berlín, Nueva York: de Gruyter, 1973
[54] tomado de Pschyrembel, W.; Dudenhausen, J.W.: Praktische Geburtshilfe. 15ª edición. Berlín, Nueva York: de Gruyter, 1986

[55] tomado de Pschyrembel, W.: Praktische Gynäkologie. 4ª edición Berlín: de Gruyter, 1968
[56] tomado de Pschyrembel, W.; Strauß, G.: Praktische Gynäkologie. 5ª edición. Berlín, Nueva York: de Gruyter, 1988
[57] tomado de Rausch, L.: Mensch und Strahlenwirkung. Munich: Piper, 1982
[58] según Saling, E.: Das Kind im Bereich der Geburtshilfe. Stuttgart: Thieme, 1966
[59] según Schaller, A.: Geburtsmedizinische Teratologie. Munich: Urban & Schwarzenberg, 1975
[60] según Schmidt-Matthiesen, H.: Gynäkologie und Geburtshilfe. Stuttgart, Nueva York: Schattauer, 1985
[63] colección del Dr. R. Schrage, Hospital Ginecológico, Universidad de Tubinga
[65] según K. Semm
[66] según J. Spona
[67] colección del Dr. F. Stein, Instituto de Patología del Hospital Rudolf-Virchow de Berlín
[68] según Stoeckel
[69] según Stöhr-Möllendorff
[70] según E. Struck
[71] según Tanner
[74] según Voss, H.; Herrlinger, R.: Taschenbuch der Anatomie, tomo II. Jena: VEB Gustav Fischer Verlag, 1962
[75] tomado de Waldeyer, A.; Mayet, A.: Anatomie des Menschen, tomo I (15ª edición, 1987) y tomo II (15ª edición, 1986). Berlin, Nueva York: de Gruyter
[76] según Wells, P.N. (ed.): Ultraschall in der medizinischen Diagnostik. Berlín, Nueva York: de Gruyter, 1980
[77] archivo fotográfico del Dr. H. Weyers, Stade/Elbe
[78] según Wichert, Selecta 25, 23.6.1980
[80] colección de la Dra. H. Winkler (Foto: J. Albus), Departamento de Microbiología Médica de la Universidad de Tubinga
[81] según K. Winkler
[82] tomado de Witt, H.; Bürger, H.: Mammadiagnostik im Röntgenbild. Berlín, Nueva York: de Gruyter, 1981
[83] colección del Dr. H. Witt, Instituto de Radiología del Hospital Rudolf-Virchow de Berlín
[84] según M. Zachmann
[85] según Zink, A. y otros: Säuglingssterblichkeit als Indikator der gesundheitlichen Versorgung von Mutter und Kind? Bundesgesundheitsbl. 25: 57-60, 1982
[86] modificado según Zittel

Índice de las tablas con sus referencias

aberraciones cromosómicas
según Overzier
amenorrea
según Schmidt-Matthiesen, H.: Gynäkologie und Geburtshilfe. 6ª edición. Stuttgart, Nueva York: Schattauer, 1985
andrógenos
según J. Spona
carcinoma uterino
según UICC (Unión Internacional Contra el Cáncer): Clasificación TNM de tumores malignos. Edición alemana, 3ª edición. Berlín: Springer, 1979
cérvix, carcinoma de
según UICC, ob. cit.
coagulopatía de consumo
modificado según Straub
contracepción hormonal
según Knörr, K. y otros: Lehrbuch der Geburtshilfe und Gynäkologie. 2ª edición. Berlín, Heidelberg, Nueva York: Springer, 1982
CTG-score
según Pschyrembel, W.; Dudenhausen, J.W.: Praktische Geburtshilfe. 15ª edición. Berlín, Nueva York: de Gruyter, 1986
diagnóstico radiológico en obstetricia
según Knörr, K. y otros, ob. cit.
disgenesia gonadal
modificado según Leiber, O.; Olbrich, G.: Die klinischen Syndrome, tomo I. 6ª edición. Munich: Urban & Schwarzenberg, 1981
embarazo, peso durante el
según Ärztlicher Ratgeber, 1986
esperma
modificado según Ganong, W.F.: Lehrbuch der medizinischen Physiologie. 3ª edición. Berlín: Springer, 1974
espermiograma
modificado según Vasterling
estriol
estrógenos
estrona
gestágenos
según J. Spona
gestosis
según Goecke
HCG
según J. Spona
intersexualidad
según Nieschlag
leche materna
tabla 2: modificado según Knörr, K.: Medikamente während der Schwangerschaft und Stillzeit. Frauenarzt 25: 31-48, 1983
líquido amniótico
según Knörr, K. y otros, ob. cit.
mama, carcinoma de
tabla 1: según G. Dallenbach-Hellweg
tabla 2: según UICC, ob. cit.
microanálisis sanguíneos
según Pschyrembel, W.: Praktische Geburtshilfe. 14ª edición. Berlín, Nueva York: de Gruyter, 1973
mortalidad infantil
según informes del Ministerio Federal de Juventud, Familia y Salud: Daten des Gesundheitswesens, Stuttgart: Kohlhammer, 1983
mutágenos
según E.D. Steuber
nicotina
según el estudio »Embarazo y desarrollo fetal« de la Deutsche Forschungsgemeinschaft, citado en Knörr, K. y otros, ob cit.
oscilaciones
según Pschyrembel, W.; Dudenhausen, J.W., ob. cit.
paraneoplásicos, síndromes
según Deck
parto quirúrgico
según Schmidt-Matthiesen, H., ob. cit.
Petrussa, índice de
según Palitzsch, D.: Systematik der praktischen Pädiatrie. Stuttgart: Thieme, 1976
placenta, insuficiencia de la
según Kloos y Vogel
pubertad
según Schmidt-Matthiesen, H., ob. cit.
rubéola congénita
según Knörr, K. y otros, ob. cit.
Tanner, estadios de
según Schmidt-Matthiesen, H., ob. cit.
tocólisis
según W. Mahr y R. Thieme
toxoplasmosis
según Vriens
vulva, carcinoma de
según UICC, ob. cit.
White, esquema de
según Knörr, K. y otros, ob. cit.

El diccionario clínico Pschyrembel refleja, desde 1894, en numerosas ediciones y presentaciones, el desarrollo de la medicina alemana.

Esto solamente fue posible y lo es, hoy en día, gracias a las innumerables observaciones, por parte de nuestros lectores, de los errores y omisiones de conceptos, así como de otras deficiencias, de las que sus textos pudieran adolecer.

La redacción, por lo tanto, quedará sumamente agradecida ante cualquier sugerencia u observación relativa al presente diccionario especial.

La hoja adjunta cabe, debidamente cortada, en un sobre con ventana de dirección.

¡Les agradecemos de antemano su amable colaboración!

La Redacción

Diccionarios Pschyrembel

Buzón de sugerencias

Walter de Gruyter & Co.
Pschyrembel-Redaktion
Postfach 11 02 40
D-1000 Berlin 11
República Federal Alemana

Remitente: ______________________

____

____

____

Muy Señores míos:

____

____

____

____

Continuar al dorso.

de Gruyter

A
B
C
D
E
F
G
H
I
J
K
L
M
N
O
P
Q
R
S
T
U
V
W
X
Y
Z

Diccionarios
Pschyrembel

El diccionario clínico Pschyrembel refleja, desde 1894, en numerosas ediciones y presentaciones, el desarrollo de la medicina alemana.

Esto solamente fue posible y lo es, hoy en día, gracias a las innumerables observaciones, por parte de nuestros lectores, de los errores y omisiones de conceptos, así como de otras deficiencias, de las que sus textos pudieran adolecer.

La redacción, por lo tanto, quedará sumamente agradecida ante cualquier sugerencia u observación relativa al presente diccionario especial.

La hoja adjunta cabe, debidamente cortada, en un sobre con ventana de dirección.

¡Les agradecemos de antemano su amable colaboración!

La Redacción

Diccionarios Pschyrembel

Buzón de sugerencias

Walter de Gruyter & Co.
Pschyrembel-Redaktion
Postfach 11 02 40
D-1000 Berlin 11
República Federal Alemana

Remitente: ______________________

____

____

____

Muy Señores míos:

____

____

____

____

Continuar al dorso.

de Gruyter

A B C D E F G H I J K L M N O P Q R S T U V W X Y Z

A
B
C
D
E
F
G
H
I
J
K
L
M
N
O
P
Q
R
S
T
U
V
W
X
Y
Z

Diccionarios Pschyrembel

FSC
www.fsc.org
MIX
Papier | Fördert gute Waldnutzung
FSC® C083411

Zeitfracht Medien GmbH
Ferdinand-Jühlke-Straße 7
99095 Erfurt, Deutschland
produktsicherheit@kolibri360.de